CB018761

**Medicina de
Família e Comunidade**
Fundamentos e Prática

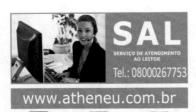

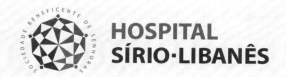

Medicina de Família e Comunidade
Fundamentos e Prática

Renato Walch | Luiz Francisco Cardoso
José Benedito Ramos Valladão Júnior

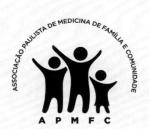

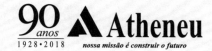

EDITORA ATHENEU

São Paulo — Rua Jesuíno Pascoal, 30
Tel.: (11) 2858-8750
Fax: (11) 2858-8766
E-mail: atheneu@atheneu.com.br

Rio de Janeiro — Rua Bambina, 74
Tel.: (21)3094-1295
Fax: (21)3094-1284
E-mail: atheneu@atheneu.com.br

Belo Horizonte — Rua Domingos Vieira, 319 — conj. 1.104

PRODUÇÃO EDITORIAL/CAPA: Equipe Atheneu
DIAGRAMAÇÃO: Know-How Editorial

CIP-BRASIL. Catalogação na Publicação
Sindicato Nacional dos Editores de Livros, RJ

M442

Medicina de família e comunidade : fundamentos e prática / Renato Walch, Luiz Francisco Cardoso, José Benedito Ramos Valladão Júnior. - 1. ed. - Rio de Janeiro : Atheneu, 2019.
   664 p.: il.

Inclui bibliografia
ISBN 978-85-388-0915-9

  1. Medicina da família - Brasil. 2. Saúde pública. 3. Cuidados primários de saúde. I. Walch, Renato. II. Cardoso, Luiz Francisco. II. Valladão Júnior, José Benedito Ramos.

18-52277

CDD: 353.60981
CDU: 614.2(81)

Vanessa Mafra Xavier Salgado – Bibliotecária – CRB-7/6644

04/09/2018   05/09/2018

Walch, R.; Cardoso, L. F.; Valladão Júnior, J. B. R.
Medicina de Família e Comunidade – Fundamentos e Prática

© *Direitos reservados à EDITORA ATHENEU*
São Paulo, Rio de Janeiro, Belo Horizonte, 2019

Editores

Renato Walch
Presidente da Associação Paulista de Medicina de Família e Comunidade (APMFC). Médico do Corpo Clínico do Hospital Sírio-Libanês (HSL). Coordenador de Unidade de Saúde Corporativa do HSL. Residência Médica em Medicina de Família e Comunidade pela Faculdade de Medicina da Universidade de São Paulo (FMUSP). Graduação em Medicina pela Faculdade de Medicina do ABC (FMABC).

Luiz Francisco Cardoso
Superintendente de Pacientes Internados e Práticas Assistenciais do Hospital Sírio-Libanês (HSL). Médico do Corpo Clínico do HSL. Membro Titular do Núcleo de Cardiologia do HSL. Membro Efetivo do CCIH do HSL. Membro do Departamento Científico do HSL. Coordenador da Pós-Graduação em Enfermagem Cardiológica do Instituto de Ensino e Pesquisa do HSL. Professor Livre-Docente pela Universidade de São Paulo (USP). Doutorado em Cardiologia pela Faculdade de Medicina da Universidade de São Paulo (FMUSP). Graduação em Medicina pela FMUSP.

José Benedito Ramos Valladão Júnior
Coordenador de Medicina de Família e Comunidade do Hospital Sírio-Libanês (HSL). Médico do Corpo Clínico do HSL. Coordenador da Pós-Graduação em Medicina de Família e Comunidade do Instituto de Ensino e Pesquisa do HSL. Doutorado em Ciências Médicas pela Faculdade de Medicina da Universidade de São Paulo (FMUSP). Residência Médica em Medicina de Família e Comunidade pela FMUSP. Graduação em Medicina pela FMUSP.

Colaboradores

Alexandra Ribeiro
Fonoaudióloga pela Faculdade de Medicina de Ribeirão Preto da Universidade de São Paulo (FMRPUSP). Especialista em Saúde Coletiva pelo Conselho Federal de Fonoaudiologia (CFFa). Residência Multiprofissional em Saúde da Família e Comunidade pela Universidade Federal de São Carlos (UFSCar).

Alexandre Oliveira Telles
Especialista em Medicina de Família e Comunidade pela Universidade do Estado do Rio de Janeiro (UERJ). Supervisor do Programa Mais Médicos para o Brasil do Ministério da Saúde.

Aline de Souza Oliveira
Médica do Corpo Clínico do Hospital Sírio-Libanês (HSL). Especialista em Medicina de Família e Comunidade pela Faculdade de Medicina da Universidade de São Paulo (FMUSP). Tutora da Residência Médica em Medicina de Família e Comunidade da FMUSP.

Amanda Arlete Ribeiro Firmino
Especialista em Medicina de Família e Comunidade pela Faculdade de Medicina da Universidade de São Paulo (FMUSP). Supervisora do Programa Mais Médicos para o Brasil do Ministério da Saúde.

Ana Carolina Rossi Fuschini
Médica do Corpo Clínico do Hospital Sírio-Libanês (HSL). Especialista em Medicina de Família e Comunidade pela Faculdade de Ciências Médicas da Santa Casa de São Paulo (FCMSCSP).

Ana Duboc Rochadel
Médica de Família e Comunidade da Secretaria de Estado de Saúde do Distrito Federal. Especialista em Medicina de Família e Comunidade pela Fundação de Ensino e Pesquisa em Ciências de Saúde do Distrito Federal (FEPCSDF).

Ana Laura Batista da Silva
Médica do Corpo Clínico do Hospital Sírio-Libanês (HSL). Especialista em Medicina de Família e Comunidade pela Faculdade de Medicina da Universidade de São Paulo (FMUSP).

Ana Luiza Leite Ribeiro Freire
Médica Residente do Programa de Residência Médica em Medicina de Família e Comunidade da Faculdade de Medicina da Universidade de São Paulo (FMUSP).

Ana Paula Andreotti Amorim
Especialista em Medicina de Família e Comunidade pela Faculdade de Medicina da Universidade de São Paulo (FMUSP). Tutora da Residência Médica em Medicina de Família e Comunidade da FMUSP.

Ana Rita Magalhães
Especialista em Medicina Geral e Familiar pela Associação Portuguesa de Medicina Geral e Familiar. Médica de Família na Unidade de Saúde Familiar (USF) Topázio em Coimbra (Portugal).

André Luiz Crepaldi
Mestrado em Psiquiatria pela Universidade de São Paulo (USP) e em Epidemiology: Principles and Practice pela London School of Hygiene and Tropical Medicine. Residência Médica em Psiquiatria pela Universidade Estadual Paulista (Unesp).

Anna Luiza Braga Plá
Médica de Família e Comunidade da Secretaria de Estado de Saúde do Distrito Federal. Especialista em Medicina de Família e Comunidade pela Fundação de Ensino e Pesquisa em Ciências de Saúde do Distrito Federal (FEPCSDF).

Antônio Augusto Dall'Agnol Modesto
Especialista em Medicina de Família e Comunidade pela Faculdade de Medicina da Universidade de São Paulo (FMUSP). Doutorado em Medicina Preventiva pela FMUSP.

Bárbara Bartuciotti Giusti
Psicóloga com experiência de atuação em Centro de Apoio Psicossocial – Álcool e Drogas (CAPS AD), Núcleo de Apoio à Saúde da Família (Nasf) e Unidade de Referência à Saúde do Idoso (Ursi). Especialização em Dependência Química e em Prevenção e Promoção de Saúde pela Universidade Federal de São Paulo (Unifesp).

Bárbara Luiza Rosa
Especialista em Medicina de Família e Comunidade pela Secretaria Municipal de Saúde do Rio de Janeiro (SMSRJ). Coordenadora e Preceptora do Programa de Residência Médica em Medicina de Família e Comunidade da Prefeitura de Lucas do Rio Verde – MT.

Beatriz Lobo Macedo
Médica do Corpo Clínico do Hospital Sírio-Libanês (HSL). Especialista em Medicina de Família e Comunidade pelo Hospital Israelita Albert Einstein (HIAE).

Bianca Luiza de Sá e Silva
Médica do Corpo Clínico do Hospital Sírio-Libanês (HSL). Especialista em Medicina de Família e Comunidade pela Faculdade de Medicina da Universidade de São Paulo (FMUSP). Tutora da Residência Médica em Medicina de Família e Comunidade da FMUSP.

Bruna Calezane Storch
Médica do Corpo Clínico do Hospital Sírio-Libanês (HSL). Especialista em Medicina de Família e Comunidade pela Faculdade de Medicina da Universidade de São Paulo (FMUSP). Tutora da Residência Médica em Medicina de Família e Comunidade da FMUSP.

Brunna Confettura Costa Vianna
Médica do Corpo Clínico do Hospital Sírio-Libanês (HSL). Especialista em Medicina de Família e Comunidade pela Secretaria Municipal de Saúde do Rio de Janeiro (SMSRJ).

Carlos Alberto dos Santos Gomes
Preceptor no Programa de Residência Médica da Prefeitura Municipal de Praia Grande. Especialista em Medicina de Família e Comunidade pela Sociedade Brasileira de Medicina de Família e Comunidade (SBMFC).

Carlos Frederico Confort Campos
Especialista em Medicina de Família e Comunidade pela Faculdade de Medicina da Universidade de São Paulo (FMUSP). Graduação pela FMUSP.

Carolina Passos Terra
Psicóloga com experiência de atuação em Núcleo de Apoio à Saúde da Família (Nasf). Graduação em Psicologia pelo Instituto de Psicologia da Universidade de São Paulo (USP).

Cecília Malvezzi
Docente do curso de Medicina da Universidade Federal de São Carlos (UFSCar). Mestrado pela Universidade Estadual de Campinas (Unicamp). Especialista em Medicina de Família e Comunidade pela Faculdade de Medicina da Universidade de São Paulo (FMUSP).

Cinthia Loureiro Silva
Médica Preceptora do Programa de Residência Médica em Medicina de Família e Comunidade da Prefeitura Municipal de Vila Velha. Graduação pela Escola Superior de Ciências da Santa Casa de Misericórdia de Vitória (Emescam).

Clarisse Malatesta Motomura
Médica do Corpo Clínico do Hospital Sírio-Libanês (HSL). Especialista em Medicina de Família e Comunidade pela Secretaria Municipal de Saúde do Rio de Janeiro (SMSRJ).

Daniela Cristina Profitti de Paiva
Enfermeira de Saúde da Família do Hospital Sírio-Libanês (HSL). Mestrado em Ciências da Saúde pela Universidade de São Paulo (USP). Especialista em Saúde da Família pela Universidade Federal de São Paulo (Unifesp) e em Políticas de Saúde pelo Instituto de Saúde (IS).

Danilo Hojo Navarro
Médico do Corpo Clínico do Hospital Sírio-Libanês (HSL). Especialista em Medicina de Família e Comunidade pela Faculdade de Ciências Médicas da Santa Casa de São Paulo (FCMSCSP). Graduação pela FCMSCSP.

David Barbosa de Souza Júnior
Médico de Família da Secretaria de Estado de Saúde do Distrito Federal. Especialista em Medicina de Família e Comunidade pela Sociedade Brasileira de Medicina de Família e Comunidade (SBMFC).

Demian de Oliveira e Alves
Médico do Corpo Clínico do Hospital Sírio-Libanês (HSL). Coordenador do Ambulatório Cuidando de Quem Cuida do HSL. Especialista em Medicina de Família e Comunidade pela Faculdade de Medicina da Universidade de São Paulo (FMUSP). Graduação pela FMUSP.

Denise Ballester
Coordenadora do Curso de Medicina da Universidade Cidade de São Paulo (Unicid). Doutorado e Mestrado pela Faculdade de Medicina da Universidade de São Paulo (FMUSP). Residência médica em Pediatria pela FMUSP.

Denise Gigli Khoury
Enfermeira de Saúde da Família do Hospital Sírio-Libanês (HSL). Especialista em Saúde Coletiva com enfoque no Programa Saúde da Família pela Universidade de São Paulo (USP). Especialista em Gestão de Atenção Básica pela Universidade Federal de São Paulo (Unifesp).

Denize Ornelas Pereira Salvador de Oliveira
Coordenadora do Programa de Residência Médica em Medicina de Família e Comunidade da Secretaria de Saúde de São Bernardo do Campo. Especialista em Medicina de Família e Comunidade pela Sociedade Brasileira de Medicina de Família e Comunidade (SBMFC).

Deoclécio Avigo
Médico do Corpo Clínico do Hospital Sírio-Libanês (HSL). Especialista em Medicina de Família e Comunidade pela Faculdade de Medicina da Universidade de São Paulo (FMUSP). Graduação pela FMUSP.

Diângeli Soares
Preceptora do Programa de Residência Médica em Medicina de Família e Comunidade da Secretaria de Saúde de São Bernardo do Campo. Especialista em Medicina de Família e Comunidade pela Sociedade Brasileira de Medicina de Família e Comunidade (SBMFC).

Diego José Brandão
Presidente da Associação Capixaba de Medicina de Família e Comunidade (ACMFC). Professor do curso de Medicina da Universidade de Vila Velha (UVV). Especialista em Medicina de Família e Comunidade pela Faculdade de Medicina da Universidade de São Paulo (FMUSP).

Eduardo Picelli Vicentim
Médico do Corpo Clínico do Hospital Sírio-Libanês (HSL). Especialista em Medicina de Família e Comunidade pela Faculdade de Medicina da Universidade de São Paulo (FMUSP). Graduação pela FMUSP.

Fernanda Plessmann de Carvalho
Especialista em Medicina de Família e Comunidade pela Sociedade Brasileira de Medicina de Família e Comunidade (SBMFC). Supervisora Médica da Organização Social Associação Congregação de Santa Catarina.

Fernanda Sá
Médica de Família e Comunidade da Estratégia de Saúde da Família da Prefeitura do Rio de Janeiro.

Filomena Mariko Amaro Takiguti
Médica do Corpo Clínico do Hospital Sírio-Libanês (HSL). Especialista em Medicina de Família e Comunidade pela Faculdade de Medicina da Universidade de São Paulo (FMUSP). Graduação pela FMUSP.

Gabriel Krauss
Médico Generalista. Graduação pela Universidade São Francisco (USF). Coordenador Geral da Associação Brasileira de Ligas Acadêmicas de Saúde da Família (ALASF).

Gabriela Mendes Aguiar
Médica Residente do Programa de Residência Médica em Medicina de Família e Comunidade da Faculdade de Medicina da Universidade de São Paulo (FMUSP).

Gustavo Kang Hong Liu
Médico do Corpo Clínico do Hospital Sírio-Libanês (HSL). Especialista em Medicina de Família e Comunidade pela Faculdade de Medicina da Universidade de São Paulo (FMUSP). Graduação pela FMUSP.

Haraldo Cesar Saletti Filho
Especialista em Medicina de Família e Comunidade pela Sociedade Brasileira de Medicina de Família e Comunidade (SBMFC). Residência Médica em Medicina Preventiva pela Faculdade de Medicina da Universidade de São Paulo (FMUSP).

Isis Arcanjo Colucci da Silva
Enfermeira de Saúde da Família da Unidade Básica de Saúde Jardim D'Abril. Preceptora da residência e estágio curricular da Escola de Enfermagem da Universidade de São Paulo (USP). Especialista em Saúde Coletiva com ênfase no Programa Saúde da Família pelo Centro Universitário São Camilo.

Ítalo Facella de Oliveira
Médico do Corpo Clínico do Hospital Sírio-Libanês (HSL). Especialista em Medicina de Família e Comunidade pela Secretaria Municipal de Saúde do Rio de Janeiro (SMSRJ).

Itamar de Souza Santos
Professor-Associado do Departamento de Clínica Médica da Faculdade de Medicina da Universidade de São Paulo (FMUSP). Livre-Docente pela FMUSP.

Ivana Lie Makita Abe
Médica do Corpo Clínico do Hospital Sírio-Libanês (HSL). Especialista em Medicina de Família e Comunidade pela Faculdade de Medicina da Universidade de São Paulo (FMUSP). Doutorado pela FMUSP.

Jetele Del Bem Seleme Piana
Médica de Família e Comunidade na Unimed Vitória. Especialista em Medicina de Família e Comunidade pelo Hospital Nossa Senhora da Conceição.

José Carlos Arrojo Júnior
Especialista em Medicina de Família e Comunidade pela Universidade Federal de São Paulo (Unifesp). Graduação pela Universidade de Santo Amaro (Unisa).

Juliana Barbosa de Barros
Médica do Corpo Clínico do Hospital Sírio-Libanês (HSL). Especialista em Medicina de Família e Comunidade pelo Hospital Israelita Albert Einstein (HIAE). Graduação pela Faculdade de Medicina da Universidade de São Paulo (FMUSP).

Juliana Cristina Watanabe
Médica do Corpo Clínico do Hospital Sírio-Libanês (HSL). Especialista em Medicina de Família e Comunidade pela Faculdade de Medicina da Universidade de São Paulo (FMUSP). Responsável Técnica por Atenção Primária à Saúde do Gabinete da Secretaria Municipal de Saúde de São Paulo (SMSSP).

Juliana Vasconcellos Galvão da Silveira
Farmacêutica pela Pontifícia Universidade Católica do Rio Grande do Sul (PUCRS). Especialista em Gestão em Saúde Pública pela Faculdade Estácio de Sá. Especialista em Gestão da Assistência Farmacêutica pela Universidade Federal de Santa Catarina (UFSC).

Karen Barbour Oliveira
Médica Residente do Programa de Residência Médica em Medicina de Família e Comunidade da Faculdade de Medicina da Universidade de São Paulo (FMUSP).

Lélia de Souza Fernandes
Especialista em Medicina de Família e Comunidade pela Sociedade Brasileira de Medicina de Família e Comunidade (SBMFC). Residência Médica em Ginecologia e Obstetrícia.

Leonardo Ferreira Fontenelle
Docente de Medicina na Universidade de Vila Velha (UVV). Doutorado pela Universidade Federal de Pelotas (UFPel). Mestrado e Residência em Medicina de Família e Comunidade pela Faculdade de Medicina de Ribeirão Preto da Universidade de São Paulo (FMRPUSP).

Lilian Bentivegna Martens
Docente de Medicina na Universidade de Mogi das Cruzes (Umec). Coordenadora médica de atenção primária da Amil. Especialista em Medicina de Família e Comunidade pela Faculdade de Medicina da Universidade de São Paulo (FMUSP).

Lorena Squassante Capeline
Médica do Corpo Clínico do Hospital Sírio-Libanês (HSL). Especialista em Cardiologia pelo Hospital do Servidor Público Estadual e em Ecocardiografia pela Universidade Federal de São Paulo (Unifesp).

Lucas Gaspar Ribeiro
Especialista em Medicina de Família e Comunidade pela Faculdade de Medicina de Ribeirão Preto da Universidade de São Paulo (FMRPUSP). Graduação pela FMRPUSP.

Luciana Vitorino de Araújo
Médica do Corpo Clínico do Hospital Sírio-Libanês (HSL). Especialista em Medicina de Família e Comunidade pela Sociedade Brasileira de Medicina de Família e Comunidade (SBMFC).

Luciano Nader de Araújo
Médico do Corpo Clínico do Hospital Sírio-Libanês (HSL). Especialista em Medicina de Família e Comunidade pela Faculdade de Medicina da Universidade de São Paulo (FMUSP). Tutor da Residência Médica em Medicina de Família e Comunidade da FMUSP.

Luiz Miguel Santiago
Professor-Assistente Graduado Sênior na Universidade da Beira Interior (UBI), Portugal. Médico especialista em Medicina Geral e Familiar com Mestrado e Doutorado pela Universidade de Coimbra.

Mairam Kabakian Ourdakian
Médica do Corpo Clínico do Hospital Sírio-Libanês (HSL). Especialista em Medicina de Família e Comunidade pela Faculdade de Medicina da Universidade de São Paulo (FMUSP).

Marcello Dala Bernardina Dalla
Preceptor de Medicina de Família e Comunidade da Santa Casa de Vitória. Especialista em Medicina de Família e Comunidade pelo Hospital Nossa Senhora da Conceição. Mestrado pela Universidade Regional de Blumenau (FURB).

Marcelo Santana Vetis
Preceptor do Programa de Residência de Medicina de Família e Comunidade Santa Casa de Vitória. Professor do Curso de Medicina da Universidade de Vila Velha (UVV). Especialista em Medicina de Família e Comunidade pela Universidade do Estado do Rio de Janeiro (UERJ).

Marcia Ernani de Aguiar
Especialização em Saúde da Família pela Faculdade de Ciências Médicas da Santa Casa de São Paulo (FCMSCSP). Mestrado em Medicina Preventiva pela Faculdade de Medicina da Universidade de São Paulo (FMUSP).

Mariana Arantes Nasser
Médica Sanitarista. Professora-Adjunta do Departamento de Medicina Preventiva da Universidade Federal de São Paulo (Unifesp). Doutorado em Medicina Preventiva pela Faculdade de Medicina da Universidade de São Paulo (FMUSP).

Mariana Cristina Lobato dos Santos Ribeiro Silva
Enfermeira especialista em Saúde da Família pela Universidade Federal de São Paulo (Unifesp). Mestrado em Ciências da Saúde pela Escola de Enfermagem da Universidade de São Paulo (USP).

Mariana de Almeida Medawar Gomes
Preceptora do Programa de Residência Médica em Medicina de Família e Comunidade da Prefeitura Municipal de Praia Grande. Especialista em Medicina de Família e Comunidade pela Faculdade de Medicina da Universidade de São Paulo (FMUSP).

Mariana de Almeida Prado Fagá
Docente de Saúde da Família da Universidade Federal de São Carlos (UFSCar). Especialista em Medicina de Família e Comunidade pelo Hospital Nossa Senhora da Conceição.

Mariana Duque Figueira
Tutora da Residência Médica em Medicina de Família e Comunidade da Faculdade de Medicina da Universidade de São Paulo (FMUSP). Especialista em Medicina de Família e Comunidade pela FMUSP. Graduação pela FMUSP.

Mariana Eri Sato
Especialista em Medicina de Família e Comunidade pela Sociedade Brasileira de Medicina de Família e Comunidade (SBMFC). Mestrado pela Faculdade de Medicina da Universidade de São Paulo (FMUSP).

Mariana Maleronka Ferron
Especialista em Medicina de Família e Comunidade pelo Hospital Nossa Senhora da Conceição. Doutorado e Mestrado em Medicina Preventiva pela Faculdade de Medicina da Universidade de São Paulo (FMUSP).

Mariana Villiger Silveira
Médica do Corpo Clínico do Hospital Sírio-Libanês (HSL). Especialista em Medicina de Família e Comunidade pela Faculdade de Medicina da Universidade de São Paulo (FMUSP). Graduação pela FMUSP.

Meiryelle Landim Franco
Médica do Corpo Clínico do Hospital Sírio-Libanês (HSL). Especialista em Medicina de Família e Comunidade pelo Hospital Israelita Albert Einstein (HIAE).

Moisés Vieira Nunes
Presidente da Associação de Medicina de Família e Comunidade do Estado do Rio de Janeiro (AMFACRJ). Preceptor da Residência em Medicina de Família e Comunidade da Secretaria Municipal de Saúde do Rio de Janeiro (SMSRJ). Especialista em Medicina de Família e Comunidade pela Sociedade Brasileira de Medicina de Família e Comunidade (SBMFC).

Natália de Campos Carvalho
Especialista em Medicina de Família e Comunidade pela Secretaria Municipal de Saúde do Rio de Janeiro (SMSRJ).

Nelson Alves da Silva Junior
Médico do Corpo Clínico do Hospital Sírio-Libanês (HSL). Especialista em Medicina de Família e Comunidade pela Secretaria Municipal de Saúde do Rio de Janeiro (SMSRJ).

Pedro Alexandre Barreto Coelho
Médico do Corpo Clínico do Hospital Sírio-Libanês (HSL). Especialista em Medicina de Família e Comunidade pela Secretaria Municipal de Saúde do Rio de Janeiro (SMSRJ).

Priscila Baptistão
Médica do Corpo Clínico do Hospital Sírio-Libanês (HSL). Especialista em Medicina de Família e Comunidade pela Faculdade de Medicina da Universidade de São Paulo (FMUSP). Graduação pela FMUSP.

Rayane Cupolillo Ferreira
Preceptora da Residência em Medicina de Família e Comunidade da Universidade Federal do Rio de Janeiro (UFRJ). Mestrado pela Escola Nacional de Saúde Pública (ENSP/Fiocruz). Especialista em Medicina de Família e Comunidade pela ENSP/Fiocruz.

Renata Alves da Silva Paluello
Médica do Corpo Clínico do Hospital Sírio-Libanês (HSL). Especialista em Medicina de Família e Comunidade pela Faculdade de Medicina da Universidade de São Paulo (FMUSP). Graduação pela FMUSP.

Renata Luciana Hasegawa Fregonezi
Coordenadora da Residência Médica em Medicina de Família e Comunidade da Prefeitura Municipal de Saúde de São Paulo. Especialista em Medicina de Família e Comunidade pela Universidade Federal de São Paulo (Unifesp).

Ricardo Cypreste
Diretor de Tecnologia e Informação da Associação Paulista de Medicina de Família e Comunidade (APMFC). Mestrado em Master in Public Administration Health Sector pela Clark University (2007). Graduação em Medicina pela Medical University of Lodz (Polônia).

Ricardo Michel Abbud
Médico do Corpo Clínico do Hospital Sírio-Libanês (HSL). Especialista em Clínica Médica pela Faculdade de Medicina da Universidade de São Paulo (FMUSP). Graduação pela FMUSP.

Rodrigo Diaz Olmos
Professor-Associado do Departamento de Clínica Médica da Faculdade de Medicina da Universidade de São Paulo (FMUSP). Doutor em Ciências Médicas pela FMUSP.

Rodrigo Garcia D'Áurea
Especialista em Medicina de Família e Comunidade pela Sociedade Brasileira de Medicina de Família e Comunidade (SBMFC). Tutor da Residência Médica em Medicina de Família e Comunidade da Faculdade de Medicina da Universidade de São Paulo (FMUSP).

Ruth Neves dos Santos
Médica do Corpo Clínico do Hospital Sírio-Libanês (HSL). Doutoranda pela Faculdade de Saúde Pública da Universidade de São Paulo (USP). Especialista em Medicina de Família e Comunidade pela Faculdade de Medicina da Universidade de São Paulo (FMUSP). Graduação pela FMUSP.

Simone Almeida da Silva
Especialista em Medicina de Família e Comunidade pelo Hospital Nossa Senhora da Conceição. Doutorado em Medicina Preventiva pela Faculdade de Medicina da Universidade de São Paulo (FMUSP).

Tales Massato Shibata
Médico do Corpo Clínico do Hospital Sírio-Libanês (HSL). Especialização em Saúde da Família pela Universidade Federal de São Paulo (Unifesp).

Tamara Cristina Minotti
Médica do Corpo Clínico do Hospital Sírio-Libanês (HSL). Especialista em Medicina de Família e Comunidade pela Faculdade de Medicina da Universidade de São Paulo (FMUSP).

Tatiana Argolo Toscano Figueiredo
Supervisora do Programa de Residência Médica em Medicina de Família e Comunidade do Centro Universitário do Espírito Santo (Unesc). Especialista em Medicina de Família e Comunidade pela Faculdade de Medicina da Universidade de São Paulo (FMUSP).

Tatiana Milla Mandia
Médica do Corpo Clínico do Hospital Sírio-Libanês (HSL). Especialista em Medicina de Família e Comunidade pela Faculdade de Medicina da Universidade de São Paulo (FMUSP). Tutora da Residência Médica em Medicina de Família e Comunidade da FMUSP.

Vicente Lordello Cortez
Especialista em Medicina de Família e Comunidade pela Faculdade de Medicina de Ribeirão Preto da Universidade de São Paulo (FMRPUSP). Mestrado em Saúde Pública pela FMRPUSP.

Vitor Piquera de Oliveira
Especialista em Medicina de Família e Comunidade pela Sociedade Brasileira de Medicina de Família e Comunidade (SBMFC). Mestrado pela Universidade São Francisco (USF).

Vivian Helena Arminda Estevinho
Médica do Corpo Clínico do Hospital Sírio-Libanês (HSL). Especialista em Medicina de Família e Comunidade pela Faculdade de Medicina da Universidade de São Paulo (FMUSP).

Viviane da Silva Freitas
Especialista em Medicina de Família e Comunidade pela Faculdade de Medicina da Universidade de São Paulo (FMUSP). Tutora da Residência Médica em Medicina de Família e Comunidade da FMUSP.

Wagner Ranña
Docente de Psicossomática Psicanalítica do Instituto Sedes Sapientiae. Médico Pediatra, Psicanalista, Especialista em Saúde Mental da Criança e Adolescente. Mestre pela Faculdade de Medicina da Universidade de São Paulo (FMUSP).

Waldemir de Albuquerque Costa
Especialização em Saúde da Família pela Universidade Federal de Pelotas (UFPel). Mestrado em Saúde Coletiva pela Universidade Estadual de Feira de Santana (UEFS).

Yuji Magalhães Ikuta
Especialista em Medicina de Família e Comunidade pela Universidade Estadual de Campinas (Unicamp). Mestrado pela Unicamp. Doutorado pela Universidade do Estado do Pará (UEPA).

Zeliete Linhares Leite Zambom
Supervisora da Residência Médica em Medicina de Família e Comunidade da Prefeitura Municipal de Campinas. Especialista em Medicina de Família e Comunidade pela Sociedade Brasileira de Medicina de Família e Comunidade (SBMFC). Mestrado pela Universidade Federal de São Paulo (Unifesp).

Dedicatória

Dedicamos este livro a todos os médicos de família, residentes e alunos, que, por sua atração, identificação e paixão pela Medicina de Família e Comunidade nos cativam e inspiram a ser melhores profissionais e a nos empenhar incansavelmente na construção e desenvolvimento da especialidade em nosso país.

Prefácio

A obra *Medicina de Família e Comunidade – Fundamentos e Prática*, escrita por Renato Walch, Luiz Francisco Cardoso e José Benedito Ramos Valladão Júnior, pela sua abrangência e profundidade no tratamento de diferentes temas da atenção primária de saúde, preenche as necessidades de exposição do conhecimento desse campo da atividade médica. Aqueles que mergulharem em suas páginas, qualquer que seja seu campo de atuação, encontrarão ferramentas para um exercício mais qualificado da prática médica.

Mas a obra se propõe a ainda mais. A experiência dos autores, sua dedicação e entusiasmo em propor soluções para o sistema de saúde brasileiro, por meio da promoção da atenção primária, deixam clara a ambição de reforma do acesso à prática médica.

Os sistemas nacionais de saúde, sob demandas crescentes do muito bem-vindo aumento da expectativa de vida, precisam dar protagonismo às equipes multiprofissionais dedicadas à promoção da saúde, prevenção primária e secundária das doenças mais prevalentes e das suas complicações, ao diagnóstico precoce e preciso, evitando desperdícios, e a decisões terapêuticas que envolvam as expectativas dos pacientes.

Os desafios são ainda maiores no Brasil, com grande extensão territorial e amplas desigualdades regionais, caracterizadas por bolsões de miséria e violência praticamente abandonados pelas políticas sociais patrocinadas pelo estado. O contato periódico com médicos de referência que ao conhecimento amplo da medicina aliem a familiaridade com as circunstâncias e com o perfil de risco da população sob sua responsabilidade, além das particularidades de cada indivíduo dessa população que apresenta um número cada vez maior de doenças crônicas e comorbidades, pode trazer qualidade e sustentabilidade ao sistema.

A Estratégia Saúde da Família, implementada no âmbito do Sistema Único de Saúde, oferece uma saída para a melhor organização do cuidado. Entretanto, os recursos limitados e a necessidade de um número maior de profissionais qualificados impõem dificuldades de cobertura ao programa. Alguns estados já contam com atividades e políticas de incentivo e captação (cursos de formação, residências municipais, educação continuada, remuneração complementar). Além disso, a construção de redes e tecnologias integradas de cuidado, como a discussão de casos com especialistas de outras áreas por meio de telessaúde, possibilita a regulação da fila de atendimentos pela gravidade e evita encaminhamentos desnecessários. Mediante essas iniciativas, podemos caminhar para a verdadeira integralidade e universalidade do atendimento no nosso sistema público de saúde.

No âmbito da saúde suplementar, estão sendo desenvolvidos projetos que oferecem acesso mais adequado às necessidades das pessoas e do sistema. A Sociedade Beneficente de Senhoras – Hospital Sírio-Libanês lançou o programa Cuidando de Quem Cuida, centrado na figura do especialista em medicina de família há cerca de quatro anos e hoje faz a gestão de saúde de mais de 13 mil pessoas, nossos colaboradores e seus dependentes. Os reflexos na melhoria dos indicadores de saúde, na satisfação das expectativas das pessoas e na contenção da escalada de custos se manifestaram pouco tempo após a implantação do programa. A partir dessa iniciativa pioneira no país, várias empresas têm buscado a implantação de programas semelhantes, com a disponibilidade de médicos de família, que passam a ser referência para os atendimentos iniciais (porta de entrada), acompanhamento ao longo da jornada dos pacientes (longitudinalidade) e encaminhamento aos demais especialistas quando necessário (coordenação do cuidado).

De modo semelhante, o Hospital Sírio-Libanês apoia a atenção primária desenvolvida pelo Sistema Único de Saúde de diversas localidades, em vários estados da federação, por meio de parceria com o programa de telessaúde do Ministério da Saúde, em que médicos de família e outros especialistas do corpo clínico do hospital prestam apoio à decisão do médico da Estratégia Saúde da Família e à regulação do acesso às outras especialidades.

Enfim, a obra que se segue propicia conhecimentos que podem ser utilizados para mudanças importantes do nosso sistema de saúde.

Bom proveito,

Paulo Chapchap
Diretor-Geral do Hospital Sírio-Libanês

Apresentação

Historicamente, a divisão dos sistemas de saúde em níveis de atenção primária, secundária e terciária como prerrogativa para a adequada organização dos cuidados em saúde foi concebida em 1920, por meio do Relatório Dawson, no Reino Unido[1]. Durante a primeira metade do século XX, esses princípios foram progressivamente ganhando força, sendo observados melhores desfechos em saúde nos modelos que construíram uma sólida base em atenção primária à saúde. Como resultado, a conferência mundial de saúde realizada em Alma-Ata, em 1978, pela Organização Mundial de Saúde, estabeleceu, desde então, que a atenção primária à saúde deve ser um princípio central de todos os sistemas de saúde[2].

Os estudos científicos têm ressaltado cada vez mais a importância desta hierarquização da assistência à saúde e enfatizado a atenção primária como a porta de entrada e a base de sustentação principal para qualquer serviço de saúde.

Conjuntamente, o estabelecimento de uma especialidade médica voltada aos cuidados de atenção primária à saúde foi fundamental para a concretização e o fortalecimento dos serviços de saúde que estavam em construção e hoje são considerados os melhores do mundo, conforme os mais diversos indicadores. Assim, a especialidade de *Medicina de Família e Comunidade* tornou-se a especialidade principal e com maior número de médicos na maioria dos países desenvolvidos. É a especialidade que presta cuidados personalizados e continuados a indivíduos e suas famílias, independentemente de idade, sexo ou problema de saúde[3]. É a porta de entrada e filtro dos serviços de saúde, promovendo uma alta resolutividade das ocorrências em saúde e o acompanhamento das pessoas ao longo de suas vidas[4].

No Brasil, assim como em outros países em desenvolvimento, o campo da saúde evolui com um atraso natural em comparação aos países desenvolvidos, e, neste sentido, há muito trabalho pela frente para a construção de uma atenção primária forte e soberana em nosso país.

Dessa forma, nosso projeto editorial terá justamente a ambição de acrescentar competências importantes aos profissionais de saúde brasileiros, enfatizando a *Atenção Primária à Saúde* e a especialidade de *Medicina de Família e Comunidade*.

Em nome de todos os colaboradores desta obra, esperamos que ela lhe proporcione um conjunto de informações e ferramentas significativo para o seu desenvolvimento e atuação na área, que lhe permita contribuir diretamente para a melhoria do cuidado à saúde prestado aos seus pacientes e à população.

José Benedito Ramos Valladão Júnior
Luiz Francisco Cardoso
Renato Walch

Referências

1. Lord Dawson of Penn. Interim Report on the Future Provision of Medical and Allied Services. May 27, 1920.
2. World Health Organization. Declaration of Alma-Ata. International Conference on Primary Health Care, Alma-Ata, USSR, 6-12 September 1978.
3. McWhinney IR, Freeman T. Manual de Medicina de Família e Comunidade. Porto Alegre: Artmed; 2010.
4. Starfield B, Shi L, Macinko J. Contribution of Primary Care to Health Systems and Health. The Milbank Quarterly. 2005;83(3):457-502.

Sumário

SEÇÃO 1   Introdução à Medicina de Família e Comunidade 1
- *Mariana Maleronka Ferron* • *José Benedito Ramos Valladão Júnior*

1   Falando sobre Atenção Primária à Saúde, Estratégia de Saúde da Família e Medicina de Família e Comunidade 3
- *Carlos Frederico Confort Campos* • *Mariana Maleronka Ferron*
- *José Benedito Ramos Valladão Júnior*

2   Problemas Comuns Enfrentados em Equipes de Atenção Primária à Saúde 15
- *Carlos Frederico Confort Campos* • *Mariana Maleronka Ferron*
- *José Benedito Ramos Valladão Júnior* • *Renato Walch*

SEÇÃO 2   Hipertensão Arterial Sistêmica 35
- *Renato Walch* • *Luiz Francisco Cardoso*

3   Hipertensão Arterial Sistêmica 37
- *José Benedito Ramos Valladão Júnior* • *Luiz Francisco Cardoso* • *Renato Walch*

4   Hipertensão Arterial Sistêmica e Doença Arterial Coronariana 47
- *Mariana Eri Sato* • *Itamar de Souza Santos*

5   Hipertensão Arterial Sistêmica e Insuficiência Cardíaca 61
- *José Benedito Ramos Valladão Júnior* • *Rodrigo Diaz Olmos*

6   Hipertensão Arterial Sistêmica e Doença Renal Crônica 73
- *Luiz Miguel Santiago* • *Ana Rita Magalhães* • *Priscila Baptistão*

7 Hipertensão Arterial Sistêmica (HAS) e Acidente Vascular Cerebral (AVC).......... 89
• *Ana Laura Batista da Silva* • *Amanda Arlete Ribeiro Firmino* • *Lilian Bentivegna Martens*

8 Hipertensão Arterial Sistêmica (HAS) e Doença Pulmonar Obstrutiva Crônica (DPOC)... 103
• *Ivana Lie Makita Abe* • *Mairam Kabakian Ourdakian*

9 Doença Arterial Periférica em Pacientes com Hipertensão Arterial Sistêmica... 115
• *Denize Ornelas Pereira Salvador de Oliveira* • *Diângeli Soares*
• *Ricardo Michel Abbud*

10 Hipertensão Arterial Sistêmica e Arritmia Cardíaca... 125
• *Lorena Squassante Capeline* • *Luiz Francisco Cardoso* • *Renato Walch*

11 Hipertensão Arterial na Gestação.. 133
• *José Benedito Ramos Valladão Júnior* • *Renato Walch*

SEÇÃO 3   Diabetes *Mellitus* 141
• *Aline de Souza Oliveira* • *Pedro Alexandre Barreto Coelho*

12 Introdução Geral da Diabetes *Mellitus* 143
• *Bárbara Luiza Rosa* • *Pedro Alexandre Barreto Coelho* • *Filomena Mariko Amaro Takiguti*

13 Diabetes e Hipertensão Arterial Sistêmica.. 155
• *José Benedito Ramos Valladão Júnior* • *Renato Walch*

14 Diabetes e Doença Aterosclerótica Manifesta (DAM)... 161
• *Moisés Vieira Nunes* • *Rayane Cupolillo Ferreira* • *Juliana Barbosa de Barros*

15 Diabetes *Mellitus* e Insuficiência Renal Crônica 171
• *Alexandre Oliveira Telles* • *David Barbosa de Souza Júnior*

16 Diabetes *Mellitus* e Insuficiência Cardíaca... 181
• *José Benedito Ramos Valladão Júnior* • *Vitor Piquera de Oliveira* • *Gabriel Krauss*

17 Diabetes *Mellitus* e Uso Crônico de Corticosteroides 187
• *Aline de Souza Oliveira* • *Juliana Cristina Watanabe*

18 Diabetes *Mellitus* em Idosos 193
• *Fernanda Sá* • *Ítalo Facella de Oliveira*

19 Diabetes *Mellitus* na Gestação 201
• *Natália de Campos Carvalho* • *Waldemir de Albuquerque Costa*
• *José Benedito Ramos Valladão Júnior*

SEÇÃO 4   Saúde Sexual e Reprodutiva 209
• *Antônio Augusto Dall'Agnol Modesto* • *Mariana Villiger Silveira*

20 Pré-natal de Baixo Risco 211
• *Daniela Cristina Profitti de Paiva* • *Mariana Villiger Silveira* • *Vicente Lordello Cortez*

21 Doenças Ginecológicas Infecciosas Frequentes 219
• *Anna Luiza Braga Plá* • *Ana Duboc Rochadel*

22 Doenças Ginecológicas Não Infecciosas Frequentes 231
• *Renata Luciana Hasegawa Fregonezi* • *Lélia de Souza Fernandes*
• *Luciana Vitorino de Araújo*

23 Anticoncepção Feminina e Masculina 245
• *Mariana Duque Figueira* • *Rodrigo Garcia D'Áurea* • *Ana Carolina Rossi Fuschini*

24 Disfunção Erétil 273
• *Antônio Augusto Dall'Agnol Modesto* • *Nelson Alves da Silva Junior*

25 Infertilidade do Casal 281
• *Deoclécio Avigo* • *Eduardo Picelli Vicentim*

SEÇÃO 5   Saúde da Criança 289
• *Luciano Nader de Araújo* • *Tatiana Argolo Toscano Figueiredo*

26 Puericultura e Criança Saudável 291
• *Denise Gigli Khoury* • *Tatiana Milla Mandia* • *Tamara Cristina Minotti*

27 Obesidade na Infância 307
• *Denise Ballester* • *Haraldo Cesar Saletti Filho* • *Tales Massato Shibata*

28 Doenças Exantemáticas 313
• *Jetele Del Bem Seleme Piana* • *Danilo Hojo Navarro*

29 Principais Transtornos Mentais da Infância e Adolescência 331
• *Wagner Ranña* • *Tatiana Argolo Toscano Figueiredo*

30 Transtornos Comportamentais em Crianças 345
• *Luciano Nader de Araújo* • *Alexandra Ribeiro* • *Bárbara Bartuciotti Giusti*

31 Consulta de Adolescente 361
• *Renato Walch* • *Brunna Confettura Costa Vianna*

32 Asma na Infância 369
• *Mariana de Almeida Medawar Gomes* • *Clarisse Malatesta Motomura*

33 Rinite Alérgica 381
• *Leonardo Ferreira Fontenelle* • *Meiryelle Landim Franco*

SEÇÃO 6   Saúde Mental 389
• *Simone Almeida da Silva* • *Bianca Luiza de Sá e Silva*

34 Transtornos Mentais Comuns na Atenção Primária à Saúde 391
• *Lucas Gaspar Ribeiro* • *Simone Almeida da Silva*

35 Transtornos Mentais Graves na APS 403
• *André Luiz Crepaldi* • *Carolina Passos Terra*

36 Álcool, Crack, Tabaco e Outras Drogas 417
• *Bárbara Bartuciotti Giusti* • *Bianca Luiza de Sá e Silva*
• *Mariana Cristina Lobato dos Santos Ribeiro Silva*

37 Síndrome de Burnout 435
• *José Benedito Ramos Valladão Júnior* • *Ana Luiza Leite Ribeiro Freire*
• *Gabriela Mendes Aguiar* • *Karen Barbour Oliveira*

38 Violência Doméstica 445
• *Ana Paula Andreotti Amorim* • *Mariana Arantes Nasser* • *Viviane da Silva Freitas*

39 Saúde Mental do Idoso 461
• *José Benedito Ramos Valladão Júnior* • *Renato Walch*

SEÇÃO 7   Doenças Infecciosas 469
• *Diego José Brandão* • *Bruna Calezane Storch*

40 Tuberculose 471
• *Marcia Ernani de Aguiar* • *Bruna Calezane Storch*

41 HIV na Atenção Primária à Saúde 487
• *Mariana de Almeida Prado Fagá* • *Cecília Malvezzi*

42 Sífilis 507
- Diego José Brandão • Cinthia Loureiro Silva

43 Hanseníase 517
- Yuji Magalhães Ikuta • Ruth Neves dos Santos

44 Dengue, Chikungunya e Zika 529
- Marcello Dala Bernardina Dalla • Marcelo Santana Vetis
- José Benedito Ramos Valladão Júnior

SEÇÃO 8   Situações Frequentes APS 537
- Demian de Oliveira e Alves • Gustavo Kang Hong Liu

45 Procedimentos Administrativos na Unidade de Saúde 539
- Demian de Oliveira e Alves • Gustavo Kang Hong Liu

46 Pessoas que Consultam Frequentemente 549
- Beatriz Lobo Macedo • Renata Alves da Silva Paluello • Vivian Helena Arminda Estevinho

47 Atuação da Enfermagem Quando a Equipe Está sem Médico 555
- Isis Arcanjo Colucci da Silva • Denise Gigli Khoury

48 Diagnósticos Frequentes na APS 559
- José Benedito Ramos Valladão Júnior • Zeliete Linhares Leite Zambom

49 Prevenção Quaternária 579
- Ricardo Cypreste • José Carlos Arrojo Júnior • Carlos Alberto dos Santos Gomes

SEÇÃO 9   Medicamentos 593
- Fernanda Plessmann de Carvalho • Juliana Vasconcellos Galvão da Silveira

50 Bulário das Principais Medicações da Relação Nacional de Medicamentos Essenciais (Rename) 595
- Fernanda Plessmann de Carvalho • Juliana Vasconcellos Galvão da Silveira

SEÇÃO 1

Introdução à Medicina de Família e Comunidade

Coordenadores
- *Mariana Maleronka Ferron* • *José Benedito Ramos Valladão Júnior*

CAPÍTULO 1

Falando sobre Atenção Primária à Saúde, Estratégia de Saúde da Família e Medicina de Família e Comunidade

- *Carlos Frederico Confort Campos* • *Mariana Maleronka Ferron*
- *José Benedito Ramos Valladão Júnior*

Introdução

Trabalhar na Atenção Primária à Saúde no Brasil ainda é um grande desafio para os profissionais, seja porque ainda hoje a formação das Universidades e Escolas de Saúde não prioriza o aprendizado nesse espaço, seja porque há uma crença inadequada de que os casos que aparecem no "postinho de saúde" são simples, quando, na verdade, o dia a dia na atenção primária frequentemente é extremamente complexo.

É uma grande falácia, assim, acreditar que um profissional recém-formado ou qualquer profissional sem capacitação específica encontra-se hábil para realizar atendimentos em nível de atenção primária à saúde. Ou seja, acreditar que um médico recém-formado possa atuar como médico da Estratégia Saúde da Família é tão inadequado quanto acreditar que esse mesmo médico possa realizar cirurgias sem ter passado por uma capacitação específica (residência, especialização). Um médico atuando na atenção primária à saúde sem ser um especialista nesta área pode acarretar danos não apenas pontuais decorrentes de sua prática clínica, mas danos populacionais e que se estendem para os demais serviços (secundários e terciários) e geram desorganização, altos custos e ineficiência do sistema de saúde como um todo[1].

Felizmente, nos últimos anos, temos observado uma mobilização progressiva em diferentes setores dos serviços públicos e privados de saúde no Brasil para reverter tais deficiências de nossa Atenção Primária à Saúde. Os municípios estão paulatinamente investindo mais em políticas ligadas à Estratégia Saúde da Família e, até mesmo, fomentando programas municipais de residência em Medicina de Família e Comunidade[2]. Os centros de ensino estão reformulando seus currículos e adotando disciplinas e cargas horárias cada vez maiores na área[3]. Grandes instituições de saúde suplementar estão criando e organizando redes de serviços de atenção primária à saúde e modelos de gestão de saúde corporativa e populacional centrados no especialista em Medicina de Família e Comunidade[4].

Esse fenômeno vem ocorrendo globalmente. Os países desenvolvidos, que, em sua maioria, já possuem um sistema de saúde forte em atenção primária, com cerca de 30% ou mais de seus médicos sendo especialistas na área, ainda assim mantêm um grande estímulo para o aumento dos investimentos e de profissionais voltados a esse nível de atuação[5]. Alguns países desenvolvidos, que ainda não possuem uma atenção primária forte, têm adotado políticas agressivas para reverterem tal deficiência. O exemplo mais clássico é o dos Estados Unidos, que na última década têm investido massivamente em atenção primária. A especialidade de Medicina de Família e Comunidade é uma das que mais cresce no país, com aumento progressivo da escolha pela especialidade nos últimos anos 9 anos de forma consecutiva. Hoje, os Estados Unidos possuem cerca de 3.700 vagas anuais de residência médica em Medicina de Família e Comunidade com um preenchimento de 97% e com meta definida entre as oito maiores universidades do país de que pelo menos 25% dos recém-formados escolham a especialidade para fazer a residência médica até o ano de 2030[6]. A importância dessa transformação dos sistemas de saúde é tamanha que foi ostensivamente manifestada no Relatório Mundial de Saúde de 2008 da Organização Mundial de Saúde (OMS), que ressaltava já no seu título: "Atenção Primária à Saúde – Agora mais do que nunca"[7].

Atenção Primária à Saúde

Todos os países possuem sistemas de saúde ou um conjunto de serviços de saúde articulados que podem ser organizados das mais diferentes formas. Um dos aspectos essenciais dessa organização é a hierarquização da rede de cuidados em diferentes níveis de atenção à saúde. Essa divisão é fundamental para garantir que as necessidades em saúde sejam respondidas de forma coordenada e adequada às características de cada serviço, melhorando a custo-efetividade do sistema de saúde.

A primeira concepção da divisão do sistema de saúde em níveis de atenção primária, secundária e terciária remonta ao "Relatório Dawson: sobre o futuro dos serviços médicos e afins", publicado em 1920 no Reino Unido[8].

Esses princípios foram sendo adotados sucessivamente nos países europeus e, com isso, conjuntamente se desenvolveu a formação de profissionais especialistas para suprir as especificidades do cuidado ao nível de atenção primária. A forte base de sustentação dos sistemas de saúde europeus com uma atenção primária estruturada organizacional e tecnicamente mostrou progressivamente melhores desfechos em saúde comparativamente a outros países[9]. Em 1978, na Conferência Mundial de Saúde de Alma-Ata, a OMS estabeleceu que a Atenção Primária à Saúde deve ser um princípio central de todos os sistemas de saúde[10].

Desde então, a hierarquização dos sistemas de saúde tem sido buscada em países por todo o globo, alguns com processos mais intensos de consolidação da atenção primária; outros com processos menos intensos e que atuam de forma mais lenta. Uma série de estudos científicos desenvolvidos ao longo dos anos tem mostrado que o fortalecimento da Atenção Primária à Saúde é a mais adequada resposta para os sistemas de saúde melhorarem o serviço para sua população[11,12]. Uma sólida atenção primária permite o estabelecimento de uma real e eficaz porta de entrada, a realização de uma profícua coordenação do cuidado dentro da rede de serviços e, dessa maneira, reverte-se em impactantes resultados no controle de gastos, na melhoria dos desfechos e indicadores clínicos e na qualidade dos serviços de saúde e do cuidado às pessoas.

Princípios da Atenção Primária à Saúde

A Atenção Primária à Saúde é caracterizada por compreender cuidados essenciais, usar tecnologias práticas, cientificamente fundamentadas e socialmente aceitáveis, de alcance universal, com participação da comunidade e a um custo aceitável para a fase de desenvolvimento[13]. Deve ter função central e ser o primeiro nível de contato com o sistema de saúde. Assim, para que um serviço possa oferecer cuidados e ser chamado de unidade de Atenção Primária, ele precisa ser orientado por certos princípios (ou atributos)[14].

Atenção ao primeiro contato – Acesso

É natural pensar que uma das principais características de um serviço de saúde deva ser a possibilidade de oferecer atendimentos a toda sua população de referência. É responsabilidade da Atenção Primária prover e garantir acesso inicial ao sistema de saúde para as mais diversas ocorrências em saúde, para todas as novas necessidades e problemas.

Para que isso ocorra deve-se pensar em dois aspectos diferentes, mas igualmente importantes: o geográfico e o da organização do serviço. Além disso, barreiras culturais, como por exemplo um serviço em uma região com muitos imigrantes, mas sem tradutor, podem influenciar na possibilidade de um paciente chegar a determinado serviço ou ser atendido com qualidade.

Idealmente, o serviço de saúde deve estar próximo da casa das pessoas, de forma que não haja barreiras físicas para que elas cheguem ao local.

A área de adscrição ou território das unidades de saúde e de suas equipes, em geral, leva em consideração somente o número de pessoas do território e não a facilidade para chegar à unidade. Esta questão geográfica é significativa não só para as pessoas que podem procurar a unidade de saúde, mas também para as pessoas que necessitam de atendimento domiciliar.

A organização do serviço de saúde também impacta de maneira importante no acesso à Atenção Primária. Além do acesso à unidade de saúde, as pessoas esperam que seus problemas sejam atendidos e resolvidos. Para isso, existem dois pontos importantes, que são o horário de atendimento e a organização da agenda dos profissionais.

Habitualmente, esses serviços funcionam em horário comercial, quando a maioria das pessoas está trabalhando, o que dificulta o atendimento. Raramente atendem antes das 7 horas da manhã e depois das 18 horas. Muitos locais fecham durante o horário de almoço, que seria o momento em que algumas pessoas conseguiriam procurá-los. Também funcionam de segunda a sexta-feira, somente. E quando abrem em algum sábado (em horários limitados), em geral, é para algum atendimento específico, como campanhas de vacinação ou mutirões de exames preventivos de câncer de colo uterino, por exemplo.

Por fim, mesmo que as pessoas procurem o serviço em algum dos horários de atendimento da unidade, é muito comum que a existência de um modelo inadequado de organização das agendas seja um problema para que consigam ser atendidas.

Por exemplo, muitos serviços dividem inadequadamente seus atendimentos por tipos em dias específicos, como "o dia do pré-natal" ou "a tarde dos hipertensos". Isso pode reduzir a chance de uma pessoa desses grupos "prioritários" conseguir atendimento (e se o diabético procurar atendimento na manhã de puericultura?) e limita mais ainda o atendimento das pessoas que não fazem parte desses grupos.

Um serviço de Atenção Primária à Saúde deve realizar atendimento de qualquer pessoa, independentemente dos tipos de problemas ou queixas, na maior parte de seu horário de funcionamento.

Isso não quer dizer que não deva haver qualquer tipo de organização da agenda, mas sim que ela seja feita de forma que as pessoas não precisem esperar de 48 a 72 horas para serem atendidas e que problemas agudos de saúde também sejam atendidos.

Cuidado contínuo – Longitudinalidade

É responsabilidade da Atenção Primária realizar o seguimento longitudinal dos indivíduos e suas famílias ao longo de todas as etapas de seus ciclos vitais.

A longitudinalidade do cuidado pode ocorrer a partir do seguimento do paciente por um mesmo profissional ao longo dos anos ou a partir do seguimento de uma mesma equipe de saúde que mantém os dados e histórico da pessoa ao longo do tempo.

No Brasil, é muito comum que os médicos fiquem pouco tempo atuando na mesma equipe de Saúde da Família, em geral, menos de um ano. Dessa maneira, as formas indiretas de longitudinalidade ganham mais relevância, sendo que outros profissionais da equipe (Agentes Comunitários de Saúde – ACSs e Enfermeiros) promovem com frequência essa continuidade do cuidado.

Esses profissionais (ACSs e enfermeiros) acompanham as pessoas durante bastante tempo, conhecendo detalhes desses usuários e de suas famílias, sabendo o que já foi feito por elas, o que tem mais chance de dar certo e o que já foi feito e que não teve sucesso. Neste sentido, as reuniões de equipe são de grande importância, principalmente quando valorizam esse conhecimento dos outros membros da equipe.

O Prontuário Clínico é outro recurso de longitudinalidade muito importante. Além de ser um documento médico-legal, serve como registro de cuidados anteriores do paciente e das características importantes para o profissional que começará um atendimento. Sendo assim, um registro adequado, legível, compreendendo todos os aspectos do atendimento em Atenção Primária, e não somente as medicações e exames, é fundamental para a longitudinalidade, além de cumprir uma função ética. Para tal, uma das ferramentas indispensáveis no âmbito da Atenção Primária é a utilização do Registro Clínico Orientado por Problemas (RCOP), também conhecido como SOAP[15].

Independentemente da forma, o registro deve ser realizado da maneira mais adequada possível, de modo a servir como instrumento para manter o vínculo da pessoa com o serviço e que o profissional, mesmo que novo no local, possa se guiar na continuidade dos cuidados longitudinais dos pacientes. Deve-se ressaltar que o prontuário é uma das formas mais importantes de comunicação entre os membros da equipe e também para o próprio profissional que atendeu o caso, já que é muito complicado, principalmente em áreas com muitos pacientes, lembrar de todas as particularidades dos pacientes atendidos.

Cuidado abrangente – Integralidade

É responsabilidade da Atenção Primária à Saúde oferecer cuidados em saúde que envolvam desde a prevenção e promoção da saúde até a reabilitação, fazendo o máximo no nível de Atenção Primária à Saúde e garantindo resolutividade em 85% dos casos[16]. Pelo princípio de integralidade, as pessoas atendidas na Atenção Primária à Saúde devem ter a maior parte dos seus problemas resolvidos dentro da própria unidade de saúde. Para isso, sua Carteira de Serviços, uma espécie de "cardápio" de atividades existentes, deve ser o mais ampla possível, englobando atividades de educação em saúde, de promoção e prevenção de saúde (individuais, em grupo ou comunitárias), atendimentos clínicos curativos e voltados à reabilitação (com médico, equipe de enfermagem, equipe multiprofissional), procedimentos ambulatoriais (realização de curativos, coleta de exames, administração de medicações, infiltrações do aparelho locomotor, pequenas cirurgias, colocação de dispositivo intrauterino etc.). A Carteira de Serviços deve ser amplamente divulgada, para que as pessoas saibam ao que podem ter acesso em suas unidades.

Ressalta-se também que a Atenção Primária é o espaço adequado para o atendimento de queixas agudas, sendo que a maior parte delas pode e deve ser resolvida nas unidades. Mesmo nas situações de urgência e emergência, deve-se realizar o atendimento inicial, com avaliação e estabilização (quando necessário), para que só então o caso seja encaminhado para o serviço de pronto-socorro de referência. Países com uma Atenção Primária forte mostram menores taxas de encaminhamento para os prontos-socorros (20 a 40% menor) e, consequentemente, redução de gastos por uso destes serviços (50 a 60% menor)[17,18].

Naturalmente, para casos específicos, poderá existir dependência de tecnologias duras (exames radiológicos complexos, procedimentos em centro cirúrgico ou oncológicos), sendo necessário o encaminhamento para serviços de atenção secundária ou terciária. Nestas situações, o fluxo de encaminhamento deve ser bem definido e estar claro. As pessoas devem: saber em que local dentro da unidade agendar seus procedimentos externos, ser orientadas sobre os possíveis preparos necessários (como jejum, por exemplo), sobre as informações do encaminhamento (especialidade, motivo, data, horário, endereço). Por fim, o usuário deve conseguir retornar à unidade de Atenção Primária para dar continuidade ao seu cuidado de saúde, uma vez que o cuidado em Atenção Primária à Saúde não se encerra quando a pessoa é encaminhada a outro serviço ou profissional como veremos a seguir.

Cuidado coordenado – Coordenação

É responsabilidade da Atenção Primária à Saúde realizar a coordenação dos caminhos dos indivíduos dentro do sistema de saúde, sendo o interlocutor do paciente e garantindo comunicação e interfaces que sejam eficientes e seguras entre os diferentes profissionais atuantes em seu cuidado.

É muito comum, devido à cultura e característica do nosso sistema de saúde, que as pessoas procurem diversos médicos (principalmente na saúde suplementar) para tentar resolver seus diversos problemas, sem possuir um médico de família de referência que poderia resolvê-los na quase totalidade das vezes e coordenar o seu cuidado encaminhando para o especialista certo no momento adequado. Não ter este médico de referência é algo que se tem mostrado prejudicial às pessoas. Dados de seis países desenvolvidos (Alemanha, Austrália, Canadá, Estados Unidos, Nova Zelândia, Reino Unido) mostram que o percentual de pacientes submetidos a erros médicos de qualquer tipo durante um período de acompanhamento de dois anos é significantemente mais baixo quando analisamos os pacientes que possuem um médico de família de referência (10 a 20%) comparativamente àqueles que se consultam com quatro ou mais especialistas (30 a 50%)[19].

Dentre as formas de coordenação do cuidado entre os diferentes níveis de atenção à saúde, destaca-se o sistema de referência e contrarreferência. Para que este sistema funcione, ambos os lados da troca de informações (médicos de família e outros especialistas) devem realizar relatórios adequados. Os relatórios podem ser mediatizados por um prontuário eletrônico integrado entre os diferentes níveis de atenção à saúde (idealmente), e-mail, telefone ou papel. Entretanto, muitas vezes, esse sistema não é respeitado e o relato do que aconteceu na consulta de referência fica restrito à memória do paciente e seu relato verbal. Apesar de ter grande importância, somente o relato do paciente empobrece a troca das informações, pois o paciente pode esquecer algum detalhe ou não ter entendido corretamente o que o outro profissional disse.

O profissional da Atenção Primária à Saúde tem a responsabilidade de dizer no seu encaminhamento qual o problema e o motivo que o levou a encaminhar o paciente, especificando qual habilidade solicita do outro profissional (confirmação de diagnóstico, descartar causas mais graves, iniciar seguimento de patologia menos frequente, avaliar indicação de cirurgia) e o que espera como resposta dele (avaliação diagnóstica, orientação de conduta e seguimento).

Ao especialista focal compete responder à pergunta, realizar um procedimento ou, quando há indicação, fazer o acompanhamento conjunto da pessoa com o médico dela. O seu atendimento deve resultar em uma contrarreferência devolvida ao médico de família do paciente, para que ele possa dar continuidade ao seu cuidado. Nessa etapa, o especialista focal incorre comumente em graves erros: não realiza contrarreferência; coloca-se no papel de médico da pessoa ao invés de consultor.

Outra ferramenta que ajuda muito os profissionais a garantir a coordenação do cuidado é o mapeamento da rede de serviços disponíveis no território, com telefones atualizados, endereços e horários de funcionamento. O mapeamento pode ser feito em conjunto com toda a equipe e auxilia muito no atendimento de casos como violência doméstica, alcoolismo, necessidade de transporte social etc. É muito interessante também que, se possível, os profissionais da Atenção Primária à Saúde conheçam e conversem com os serviços para os quais encaminham seus pacientes.

Atributos derivados

Existem três outras características importantes para definir serviços de Atenção Primária à Saúde, que são: orientação familiar, orientação comunitária e competência cultural.

A orientação familiar é o conhecimento do contexto que a pessoa vive, como se relaciona com as outras pessoas, a situação financeira, nível de escolaridade, além de conhecimento de doenças familiares e exposição a fatores de risco. Ser a referência em saúde do núcleo familiar possibilita melhor entendimento do processo saúde-doença e elaboração de estratégias conjuntas mais efetivas para lidar com os problemas.

A orientação comunitária é o conhecimento das necessidades de saúde da comunidade em que a pessoa vive. Para isso é importante avaliar o quanto a unidade de saúde participa nas questões daquela região e o quanto a comunidade influencia no funcionamento da unidade. A partir disso, os profissionais podem atuar em corresponsabilização com a comunidade e conjuntamente organizarem estratégias de enfrentamento, como atividades e medidas de prevenção e promoção à saúde.

Por fim, a competência cultural prevê que o serviço de saúde observe necessidades de grupos específicos de pessoas, como migrantes, estrangeiros ou questões religiosas, e se adapte a essas necessidades para melhor cuidar dessas pessoas. É responsabilidade da Atenção Primária reconhecer as pessoas e suas singularidades no âmbito da atenção à saúde, incorporando seus valores e preferências conjuntamente às melhores evidências científicas para promover as melhores orientações em saúde.

Todo este conjunto de premissas se desenvolve mediante a atuação de especialistas em Medicina de Família e Comunidade, que se configuram, dentre os profissionais médicos, como os especialistas em Atenção Primária à Saúde.

Medicina de Família e Comunidade

Não é muito fácil definir a Medicina de Família e Comunidade. Em geral, o que se escuta é: "o médico de família e comunidade é aquele médico antigo que ia na casa das pessoas" ou "o médico de família e comunidade é aquele que não se especializou em nada" ou ainda "é uma nova especialidade no Brasil"[20].

Na verdade, a Medicina de Família e Comunidade é uma especialidade médica cujos primeiros programas de residência médica no Brasil foram criados nos anos 1970, em Porto Alegre, Vitória e no Rio de Janeiro. Algumas outras experiências surgiram em todo o país, porém sua expansão deu-se de forma mais ampla a partir da implementação do Programa Saúde da Família pelo Ministério da Saúde em 1994.

A definição mais especifica de Medicina de Família e Comunidade é de que é a especialidade que presta cuidados personalizados e continuados a indivíduos e suas famílias, independentemente de idade, sexo ou problema de saúde[21]. É a especialidade médica responsável pela porta de entrada e filtro dos serviços de saúde, promovendo uma alta resolutividade das ocorrências em saúde e o acompanhamento das pessoas ao longo de suas vidas. As especificidades e competências singulares da formação dos especialistas em Medicina de Família e Comunidade lhes permite oferecer e desempenhar atividades assistenciais de forma a contemplar importantes princípios[21]:

1. **Comprometimento com as pessoas:** o médico de família não divide sua prática em doenças ou compartimentos do corpo humano, não fragmentando a pessoa, mas sempre a colocando no centro dos planos de cuidado e de forma completa. Qualquer problema de saúde faz parte das atividades do médico de família: da criança ao idoso, do indivíduo à sua família, em todos os ciclos de vida!

2. **Procurar sempre entender o contexto da experiência do paciente com a doença:** o médico de família realiza o acompanhamento das pessoas ao longo de suas vidas, conhecendo sua história, seus medos e preocupações, construindo projetos de cuidado conjuntos e garantindo que vivam mais e melhor.

3. **Incorporar prevenção e promoção à saúde:** o médico de família integra ações de prevenção, promoção, proteção, recuperação e educação em saúde para dar respostas adequadas às necessidades de saúde da população sob sua responsabilidade.

4. **Enxergar as pessoas como uma população de risco:** o médico de família compreende, desde sua formação, que um risco individual de uma condição, problema ou doença não pode ser separado do risco desta condição, problema ou doença na população à qual o indivíduo pertence[22].

5. **Considerar-se parte de uma rede de atenção à saúde:** as ações do médico de família podem extrapolar um conjunto de medidas e condutas clínicas utilizando-se todo e qualquer recurso que possa ser alcançado intersetorialmente em prol das pessoas e suas famílias.

6. **Conhecer e interagir com o território das pessoas que atende:** o médico de família tem uma formação de tamanha amplitude de conhecimentos que lhe permite flexibilizar-se e se adaptar às necessidades das pessoas e aos recursos disponíveis na comunidade em que pratica medicina. Um médico de família que atua no Estado do Amazonas, por exemplo, deve ter profundos conhecimentos sobre como tratar malária, o que não é esperado de um médico de família que atua em São Paulo. Sua maior efetividade está relacionada justamente a esta possibilidade de se moldar e abordar a grande maioria dos problemas de saúde da população conforme o contexto territorial e epidemiológico.

7. **Procurar conhecer o contexto familiar das pessoas:** conhecer a realidade familiar e comunitária do indivíduo potencializa o cuidado em saúde pelo fato de que inúmeras doenças não podem ser totalmente compreendidas sem essas percepções. Nesse sentido, um importante recurso do arsenal do médico de família é a realização de visitas domiciliares.

8. **Dar importância aos aspectos subjetivos da medicina:** o médico de família possui uma prática que incorpora empatia, compreensão e autorreflexão. O reconhecimento de cansaço, estresse, irritação, mau humor do paciente e/ou seu

próprio permite-lhe controlar suas próprias emoções e não afetar a comunicação e o cuidado de seus pacientes.

9. **Gerenciar recursos:** o médico de família exerce uso racional de recursos em saúde visando a segurança do paciente e a prevenção quaternária, coordenando o fluxo adequado de pacientes aos demais níveis de atenção à saúde e evitando sobrediagnóstico e sobretratamento, que expõem os indivíduos a maiores riscos do que benefícios em saúde.

Por todas as características apresentadas, a Medicina de Família e Comunidade é a especialidade que consegue atuar de maneira mais efetiva na Atenção Primária à Saúde. Estudos científicos que avaliaram sua diferença comparativamente a clínicos, ginecologistas, pediatras ou outros especialistas corroboram os melhores resultados do especialista em Medicina de Família e Comunidade em todos os cenários (todas as faixas etárias e gêneros) e após ajustes para características socioeconômicas e demográficas. O especialista em medicina de família mostra maior resolutividade com maior facilidade de acesso, necessidade de menor número de consultas e 25% menos prescrições (medicações/exames)[1], resultando em redução de cerca de 33% dos custos e em 19% da mortalidade[23].

Estratégia de Saúde da Família

A Estratégia de Saúde da Família (ESF) é uma das maneiras que o Ministério da Saúde, em conjunto com outras entidades da área, propõe para a estruturação da Atenção Primária no Sistema Único de Saúde (SUS).

Pode-se dizer que o que se chama hoje de Estratégia de Saúde da Família começou com a criação do Programa de Agentes Comunitários de Saúde (PACS) em 1991 com intenção de aumentar a acessibilidade ao sistema de saúde e incrementar as ações de prevenção e promoção da saúde.

Em 1994, o Ministério da Saúde lançou o Programa de Saúde da Família (PSF), como política nacional. Percebendo a expansão do PSF, que foi se mostrando efetivo para organizar o atendimento à população, uma portaria ministerial foi emitida em 2006, estabelecendo o PSF como estratégia prioritária do Ministério da Saúde para organizar a Atenção Primária[24].

Em continuidade a esse processo de expansão, em 2011 foi publicada uma nova portaria, transformando o PSF em uma Estratégia Nacional de Estruturação da Atenção Primária[25].

Assim, a Estratégia de Saúde da Família foi instituída, tendo como base as Equipes de Saúde da Família, compostas por um médico, um enfermeiro, dois auxiliares técnicos de enfermagem, cinco a seis agentes comunitários de saúde. Também é recomendado que o profissional dentista e o técnico de saúde bucal devam atuar nas Unidades Básicas de Saúde (UBSs) em composição com as equipes de saúde da família, porém não está definido em qual proporção.

Cada equipe deve atender, de acordo com a Política Nacional de Atenção Básica de 2012[26], a no máximo 4 mil pessoas, sendo recomendado 3 mil pessoas ou menos em áreas muito vulneráveis. Não há uma definição precisa de como este número foi estipulado. O que temos observado ao longo dos anos é que este limite muito alto de pacientes acarreta dificuldades de acesso e inviabiliza uma atenção primária de qualidade.

Além das Equipes da Saúde da Família, as Unidades Básicas de Saúde podem possuir um Núcleo de Apoio à Saúde da Família (Nasf), constituído por equipe multiprofissional que auxilia a equipe de saúde da família na resolução dos problemas de saúde da população.

Atualmente, de acordo com os dados de 2018, existem 39.827 Equipes de Saúde da Família implantadas no Brasil[27].

Tentando resumir

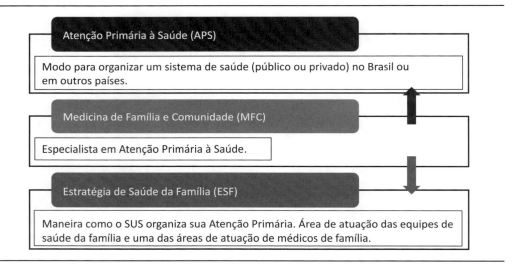

Referências

1. Phillips RL, Dodoo MS, Green LA, Fryer GE, Bazemore AW, McCoy KI, Petterson SM. Usual source of care: an important source of variation in health care spending. Health Aff (Millwood). 2009 Mar-Apr;28(2):567-77. doi: 10.1377/hlthaff.28.2.567.
2. Storti MMT, Oliveira FP, Xavier AL. Expanding family and community medicine residency vacancies by municipalities and the More Doctors Program. Interface (Botucatu). 2017; 21(Supl.1):1301-13.
3. Machado L, Marques C, Rodrigues L, Sperling S, Machado N, Gusso G, Valladão-Jr. J. O Currículo de Competências do Programa de Residência em Medicina de Família e Comunidade da Faculdade de Medicina da Universidade de São Paulo. Revista Brasileira de Medicina de Família e Comunidade [Internet]. 2018 Abr 4. Disponível em: https://www.rbmfc.org.br/rbmfc/article/view/1602.
4. Chapchap P, Torelly FA, Pena FPM, Alves-Jr GJ. Cuidando de quem cuida. Harvard Business Review, 8 de agosto de 2017. Disponível em: http://hbrbr.uol.com.br/cuidando-de-quem-cuida/.
5. Organisation for Economic Co-operation and Development. OECD.Stat: Health Care Resources – Physicians by categories, 2015. Disponível em: https://stats.oecd.org/Index.aspx?DataSetCode=HEALTH_REAC#.
6. National Resident Matching Program, Results and Data: 2018 Main Residency Match®. National Resident Matching Program, Washington, DC. 2018.
7. World Health Organization. The World Health Report 2008 – Primary Health Care (Now More Than Ever). Disponível em: http://www.who.int/whr/2008/en/.

8. Lord Dawson of Penn. Interim Report on the Future Provision of Medical and Allied Services. May 27, 1920.
9. Macinko J, Starfield B, Shi L. The contribution of primary care systems to health outcomes within Organization for Economic Cooperation and Development (OECD) countries, 1970-1998. Health Serv Res. 2003 Jun;38(3):831-65.
10. World Health Organization. Declaration of Alma-Ata. International Conference on Primary Health Care, Alma-Ata, USSR, 6-12 September 1978.
11. Starfield B, Shi L. Policy relevant determinants of health: an international perspective. Health Policy. 2002 Jun;60(3):201-18.
12. Shi L. Primary Care, Specialty Care, and Life Chances. International Journal of Health Services. Vol 24, Issue 3, pp. 431-458.
13. World Health Organization. Declaration of Alma-Ata. International Conference on Primary Health Care, Alma-Ata, USSR, 6-12 September 1978.
14. Starfield B. Atenção primária: equilíbrio entre necessidades de saúde, serviços e tecnologia. Brasília: Unesco, Ministério da Saúde, 2002. 726 p.
15. Gusso G. Registro Clinico Ambulatorial. Em: Valladão Júnior JBR, Gusso G, Olmos RD. Medicina de Família e Comunidade – Série Manual do Médico Residente do Hospital das Clínicas da Faculdade de Medicina da Universidade de São Paulo (USP). Atheneu, 2017.
16. Starfield B. Is primary-care essential? Lancet, v. 344, n. 8930, p. 1129-1133, Out. 1994.
17. Forrest CB, Starfield B. The effect of first-contact care with primary care clinicians on ambulatory health care expenditures. J Fam Pract. 1996 Jul;43(1):40-8.
18. Forrest CB, Majeed A, Weiner JP, Carroll K, Bindman AB. Comparison of specialty referral rates in the United Kingdom and the United States: retrospective cohort analysis. BMJ. 2002 Aug 17;325(7360):370-1.
19. Schoen C, Osborn R, Huynh PT, Doty M, Zapert K, Peugh J, Davis K. Taking the pulse of health care systems: experiences of patients with health problems in six countries. Health Aff (Millwood). 2005 Jul-Dec;Suppl Web Exclusives:W5-509-25.
20. Sociedade Brasileira de Medicina de Família e Comunidade. A Medicina de Família e Comunidade: O Que, Como, Quando, Onde, Por Que. Diretoria SBMFC, 2004. Disponível em: http://www.sbmfc.org.br/media/file/documentos/medicina_de_familia.pdf.
21. Freeman TR. Manual de Medicina de Família e Comunidade de McWhinney. 4a edição. Porto Alegre: Artmed, 2018.
22. Rose G. Estratégias da medicina preventiva. Porto Alegre: Artmed, 2010. 192p.
23. Franks P, Fiscella K. Primary care physicians and specialists as personal physicians. Health care expenditures and mortality experience. J Fam Pract. 1998 Aug;47(2):105-9.
24. BRASIL. Ministério da Saúde. Política Nacional de Atenção Básica. Portaria nº 648 de 28 de março de 2006. Brasilia, v. 143, n. 61, 2006. Seção 1, p.71-76.
25. BRASIL. Ministério da Saúde. Política Nacional de Atenção Básica. Portaria nº 2.488, de 21 de outubro de 2011. Brasilia, 2011. Disponível em: http://bvsms.saude.gov.br/bvs/saudelegis/gm/2011/prt2488_21_10_2011.html.
26. BRASIL. Ministério da Saúde. Secretaria de Atenção à Saúde. Departamento de Atenção Básica. Política Nacional de Atenção Básica/Ministério da Saúde. Secretaria de Atenção à Saúde. Departamento de Atenção Básica. – Brasília: Ministério da Saúde, 2012.
27. Portal Brasileiro de Dados Abertos. Ministério da Saúde, Saúde da Família – Número de equipes. Disponível em: http://dados.gov.br/dataset/psf_equipes/resource/b07c0192-c2aa-4e30-841b-5c2990d59e7b?inner_span=True.

CAPÍTULO 2

Problemas Comuns Enfrentados em Equipes de Atenção Primária à Saúde

- Carlos Frederico Confort Campos • Mariana Maleronka Ferron
- José Benedito Ramos Valladão Júnior • Renato Walch

Considerações gerais

Nas páginas seguintes serão explicadas as diferentes atividades que os profissionais realizam na Atenção Primária à Saúde que organizamos a partir de dúvidas frequentes levantadas entre diversos profissionais que atuam na área.

Os tópicos que serão discutidos correspondem aos cenários em que observamos situações-problema mais frequentemente: Reunião de Equipe, Organização de Agenda, Organização do Consultório, Prática Clínica, Casos Difíceis, Fichas e Papeladas Administrativas, Território e Visitas Domiciliares.

Ao final de cada tópico, um quadro simples com dicas do que fazer e do que não fazer procura sintetizar os pontos mais importantes a serem observados.

Reunião de equipe

> **Mote Disparador da Discussão**
> *"Essa história de reunião de equipe é a maior perda de tempo!"*

O trabalho em equipe é uma das características fundamentais da Atenção Primária à Saúde. Diferentemente dos hospitais e consultórios, os médicos de família estão o tempo todo em contato com sua equipe multiprofissional.

Isto é muito desejável, uma vez que os diversos profissionais têm formações e percepções díspares sobre as pessoas e o mundo, favorecendo a resolução dos problemas de forma mais ampla e integral.

O espaço formal onde acontece esta conversa com troca de informações de saúde sobre os pacientes e comunidade é a Reunião de Equipe.

Ocorre que muitas das reuniões acabam sendo pouco produtivas, deixando a sensação de que esses momentos são perda de tempo, com gasto de horas para fazer nada de útil ou com discussões intermináveis, onde o foco se perde. Muitas vezes, também, há um excesso de reuniões, o que acarreta uma redução importante de horários para os atendimentos.

Assim, cabe a todos profissionais da Atenção Primária, e não apenas ao enfermeiro ou médico da equipe, organizar o espaço de reunião de forma a utilizá-lo da melhor maneira possível para que dentro dele todos possam coletivamente contribuir e cumprir o seu papel em direção à resolução dos problemas das pessoas e população de que cuidam.

O que fazer
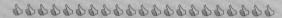
- Definir um horário para as reuniões de equipe em que seja possível a presença da maioria das pessoas.
- Definir uma ordem para a reunião, por exemplo: primeiro, os Agentes Comunitários de Saúde passam os casos; depois, os outros profissionais.
- Ter um espaço adequado para a reunião, em que a equipe não seja interrompida a toda hora.
- Sempre que possível, levar os prontuários dos casos a serem discutidos e registrar o que foi combinado.
- Fazer uma ata da reunião.

O que NÃO fazer
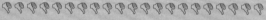
- Não agendar outras coisas no horário da reunião.
- Priorizar as discussões técnicas. Evitar que este vire um momento de confraternização. Tais momentos devem existir, porém não no horário de trabalho.

Organização de agenda

> **Mote Disparador da Discussão**
> *"Eu tenho que atender todas as pessoas, doenças e sexos..."*

O profissional que trabalha na Atenção Primária à Saúde tem como principal função a resolução dos problemas das pessoas que procuram seu atendimento, fornecendo um cuidado de saúde de qualidade.

Diferentemente das outras especialidades focais, que atendem um tipo determinado de pessoa, seja por órgão ou sistema (como Neurologia ou Cardiologia), seja por tipos de doença (como Reumatologia), seja por sexo (como Ginecologia e Obstetrícia), seja por idade (como Pediatria ou Geriatria), na Atenção Primária qualquer tipo de pessoa é cuidada (atendida), com qualquer idade e qualquer doença (ou mesmo sem nenhuma)[1].

Todas as questões de saúde da população são de responsabilidade da Atenção Primária, mesmo que também seja necessário o atendimento em outros níveis de atenção com outros especialistas. Também não existe o conceito de alta na Atenção Primária (a única exceção é quando a pessoa se muda da área de abrangência de sua equipe de saúde).

Outro erro comum é acreditar que apenas devem ser atendidas na Atenção Primária as ditas "prioridades", como hipertensos, diabéticos, gestantes, crianças até dois anos, pessoas com tuberculose e hanseníase. Essas pessoas necessitam de cuidados de saúde e devem sim ser atendidas; contudo, todas as demais pessoas da comunidade devem ter acesso aos cuidados de saúde[2].

> **Mote Disparador da Discussão**
> *"Eu não gosto de atender 'acolhimento'!"*

É comum que as unidades de saúde se organizem para fazer o atendimento de demanda espontânea não programada. Alguns lugares chamam esse atendimento de "acolhimento". Este nome vem do princípio de Acolhimento, em que as pessoas são recebidas adequadamente nos serviços de saúde, de forma que tenham seus problemas escutados qualificadamente pelos profissionais (isso inclui os problemas não técnicos, como administrativos, por exemplo). Neste sentido, o acolhimento é mais uma postura perante o cuidado em saúde do que uma sala ou um tipo de atendimento[3].

Para resolver os problemas das pessoas, essas precisam ser recebidas pela unidade de saúde, na medida do possível, assim que percebem a necessidade de procurar um serviço de saúde.

Dessa maneira, o atendimento de demanda espontânea (não programado) deve ser uma das características dos serviços de Atenção Primária, já que não faz sentido que as pessoas sejam vistas quando se sentem bem e não consigam encontrar assistência quando tem algo que lhes cause incômodo ou preocupação, como um quadro agudo (gripe ou diarreia, por exemplo)[4].

O atendimento de demanda espontânea deve servir também para que as pessoas procurem o serviço quando possuem uma "urgência" pessoal, mas não necessariamente clínica, como quando precisam de uma nova receita para uma viagem ou quando um paciente decide parar de fumar e quer orientações.

Isso não significa que a unidade deva fazer somente atendimentos não programados (embora, alguns autores considerem essa possibilidade). Também não quer dizer que todas essas pessoas necessitam de cuidados exclusivamente médicos, sendo que uma organização da equipe como um todo pode ajudar a resolver muitos casos.

Uma das questões mais importantes na Atenção Primária é dividir bem a agenda, balanceando os atendimentos de demanda espontânea, programática e agenda usual, evitando consultas agendadas para daqui a três meses, por exemplo. Neste período longo, os pacientes certamente esquecerão o dia ou já terão resolvido seu problema de saúde.

Uma das propostas mais interessantes para organizar o atendimento é o acesso avançado[5]. As consultas são disponibilizadas para o dia ou para no máximo 48 horas após a procura da pessoa, o que diminui o número de faltas e aumenta a resolubilidade do serviço.

Um dos pontos importantes é o tempo disponível para cada consulta. Em geral, na ESF existe uma orientação de consultas de 15 minutos, que podem ser previamente agendadas, deixando espaço para algumas consultas não programadas.

> **Mote Disparador da Discussão**
> *"Quarta-feira é meu dia de atender gestante..."*

A forma como cada unidade, equipe e profissional planejam seus atendimentos é bastante singular. Para organizar o atendimento, no entanto, devem ser considerados alguns princípios importantes, como características da unidade, da população atendida, dos consultórios disponíveis, entre outros.

Assim, a divisão de períodos de atendimento específico em horários fechados, embora bastante comum, pode não ser a melhor forma de organizar a agenda, uma vez que uma das características da Atenção Primária é que este seja um espaço indiferenciado de saúde, onde as pessoas podem procurar solicitando qualquer tipo de ajuda.

Assim, se um paciente com dor no ombro e cefaleia buscar atendimento em um horário reservado à puericultura, por exemplo, este terá dificuldade de ser atendido de forma adequada.

Essa forma de divisão faz algum sentido quando a unidade tem poucos recursos materiais disponíveis para os profissionais, como por exemplo, somente uma sala com maca ginecológica e sonar. Nessas situações, pode-se trabalhar com a restrição de horários.

> **Mote Disparador da Discussão**
> *"Aprendi que a função da Atenção Primária é fazer prevenção e promoção, mas nem isso eu consigo fazer!"*

Essa é uma fala muito comum e tem pouca base de sustentação. Em nenhum lugar da literatura internacional, há qualquer definição de que a Atenção Primária à Saúde deva realizar somente atividades de prevenção ou promoção à saúde[6].

Claro que isso é parte do trabalho da Atenção Primária, uma vez que cuidados preventivos melhoram a saúde das pessoas e evitam que elas tenham problemas de saúde ou que tais problemas se agravem.

No entanto, além de prevenção e promoção, cabe à Atenção Primária também os cuidados de diagnóstico, tratamento e reabilitação à saúde das pessoas. Muitas vezes a única estratégia de prevenção e promoção utilizada é a "oportunística", ou seja, aquela realizada durante as consultas e às vezes nem este tipo de ação é realizado.

Isso se deve a diversos fatores. Uma quantidade de pacientes muito superior à capacidade de atendimento da equipe, acarretando agendas de atendimento clínico cheias e poucos espaços coletivos, como grupos. Todos esses fatores levam a atendimentos menos resolutivos, em que os profissionais, especialmente os médicos, concentram-se nas demandas daquele momento, esquecendo as ações de prevenção e promoção.

Uma forma de melhorar as ações nesse sentido é a organização de atividades coletivas e a pactuação com os diversos profissionais da equipe sobre como podem ser realizadas essas atividades. Por exemplo, os Agentes Comunitários de Saúde podem verificar a situação vacinal dos adultos, os enfermeiros terem um grupo de reeducação alimentar e os médicos um espaço de participação em um grupo de cessação de tabagismo.

> **Mote Disparador da Discussão**
> *"Eu preciso fazer uma 'palestra' mas não tem espaço na agenda..."*

Um tipo de atendimento, bastante característico da Atenção Primária, é o atendimento em grupo.

Existem diversos tipos de grupos, com funções diferentes, como educativos (alimentação saudável), de orientação específica (uso de insulina), terapêuticos (psicoterapêuticos), suporte (cuidadores de idosos).

Para cada tipo de grupo, existe uma técnica específica e a maioria dos profissionais de saúde não aprende como fazer essa atividade. Deste modo, principalmente quando feitos por profissionais médicos, os grupos acabam virando pequenas palestras.

O uso de palestras não é proibitivo, porém faz pouco sentido para as pessoas atendidas, já que não procuram os serviços de saúde para "receberem aulas".

Uma boa organização da agenda, com a divisão de tarefas entre os profissionais e o preparo adequado da atividade de grupo (planejamento, registro e avaliação) torna este tipo de atividade mais produtiva e resolutiva.

O que fazer
- Dividir bem a agenda de acordo com o perfil da área (demanda espontânea, programada e consultas agendadas).
- Organizar atendimentos coletivos (grupos de pacientes hipertensão, tabagismo etc.).
- Dividir as ações de prevenção e promoção com a equipe.
- Planejar, registrar e avaliar os grupos.

O que NÃO fazer
- Ter consultas disponíveis apenas para daqui a três meses.
- Não atender a demanda espontânea.
- Considerar as ações de prevenção e promoção apenas como palestras, sem planejamento.

Organização do consultório

> **Mote Disparador da Discussão**
> *"Eu não sei como organizar meu consultório..."*

A organização do espaço de trabalho tem uma relação direta com a satisfação dos pacientes e do profissional. Além disso, um espaço acolhedor amplia a impressão de cuidado de um profissional ou equipe com seus pacientes.

Infelizmente, nem todos os locais estão estruturados de acordo com as normas previstas no Manual de Estrutura de Unidade Básica de Saúde[7]. Neste documento constam as normas para as dimensões do consultório, ambiência (ou "decoração"), iluminação, ventilação, revestimento etc.

Mesmo que os consultórios não estejam perfeitamente adequados, algumas mudanças simples podem ajudar a melhorar a organização. Em primeiro lugar, é importante que a equipe tenha um local fixo de atendimento. Pode ser um consultório dividido entre o médico e o enfermeiro, ou um para cada profissional, dependendo do tamanho da unidade.

É importante garantir que o consultório tenha privacidade, evitando locais com janelas próximas a áreas de circulação de pessoas. Nos locais onde se realiza exame ginecológico, é recomendável ter um banheiro anexo.

Uma das coisas que toma tempo e atrapalha o andamento das consultas é a falta de materiais no consultório. Assim, os impressos necessários ao atendimento devem estar disponíveis e organizados (no mínimo receituário, encaminhamento, ficha de evolução, pedidos de exames). Para isso, é fundamental definir um fluxo na UBS para a verificação e reposição dos materiais utilizados.

Considerando todos os atendimentos que o Médico de Família pode realizar, segue abaixo uma lista de materiais que deverá estar disponível no consultório:

- mesa e, pelo menos, três cadeiras (uma para o médico e duas para paciente e acompanhante);
- maca e/ou maca ginecológica;
- pia com sabonete ou álcool gel;
- lixeira para lixo comum e hospitalar;
- esfigmomanômetro;
- estetoscópio;
- sonar;
- fita métrica e régua de criança;
- termômetro;
- balança adulto e pediátrica;
- espéculo (P, M, G) e avental para paciente.

O que fazer

- Colocar a mesa de modo a não ficar de frente para o paciente, mas sim ao lado ajuda a aproximar o profissional.
- Definir um fluxo de pacientes na sala de espera e discutir com a equipe e os usuários para que as consultas não sejam interrompidas auxilia muito o trabalho.
- Organizar sempre o consultório antes do atendimento de um novo paciente.

O que NÃO fazer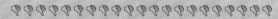

- Não colocar listas ou cartazes que exponham a privacidade dos pacientes no local de atendimento (gestantes, tuberculosos etc.).
- Não colocar muitos objetos que caracterizem um tipo de atendimento (por exemplo, deixe a maca sem as perneiras ginecológicas), para que todos (homens e mulheres, adultos e crianças) possam se sentir acolhidos.

Prática clínica

> **Mote Disparador da Discussão**
> *"Ele diz um monte de coisas, mas não foca no que tem..."*

Os problemas trazidos na Atenção Primária à Saúde são muito amplos e em geral não podem enquadrar-se em uma única doença ou síndrome específica.

A forma como a pessoa se sente quando tem alguma doença é bastante individual. A maneira de descrever o que sente também é bastante particular e reflete o modo como as pessoas "convivem" com a doença. Sendo assim, cabe ao profissional de Atenção Primária entender tanto os aspectos da doença quanto desse adoecimento e valorizá-los, ao entender que ambos são importantes para o cuidado[8,9].

Por exemplo, um paciente pode ter uma dor lombar e considerar que ela é parte da vida e não procurar tratamento; outro paciente pode ficar buscando diversos tratamentos para um problema parecido.

Isso não quer dizer que o médico não deve investigar aspectos biológicos específicos da doença, com exames físicos ou de imagem, por exemplo. No entanto, se não for compreendido o contexto da pessoa, e se ela sentir que sua queixa não é valorizada, mesmo que o tratamento seja o mais adequado para aquele problema, a chance de não funcionar é muito alta, devido à sensação de que o médico não a ouviu ou não entendeu seu problema.

Por exemplo, uma pessoa que acabou de descobrir que é diabética e relaciona isso a um fator emocional, deve ter sua opinião ouvida e respeitada. Descrever todas as questões importantes que a pessoa trouxe na consulta durante a história clínica e criar uma "lista de problemas" auxilia na elaboração dos diagnósticos e na proposta terapêutica mais adequada para aquele caso.

> **Mote Disparador da Discussão**
> *"Eu não consigo fechar um diagnóstico!"*

Os serviços de Atenção Primária à Saúde deveriam ser os primeiros lugares que uma pessoa procura ao sentir um problema de saúde. Assim, neste espaço aparecem os mais variados tipos de adversidades, o que difere de ambulatórios de especialidades, onde já há uma triagem automática do tipo de situação a ser atendida segundo a especialidade pontual daquele profissional[10].

Além disso, as pessoas têm experiências diferentes com as mesmas doenças, mesmo quando têm os mesmos sintomas. Por isso, a caracterização dos problemas em doenças ou síndromes específicas é muitas vezes difícil, pois, como se costuma dizer, "o paciente não leu o livro" e conta de seu adoecimento das formas mais variadas.

A função da Atenção Primária à Saúde é a de resolver esses problemas e aliviar o sofrimento dessas pessoas, muito mais do que fechar diagnósticos (sejam eles comuns ou raros). Voltando ao exemplo da dor lombar, muitas vezes, o mais importante é conseguir fazer uma analgesia adequada e modificar seus fatores desencadeantes.

E se, para o alívio desse sofrimento, for importante a definição de um diagnóstico, isto deve ser feito. Mas não como objetivo final e sim como forma de melhora da saúde da pessoa.

Por último, na Atenção Primária, existem algumas situações em que os sintomas que o paciente conta não se encaixam em nenhuma entidade clínica conhecida, denominando-se sintomas medicamente inexplicáveis, que ainda assim devem ser respondidos e resolvidos.

> **Mote Disparador da Discussão**
> *"A senhora tem direito a uma queixa!"*

Uma das funções dos profissionais da Atenção Primária à Saúde é resolver os problemas mais comuns de saúde que as pessoas levam para o atendimento. Assim, quando uma pessoa procura atendimento, ela anseia que todos os seus problemas sejam resolvidos e, diferentemente do que costumam fazer alguns serviços de emergência, a quantidade de queixas não é limitada.

Claro que nem sempre será possível resolver um número elevado de problemas em um único dia, já que, por mais longa que seja, a consulta uma hora precisa terminar.

Para isso, deve-se realizar o levantamento de todas as demandas levadas àquela consulta, fazer um acordo com a pessoa de quais delas serão cuidadas ali e quais serão deixadas para outros momentos e registrar tudo isso em prontuário.

As queixas que serão cuidadas devem ser definidas em comum acordo, pois a pessoa sente que algo é mais importante, mas cabe ao profissional também apontar qual tem prioridade, como alguma demanda que acabará precisando de renovação de receita ou que poderá ser a causa de diversas outras, mas que não foi priorizada pela pessoa[11].

> **Mote Disparador da Discussão**
> *"Eu queria usar remédio de ponta!"*

A ciência farmacêutica evolui constantemente e parte de suas melhorias se reverte em benefício às pessoas.

No entanto, não se pode afirmar que todos os medicamentos novos que saem no mercado são necessariamente melhores para a saúde das pessoas (mesmo que a indústria diga que são)[12]. O papel do profissional da Atenção Primária à Saúde, de resolver os problemas que as pessoas nos trazem, implica oferecer o melhor cuidado que seja possível para o paciente.

Sendo assim, o custo do medicamento, bem como as evidências em favor do uso deles, deve ser levado em conta na hora da prescrição.

Medicamentos que não sejam novos, mas que têm preço e disponibilidade adequados a pessoas que estão recebendo esta prescrição, e que notoriamente, não só pelo uso como por evidências científicas, produzem bons resultados à saúde, devem ser as principais escolhas.

Isso não significa que não possa ser prescrito um medicamento que não seja fornecido gratuitamente, mas que essa decisão não deve ser baseada somente no fato de achar que o remédio moderno e mais caro é necessariamente melhor.

> **Mote Disparador da Discussão**
> *"Não entendo porque os pacientes do cardiologista, pneumologista, reumatologista ficam vindo em consulta comigo..."*

Um dos atributos principais da Atenção Primária à Saúde é a Coordenação do Cuidado[13]. Uma pessoa atendida por um profissional na Atenção Primária, nunca deixa de ser de responsabilidade deste, exceto se não quiser mais ou se mudar-se da área de abrangência.

Quando a pessoa é encaminhada a alguma especialidade focal, essa responsabilidade se mantém. Sendo assim, é muito bem-vindo que ela nos procure, seja para "trocar" a receita ou por qualquer outro motivo. Isto é uma oportunidade para concretizar a Coordenação do Cuidado e é o que possibilita uma aproximação maior com outros serviços de saúde mediante a troca de referências e contrarreferências.

Dessa maneira, mesmo que a pessoa necessite de cuidados dos outros níveis de Atenção à Saúde (secundário ou terciário), ela nunca deixa de ser paciente do profissional da Atenção Primária à Saúde.

> **Mote Disparador da Discussão**
> *"Não entendo nada que está escrito no prontuário..."*

Um registro adequado no prontuário ajuda a organizar o raciocínio clínico, além de ser um instrumento fundamental para garantir a longitudinalidade (cuidado ao longo do tempo). Além disso, deve-se lembrar que os prontuários são um instrumento legal importante.

Um prontuário organizado ajuda ainda a diminuir o tempo de consulta, já que não será necessário perguntar novamente ao paciente várias informações já discutidas (exames, medicações em uso, restrições a tratamentos etc.).

Uma das ferramentas que ajuda muito na organização é a utilização do registro clínico orientado por problemas (RCOP) também conhecido como Soap[14].

Dividido em aspectos Subjetivos, em que se registra tudo o que a pessoa conta, muitas vezes usando as palavras dela, incluindo sentimentos, ideias, funcionalidades e expectativas sobre seus problemas; Objetivos, quando o profissional registra tudo o que pode ser observado, como exame físico, complementar, observações e impressões durante o atendimento; Avaliação, em que se colocam os diagnósticos, sinais, sintomas, problemas pessoais, sociais, emocionais; e Planos, onde se registram todos os planos de cuidado para a pessoa atendida.

O Soap ajuda a resolver alguns problemas que aparecem na anamnese tradicional, como a definição de queixa principal (às vezes, são múltiplas), conduta (também podem ser múltiplas), além de ser um instrumento muito útil para o vínculo, principalmente por considerar as informações subjetivas.

> **Mote Disparador da Discussão**
> *"No meu posto tem uma equipe com psicólogo, psiquiatra, fisioterapeuta, mas eles não trabalham..."*

Em muitas unidades de atenção primária, existem equipes multiprofissionais formadas por diferentes profissionais (fisioterapeutas, psicólogos, psiquiatras, terapeutas ocupacionais, fonoaudiólogos, entre outros).

Um grande perigo é que estas equipes multiprofissionais possuem uma tendência, no Brasil, a se resumirem a reuniões, matriciamento, atividades de prevenção e promoção de saúde genéricas e pouco efetivas. Ou seja, é comum se revestirem de inúmeros e bonitos ideais e concepções filosóficos e criarem uma falsa ilusão assistencial sob a luz de medidas *panis et circenses*, mas serem plenamente vazias de conteúdos práticos direcionados à demanda assistencial multiprofissional que a equipe de Estratégia de Saúde da Família e sua população possuem de fato. Desse modo, a atuação de todo um conjunto multiprofissional potente acaba limitada em toda sua capacidade de contribuição clínica, que seria, justamente, o seu maior valor para a Atenção Primária.

Esta conformação é extremamente prejudicial e limitada diante das necessidades de melhoria do cuidado prestado em Atenção Primária no país. Não se encontram modelos semelhantes em países desenvolvidos que possuem uma Atenção Primária forte. Nesses locais, as estratégias de prevenção populacionais são instauradas e geridas por políticas públicas e/ou institucionais e, excepcionalmente, fazem parte da programação de profissionais de saúde. Além disso, o custo de oportunidade da equipe multiprofissional é considerado a todo momento (quanto o sistema de saúde gasta para um profissional de saúde realizar um grupo de caminhada? Quantas pessoas deixaram de ser reabilitadas devido ao tempo gasto pelo fisioterapeuta neste grupo?). Assim, nesses países, a maioria das atividades que hoje nossas equipes multiprofissionais realizam aqui no Brasil são organizadas e desenvolvidas por ações e programas institucionais que, quando envolvem algum tipo de supervisão, são realizados por outros atores capacitados (recepcionista, funcionários de nível técnico, agentes de saúde, voluntários da comunidade etc.) e a pertinência da atuação multiprofissional se encerra em atividades bem indicadas e objetivas de prevenção em indivíduos de alto risco. Adicionalmente, não há confusão e desorganização sobre o corpo de conhecimentos específicos de cada profissional. No Brasil, há uma grande chance de se deparar com reuniões ou matriciamentos em que a equipe multiprofissional tenta capacitar a equipe de Estratégia de Saúde da Família a reproduzir um conhecimento específico de um núcleo profissional, que foi conquistado após anos de formação naquela área (capacitar a equipe a realizar exercícios fisioterápicos ou fonoaudiológicos para reabilitação de pacientes, por exemplo). Em países que possuem uma Atenção Primária organizada, as reuniões e matriciamentos têm objetivos muito bem definidos e claros de suporte às equipes: auxílio e capacitação em reconhecer as situações de indicação de assistência clínica por outro profissional, discussão com equipe para reforçar cuidados de seguimento àqueles sem indicação de reabilitação e captação daqueles que necessitam, *feedback* entre as equipes sobre o acompanhamento conjunto conforme os níveis de competência profissional implicados, suporte ao retorno de seguimento apenas pela equipe de saúde da família aos pacientes reabilitados/tratados pela equipe multiprofissional.

Ante o exposto, é importante reafirmar que as equipes multiprofissionais, tanto as equipes multiprofissionais tradicionais quanto aquelas que se conformam nos chamados Núcleos de Apoio à Saúde da Família, foram instituídas no país com o objetivo de aumentar a resolubilidade da Atenção Primária. É tarefa e responsabilidade de toda equipe de saúde da família das unidades de Atenção Primária em que, eventualmente, a população esteja carecendo da assistência clínica destes profissionais, atuar conjuntamente com as equipes multiprofissionais, auxiliando e guiando para que os objetivos e processos clínicos não sejam desviados. É importante ressaltar que não existe nenhuma forma predefinida de como as equipes multiprofissionais ou o Nasf devem trabalhar, sendo vital todo esse trabalho e organização conjunta com a equipe de Estratégia de Saúde da Família.

O que fazer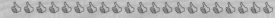

- Deixar a consulta "aberta" e escolher junto com o paciente o que fazer.
- Organizar a agenda para atender os pacientes que não procuram o serviço.
- Trabalhar em equipe, pactuando os planos para cada caso com todos os profissionais envolvidos.
- Avaliar sempre o custo, a disponibilidade e a evidência na hora de prescrever.
- Registrar de forma adequada todos os atendimentos em prontuários.

O que NÃO fazer

- Atender só a uma queixa sem discutir com o paciente.
- Apenas encaminhar os casos, sem realizar a referência adequada e avaliar o retorno.
- Utilizar medicamentos novos só porque parecerá que você está atualizado, sem conhecer os benefícios e o custo.
- Deixar os prontuários desorganizados.
- Não trabalhar com a equipe de referência.

Casos difíceis

Mote Disparador da Discussão
"Isso não é comigo, é com o psicólogo!"

Não existe nenhum tipo de problema que não seja parte de um atendimento e da responsabilidade da Atenção Primária à Saúde, já que um dos princípios que define esta prática é o da Integralidade.

Questões emocionais são uma parte bastante comum dos problemas cuidados na Atenção Primária. O profissional que trabalha nesses serviços precisa estar apto para cuidar da Saúde Mental. Para isso, pode contar com o apoio de uma equipe multidisciplinar, como enfermeiros, Agentes Comunitários de Saúde, terapeutas ocupacionais, psiquiatras e, também, psicólogos.

E ainda que seja percebida a necessidade de um acompanhamento psicológico de longo prazo, o profissional da Atenção Primária, após realizar um encaminhamento adequado, continua sendo o responsável por cuidar do paciente.

São exemplos de técnicas de acolhimento deste tipo de problema a escuta ativa (escuta com questionamentos a partir do diálogo); de continência (quando o profissional fornece um suporte emocional, ajudando a pessoa a delimitar "limites" para seu sofrimento e suas atitudes quanto a isso), entre outros.

Além disso, o profissional da Atenção Primária deverá conhecer e utilizar os psicotrópicos mais comuns, considerando a disponibilidade desses medicamentos para seus pacientes.

Por fim, o matriciamento, por parte de equipe multiprofissional da unidade de saúde ou de serviços secundários, aumenta o conhecimento e a capacidade terapêutica do profissional da Atenção Primária.

> **Mote Disparador da Discussão**
> *"Lá vem seu fulano, que não faz nada que eu mando..."*

Na Atenção Primária à Saúde, deve-se valorizar sempre a autonomia das pessoas. Estimular a tomada de consciência, por parte dos pacientes, de sua situação de vida (e saúde) facilita a decisão mais adequada com relação ao cuidado que a pessoa terá com sua saúde.

Com esse protagonismo, podem aparecer decisões inesperadas, com as quais, às vezes, os profissionais não concordam, mas que podem fazer sentido para aquela pessoa.

Um exemplo é o paciente diabético que refere que não consegue fazer dieta nos finais de semana porque é quando visita sua família. Este mesmo paciente entende que deve fazer a dieta durante a semana, mas considera (com razão) que ficar perto da família é tão importante quanto cuidar do diabetes.

A formação em saúde, em especial a médica, pode dar a falsa sensação de que as pessoas nos "obedecem" e deveriam fazer tudo o que "são mandadas".

Na realidade, apesar da profissão médica ainda contar com muita importância social, as pessoas não seguem exatamente o que foi dito. Elas fazem (e sempre fizeram) aquilo que faz sentido para elas.

Para compreender melhor essa questão e aprimorar o diálogo com os pacientes, pode-se lançar mão de métodos como o uso de habilidades de comunicação em consulta e o Método Clínico Centrado na Pessoa[8]. Essas ferramentas permitem a aproximação entre profissionais e as pessoas atendidas, facilitando a conexão de ideias.

> **Mote Disparador da Discussão**
> *"Eu tenho a impressão que o paciente vem aqui para me irritar!"*

A maioria das pessoas que sai de sua casa ou trabalho e procura um serviço de saúde, o faz para buscar a resolução de um problema, que pode parecer banal, mas que gera algum nível de angústia para o paciente. Um exemplo é aquele paciente que vem sempre querendo fazer vários exames mesmo sem queixas que justifiquem esse pedido. Muitos desses pacientes são chamados na literatura como hiperutilizadores do serviço. E é bem possível que o profissional tenha a percepção de que há algo pessoal e negativo na procura pelo serviço.

Bem, muitas vezes há mesmo. Mas ela é positiva: aquela pessoa que procura o serviço para contar "uma bobagem", "sendo chata", na realidade entende que aquele espaço pode ajudá-la a resolver seu problema e atribui a ele bastante importância em sua vida. Isso não quer dizer que não haverá pessoas com quem não é possível estabelecer um vínculo ou uma relação de cuidado. Nestes casos é importante que o caso seja discutido com a equipe, avaliando a necessidade da troca do profissional de referência, quando isso for possível.

Uma outra questão que cabe discutir refere-se aos sentimentos que são despertados quando as pessoas relatam suas histórias de vida. Essas histórias podem gerar diversos sentimentos, como raiva, angústia ou pena (o que é chamado de contratransferência).

Nesse momento, é importante a percepção do profissional de suas emoções, tentando compreender de onde elas vêm e, principalmente, não deixando que elas influenciem no atendimento.

> **Mote Disparador da Discussão**
> *"O Agente Comunitário de Saúde trouxe um caso grave que ninguém da equipe conhecia..."*

Apesar de muitas vezes a equipe de Agentes Comunitários de Saúde já estar inserida na área há algum tempo, alguns casos graves e complexos podem aparecer sem que ninguém tenha conhecimento. Isso acontece porque um paciente mudou-se recentemente para a área ou porque um caso que estava estável apresentou algum tipo de piora.

Nos casos complexos, é muito importante que toda a equipe seja envolvida. Geralmente são considerados casos graves ou complexos na Atenção Primária aqueles que precisam de uma intervenção conjunta do médico, equipe de enfermagem, agentes de saúde. Um exemplo é o caso de um paciente diabético que começou a usar insulina, tem dificuldade para enxergar e mora sozinho.

Para lidar com casos graves e envolver a equipe é necessário que haja um espaço de discussão conjunta, por isso as reuniões são tão importantes.

> **Mote Disparador da Discussão**
> *"Toda a equipe está tentando cuidar do seu João, mas ele não consegue tomar as medicações porque mora sozinho..."*

É bastante comum, nos serviços de Atenção Primária à Saúde, que os profissionais/equipe se deparem com pessoas sem nenhuma rede de cuidados. O serviço "descobre" estas pessoas sozinhas em suas casas e os profissionais sentem-se responsáveis por cuidar dos casos, para além das necessidades de saúde, levando em conta o princípio da Integralidade do cuidado, podendo gerar uma situação que se chama de *hyperholding* ou cuidado excessivo.

É verdade que os profissionais e a equipe de saúde têm um papel determinante no cuidado desses casos, porém deve-se sempre ter em conta que não será possível suprir todas as necessidades de cuidado das pessoas por meio do serviço de saúde.

Alguns manuais de cuidados domiciliares, por exemplo, contraindicam a realização de atendimento domiciliar em pacientes que não têm cuidador. Isto pode parecer extremo, mas, pensando em exemplos concretos, como um senhor diabético com problemas de visão e que mora sozinho irá aplicar a dose correta de insulina e monitorar crises de hipoglicemia?

Nesses casos o acionamento da rede (família, escola, instituições, Conselho do Idoso) poderá ser mais importante do que o atendimento apenas pela equipe.

Cada caso deve ser avaliado individualmente e discutido com toda a equipe para que se chegue ao melhor plano de cuidados.

O que fazer
- Valorizar a autonomia dos pacientes e deixar que eles tomem a melhor decisão.
- Perceber seus sentimentos nas consultas.
- Discutir os casos em equipe.
- Conhecer o território e acionar a rede de cuidados.

O que NÃO fazer
Ficar irritado pois o paciente não fez o que você mandou para a saúde dele.
Deixar de cuidar de um caso sem analisar com profundidade o que aconteceu.
Cuidar sozinho de casos graves e complexos.

Fichas e papeladas administrativas

> **Mote Disparador da Discussão**
> *"Para que preencher tanta ficha que não serve para nada?"*

No dia a dia, realmente fica-se com a impressão de que as fichas que a equipe preenche servem somente para medir a "produção", ou quantas pessoas são atendidas. Infelizmente muitos locais ainda trabalham com esta lógica e é muito comum que os profissionais nunca tenham retorno do que fizeram no mês ou no ano.

As fichas e instrumentos de controle do atendimento podem ser, entretanto, ferramentas muito interessantes para a organização da equipe. Mais do que saber o número de consultas, é interessante ter uma ideia de quantos casos de hipertensão e diabetes foram atendidos, quantas gestantes estão em acompanhamento etc. Isso ajuda os profissionais a avaliar sua prática e reorganizar as agendas. Por exemplo, em uma área onde existem muitos hipertensos, talvez seja interessante montar um grupo para avaliar os hipertensos controlados, renovar receitas e pedir os exames anuais. Isso diminui a demanda por consultas e possibilita que o profissional atenda aos casos mais graves.

Alguns profissionais fazem listas específicas que também ajudam a entender o território. Deve-se apenas ter o cuidado de não adicionar uma quantidade muito grande de instrumentos na prática diária, pois é comum que a equipe "perca" a maior parte do tempo preenchendo papéis e não atendendo os pacientes.

> **Mote Disparador da Discussão**
> *"Não sei o que fazer quando chega um laudo para renovar..."*

Todos os pacientes têm direito a ter seu relatório médico, caso seja solicitado, com os dados preenchidos corretamente de acordo com a necessidade e finalidade (INSS, declaração para isenção de transporte, para academia etc.). Eles têm direito inclusive a ter acesso ao prontuário completo de atendimento.

O grande problema acontece, em geral, quando o paciente vem com um laudo fornecido por outro profissional, e quer a renovação. Nesses casos é fundamental que o médico da Atenção Primária atenda o paciente e confirme o diagnóstico, registrando sempre em prontuário.

Caso o médico não concorde com o diagnóstico presente no laudo anterior, ele não tem obrigação de assiná-lo, porém é fundamental que isso seja discutido claramente com o paciente.

> **Mote Disparador da Discussão**
> *"Eu tenho toda semana uma pilha de receitas para renovar e nem conheço os pacientes!"*

É muito comum os serviços de Atenção Primária à Saúde terem um fluxo já definido para renovação de receitas. Muitas vezes, este fluxo facilita o acesso dos pacientes aos medicamentos, mas, às vezes, não garante a qualidade da assistência.

É importante que a equipe toda esteja envolvida para que seja possível adequar este fluxo. Pacientes crônicos compensados podem ter suas receitas renovadas, mas deve-se tomar o cuidado de seguir os protocolos específicos de cada problema. Por exemplo, pacientes hipertensos compensados podem passar por consulta médica apenas uma vez por ano, mas devem ter os exames de seguimento de hipertensão solicitados e checados anualmente e a pressão arterial verificada e anotada no prontuário.

Um problema recorrente na Atenção Primária é a renovação de medicações psiquiátricas, já que muitas vezes a rede de saúde mental é insuficiente para atender a demanda. A renovação dessas receitas pode ser feita pelo profissional da Atenção Primária, porém é necessário o atendimento de cada caso individualmente, o registro do diagnóstico e o registro da inexistência da rede de atenção secundária, quando o caso for muito complexo.

> **Mote Disparador da Discussão**
> *"Os prontuários da minha UBS são uma bagunça!"*

A organização dos prontuários é uma responsabilidade de todos os membros da equipe, inclusive dos médicos, e é fundamental para garantir a qualidade do atendimento e a longitudinalidade do cuidado.

Em primeiro lugar, na Atenção Primária à Saúde, é interessante que os prontuários sejam organizados por família, ou seja, todos os pacientes daquela família terão seus prontuários individuais colocados juntos, assim o profissional poderá mais facilmente saber quem está atendendo.

Outra coisa importante é como será feito o registro nos prontuários. Uma das formas de registro mais adequadas para a atenção primária é o Registro Clínico Orientado por Problemas.

A letra legível, organização por data de atendimento e capa do prontuário com os dados do paciente e seus principais problemas ajudam a garantir um bom atendimento e reduzem o tempo necessário para as consultas.

O que fazer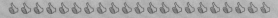
- Conhecer bem os formulários e fichas. Utilizar novos instrumentos caso seja necessário para a equipe.
- Conhecer os pacientes para fornecer laudos e renovar receitas.
- Organizar os prontuários de atendimento por família, com as folhas em ordem cronológica, ficha de identificação e registro com letra legível.

O que NÃO fazer
- Não ter um controle do tipo de atendimento realizado.
- Recusar-se a fornecer laudos, atestados e receitas sem conhecer o caso e discutir com o paciente.
- Atender em fichas soltas, sem organização.

Território e visitas domiciliares

> **Mote Disparador da Discussão**
> *"Para que serve aquele mapa colorido na sala da equipe?"*

O território de atuação é uma característica importante dos serviços de Atenção Primária à Saúde. Em alguns locais este território não é físico, mas sim formado por um conjunto de pacientes. No Brasil, principalmente, nos locais que trabalham com a Estratégia de Saúde da Família, cada equipe costuma ter um território físico, com um determinado número de famílias ou habitantes.

Existem diversas formas de entender as principais características deste espaço. Algumas unidades de saúde fazem uma espécie de mapa que aponta, além da localização das ruas, os locais onde moram pessoas com condições de saúde específicas, como hipertensos e tuberculosos.

São apontados também equipamentos sociais, como creches, escolas, associações de bairro, quadras de esportes.

Esse mapeamento geral do território facilita o entendimento de como funciona o local onde as pessoas que atendemos moram, quais locais frequentam e quais locais podem servir de apoio ao trabalho em saúde.

Com o avanço da tecnologia, é possível realizar mapeamentos mais precisos que os desenhados em papel, sendo que esta ferramenta auxilia muito no planejamento das ações da unidade de saúde.

> **Mote Disparador da Discussão**
> *"Medicina de família é medicina para pobres..."*

A Medicina de Família e Comunidade é uma especialidade médica reconhecida pela Associação Médica Brasileira. Ela se caracteriza pelo cuidado de saúde de qualquer pessoa, sendo o médico de família um especialista em Atenção Primária à Saúde.

A Atenção Primária, como já explicado no capítulo anterior, é uma parte da divisão dos cuidados de saúde das pessoas. Nessas definições, não há qualquer citação de definição de grupos por renda.

Em sua maioria, os médicos de família no Brasil trabalham no subsistema público do SUS, em geral em Unidades Básicas de Saúde ou centros de saúde, e estes tendem a se concentrar em regiões mais pobres e mais afastadas dos centros das cidades.

Além disso, com os conceitos de uso racional de medicação, prevenção quaternária, espera permitida, epidemiologia clínica, é muito comum que os médicos de família prescrevam poucas medicações (até desprescrevam algumas) e solicitem poucos exames. Assim, entende-se erroneamente que pessoas mais pobres recebem um cuidado mais "pobre" de saúde.

Deve-se entender, entretanto, que todo tipo de assistência à saúde deveria ser prestado levando-se em conta o custo e a resolutividade dos problemas de saúde das pessoas.

Na realidade, a Medicina de Família e Comunidade é uma especialidade predominantemente presente e robusta em países desenvolvidos. No fim, o médico de família é um médico para pobres, também. Mas é para ricos e classe média, é para homens e mulheres, é para crianças, adolescentes, adultos e idosos, é para quem usa o sistema público ou privado.

> **Mote Disparador da Discussão**
> *"Se o paciente não tem comprovante de residência, eu não tenho que atender!"*

Dependendo de como é a situação socioeconômica da região, muitas vezes os pacientes não têm comprovante de residência. Isso não deve impedir o atendimento na Unidade de Saúde de referência. Se a área conta com Agentes Comunitários, eles podem fazer uma visita à casa do paciente para esclarecer a situação.

Se esta for uma situação frequente na unidade de saúde, deve ser discutida com a gestão local.

> **Mote Disparador da Discussão**
> *"Eu não sei o que fazer com tantos encaminhamentos da escola e da creche..."*

A Atenção Primária à Saúde trabalha com problemas diversos e eles podem ter origem tanto na percepção da própria pessoa que busca o atendimento quanto a partir dos problemas detectados em outros lugares da vida delas, como no trabalho, na família e na escola. E a resolução destes problemas também pode passar por estes mesmos lugares.

A este trabalho em conjunto com outros espaços que não só o de hospitais, ambulatórios e unidades de saúde, chamamos Intersetorialidade.

Algumas ações governamentais, como o Programa Saúde na Escola, têm o objetivo de levantar algumas necessidades de saúde na área da Educação, como obesidade e alterações visuais.

Independentemente das ações governamentais, muitos professores ou outros profissionais de ensino observarão demandas que tenham relação com a área de Saúde, como dificuldades escolares por problemas visuais refrativos, problemas de comportamento, questões familiares ou transtornos de Saúde Mental.

Cabe aos profissionais que atuam na Atenção Primária criar uma relação com os equipamentos de sua região de referência, como escolas e creches, de modo a trabalhar de forma mais próxima, facilitando as ações de ambos os setores, evitando a estigmatização de crianças e adolescentes ("autista", "marginal", "deficiente" etc.) e possibilitando um trabalho em conjunto em ambos os locais.

> **Mote Disparador da Discussão**
> *"Eu tenho 80 acamados e não sei o que fazer..."*

Uma das questões mais importantes e que diferencia a Atenção Primária à Saúde dos outros locais de atendimento é que, nesse cenário, os profissionais são responsáveis por um território e pelos pacientes que estão nele, independentemente de estes procurarem ou não o atendimento.

Como responsáveis pelo território, é esperado que a equipe cuide de pacientes que não podem vir ao serviço, os chamados "acamados".

Muitas vezes, entretanto, os agentes de saúde e os próprios pacientes trazem uma demanda de visitas domiciliares que é maior do que o que a equipe pode fazer.

Para que seja possível a organização desses casos, alguns instrumentos podem ser utilizados. Recomendamos, para tal finalidade, o uso da escala de Coelho-Savassi[15]. Para que a utilização da escala seja efetiva, é necessária uma pactuação de toda a equipe, sendo recomendável que ela seja aplicada a todos os pacientes acamados e que a priorização seja feita em conjunto, nas reuniões de equipe. Apesar da utilização da escala, é importante levar em conta também alguns critérios subjetivos, como o grau de sofrimento do paciente e da família.

Depois de feita a aplicação da escala, a equipe pode definir quais membros, quando e com que frequência visitar o paciente. É importante que esta escala esteja clara para os pacientes e para a família e é fundamental que a família seja orientada sobre o que fazer caso não seja possível uma visita de alguém da equipe.

O que fazer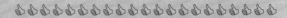

- Conhecer seu território de atuação, manter as informações atualizadas.
- Trabalhar em parceria com outros equipamentos do território (escolas, creches etc.).
- Ter uma lista de pacientes de assistência domiciliar organizada, com a frequência de visitas pactuada entre toda a equipe e os pacientes.

O que NÃO fazer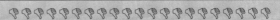

- Expor dados dos pacientes em listas e mapas nos consultórios.
- Não conhecer e explorar os equipamentos do território.
- Atender as visitas domiciliares de forma desorganizada, apenas de acordo com a demanda que chega na UBS.

Referências

1. Freeman TR. Manual de Medicina de Família e Comunidade de McWhinney. 4a ed. Porto Alegre: Artmed; 2018.
2. Hart JT. The inverse care law. Lancet. 1971 Feb 27;1:405-12.
3. Brasil. Ministério da Saúde. Secretaria de Atenção à Saúde. Núcleo Técnico da Política Nacional de Humanização. Acolhimento nas práticas de produção de saúde/Ministério da Saúde, Secretaria de Atenção à Saúde, Núcleo Técnico da Política Nacional de Humanização. 2. ed. 5. reimp. Brasília: Ministério da Saúde; 2010.
4. Araújo LN, Figueira MD. Gestão da clínica. In: Valladão Júnior JBR, Gusso G, Olmos RD. Medicina de Família e Comunidade – Série Manual do Médico Residente do Hospital das Clínicas da Faculdade de Medicina da Universidade de São Paulo (USP). Atheneu; 2017.
5. Murray M, Tantau C. Exploding the access paradigm. Fam Pract Manag. 2000 Sep;7(8):45-50.
6. Gérvas J, Starfield B, Heath I. Is clinical prevention better than cure? Lancet. 2008;372:1997-99.
7. Brasil. Ministério da Saúde. Manual de Estrutura Física das Unidades de Saúde da Família. Brasília: Departamento de Atenção Básica; 2008.
8. Stewart M, Brown JB, Weston WW, McWhinney IR, McWilliam CL, Freeman T. Medicina centrada na pessoa: transformando o método clínico. 3 ed. Porto Alegre: Artmed; 2017.
9. Watanabe BT, Campos CFC. Habilidades de comunicação. In: Valladão Júnior JBR, Gusso G, Olmos RD. Medicina de Família e Comunidade – Série Manual do Médico Residente do Hospital das Clínicas da Faculdade de Medicina da Universidade de São Paulo (USP). Atheneu; 2017.

10. Gérvas J, Pérez-Fernández M. Aventuras y desventuras de los navegantes solitários en el Mar de la Incertidumbre. Aten Primaria. 2005;35(2):95-8.
11. Carrió FB. Entrevista clínica – habilidades de comunicação para profissionais de saúde. Porto Alegre: Artmed; 2012.
12. Gøtzsche P. Medicamentos mortais e crime organizado: como a indústria farmacêutica corrompeu a assistência médica. Porto Alegre: Artmed; 2016.
13. Starfield B. Atenção primária: equilíbrio entre necessidades de saúde, serviços e tecnologia. Brasília: Unesco, Ministério da Saúde; 2002. 726 p.
14. Gusso G. Registro clínico ambulatorial. In: Valladão Júnior JBR, Gusso G, Olmos RD. Medicina de Família e Comunidade – Série Manual do Médico Residente do Hospital das Clínicas da Faculdade de Medicina da Universidade de São Paulo (USP). Atheneu; 2017.
15. Savassi L, Lage J, Coelho F. Sistematização de um instrumento de estratificação de risco familiar: Escala de risco familiar de Coelho-Savassi. J Manag Prim Health Care 2012;3(2):179-185.

SEÇÃO 2

Hipertensão Arterial Sistêmica

Coordenadores
- *Renato Walch* • *Luiz Francisco Cardoso*

CAPÍTULO 3

Hipertensão Arterial Sistêmica

* *José Benedito Ramos Valladão Júnior*
* *Luiz Francisco Cardoso* • *Renato Walch*

O que é importante saber

- A hipertensão arterial sistêmica tem alta prevalência no mundo todo e principalmente nos países em desenvolvimento. O correto diagnóstico e a abordagem mais adequada são essenciais para um melhor desfecho clínico.
- A pressão arterial é uma variável fisiológica e a ocorrência de níveis pressóricos persistentemente elevados em determinados indivíduos (hipertensão arterial) é considerada um importante fator de risco para doença cardiovascular.
- O método mais confiável de abordagem diagnóstica é o Monitoramento Ambulatorial da Pressão Arterial (Mapa).
- A classificação da gravidade da hipertensão e a estratificação de risco cardiovascular são importantes componentes no processo de decisão da melhor abordagem terapêutica conjuntamente ao paciente.

Considerações gerais

A hipertensão arterial sistêmica é uma das principais condições do cotidiano de práticas da Atenção Primária à Saúde. Sua prevalência varia consideravelmente conforme a faixa etária, podendo chegar a 60% em indivíduos acima dos 60 anos. Isso torna o seu conhecimento e manejo aprofundados uma responsabilidade primordial aos especialistas em Medicina de Família e Comunidade. Desse modo, importantes aspectos são fundamentais a serem ressaltados e apropriados pelos médicos de família. Esses aspectos transitam essencialmente pelo fortalecimento do conhecimento sobre hipertensão em quatro pilares: compreensão, reconhecimento, classificação e manejo.

Compreendendo o diagnóstico de hipertensão arterial

O médico de família deve, a partir da competência em epidemiologia própria de sua formação, compreender que a pressão arterial é uma variável fisiológica que se distribui na população, respeitando uma curva normal (gaussiana)[1]. Assim sendo, é importante que ele defina e tenha clareza da compreensão da hipertensão arterial como um fator de risco para doença cardiovascular, que por si representa os desfechos reais aos quais se almeja intervir medicamente em prol do paciente e não apenas uma ilusão de ficar perseguindo um número alvo de pressão arterial no esfigmomanômetro a cada encontro com o paciente.

Abordagem diagnóstica: reconhecendo a hipertensão arterial

A abordagem diagnóstica, envolvendo um adequado reconhecimento da hipertensão arterial, é um pilar fundamental para uma boa prática médica, seja na atenção primária, ou em qualquer outro nível de atenção à saúde. Costumeiramente, há uma caracterização disseminada de hipertensão a partir de duas medidas elevadas de pressão arterial. Hoje, se sabe que realizar o diagnóstico de hipertensão a partir de tal premissa não é o mais adequado. A chance de ocorrência de um resultado alterado sem o paciente apresentar hipertensão de fato é grande, mesmo por meio de duas medidas pressóricas. A frequência de "hipertensão do jaleco branco" é extremamente alta e as medidas realizadas pelos profissionais de saúde podem não ser acuradas o suficiente.

Ao se identificar pressão arterial elevada através das medidas realizadas com a metodologia correta nos dois membros (paciente sentado, com o braço apoiado na altura do precórdio, após descanso de cerca de 5 minutos, pernas descruzadas, sem ter realizado atividade física, sem ter ingerido café, com a bexiga vazia e em ambiente tranquilo), considerar o braço onde apresentou o maior valor e, em seguida, repetir a mensuração com o paciente deitado, sentado e em posição ortostática. A média das duas últimas aferições é a medida real da pressão arterial daquele momento.

Quando houver a elevação dessa medida de pressão arterial, a recomendação é de fazer, sempre que possível, o Monitoramento Ambulatorial da Pressão Arterial (Mapa) para confirmar o diagnóstico. Se não for possível a realização de Mapa, recomenda-se que o paciente realize a aferição da pressão arterial em domicílio duas vezes ao dia, durante um período de sete dias seguidos (Quadro 3.1)[2]. É importante lembrar que a pressão arterial tende a ser significativamente mais baixa em medidas realizadas fora do consultório, dessa maneira, tem se considerado um ponto de corte de 135 × 85 mmHg para o Mapa ou para a aferição em domicílio[3].

QUADRO 3.1 – Orientações para aferição domiciliar da pressão arterial*

1. Efetuar as medidas antes de tomar medicamentos e antes do café-da-manhã e do jantar.
2. Efetuar as medidas na posição sentada após 2 minutos de repouso, com as costas apoiadas e pernas descruzadas, com intervalo de 1 minuto entre as medidas.
3. Utilizar sempre o mesmo braço, extendido na altura do coração, com a palma da mão voltada para cima e sem movimentação durante as medidas.
4. Realizar as medidas em ambiente tranquilo, com temperatura agradável, sem estar de bexiga cheia, sem ter praticado exercícios há 60 minutos, sem ter ingerido bebidas alcoólicas, café, alimentos ou fumado até 30 minutos antes.
5. Colocar o aparelho de pressão diretamente sobre a pele, livre de roupas.

* Utilizar aparelho calibrado para realizar as medidas.
Fonte: Elaborado pelos autores.

Classificando a hipertensão arterial

Após identificar os melhores métodos e formas para investigar a hipertensão arterial, o médico deve utilizar critérios classificatórios que possam discriminar os indivíduos dentro do diagnóstico e categorizá-los quanto à gravidade. Essa etapa é crucial na prática clínica, pois, dependendo dos pontos de corte estabelecidos, haverá uma porcentagem menor ou maior de pacientes rotulados como portadores da condição em sua forma leve, moderada ou grave. Essa definição, que é arbitrária, uma vez que o risco obedece a um *continuum* na população[4], carrega, então, impactos importantes à saúde individual (possibilidade de ser submetido a exames e tratamentos que representam repercussão na qualidade de vida, na chance de eventos adversos e na situação financeira) e também à saúde populacional (impactos em indicadores de saúde, na organização, uso e custos do sistema de saúde). A partir destas ponderações e em meio a discussões atuais sobre a diminuição do limiar para diagnóstico de hipertensão[5], recomendamos a manutenção do uso da classificação consagrada de hipertensão arterial (Tabela 3.1)[6,7] aos médicos de família e profissionais atuantes em Atenção Primária à Saúde[8,9] até que evidências definitivas surjam e possamos reavaliar esta posição.

TABELA 3.1 – Classificação recomendada para a hipertensão arterial sistêmica

Classificação da PA	PA sistólica (mmHg)	PA diastólica (mmHg)
Normal	< 140	< 90
Hipertensão leve	140-159	90-99
Hipertensão moderada	160-179	100-109
Hipertensão grave	≥ 180	≥ 110

Fonte: Adaptada de James PA et al. (2013).

Manejando a hipertensão arterial

Ante o percurso previamente percorrido, o manejo da hipertensão arterial deverá, a partir da sua compreensão, reconhecimento e classificação, envolver a estratificação de risco cardiovascular. Para tal, existem diferentes calculadoras de risco cardiovascular que usam algoritmos a partir de dados populacionais para estimar o risco de um paciente específico. Esse instrumento permite alocar melhor os recursos para prevenção em pacientes de alto risco, onde há possibilidade de os benefícios da intervenção serem maiores do que os riscos. As principais calculadoras disponíveis são: Q-RISK3[10], Framingham Risk Score (FRS)[11], ACC/AHA (ASCVD)[12]. Devido a ser a mais recente (atualizada em 2017), a mais abrangente em fatores de risco, a que utilizou maior amostra populacional para definição de seu algoritmo de risco (cerca de 8 milhões de pessoas), a mais representativa de pacientes da atenção primária à saúde, sugerimos que os médicos de família utilizem, preferencialmente, a calculadora Q-RISK3. Cumpre, todavia, destacar que qualquer uma das ferramentas de estimativa de risco cardiovascular possui uma série de limitações: os algoritmos muitas vezes são definidos a partir de populações específicas que podem não ser representativas da população que o médico atende; o conceito de risco, ainda que matemático, é uma abstração (mesmo com a presença de diferentes fatores de risco que aumentem a chance de uma enfermidade, eles não são suficientes nem necessários para a doença ocorrer ou não, são uma estimativa na melhor das hipóteses); são ferramentas subjetivas, ignoram alguns fatores de risco como pobreza e analfabetismo e priorizam fatores tratáveis com remédio; na maioria das vezes, superestimam os riscos[13-15]. Em suma, as calculadoras de risco cardiovascular são instrumentos de apoio à prática clínica, porém não devem ser usadas direta e inadvertidamente como regras para a decisão clínica; a decisão de tratar deve ser, sempre que possível, compartilhada, individualizada e adaptada ao contexto e valores do paciente[16].

Estabelecido o risco cardiovascular, além do tratamento anti-hipertensivo, o uso de AAS[17,18] e estatina[19,20] poderá ser relevante (Figura 3.1), devendo ser discutida sua prescrição com o paciente a depender de:

- **Prevenção primária (paciente sem antecedente cardiovascular):** não há indicação de AAS. A estatina pode oferecer benefício se o paciente possuir alto risco cardiovascular, devendo ser individualizada a tomada de decisão clínica junto a cada paciente.
- **Prevenção secundária (paciente com antecedente cardiovascular):** indicado uso de AAS 100 mg/d e estatina.

Abordagem terapêutica

Felizmente, a maioria dos hipertensos são leves (PAS 140-159 e/ou PAD 90-99) e possuem baixo risco cardiovascular. Para esses indivíduos, a terapia não farmacológica por meio de mudanças no estilo de vida é o tratamento de escolha (Quadro 3.2)[21,22]. Nesse grupo, não há evidência definitiva que determine superioridade de benefícios aos riscos do uso de medicações anti-hipertensivas[23]. Para os hipertensos moderados, graves, com alto risco ou antecedente cardiovascular, o tratamento farmacológico com anti-hipertensivos deve ser acrescentado à terapia não farmacológica (Figura 3.2)[24].

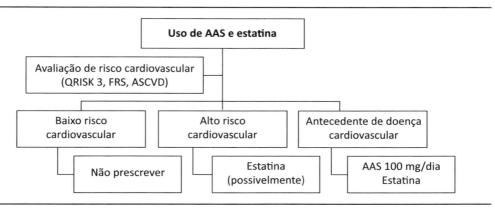

FIGURA 3.1 – Uso de AAS e estatina na prevenção de evento cardiovascular
Fonte: Elaborada pelos autores.

QUADRO 3.2 – Tratamento não farmacológico da HAS

- Redução do peso.
- Dieta rica em grãos, frutas e vegetais; pobre em gorduras.
- Limitação do consumo de sódio: acrescentar no máximo 4g/dia de sal nos alimentos (4 colheres de café rasas).
- Limitação do consumo de álcool: os homens devem se limitar a consumir no máximo 30 ml de etanol/dia (1 dose de destilado, 1 taça de vinho, 2 latas de cerveja) e as mulheres, a metade (15 ml de etanol/dia).
- Exercício física regular (30 minutos 5 vezes por semana).
- Cessação do tabagismo.

Fonte: Mancia G et al. (2013).

A escolha do fármaco deve ser orientada pelos anti-hipertensivos que têm mostrado melhores desfechos cardiovasculares (Quadro 3.3)[24]. Além disso, a presença de comorbidades associadas pode guiar a farmacoterapia no sentido de favorecer a escolha de medicações que possam beneficiar as demais condições, evitando-se a polifarmácia e piora da aderência[25].

QUADRO 3.3 – Anti-hipertensivos mais comuns recomendados para o tratamento da HAS

Anti-hipertensivos de primeira linha

- **Diuréticos Tiazídicos:** hidroclorotiazida 25 mg 1 vez ao dia, clortalidona 12,5-25 mg 1 vez ao dia.
- **Inibidores da Enzima Conversora de Angiotensina:** enalapril 5-20 mg de 1 a 2 vezes ao dia, captopril 50-150 mg de 2 a 3 vezes ao dia.
- **Bloqueadores do Receptor de Angiotensina:** losartana 50-100 mg de 1 a 2 vezes ao dia.
- **Antagonistas de Canais de Cálcio:** anlodipina 2,5 a 10 mg 1 vez ao dia, verapamil 120-480 mg de 2 a 3 vezes ao dia.

Anti-hipertensivos de segunda linha

- **β-Bloqueadores:** carvedilol 6,25-50 mg de 1 a 2 vezes dia, atenolol 25-100 mg 1 vez ao dia, propranolol 20-160 mg de 1 a 2 vezes ao dia.
- **α-Bloqueadores:** doxazosina 1-16 mg 1 vez ao dia.
- **Vasodilatadores diretos:** hidralazina 50-150 mg de 1 a 2 ao dia.
- **Inibidores adrenérgicos de ação central:** alfametildopa 500-1.500 mg de 2 a 3 vezes ao dia, clonidina 0,2-0,6 mg de 2 a 3 vezes dia.

Fonte: Adaptado de NICE (2011).

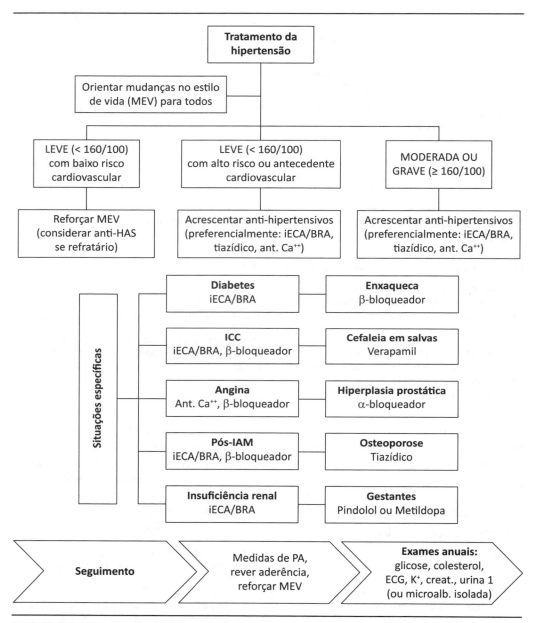

FIGURA 3.2 – Fluxos assistenciais voltados ao tratamento da HAS
Fonte: Adaptada de Gusso G et al. (2017).

Seguimento

O seguimento deve contemplar: avaliação de medidas para análise de controle pressórico, verificação de aderência medicamentosa, rastreamento de lesão de órgão-alvo e avaliação de risco cardiovascular.

Os exames importantes durante o seguimento para avaliação de comorbidades e lesão de órgão-alvo são: glicose, colesterol total e frações, creatinina, urina tipo 1 ou microalbuminúria em amostra isolada, potássio e eletrocardiograma. Recomenda-se frequência anual para realização de tais exames[24].

Outros exames (ecocardiograma, fundoscopia direta e outros) devem ser avaliados quanto à necessidade de forma individualizada, pois não há evidência considerável de sua aplicação para todos os hipertensos.

Quando encaminhar e para quem

Pacientes com diagnóstico de hipertensão secundária (suspeitar em pacientes <40 anos resistentes ao tratamento ou em pacientes previamente bem controlados que se tornam subitamente descontrolados) deverão ser encaminhados para especialistas focais (vascular, nefrologista, urologista, endocrinologista, obstetra) a fim de se realizarem investigações e/ou tratamentos específicos direcionados à causa da hipertensão.

Aqueles pacientes que não alcançam o controle dos níveis pressóricos, apesar da adesão aos tratamentos não-farmacológicos e farmacológicos, não havendo nenhum outro motivo para tal, também devem ser encaminhados para avaliação do cardiologista conforme estejam utilizando quatro classes de fármaco anti-hipertensivo.

Em situações de emergências hipertensivas (Edema Agudo de Pulmão, Síndromes Coronarianas Agudas, Dissecção de Aorta, Encefalopatia Hipertensiva, HAS maligna acelerada, Acidentes Vasculares Cerebrais, Feocromocitoma, Eclâmpsia) deve-se realizar o manejo inicial, com suporte clínico e a pronta remoção do paciente para pronto-socorro hospitalar.

Papel da enfermagem da Equipe de Saúde da Família

A enfermagem da equipe de Estratégia Saúde da Família desempenha papel essencial no acompanhamento conjunto dos pacientes hipertensos por intermédio de diversas atividades:

- Orientação sobre o tratamento não farmacológico.
- Gestão populacional da taxa de hipertensos e indicadores de controle.
- Monitorização de pressão arterial na unidade de saúde ou em atendimento domiciliar.
- Realização de grupos educativos que fortaleçam a compreensão sobre a convivência com uma doença crônica, seu empoderamento e a aderência ao tratamento.
- Estímulo à mudança do estilo de vida através de medidas educativas voltadas a dieta, perda de peso e exercício físico.
- Indicação de participação em atividades na unidade e/ou comunidade relacionadas a hábitos saudáveis de vida (grupos de reeducação alimentar, de caminhada, yoga, dança etc.).

Sinais de alerta e erros comuns

- Praticar diagnósticos de hipertensão sem precauções, devido às medidas realizadas em consultório por profissional de saúde terem pouca acurácia e gerarem muitos falso-positivos devido a hipertensão do jaleco branco.
- Esquecer de avaliar o risco cardiovascular do paciente hipertenso.
- Prescrever anti-hipertensivo em hipertensos leves e com baixo risco cardiovascular sem realizar tentativa de mudança do estilo de vida.
- Utilizar betabloqueador como primeira opção no tratamento da HAS sem existir outras condições associadas que o indiquem.
- Deixar de suspeitar e investigar possíveis casos de hipertensão secundária.

Referências

1. Valladão Júnior JBR, Olmos RD. Epidemiologia clínica. In: Valladão Júnior JBR, Gusso G, Olmos RD. Medicina de Família e Comunidade – Série Manual do Médico Residente do Hospital das Clínicas da Faculdade de Medicina da Universidade de São Paulo (USP). Atheneu; 2017.
2. Hodgkinson J, Mant J, Martin U, Guo B, Hobbs FD, Deeks JJ, Heneghan C, Roberts N, McManus RJ. Relative effectiveness of clinic and home blood pressure monitoring compared with ambulatory blood pressure monitoring in diagnosis of hypertension: systematic review. BMJ. 2011 Jun 24;342:d3621. doi:10.1136/bmj.d3621.
3. Mancia G, Fagard R, Narkiewicz K et al. 2013 ESH/ESC guidelines for the management of arterial hypertension: the Task Force for the Management of Arterial Hypertension of the European Society of Hypertension (ESH) and of the European Society of Cardiology (ESC). Eur Heart J. 2013;34:2159-2219.
4. Rose G. Estratégias da medicina preventiva. Porto Alegre: Artmed; 2010. 192 p.
5. Carey RM et al. "Prevention, detection, evaluation, and management of high blood pressure in adults: Synopsis of the 2017 American College of Cardiology/American Heart Association Hypertension guideline" Ann Intern Med 2018. DOI:10.7326/M17-3203.
6. James PA, Oparil S, Carter BL et al. 2014 Evidence-Based Guideline for the Management of High Blood Pressure in Adults Report From the Panel Members Appointed to the Eighth Joint National Committee (JNC 8). JAMA. 2014;311(5):507-520. doi:10.1001/jama.2013.284427.
7. Malachias MVB, Souza WKSB, Plavnik FL, Rodrigues CIS, Brandão AA, Neves MFT, et al. 7a Diretriz Brasileira de Hipertensão Arterial. Arq Bras Cardiol 2016; 107(3Supl.3):1-83.
8. Wilt TJ, Kansagara D, Qaseem A. Clinical Guidelines Committee of the American College of Physicians. Hypertension Limbo: Balancing Benefits, Harms, and Patient Preferences Before We Lower the Bar on Blood Pressure. Ann Intern Med. 2018;168:369-370. doi:10.7326/M17-3293.
9. American Academy of Family Physicians. Guidelines Developed by External Organizations Not Endorsed by the AAFP. Disponível em: https://www.aafp.org/patient-care/clinical-recommendations/non-endorsed.html [Acessado em: 01 de julho de 2018].
10. Hippisley-Cox J, Coupland C, Brindle P. Development and validation of QRISK3 risk prediction algorithms to estimate future risk of cardiovascular disease: prospective cohort study. BMJ 2017:357 doi: https://doi.org/10.1136/bmj.j2099 (Published 23 May 2017).
11. Ralph B, D'Agostino SR, Ramachandran S, Vasan MJ, Pencina PA, Wolf MC, Massaro JM, Kannel WB. General Cardiovascular Risk Profile for Use in Primary Care: The Framingham Heart Study. Circulation. 2008;117:743-753.
12. Goff DC Jr, Lloyd-Jones DM, Bennett G, Coady S, D'Agostino RB, Gibbons R et al. 2013 ACC/AHA guideline on the assessment of cardiovascular risk: a report of the American College of Cardiology/American Heart Association Task Force on Practice Guidelines. Circulation. 2014 Jun 24;129(25 Suppl 2):S74-5.
13. Allan GM, Nouri F, Korownyk C, Kolber MR, Vandermeer B, McCormack J. Variation among cardiovascular risk calculators in relative risk increases with identical risk factor increases. BMC Research Notes. 2015;8:417. doi:10.1186/s13104-015-1401-8.
14. Allan GM, Nouri F, Korownyk C, Kolber MR, Vandermeer B, McCormack J. Agreement among cardiovascular disease risk calculators. Circulation. 2013 May 14;127(19):1948-56. doi: 10.1161/CIRCULATIONAHA.112.000412. Epub 2013 Apr 10.

15. DeFilippis AP, Young R, Carrubba CJ, McEvoy JW, Budoff MJ, Blumenthal RS et al. An analysis of calibration and discrimination among multiple cardiovascular risk scores in a modern multiethnic cohort. Ann Intern Med. 2015;162:266-75. doi:10.7326/M14-2820.
16. Sackett DL, Rosenberg WM, Gray JA, Haynes RB, Richardson WS. Evidence based medicine: what it is and what it isn't. BMJ. 1996 Jan 13;312(7023):71-2.
17. Berger JS et al. Aspirin for the prevention of cardiovascular events in patients without clinical cardiovascular disease: A meta-analysis of randomized trials. Am Heart J. 2011;162(1):115-124.
18. Antithrombotic Trialists' (ATT) Collaboration. Aspirin in the primary and secondary prevention of vascular disease: collaborative meta-analysis of individual participant data from randomised trials. Lancet. 2009 May 30;373(9678):1849-1860.
19. Taylor F, Huffman MD, Macedo AF et al. Statins for the primary prevention of cardiovascular disease. Cochrane Database Syst Rev. 2013 Jan 31;1:CD004816.
20. Ray et al. Statins and All-Cause Mortality in High-Risk Primary Prevention: A Meta-analysis of 11 Randomized Controlled Trials Involving 65 229 Participants. Arch Intern Med. 2010;170(12):1024-1031.
21. Hedayati SS, Elsayed EF, Reilly RF. Non-pharmacological aspects of blood pressure management: what are the data? Kidney Int. 2011 May:1061-1070.
22. AHA/ACC guideline on lifestyle management to reduce cardiovascular risk: a report of the American College of Cardiology/American Heart Association task force on practice guidelines. Circulation. 2013.
23. Diao D, Wright JM, Cundiff DK, Gueyffier F. Pharmacotherapy for mild hypertension. Cochrane Database Syst Rev. 2012 Aug 15;8:CD006742.
24. NICE, National Institute for Health and Clinical Excellence. Hypertension: Clinical management of primary hypertension in adults. 2011 Aug.
25. Gusso G, Valladão Júnior JBR, Olmos RD. Capítulo 5: Roberta. In: Valladão Júnior JBR, Gusso G, Olmos RD. Medicina de Família e Comunidade – Série Manual do Médico Residente do Hospital das Clínicas da Faculdade de Medicina da Universidade de São Paulo (USP); Atheneu, 2017.

CAPÍTULO 4

Hipertensão Arterial Sistêmica e Doença Arterial Coronariana

• *Mariana Eri Sato* • *Itamar de Souza Santos*

O que é importante saber

- A investigação de doença coronariana no paciente hipertenso deve ser baseada no quadro clínico e probabilidade pré-teste de doença.
- Betabloqueadores e inibidores da enzima de conversão da angiotensina (ou, ainda, bloqueadores do receptor de angiotensina) são medicamentos de primeira linha para controle da pressão arterial no paciente com doença arterial coronariana.
- Os pacientes com doença arterial coronariana devem ser submetidos a um conjunto de intervenções multidisciplinares coordenadas intensivas e programáticas com o objetivo de promover a prevenção secundária e a reabilitação cardíaca.
- A prática de exercícios físicos e o incremento das atividades físicas diárias promovem benefícios aos pacientes com doença arterial coronariana.

Considerações gerais

Dados do Global Burden of Disease, de 2015, mostram que a doença arterial coronariana (DAC) é a principal causa de carga de doença (medida de morbimortalidade) no mundo e no Brasil[1,2]. A hipertensão arterial sistêmica (HAS) é fator de risco importante para a doença arterial coronariana. No mundo, 54% dos acidentes vasculares encefálicos e 47% dos casos de DAC são atribuíveis à HAS[3]. Análise adicional feita pelo Global Burden of Disease, em 2015[4], avaliou a carga de doença associada a 79 fatores de risco comportamentais, ambientais, ocupacionais e metabólicos em 188 países. A pressão arterial elevada foi o fator de risco associado à maior carga de doença no nível global, nos países desenvolvidos e em desenvolvimento em separado, e em boa parte dos países, incluindo o Brasil. Esses dados evidenciam a importância em saber avaliar adequadamente o indivíduo com hipertensão, bem como reconhecer a associação desse fator de risco com a DAC.

Abordagem diagnóstica

As recomendações deste tópico são baseadas, em sua maior parte, nas diretrizes propostas pelo American College of Physicians para diagnóstico[5] e tratamento[6] da doença arterial coronariana. Também vale salientar que foge ao escopo deste texto o diagnóstico e o tratamento da síndrome coronariana aguda. O passo inicial para diagnóstico deve ser, evidentemente, uma correta anamnese e exame clínico. Idade, sexo e a presença de fatores de risco para doença coronariana (hipertensão, diabetes, dislipidemia, tabagismo, obesidade, história familiar de doença arterial coronariana precoce e antecedente pessoal de outras doenças cardiovasculares) auxiliam na determinação da probabilidade de DAC crônica em um indivíduo.

A queixa clínica que mais frequentemente alerta para a presença de DAC é a dor torácica, e por isso sua caracterização é um dos principais pontos na avaliação clínica. A dor torácica por DAC é geralmente descrita como um aperto, peso ou queimação. A duração de um quadro de dor torácica por DAC é, em geral, de alguns minutos. Episódios recorrentes de dor prolongada (maior do que 30 minutos) sugerem que a dor não é de origem coronariana. Entretanto, a ocorrência de um episódio de dor (especialmente em paciente com DAC conhecida), semelhante a quadros anginosos prévios, porém de maior duração, pode ser devido a uma síndrome coronariana aguda. Tipicamente, a dor torácica na DAC é desencadeada pelo esforço físico e melhora com repouso ou uso de nitratos. Habitualmente, não varia com a posição do tórax ou com a respiração. É importante ressaltar também que, dentre os indivíduos com DAC, as mulheres, idosos e pessoas com diabetes têm, com maior frequência, dor torácica com características não usuais. Nesses casos, a DAC pode se manifestar como dor epigástrica, náusea, vômitos, ou, ainda, ser assintomática. Embora haja alguma divergência nos critérios para classificação de uma dor torácica como típica, atípica ou não anginosa, sugerimos o uso dos critérios mostrados no Quadro 4.1. A anamnese permite também investigar alguns dos diagnósticos diferenciais mais frequentes de DAC, no indivíduo que se apresenta à consulta com queixa de dor torácica. Os principais diagnósticos diferenciais incluem as dores osteomusculares, doença do refluxo gastroesofágico e os transtornos mentais.

A presença de DAC, em geral, não leva a alterações de exame clínico *per se*, exceto na presença de complicações, como o desenvolvimento de insuficiência cardíaca. Podem ser evidenciadas alterações decorrentes da presença dos fatores de risco descritos no parágrafo anterior, como pressão arterial e índice de massa corpórea elevados. A presença de sopro sistólico ejetivo pode sugerir estenose aórtica. A estenose aórtica grave pode cursar com isquemia miocárdica, mesmo na ausência de obstrução das artérias coronárias. Embora mais raro, é importante atentar para essa possibilidade diagnóstica, pois implica importante mudança da conduta terapêutica.

QUADRO 4.1 – Classificação clínica da dor torácica[5]

Dor torácica	Critério
Típica	Todos os três: • Dor retroesternal de duração e qualidade características • Dor provocada por esforço ou estresse emocional • Dor que melhora com repouso ou nitrato
Atípica	• Dois dos critérios acima
Não anginosa	• Um ou nenhum dos critérios acima

Fonte: Adaptado de Braunwald E, Mark D, Jones RH. Unstable angina: diagnosis and management. Clinical Practice Guideline Number 10. Rockville, MD: Agency for Health Care Policy and Research and the National Heart, Lung, and Blood Institue, Public Health Service, U.S. Department of Health and Human Services (1994).

O eletrocardiograma (ECG) de repouso é um exame recomendado na avaliação do indivíduo com hipertensão. Embora, no mais das vezes, não apresente alterações que permitam concluir pelo diagnóstico de DAC, a presença de alterações isquêmicas de infarto agudo do miocárdio ocorrido anteriormente (presença de ondas Q patológicas ou ausência de progressão de onda R nas derivações precordiais) pode auxiliar no diagnóstico. De forma similar, a presença de alterações da contratilidade segmentar no ecocardiograma (realizado, por exemplo, para avaliação de insuficiência cardíaca) sugere a presença de DAC.

Apesar do eletrocardiograma e do ecocardiograma poderem apontar na direção do diagnóstico em uma parte das pessoas, a investigação complementar para diagnóstico de DAC é feita, geralmente, com exames não invasivos de estresse cardíaco. Dentre eles, habitualmente o mais disponível é o eletrocardiograma de esforço. É um exame adequado para o paciente que é capaz de realizar esforço físico, e que tenha um eletrocardiograma de repouso sem alterações que prejudiquem a interpretação do traçado do teste ergométrico. Essas alterações estão descritas no Quadro 4.2. Dentre elas, a hipertrofia ventricular esquerda é um limitante importante, pois uma de suas causas é, justamente, a hipertensão arterial sistêmica.

QUADRO 4.2 – Alterações eletrocardiográficas ao repouso que prejudicam a análise do traçado durante teste ergométrico[7]

• Bloqueio de ramo esquerdo
• Wolff-Parkinson-White
• Ritmo de marca-passo
• Depressão do segmento ST > 1 mm
• Hipertrofia ventricular esquerda
• Impregnação digitálica

Fonte: Adaptado de Sociedade Brasileira de Cardiologia (2010).

A sensibilidade e a especificidade do teste ergométrico não são fáceis de serem determinadas, pois os indivíduos com resultados negativos no exame são submetidos menos frequentemente ao cateterismo cardíaco. Entretanto, estima-se que a sensibilidade seja em torno de 50% e a especificidade, 90%. As características do teste (sensibilidade e especificidade) e a probabilidade pré-teste têm implicações importantes em dois cenários. O primeiro se refere à solicitação do exame para indivíduos com baixa probabilidade clínica de DAC. Nesse sentido, é importante ressaltar que não há recomendações explícitas de rastreamento da DAC nos indivíduos assintomáticos. As atuais recomendações da United States Preventive Services Task Force (USPSTF)[8] sugerem o rastreamento da DAC com eletrocardiograma de repouso ou de esforço para predição de eventos coronarianos em adultos assintomáticos de baixo risco e indicam que a atual evidência é insuficiente para recomendar o rastreamento mesmo em indivíduos assintomáticos com múltiplos fatores de risco para DAC. Por outro lado, a baixa sensibilidade do exame também implica que a interpretação do resultado negativo de um teste ergométrico, em paciente com alta probabilidade clínica de DAC, deve ser feita com cautela.

Pacientes que não sejam elegíveis para a realização de teste ergométrico podem se beneficiar de outras estratégias não invasivas para o estabelecimento do diagnóstico. Alternativas ao teste ergométrico incluem a cintilografia miocárdica ou ecocardiograma com estresse, tomografia de coronárias e a ressonância nuclear magnética cardíaca. Caso o motivo da contraindicação seja a inaptidão para atividade física, a cintilografia miocárdica e o ecocardiograma podem ser realizados com estresse farmacológico. A escolha da estratégia também deve ser guiada pela disponibilidade de sua realização e *expertise* locais. Não é infrequente que qualquer dessas técnicas resulte inconclusiva. Nesses casos, pode ser executado outro teste não invasivo para diagnóstico.

Algumas publicações trazem, como referência, estimativas da probabilidade pré-teste de DAC baseadas no quadro clínico do indivíduo[5,7-10]. De forma geral, esses cálculos incluem informações sobre idade, sexo, presença de fatores de risco para doença coronariana e características da dor torácica. Obviamente, quanto mais fatores forem considerados, maior será a precisão, mas também maior será a complexidade da estimativa.

Baseados na classificação da dor torácica, mostramos um exemplo de estimativas de probabilidade pré-teste para DAC, com informações adaptadas de artigo publicado por Qaseem et al.[5] (Tabela 4.1). Algumas ponderações, entretanto, são necessárias para a interpretação desses números. Em primeiro lugar, o número de fatores de risco cardiovascular de determinado indivíduo altera significativamente a probabilidade pré-teste que ele apresenta. Isto fica bem evidente na tabela apresentada. Em cada casela, a menor probabilidade se refere a indivíduos sem diabetes, tabagismo ou dislipidemia. A maior probabilidade corresponde a indivíduos da mesma idade, porém com diabetes, tabagismo e dislipidemia. Percebe-se que a presença ou ausência dessas condições implica grandes alterações na estimativa da chance de doença em determinado indivíduo. Outro ponto que deve ser levado em consideração é que a maior parte dessas estimativas provêm de estudos nos quais centros de atenção primária estão sub-representados. É razoável considerar que, em centros de atenção primária, essas probabilidades sejam menores que as aqui descritas.

A Sociedade Europeia de Cardiologia sugere que, na ausência de contraindicações, os testes não invasivos sejam feitos em pacientes com probabilidades pré-teste de doença entre 15 e 85% (ressalvando que quando a probabilidade está na faixa entre 66 e 85% deve ser dada preferência à cintilografia miocárdica ou ecocardiograma com *stress*).

TABELA 4.1 – Probabilidade pré-teste de doença arterial coronariana em indivíduos adultos com dor torácica estável, com eletrocardiograma de repouso normal

Idade	Angina típica Homens (%)	Angina típica Mulheres (%)	Angina atípica Homens (%)	Angina atípica Mulheres (%)	Dor não anginosa Homens (%)	Dor não anginosa Mulheres (%)
35	30-88	10-78	8-59	2-39	3-35	1-19
45	51-92	20-79	21-70	5-43	9-47	2-22
55	80-95	38-82	45-79	10-47	23-59	4-21
65	93-97	56-84	71-86	20-51	49-69	9-29

Fonte: Adaptada de Qaseem A et al. (2012).

Probabilidades pré-teste abaixo de 15% ou acima de 85% devem ser suficientes para, respectivamente, afastar ou confirmar a presença de doença coronariana na prática clínica. Valores de probabilidade pré-teste abaixo de 15% estão geralmente presentes em mulheres com menos de 50 anos de idade, sem dor coronariana típica. Obviamente, casos selecionados nos quais múltiplos fatores de risco cardiovasculares estejam presentes devem ser analisados individualmente, e podem requerer investigação. Por outro lado, probabilidades pré-teste acima de 85% são geralmente presentes em homens com 70 anos ou mais, com dor torácica com características tipicamente coronarianas. Nesses casos, a realização de teste não invasivo para o diagnóstico de DAC não é necessária, e a terapêutica pode ser instituída.

O cateterismo cardíaco, em geral, não é utilizado para o diagnóstico de DAC, pelo maior risco que o exame representa. Uma possível exceção está no subgrupo de indivíduos com fração de ejeção baixa (< 50%) e dor torácica típica, nos quais esta pode ser uma estratégia de diagnóstico e tratamento inicial. A realização de cateterismo cardíaco no paciente com DAC diagnosticada está indicada na presença de (1) alto risco de morte, baseado nos achados clínicos e nos testes não invasivos; (2) ocorrência de parada cardiorrespiratória revertida ou arritmias ventriculares graves; (3) sinais e sintomas de insuficiência cardíaca; (4) presença de angina refratária, com limitação à qualidade de vida, mesmo com terapia otimizada.

Tratamento medicamentoso

O controle da hipertensão arterial nos indivíduos com doença arterial coronariana é semelhante à estratégia adotada para indivíduos sem esta lesão de órgão-alvo. As recomendações atuais sugerem o limite superior da meta para pressão arterial sistólica em 140 mmHg e, para pressão arterial diastólica, em 120 mmHg. Teoricamente, há uma preocupação de que estabelecer metas abaixo desses valores poderia ter efeitos deletérios, relacionados à diminuição do fluxo coronariano. Entretanto, algumas evidências mais atuais parecem sugerir que metas mais intensivas podem, inclusive, ser benéficas.

O estudo Systolic Blood Pressure Intervention Trial (SPRINT)[11] avaliou 9.361 indivíduos hipertensos sem diabetes ou acidente vascular encefálico prévio, mas com alto risco de eventos cardiovasculares. A amostra incluiu 22% com doença cardiovascular clínica ou subclínica diagnosticada, e mais de 60% dos participantes tinham risco de doença cardiovascular em 10 anos maior ou igual a 15%, de acordo com o escore de Framingham. Os pacientes foram randomizados em dois grupos: no grupo de tratamento convencional, o limite superior da meta de controle da pressão arterial sistólica era 140 mmHg. O grupo randomizado para tratamento intensivo tinha como limite superior da meta de controle da pressão arterial sistólica 120 mmHg. O desfecho primário do estudo foi morte cardiovascular ou incidência de infarto agudo do miocárdio, síndrome coronariana aguda, acidente vascular encefálico ou insuficiência cardíaca. O grupo de tratamento intensivo teve uma menor incidência do desfecho primário com uma mediana de seguimento de 3,2 anos (*hazard ratio* = 0,75; intervalo de confiança de 95%: 0,64-0,89). O grupo de tratamento convencional teve uma incidência do desfecho primário de 2,19% ao ano e o grupo de tratamento intensivo (< 120 mmHg) teve uma incidência de 1,65% ao ano, correspondendo a um número de pacientes necessário a tratar (NNT) de 185 pessoas tratadas por ano para evitar um evento do desfecho primário. A taxa de eventos adversos foi pequena em ambos os grupos.

Os resultados do estudo SPRINT são consi*stente*s com estudos observacionais que evidenciam um risco menor em pessoas com pressão arterial sistólica em torno de 120 mmHg, comparadas àquelas com valores mais altos de pressão arterial. Como exemplo, o Global Burden of Disease considera, para cálculo da carga de doença associada à pressão arterial elevada, que o risco teórico mínimo ocorre com uma pressão arterial sistólica em torno de 115 mmHg[4]. O estudo SPRINT apresenta como fortalezas marcantes a robustez de sua amostra e o fato de se basear em um *endpoint* clínico relevante. Entretanto, devem ser apontadas também algumas de suas limitações. O fato de ser um estudo não cego pode ter levado a diferenças entre os grupos com relação às orientações para eventos adversos e tratamento não farmacológico. Parte significativa dos pacientes hipertensos em atendimento ambulatorial seriam excluídos da amostra do estudo. Dentre os 14.692 pacientes rastreados para o estudo, aproximadamente 36% foram excluídos por algum motivo. O principal critério (43% das exclusões) foi o uso de muitos medicamentos na entrada do estudo ou valores de pressão arterial sistólica considerados muito alterados. Por exemplo, indivíduos com pressão arterial sistólica acima de 180 mmHg, ou aqueles com valores acima de 160 mmHg em uso de mais de três medicamentos eram excluídos por esse critério. Os resultados do estudo podem, assim, superestimar os benefícios do protocolo intensivo na população geral de pacientes hipertensos com alto risco de eventos cardiovasculares, uma vez que um subgrupo de indivíduos de mais difícil controle foi sistematicamente excluído. Finalmente, o NNT para evitar um evento é alto, e se associam a isso os custos envolvidos com seguimento, tratamento e o custo de oportunidade, já que uma parte maior do tempo do contato médico-paciente tende a ser utilizado para o controle da PA, em detrimento de outras metas do cuidado. No atual momento, as evidências do estudo SPRINT não foram incorporadas às principais diretrizes de controle da pressão arterial.

Embora as metas de controle da pressão arterial permaneçam as mesmas nos pacientes com doença arterial coronariana, a escolha do anti-hipertensivo, por outro lado, sofre influência da presença da doença. Os betabloqueadores são medicamentos de primeira linha para controle dos sintomas anginosos e diminuição do risco cardiovascular no paciente com doença arterial coronariana. Esses medicamentos diminuem a frequência cardíaca, a contratilidade miocárdica, a condução atrioventricular e a presença de atividade elétrica ectópica[12]. Se tolerável, a dose de betabloqueadores deve ser titulada para que a frequência cardíaca fique entre 50 e 60 batimentos por minuto.

Nos pacientes sem disfunção ventricular e nos quais o uso de betabloqueadores estiver contraindicado, podem ser utilizados como substitutos os bloqueadores de canal de cálcio não di-hidropiridínicos, como o verapamil e o diltiazem. O uso conjunto de betabloqueadores e bloqueadores de canal de cálcio não di-hidropiridínicos deve ser evitado, pelo aumento do risco de bradicardia grave. Por outro lado, os bloqueadores de canal de cálcio di-hidropiridínicos (amlodipina, nifedipina de liberação lenta) têm mecanismo de ação diferente e podem ser usados nos pacientes que permaneçam com sintomas anginosos a despeito da otimização do uso de betabloqueadores.

O maior benefício do uso de inibidores da enzima de conversão da angiotensina ou de bloqueadores do receptor de angiotensina ocorre nos pacientes com disfunção miocárdica pós-infarto, diabetes ou doença renal crônica. Entretanto, há evidências de que esse efeito pode se estender aos demais indivíduos com doença arterial coronariana[13,14]. Dessa forma, esses medicamentos também são considerados prioritários no controle da pressão arterial dos pacientes com doença arterial coronariana.

Tratamento não medicamentoso

A terapia não medicamentosa para modificação dos fatores de risco relacionados ao estilo de vida dos pacientes com DAC busca evitar a progressão da doença (prevenção secundária), promover a sua recuperação e evitar o surgimento de complicações (prevenção terciária). Esta abordagem resulta em significativa redução da morbimortalidade por doença cardiovascular[15], devendo ser incluída no plano de cuidados proposto pelo médico de família.

Atualmente, preconiza-se que os pacientes com DAC sejam submetidos a programas de reabilitação cardiovascular que proporcionem um conjunto de intervenções multidisciplinares coordenadas e multifacetadas desenvolvidas com o objetivo de otimizar o desempenho físico, psicológico e social e ainda estabilizar, reduzir ou até mesmo reverter a progressão da aterosclerose[16-18].

O médico de família deve agir em parceria com a equipe multidisciplinar que atua dentro e fora do serviço (quando é possível o encaminhamento para programas específicos). As intervenções devem ser programáticas, contínuas, intensivas e pautadas nos seguintes pilares: mudança no estilo de vida com ênfase na atividade física, adoção de hábitos alimentares saudáveis, interrupção do tabagismo e do uso de drogas em geral e modulação do estresse[18].

As evidências demonstram que tanto a prática de exercícios formais quanto o incremento informal dos níveis de atividade física se relacionam a uma acentuada redução da mortalidade em indivíduos com DAC[18], promovendo benefícios na progressão da doença, em sintomas específicos, no condicionamento físico e na qualidade de vida[19]. Estima-se que o risco de uma complicação maior, como infarto agudo de miocárdio, parada cardíaca ou óbito, seja de um evento por cada 60 a 80 mil horas de exercício supervisionado[20]. A orientação para o exercício físico deve ser precedida por avaliação e estratificação do risco cardiovascular, de acordo com os critérios estabelecidos pela American Association of Cardiovascular and Pulmonary Rehabilitation (AACVPR)[21,22] listados no Quadro 4.3.

QUADRO 4.3 – Estratificação para risco de eventos cardiovasculares associado a atividade física

Alto risco: presença de alguma das características abaixo

1. Disfunção grave da função do ventrículo esquerdo (fração de ejeção menor que 40%).
2. Sobreviventes de parada cardíaca ou morte súbita.
3. Arritmias ventriculares complexas em repouso ou com exercício.
4. Infarto de miocárdio ou cirurgia cardíaca complicada com choque cardiogênico; insuficiência cardíaca congestiva e/ou sinais/sintomas de isquemia pós-procedimento.
5. Hemodinâmica anormal com exercício (especialmente curva deprimida ou queda da pressão arterial sistólica, ou incompetência cronotrópica não medicamentosa com o incremento da carga).
6. Capacidade funcional menor a 5 METS*.
7. Sintomas e/ou sinais, incluindo angina a baixo nível de exercício (< 5 METS) ou no período de recuperação.
8. Infradesnível do segmento ST isquêmico durante exercício (maior a 2 mm).

Risco moderado: ausência dos critérios de risco alto, na presença de alguma das características abaixo

1. Disfunção ventricular esquerda moderada (fração de ejeção entre 40 e 49%).
2. Sinais/sintomas, incluindo angina em níveis moderados de exercício (5-6,9 METS) ou no período de recuperação.

Baixo risco: ausência dos critérios de risco alto ou moderado, apresentando em geral as características abaixo

1. Sem disfunção significativa do ventrículo esquerdo (fração de ejeção > 50%).
2. Sem arritmias complexas em repouso ou induzidas pelo exercício.
3. Infarto do miocárdio; cirurgia de revascularização miocárdica, angioplastia coronária transluminal percutânea, não complicados.
4. Ausência de insuficiência cardíaca congestiva ou sinais/sintomas que indiquem isquemia pós-evento.
5. Assintomático, incluindo ausência de angina com esforço ou no período de recuperação.
6. Capacidade funcional igual ou > que 7 METS (em teste ergométrico incremental)*.

* Se não se pode dispor da medida da capacidade funcional, esta variável não deve ser considerada isoladamente no processo da estratificação de risco. No entanto, é sugerido que, se o paciente é capaz de subir dois lances de escadas apresentando boa tolerância, pode-se inferir que sua capacidade funcional é pelo menos moderada.

Fonte: Adaptado de AACVP (2004).

Os pacientes com baixo risco são aptos a praticarem exercícios físicos sem efeitos adversos e aqueles com alto risco podem cursar com capacidade funcional limitada, isquemia ativa, falência cardíaca, arritmia significativa ou disfunção ventricular[23].

A estratificação do risco permite nortear a prescrição do exercício (tipo, duração e intensidade) e a qualidade da supervisão (profissional e equipamentos necessários). Há evidências de que pacientes de baixo risco podem exercitar-se com segurança sem a supervisão médica[23]. Os pacientes com risco intermediário devem ser preferencialmente supervisionados e monitorados (com eletrocardiograma e frequencímetro) nas sessões iniciais e para aqueles com alto risco, esses cuidados devem ser intensificados[18,23]. É importante conversar com o paciente sobre a sua condição clínica, orientá-lo sobre riscos e benefícios da prática de exercícios físicos e envolvê-lo na tomada de decisão quanto aos encaminhamentos, considerando os recursos disponíveis. Caso julgue necessário, o médico de família pode encaminhar o paciente para uma avaliação com especialista habilitado para orientação de exercícios físicos nesta população.

Com base em ensaios clínicos importantes que demonstraram os benefícios das terapias não medicamentosas para redução de risco em pacientes com doenças coronarianas, a American Heart Association (AHA) e o American College of Cardiology (ACC) estabeleceram as recomendações[24] apresentadas no Quadro 4.4.

QUADRO 4.4 – Recomendações para a terapia não medicamentosa de pacientes com doença arterial coronariana

Área de intervenção	Recomendações/nível de evidência
Atividade física Meta: pelo menos 30 minutos, 7 dias por semana (mínimo de 5 dias por semana)	Realizar para todos os pacientes estratificação de risco com antecedente de atividades físicas e/ou testes de exercício para orientar prognóstico e prescrição. *Nível de evidência I-B.*
	Encorajar todos os pacientes a praticarem de 30 a 60 minutos de atividade aeróbica de intensidade moderada (como caminhadas) por pelo menos 5 dias, buscando atingir 7 dias por semana e ainda a aumentarem o tempo das atividades físicas diárias (caminhadas, jardinagem, tarefas de casa). *Nível de evidência I-B.*
	Aconselhar os pacientes a reportarem os sintomas relacionados aos exercícios e buscarem avaliação clínica. *Nível de evidência I-C.*
	Orientar treinos complementares de resistência por pelo menos 2 dias por semana. *Nível de evidência IIa-C.*
Controle de peso Meta: IMC: 18.5 a 24.9 kg/m² CA ≥ 89 cm em mulheres e ≥ 102 cm em homens	Avaliação de IMC e/ou cintura abdominal (CA) em todas as consultas. Reforçar o encorajamento à manutenção ou à redução do peso através de um estilo de vida equilibrado com prática de exercícios físicos e ingesta calórica adequada. Quando indicado, orientar o ingresso em programas específicos para mudança de comportamento para alcançar IMC entre 18.5 a 24.9 kg/m². *Nível de evidência I-B.*
	Quando a CA está acima do limite preconizado (≥ 89 cm em mulheres e ≥ 102 cm em homens), intensificar intervenções para mudança no estilo de vida com objetivo de controlar o peso. *Nível de evidência I-B.*
	O objetivo inicial do controle de peso deve ser reduzir aproximadamente 5 a 10% do valor basal. Depois de alcançada a meta inicial, pode-se programar uma perda de peso maior quando indicado. *Nível de evidência I-C.*
Alimentação	Aconselhar todos os pacientes a moderar o consumo de álcool e ingesta de sal; enfatizar o aumento do consumo de frutas frescas, vegetais e produtos de baixa caloria. *Nível de evidência I-B.*
	Orientar todos os pacientes a reduzir a ingesta de: gorduras saturadas (< 7% do total de calorias), gorduras trans (< 1% do total de calorias) e colesterol (< 200 mg/d). *Nível de evidência I-B.*
	Recomendar a ingesta de ácidos graxos ômega-3 mediante o consumo de peixes ou de cápsulas com este componente (1 g/dia). *Nível de evidência IIb-B.*
Tabagismo Cessação completa. Não exposição à fumaça ambiental do tabaco	Perguntar sobre a situação do uso de tabaco em todas as consultas. *Nível de evidência I-B.*
	Aconselhar o tabagista ao abandono do uso em todas as consultas. *Nível de evidência I-A.*

(Continua)

(Continuação)

QUADRO 4.4 – Recomendações para a terapia não medicamentosa de pacientes com doença arterial coronariana

Área de intervenção	Recomendações/nível de evidência
Tabagismo Cessação completa. Não exposição à fumaça ambiental do tabaco	Avaliar em toda consulta a motivação do paciente de abandonar do tabaco. *Nível de evidência I-C.*
	Dar assistência mediante o aconselhamento e o desenvolvimento de um plano para o abandono do tabaco que pode incluir a farmacoterapia e/ou referenciamento para um programa específico. *Nível de evidência I-A.*
	Planejar o seguimento. *Nível de evidência I-C.*
	Aconselhar todos os pacientes em toda consulta para evitar a fumaça ambiental do tabaco no trabalho, em casa e em espaços públicos. *Nível de evidência I-B.*
Depressão	Rastrear depressão nos pacientes com cirurgia coronariana recente ou infarto agudo do miocárdio. *Nível de evidência IIa-B.*
Reabilitação cardíaca	Referenciar os pacientes com síndrome coronariana aguda ou aqueles com cirurgias de *bypass* de artéria coronária ou angioplastia aos programas de reabilitação cardiovascular antes da alta hospitalar ou na primeira consulta de acompanhamento. *Nível de evidência I-A.*
	Referenciar os pacientes com angina estável aos Programas de Reabilitação Cardiovascular. *Nível de evidência I-B.*
	Para pacientes de baixo risco, programas de reabilitação cardíaca domiciliares podem substituir programas de reabilitação cardíaca supervisionados em centros específicos. *Nível de evidência I-A.*
	Um programa de reabilitação cardíaca extra-hospitalar pode ser benéfico e seguro para pacientes clinicamente estáveis com história de insuficiência cardíaca. *Nível de evidência IIa-B.*
Nível de evidência	**Descrição**
I	Procedimento ou tratamento deve ser realizado.
IIa	É razoável realizar o procedimento ou tratamento.
IIb	Procedimento ou tratamento pode ser considerado.
III	Procedimento ou tratamento não deve ser realizado, pode ser danoso.
A	Múltiplos ensaios clínicos randomizados ou revisões sistemáticas.
B	Único ensaio clínico randomizado ou estudos não randomizados.
C	Consenso de especialistas ou série de casos.

Fonte: Adaptado de American Heart Association/American College of Cardiology Foundation (2011).

Quando encaminhar e para quem

O encaminhamento dos pacientes com DAC para os serviços de referência deve basear-se na presença de determinadas condições clínicas. De acordo com os protocolos de encaminhamento atualmente adotados pelo Ministério da Saúde[25], os encaminhamentos devem ser feitos nos seguintes casos:

- Suspeita ou diagnóstico de síndrome coronariana aguda.
- Necessidade de exames específicos que não podem ser solicitados ou interpretados pelo médico de família.
- Suspeita de DAC, se não houver possibilidade de investigação com exames não invasivos (ergometria, ecocardiografia de estresse, cintilografia miocárdica).
- DAC com necessidade de estratificação de risco após evento agudo quando não realizada no serviço de urgência ou emergência.
- DAC sintomática, a despeito de tratamento clínico otimizado, ou na impossibilidade do uso das medicações por efeito adverso ou contraindicação.
- Pacientes com DAC e potencial indicação para cateterismo cardíaco (Quadro 4.5).

QUADRO 4.5 – Potenciais indicações para cateterismo cardíaco em pacientes com doença arterial coronariana[25]

A. Angina que limita as atividades comuns (caminhar 1 a 2 quadras ou subir um lance de escadas), apesar de tratamento clínico otimizado.
B. Achados de alto risco no teste de esforço: baixa capacidade funcional (menor que 4 METs), isquemia que ocorre em baixa intensidade, diminuição da pressão arterial sistólica com aumento de carga, infradesnivelamento do seguimento ST de 2 mm ou mais, envolvimento de múltiplas derivações eletrocardiográficas, alterações no seguimento ST que persistem na recuperação.
C. Achados de alto risco nos métodos de imagem: disfunção ventricular esquerda (fração de ejeção < 35%) ou queda da fração de ejeção com estresse, múltiplos defeitos de perfusão/contratilidade ou área de isquemia > 10%.
D. Sobreviventes de parada cardíaca e arritmia ventricular, quando o cateterismo não tenha sido realizado na unidade de emergência.
E. Angina e sintomas de insuficiência cardíaca.
F. Diagnóstico incerto após testes não invasivos.
G. Impossibilidade de se submeter a testes não invasivos por incapacidade física, doença ou obesidade.
H. Profissões de risco que requerem um diagnóstico preciso.

Fonte: Adaptado de Ministério da Saúde (2016).

Papel da enfermagem da Equipe de Saúde da Família

É essencial que o paciente com DAC seja submetido a um conjunto de intervenções multidisciplinares coordenadas intensivas e programáticas com o objetivo de promover a prevenção secundária e a reabilitação cardíaca. A equipe de saúde deve ser constituída preferencialmente por médico, enfermeiro e especialistas em exercício (educador físico ou fisioterapeuta), podendo ainda agregar nutricionistas, psicólogos e assistentes sociais[18]. A atuação desses profissionais deve ser focada na mudança de estilo de vida buscando alcançar as metas determinadas.

Durante a formação, os enfermeiros desenvolvem habilidades essenciais para o bom desempenho das ações de aconselhamento, educação em saúde, motivação, suporte emocional, orientação farmacológica, estímulo à adesão ao tratamento e manejo de casos complexos, que fazem parte do plano de cuidados do paciente com DAC[26].

Outra esfera de atuação dos enfermeiros que se mostrou efetiva na redução de riscos cardiovasculares baseia-se na gestão do caso[26], um processo cooperativo estabelecido entre o profissional de saúde, o paciente e a sua rede de suporte social, que tem o objetivo de garantir o cumprimento das ações propostas no plano de cuidado.

O processo de gestão de caso envolve as seguintes etapas:

- Identificação das necessidades/problemas do indivíduo.
- Elaboração conjunta do plano de cuidados (considerar as metas determinadas pelos protocolos de referência).
- Avaliação dos recursos e serviços disponíveis na rede.
- Planejamento do acompanhamento do indivíduo.
- Monitoramento e avaliação do cumprimento de metas.
- Estímulo ao máximo possível da autonomia e da independência do paciente[27].

A gestão do caso pode ser mais efetiva quando a equipe de saúde estabelece contato com o paciente nos períodos entre as consultas (por meio de visitas domiciliares, telefone ou internet, por exemplo) com o objetivo de orientar, motivar e esclarecer as dúvidas[26].

O enfermeiro deve responsabilizar-se ainda pela gestão do grupo de pacientes com diagnóstico de DAC como um todo. Nesse sentido, deve criar estratégias para o reconhecimento daqueles com baixa adesão ao plano proposto e planejar ações individuais e coletivas, em ordem de prioridade.

Sinais de alerta e erros comuns

- Solicitar exames diagnósticos para pacientes com baixa probabilidade pré-teste para doença coronariana
- Basear-se apenas nos resultados dos testes não invasivos para diagnóstico, sem considerar falso-positivos e falso-negativos, relativamente frequentes.
- Desaconselhar a prática de exercícios para pacientes com diagnóstico de DAC.
- Priorizar o tratamento medicamentoso em detrimento do tratamento não medicamentoso.

Referências

1. GBD 2015 DALYs and HALE Collaborators. Global, regional, and national disability-adjusted life-years (DALYs) for 315 diseases and injuries and healthy life expectancy (HALE), 1990-2015: a systematic analysis for the Global Burden of Disease Study 2015. Lancet 2016;10053:1603-1658.
2. GBD 2015 Mortality and Causes of Death Collaborators. Global, regional, and national life expectancy, all-cause mortality, and cause-specific mortality for 249 causes of death, 1980-2015: a systematic analysis for the Global Burden of Disease Study 2015. Lancet 2016;10053:1459-1544.
3. International Society of Hypertension. Global burden of blood-pressure-related disease, 2001. Lancet 2008;371:1513-8.
4. GBD 2015 Risk Factors Collaborators. Global, regional, and national comparative risk assessment of 79 behavioral, environmental and occupational, and metabolic risks or clusters of risks, 1990-2015: a systematic analysis for the Global Burden of Disease Study 2015. Lancet 2016;10053:1659-1724.
5. Qaseem A, Fihn SD, Williams S et al. Diagnosis of stable ischemic heart disease: Summary of a clinical practice guideline from the American College of Physicians/American College of Cardiology Foundation/

American Heart Association/American Association for Thoracic Surgery/Preventive Cardiovascular Nurses Association/Society of Thoracic Surgeons. Ann Intern Med 2012;157:729-34.
6. Qaseem A, Fihn SD, Dallas P et al. Management of stable ischemic heart disease: Summary of a clinical practice guideline from the American College of Physicians/American College of Cardiology Foundation/American Heart Association/American Association for Thoracic Surgery/Preventive Cardiovascular Nurses Association/Society of Thoracic Surgeons. Ann Intern Med 2012;157:735-43.
7. Sociedade Brasileira de Cardiologia. III Diretrizes da Sociedade Brasileira de Cardiologia Sobre Teste Ergométrico. Arq Bras Cardiol 2010;95:1-26.
8. Moyer VA. Screening for coronary heart disease with electrocardiography: U.S. Preventive Services Task Force recommendation statement. Ann Intern Med 2012;157:512-8.
9. Pryor DB, Shaw L, McCants CB et al. Value of the history and physical in identifying patients at increased risk for coronary artery disease. Ann Intern Med 1993;118:81-90.
10. Montalescot G, Sechtem U, Achenbach S et al. 2013 ESC guidelines on the management of stable coronary artery disease: the Task Force on the management of stable coronary artery disease of the European Society of Cardiology. Eur Heart J 2013;34:2949-3003.
11. Wright JT, Williamson JD, Whelton PK et al. A Randomized Trial of Intensive versus Standard Blood-Pressure Control. N Engl J Med 2015;373:2103-16.
12. Cesar LA, Ferreira JF, Armaganijan D et al. Guideline for stable coronary artery disease. Arq Bras Cardiol 2014;103:1-56.
13. The EURopean trial on reduction of cardiac events with Perindopril in stable coronary Artery disease Investigators. Efficacy of perindopril in reduction of cardiovascular events among patients with stable coronary artery disease: randomised, double-blind, placebo-controlled, multicentre trial (the Europa study). Lancet 2003;362:782-8.
14. Yusuf S, Sleight P, Pogue J et al. Effects of an angiotensin-converting-enzyme inhibitor, ramipril, on cardiovascular events in high-risk patients. The Heart Outcomes Prevention Evaluation Study Investigators. N Engl J Med 2000;342:145-53.
15. Iestra JA, Kromhout D, Van der Schouw YT et al. Effect size estimates of lifestyle and dietary changes on all-cause mortality in coronary artery disease patients: a systematic review. Circulation 2005;112(6):924-934.
16. Leon AS, Franklin BA, Costa F et al. Cardiac Rehabilitation and Secondary Prevention of Coronary Heart Disease. Circulation 2005;111(3): 369-76.
17. Balady GJ, Ades PA, Bittner VA et al. Referral, enrollment, and delivery of cardiac rehabilitation/secondary prevention programs at clinical centers and beyond: a presidential advisory from the American Heart Association. Circulation 2011;124(25):2951-60.
18. Herdy AH, López-Jiménez F, Terzic CP et al. Diretriz Sul-Americana de Prevenção e Reabilitação Cardiovascular. Arq Bras Cardiol 2014;103(2Supl.1):1-31.
19. World Health Organization. Prevention of recurrent heart attacks and strokes in low and middle income populations. Evidence-based recommendations for policy makers and health professionals. Geneva: WHO; 2003.
20. Thompson PD, Franklin BA, Balady GJ et al. American Heart Association Council on Nutrition, Physical Activity, and Metabolism; American Heart Association Council on Clinical Cardiology; American College of Sports Medicine. Exercise and acute cardiovascular events placing the risks into perspective: a scientific statement from the American Heart Association Council on Nutrition, Physical Activity, and Metabolism and the Council on Clinical Cardiology. Circulation 2007;115(17):2358-68 apud Herdy AH et al. Diretriz Sul-Americana de Prevenção e Reabilitação Cardiovascular. Arq Bras Cardiol 2014;103(2Supl.1):1-31.
21. Balady GJ, Williams MA, Ades PA et al. Core Components of Cardiac Rehabilitation/Secondary Prevention Programs: 2007 Update. Circulation 2007;115(20):2675-82.
22. American Association for Cardiovascular and Pulmonary Rehabilitation. Guidelines for Cardiac Rehabilitation and Secondary Prevention Programs. 4th ed. Champaign, Ill: Human Kinetics Publishers; 2004.
23. Grace SL, Turk-Adawi KI, Contractor A et al. Cardiac rehabilitation delivery model for low-resource setting. Heart 2016:1-7.
24. Smith SC, Benjamin EJ, Bonow RO et al. AHA/ACCF Secondary Prevention and Risk Reduction Therapy for Patients With Coronary and Other Atherosclerotic Vascular Disease: 2011 Update. Guideline from the American Heart Association and American College of Cardiology Foundation. Circulation 2011;124:2458-2473.
25. Ministério da Saúde. Protocolos de encaminhamento da atenção básica para a atenção especializada. v. II. Brasília, Distrito Federal; 2016.
26. Berra K, Houston Miller N, Fair JM. Cardiovascular Disease Prevention and Disease Management. A critical role for nursing. J Cardiopulmonary Rehabilitation 2006;26:197-206.
27. Ministério da Saúde. Estratégias para o cuidado da pessoa com doença crônica. Caderno de Atenção Básica; 2014.

5

CAPÍTULO 5

Hipertensão Arterial Sistêmica e Insuficiência Cardíaca

- *José Benedito Ramos Valladão Júnior*
- *Rodrigo Diaz Olmos*

O que é importante saber

- Identificar pacientes com insuficiência cardíaca.
- Compreender como diagnosticar com segurança para iniciar tratamento adequado.
- Dominar as principais intervenções terapêuticas.
- Encaminhar pacientes com IC no momento certo.

Considerações gerais

Introdução

A Hipertensão Arterial Sistêmica (HAS) é uma das principais causas de insuficiência cardíaca (IC). O papel da hipertensão na insuficiência cardíaca foi inicialmente descrito no início do século XX[1] e tem sido corroborado por diversos estudos científicos. Análises fundamentadas no *Framingham Heart Study* forneceram subsídios importantes para estabelecer essa relação. Uma dessas análises demonstrou a presença de antecedente de hipertensão arterial sistêmica em 91% dos casos de insuficiência cardíaca e um risco atribuível à hipertensão de 39% dos casos de IC em homens e de 59% em mulheres[2]. Pacientes com IC apresentam alta mortalidade e morbidade (hospitalizações frequentes, limitação funcional, baixa qualidade de vida, depressão). Na população geral (grupo de pacientes que se apresentam na Atenção Primária à Saúde), a mortalidade de pacientes com IC em 5 anos é de 40 a 45%. Quando o diagnóstico é feito durante uma hospitalização, a mortalidade em 5 anos sobe para 50 a 75% e em pacientes com IC grave chega a 60% em um ano[3].

Fisiopatologia

A insuficiência cardíaca ocorre devido à incapacidade cardíaca de manter um débito cardíaco adequado para os tecidos e órgãos, ou fazê-lo à custa de pressões de enchimento elevadas. É causada por anormalidades cardíacas estruturais e/ou funcionais, adquiridas ou hereditárias, que levam à piora da capacidade de enchimento e ejeção ventricular. Existem situações de insuficiência cardíaca de alto débito e de baixo débito. Nas situações de alto débito, o coração não consegue prover um débito cardíaco adequado para suprir as necessidades aumentadas do corpo (anemia, hipertireoidismo, beribéri) mesmo trabalhando além do normal. Nas situações de baixo débito, há disfunção cardíaca e, consequentemente, débito e/ou enchimento cardíacos inadequados.

O remodelamento cardíaco, fenômeno por que passa o coração ao ser submetido cronicamente a altos níveis pressóricos, pode levar a alterações estruturais cardíacas (hipertrofia de câmeras esquerdas) e evoluir para insuficiência cardíaca. O mecanismo fisiopatológico provável nessa relação é que o aumento crônico da pós-carga gerado pela hipertensão arterial leva à hipertrofia ventricular esquerda (HVE). Esse aumento da massa muscular ventricular, por sua vez, propiciará, inicialmente, a manutenção da função contrátil cardíaca que pode permanecer preservada durante vários anos em pacientes portadores de hipertensão arterial crônica, mas à custa de uma redução da complacência ventricular. A redução da complacência, associada à HVE, pode levar a um aumento das pressões de enchimento (redução do espaço cavitário do VE para receber adequadamente a pré-carga). Assim, a disfunção diastólica (IC com Fração de Ejeção [FE] preservada) se manifesta. Alguns pacientes, mais frequentemente homens, podem, através do remodelamento cardíaco, evoluir para dilatação ventricular e disfunção sistólica associada (IC com FE reduzida). Não devemos esquecer que esses processos podem se sobrepor a outros, devido à frequente concomitância de outros fatores de risco para insuficiência cardíaca. Dentre os exemplos, é importante citar a presença de doença arterial coronariana (miocardiopatia isquêmica), as valvulopatias (febre reumática), uso de álcool e doença de Chagas. Tanto a febre reumática como a doença de Chagas têm sido causas cada vez menos frequentes de insuficiência cardíaca, embora em algumas regiões ainda sejam responsáveis por um número razoável de casos. O Quadro 5.1 mostra as principais causas de insuficiência cardíaca de interesse para a Medicina de Família e Comunidade.

QUADRO 5.1 – Causas mais comuns de insuficiência cardíaca

- Doença coronariana.
- Hipertensão arterial.
- Valvopatias (febre reumática).
- Infecciosas/Miocardites (incluindo doença de Chagas e Aids).
- Cardiomiopatia periparto.
- Cardiopatias congênitas.
- Causas diversas: induzida por toxina (álcool, cocaína, alguns quimioterápicos), doença tireoidiana (tanto hipo como hipertireoidismo), deficiência de tiamina (beribéri), doenças autoimunes e infiltrativas.
- Causas mistas: isquemia + hipertensão; isquemia + hipertensão + álcool.

Fonte: Elaborado pelos autores.

Abordagem diagnóstica

O diagnóstico de IC é eminentemente clínico. Os exames subsidiários teriam como função corroborar ou descartar a hipótese em casos duvidosos, avaliar lesões estruturais sugestivas da causa da IC e avaliar o tipo de disfunção cardíaca (fração de ejeção reduzida ou preservada). Entretanto, sabemos que o diagnóstico e o tratamento da IC não são adequados de uma maneira geral, particularmente na APS[4]. No Brasil, mesmo o diagnóstico e o acompanhamento destes pacientes por especialistas focais (cardiologistas) estão muito aquém do ideal, pois falta integralidade, continuidade e coordenação dos cuidados para este grupo de pacientes cada vez mais frequente e portador de multimorbidades. Um sistema integrando de forma contínua os cuidados comunitários (APS) e hospitalares reduz internações por IC e melhora a sobrevida dos pacientes[5]. Dessa forma, é imperativo que os profissionais de saúde da Atenção Primária, particularmente os médicos de família e comunidade, tenham amplo conhecimento da abordagem diagnóstica e terapêutica de pacientes com sintomas sugestivos de IC.

Uma das premissas mais importantes na abordagem clínica cardiológica foi estabelecida por Sir Thomas Lewis em 1933: "A grande essência da prática clínica cardiovascular é a detecção precoce da insuficiência cardíaca"[6]. Em outras palavras, a insuficiência cardíaca deve ser prontamente reconhecida pelos médicos de família para que o conjunto de cuidados voltados a esta condição sejam rapidamente desencadeados.

Quadro clínico

Um elemento essencial para o sucesso terapêutico é um diagnóstico confiável que deve começar por uma boa história clínica. As principais manifestações da insuficiência cardíaca são dispneia aos esforços e de decúbito (ortopneia) e edema de membros inferiores. Outros sintomas também são comumente relatados, como tosse, fadiga, astenia, dispneia paroxística noturna, tontura (pré-síncope, baixo débito), saciedade precoce (empachamento pós-prandial), oligúria. O problema é que grande parte dos principais sintomas da IC também podem estar presentes em outras situações, particularmente em idosos, pessoas sedentárias, obesos e portadores de doenças respiratórias (doença pulmonar obstrutiva crônica/asma), de forma que o diagnóstico deve ser construído com base em um conjunto de sintomas e sinais, sua evolução, e a presença de comorbidades e fatores de risco. A história de doença coronariana é um dos dados de anamnese mais preditores do diagnóstico de IC. A Tabela 5.1 mostra a acurácia de alguns dados de história (antecedentes) para o diagnóstico de IC em pacientes com dispneia no pronto-socorro (especificidade, sensibilidade e razões de verossimilhança).

Muitos achados de exame físico são úteis para o diagnóstico de IC: taquicardia em repouso, edema de membros inferiores, estase (ou turgência) jugular, hepatomegalia congestiva (e o refluxo hepatojugular), crepitações pulmonares, íctus desviado e presença de B3 na ausculta cardíaca. Da mesma forma que muitos dos sintomas de IC podem estar presentes em pacientes com outras condições, alguns achados de exame físico também são frequentes em situações distintas. Edema de membros inferiores ocorre em um sem-número de condições patológicas (estase venosa, varizes de membros inferiores, hepatopatias, nefropatias, uso de bloqueadores de canais de cálcio), e inclusive em pessoas normais. Crepitações pulmonares também podem estar presentes em doenças pulmonares e em idosos normais. A Tabela 5.2 mostra a acurácia de alguns achados clínicos.

TABELA 5.1 – Acurácia de dados clinicoepidemiológicos para diagnóstico de IC no departamento de emergências

Dados epidemiológicos	Sensibilidade (%)	Especificidade (%)	LR⁺	LR⁻
História de IC	60	90	5,8	0,45
IAM prévio	40	87	3,1	0,69
DAC prévia	52	70	1,8	0,68
Dislipidemia	23	87	1,7	0,89
Diabetes *mellitus*	28	83	1,7	0,86
Hipertensão arterial	60	56	1,4	0,71
Tabagismo	62	27	0,84	1,4
DPOC	34	57	0,81	1,1

Fonte: Adaptada de Wang CS et al. (2009).

TABELA 5.2 – Acurácia diagnóstica de achados clínicos (história e exame físico) para a presença de IC no departamento de emergências

Achado clínico	Sensibilidade (%)	Especificidade (%)	LR⁺	LR⁻
B3	13	99	11	0,88
Estase jugular	39	92	5,1	0,66
Crepitações	60	78	2,8	0,51
DPN	41	84	2,6	0,7
Ortopneia	50	77	2,2	0,65
História de edema	51	76	2,1	0,64
Edema de mmii	50	78	2,3	0,64
Dispneia aos esforços	84	34	1,3	0,48
Ascite	1	97	0,33	1,0

Fonte: Adaptada de Wang CS et al. (2009).

Outras ferramentas diagnósticas

O eletrocardiograma é o recurso diagnóstico de maior disponibilidade para a abordagem diagnóstica inicial. Portadores assintomáticos de hipertensão arterial sistêmica poderão se beneficiar da detecção precoce de lesões de órgãos-alvo (desfecho intermediário para IC), como a hipertrofia ventricular esquerda. Em pacientes com sintomas sugestivos de IC, o ECG é inespecífico, embora alguns achados eletrocardiográficos tenham valor diagnóstico (Tabela 5.3), aumentando a probabilidade de IC (fibrilação atrial, onda Q sugestivas de infarto prévio, sinais de sobrecarga ventricular esquerda, bloqueio de ramo esquerdo, alterações de repolarização ventricular)[7]. A Tabela 5.3 expõe a acurácia dos principais achados eletrocardiográficos associados à IC.

TABELA 5.3 – Acurácia diagnóstica de achados eletrocardiográficos para a presença de IC no departamento de emergências

Achado eletrocardiográfico	Sensibilidade (%)	Especificidade (%)	LR⁺	LR⁻
Fibrilação atrial	26	93	3,8	0,79
Alteração nova da onda T	24	92	3,0	0,83
Qualquer alteração	50	78	2,2	0,64
Elevação de ST	5	97	1,8	0,98
Depressão de ST	11	94	1,7	0,95

Fonte: Adaptada de Wang CS et al. (2009).

A radiografia de tórax é outra ferramenta de alta disponibilidade e que poderá auxiliar no diagnóstico com achados que podem aumentar a probabilidade diagnóstica de IC (cardiomegalia, congestão venosa pulmonar, edema intersticial ou alveolar, cefalização da trama vascular). A Tabela 5.4 mostra a acurácia dos principais achados radiográficos relacionados à IC.

TABELA 5.4 – Acurácia diagnóstica de achados radiográficos no diagnóstico de IC no departamento de emergências

Achado radiológico	Sensibilidade (%)	Especificidade (%)	LR⁺	LR⁻
Congestão pulmonar venoso	54	96	12	0,48
Edema intersticial	34	97	12	0,68
Edema alveolar	6	99	6	0,95
Cardiomegalia	74	78	3,3	0,33
Derrame pleural	26	92	3,2	0,81
Pneumonia	4	92	0,50	1,0
Hiperinsuflação pulmonar	3	92	0,38	1,0

Fonte: Adaptada de Wang CS et al. (2009).

A utilização de peptídeos natriuréticos tipo-B (BNP e NT-proBNP) na abordagem diagnóstica da IC na APS tem sido amplamente discutida em países desenvolvidos com uma atenção primária forte e resolutiva. A dosagem de BNP pode ser um bom recurso da propedêutica complementar para realização do diagnóstico diferencial, particularmente nos casos de concomitância com condições pulmonares. Valores de BNP acima de 100 pg/ml sugerem doença cardíaca e valores abaixo de 100 pg/ml têm alto valor preditivo negativo, possibilitando descartar o diagnóstico[8]. A ideia da utilização dos peptídeos natriuréticos se baseia em seu custo-efetividade com um bom valor preditivo negativo, evitando a solicitação excessiva de ecocardiogramas na atenção primária. A Tabela 5.5 evidencia a acurácia de vários níveis séricos de BNP para o diagnóstico de IC.

TABELA 5.5 – Acurácia do BNP sérico no diagnóstico de IC na emergência

BNP (pg/ml)	Sensibilidade (%)	Especificidade (%)	LR+
≥ 250	89	81	4,6
≥ 200	92	75	3,7
≥ 150	89	71	3,1
≥ 100	93	66	2,7
≥ 50	97	44	1,7
< 50	97	44	0,06

Fonte: Adaptada de Wang CS et al. (2009).

A Tabela 5.6 resume as razões de verossimilhança (acurácia diagnóstica) para o diagnóstico de disfunção ventricular sistólica na atenção primária[9].

TABELA 5.6 – Acurácia de sintomas, sinais e testes diagnósticos para o diagnóstico de disfunção sistólica do ventrículo esquerdo no âmbito da Atenção Primária à Saúde

Dado clínico	LR+
História de infarto do miocárdio	2,86
Diabetes	2,29
Hipertensão	0,58
Homem	1,61
Fadiga	1,03
Dispneia	1,15
Ortopneia	1,59
DPN	1,71
Edema periférico	1,18
Ausculta pulmonar alterada	1,53
Estase jugular	4,36
Íctus desviado	15,96
Terceira bulha	7,34
Radiografia de tórax	1,47
ECG	2,13

Fonte: Adaptada de Madhok V et al. (2008).

Os dados da Tabela 5.6 mostram que, de uma forma geral, na Atenção Primária, dados de história e exame físico têm um maior valor diagnóstico para o diagnóstico de disfunção sistólica que alguns exames complementares.

O ecocardiograma poderá ser usado como propedêutica complementar para o diagnóstico da IC. Ele é importante para definir o tipo de disfunção predominante (FE preservada ou FE reduzida) o que tem implicações terapêuticas importantes. Além disso, ele é capaz de identificar complicações e sugerir possíveis etiologias da IC.

Investigação etiológica da IC é, em geral, desnecessária; entretanto, um subgrupo de pacientes com miocardiopatia isquêmica poderá se beneficiar da avaliação de viabilidade miocárdica.

Abordagem terapêutica

Considerando seu diagnóstico eminentemente clínico, recomenda-se que o médico de família e comunidade faça o diagnóstico de pacientes com queixas sugestivas o mais rápido possível e inicie o tratamento da IC precocemente diante dos seus achados clínicos[10]. Não se deve aguardar todos os exames complementares para se iniciar o tratamento. Os exames complementares têm a função de auxiliar no diagnóstico e poderão ajudar no ajuste final do tratamento, mas não se deve postergar medidas terapêuticas que poderão produzir benefícios sintomáticos concretos a curto prazo (como a melhora da dispneia e da tolerância aos esforços e ao decúbito) em detrimento do resultado de exames complementares ou de um eventual encaminhamento ao especialista focal.

A classificação funcional da IC deve orientar a abordagem farmacológica, além de ser importante durante o seguimento para acompanhar o prognóstico e a resposta às medidas terapêuticas. O Quadro 5.2 mostra a classificação funcional da New York Heart Association (NYHA).

QUADRO 5.2 – Classificação funcional (NYHA)[11]

Classe I	Dispneia aos esforços não habituais
Classe II	Dispneia aos médios esforços
Classe III	Dispneia aos pequenos esforços
Classe IV	Dispneia ao repouso

Fonte: Adaptado de Chop Jr WM (1985).

Há dados na literatura científica que evidenciam um pior prognóstico em indivíduos com IC por disfunção sistólica (FE reduzida), sendo necessários alguns cuidados específicos nos indivíduos com disfunção sistólica[12,13].

Os inibidores da enzima conversora de angiotensina (iECA) e os betabloqueadores desempenham papel importante na diminuição do remodelamento cardíaco. São as classes de medicamentos que foram associadas com maior benefício no tratamento da insuficiência cardíaca com fração de ejeção reduzida, demonstrando evidências de melhora nas taxas de sobrevida, morbidade e mortalidade[14-16]. Devem, assim, ser os primeiros medicamentos a serem acrescidos ao tratamento da IC. É importante lembrar que em pacientes com IC com FE reduzida (disfunção sistólica) os três betabloqueadores com boas evidências de benefício são o carvedilol, o metoprolol e o bisoprolol, particularmente o carvedilol. Já em pacientes com IC com FE preservada (IC por disfunção diastólica) o racional para a prescrição de betabloqueadores é, basicamente, hemodinâmico, ou seja, devem-se utilizar drogas que reduzam a frequência cardíaca para se aumentar o tempo de enchimento diastólico e, com isto, minimizar os efeitos de uma complacência ventricular reduzida. Para tanto, podem-se utilizar os bloqueadores de canal de cálcio não diidropiridínicos (diltiazem e verapamil, com preferência para o primeiro) ou qualquer betabloqueador (preferência ao atenolol pela facilidade de posologia, custo e disponibilidade na rede pública). Os antagonistas dos receptores de angiotensina II (ARAII) também possuem evidências de redução na morbidade e mortalidade da insuficiência cardíaca[17] e são utilizados em substituição ao iECA nos casos de intolerância[18].

O uso do antagonista de aldosterona (espironolactona) pode ser benéfico quando realizado em pacientes com insuficiência cardíaca com fração de ejeção reduzida (disfunção sistólica) grau III ou IV conforme o estadiamento proposto pelo NYHA[19]. Idealmente deve-se iniciá-la após compensação inicial e avaliação da função renal e potássio. A dose de espironolactona na IC com FE reduzida é de 25 a 50 mg/dia, devendo-se evitar doses maiores, pois além de não haver benefício adicional, há risco de hipercalemia, dor na mama e ginecomastia.

O uso de diuréticos[20] e digitálicos não mostraram efeito no remodelamento cardíaco ou redução da mortalidade por insuficiência cardíaca crônica. Entretanto, os diuréticos de alça são fundamentais em um grande número de pacientes com IC com congestão pulmonar e sistêmica. Não é incomum nos depararmos com pacientes que chegam à APS muito sintomáticos e em anasarca. Nesses doentes, a introdução inicial de furosemida em associação com vasodilatadores (preferencialmente IECAs) produz uma melhora sintomática importante. Em pacientes com IC com poucos sintomas e sem muita congestão pulmonar ou sistêmica, muitas vezes apenas vasodilatadores e dieta hipossódica são suficientes para o controle sintomático. Conforme haja controle dos sintomas congestivos, sugere-se a redução da dose de diurético de alça e, eventualmente, até sua suspensão. Os digitálicos (digoxina) podem ser utilizados como medicações para otimizar sintomas em pacientes com IC com fração de ejeção reduzida, particularmente em pacientes que persistem sintomáticos a despeito da otimização dos vasodilatadores, diuréticos e betabloqueadores[21]. A digoxina também está indicada em pacientes com IC com FE reduzida e Fibrilação Atrial (FA) com alta frequência ventricular.

Medicações de segunda linha podem ser usadas na IC crônica em que existam contraindicações ou intolerância aos fármacos de primeira linha anteriormente descritos. O uso de hidralazina associado a nitrato (dinitrato de isossorbida) é recomendado aos pacientes com insuficiência renal crônica e àqueles intolerantes aos IECA/ARAII[22].

Nos pacientes com IC por disfunção diastólica (FE preservada), a associação com Hipertensão Arterial é maior que na IC com fração de ejeção reduzida. A IC diastólica é mais comum também em mulheres idosas. É frequente a presença de hipertrofia ventricular esquerda (HVE) tanto no ECG como no Ecocardiograma.

Na IC com FE preservada, as principais medidas são o controle rigoroso da pressão arterial, o controle da frequência cardíaca (FC), particularmente se houver associação com fibrilação atrial (FA), e o uso de diuréticos para tratar da congestão. Uma das drogas que produzem boa resposta na IC diastólica são os bloqueadores de canal de cálcio não diidropiridínicos (particularmente o diltiazem), pois, além de efeitos anti-hipertensivos, têm efeito cronotrópico negativo (reduz a FC) e, possivelmente, ação na melhora da complacência ventricular. Muitas vezes, são necessários mais de dois anti-hipertensivos, de forma que, além do diltiazem, um IECA (ou BRA) e um betabloqueador (caso a FC permita) poderão ser associados. Na rede pública, uma vez que não há diltiazem, pode-se utilizar IECA + betabloqueador + bloqueador de canal de cálcio diidropiridínico (amlodipina).

QUADRO 5.3 – Recomendações de tratamento na IC com fração de ejeção reduzida

IC classe I ou II	iECA/ARAII + β-bloqueador (carvedilol ou metoprolol)
IC classe III ou IV	iECA/ARAII + β-bloqueador + espironolactona
IC sintomática	Associar diurético (se sintomas congestivos) ou digitálico (se sintomas persistentes)

Fonte: Adaptado de Ponikowski P et al. (2016).

QUADRO 5.4 – Principais medicamentos para IC com FE reduzida (disfunção sistólica)

Medicações de primeira linha (diminuem o remodelamento cardíaco)
Inibidores da Enzima Conversora de Angiotensina (iECA): • Principais fármacos: enalapril 2,5-40 mg de 1 a 2 vezes dia, captopril 25-150 mg de 2 a 3 vezes por dia. Antagonistas do Receptor de Angiotensina II (ARAII): • Principais fármacos: losartana 50-100 mg de 1 a 2 vezes dia, valsartana 40-160 mg 2 vezes por dia. • Utilizados em substituição ao iECA nos casos de intolerância. Betabloqueadores: • Principais fármacos: carvedilol 3,125-50 mg de 1 a 2 vezes por dia, metoprolol 25 a 50 mg/dia. • Todos os betabloqueadores devem ser iniciados em dose baixa e realizado o aumento gradual a cada 2 semanas até se obter a dose máxima tolerada (o ideal é 25 mg 2 vezes ao dia). Antagonista da aldosterona: • Principal fármaco: espironolactona 12,5-50 mg 1 vez dia.
Medicações de segunda linha
Vasodilatadores diretos: • Principais fármacos: dinitrato de isossorbida 20 a 40 mg (2 a 3 vezes dia) + hidralazina 25 a 100 mg (2 a 3 vezes dia) (doses máxima: 120 mg/dia + 300 mg/dia). • Indicado em pacientes com intolerância aos iECA e aos ARAII.
Sintomáticos
Diuréticos: • Principal fármaco: furosemida 20-80 mg a cada 6 a 8 horas, máximo de 600 mg/dia. Digitálico: • Principal fármaco: digoxina 0,125-0,25 mg 1 vez dia.

Fonte: Elaborado pelos autores.

Seguimento

Sugere-se que o médico de família acompanhe periodicamente os pacientes portadores de IC através de consultas médicas regulares com a frequência definida individualmente de acordo com a gravidade e necessidades específicas de tratamento de cada paciente. É importante que o acesso seja adequado, pois muitas vezes as consultas agendadas periodicamente podem não ser suficientes, uma vez que as descompensações e as procuras aos prontos-socorros são frequentes. Dessa forma, um acesso menos engessado e protocolar do que aquele habitualmente oferecido na maioria das Unidades Básicas de Saúde brasileiras é essencial para um bom controle e acompanhamento de pacientes com IC.

Embora exista uma demanda cada vez maior de gestores e médicos para a confecção de protocolos e diretrizes de conduta para doenças específicas, é artificial (e não desejável) definir uma periodicidade para consultas de retorno e exames de rotina necessários em cada consulta. Podemos definir algumas orientações gerais, como manter o paciente o mais compensado possível, com doses otimizadas de vasodilatadores (IECA ou BRA), diuréticos, betabloqueadores e outras medicações necessárias; manter o peso dentro de limites aceitáveis próximo ao seu peso seco; avaliação da aderência às intervenções farmacológicas e não farmacológicas.

Os exames, em geral, recomendados para o seguimento são a dosagem sérica de sódio, potássio, ureia e creatinina. A frequência sugerida é anual, mas deve ser individualizada conforme o paciente apresente alteração do padrão da IC ou complicações.

Monitorar a função renal é essencial, pois estudos demonstram que a doença renal crônica (RFG < 60 ml/min/1,73 m^2) é a mais importante comorbidade associada a IC crônica[23-25]. Uma metanálise realizada em 2014, com mais de 1 milhão de portadores de IC, revelou que a doença renal crônica estava presente em cerca de 32% dos casos e piora da função renal (aumento de 0,3 mg/dl no nível de creatinina e/ou queda de 20% do RFG) foi observada em 23% dos pacientes[24]. Além disso, ela está associada a um maior número de hospitalizações e mortalidade em pacientes com IC. Em um dos estudos, a doença renal foi atribuída a cerca de 41% de todas as causas de mortalidade em portadores de IC[23].

A dosagem de potássio é também importante devido ao uso crônico de IECA, diuréticos de alça e espironolactona, medicamentos que costumam afetar os níveis de potássio. Por fim, a dosagem de sódio tem valor prognóstico (hiponatremia está associada a piores desfechos em morbidade e mortalidade nesses pacientes)[26], sendo um importante marcador para a recomendação de restrição hídrica ao paciente com IC.

Papel da enfermagem da Equipe de Saúde da Família

O enfermeiro da equipe também tem um papel importante no acompanhamento desses pacientes, com avaliação periódica do peso, pressão arterial e frequência cardíaca, além de revisão e avaliação das dificuldades com as medicações e orientações dietéticas.

Os pacientes devem ser orientados a procurar sua equipe de Estratégia de Saúde da Família de referência quando houver a percepção de piora da dispneia e, neste cenário, a equipe de enfermagem como um todo deve estar pronta para realizar a avaliação inicial sobre o quadro e sua gravidade para direcioná-los aos cuidados específicos do médico.

Quando encaminhar e para quem

A grande maioria dos casos de insuficiência cardíaca será acompanhada eficientemente pelo médico de família e comunidade. A proximidade, o vínculo, a facilidade de acesso e o contato direto com os diferentes contextos que cercam os pacientes possibilitam ao médico de família garantir uma boa aderência medicamentosa, realizar um seguimento próximo para os ajustes medicamentosos necessários e a vigilância sobre exacerbações. Há, no entanto, situações em que se recomenda o seguimento conjunto com o cardiologista:

- Insuficiência cardíaca grau IV.
- Insuficiência cardíaca em gestantes.
- Insuficiência cardíaca em crianças.
- Associação com arritmias graves.
- Uso de marca-passo ou desfibrilador implantável.
- Dificuldade no manejo sintomático e/ou exacerbações frequentes.
- Piora progressiva.

Sinais de alerta e erros comuns

- Solicitar exames diagnósticos para pacientes com baixa probabilidade pré-teste para insuficiência cardíaca (exemplo: realização de ecocardiograma de rotina para todo paciente hipertenso).
- Desaconselhar a ingesta hídrica para todos os pacientes com diagnóstico de insuficiência cardíaca, uma vez que tal restrição apenas se faz necessária nos casos de hiponatremia associada.
- Manter sintomáticos (furosemida, digoxina) de forma contínua estando o paciente compensado.
- Solicitação sem indicação e excessiva de ecocardiogramas para seguimento da insuficiência cardíaca.
- Esquecer de dosar potássio, especialmente para os usuários de espironolactona.

Referências

1. Janeway T. A clinical study of hypertensive cardiovascular disease. Arch Int Med 1913;12:755-98.
2. Stokes JIII, Kannel WB, Wolf PA, D'Agostino RB, Cupples LA. Blood pressure and the risk for cardiovascular disease. The Framingham study – 30 years of follow up. Hypertension 1989;13(suppll):I-13-I-18.
3. Hobbs R. Clinical burden and health service challenges of chronic heart failure. Br J Gen Pract 2010;60(577):611-615.
4. Smeets M, Roy SV, Aertgeerts B et al. Improving care for heart failure patients in primary care, GPs' perceptions: a qualitative evidence synthesis. BMJ Open 2016;6:e013459.
5. Feltner C, Jones CD, Cené CW et al. Transitional care interventions to prevent readmissions for persons with heart failure: a systematic review and meta-analysis. Ann Intern Med 2014;160:774-84.
6. Davis RC, Hobbs FDR, Lip GYH. ABC of Heart Failure – History and epidemiology. BMJ 2000; 320:39.
7. Wang CS, FitzGerald JM, Schulzer M, Mak E, Ayas NT. "Does this dyspneic patient in the emergency department have congestive heart failure?" In: Simel DL, Rennie D, Keitz SA, editors. The Rational Clinical Examination: Evidence-Based Clinical Diagnosis. Nova York: McGraw-Hill; 2009. p. 195-208.

8. Zaphiriou A, Robb S, Murray-Thomas T, Mendez G, Fox K, McDonagh T, Hardman SM, Dargie HJ, Cowie MR. The diagnostic accuracy of plasma BNP and NTproBNP in patients referred from primary care with suspected heart failure: Results of the UK natriuretic peptide study. Eur J Heart Fail. 2005 Jun;7(4):537-41.
9. Madhok V, Falk G, Rogers A et al. The Accuracy of symptons, signs and diagnostic tests in the diagnosis of left ventricular dysfunction in primary care: a diagnostic accuracy systematic review. BMC Fam Pract 2008;9:56.
10. Garcia AP, Alves DO, Liu GHK, Silveira MV, D'Aurea RG. Capítulo 14: Doralice. In: Valladão Júnior JBR, Gusso G, Olmos RD. Medicina de Família e Comunidade – Série Manual do Médico Residente do Hospital das Clínicas da Faculdade de Medicina da Universidade de São Paulo (USP). Atheneu; 2017.
11. Chop Jr WM. Extending the New York Heart Association classification system. JAMA. 1985;254:505.
12. National Institute for Health and Care Excellence. Chronic heart failure: management of chronic heart failure in adults in primary and secondary care. August 2010. Disponível em: http://www.nice.org.uk.
13. Al-Mohammad A, Mant J, Laramee P et al. Chronic Heart Failure Guideline Development Group. Diagnosis and management of adults with chronic heart failure: summary of updated NICE guidance. BMJ. 2010;341:c4130.
14. Jong P, Yusuf S, Rousseau MF, Ahn SA, Bangdiwala SI. Effect of enalapril on 12-year survival and life expectancy in patients with left ventricular systolic dysfunction: a follow-up study. Lancet 2003;361:1843-1848.
15. Packer M, Coats AJ, Fowler MB et al. Effect of carvedilol on survival in severe chronic heart failure. N Engl J Med 2001;344:1651-1658.
16. Dargie HJ. Effect of carvedilol on outcome after myocardial infarction in patients with left-ventricular dysfunction: the Capricorn randomised trial. Lancet 2001;357:1385-1390.
17. Heran BS, Musini VM, Bassett K et al. Angiotensin receptor blockers for heart failure. Cochrane Database Syst Rev 2012;(4):CD003040.
18. Granger CB, McMurray JJV, Yusuf S, Held P, Michelson EL, Olofsson B, Ostergren J, Pfeffer MA, Swedberg K. Effects of candesartan in patients with chronic heart failure and reduced left-ventricular systolic function intolerant to angiotensin-converting-enzyme inhibitors: the Charm-Alternative trial. Lancet 2003;362:772-776.
19. Japp D, Shah A, Fisken S, Denvir M, Shenkin S, Japp A. Mineralocorticoid receptor antagonists in elderly patients with heart failure: a systematic review and meta-analysis. Age Ageing 2017;46(1):18-25.
20. Faris RF, Flather M, Purcell H, Poole-Wilson PA, Coats AJ. Diuretics for heart failure. Cochrane Database Syst Rev 2012;2:CD003838.
21. Hood Jr WB, Dans AL, Guyatt GH, Jaeschke R, McMurray JJV. Digitalis for treatment of heart failure in patients in sinus rhythm. Cochrane Database Syst Rev 2014; Issue 4.
22. Wakai A, McCabe A, Kidney R, Brooks SC, Seupaul RA, Diercks DB, Salter N, Fermann GJ, Pospisil C. Nitrates for acute heart failure syndromes. Cochrane Database Syst Rev 2013; Issue 8.
23. van Deursen VM et al. Co-morbidities in patients with heart failure: an analysis of the European Heart Failure Pilot Survey. Eur. J. Heart Fail. 2014;16:103-111.
24. Damman K, Valente MA, Voors AA, O'Connor CM, van Veldhuisen DJ, Hillege HL. Renal impairment, worsening renal function, and outcome in patients with heart failure: an updated meta-analysis. Eur Heart J 2014;35(7):455-469.
25. Ponikowski P, Voors AA, Anker SD, Bueno H, Cleland JG, Coats AJ et al. 2016 ESC guidelines for the diagnosis and treatment of acute and chronic heart failure: the task force for the diagnosis and treatment of acute and chronic heart failure of the European Society of Cardiology (ESC) developed with the special contribution of the heart failure association (HFA) of the ESC. Eur Heart J 2016.
26. Corrao G, Rea F, Ghirardi A, Soranna D, Merlino L, Mancia G. Adherence with antihypertensive drug therapy and the risk of heart failure in clinical practice. Hypertension 2015 Oct;66(4):742-9.

CAPÍTULO 6

Hipertensão Arterial Sistêmica e Doença Renal Crônica

- *Luiz Miguel Santiago* • *Ana Rita Magalhães*
- *Priscila Baptistão*

O que é importante saber

- É necessário saber e acompanhar como está a função renal dos pacientes hipertensos através do cálculo da Taxa de Filtração Glomerular e classificação do paciente conforme estágios de doença renal crônica.
- O rastreamento para detecção precoce, tratamento e seguimento dos hipertensos com doença renal crônica é fundamental, reduzindo a progressão e garantindo melhores desfechos desses pacientes.
- Detecção e controle de comorbidades associadas também é essencial e garante melhores resultados na evolução.
- Não se pode esquecer de orientar os pacientes sobre as substâncias nefrotóxicas e ajustar as doses de medicações quando necessário.

Considerações gerais

O manuseio integrado de uma pessoa que sofre de Hipertensão Arterial Sistêmica (HAS) e simultaneamente de Doença Renal Crônica (DRC) é algo que deve ser feito pelo médico de Atenção Primária durante muitos anos, utilizando como recurso, quando necessário, a consulta de outra especialidade como a Cardiologia, a Endocrinologia e a Nefrologia.

Além do conhecimento e de habilidades técnicas, a atuação do médico de família deve considerar:
- Quem é a pessoa?
- O que ela pensa sobre seu problema de saúde?
- Quanto assume esse problema?
- Está apta a assumir mudanças de hábito que não apenas evitem sua piora, mas atuem em sua melhora? Precisará de mais tempo para engajar-se?
- Caso seu comprometimento não se desperte durante as primeiras abordagens, que recursos a equipe de saúde tem para intervir efetivamente a fim de melhorar sua saúde?
- Como posso atuar no contexto desse indivíduo, focando em desfecho clínico positivo?
- Quais são os seus recursos que podem auxiliar na recuperação?
- Há pessoas próximas e que apoiem o seu engajamento?
- Há circunstâncias deletérias evitáveis?
- Em situações que não originam dor nem mal-estar (estágios iniciais da HAS e da DRC), como convencer alguém das consequências "individuais, familiares e sociais" que mais tarde aparecerão?
- Até que ponto nos limitamos apenas à prescrição de medicamentos, baseada em ensaios clínicos que pouco têm que ver com a realidade populacional?

De fato, num contexto em que se pretende exercer a Medicina Centrada na Pessoa todos os questionamentos acima apontados são essenciais e devem ser realizados conjuntamente com toda abordagem clínica aqui apresentada[1-8].

Abordagem diagnóstica

Pode definir-se **insuficiência renal (IR)** como a incapacidade dos rins em realizarem corretamente as suas funções de filtração, depuração e manutenção da homeostasia interna[9,10].

Dependendo do tempo de duração e instalação desse estado, ter-se-á uma **Lesão Renal Aguda (LRA)** ou uma **Doença Renal Crônica (DRC)**. A DRC é a redução significativa, progressiva e irreversível do número de néfronios funcionantes, com evidência de anomalias estruturais ou funcionais do rim que persistem por mais de 3 meses com ou sem diminuição da **Taxa de Filtração Glomerular (TFG)**, medida pela Fórmula[11]:

$$TFG^* = \frac{[140 - \text{Idade (anos)}] \times \text{Peso (kg)}}{\text{Creatinina Plasmática (mg/dl)} \times 72}$$

*Se mulher: multiplicar o resultado por 0,85.

Perante uma suspeita de doença renal, a primeira etapa no diagnóstico é estabelecer a sua cronicidade, isto é, excluir uma forma aguda. Uma anamnese correta e a ecografia renal são ajudas preciosas, permitindo a primeira apurar fatores de risco para DRC e, no caso da ecografia renal, medir o tamanho dos rins. Em geral, rins pequenos (com maior eixo < 10-11,5 cm) estão mais provavelmente alterados por doença crônica, sendo esta medida um marcador razoavelmente específico, mas apenas moderadamente sensível (nos casos de nefropatia diabética os rins podem ser de tamanho relativamente grande apesar de sua cronicidade)[12].

A DRC é atualmente classificada de acordo com estágios de gravidade (Quadro 6.1), sendo a prevalência global estimada em 13,4% nos estágios de 1 a 5 e em 10,6% nos estágios de 3 a 5[70], aumentando com a idade. A taxa de progressão da DRC é influenciada por fatores secundários como a idade, raça, fatores hemodinâmicos intraglomerulares, presença de HAS e proteinúria. Quanto à Doença Renal Terminal (DRT), o risco de morte é 40 vezes superior à população em geral, sendo o custo do tratamento da DRT 10 vezes maior que o da DRC.[13,14]

QUADRO 6.1 – Estágios de DRC de acordo com a classificação[15]

Estágio	Descrição
1	**TFG normal:** TFG > 90 ml/min/1,73 m² com evidência de dano renal crônico*
2	**DRC ligeira:** TFG 60-89 ml/min/1,73 m² com evidência de dano renal crônico
3	**DRC moderada:** TFG 30-59 ml/min/1,73 m²
4	**DRC grave:** TFG 15-29 ml/min/1,73 m²
5	**Doença renal terminal (DRT):** TFG < 15 ml/min/1,73 m² ou terapêutica de substituição renal

* Evidência de dano renal crônico: proteinúria persistente; hematúria persistente (após exclusão de outras causas urológicas); alterações estruturais renais demonstradas por ecografia ou outros exames de imagem; glomerulonefrite crônica comprovada por biópsia.
Fonte: Kidney Disease: Improving Global Outcomes (KDIGO) (2017).

Entre as causas mais frequentes de DRC salientam-se:
- Nefropatia diabética.
- Nefrosclerose hipertensiva.
- Glomerulonefrites.
- Doenças renovasculares.
- Doença renal policística.
- Nefropatia por refluxo e outras doenças renais congênitas.
- Nefrite intersticial incluindo a nefropatia por analgésicos, a nefropatia associada ao HIV e o insucesso do transplante de aloenxertos.

Entre os principais fatores de risco, salientam-se o aumento da esperança média de vida, a HAS e a Diabetes *Mellitus* (DM). A obesidade aumentando significativamente o risco dessas patologias é, por si só, um fator que triplica o risco de desenvolvimento de DRC.

O aumento da esperança de vida tem como consequência, também, um aumento natural da incidência e da prevalência de DRC, já que se sabe que o rim senil apresenta TFG diminuída (sendo comum TFG < 60 ml/m/1,73 m² em indivíduos com idade igual ou superior a 65 anos). Contudo, mesmo indivíduos com mais de 65 anos que apresentam TFG < 60 ml/m/1,73 m² e sem proteinúria, apresentam risco aumentado de mortalidade comparativamente com indivíduos com a mesma idade e TFG > 60 ml/m/1,73 m², pelo que a interpretação de "normalidade" relativamente aos valores de filtração glomerular associados a faixas etárias mais elevadas poderá não ser adequada. Assim, a avaliação de idosos com TFG estimadas entre 60 e 90 ml/min/1,73 m² deve incluir uma investigação sobre a presença de DRC[12,15,16].

A HAS, que pode ser causa de DRC, é também, na maioria das formas de DRC, uma das complicações mais frequentes. A HAS ligeira a moderada conduz a DRC por meio de vários mecanismos, como a glomerulosclerose primária nos indivíduos com ancestrais africanos (portadores do gene APOL-1), a nefrosclerose arteriolar que resulta em isquemia glomerular crônica, colapso capilar e destruição dos tufos glomerulares, no restante dos indivíduos. Nos indivíduos portadores do gene APOL-1, um aumento na concentração sérica da creatinina ou um aumento da excreção urinária de proteínas deve evocar a possibilidade de DRC sobreposta ao quadro de HAS. Assim as grandes diferenças são que os portadores do gene APOL-1 apresentam uma glomerulosclerose primária, sem grande prejuízo do compartimento vascular, enquanto no caso dos indivíduos com HAS crônica persistente, estes apresentam glomerulosclerose por isquemia mantida, em resultado de marcada arteriosclerose e hialinose arteriolar do glomérulo de Malpighi. Estas alterações conduzem à perda da autorregulação renal, que em condições normais impede que o aumento da Pressão Arterial sistêmica seja transmitido aos glomérulos, aumentando a disfunção renal crônica e o risco cardiovascular (RCV).

Elevações aceleradas da pressão arterial podem cursar com nefrosclerose maligna e consequente insuficiência renal aguda. A HAS é atualmente a principal causa de falência renal no Brasil[16]. No estudo SPRINT, concluiu-se que o adequado controle tensional pode desacelerar e até parar essa progressão da DRC, diminuindo a progressão da nefropatia e diminuindo a progressão do risco de Infarto Agudo do Miocárdio, Acidente Vascular Cerebral e Insuficiência Cardíaca. Demonstrou ainda que esta redução se aplica a populações caucasianas, sendo que no caso dos indivíduos com ancestrais africanos esse controle da PA falha no benefício renal. O controle intensivo da pressão arterial pode, em regra, deter ou inverter o processo de deterioração da função renal, e, em alguns doentes, a função renal chega a regressar ao normal ou a níveis quase estáveis[12,17,18].

O dano renal secundário à HAS manifesta-se pela presença de proteinúria, redução da TFG e progressão para DRT.

Manejo

A taxa de filtração glomerular estimada (TFGe) baseada em creatinina sérica, peso, idade e sexo, vem sendo progressivamente utilizada como indicadora de lesão renal, sendo com base no seu valor que se processa o estadiamento da DRC (Quadro 6.1).

A TFGe, associada à detecção de microalbuminúria, é a melhor forma de estimar a função renal[17], visto tratar-se de um marcador precoce de doença renal e fator de prognóstico que se associa a complicações entre as quais: hipoalbuminemia, edema, dislipidemia, progressão da DRC e doença cardiovascular prematura. A redução da proteinúria associa-se de forma positiva a uma diminuição da velocidade de progressão da DRC[15,19].

Contudo, e apesar desses dados, em estudo de investigação no Brasil, a prevalência de DRC desconhecida nos hipertensos foi de cerca de 38,6% (sendo de cerca de 14% em estágios avançados), confirmando a necessidade da prevenção e detecção precoce da patologia[20]. Por outro lado, sabe-se que a HAS mascarada é comum em indivíduos com DRC, associando-se a TFG mais baixas, proteinúria, lesão de órgão-alvo cardiovascular e maior mortalidade[21].

Essa relação entre HAS mascarada e lesão de órgão-alvo é mais pronunciada nos doentes com HAS noturna[22]. Em artigo de investigação original da Escola de Enfermagem de São Paulo, com o objetivo de comparar os hipertensos com ou sem DRC e a avaliação dos fatores de risco, concluiu-se que os primeiros apresentavam uma maior prevalência de DM e Insuficiência Cardíaca (IC). Nesse mesmo estudo, mais da metade dos hipertensos não estava controlada e quase um terço apresentava baixa adesão terapêutica[16].

Para prevenir é necessário diagnosticar precocemente a doença renal crônica e rastrear sobretudo a população de risco, evitando as possíveis complicações: osteodistrofia, hipercalemia, anemia, hiperparatireoidismo secundário, desnutrição, infecções de repetição, neuropatia, pericardite, dislipidemia, disfunção sexual, HAS, hiperfosfatemia e acidose metabólica[13].

Abordagem terapêutica

A gestão da DRC baseia-se em três pilares:

1) Rastreamento e detecção precoce em populações de risco como os doentes diabéticos e hipertensos por meio do rastreio da microalbuminúria. Os indivíduos com HAS devem ser rastreados quanto à presença de DRC, pelo menos a cada 36 meses, mediante a medição da microalbuminúria[23,24].

2) Avaliação e acompanhamento adequado, através de consultas periódicas e cálculo sistemático da TFG e da necessidade de envolver o doente e a rede de suporte, capacitando-os quanto à correta alimentação, importância da atividade física, perigo do uso de fármacos nefrotóxicos e produtos ditos naturais não legalmente aprovados.

3) Tratamento da DRC retardando a sua progressão:
   - Tratamento anti-hipertensivo com fármacos adequados.
   - Controle glicêmico.
   - Controle lipídico.
   - Terapêutica antiproteinúria com medicação que interfere no Sistema Renina-Angiotensina-Aldosterona (SRAA).
   - Modificação do estilo de vida (cessação tabágica, restrição proteica e salina, perda ponderal).
   - Evitar o abuso de substâncias nefrotóxicas, bem como ajuste da dose de vários fármacos (Quadro 6.2).

- Manutenção da hemoglobina > 13,0 g/dl nos homens e > 12,0 g/dl (< 120 g/l) nas mulheres.
- Controle do metabolismo osteomineral (cálcio, fósforo e paratormônio).
- Evitar as causas mais frequentes de agudização da DRC, nomeadamente, depleção de volume, administração de produtos de contraste radiológico, fármacos nefrotóxicos, obstrução do trato urinário e infecções.
- Encaminhamento a nefrologista quando necessário.

QUADRO 6.2 – Ajuste de dose e fármacos a evitar nos doentes com DRC[25]

Anti-hipertensores		Hipoglicemiantes	
Antagonistas do SRAA	• Uso criterioso nos pacientes com estenose da artéria renal. • Iniciar com doses baixas se TFG < 45 ml/min/1,73 m². • Monitorizar potássio nas primeiras semanas após introdução e aumentar dose gradualmente.	Sulfonilureias	• Evitar as com excreção predominantemente renal. • Reduzir doses das restantes quando TFG < 30 ml/min/1,73 m².
Betabloqueantes	• Reduzir dose em 50% no caso dos beta-bloqueantes hidrofílicos (atenolol, bisoprolol, nadolol, acebutolol).	Insulina	• Reduzir dose se TFG < 30 ml/min/1,73 m².
Digoxina	• Ajuste de acordo com doseamentos plasmáticos.	Metformina	• Evitar se TFG < 30 ml/min/173m². • Reduzir dose se tFG < 45 ml/min/1,73 m². • Suspender se intercorrência aguda potencialmente causadora de acidose láctica.
Analgésicos		**Hipolipidemiantes**	
Aine	• Evitar se TFG < 30 ml/min/1,73 m². • Evitar uso crônico ou prolongado se TFG < 60 ml/min/1,73 m². • Evitar uso concomitante de lítio ou antagonistas do SRAA.	Estatinas	• Reduzir dose da lovastatina, rosuvastatina e pravastatina se tFG < 30 ml/min/1,73 m².
Opióides	• Evitar se TFG <15 ml/min/1,73 m². • Reduzir dose se TFG < 30 ml/min/1,73 m².	Fenofibrato	• Aumento do risco de LRA.

(Continua)

(Continuação)
QUADRO 6.2 – Ajuste de dose e fármacos a evitar nos doentes com DRC[25]

Antimicrobianos		Outros	
Macrólidos	• Reduzir dose se TFG < 30 ml/min/1,73 m².	Lítio	• Nefrotóxico e potencialmente causador de diabetes insípida. • Evitar uso concomitante de AINE.
Fluoroquinolonas	• Reduzir dose se TFG <15 ml/min/1,73 m².	Bifosfonatos	• Evitar se TFG < 30 ml/min/1,73 m².
Tetraciclinas	• Reduzir dose se TFG < 45 ml/min/1,73 m².	Preparações de colonoscopia contendo fosfato de sódio	• Uso criterioso nos doentes com DRC.
Antifúngicos	• Reduzir dose do fluconazol em 50% se TFG < 45 ml/min/1,73 m². • Reduzir dose da flucitosina se TFG < 60 ml/min/1,73 m².		
Trimetoprim	• Reduzir dose em 50% se TFG < 30 ml/min/173 m². • Maior risco de hipercaliemia em idosos, doses elevadas, uso concomitante de antagonistas do SRAA/Aine*.	Gabapentina	• Se TFG 30-59 ml/min/1,73 m² evitar doses > 1.400 mg/dia. • Se TFG 15-29 ml/min/1,73 m² evitar doses > 700 mg/dia. • SE TFG < 15 ml/min/1,73 m² evitar doses > 300 mg.
Anticoagulantes		**Produtos naturais**	
Heparina de baixo peso molecular	• Reduzir dose em 50% se TFG < 30 ml/min/173 m².	• Evitar	
Varfarina	• Risco aumentado de hemorragia se TFG < 30 ml/min/1,73 m².		
Novos anticoagulantes orais	• Ajuste de dose necessário em relação ao dabigatrano exetilato e ao rivaroxabano.		

* Aine (anti-inflamatório não esteroidal).
Fonte: Adaptada de National Kidney Foundation KDOQI *guidelines*.

Todos os indivíduos com DRC são considerados de muito alto risco cardiovascular, independentemente da presença de outras condições clínicas. Sabe-se que 40% dos pacientes em diálise têm evidência de doença arterial coronária e apenas 15% têm função do ventrículo esquerdo considerada normal mediante critérios ecocardiográficos. Assim, todos os outros fatores de risco devem ser ativamente pesquisados e controlados de acordo com os valores-alvo considerados para este grupo.[27]

Aconselha-se assim a que haja cuidados otimizados quanto a:

- **Sal:** o excessivo consumo de sal associa-se a maior risco de progressão da DRC, maiores valores de PA diastólica e PA média, maior número de medicamentos anti-HAS necessários, sendo ainda um determinante independente de albuminúria e preditor de risco CV. Redução para 6 g/dia traduz-se numa diminuição média de 9 mm de pressão arterial sistólica e de 4 mmHg na pressão arterial diastólica nos indivíduos hipertensos com DRC e numa redução da proteinúria em cerca de 20 a 50%[28,29].
- **Restrição proteica:** existe evidência de vantagens de dietas com restrição proteica com consumos entre 0,6 a 0,75 gramas de proteína/kg/dia nos doentes com DRC progressiva, nomeadamente na desaceleração da progressão para DRT[30].
- **Peso:** a perda de peso para valores de IMC considerado como peso normal deve ser encorajada nos estádios 1 ao 4. Contudo, em doentes com DRC avançada, a mal nutrição pode associar-se a complicações, pelo que, no estádio 5, existem riscos associados ao incentivo à perda de peso, sendo até desejável e nefroprotetor um excesso de peso (IMC 25 a 29 kg/m^2)[31].
- **Exercício físico:** regime recomendado na DRC (do estádio 1 ao 5): sessões regulares 3 vezes por semana com mais de 30 minutos de duração, de moderada intensidade aeróbica (bicicleta, caminhada, corrida), associadas a treino de resistência de 30 a 90 minutos supervisionado. Para os indivíduos obesos ou com excesso de peso, mínimo de 150 a 300 minutos semanais[32].
- **Antiagregantes plaquetários:** não há dados suficientes que suportem o uso de antiagregantes plaquetários na prevenção primária de DCV nos doentes com DRC[33].
- **Hipouricemiantes:** não existe evidência para o uso de alopurinol ou de outros agentes hipouricemiantes no tratamento da hiperuricemia nos hipertensos[27]. No entanto, há evidência de que a presença de hiperuricemia se relaciona de forma independente com o aumento da prevalência de DRC em doentes hipertensos[34,35].
- **Vitamina D:** não se sugere a sua administração de forma rotineira na ausência de suspeita ou de deficiência documentada[36].
- **Colesterol LDL-alvo:** há evidência de que valores de LDL de até 70 mg/dl nos indivíduos com hipertensão arterial sistêmica devem ser atingidos quando há DRC associada. Estabelece-se fino controle dietético associado à estatina como droga de primeira linha, aliando-se ezetimiba se alvo não atingido[37].

Terapia medicamentosa

A evidência mostra que a hipertensão arterial desempenha um papel fundamental no início e na progressão da doença renal[38]. Dessa forma, a diminuição dos valores de pressão arterial é a principal estratégia preventiva, apontada pelas diversas *guidelines*, no tratamento da insuficiência renal[31,38-40]. Estão definidos, como objetivos terapêuticos a atingir, valores tensionais inferiores a 140/90 mmHg, e a ESH/ESC 2013[40] e a KDIGO 2012[31] fazem a distinção entre doentes com ou sem proteinúria (Quadro 6.3). Os anti-hipertensores são parte fundamental da estratégia terapêutica utilizada em pacientes com DRC.

QUADRO 6.3 – Comparação dos valores tensionais ótimos para doentes com Insuficiência Renal Crónica (IRC) em diferentes *guidelines*

Guideline	População	Pressão arterial ótima (mmHg)
2014 *Hypertension Guideline* (JCN8)[38]	IRC	< 140/90
NICE 2014[49]	IRC sem proteinúria	< 140/90
	IRC + proteinúria	< 130/80
ESH/ESC 2013[40]	IRC sem proteinúria	< 140/90
	IRC + proteinúria	< 130/90
CHEP 2014[39]	IRC	< 140/90
KDIGO 2012[31]	IRC sem proteinúria	≤ 140/90
	IRC + proteinúria	≤ 130/80

Fonte: Adaptada de National Kidney Foundation KDOQI *guidelines*.

Na escolha da terapêutica anti-hipertensiva, dois grandes aspetos devem ser levados em conta, a ação nefroprotetora do fármaco, que prevenirá ou retardará a evolução da insuficiência renal, e a presença de efeitos secundários, nomeadamente a hipercalemia.

Relativamente à nefroproteção, e considerando a patogênese das alterações glomerulares induzidas pela hipertensão, a intervenção terapêutica tem como objetivos diminuir a pressão arterial, diminuir a sobrecarga sobre a microvasculatura renal e inibir os mecanismos de destruição tecidual[41,42].

Considerando as principais classes de fármacos anti-hipertensivos, Inibidores do eixo Renina-Angiotensina-Aldosterona (Inibidor de Enzima de Conversão de Angiotensina, IECA e Bloqueadores dos Receptores de Angiotensina, BRA), Bloqueadores de Canal de Cálcio, Diuréticos e Bloqueadores adrenérgicos de tipo β, todas exercem uma ação nefroprotetora por diminuírem a pressão arterial. No entanto nem todas exercem efeitos diretos sobre os mecanismos intrarrenais. Apesar de não estar definida, de forma inequívoca, qual a melhor estratégia terapêutica na insuficiência renal, existem algumas recomendações gerais, com base na evidência científica (Quadro 6.4).

QUADRO 6.4 – Anti-hipertensores recomendados pelas principais *guidelines* na IR

Guideline	Primeira linha	Associações
2014 Hypertension Guideline (JCN8)[38]	IECA/BRA	IECA/BRA + BCC
		IECA/BRA + Tiazídico
NICE 2014[49]	IECA/BRA	IECA/BRA + BCC
		IECA/BRA + Tiazídico
ESH/ESC 2013[40]	IECA/BRA	IECA/BRA + BCC
		IECA/BRA + Tiazídico
		Se TFG < 30 ml/min por 1,73m² – diurético da alça
CHEP 2014[39]	IECA/BRA	IECA/BRA + Tiazídico
KDIGO 2012[31]	IECA/BRA	–

Fonte: Adaptado de Wenzel RR (2005).

Inibidores do eixo Renina-Angiotensina-Aldosterona

A Angiotensina é um potente vasoconstritor renal, sendo os inibidores do eixo RAA fármacos de especial importância na IR. Exercem a sua ação através de diversos mecanismos, sendo eficazes não só na diminuição da pressão arterial, como na diminuição da pressão glomerular, diminuição da albuminúria e melhora da função endotelial[43-48]. São assim a classe que mais eficácia apresenta na redução da progressão da doença, sendo a terapêutica de primeira linha referida pelas principais *guidelines*[31,38-40,49].

Alguns autores defendem que os IECA são mais eficazes em relação aos ARA, uma vez que os primeiros inibem a degradação da bradicinina, potenciando a produção de óxido nítrico (NO) e consequentemente apresentando maior proteção endotelial[46,48-50]. No entanto, são escassos os estudos na população com insuficiência renal, não se sabendo se há diferenças significativas nos resultados clínicos obtidos com ambas as classes.

Bloqueadores de Canal de Cálcio (BCC)

De modo geral, os BCC têm uma ação nefroprotetora inferior aos inibidores do eixo RAA, estando recomendados como anti-hipertensivos de primeira linha em doentes com Insuficiência Renal e que apresentem alguma contraindicação para a utilização de IECA ou BRA, como, por exemplo, hipercaliemia[51,52].

Dentro dessa classe verificam-se diferenças entre os mecanismos de ação dos BCC não diihidropridinicos (verapamil e diltiazem) e dos BCC diihidropridinicos (nifedipina e amlodipina) (Quadro 6.5). Os BCC não DHP conseguem reduções da albuminúria mais significativas[45,53,54], não interferindo com os mecanismos de autorregulação renal[55], sendo assim os mais utilizados em insuficientes renais com proteinúria[42].

Diuréticos

Uma das principais causas de hipertensão na doença renal é a sobrecarga de volume extracelular, como resultado da retenção de sódio. Os diuréticos, ao aumentar a excreção de sódio, permitem aumentar a diurese e diminuir a volemia e o retorno venoso, contribuindo para uma diminuição da pressão arterial e potencializando a ação de outros anti-hipertensores[42,45,56]. Os tiazídicos e análogos são a classe mais comumente utilizada no tratamento de insuficientes renais, sendo a clorotalidona uma das mais estudadas, mostrando equivalência ao amlodipino e ao lisinopril na proteção da taxa de filtração glomerular[57,58]. No caso de resposta subótima aos tiazídicos e análogos ou de edema significativo, recomenda-se um diurético da alça, especialmente em casos de marcada diminuição da TFG[39,40,45]. Os diuréticos não apresentam a mesma capacidade nefroprotetora de outras classes, nomeadamente dos IECA e dos BRA (Quadro 6.5), mas são recomendados pelas principais *guidelines* como terapêutica de associação[38-40,49].

Antagonistas da aldosterona

Alguns estudos têm focado nos efeitos dos antagonistas dos receptores mineralocorticoides, como espironolactona ou a eplerona, em terapêutica de associação aos IECA e BRA em doentes com IR. Os antagonistas da aldosterona, além de diminuírem a pressão arterial, apresentam uma ação nefroprotetora por reduzirem a albuminúria (Quadro 6.5)[59-61]. A sua associação com IECA ou BRA aumenta o risco de hipercalemia; no entanto, este efeito pode ser previsto, avaliando-se a função renal basal do doente, bem como com o controle regular dos níveis séricos de potássio[60,62].

Bloqueadores adrenérgicos de tipo β

Existem poucos estudos que avaliem os efeitos dos bloqueadores adrenérgicos de tipo β na progressão da função renal. No geral, é reconhecida ação nefroprotetora aos bloqueadores adrenérgicos de tipo β, uma vez que estes diminuem o *stress* oxidativo, aumentando a atividade do NO (Quadro 6.5)[63]. Esta ação é inferior à conseguida pelos IECA ou BEC[64,65] e difere dentro da própria classe, sendo o carvedilol aquele que apresenta melhores propriedades nefroprotetoras[55,64].

QUADRO 6.5 – Comparação dos efeitos renais dos anti-hipertensivos

Classe terapêutica	↓ PA	↓ Albuminúria	↓ Resistência glomerular aferente	↓ Resistência glomerular eferente	↑ Adiponectinas	↑ NO	↑ K⁺
IECA	✓	✓	✓	✓	✓	✓	✓
BRA	✓	✓	✓	✓	✓	✓	✓
BCC – DHP	✓		✓	✓		✓	
BCC – não DHP	✓	✓	✓	✓	✓		
Tiazídicos e análogos	✓						
Antagonistas da aldosterona	✓	✓					✓
Bloqueadores adrenérgicos tipo β	✓					✓	

Fonte: Wenzel RR et al. (2005).

Terapêuticas de associação

Sabendo que a nefropatia envolve múltiplos mecanismos, a terapêutica de associação é muitas vezes necessária para atingir resultados mais eficazes.

A associação de um IECA com um BRA tem sido largamente discutida. Apesar de reduzir a proteinúria, não está recomendada devido a um aumento do risco de efeitos adversos, nomeadamente hipercalemia[66,67].

As associações mais recomendadas são um inibidor do eixo RAA com um BCC não DHP ou com um diurético tiazídico ou análogo. A primeira permite maior redução da proteinúria[55,68], enquanto a segunda demonstrou ser a mais eficaz na redução da sobrecarga de volume extracelular[45,69].

Terapêutica de substituição renal

A preparação para a terapêutica de substituição renal, assim como os acessos vasculares, deve ser iniciada quando a TFGe se encontra em valores inferiores a 30 ml/min/1,73 m², sendo esta mandatória para valores de TFG < a 15 ml/min/1,73 m². As opções existentes hoje em dia incluem a diálise peritoneal, a hemodiálise ou a transplantação de enxerto renal.

QUADRO 6.6 – Resumo das recomendações para terapia nefroprotetora[31]

População	Pressão-alvo	Terapêutica não farmacológica	Terapêutica farmacológica
População em geral	< 140/90 mmHg	• Reduzir ingestão de sal. • Atividade física.	Betabloqueadores e diuréticos.
DRC estádios 1 ao 4 com proteinúria 1 g/dia) ou nefropatia diabética	< 125/75 mmHg	Reduzir ingestão de sal.	Medicamentos que atuam no SRAA e diuréticos. BCC em transplantados.
DRC estádios 1 ao 4 sem proteinúria (< 1 g por dia)	< 135/85 mmHg	Reduzir ingestão de sal.	Medicamentos que atuam no SRAA e diuréticos. BCC em transplantados.
DRC estádio 5	< 140/90 mmHg	• Reduzir ingestão de sal. • Reduzir ingestão de líquidos e ultrafiltração em dialisados.	Qualquer medicação exceto diuréticos em dialisados.

SRAA – sistema renina-angiotensina-aldosterona; BCC – bloqueadores dos canais de cálcio.
Fonte: Kidney Disease: Improving Global Outcomes (KDIGO) Blood Pressure Work Group (2012).

Seguimento

O seguimento dos pacientes com DRC deve ser realizado conforme a gravidade, sendo recomendada a seguinte periodicidade e exames de monitoramento, desde que estabilizado seu nível de comprometimento renal:

- **Sem lesão renal grave:** seguimento anual com hemograma, sódio, potássio, creatinina, glicose, albuminúria em amostra de urina, ECG e ecografia renal.
- **Com lesão renal grave:** seguimento a cada 4 meses com hemograma, sódio, potássio, creatinina. Os demais exames (glicose, albuminúria em amostra de urina, ECG e ecografia renal) podem ser solicitados semestral ou anualmente conforme o caso.

Quando encaminhar e para qual especialidade médica

- Para Nefrologia, quando houver DRC com Taxa de Filtração Glomerular < 40 ml/min/1,73 m².
- Para Cardiologia, em caso de sinais de Insuficiência Cardíaca Congestiva (grau III ou IV) ou Doença Arterial Coronariana associada.
- Para Endocrinologia, em caso de descompensação eletrolítica ou da glicemia.

Em todos os casos, o médico de Atenção Primária deve assumir o trabalho de centralizar a informação e prover aconselhamento e orientação da pessoa.

Encaminhar para pronto-socorro de forma urgente:

- Lesão Renal Aguda sobreposta a DRC (Aumento 1,5 vezes creatinina sérica, Redução TFG > 25%).
- Oligúria (débito urinário < 400 mL por 24 horas).
- DRC terminal de novo (TFG < 15).
- TFG < 15 e sintomas: pericardite, hemorragia ativa, encefalopatia, asterixis, mioclonias, fraqueza muscular nas extremidades, convulsões, acidose metabólica com pH < 7,25.
- Hipercalemia severa (> 7).

Papel da Equipe de Saúde da Família

A Equipe de Saúde da Família deve atuar em conjunto durante a prevenção, detecção, mobilização, ensino e monitoramento do indivíduo com Hipertensão Arterial Sistêmica e Doença Renal.

Deve-se lançar mão do conjunto de tecnologia da informação e meios de comunicação físicos e virtuais disponíveis como catalisadores de resultados clínicos.

Sinais de alerta e erros comuns

Os principais sinais de alerta são a presença de: astenia, edemas, câimbras, hálito urêmico, descompensação da pressão arterial, alteração da Taxa de Filtração Glomerular e hiperpotassemia.

Os principais erros são:

- Não monitorizar e classificar os pacientes hipertensos quanto à doença renal crônica.

- Não introduzir e monitorizar adesão à terapia medicamentosa nefroprotetora para os pacientes com indicação.
- Não orientar e monitorizar adesão a dieta e atividade física.
- Não esclarecer sobre medicamentos e hábitos a serem evitados.
- Não realizar ajuste de dose de medicações conforme a deterioração da função renal.

Referências

1. Stewart M, Brown JB, Weston WW, McWhinney IR, McWilliam CL, Freeman T. Medicina centrada na pessoa: transformando o método clínico. 3 ed. Porto Alegre: Artmed; 2017.
2. Freeman TR. Manual de Medicina de Família e Comunidade de McWhinney. 4a ed. Porto Alegre: Artmed; 2018.
3. Howie JG, Heaney D, Maxwell M. Quality, core values and the general practice consultation: issues of definition, measurement and delivery. Fam Pract 2004;21(4):458-68.
4. Little P, Everitt H, Williamson I, Warner G, Moore M, Gould C, Ferrier K, Payne S. Observational study of effect of patient centredness and positive approach on outcomes of general practice consultations. BMJ 2001;323(7318):908-11.
5. Mercer SW, Jani BD, Maxwell M, Wong SYS, Watt GCM. Patient enablement requires physician empathy: a cross-sectional study of general practice consultations in areas of high and low socioeconomic deprivation in Scotland. BMC Fam Pract 2012;13:6.
6. Pintalhão I, Botas P, Pereira C, Santiago LM. Desenvolvimento de tradução para português do patient enablement instrument. Rev ADSO 2013;(O2):18-22.
7. Borges JWP, Moreira TM, Rodrigues MTP, Oliveira CJ. Utilização de questionários validados para mensurar a adesão ao tratamento da hipertensão arterial: uma revisão integrativa. Rev. Esc. Enferm. USP São Paulo 2012 Apr;46(2).
8. Prazeres F, Santiago L. Prevalence of multimorbidity in the adult population attending primary care in Portugal: a cross-sectional study. BMJ Open 2015;5:e009287.
9. Koolman J, Klaus-Heinrich R. Bioquímica texto e atlas. 4ª ed. Artmed; p. 322-331.
10. Gusso G, Ceratti Lopes JM. Tratado de Medicina de Família e Comunidade. Artmed; 2012. v. II, p. 1124-1135.
11. Cockcroft DW, Gault MH. Prediction of creatinine clearance from serum creatinine. Nephron 1976;16:31-41.
12. Kasper et al. Harrison Manual de Medicina.18ª ed. McGraw-Hill; p. 707.
13. Ministério da Saúde Português. Plataforma de gestão da doença renal crónica, gestão integrada da doença. Disponível em: http://gid.min-saude.pt/irc.php.
14. Sharma P, Blackburn RC, Parke CL, McCullough K, Marks A, Black C. Angiotensin-converting enzyme inhibitors and angiotensin receptor blockers for adults with early (stage 1 to 3) non-diabetic chronic kidney disease. Cochrane Database Syst Rev 2011;10(CD007751). DOI: 10.1002/14651858.CD007751.pub2.
15. Kidney Disease: Improving Global Outcomes (KDIGO) CKD-MBD Update Work Group. KDIGO 2017 Clinical Practice Guideline Update for the Diagnosis, Evaluation, Prevention, and Treatment of Chronic Kidney Disease-Mineral and Bone Disorder (CKD-MBD). Kidney Int Suppl. 2017;7:1-59.
16. de Pinho NA, de Oliveira RCB, Pierin AMG. Hipertensos com e sem doença renal: avaliação de fatores de risco. Rev. Esc. Enferm. USP 2015 Dec;49(spe):101-108. [cited 2016 Oct 02].
17. Kaplan NM et al. Kaplan's Clinical Hypertension. Tenth Edition. Wolters Kluwer and Lippincott Williams & Wilkins.
18. Freedman BI, Cohen AH. Hypertension-attributed nephropathy: what's in a name? Nature Reviews – Nephrology. doi: 10.1038/nrneph.2015.172. Published online 10 Nov 2015.
19. George L, Bakris MD, Eberhard Ritz MD. On behalf of the World Kidney Day Steering Committee*, The Message for World Kidney Day 2009: Hypertension and Kidney Disease: A Marriage That Should Be Prevented. doi: 10.1111/j.1751-7176.2009.00092.x.
20. da Silva LS et al. Hidden prevalence of chronic kidney disease in hypertensive patients: the strategic role of primary health care. Public Health Volume 0, Issue 0.
21. Agarwal R, Pappas MK, Sinha AD. Masked uncontrolled hypertension in CKD. J Am Soc Nephrol 2016;27(3):924-932. DOI: 10.1681/ASN.2015030243.
22. Paul ED et al. Masked Hypertension and Elevated Nighttime Blood Pressure in CKD: Prevalence and Association with Target Organ Damage. Clin J Am Soc Nephrol 2016 Apr;11. doi: 10.2215/CJN.08530815.

23. Norma da DGS. Disponível em: ///C:/Users/Ana/Downloads/i015393.pdf [acesso em: 01/09/2016].
24. Bilhete de identidade dos indicadores de contratualização dos cuidados de saúde primários propostos para ano de 2015. Disponível em: http://www.acss.min-saude.pt/Portals/0/bilhete_identidade_indicadores_contratualizacao_2015__2015_01_26.pdf [acesso em: 01/09/2016].
25. Riegersperger M, Sunder-Plassmann G. How to prevent progression to end stage renal disease. J Renal Care XXXIII:105-107.
26. National Kidney Foundation. KDOQI Guidelines. Chronic Kidney Disease: Know the Risks of Medications and Imaging. Studies 2014.
27. National Kidney Foundation. K/DOQI Clinical Practice Guidelines for Cardiovascular Disease in Dialysis Patients. Am J Kidney Dis 2005;45(suppl3):S1-S154.
28. Nerbass FB et al. High sodium intake and risk factors in CKD. Eur J Clin Nutr 2015 Jul;69(7):786-90. doi: 10.1038/ejcn.2014.215. Epub 2014 Oct 8.
29. McMahon EJ, Campbell KL, Bauer JD, Mudge DW. Altered dietary salt intake for people with chronic kidney disease. Cochrane Database Syst Rev 2015;2(CD010070). DOI: 10.1002/14651858.CD010070.pub2.
30. Kopple JD. National Kidney Foundation K/DOQI. Clinical Practice Guidelines for Nutrition in Chronic Renal Failure. Am J Kidney Dis 2001 Jan;37(1Suppl2):S66-70.
31. Kidney Disease: Improving Global Outcomes (KDIGO) Blood Pressure Work Group. KDIGO Clinical Practice Guideline for the Management of Blood Pressure in Chronic Kidney Disease. Kidney inter. Suppl. 2012;2:337-414.
32. Heiwe S, Jacobson SH. Exercise training for adults with chronic kidney disease. Cochrane Database Syst Rev 2011;10(CD003236). DOI: 10.1002/14651858.CD003236.pub2.
33. Palmer SC, Di Micco L, Razavian M, Craig JC, Perkovic V, Pellegrini F, Jardine MJ, Webster AC, Zoungas S, Strippoli GFM. Antiplatelet agents for chronic kidney disease. Cochrane Database Syst Rev 2013;2(CD008834). DOI: 10.1002/14651858.CD008834.pub2.
34. Gois PHF, Souza ERDM. Pharmacotherapy for hyperuricemia in hypertensive patients. Cochrane Database Syst Rev 2013;1(CD008652). DOI: 10.1002/14651858.CD008652.pub2.
35. Dai H, Lu S, Tang X, Lu M, Chen R, Chen Z, Yang P, Liu C, Zhou H, Lu Y, Yuan H. Combined Association of Serum Uric Acid and Metabolic Syndrome with Chronic Kidney Disease in Hypertensive Patients. Kidney Blood Press Res. 2016;41(4):413-23. doi: 10.1159/000443443. Epub 2016 Jun 30.
36. Inda Filho AJ, Melamed ML. Vitamina D e doença renal: o que nós sabemos e o que nós não sabemos. J. Bras. Nefrol. [Internet] 2013 Dec [cited 2016 Oct 02]; 35(4):323-331.
37. Banach et al. Lipids in Health and Disease 2015;14:167. DOI 10.1186/s12944-015-0169-0.h.
38. James PA et al. 2014 Evidence-based guideline for the management of high blood pressure in adults: report from the panel members appointed to the Eighth Joint National Committee (JNC 8). JAMA 2014;311(5):507-20.
39. Dasgupta K et al. The 2014 Canadian Hypertension Education Program recommendations for blood pressure measurement, diagnosis, assessment of risk, prevention, and treatment of hypertension. Can J Cardiol 2014;30(5):485-501.
40. Mancia G et al. 2013 ESH/ESC guidelines for the management of arterial hypertension: the Task Force for the Management of Arterial Hypertension of the European Society of Hypertension (ESH) and of the European Society of Cardiology (ESC). Eur Heart J 2013;34(28):2159-219.
41. Bidani AK, Griffin KA. Pathophysiology of hypertensive renal damage: implications for therapy. Hypertension 2004;44(5):595-601.
42. Wenzel RR. Renal protection in hypertensive patients: selection of antihypertensive therapy. Drugs 2005;65(Suppl2):29-39.
43. Sharaf El Din UA, Salem MM, Abdulazim DO. Stop chronic kidney disease progression: Time is approaching. World J Nephrol 2016;5(3):258-73.
44. Ahmed A, Jorna T, Bhandari S. Should We STOP Angiotensin Converting Enzyme Inhibitors/Angiotensin Receptor Blockers in Advanced Kidney Disease? Nephron 2016;133(3):147-58.
45. Wolley MJ, Stowasser M. Resistant Hypertension and Chronic Kidney Disease: a Dangerous Liaison. Curr Hypertens Rep 2016;18(5):36.
46. Omae K, Ogawa T, Nitta K. Therapeutic advantage of angiotensin-converting enzyme inhibitors in patients with proteinuric chronic kidney disease. Heart Vessels 2010;25(3):203-8.
47. Murakami T et al. Role of renin-angiotensin system inhibitors in retardation of progression of end-stage renal failure: a retrospective study. Clin Exp Nephrol 2016;20(4):603-10.
48. Xie X et al. Renin-Angiotensin System Inhibitors and Kidney and Cardiovascular Outcomes in Patients With CKD: A Bayesian Network Meta-analysis of Randomized Clinical Trials. Am J Kidney Dis 2016;67(5):728-41.

49. National Institute for Health and Care Excellence (NICE). Chronic kidney disease in adults: assessment and management. 2014.
50. Gryglewski RJ et al. Bradykinin as a major endogenous regulator of endothelial function. Pediatr Pathol Mol Med 2002;21(3):279-90.
51. Zhao HJ et al. Effect of calcium channels blockers and inhibitors of the renin-angiotensin system on renal outcomes and mortality in patients suffering from chronic kidney disease: systematic review and meta-analysis. Ren Fail 2016;38(6):849-56.
52. Toto RD. Management of hypertensive chronic kidney disease: role of calcium channel blockers. J Clin Hypertens (Greenwich) 2005;7(4Suppl1):15-20.
53. Kalaitzidis R, Bakris GL. The role of calcium antagonists in chronic kidney disease. Arch Med Sci 2009;5(3A):S435-S 441.
54. Gashti CN, Bakris GL. The role of calcium antagonists in chronic kidney disease. Curr Opin Nephrol Hypertens 2004;13(2):155-61.
55. Susic D. Renal protective potential of antihypertensive drugs. Exp Opin Investig Drugs 2000;9(11):2593-600.
56. Sinha AD, Agarwal R. Thiazide Diuretics in Chronic Kidney Disease. Curr Hypertens Rep 2015;17(3):13.
57. Rahman M et al. Renal outcomes in high-risk hypertensive patients treated with an angiotensin-converting enzyme inhibitor or a calcium channel blocker vs a diuretic: a report from the Antihypertensive and Lipid-Lowering Treatment to Prevent Heart Attack Trial (ALLHAT). Arch Intern Med 2005;165(8):936-46.
58. Sinha AD, Agarwal R. Thiazides in advanced chronic kidney disease: time for a randomized controlled trial. Curr Opin Cardiol 2015;30(4):366-72.
59. Bolignano D et al. Aldosterone antagonists for preventing the progression of chronic kidney disease. Cochrane Database Syst Rev 2014;(4):CD007004.
60. Mavrakanas TA, Gariani K, Martin PY. Mineralocorticoid receptor blockade in addition to angiotensin converting enzyme inhibitor or angiotensin II receptor blocker treatment: an emerging paradigm in diabetic nephropathy: a systematic review. Eur J Intern Med 2014;25(2):173-6.
61. Navaneethan SD et al. Aldosterone antagonists for preventing the progression of chronic kidney disease: a systematic review and meta-analysis. Clin J Am Soc Nephrol 2009;4(3):542-51.
62. Hirsch JS, Drexler Y, Bomback AS. Aldosterone blockade in chronic kidney disease. Semin Nephrol 2014;34(3):307-22.
63. Takamitsu Y et al. A nitric oxide-generating beta-blocking agent prevents renal injury in the rat remnant kidney model. Comparative study of two beta-blocking drugs, nipradilol and propranolol. Nephron Physiol 2003;93(2):42-50.
64. Joles JA, Koomans HA. Causes and consequences of increased sympathetic activity in renal disease. Hypertension 2004;43(4):699-706.
65. Koh KK et al. Distinct vascular and metabolic effects of different classes of anti-hypertensive drugs. Int J Cardiol 2010;140(1):73-81.
66. Palmer SC et al. Comparative efficacy and safety of blood pressure-lowering agents in adults with diabetes and kidney disease: a network meta-analysis. Lancet 2015;385(9982):2047-56.
67. Fried LF et al. Combined angiotensin inhibition for the treatment of diabetic nephropathy. N Engl J Med 2013;369(20):1892-903.
68. Shigihara T et al. Effect of combination therapy of angiotensin-converting enzyme inhibitor plus calcium channel blocker on urinary albumin excretion in hypertensive microalbuminuric patients with type II diabetes. Hypertens Res 2000;23(3):219-26.
69. Wilcox CS. New insights into diuretic use in patients with chronic renal disease. J Am Soc Nephrol 2002;13(3):798-805.
70. Hill NR, Fatoba ST, Oke JL, Hirst JA, O'Callaghan CA, Lasserson DS et al. (2016). Global Prevalence of Chronic Kidney Disease – A Systematic Review and Meta-Analysis. PLoS ONE 11(7): e0158765.

CAPÍTULO 7

Hipertensão Arterial Sistêmica (HAS) e Acidente Vascular Cerebral (AVC)

• *Ana Laura Batista da Silva* • *Amanda Arlete Ribeiro Firmino*
• *Lilian Bentivegna Martens*

O que é importante saber

- O acidente vascular cerebral (AVC) é um déficit neurológico agudo de etiologia vascular cerebral, subdivido em AVC isquêmico e hemorrágico, o último pode ser ainda dividido em intraparenquimatoso e hemorragia subaracnoide.
- A hipertensão arterial sistêmica é um dos fatores de risco mais importantes para o acidente vascular cerebral, sendo o seu tratamento um dos pilares de sua prevenção.
- A equipe de atenção primária à saúde desempenha papel crucial em todos os processos da história natural de um AVC, desde o controle dos fatores de risco até a prestação de todo o cuidado domiciliar aos pacientes com algum tipo de sequela e seus cuidadores.

ATAQUE ISQUÊMICO TRANSITÓRIO

Considerações gerais

Ataque isquêmico transitório (AIT) é definido como um episódio transitório (ou seja, < 24 horas de duração) de disfunção neurológica causada por isquemia cerebral focal, da medula espinhal, ou retiniana sem infarto agudo. Esses pacientes são classificados como sendo de alto risco para AVC isquêmico precoce.

Uma história abrangente deve incluir a identificação de sintomas consistentes com um déficit neurológico focal, o momento de início dos sintomas e o momento da resolução, porque os sintomas muitas vezes resolvem-se durante a avaliação. Ouvir outras pessoas que presenciaram o evento pode ser útil para descrever sintomas não percebidos pelo paciente. Também devem ser investigados fatores de risco associados à doença isquêmica, tais como tabagismo, obesidade, diabetes *mellitus*, dislipidemia e hipertensão, bem como a história pessoal ou familiar de distúrbios de hipercoagulação, AVC ou AIT. Os sintomas da AIT ocorrem de repente e incluem um déficit neurológico ou perda de função. É imperativo perguntar sobre sintomas recorrentes de AIT, o que requer uma avaliação urgente.

Abordagem diagnóstica

Muitos sinais e sintomas que confundem o diagnóstico de AIT são convulsões, enxaquecas, distúrbios metabólicos, síncope, perda de memória e dor de cabeça.

O AIT tem início súbito e pode apresentar paresia unilateral, distúrbios da fala, ou cegueira monocular transitória. A história completa e exame físico são necessários para diagnosticar corretamente AIT no ambulatório.

Diagnósticos diferenciais são: tumor, trauma, infecção do sistema nervoso central, hipoglicemia, enxaqueca, esclerose múltipla, hemorragia subaracnoide, vertigem.

Exame físico

A apresentação clínica que demonstra fraqueza motora e alteração da fala é altamente sugestiva de AIT. O exame físico deve incluir a medição dos sinais vitais, exame cardiovascular e exame neurológico abrangente. A pressão arterial é geralmente elevada com isquemia cerebral e deve ser avaliada, juntamente com uma avaliação para sopros carotídeos ou arritmias cardíacas.

Deve ser dada atenção especial aos déficits neurológicos focais e sua distribuição neurovascular, avaliando os pares de nervos cranianos, a força motora, sensorial, fala, linguagem e testando o sistema cerebelar. Os achados mais comuns são: diplopia, hemianopsia, cegueira monocular, olhar desconjugado, inclinação facial, movimento da língua lateral, disfagia e disfunção vestibular, nistagmo, ataxia, espasticidade, clônus, rigidez ou fraqueza unilateral nas extremidades superiores e inferiores, rosto e língua.

Fraqueza unilateral e alteração da fala são os sintomas mais comuns em pacientes com AIT e esses sintomas são mais propensos a ser associados a enfarte cerebral agudo na ressonância magnética.

Exames complementares

A avaliação diagnóstica da suspeita de AIT deve ser iniciada o mais rapidamente possível para estratificar o risco de eventos recorrentes, para definir o mecanismo e a origem dos sintomas e para excluir etiologias não isquêmicas.

Recomenda-se neuroimagem dentro de 24 horas do início dos sintomas. Tomografia computadorizada (TC) é mais usada devido à sua disponibilidade e capacidade de identificar rapidamente hemorragia intracerebral. Deve ser seguida por uma ressonância magnética (RM) quando disponível devido a sua superioridade na identificação de infarto cerebral.

A vasculatura cervicocefálica deve ser avaliada para lesões ateroscleróticas tratáveis usando ultrassonografia (USG) carotídea/USG Doppler transcraniano, angiografia por ressonância magnética ou angiografia por TC. Uma abordagem razoável é investigar as carótidas dentro de uma semana do início dos sintomas em pacientes que são candidatos para a endarterectomia.

Eletrocardiograma (ECG) e ecocardiograma transtorácico ou transesofágico podem ser usados para procurar uma fonte cardioembólica, forame oval patente, doença valvular, trombo cardíaco, aterosclerose e arritmias.

Exames laboratoriais: glicemia e níveis de eletrólitos, hemograma e coagulação, exame do líquido cefalorraquidiano, rastreio de drogas na urina, perfil lipídico.

Abordagem terapêutica

O foco do tratamento deve ser a prevenção de acidente vascular cerebral futuro. Cinco fatores de risco modificáveis são responsáveis por 82% dos acidentes vasculares cerebrais: hipertensão, tabagismo, obesidade, alimentação inadequada e sedentarismo.

Os pacientes devem ser incentivados à cessação do tabagismo e a realização de exercícios físicos, reduzir o peso, se necessário, receber orientação nutricional adequada e manter níveis pressóricos inferiores a 140X90 mmHg.

Os agentes antiplaquetários recomendados são: aspirina, dipiridamol de liberação prolongada e o clopidogrel são agentes de primeira linha aceitáveis e devem ser escolhidos com base no risco do paciente e perfis clínicos.

As estatinas são recomendadas para pacientes com um nível de LDL-C > 100 mg/dl, com alvo de reduzir 50% do nível de LDL-C ou menos de 70 mg/dl.

Para os pacientes que tiveram um AIT nos últimos seis meses e têm estenose ipsilateral, a endarterectomia de carótida é recomendada se a estenose é de 70 a 99%. Se a estenose é de 50 a 69%, a endarterectomia é recomendada, dependendo da idade, comorbidades e risco cirúrgico. Nenhuma intervenção é indicada se a estenose é < 50%. O *stent* da artéria carótida pode ser considerado se houver dificuldade para acessar cirurgicamente a área de estenose e com baixo risco de complicações.

ACIDENTE VASCULAR ISQUÊMICO

Considerações gerais

É um déficit neurológico agudo com duração de mais de 24 horas, causado por estenose ou oclusão vascular.

Os três principais subtipos de isquemia cerebral são a trombose, embolia e hipoperfusão.

1. **Trombose:** refere à obstrução de uma artéria, devido à doença da parede arterial, tais como arteriosclerose, dissecção, ou displasia fibromuscular. Acidentes

vasculares cerebrais trombóticos podem ser divididos em doença dos grandes ou pequenos vasos que tem causas, tratamentos e prognósticos diferentes. A aterosclerose é a causa mais comum de trombose nas grandes artérias extracranianas e intracranianas que abastecem o cérebro.

O AVC de pequeno calibre (lacunar) é causado por oclusão trombótica de uma pequena artéria penetrante decorrente de acúmulo de lipídeos, resultando em um infarto < 1,5 cm no território do pequeno vaso afetado. Causa sintomas que se desenvolvem durante um curto período de tempo, horas ou dias.

2. **Embolia:** refere a partículas originadas em outro lugar que caem na corrente sanguínea, obstruem determinada artéria e bloqueiam o fluxo sanguíneo para o cérebro. Os êmbolos podem vir do coração, aorta ou grandes vasos e causam sintomas de início abrupto com perda focal da função e cursam com rápida recuperação. Ao contrário da trombose, vários sítios em diferentes territórios vasculares podem ser afetados quando a fonte dos êmbolos é o coração. Causas cardíacas mais comuns: fibrilação atrial, doença valvular, enfarte do miocárdio recente, e endocardite.

3. **Hipoperfusão sistêmica:** problema circulatório mais geral, manifestando-se no cérebro e em outros órgãos. A redução do fluxo sanguíneo cerebral é mais global e não afeta regiões isoladas. Os sintomas não são focais e os sinais neurológicos são tipicamente bilaterais, embora possam ser assimétricos quando há doença oclusiva vascular encefálica preexistente.

A hipertensão arterial é o fator de risco mais comum e importante para o AVC isquêmico, incluindo a hipertensão sistólica isolada. O risco para AVC aumenta de acordo com o aumento da idade. Outros fatores de risco incluem: fumar, diabetes, dislipidemia, uso de anfetaminas/cocaína, puerpério, distúrbios da coagulação, uso de anticoagulantes e acidente isquêmico transitório prévio. A ligação entre o AVC e o uso de contraceptivos orais tem sido um assunto controverso.

Abordagem diagnóstica

- Durante a abordagem diagnóstica é essencial avaliar a presença de déficit neurológico nos primeiros instantes, observando se o paciente pode andar, falar e usar as mãos.
- Em geral, a cefaleia grave ocorre no período prodrômico aos ataques trombóticos e, quando é súbita, intermitente, incapacitante e persiste por vários dias pode significar aneurisma.
- A presença de febre está relacionada à endocardite e possível embolia.
- A ocorrência de convulsões na fase aguda do AVC é mais observada na hemorragia intracerebral lobar ou embolia cerebral.

Exame físico

As seguintes etapas do exame físico são importantes na avaliação de déficits neurológicos focais:

- Fraqueza da face, braço e perna de um lado do corpo sem alterações sensoriais, visuais ou cognitivas relaciona-se a AVC trombótico das artérias penetrantes ou uma pequena hipoperfusão intracerebral (ICH).
- Grandes déficits neurológicos focais que começam abruptamente ou progridem rapidamente são característicos de embolia ou ICH.
- Anormalidades da linguagem sugerem doença na circulação anterior, como a presença de alteração motora e sensorial ipsilateral.

Vertigem, diplopia, surdez, em lados alternados, alteração motora bilateral e/ou sinais sensoriais e hemianopsia sugerem envolvimento da circulação posterior.

Para avaliação de comorbidades e causas, sugere-se a seguinte propedêutica:
- Pulsos estão ausentes na trombose; membro frio, cianótico está presente na embolia.
- Diminuição do pulso carotídeo.
- Sopro cervical longo, focal e agudo na oclusão das artérias extracranianas.
- Ausculta cardíaca com arritmia, sopros e sinais de hipertrofia cardíaca relacionada à embolia.
- Exame do fundo de olho pode revelar cristal de colesterol, branco (plaquetas de fibrina) ou êmbolos (coágulo vermelho). Quando a artéria carótida é ocluída, a íris pode aparecer salpicada e a pupila ipsilateral pode ficar dilatada e pouco reativa. A estase venosa é sinal de retinopatia por isquemia crônica.

Exames complementares

A obtenção de imagens do cérebro e da sua vascularização exerce um papel importante no diagnóstico e no melhor tratamento de pacientes com AIT ou AVC isquêmico e exclui hemorragia intracraniana.

TC de crânio sem contraste é rápido e de baixo custo. Idealmente, o período de tempo entre a chegada ao pronto-socorro e o início da TC não deve superar os 25 minutos. A RNM do cérebro (difícil acesso) fornece uma informação mais precisa sobre a lesão do AVC.

ECG, glicemia, hemograma completo, eletrólitos, ureia e creatinina, tempos parciais de tromboplastina e protrombina (com razão normalizada internacional).

Exames a serem considerados: radiografia de tórax, enzimas cardíacas, D-Dímero, análise toxicológica sérica, angiotomografia com contraste após RNM e TC, USG vasos intracranianos (Doppler transcraniano) ou carótidas cervicais, TC ou venografia por RM para Sinais de AVC venoso.

Abordagem terapêutica

Fase aguda

O paciente com suspeita de AVC deve ser encaminhado imediatamente para um serviço de Urgência/Emergência que possa dar-lhe o suporte necessário.

Para a restauração do fluxo sanguíneo, suporte do metabolismo energético nos tecidos isquêmicos, o tratamento de complicações de edema relacionado com AVC e a prevenção de complicações clínicas agudas comuns utiliza-se a alteplase, um ativador do plasminogênio tecidual (tPA) que promove a trombólise e, assim, a recanalização e reperfusão. Recomenda-se administração precoce de alteplase em pacientes elegíveis.

Intervenções endovasculares incluem trombólise intra-arterial e dispositivos mecânicos para remoção de coágulos (trombectomia por *stents* autoexpansíveis) e estão indicadas em pacientes elegíveis e associados ao tPA.

Se a PA sistólica for ≥180 mmHg ou se a PA diastólica for ≥105 mmHg deve-se administrar anti-hipertensivos para manter a PA nestes níveis ou abaixo deles, sem uma meta específica e com diminuição mínima de 100/50 mmHg abaixo da linha de base anterior.

Os pacientes com AVC isquêmico devem ser tratados com aspirina oral 325mg dentro de 24 a 48 horas após o AVC, devendo ser mantida por 2 a 4 semanas.

A anticoagulação é a terapia de primeira linha para trombose venosa cerebral.

Fase crônica

A terapia anti-hipertensiva resulta em redução significativa dos principais eventos cardiovasculares e do AVC recorrente.

Quais os pacientes devem ser tratados?

Retomar a terapia anti-hipertensiva para os pacientes previamente tratados com história de hipertensão. Iniciar terapia anti-hipertensiva para os não tratados previamente com qualquer tipo de AVC isquêmico ou AIT que têm uma pressão arterial sistólica ≥ 140 mmHg ou diastólica ≥ 90 mmHg. Para pacientes com AVC lacunar, ou criptogênico e uma pressão sanguínea > 120 mmHg sistólica ou > 70 mmHg diastólica, deve-se iniciar terapia anti-hipertensiva.

Não introduzir terapia anti-hipertensiva para os pacientes não hipertensos.

Quais drogas anti-hipertensivas devem ser usadas?

- Recomenda-se a combinação de um inibidor da enzima conversora de angiotensina (IECA) ou bloqueadores do receptor de angiotensina (BRA) mais um bloqueador do canal de cálcio (BCC) de ação prolongada, pois reduzem o risco de AVC recorrente.
- Recomenda-se IECA: captopril 25-50 mg 3 vezes por dia, enalapril 10 a 20 mg 2 vezes por dia, lisinopril 20-40 mg 1 vez por dia, perindropil 8-16 mg 1 vez por dia, ramipril 10 mg 1 vez por dia.
- Recomenda-se BRA: losartana 50-150 mg 1 vez por dia, candersatan 32 mg/dia, valsartana 160 mg 2 vezes por dia.
- Recomenda-se BCC: nifedipina retard 20-60 mg 1 vez por dia, anlodipina 2,5-10 mg 1 vez por dia, verapamil retard 240-480 mg 1 vez por dia, verapamil coer 24 180-540 mg 1 vez por dia, diltiazem SR 90 a 240 mg 2 vezes por dia.

Qual é a meta da pressão arterial?

Em pacientes com hipertensão subjacente, recomenda-se uma pressão arterial-alvo inferior a 140/90 mmHg. No AVC lacunar, indica-se redução da pressão arterial sistólica abaixo de 130 mmHg.

Outros medicamentos

- **Agente antiplaquetário:** dipiridamol de liberação prolongada, clopidogrel sozinho ou aspirina são opções aceitáveis. Aspirina deve ser mantida continuamente em dose baixa 100 mg/d. Dipiridamol em associação com AAS 200/25 mg 2 vezes por dia. A dose de clopidogrel é 75 mg/dia.
- **Estatinas:** atorvastatina 80 mg/dia mostrou um benefício maior para a prevenção secundária, independentemente do valor de colesterol LDL. Substituições: atorvastatina 10 a 20 mg/dia, a rosuvastatina 5 a 10 mg/dia, sinvastatina 20 a 40 mg/dia, pravastatina 40 a 80 mg/dia, lovastatina 40 mg/dia, ou de fluvastatina de 40 mg/dia em duas doses divididas.
- **Trombose venosa:** a anticoagulação deve ser mantida por 3 a 6 meses.

Seguimento

O seguimento desses pacientes deve incorporar mudanças de estilo de vida e inclui:
- Perda de peso.
- Cessação do tabagismo e do álcool.
- Atividade física: 40 minutos de exercício aeróbico moderado a pesado 3 a 4 vezes por semana, de acordo com as condições físicas.
- Restrição de sal para não mais do que 2.400 mg por dia.
- Alimentação rica em frutas, legumes e produtos lácteos com baixo teor de gordura, grãos integrais.

AVC HEMORRÁGICO INTRAPARENQUIMATOSO

Considerações gerais

O Acidente Vascular Cerebral Hemorrágico (AVCh) se deve à ruptura de uma artéria cerebroespinhal, resultando em hemorragia intraparenquimatosa ou subaracnóidea. O AVCh intraparenquimatoso corresponde a 10-15% das causas de AVC, sendo este mais grave, apresentando maior índice de mortalidade (50%), devido ao aumento agudo da pressão intracraniana.

Os fatores de risco são sexo masculino, indivíduo negro e/ou de origem hispânica, tabagismo, alcoolismo, drogas simpaticomiméticas como anfetamina, heroína, crack e cocaína, história familiar de AVCh.

As principais causas de hemorragia intraparenquimatosa são a hipertensão crônica (60%), em qualquer idade, e a angiopatia amiloide (25%), com risco aumentado com a idade, principalmente após os 70 anos e pacientes com Alzheimer. Além dessas causas primárias de hemorragia intraparenquimatosa, malformações vasculares, tumores, coagulopatias, trombose de seio venoso, vasculites infecciosas e autoimunes, transformação espontânea ou após trombolítico de um AVCi são possíveis causas secundárias.

Abordagem diagnóstica

As manifestações clínicas da hemorragia intraparenquimatosa não diferem significativamente daquelas do AVCi, a ponto de permitir distinção entre ambos. Porém o aumento contínuo do hematoma no AVCh faz com que as manifestações clínicas também se tornem mais intensas, com piora progressiva da cefaleia e sonolência, que pode evoluir com torpor, coma e óbito, à medida que se eleva a pressão intracraniana.

A avaliação inicial inclui avaliação das vias aéreas (respiração e oximetria de pulso) e da circulação (PA e acesso vascular). Deve-se realizar coleta de história abreviada de sintomas de AVC e exame neurológico simplificado simultânea ou imediatamente após a estabilização clínica.

A história médica permite identificar doenças relacionadas com comprometimento da coagulação, fibrilação atrial, uso de medicamentos como anticoagulantes.

Na maioria dos casos, os sintomas de hemorragia intracerebral evoluem de segundos a minutos, sendo os mais comuns: fraqueza nos membros, parestesias ou dormência, tontura, vertigem, náuseas/vômitos, dificuldade de fala, alterações visuais, confusão, cefaleia.

Os sinais de hemorragia intracerebral à apresentação são variáveis, dependendo das regiões do cérebro comprometidas pela hemorragia. Por vezes convulsões ocorrem no início da hemorragia.

Exame físico

Os achados mais comuns ao exame neurológico são:
- Estado mental reduzido.
- Perda total ou parcial de força nos membros superiores e/ou inferiores (geralmente unilateral).
- Disfunção de linguagem (afasia ou disartria).
- Perda sensorial nos membros superiores e/ou inferiores (acompanhada de negligência sensorial, em caso de AVC de hemisfério não dominante).
- Paresia do olhar (com frequência horizontal e unidirecional).
- Perda de campo visual.
- Disartria.
- Dificuldade na coordenação motora fina e ataxia de marcha.
- Assimetria facial.

O surgimento súbito de pelo menos um destes sintomas confere alta sensibilidade para o AVC, devendo o paciente ser encaminhado ao serviço de urgência o mais rápido possível:

- Hemiparesia.
- Alterações na linguagem.
- Ataxia de marcha.
- Sintomas visuais súbitos.
- Vertigem associada a outro sintoma neurológico.
- Cefaleia intensa, como nunca sentiu antes, associada a rigidez de nuca ou presença de sinal focal.

Exames complementares
- TC de crânio.
- Exames de sangue e ECG.
- Ressonância magnética (RM) de encéfalo.

É necessário distinguir o AVC hemorrágico do AVC isquêmico para iniciar o tratamento, bem como definir a etiologia. Assim, a Tomografia Computadorizada (TC) de crânio se faz necessária. A hemorragia é visível na TC como uma hiperdensidade (branco) que vai atenuando até o desaparecimento completo do hematoma, que pode levar de 15 a 20 dias.

Ao mesmo tempo, para descartar hipocoagulação e outras comorbidades clínicas, recomenda-se realizar exames de sangue básicos (hemograma completo, eletrólitos, ureia, creatinina e tempos de protrombina e tromboplastina parcial) e ECG (para descartar isquemia cardíaca e arritmia).

A RM reserva-se em caso de dúvidas no diagnóstico, ou compõe os diagnósticos diferenciais de malformação vascular, tumor ou trombose de veias e seios venosos cerebrais. Faltam estudos formais da relação entre custos e benefícios e do rendimento diagnóstico da RNM.

Abordagem terapêutica

O tratamento agudo do AVCh é intra-hospitalar, podendo dispor de trombólise intravenosa, manutenção da pressão arterial e intervenção cirúrgica.

É importante salientar que no âmbito da APS os profissionais devem reconhecer os sinais e sintomas do AVC. Ao suspeitar, transferir rapidamente o paciente para hospital de referência, que disponha, de preferência, de neurologista e tomografia computadorizada. O benefício do tratamento com trombolítico está diretamente relacionado com o início dos sintomas até o início do tratamento, sendo que o maior benefício se encontra entre 0-1,5 horas. Mesmo que o paciente esteja fora da janela terapêutica para trombólise, ele deve ser transferido o mais rápido possível. Se não houver certeza sobre o início dos sintomas, considerar o último momento em que o paciente foi visto passando bem.

Seguimento

O principal fator de risco modificável de hemorragia recorrente é a hipertensão, a qual requer monitoramento e tratamento rigorosos. Se a causa da hemorragia for incerta, recomenda-se repetir a RNM após 3 meses, dando tempo para que o hematoma desapareça. Também pode revelar causa secundária como tumor. O paciente deve-se abster do tabagismo e da ingestão excessiva de bebidas alcóolicas. Exercícios e atividade sexual estão permitidos.

AVC HEMORRÁGICO – HEMORRAGIA SUBARACNÓIDEA (HSA)

Considerações gerais

Ocorre por sangramento no espaço subaracnoide e representa 5% de todos os AVCs. Epidemiologicamente, possui uma taxa de 6 a 8 casos a cada 100 mil por ano, acometendo uma idade média entre 50 e 55 anos e sendo 1,6 vezes mais comum em mulheres e 2,1 vezes mais comum em negros do que em brancos.

Das HSA não traumáticas, 80% são causadas por ruptura de um aneurisma sacular intracraniano, 20% restantes são causadas por malformações arteriovenosas, dissecções arteriais, uso de anticoagulantes e outras condições raras.

Aneurismas são causados por anormalidades estruturais nas camadas íntima e média dos vasos que podem ser influenciadas por tabagismo, hipertensão e abuso de álcool.

A morbidade e mortalidade são altas: 15% morrem antes de receber atenção médica e cerca de 50% morrem em até 30 dias. Após a fase de complicações, 75% retomam independência para realização de atividades básicas da vida diária.

Abordagem diagnóstica

HAS é um dos mais importantes fatores de risco modificáveis (risco relativo de 2,8) além do tabagismo (risco relativo de 1,9).

É importante também observar a presença de histórico familiar, pois pessoas com parentes de primeiro grau com HSA têm 4% de probabilidade de terem aneurismas e um risco elevado em 3 a 7 vezes de terem HSA.

Antecedentes pessoais também são consideráveis durante a anamnese. Pacientes com HSA prévia apresentam maior risco para formação de novo aneurisma e para o aumento de aneurismas previamente diagnosticados e não tratados; entre 15 a 19% dos pacientes têm múltiplos aneurismas. Além disso, doenças específicas oferecem risco aumentado para HSA: doenças do tecido conjuntivo (síndrome de Marfan, síndrome de Ehlers-Danlos, pseudoxantoma elástico, neurofibromatose do tipo I), doença renal policística autossômica dominante (aumento do risco relativo em 4,4). Abuso de álcool ou cocaína são outros fatores com importante associação.

Com relação aos sintomas, o quadro mais característico é de uma cefaleia súbita, intensa, difusa e explosiva, referida como "a pior dor de cabeça da vida". Há maior probabilidade se a dor iniciar após esforço e o paciente não tiver histórico de enxaqueca ou cefaleia tensional crônica. Como sintomas associados podem ocorrer: rigidez e dor na nuca, dor irradiada para coluna torácica, náuseas e vômitos, fotofobia (30% dos casos), crises convulsivas, perda de consciência, paralisia do terceiro nervo craniano (incomum).

Os quadros atípicos podem apresentar-se com: cefaleias menos intensas; cefaleias acompanhadas por vômitos e febre baixa, dor cervical proeminente.

De 10 a 43% dos pacientes podem apresentar uma cefaleia sentinela durante 3 meses previamente à ocorrência da HSA.

Exame físico

Na suspeita de HSA, os seguintes aspectos devem ser avaliados ao exame clínico: alteração do nível de consciência, agitação, estado mental alterado, hemorragias intraoculares, meningismo (incomum), paralisias dos nervos cranianos (incomum), déficit neurológico focal (incomum), dilatação isolada de uma pupila e a perda do reflexo à luz (podem indicar hérnia cerebral como resultado do aumento da pressão intracraniana).

Exames complementares

Exames recomendados diante da suspeita de HSA e alterações possivelmente detectadas:

- Tomografia computadorizada cerebral sem contraste – teste diagnóstico padrão (sensibilidade de 100% quando realizado dentro de 6 horas após o início da cefaleia e laudado por neurorradiologista experiente).
- Hemograma completo – leucocitose.
- Eletrólitos séricos – hiponatremia.
- Coagulograma – INR aumentado e TTP prolongado.
- Troponina I sérica – elevada.
- Eletrocardiograma – alterado em 50% dos casos – arritmias, QT prolongado e anormalidades no segmento ST/onda T.
- Punção lombar – líquor sanguinolento (xantocromia) – se a tomografia não conseguir revelar a HSA ou se o paciente procurar atendimento médico após 24 horas do início dos sintomas com achados inconclusivos na tomografia.
- Angiografia digital por subtração (ADS) ou angiotomografia (ATG) ou angiografia por ressonância magnética (ARM) – detecta aneurismas.

Abordagem terapêutica

Cabe ao médico de família o reconhecimento desta hipótese diagnóstica, suporte inicial e encaminhamento para serviço de emergência precocemente. Também é importante que tenha conhecimento sobre as principais medidas intra-hospitalares, a fim de manter o acompanhamento adequado do paciente após a alta:

1. Suporte cardiopulmonar.
2. Clipagem cirúrgica ou embolização com molas.
3. Bloqueadores do canal de cálcio – profilaxia de vasoespasmo (nimodipino: 60 mg por via oral a cada 4 horas por 21 dias).

4. Laxativos – para prevenir o esforço podem reduzir o risco de ressangramento.
5. Adjunto:
    5.1. Antitussígeno – supressão da tosse pode ajudar a prevenir o ressangramento (fosfato de codeína: 10-20 mg por via oral a cada 4 a 6 horas quando necessário, máximo de 120 mg/dia).
    5.2. Analgesia – cefaleia (oxicodona: 5-10 mg por via oral a cada 4 horas ou sulfato de morfina: 2-4 mg por via intravenosa a cada 30 minutos ou fentanila: 25-100 mcg por via intravenosa a cada 1 a 2 horas).
    5.3. Correção de coagulopatia.
    5.4. Correção de hiponatremia.

Seguimento
- Corrigir HAS.
- Cessar tabagismo.
- Rastrear aneurismas em indivíduos com doença renal policística autossômica dominante (DRPAD).
- Pacientes com dois ou mais parentes de primeiro grau com HSA são candidatos potenciais para o rastreamento.

Papel da enfermagem da Equipe de Saúde da Família

A enfermeira da Equipe pode identificar precocemente sintomas comuns de depressão após o AVC, dar suporte para o paciente lidar com isso e orientar especificamente quanto a: cuidados para acamados, risco de queda, instruções para cuidadores, uso correto de medicamentos, higiene e alimentação.

Papel da equipe multidisciplinar

A equipe multidisciplinar é fundamental na reabilitação dos pacientes em pós-AVC para as atividades da vida diária, das habilidades motoras, de comunicação e no funcionamento psicológico.

Um plano de reabilitação fisioterápica intensa deve ser conduzido em até seis meses para se atingir o melhor nível funcional possível. Todos os pacientes com sequela de AVC devem realizar atividades de reabilitação diariamente, visando redução da recorrência de AVC e à manutenção da independência atingida. Também é importante se iniciar precocemente a reabilitação de marcha.

Pacientes desnutridos devem receber orientação de nutricionista ou médico com vistas a uma melhor adequação da dieta por via oral. Disfagia ocorre em cerca de 50% dos pacientes na fase aguda pós-AVC, devendo-se usar sonda nasoenteral por no máximo 3 meses, concomitantemente com a reabilitação fonoaudiológica para deglutição. Persistindo a disfagia após 3 meses, está indicada gastrostomia endoscópica ou duodenostomia definitivas.

Referências

1. Simmons BB, Cirignano B, Gadegbeku AB. Transient Ischemic Attack: Part I. Diagnosis and Evaluation. Drexel University College of Medicine, Philadelphia, Pennsylvania. Am Fam Physician. 2012 Set 15;86(6):521-526.
2. Simmons BB, Cirignano B, Gadegbeku AB. Transient Ischemic Attack: Part II. Risk Factor Modification and Treatment. Drexel University College of Medicine, Philadelphia, Pennsylvania. Am Fam Physician. 2012 Set 15;86(6):527-532.
3. Caplan LR. Clinical diagnosis of stroke subtypes. UpToDate. 2016.
4. Kaplan NN, Townsend RR. Antihypertensive therapy to prevent recurrent stroke or transient ischemic attack. UpToDate. 2016.
5. Visão geral de acidente vascular cerebral. BMJ Best Practice. 2016.
6. Ataque isquêmico transitório. BMJ Best Practice. 2015.
7. AVC isquêmico. BMJ Best Practice. 2015.
8. AVC hemorrágico. BMJ Best Practice. 2014.
9. Hemorragia subaracnóide. BMJ Best Practice. 2016.
10. Duncan BB, Schmidt MI, Giugliani ERJ. Medicina Ambulatorial: condutas de atenção primária baseada em evidências. 4 ed. Porto Alegre: Artmed; 2013.
11. Gusso G, Lopes JM. Tratado de Medicina de Família e Comunidade: princípios, formação e prática. Porto Alegre: Artmed; 2013.
12. Sociedade Brasileira de Cardiologia. Diretrizes brasileiras de antiagregantes plaquetários e anticoagulantes em cardiologia. Disponível em: http://www.scielo.br/pdf/abc/v101n3s3/v101n3s3.pdf [Acesso em: 10 nov. 2016].

CAPÍTULO 8

Hipertensão Arterial Sistêmica (HAS) e Doença Pulmonar Obstrutiva Crônica (DPOC)

- *Ivana Lie Makita Abe*
- *Mairam Kabakian Ourdakian*

O que é importante saber

- A doença pulmonar obstrutiva crônica (DPOC) é caracterizada por obstrução persistente e progressiva do fluxo aéreo.
- A DPOC é uma das principais causas de morbidade e é a terceira causa de morte no mundo.
- O diagnóstico de DPOC deve ser considerado em indivíduos com sintomas de dispneia, tosse crônica ou produção de escarro e exposição aos fatores de risco para a doença (tabagismo, poluição do ar resultante de queima de lenha e biomassa).
- A espirometria é essencial para a confirmação do diagnóstico. Valores da relação entre o volume expiratório forçado no primeiro segundo (VEF_1) e a capacidade vital forçada (CVF) pós-broncodilatador (VEF_1/CVF) < 0,7 confirmam a presença de limitação do fluxo aéreo.
- A equipe multiprofissional é fundamental para o tratamento da DPOC, promovendo educação, cessação do tabagismo, reabilitação pulmonar, orientação nutricional, vacinação e estimulando a realização de atividade física.
- A base do tratamento farmacológico é o uso de broncodilatadores, de preferência na forma inalatória.
- O tratamento farmacológico depende da classificação de gravidade proposto no relatório GOLD, que avalia o grau de obstrução ao fluxo de ar, os sintomas e o risco de exacerbações.

Considerações gerais

O estudo Global Initiative for Chronic Obstructive Lung Disease (GOLD) define a DPOC como uma doença comum, prevenível e tratável, caracterizada pela limitação persistente do fluxo aéreo, que é geralmente progressiva e associada a uma resposta inflamatória crônica das vias aéreas e pulmões a gases ou partículas nocivas. As exacerbações e comorbidades contribuem para o agravamento da doença em alguns pacientes[1,2].

A definição atual do GOLD difere da anterior por não incluir os termos bronquite crônica e enfisema. Alguns indivíduos apresentam manifestações da DPOC e dessas doenças relacionadas[3]. A bronquite crônica é definida como tosse produtiva crônica por pelo menos 3 meses, em 2 anos consecutivos[4] e pode preceder ou ocorrer associada à limitação do fluxo aéreo. E o enfisema é caracterizado pela dilatação permanente dos espaços aéreos distais ao bronquíolo terminal, acompanhada de destruição das respectivas paredes sem fibrose evidente[3].

A limitação crônica do fluxo aéreo da DPOC é causada por alterações patológicas mistas nas pequenas vias aéreas, no parênquima pulmonar e nos vasos pulmonares[2] (Figura 8.1).

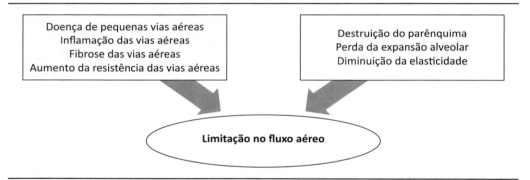

FIGURA 8.1 – Mecanismos de limitação do fluxo aéreo da DPOC
Fonte: American Thoracic Society (1995).

A DPOC afeta mais de 5% da população mundial e é a terceira causa de morte no mundo. É um importante desafio para a saúde pública, pois apresenta altas taxas de subdiagnóstico e é inadequadamente conduzida em grande parte dos casos, gerando um impacto socioeconômico elevado.

Uma revisão sistemática realizada em 28 países entre 1990 e 2004 e um estudo adicional no Japão observaram que a prevalência da DPOC é mais elevada em tabagistas e ex-tabagistas, em indivíduos com idade superior a 40 anos e em homens. O Projeto Latino-Americano de Investigação em Obstrução Pulmonar (PLATINO)[5] investigou a prevalência de DPOC em cinco grandes cidades de países da América Latina (Brasil, Chile, México, Uruguai e Venezuela). Em todas as cidades a prevalência aumentou com a idade, principalmente na faixa etária acima de 60 anos, variando de 7,8 a 19,7% na Cidade do México e em Montevidéu. Na cidade de São Paulo, reforçou-se a necessidade da utilização da espirometria para o diagnóstico de DPOC e intervenção precoce, pois as taxas de subdiagnóstico variaram de 17,5% na fase de seguimento a 70% após os nove anos de acompanhamento.

A DPOC coexiste com frequência com outras doenças, como as doenças cardiovasculares, osteomusculares, síndrome metabólica, osteoporose, depressão e neoplasias malignas, o que pode contribuir para a restrição das atividades de vida. As doenças cardiovasculares são as mais prevalentes. Abordaremos em especial a hipertensão arterial sistêmica e a DPOC neste capítulo.

Os principais fatores de risco para DPOC são tabagismo, exposição a agentes ocupacionais e poluentes resultantes da queima de biomassa. O tabagismo é o mais estudado e mais importante fator de risco para essa doença. Estudos em geral demonstraram uma curva dose-resposta entre o cigarro e a função pulmonar. Entretanto, indivíduos com mesmo histórico de tabagismo não apresentam a mesma evolução. Algumas pessoas desenvolvem a doença de forma severa com pequena quantidade de cigarros e outros apresentam pouco ou nenhum sintoma, apesar de elevados valores de maços-ano[6].

A exposição a agentes ocupacionais, incluindo poeiras orgânicas, inorgânicas e agentes químicos, é um fator de risco subestimado. A American Thoracic Society concluiu que a exposição ocupacional contribui por cerca de 10 a 20% dos sintomas ou do comprometimento funcional compatíveis com a DPOC. Os poluentes resultantes de biomassas de cozinhas e aquecedores em ambientes pouco ventilados também são importantes fatores de risco[7]. Estima-se que 3 bilhões de pessoas em todo o mundo usem carvão e biomassa como a principal fonte de energia para cozinhar, aquecimento e necessidades domésticas[8].

A asma parece ser também um fator de risco para a DPOC, porém as evidências atuais não foram conclusivas. A patologia da limitação crônica do fluxo aéreo em asmáticos não fumantes e não asmáticos fumantes é marcadamente diferente, o que sugere que as duas doenças podem permanecer diferentes mesmo quando apresentam semelhante redução na função pulmonar. Em um estudo de Fletcher e colaboradores, a bronquite crônica não foi associada ao declínio da função pulmonar[2]. Mas alguns estudos subsequentes encontraram uma associação entre aumento da secreção de muco e queda do VEF_1, tosse e produção de secreção associados ao aumento da mortalidade em DPOC leve a moderada.

Abordagem diagnóstica

O diagnóstico de DPOC deve ser considerado em qualquer indivíduo que apresente dispneia, tosse crônica ou produção de expectoração e exposição aos fatores de risco para a doença[15]. A tosse crônica e a produção de secreção geralmente precedem a limitação de fluxo aéreo por muitos anos. Outros sintomas menos comuns são chiado e dor torácica. Esses sintomas podem ser desenvolvidos independentemente e com intensidade variável[9]. A ausência desses sintomas não exclui o diagnóstico de DPOC e também a presença deles não confirma o diagnóstico de asma. Em pacientes com DPOC grave a muito grave, podem aparecer sintomas como fadiga, perda de peso e anorexia[2].

É importante conhecer o histórico do indivíduo, como exposição a fatores de risco como tabagismo (calcular o número de maços-ano fumados = números de maços de cigarros ao dia X número de anos), idade quando do início do tabagismo e se for ex-tabagista, idade do início e da cessação, exposição a fatores ocupacionais e do meio ambiente, antecedentes pessoais de doenças respiratórias como asma, sinusite, alergias, pólipos nasais entre outras doenças, antecedentes familiares de DPOC ou outras doenças respiratórias crônicas, padrão do desenvolvimento dos sintomas, histórico de hospitalizações e exacerbações por doenças respiratórias.

Reconhecer fatores como o impacto da doença na vida do paciente, incluindo limitações das atividades de vida diária, faltas ao trabalho, impacto ocupacional, na rotina familiar, emocional e na vida sexual é essencial para o cuidado integral do indivíduo.

O exame físico pode ser normal ou mostrar alterações como expiração prolongada, sibilos à expiração forçada, estertores em bases dos pulmões, achados de hiperinsuflação pulmonar, como diminuição dos murmúrios vesiculares, bulhas cardíacas hipofonéticas, "tórax em barril", aumento do diâmetro anteroposterior do tórax e depressão diafragmática com limitação dos movimentos respiratórios baseados na percussão do tórax. Em fases mais graves pode haver o uso de musculatura acessória do pescoço e da cintura escapular, retração paradoxal dos espaços intercostais durante a inspiração e cianose. Manchas amarelas nos dedos e alcatrão pela queima do tabaco podem indicar tabagismo de alta dependência. O baqueteamento digital não é comum na DPOC, mesmo quando associado a hipoxemia e sugere outras comorbidades como câncer de pulmão, doença pulmonar intersticial ou bronquiectasias.

Para confirmar o diagnóstico de DPOC é necessária a espirometria. Valores da relação entre o volume expiratório forçado no primeiro segundo (VEF_1) e a capacidade vital forçada (CVF) pós-broncodilatador (VEF_1/CVF) abaixo de 0,7, confirmam a presença de limitação persistente do fluxo aéreo. A espirometria pós-broncodilatador é indicada tanto para o diagnóstico como para a classificação da gravidade da DPOC (Quadro 8.1)[2].

QUADRO 8.1 – Classificação da gravidade da DPOC pela espirometria[2]

Existindo, $VEF_1/CVF < 0,7$:	
DPOC leve	$VEF_1 > 80\%$ do previsto
DPOC moderado	VEF_1 entre 50-80% do previsto
DPOC grave	VEF_1 entre 30-50% do previsto
DPOC muito grave	$VEF_1 < 30\%$ do previsto OU $VEF_1 < 50\%$ do previsto com insuficiência respiratória crônica

Fonte: Adaptado de Global Initiative for Chronic Obstructive Lung Disease (GOLD) (2016).

A realização de espirometria como rastreamento na população geral é controversa. Não existem dados validados de que o uso da espirometria seja efetivo para o direcionamento das condutas ou leve a melhorias de resultados em pacientes diagnosticados antes do desenvolvimento de sintomas significativos. O estudo GOLD não indica a espirometria como rastreamento.

Exames laboratoriais podem ser realizados para avaliar outras causas de dispneia e comorbidades. Como exemplo, hemograma para suspeita de anemia e BNP ou Pró-BNP em caso de suspeita de insuficiência cardíaca. A dosagem de alfa-1 antitripsina deve ser feita na suspeita de sua deficiência. A oximetria de pulso é um teste não invasivo, de fácil acesso e que avalia a saturação de oxigênio no sangue e diminui a necessidade de solicitação de gasometria arterial. A hipercapnia pode ser suspeitada indiretamente pelo aumento sérico do bicarbonato, em indivíduos com função renal normal, e deverá ser confirmada pela gasometria arterial. Em casos de exacerbação da DPOC é necessário avaliar a ventilação alveolar e hipercapnia ($PaCO_2$ > 45 mmHg) através da gasometria arterial. As indicações de gasometria arterial incluem VEF_1 < 50% do valor predito, oximetria de pulso < 92%, rebaixamento no nível de consciência, exacerbação aguda da DPOC e avaliação de hipercapnia em pacientes de risco, após 30 a 60 minutos do início da oxigenioterapia. Em pacientes com DPOC moderada a grave, achados na gasometria arterial de leve a moderada hipoxemia sem hipercapnia são frequentes. As anormalidades na gasometria arterial são mais frequentes durante as exacerbações agudas, atividades físicas e durante o sono.

Os exames de imagem não são indicados para o diagnóstico de DPOC. A radiografia e a tomografia computadorizada de tórax são indicadas para excluir outros diagnósticos como pneumonia, pneumotórax, insuficiência cardíaca, fibrose pulmonar, bronquiectasia, entre outras. A radiografia de tórax pode apresentar-se normal nos graus mais leves e moderados; nos casos graves e muito graves pode haver alterações sugestivas de hiperinsuflação pulmonar, como rebaixamento ou retificação diafragmática e aumento do espaço aéreo retroesternal. A tomografia computadorizada de tórax de alta resolução apresenta maior sensibilidade e especificidade em relação à radiografia de tórax para detecção de enfisema.

Abordagem terapêutica

Tratamento da hipertensão arterial em pacientes com DPOC

A meta estabelecida pela JNC 7 de manter a pressão arterial abaixo de 140 × 90 mmHg é a mesma para os portadores de DPOC[10]. Apesar do tratamento da hipertensão ter sido abordado em outro capítulo, serão expostos a seguir alguns pontos a serem considerados na associação das duas comorbidades[11].

Betabloqueadores

O uso de betabloqueadores não seletivos, como o propranolol, não é recomendado em portadores de DPOC, devido ao risco de broncoconstrição ocasionado pela presença de receptores beta 2 adrenérgicos na musculatura lisa das vias aéreas[11].

Os betabloqueadores beta 1 seletivos como atenolol e metoprolol, têm menor probabilidade de induzir broncoconstrição, mas devem ser usados com cautela em pacientes com obstrução grave. Apesar do Atenolol se mostrar seguro, tem efetividade limitada no tratamento da HAS, com pequena influência na pressão arterial central e na prevenção de lesão em órgãos-alvo, devendo ser evitado[11].

Nos pacientes com DPOC e insuficiência cardíaca congestiva (ICC), o Carvedilol costuma ser bem tolerado, embora não haja estudos suficientes sobre sua ação nas funções respiratórias. No pós-infarto do miocárdio, há uma redução na mortalidade[11] com o uso de betabloqueadores. Entretanto, entre os pacientes com DPOC oxigenodependentes, o seu uso diminui a sobrevida.

Portanto, o uso de betabloqueadores beta 1 seletivos é relativamente seguro para o uso em pacientes com DPOC e ICC ou doença coronariana. Todavia, é mais seguro iniciar com baixas doses e monitorar cuidadosamente os sintomas como dispneia, intolerância aos exercícios, tosse ou mudanças no padrão de uso dos broncodilatadores. Não deve ser iniciado na DPOC exacerbada, pois não se sabe a sua segurança nessa situação[11].

Diuréticos

Os diuréticos não causam efeitos adversos importantes nas vias aéreas, mas podem interferir na produção de muco e levar à hipocalemia[11]. Os beta 2 agonistas e os corticoides orais podem potencializar a hipocalemia[11,14].

Um outro problema potencial em pacientes com DPOC e hipercapnia crônica é a alcalose metabólica induzida pelo diurético, que pode suprimir o *drive* ventilatório, exacerbando o grau de hipoxemia e hipercapnia. Para maior segurança, deve se fazer o monitoramento dos eletrólitos, da hipercapnia e dos níveis de oxigenação[11].

Os diuréticos de alça têm menor efeito anti-hipertensivo e duração mais curta, mas são úteis em pacientes com sobrecarga de volume e redução da filtração glomerular[11]. Já os diuréticos retentores de potássio têm efeito mínimo na hipertensão mas podem auxiliar no tratamento da hipertensão resi*stente*, pois não há contraindicação para o seu uso em DPOC[11].

Inibidores da ECA e bloqueadores dos receptores de angiotensina

O efeito colateral mais comum dos inibidores de ECA é a tosse, que costuma ser seca, irritativa e persistente e ocorre em 3 a 20% dos pacientes. Apesar de não serem contraindicados, os bloqueadores não são a primeira escolha em pacientes com DPOC. Uma alternativa são os bloqueadores do sistema renina-angiotensina[11], que não parecem induzir tosse ou aumento da reatividade brônquica e são bem tolerados em DPOC estádio III e IV[11,14].

Bloqueadores de canal de cálcio

Os diidropiridinos são excelentes agentes para tratamento da hipertensão em pacientes com DPOC, pois reduzem efetivamente a pressão arterial e têm uma vantagem teórica de oposição à contração muscular nos músculos lisos traqueobrônquicos. Os não diidropiridinos são mais usados para controle da frequência cardíaca em pacientes com fibrilação atrial ou para controle de angina do que para hipertensão. Podem ser usados com segurança em pacientes com DPOC, mas com cautela quando associado a medicações com efeito inotrópico negativo.

Tratamento da doença pulmonar obstrutiva crônica

O tratamento da DPOC não deve ser diferente em portadores de hipertensão arterial ou outras comorbidades, embora seja necessário ter mais cautela com algumas medicações devido aos seus efeitos colaterais[2].

O objetivo do tratamento é aliviar os sintomas, melhorar o estado geral de saúde e a capacidade física, prevenir a progressão da doença, prevenir e tratar as complicações e exacerbações agudas, além de reduzir a frequência das internações e da mortalidade. Outro papel importante da equipe de APS é fazer a prevenção quaternária, encaminhando ao especialista apenas quando necessário e não expondo a pessoa a intervenções diagnósticas e terapêuticas desnecessárias[12].

Até o momento, nenhum grupo de broncodilatadores mostrou eficácia de magnitude clinicamente significativa sobre a taxa de declínio da função pulmonar na DPOC, nem levou à redução da mortalidade[11].

Tratamento não farmacológico

A equipe multiprofissional tem papel fundamental no tratamento e acompanhamento dos pacientes com DPOC[13].

- **Educação:** é importante para o paciente entender a doença, o seu papel no tratamento, os sintomas, a importância da cessação do tabagismo, os tipos de medicamentos, o uso correto dos dispositivos inalatórios e reconhecer sinais de exacerbação. Pode ser feita de forma individual ou em grupo pela equipe multiprofissional e ajuda a melhorar a adesão ao tratamento, reduzindo a probabilidade de internações e os custos totais com o tratamento. Um grande número de portadores de DPOC, que são considerados não aderentes ou refratários ao tratamento, na realidade, não sabem ou não conseguem utilizar de forma adequada os inaladores e os espaçadores.

- **Cessação do tabagismo:** a suspensão do tabagismo é a única medida comprovadamente eficaz para reduzir a progressão da DPOC[2]. Aconselhamento antitabagismo deve ser realizado em todas as oportunidades, pois aumentam a taxa de sucesso em relação às estratégias de iniciativa individual do paciente (Evidência A)[2]. Mesmo aconselhamentos de 3 minutos realizados em cada encontro com um indivíduo fumante pode ser efetivo. Quanto ao tratamento farmacológico, podem ser usadas reposição de nicotina em suas diversas formas, bupropiona, nortriptilina e varenicilina[2].

- **Reabilitação pulmonar:** todos os pacientes com DPOC parecem se beneficiar com os programas de reabilitação, pois estes levam a uma melhora da tolerância aos exercícios, da dispneia e da fadiga (Evidência A). O programa de exercício deve promover recondicionamento cardiovascular, treinamento muscular de membros superiores e inferiores e de resistência física.

- **Vacinação:** a vacinação anual contra o vírus influenza é recomendada, pois reduz hospitalizações por infecções do trato respiratório inferior e morte por DPOC (Evidência A)[2]. A vacina contra pneumococo é recomendada para todos os indivíduos com mais de 65 anos e pessoas entre 19 e 64 anos com DPOC, pois reduz a incidência de pneumonia adquirida na comunidade, embora sua eficácia não seja tão bem documentada quanto a da vacina contra o vírus influenza[2].

- **Suporte nutricional:** a presença de IMC abaixo de 20 kg/m^2 em pacientes com DPOC está associada a um aumento da mortalidade. A utilização de suplementos nutricionais promove ganho significativo de peso, melhora da força dos músculos respiratórios, da qualidade de vida e da distância no teste da caminhada de 6 minutos.

- **Atividade física:** a atividade física regular deve ser recomendada para todos os pacientes com DPOC. A realização de pelo menos 30 minutos três vezes na semana reduz o risco de hospitalizações e mortalidade[2]. O exercício com maior benefício para funcionalidade e diminuição dos sintomas de fadiga e dispneia nas atividades cotidianas é o fortalecimento de musculatura de membros inferiores[13].
- **Ventilação não invasiva:** não há evidência suficiente para a sua recomendação. Mas tem benefício para pacientes com apneia do sono.

Procedimentos cirúrgicos, como cirurgia redutora de volume pulmonar e transplante pulmonar, devem ser indicados em casos específicos.

- **Oxigênio suplementar:** alguns estudos mostram uma redução da mortalidade global em pacientes com hipoxemia grave (PaO_2 < 50 mmHg) e insuficiência cardíaca com a oxigenioterapia prolongada. Em pacientes com hipoxemia moderada (PaO_2 = 59-65 mmHg) não se demonstrou qualquer efeito benéfico.

As indicações de O_2 domiciliar são[13]:

- PaO_2 ≤ 55 mmHg ou SaO_2 ≤ 88%, **ou**
- PaO_2 = 56-59 mmHg ou SaO_2 = 89%, associado a edema por insuficiência cardíaca, hipertensão pulmonar ou policitemia (hematócrito > 55%).

Tratamento farmacológico

Tratamento da DPOC estável

A iniciativa GOLD recomenda que a gravidade da doença seja classificada utilizando-se, além do grau de obstrução pela espirometria, o perfil de sintomas pelas escalas mMRC (Quadro 8.2)[2] ou CAT[2] e o risco de exacerbações (Figura 8.2), com vistas à avaliação não somente do impacto da doença na qualidade de vida, mas também do risco futuro. O tratamento é baseado não apenas na espirometria, mas nessa avaliação mais ampla[2].

QUADRO 8.2 – Escala de Dispneia do Medical Research Council modificada[2]

mMRC 0	Eu só fico com falta de ar com exercício extremo.
mMRC 1	Eu fico com dificuldade para respirar quando ando rápido no plano ou ando em subidas.
mMRC 2	Eu ando mais devagar que as pessoas da minha idade no plano devido a falta de ar, ou eu tenho que parar para respirar quando ando no meu ritmo no plano.
mMRC 3	Eu paro para respirar após caminhar uns 100 metros ou após poucos minutos no plano.
mMRC 4	Eu fico com muita falta de ar para sair de casa ou eu tenho muita falta de ar para vestir-me e despir-me.

Fonte: Adaptado de Global Initiative for Chronic Obstructive Lung Disease (GOLD) (2016).

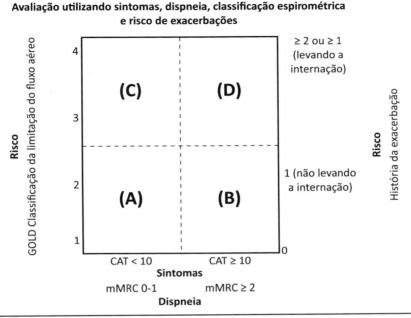

FIGURA 8.2 – Modelo de avaliação da DPOC baseado no grau de obstrução ao fluxo aéreo, sintomas e risco de exacerbações
Fonte: Adaptado de Global Initiative for Chronic Obstructive Lung Disease (GOLD) (2016).

O tratamento baseado na categorização proposta pelo GOLD[2] está sumarizado no Quadro 8.3.

QUADRO 8.3 – Tratamento farmacológico conforme categoria de classificação

Categoria	Primeira escolha	Alternativa
A	β_2 ou anticolinérgico de curta ação (conforme a necessidade)	β_2 e anticolinérgico de curta ação ou β_2 de longa ação ou anticolinérgico de longa ação
B	β_2 de longa ação ou anticolinérgico de longa ação	β_2 e anticolinérgicos de longa ação ou broncodilatadores de ação curta + teofilina
C	Corticoide inalatório + β_2 ou anticolinérgico de longa ação	β_2 e anticolinérgicos de longa ação ou anticolinérgicos ou β_2 de longa ação + inibidor da 4 fosfodiesterase ou broncodilatadores de ação curta + teofilina
D	Corticoide inalatório + β_2 e/ou anticolinérgico de longa ação	Corticoide inalatório + β_2 + anticolinérgico de longa ação ou Corticoide inalatório + β_2 de longa ação + inibidor da 4 fosfodiesterase ou β_2 e anticolinérgicos de longa ação ou anticolinérgicos de longa ação + inibidor da 4 fosfodiesterase ou broncodilatadores de ação curta + teofilina

Fonte: Adaptado de Global Initiative for Chronic Obstructive Lung Disease (GOLD) (2016).

Manejo do DPOC exacerbado

As exacerbações são eventos agudos caracterizados pela piora dos sintomas respiratórios e que levam a mudanças no seu tratamento. As causas mais comuns são as infecções do trato respiratório devido a vírus e bactérias.

É recomendado realizar inalação com β_2-agonista de curta ação na maior dose tolerável e anticolinérgico, além de dose de ataque de corticoide endovenoso e manutenção domiciliar por via oral por 7 a 10 dias.

A antibioticoterapia está indicada na presença de 2 das 3 características, aumento do volume, da purulência do catarro ou aumento da dispneia.

A depender do estágio da DPOC e da gravidade da exacerbação, pode ser necessária a suplementação de oxigênio para manter a saturação entre 90 e 92%, suporte ventilatório não invasivo ou mesmo ventilação mecânica. Fisioterapia respiratória pode ser necessária.

Deve-se encaminhar o paciente para o Pronto-Socorro na presença de sinais de gravidade como insuficiência respiratória, DPOC de base grave ou muito grave, edema periférico, cianose, rebaixamento do nível de consciência, idade ou comorbidade significativa e refratariedade ao tratamento inicial.

Medicamentos disponibilizados pelo Sistema Único de Saúde[13]

- **Beclometasona:** cápsula ou pó inalante de 200 e 400 mcg/aerossol de 200 e 250 mcg.
- **Budesonida:** cápsula inalante de 200 e 400 mcg ou pó inalante e aerossol oral de 200 mcg.
- **Formoterol + budesonida:** cápsula inalante ou pó inalante de 6/200 mcg ou 12/400 mcg.
- **Fenoterol:** aerossol de 100 mcg.
- **Formoterol:** cápsula ou pó inalante de 12 mcg.
- **Salbutamol:** aerossol de 100 mcg e solução inalante de 5 mg/ml.
- **Salmeterol:** aerossol oral ou pó inalante de 50 mcg.
- **Prednisona:** comprimidos de 5 mg e 20 mg.
- **Prednisolona:** solução oral de fosfato sódico de prednisolona 3,0 mg/ml.
- **Hidrocortisona:** pó para solução injetável de 100 mg e 500 mg.
- **Brometo de ipratrópio:** solução inalante de 0,25 mg/ml e aerossol oral de 0,02 mg/dose.

Quando encaminhar e para quem

Há algumas situações em que o acompanhamento conjunto com um especialista em cardiologia e/ou pneumologia se farão importantes[12,13]:

- DPOC em pessoas abaixo de 40 anos de idade.
- DPOC com familiar de primeiro grau com deficiência de alfa-1 antitripsina.

- DPOC grave.
- Exacerbações frequentes ou dificuldade em controlar sintomas.
- Hemoptise.
- Presença de *cor pulmonale*.
- Necessidade de oxigenioterapia domiciliar.
- Necessidade de reabilitação pulmonar.
- Necessidade de cirurgia.

Sinais de alerta e erros comuns

O médico de família deve atentar para não incorrer nos seguintes erros frequentes observados na prática clínica destes pacientes[12]:

- Não confirmar o diagnóstico com espirometria;
- Não realizar raio X de tórax para excluir outros diagnósticos e comorbidades.
- Não orientar mudanças no estilo de vida.
- Não realizar aconselhamento e intervenções farmacológicas para a cessação do tabagismo.
- Não vacinar para influenza.
- Não orientar adequadamente os pacientes sobre a utilização correta dos dispositivos inalatórios.
- Não prescrever broncodilatadores de ação longa para pessoas com DPOC moderada a grave.
- Prescrever corticoide inalatório em DPOC leve a moderada.
- Não avaliar corretamente as comorbidades médicas e psiquiátricas.
- Não encaminhar os pacientes com DPOC moderada a grave para reabilitação pulmonar.

Referências

1. Buist AS, McBurnie MA, Vollmer WM, Gillespie S, Burney P, Mannino DM et al. BOLD Collaborative Research Group: International variation in the prevalence of COPD (The BOLD Study): a population-based prevalence study. Lancet 2007;370(9589):741.
2. Global Initiative for Chronic Obstructive Lung Disease (GOLD). Global Strategy for the Diagnosis, Management, and Prevention of COPD 2016 [accessed on September, 2016]. Available from: http//www.goldcopd.org
3. American Thoracic Society. Standards for the diagnosis and care of patients with chronic obstructive pulmonary disease. Am J Respir Crit Care Med 1995;152(5Pt2):S77.
4. Harkness LM, Kanabar V, Sharma HS, Westergren-Thorsson G, Larsson-Callerfelt AK. Pulmonary vascular changes in asthma and COPD. Pulm Pharmacol Ther 2014;29(2):144-55.
5. Menezes AM, Victora CG, Perez-Padilla R. PLATINO Team. The Platino project: methodology of a multicenter prevalence survey of chronic obstructive pulmonary disease in major Latin American cities. BMC Med Res Methodology 2004;4:15.
6. Rennard SI, Vestbo, PubMed. COPD: the dangerous underestimate of 15%. Lancet 2006;367(9518):1216.
7. Boman C, Forsberg B, Sandstrom T. Shedding new light on wood smoke: a risk factor for respiratory health. Eur Respir J 2006;27:446-7.

8. Ezzati M, Lopez AD, Rodgers M, Murray CJ, editors. Comparative quantification of health risks: global and regional burden of disease attributable to selected major risk factors. World Health Organization; 2004.
9. Han MK, Dransfield MT, Martinez FJ, Stoller JK, Hollingsworth H. Chronic obstructive pulmonary disease: Definition, clinical manifestations, diagnosis, and staging. UptoDate 2016.
10. Chobanian AV, Bakris GL, Black HR et al. Joint National Committee on Prevention, Detection, Evaluation, and Treatment of High Blood Pressure. National Heart, Lung, and Blood Institute; National High Blood Pressure Education Program Coordinating Committee. Seventh Report of the Join National Committee on Prevention, Detection, Evaluation, and Treatment of High Blood Pressure. Hypertension 2003;42(6):1206-52.
11. Chandy D, Aronow WS, Banach M. Current perspectives on treatment of hypertensive patients with chronic obstructive pulmonary disease. Blood Press 2013;6:101-9.
12. Gusso G, Lopes JMCL. Doença pulmonar obstrutiva crônica. In: Tratado de Medicina de Família e Comunidade – princípios, formação e prática. Porto Alegre: Artmed; 2012.
13. Brasil. Ministério da Saúde, Secretaria de Atenção à Saúde, Departamento de Atenção Básica – Série A. Normas e Manuais Técnicos. Cadernos de Atenção Básica, n. 25, 1a ed. 2010.
14. Di Daniele N. Therapeutic Approaches of uncomplicated arterial hypertension in patients with COPD. Pulm Pharmacol Ther 2015;35:1-7.
15. Silva ALB, Silva BLS, Avigo D, Valladão Júnior JBR, Melo NG. Capítulo 12: José. In: Valladão Júnior JBR, Gusso G, Olmos RD. Medicina de Família e Comunidade – Série Manual do Médico Residente do Hospital das Clínicas da Faculdade de Medicina da Universidade de São Paulo (USP). Atheneu; 2017.

CAPÍTULO 9

Doença Arterial Periférica em Pacientes com Hipertensão Arterial Sistêmica

- *Denize Ornelas Pereira Salvador de Oliveira* • *Diângeli Soares*
- *Ricardo Michel Abbud*

O que é importante saber

- A Doença Arterial Periférica (DAP) está associada à alta morbimortalidade e é causa frequente de amputação nos membros inferiores.
- Os principais fatores de risco para DAP (tabagismo, diabetes e hipertensão) são sensíveis à Atenção Primária à Saúde.
- O espectro clínico de apresentação da DAP inclui: doença assintomática, claudicação intermitente, dor isquêmica em repouso, dano tecidual mínimo, ulceração e gangrena.
- Pacientes com claudicação intermitente são candidatos a manejo clínico, com medidas farmacológicas e não farmacológicas, antes de serem considerados para revascularização.
- Úlceras crônicas de extremidades devem ser acessadas de modo a avaliar possível origem arterial.
- Os principais aspectos não farmacológicos do manejo da DAP são a cessação do tabagismo e a instituição de caminhadas.
- AAS, Estatinas, Inibidores da Enzima Conversora da Angiotensina e Bloqueadores da Recaptação da Angiotensina fazem parte do arsenal terapêutico da DAP.

Considerações gerais

A Doença Arterial Periférica consiste na presença de estenose, oclusão ou aneurisma nas artérias das extremidades do corpo. Pode ser assintomática (de 20 a 50% dos casos) ou cursar com dor (de 40 a 50% dos casos), claudicação (de 10 a 35% dos casos) ou isquemia crítica do membro (de 1 a 2% dos casos)[1]. A DAP é sempre expressão de doença cardiovascular generalizada e sua prevalência aumenta com a idade, especialmente após os cinquenta anos e na presença de hipertensão, diabetes e tabagismo[1,2]. Estima-se que mais de 200 milhões de pessoas no mundo sofram de DAP[3].

A causa mais comum de DAP é a aterosclerose. Aneurismas, tromboangeíte obliterante, vasculites, trauma e anormalidades congênitas são causas menos frequentes de DAP. A aterosclerose prejudica a circulação sanguínea, provocando dano tecidual secundário à isquemia. O organismo combate a isquemia inicial com mecanismos compensatórios microvasculares, como angiogênese e arteriogênese. À medida que a doença progride, esses mecanismos se tornam incapazes de compensar a hipóxia, gerando dor, declínio funcional e úlceras crônicas. Nas fases mais tardias, a viabilidade do membro pode ser ameaçada, levando a amputações[1].

A Hipertensão Arterial Sistêmica (HAS) é fator de risco isolado para DAP e sua associação aos demais fatores de risco cardiovascular parece ter efeito cumulativo[1]. Grande parte dos casos de DAP podem ser manejados clinicamente na Atenção Primária à Saúde (APS)[2]. Casos mais severos, com importante impacto funcional, que demandem revascularização ou que apresentem resposta inadequada ao tratamento instituído, beneficiam-se de coordenação do cuidado e referência à Atenção Secundária[4].

Abordagem diagnóstica

A claudicação intermitente é o sintoma cardinal da Doença Arterial Periférica[2]. A dor da claudicação é geralmente descrita como uma dor constritiva, em câimbra ou cansaço[5]. Como o fluxo sanguíneo dos membros reduz com o decúbito, são comuns os sintomas noturnos[2]. Nestes casos o paciente pode referir a busca pela posição antálgica do membro pendente para fora do leito[6]. A localização mais frequente da dor é a panturrilha, mas a DAP pode acometer outros grupamentos musculares. A localização pode ser útil para identificar o nível da oclusão[1].

Deve-se suspeitar de DAP em pacientes com fatores de risco, dor em membro inferior e/ou claudicação intermitente. A presença de úlceras de pele nas extremidades também chama a atenção para esse diagnóstico diferencial[7]. Nos Quadros 9.1, 9.2, 9.3, 9.4 e 9.5 estão descritos os principais aspectos clínicos do diagnóstico da DAP.

É importante destacar que a claudicação intermitente é um sintoma muito específico (99%), porém muito pouco sensível (9%) para o diagnóstico de DAP. Assim, a claudicação intermitente é um achado muito importante em pacientes que possuem alta probabilidade de DAP, porém será pouco útil se usada isoladamente em contextos de menor risco[2].

O exame físico do paciente com suspeita de DAP inclui a palpação dos pulsos periféricos e a exploração das características da úlceras de membro inferior, quando presentes[2,4,6].

Nos membros inferiores podem ser palpados os seguintes pulsos: femoral, poplíteo, tibial posterior e pedioso. Dentre todos estes pulsos, a ausência do pulso tibial posterior é o achado mais significativo para DAP. O pulso tibial posterior pode ser afetado tanto na DAP proximal quanto na DAP distal, não possui afetação anatômica congênita e tem alta sensibilidade (71%) e especificidade (91%)[2].

Outros achados comuns podem ser enchimento capilar prolongado, perda dos pelos, atrofia de pele, alterações ungueais, palidez das extremidades à elevação e hiperemia reativa[8].

O Quadro 9.5 apresenta as características principais do diagnóstico diferencial das úlceras de membro inferior.

QUADRO 9.1 – Fatores de Risco para DAP[2]

Condição	Odds ratio
Sexo masculino	1,5 (1,1-1,9)
Idade entre 60 e 80 anos	2,2 (1,6-3)
Tabagismo	2,1 (1,6-2,8)
Hipertensão arterial sistêmica	1,5 (1,2-2)
Diabetes	1,6 (1,1-2,3)
Doença arterial coronariana	1,7 (1,3-2,3)

Fonte: Adaptado de Granel A (2016).

QUADRO 9.2 – Perguntas que auxiliam no diagnóstico de DAP[1]

- Possui fadiga ou dor nas extremidades com o exercício?
- Apresenta parestesia?
- Apresenta claudicação intermitente?
- Apresenta dor nas extremidades ao repouso?
- Apresenta úlcera crônica de membro inferior? Qual o tempo de duração da úlcera?

Fonte: Adaptado de Gerhard-Herman MD et al. (2016).

QUADRO 9.3 – Correlação da localização da dor com nível do acometimento[1]

Localização da dor	Nível de acometimento
Nádegas/dor no quadril	Aortoilíaco*
Dor na coxa	Iliofemoral
Dor nos dois terços superiores da panturrilha	Femoral superficial
Dor em um terço inferior da panturrilha	Poplíteo
Dor no pé	Tibial

* A disfunção erétil é comum quando existe comprometimento aortoilíaco.
Fonte: Adaptado de Granel A (2016).

QUADRO 9.4 – Principais diagnósticos diferenciais da Claudicação Intermitente de origem arterial[1]

Condição	Características
Hérnia de disco	Dor aguda, radiada pela face posterior da perna, desencadeada precocemente pelo exercício e não aliviada rapidamente após o repouso. Melhora da posição das costas pode ajudar a aliviar os sintomas.
Estenose espinhal	Fraqueza motora mais proeminente que a dor, aliviada por flexão do tronco.
Síndrome compartimental crônica	Dor forte, "estourando" nos músculos da panturrilha, mais frequente em atletas fortemente musculosos. Ocorre após um exercício significativo, como *jogging*. A dor diminui muito lentamente, com alívio apressado pela elevação do membro.
Claudicação venosa	Dor forte, "estourando" na perna inteira (geralmente pior na coxa e na virilha). Ocorre depois de andar e desaparece lentamente, com alívio apressado pela elevação do membro.
Acometimento do quadril	Desconforto geralmente na região do quadril e glúteo. Ocorre após quantidade variável de exercício ou em repouso e não é aliviado rapidamente. Pode melhorar com redução do peso sobre as pernas.
Cisto de Baker	Inchaço, sensibilidade e dor por trás do joelho e panturrilha. Desencadeada pelo exercício, podendo estar presente em repouso.

Fonte: Adaptado de Gerhard-Herman MD et al. (2016).

QUADRO 9.5 – Diagnóstico diferencial das úlceras de membro inferior[9]

Características	Arterial	Venosa	Neuropática
Localização	Dedos, calcâneo, dorso do pé	Terço inferior da perna	Áreas de pressão (especialmente plantar distal)
Tamanho	Pequena-média	Geralmente extensa (pode ser pequena)	–
Profundidade	Rasas, médias ou profundas	Rasas	Superficiais ou profundas
Bordas	Regulares	Irregulares	Regulares, bem delimitadas
Exudato	Pouco	Abundante	Abundante
Dor	Intensa, difícil controle com analgésicos comuns, aumenta com o frio e elevação do membro	Ausente ou pouca intensidade, mais sensível aos analgésicos comuns	Ausente. Pele circundante pode apresentar parestesia ou sensibilidade reduzida
Pele adjacente	Pálida, fria, cianótica ou rubra, sem pelos	Hiperpigmentação azulada	Branca ou amarelada

Fonte: Adaptado de Araújo Nogueira Lima VL et al. (2011).

Manejo

O estadiamento do paciente com DAP é útil para o manejo na prática clínica. Para tal, são adotadas três classificações principais: Fontaine, Rutherford e Sistema de Classificação Wound, Ischemia, and Foot Infection (WIfI)[1,4,10].

As classificações de Fontaine e Rutherford são bem simples e se valem de dados clínicos fáceis de serem obtidos. Sua principal utilidade é avaliar a gravidade da DAP de modo a tomar as melhores decisões terapêuticas. O Sistema de Classificação WIfI serve para se avaliar a viabilidade de um membro e é particularmente útil na avaliação do pé diabético. Vale-se da combinação de informações relativas a lesão (Wound), grau de isquemia (*ischemia*) e infecção (*foot Infection*).

O Quadro 9.6 descreve as classificações Fontaine e Rutherford, mais úteis no manejo do paciente ambulatorial e, portanto, mais frequentemente utilizadas pelos Médicos de Família e Comunidade (MFC) e demais clínicos da APS. A Classificação WIfI pode ser consultada sempre que for necessário decidir sobre a viabilidade do membro.

QUADRO 9.6 – Classificação de Fontaine e Rutherford[18,19]

Fontaine		Rutherford	
I	Assintomático	Grau 0, Categoria 0	Assintomático
IIa	Claudicação leve	Grau I, Categoria I	Claudicação leve
IIb	Claudicação moderada-severa	Grau I, Categoria II	Claudicação moderada
		Grau I, Categoria III	Claudicação severa
III	Dor isquêmica em repouso	Grau II	Dor isquêmica em repouso
IV	Ulceração ou Gangrena	Grau III	Dano tecidual mínimo
		Grau IV	Ulceração ou gangrena

Fonte: Adaptado de Fontaine R et al. (1954); Rutherford RB et al. (1997).

A medida do ITB (Índice Tornozelo-Braço) também auxilia na tomada de decisão na APS[2,5]. O ITB na DAP será menor ou igual a 0,9[1,2,4,5,8,11]. O Quadro 9.7 resume os valores de referência do ITB e a técnica para sua aferição.

Estudos de imagem, como ecodoppler arterial, angiotomografia computadorizada e angiorressonância magnética podem auxiliar a determinar a localização e extensão do comprometimento arterial e permitem uma melhor avaliação anatômica da topografia das lesões. Estão indicados quando se considera conduta cirúrgica, com revascularização[1] ou quando não se obtém resposta satisfatória com as medidas farmacológicas e não farmacológicas padrão[1,5].

QUADRO 9.7 – ITB – valores de referência[4,7,12]

Resultado	Interpretação
> 1,3*	Não compreensível (falsamente elevado)
0,9-1,29	Normal
0,41-0,9	Doença arterial obstrutiva periférica leve a moderada
< 0,41	Doença arterial obstrutiva periférica grave

Medida do ITB: Técnica

- O paciente deve permanecer em repouso por 5 a 10 minutos em decúbito dorsal horizontal.
- Não deve ter fumado por pelo menos 2 horas antes.
- O manguito do esfigmomanômetro deve ter largura de pelo menos 40% da circunferência do membro.
- Deve-se proceder à aferição da Pressão Arterial Sistólica (PAS) nas duas artérias braquiais normalmente.
- O manguito deve ser colocado na perna com sua borda distal 2 cm acima do maléolo medial.
- Deve ser aferida a PAS nas artérias pediosa (no dorso do pé) e tibial posterior (posterior ao maléolo medial). Na fórmula será considerado o maior valor.
- O método de aferição do fluxo deve ser o mesmo para os quatro membros.

Fórmula ITB

ITB Direito = maior PAS do tornozelo D/maior PAS dos braços
ITB Esquerdo = maior PAS do tornozelo E/maior PAS dos braços

* Nesses casos, recomenda-se medir o índice dedo-braquial.
Fonte: Adaptado de Sperandio Jr CA et al. (2012), Kullo IJ et al. (2016).

Abordagem terapêutica

Os principais objetivos do tratamento na DAP são: 1) Prevenção de eventos cardiovasculares maiores, como infarto agudo do miocárdio (IAM) e acidente vascular cerebral (AVC); 2) Evitar complicações locais (atrofia cutânea, úlceras arteriais e gangrena); 3) Aumentar a capacidade de exercício sem dor[2,7]. Assim, as medidas terapêuticas, farmacológicas ou não, devem ser orientadas para a modificação dos fatores de risco cardiovascular, reabilitação com exercícios e manejo da dor. O Quadro 9.8 resume as principais medidas adotadas no tratamento da DAP.

Os aspectos mais importantes do manejo não-farmacológico do paciente com DAP são a cessação do tabagismo e prática de caminhadas[1,5,7].

O tabaco provoca vasoespasmo e acelera a aterogênese[5]. Recomenda-se incentivar a pessoa portadora de DAP a cessar o tabagismo em todos os encontros clínicos e evitar, sempre que possível, a exposição ambiental ao tabaco no domicílio, trabalho e demais locais públicos[1]. A orientação de caminhadas é útil para o manejo sintomático da claudicação intermitente. Recomenda-se praticar caminhadas, de trinta a quarenta e cinco minutos, no mínimo três vezes por semana, por pelo menos 12 semanas[1].

Os cuidados com os pés são primordiais para a prevenção das úlceras e das infecções[2].

QUADRO 9.8 – Tratamento da DAP[1,13]

Medidas gerais	
Cessação do tabagismo	
Controle da dislipidemia	
Controle da Hipertensão Arterial Sistêmica	
Controle do diabetes *mellitus*	
Medidas farmacológicas	
Terapia antiplaquetária	AAS 75-325 mg/dia ou Clopidogrel 75 mg/dia. Terapia dupla reservada para pacientes sintomáticos após a revascularização.
IECA ou BRA	Recomendados pelo seu impacto no risco cardiovascular.
Estatinas	Oferecer estatinas de alta intensidade para todos os pacientes com DAP.
Claudicação intermitente	Cilostazol 100 mg 12 em 12 horas.
Medidas farmacológicas não recomendadas	
Pentoxifilina	Não recomendadas pelo American College of Cardiology/American Heart Association (ACC/AHA) e contraindicada pelo American College of Chest Physicians (ACCP).
Prostanoides	Não recomendadas pelo American College of Cardiology/American Heart Association (ACC/AHA) e contraindicados pelo American College of Chest Physicians (ACCP).

Fonte: Adaptado de Granel A (2016); Goff DC et al. (2014).

No que tange à melhor escolha dos anti-hipertensivos, não existem estudos comparativos que comprovem a supremacia de determinada classe sobre as outras. Ainda assim, os inibidores da enzima conversora da angiotensina (IECAs) são frequentemente citados nos *guidelines* e podem ser preferidos pelo seu impacto no risco cardiovascular[1,7]. O uso de bloqueadores da recaptação da angiotensina (BRA) também é indicado, com resultados equivalentes aos IECAS[1].

A revascularização está indicada na presença de sintomas limitantes em paciente em que foram instituídas as medidas farmacológicas e não farmacológicas anteriormente descritas. Também está indicada em casos de isquemia crítica, tendo em vistas manter o membro viável[7].

Seguimento

Apesar da DAP ser uma doença com progressão fisiopatológica negativa, a doença tende a ser clinicamente estável em até 75% dos casos, entre os pacientes que se apresentam apenas com claudicação intermitente. Essa estabilização pode ser decorrente da eficácia dos mecanismos microvasculares compensatórios do organismo. Grandes amputações também são infrequentes em pacientes cujo único sintoma é a claudicação intermitente: 1 a 3,3% em um período de 5 anos[14].

Cerca de 25% dos pacientes terão evolução desfavorável, com progressão para dor isquêmica ao repouso e/ou lesões de pele[14]. A taxa de complicações locais, incluindo piora dos sintomas, revascularização e amputação é de cerca de 26% em 4 anos[7,15]. Pacientes cuja apresentação clínica é dor isquêmica em repouso têm prognóstico bastante mais reservados, com taxas que podem chegar a 40% para amputação em 6 meses e 20% para mortalidade em um ano[14].

De maneira geral, as taxas de mortalidade por causa cardiovascular e morbidade (IAM, AVC ou hospitalização por evento aterotrombótico) em um ano são altas entre pacientes com DAP (21,14%)[16]. Mais da metade das pessoas com diagnóstico de DAP serão portadoras de Doença Arterial Coronariana (DAC), Doença Cerebrovascular ou ambas[7,17].

Assim, pacientes com DAP devem ser cuidadosamente monitorados e aqueles que cursarem com resposta insatisfatória às medidas terapêuticas instituídas devem ser considerados candidatos à cirurgia[4].

Aneurismas também demandam cuidado na atenção secundária, com cirurgião vascular. O aneurisma da artéria poplítea é considerado o protótipo dos aneurismas periféricos, representando mais de 90% dos aneurismas localizados fora da aorta. Vale ressaltar que, ao contrário dos aneurismas abdominais, cujo principal risco é o de ruptura, o aneurisma de artéria poplítea se apresenta mais comumente com isquemia aguda da extremidade[5].

A oclusão arterial aguda deve ser manejada em serviço de Urgência e Emergência, tendo em vista a anticoagulação sistêmica imediata para prevenir progressão para trombose secundária[5].

Papel da enfermagem da Equipe de Saúde da Família

O profissional de enfermagem da Equipe de Saúde da Família pode auxiliar muito no manejo dos pacientes com DAP, haja vista seu papel protagonista no cuidado de feridas na APS e na orientação de mudanças de estilo de vida. Para tal é necessário que este profissional conheça os fatores de risco para o desenvolvimento de DAP, valorize os sintomas característicos (dor em membro inferior e claudicação intermitente), bem como esteja atento às características das úlceras de origem arterial.

A equipe de enfermagem, dessa forma, estabelecerá um conjunto de cuidados essenciais, envolvendo: orientação de cuidados com os pés de forma a evitar complicações, observar integridade da pele, indicar curativos e cuidados específicos na presença de úlcera, educar o paciente quanto à lavagem e curativos domiciliares quando necessário, realizar vigilância quanto ao risco de infecção, orientar massagens de conforto, acompanhar o nível de dor, estimular mudanças de decúbito e deambulação.

Quando encaminhar e para quem

O Quadro 9.9 sumariza os critérios de encaminhamento para pacientes com DAP.

QUADRO 9.9 – Critérios de encaminhamento para pacientes com DAP

Claudicação intolerável/limitação funcional significativa	Cirurgião vascular
Resposta clínica insatisfatória às medidas terapêuticas padrão	
Presença de comorbidade que impede a prática de atividade física	
Aneurisma de artéria poplítea	
Isquemia crítica	Serviço de urgência e emergência

Fonte: Adaptado de Sperandio Jr CA et al. (2012).

Sinais de alerta e erros comuns

- **Sinais de alerta:** dor intensa, de início súbito, impotência funcional, parestesia ou anestesia nas regiões afetadas, palidez, cianose, pulsos ausentes, rigidez muscular e necrose[5].
- **Erros comuns:** manejar úlceras crônicas sem realizar o adequado diagnóstico diferencial, referenciar pacientes estáveis e sem sinais de gravidade a atenção secundária prematuramente (antes de instituir medidas como manejo das comorbidades, terapia antiplaquetária, cilostazol e orientação de caminhadas), prescrição de pentoxifilina e realização da medida do ITB sem respeitar a técnica adequada e sem utilizar o sonar de 5 a 10 MHz.

Referências

1. Gerhard-Herman MD, Gornik HL, Barrett C, Barshes NR, Corriere MA, Drachman DE et al. 2016 AHA/ACC Guideline on the Management of Patients With Lower Extremity Peripheral Artery Disease: A Report of the American College of Cardiology/American Heart Association Task Force on Clinical Practice Guidelines. J Am Coll Cardiol. 2017 Mar 21;69(11):e71-126.
2. Granel A. Enfermedad Vascular Periférica. In: Carrete P, Barani M, Rubinstein E, Terrasa S, Zárate M, Mutchinik M et al. Medicina Familiar y Práctica Ambulatoria. 3. ed. Ciudad Autónoma de Buenos Aires: Panamericana; 2016. p. 1275-1283.
3. Fowkes FGR, Rudan D, Rudan I, Aboyans V, Denenberg JO, McDermott MM et al. Comparison of global estimates of prevalence and risk factors for peripheral artery disease in 2000 and 2010: a systematic review and analysis. Lancet. 2013 Oct 19;382(9901):1329-40.
4. Sperandio Jr CA, Pinto GJF, Andrade AEV. Doença arterial periférica. In: Gusso G, Lopes JMC, editores. Tratado de Medicina de Família e Comunidade. Porto Alegre: Artmed; 2012. p. 1290-7.
5. Pereira AH, Pereira AA. Doenças do sistema arterial periférico. In: Duncan MS, Giuliani C, editores. Medicina Ambulatorial: condutas de atenção primária à saúde baseadas em evidências. 4. ed. Porto Alegre: Artmed; 2014. p. 965-73.
6. Ferreira MJ, Barroso P, Duarte N. Doença arterial periférica. Revista Portuguesa de Medicina Geral [Internet] 2010. Disponível em: http://rpmgf.pt/ojs/index.php/rpmgf/article/download/10785/10521.
7. Kullo IJ, Rooke TW. Clinical Practice. Peripheral Artery Disease. N Engl J Med. 2016 Mar 3;374(9):861-71.
8. Hennion DR, Siano KA. Diagnosis and treatment of peripheral arterial disease. Am Fam Physician. 2013 Sep 1;88(5):306-10.

9. de Araújo Nogueira Lima VL, Carvalho DV, de Paula Lima M, Borges EL. Úlcera arterial. In: Borges EL, editor. Feridas: úlceras dos membros inferiores. Rio de Janeiro: Guanabara Koogan; 2011. p. 109-17.
10. Armstrong DG, Pomposelli FB, Schanzer A. The society for vascular surgery lower extremity threatened limb classification system: risk stratification based on wound, ischemia, and foot infection (WIfI) of vascular surgery [Internet] 2014. Available from: http://www.jvsvenous.org/article/S0741-5214(13)01515-2/abstract.
11. Gasper WJ, Rapp JH, Johnson MD. Atherosclerotic Peripheral Vascular Disease. In: Papadakis MA, McPhee SJ, Rabow MW, editor. Current Medical Diagnosis & Treatment. 57. ed. Nova York: McGraw-Hill Education; 2018. p. 472-3.
12. Medicine SS of Ankle Brachial Index [Internet]. Youtube. 2012 [cited 2018 Jun 26]. Available from: https://www.youtube.com/watch?v=KnJDrmfIXGw.
13. Goff DC, Lloyd-Jones DM, Bennett G, Coady S, D'Agostino RB, Gibbons R et al. 2013 ACC/AHA Guideline on the Assessment of Cardiovascular Risk. Circulation. 2014 Jun 24;129(25suppl2):S49-73.
14. Norgren L, Hiatt WR, Dormandy JA, Nehler MR, Harris KA, Fowkes FGR et al. Inter-Society Consensus for the Management of Peripheral Arterial Disease (TASC II). J Vasc Surg. 2007 Jan;45(SupplS):S5-67.
15. Kumbhani DJ, Steg PG, Cannon CP, Eagle KA, Smith SC Jr, Goto S et al. Statin therapy and long-term adverse limb outcomes in patients with peripheral artery disease: insights from the REACH registry. Eur Heart J. 2014 Nov 1;35(41):2864-72.
16. Steg PG, Bhatt DL, Wilson PWF, D'Agostino R, Ohman EM, Röther J et al. One-year cardiovascular event rates in outpatients with atherothrombosis. JAMA. 2007 Mar 21;297(11):1197-206.
17. Bhatt DL, Steg PG, Ohman EM, Hirsch AT, Ikeda Y, Mas J-L et al. International prevalence, recognition, and treatment of cardiovascular risk factors in outpatients with atherothrombosis. JAMA. 2006 Jan 11;295(2):180-9.
18. Fontaine R, Kim M, Kieny R. [Surgical treatment of peripheral circulation disorders.] Helv Chir Acta 1954;21:499-533.
19. Rutherford RB, Baker JD, Ernst C, Johnston KW, Porter JM, Ahn S. Recommended standards for reports dealing with lower extremity ischemia: revised version. J Vasc Surg 1997;26:517-38.

Leitura sugerida

1. Artigo: Peripheral Artery Disease (N Engl J Med. 2016 Mar 3;374(9):861–71).
2. Guideline: 2016 AHA/ACC Guideline on the Management of Patients With Lower Extremity Peripheral Artery Disease: A Report of the American College of Cardiology/American Heart Association Task Force on Clinical Practice Guidelines.
3. Tópico Dynamed: Peripheral arterial disease (PAD) of lower extremities (disponível no Portal Saúde Baseada em evidências).

Vídeo sugerido

1. **Técnica da medida do ITB:** Medicine SS of. Ankle Brachial Index [Internet]. Youtube. 2012 [cited 2018 Jun 26]. Available from: https://www.youtube.com/watch?v=KnJDrmfIXGw.

CAPÍTULO 10

Hipertensão Arterial Sistêmica e Arritmia Cardíaca

- *Lorena Squassante Capeline* • *Luiz Francisco Cardoso*
- *Renato Walch*

O que é importante saber

- Diagnosticar as principais arritmias associadas a HAS.
- Prevenir a evolução para arritmias cardíacas.
- Tratamento crônico das arritmias mais frequentes na HAS.
- Quando encaminhar ao especialista.
- Prevenir eventos adversos das arritmias.

Considerações gerais

Hipertensão arterial sistêmica (HAS), quando não corretamente tratada, pode desencadear diversos mecanismos de adaptação cardíaca, como sobrecarga ventricular, dilatação do átrio esquerdo, disfunção diastólica e/ou sistólica do ventrículo esquerdo. A evolução para hipertrofia ventricular esquerda (HVE) promove alterações funcionais mecânicas e elétricas do coração, que podem produzir formação e/ou propagação anormal do impulso elétrico, desencadeando as arritmias cardíacas[1-4].

Dentre essas arritmias, a fibrilação atrial (FA) é considerada a mais prevalente na hipertensão arterial sistêmica. Outros fatores de risco clínicos como diabetes, doença valvar, infarto do miocárdio, insuficiência cardíaca, apneia obstrutiva do sono e obesidade estão associados ao aumento no risco de FA[1-5].

Tendo em vista que HAS promove alterações estruturais cardíacas importantes com elevação de complicações cardiovasculares, torna-se imprescindível o tratamento correto e precoce dessa patologia.

Abordagem diagnóstica

As arritmias cardíacas presentes na hipertensão podem ser classificadas em ventriculares e supraventriculares. Nas supraventriculares, há relatos de fibrilação atrial, flutter atrial, taquicardia supraventricular paroxística e extrassístoles atriais. Enquanto nas ventriculares, estudos reportam maior incidência de extrassístoles ventriculares isoladas e arritmias ventriculares complexas em pacientes com hipertrofia ventricular esquerda secundária a HAS.

Dentre as arritmias, a fibrilação atrial é de longe a mais prevalente em pacientes hipertensos, como reportado no famoso estudo de Framingham em que 20 a 50% dos pacientes com FA tinham HAS concomitante[1-4,6]. Esta, por sua vez, é classificada, de acordo com a diretriz brasileira de fibrilação atrial, quanto a sua forma de apresentação. Essa classificação é de suma importância para conduta terapêutica, sendo assim catalogada:

- **Fibrilação atrial paroxística:** aquela que é revertida espontaneamente ou com intervenção médica em até 7 dias de seu início.
- **Fibrilação atrial persistente:** episódios com duração superior a 7 dias.
- **Fibrilação atrial permanente:** utilizada nos casos em que as tentativas de reversão ao ritmo sinusal não serão mais instituídas.

O diagnóstico das arritmias cardíacas na hipertensão arterial sistêmica é realizado com avaliação clínica (anamnese e exame físico) e com exames complementares. Em grande parte, os sintomas das arritmias dependem da frequência cardíaca elevada. Em algumas situações o paciente desenvolve arritmia e não percebe; muitos casos (10 a 25%) não provocam sintomas, podendo o diagnóstico nesse caso ser mais tardio, muitas vezes devido a complicações[1,2,4].

Quando presentes, os sintomas mais comuns são palpitações ou "batedeiras", sensação de pulsar na garganta, desmaios, tonturas, dispneia. Em casos de maior gravidade clínica, podem apresentar confusão mental, fraqueza, pressão baixa, dor no peito e evoluírem para parada cardíaca, que pode levar à morte súbita. Na avaliação física, sinais como sudorese, palidez cutaneomucosa, taquipneia, taquicardia, pulso irregular, ausculta cardíaca com batimentos irregulares são sugestivos de desenvolvimento da arritmia[1-4].

Dentre os exames complementares, a avaliação laboratorial para afastar distúrbios hidroeletrolíticos, doenças da tireoide, distúrbios renais e/ou hepáticos, dentre outros, são essenciais. O eletrocardiograma (ECG) é considerado um excelente exame complementar, devido à facilidade de acesso, baixo custo e fácil manuseio, podendo ser realizado em qualquer momento da suspeita clínica. Ao ECG, a ausência de despolarização atrial organizada reflete-se com a substituição das ondas P, por um tremor de alta frequência da linha de base que varia em sua forma e amplitude, consequentemente tem-se a ausência de onda

P e intervalos R-R irregulares. Diante da fibrilação atrial silenciosa, o Holter 24 horas é uma ferramenta que auxilia no diagnóstico dessa patologia. O ecocardiograma auxilia na identificação de alterações como dilatação atrial esquerda, doenças valvares, cardiopatia hipertensiva (hipertrofia ventricular esquerda), cardiopatia isquêmica (disfunção sistólica do ventrículo esquerdo), cor pulmonale (disfunção sistólica do ventrículo direito), trombos intracardíacos e pericardiopatias. Além disso, informações sobre a função ventricular são importantes para a escolha de medicamentos utilizados no controle da resposta ventricular ou na tentativa de manutenção do ritmo sinusal, pois alguns fármacos usados para estes fins devem ser evitados em presença de disfunção ventricular severa[1,2,4,5,7].

Abordagem terapêutica

Destacamos a importância do correto controle da HAS a fim de evitar progressão para alterações cardíacas estruturais que possam levar ao desenvolvimento de arritmias cardíacas. Recomenda-se, preferencialmente, que os pacientes sejam acompanhados por equipe multidisciplinar e que seus familiares sejam envolvidos em todo o processo, o que aumenta as taxas de adesão e as chances de sucesso[1,3]. A terapia envolve medidas não medicamentosas e medicamentosas.

Dentre as medidas não medicamentosas, mudanças nos hábitos de vida é fator primordial para um sucesso terapêutico, como controle ponderal, medidas nutricionais, prática de atividades físicas, cessar tabagismo, redução da ingesta alcóolica, controle de estresse, entre outras. Alimentação saudável, com baixo consumo de sal (enlatados, condimentados), e uso de alimentos frescos (frutas, verduras, legumes) são essenciais para o melhor controle e aderência do paciente ao plano terapêutico. Outro ponto importante é a criação do hábito de realizar atividades físicas de forma regular, tais como caminhada, dança, esportes etc.[1-3,8].

Quanto ao uso de medicamentos, as classes de anti-hipertensivos consideradas preferenciais para o controle da PA em monoterapia inicial foram discutidas em capítulos prévios. No caso da associação de HAS e arritmias supraventriculares, os Betabloqueadores (BB) poderão ser considerados como fármacos iniciais (Tabela 10.1)[1].

TABELA 10.1 Dose dos betabloqueadores*: usados para controle de ritmo na FA

Anti-hipertensivo	Dose inicial diária (mg)	Dose máxima (mg)	Número de tomadas diárias
Atenolol	25-50	100	1
Bisoprolol*	5	10	1
Metoprolol*	50	100-200	2
Propanolol	40	120	2
Nebivolol	5	10	1
Carvedilol*	6,25	25	2
Labetalol	100	300	2

Fonte: Kirchhof P et al. (2016).

Em caso da FA o manejo terapêutico deve ser conduzido pelo cardiologista, devido à complexidade na abordagem inicial para definição terapêutica. Além disso, estudos epidemiológicos demonstram clara associação entre FA e risco de Acidente Vascular Cerebral (AVC), isquêmico ou hemorrágico, e mortalidade. Outro fator é que em indivíduos acima de 65 anos, a mortalidade associada à FA é de 10,8% em 30 dias após o diagnóstico da arritmia, chegando a 42% em 3 anos de acompanhamento[1,2].

Além do mais, há a escolha entre manter o controle do ritmo ou da frequência cardíaca, decisão esta que será norteada pelas condições clínicas e comorbidades do paciente[1,2].

Em caso de controle do ritmo, os medicamentos disponíveis no Brasil são:

- **Propafenona:** 150-300 mg 3 vezes ao dia.
- **Sotalol:** 80-160 mg 2 vezes ao dia.
- **Amiodarona:** 200 mg 1 vez ao dia.

A propafenona é utilizada tanto na reversão aguda quanto na manutenção do ritmo, sendo indicada para pacientes com coração estruturalmente normais. O sotalol é útil na prevenção de recorrências, além de reduzir sintomas pela redução da resposta ventricular devido ao seu efeito betabloqueador, estando contraindicado em pacientes com IC graças ao seu efeito de prolongamento do intervalo QT e possível evolução para *torsades de pointes*. A amiodarona é a única indicada para pacientes sem ou com alterações estruturais cardíacas, podendo ser usada tanto na reversão aguda quanto na manutenção do ritmo[1,2].

O controle da frequência cardíaca na FA é uma estratégia importante, tanto para a prevenção de sintomas (palpitações, cansaço e redução da capacidade de exercício etc.) como para redução da morbidade associada à doença e, principalmente, o desenvolvimento de taquicardiomiopatia. Os betabloqueadores são os medicamentos mais comumente utilizados para o controle da frequência na FA (Tabela 10.1). A combinação entre betabloqueadores e outras classes mostrou-se também efetiva no controle da frequência[1,2].

Os bloqueadores de canais de cálcio (Tabela 10.2) não diidropiridínicos, como o verapamil e o diltiazem, são eficazes para controle da frequência na FA aguda ou permanente, sendo contraindicados em pacientes com disfunção ventricular esquerda. A digoxina (Tabela 10.2) é comumente utilizada mesmo não sendo considerada um agente de primeira linha para o controle da frequência na FA[1,2].

TABELA 10.2 – Dose dos medicamentos usados para controle do ritmo

Droga	Dose inicial diária (mg)	Dose máxima (mg)	Número de tomadas diárias
Verapamil	60	360	3
Diltiazem	40	120	3
Digoxina	0,06	0,25	1

Fonte: Kirchhof P et al. (2016); Magalhães LP et al. (2016).

Além da tomada de decisão em manter ou não o controle do ritmo, há ainda a classificação do paciente para decisão da introdução ou não da terapia anticoagulante. Pacientes que apresentaram fibrilação atrial devem ser avaliados quanto à possibilidade de anticoagulação, devido a evidências científicas de redução de risco de eventos cardioembólicos. Para tal avaliação é usado o escore de risco CHA2D2S-VASc, onde são identificados os riscos dos pacientes para evoluírem com eventos embólicos (Tabela 10.3)[1,2].

TABELA 10.3 – Escore CHA2D2S-VASc para risco de eventos embólicos

CHA2D2S-VASc	PONTUAÇÃO
Insuficiência Cardíaca Congestiva (ICC)	1
Hipertensão	1
Idade (*Age*) ≥ 75 anos	2
Diabetes *mellitus*	1
AVC prévio ou ataque isquêmico transitório (Stroke)	2
Doença vascular (infarto do miocárdio, doença arterial)	1
Idade (*Age*) 66-74 anos	1
Sexo feminino	1

AVC: acidente vascular cerebral.
Fonte: Lip GY et al. (2010).

A grande vantagem de sua utilização é que pacientes com escore zero não necessitam anticoagulação, pois o risco de complicação trombótica, neste caso, é muito baixo. CHA2DS2-VASc igual a 1, o risco é considerado baixo (1,3% ao ano), e a anticoagulação é opcional e fica na dependência do risco de sangramento e opção do paciente. Em termos práticos, isto indica que todos os pacientes com FA devem ser anticoagulados, exceto aqueles de baixo risco identificados pelo escore CHA2DS2-VASc[1,2].

Por outro lado, pacientes com FA apresentam um risco maior de hemorragia quando tratados com anticoagulante oral (ACO). História de sangramento, disfunção renal ou hepática, bem como a hipertensão arterial não controlada (níveis pressóricos acima de 160 mmHg), além labilidade da taxa de Razão Normalizada Internacional (RNI), a idade > 65 anos e uso de fármacos anti-inflamatórios ou consumo de álcool, são todos fatores de risco que aumentam a possibilidade de sangramento em pacientes em uso de varfarina. Por essa razão, na terapêutica com ACO, visando-se à prevenção do AVC, torna-se necessário não apenas avaliar o risco de tromboembolismo sistêmico, utilizando-se o escore CHA2DS2-VASc, mas também de hemorragia quando o ACO for prescrito. O escore de risco para hemorragia mais empregado na atualidade é o HAS-Bled (Tabela 10.4), cuja pontuação > 3 indica maior risco de hemorragia pelo ACO. Deve-se destacar, contudo, que esse escore não contraindica o uso de ACO, mas orienta quanto à necessidade de cuidados especiais para tornar o tratamento mais seguro[1,2].

TABELA 10.4 – Escore HAS-Bled para avaliação de risco de sangramento

HAS-Bled	Pontuação
Hipertensão	1
Alteração da função renal ou hepática (1 ponto cada)	1 ou 2
AVC prévio ou ataque isquêmico transitório (Stroke)	1
Sangramento prévio (Bleeding)	1
Labilidade do RNI	1
Idade avançada (Elderly) > 65 anos	1
Drogas ou álcool (1 ponto cada)	1 ou 2

AVC: acidente vascular cerebral; RNI: razão normalizada internacional.
Fonte: Pisters R et al. (2010).

Após tomada de decisão pelo cardiologista, a equipe multiprofissional deverá auxiliar o paciente no entendimento de sua doença e aderência ao tratamento. O sucesso do tratamento com anticoagulante está muito mais influenciado pela educação do paciente e/ou familiares e cuidadores, do que pela escolha do ACO. É necessário que o paciente ou cuidador responsável tenham conhecimento dos ACO, sejam os tradicionais Antagonistas da Vitamina K (AVK) ou os ACO sem esse mecanismo de ação, os novos anticoagulantes orais (NACO), incluindo as possibilidades de interação medicamentosa, aderência aos horários, detalhes da alimentação (especialmente com os AVK) e necessidade de controles laboratoriais.[1,2]

Os pacientes que estão em uso de AVK necessitam de controles laboratoriais periódicos, devendo ser feito o reajuste da dose de acordo com o valor estabelecido do RNI. O valor-padrão é oscilar entre 2,0 e 3,0 a cada aferição, pelo menos quinzenal ou mensal, tempo este que pode ser mais encurtado quando houver grande oscilação de RNI. A automonitorização pode ser considerada, se preferida pelo paciente.[1,2]

Pacientes em uso de NACO devem ter a função renal avaliada; pacientes portadores de insuficiência renal com importante comprometimento no clearance de creatinina não devem receber os NACO. É importante considerar também as interações medicamentosas, que podem influenciar nos resultados de segurança e eficácia desses medicamentos, como alimentação, antibióticos, anti-inflamatórios etc.[1,2]

Seguimento

Todos os pacientes com FA precisam de acompanhamento regular para o controle medicamentoso e não medicamentoso adequado. O seguimento poderá ser na unidade básica de saúde por um médico ou uma enfermeira treinada, por um cardiologista ou especialista em arritmias cardíacas. Dentre as abordagens necessárias, está a implementação de um plano de gerenciamento, aderência ao tratamento e adaptação à terapêutica.

No gerenciamento de pacientes em uso de anticoagulantes com necessidade de controles laboratoriais há a necessidade de anotações para otimização do controle. Podem ser adotados modelos de cartão de acompanhamento do uso do anticoagulante com os dados do paciente (nome, idade, endereço, doença de base que motivou a ACO), valores da dose tomada do medicamento e valores dos exames coletados. Este modelo de cartão facilita o controle e mudanças de doses futuras guiadas pelo controle de RNI.

Além do mais, torna-se fundamental o controle de fatores modificáveis que podem elevar a chance de sangramentos, tais como controle dos níveis pressóricos, quantidade de bebidas alcoólicas (evitar > 8 doses por semana), drogas que aumentam chance de sangramento (aspirina, anti-inflamatórios), anemia, monitoramento da função renal e hepática[1,8].

Quando encaminhar e para quem

Diante do quadro de arritmia cardíaca, principalmente FA, todo paciente deve ser encaminhado para avaliação de um cardiologista para investigação das causas e possíveis fatores reversíveis, devido ao elevado índice de complicações associadas à arritmia, como os citados anteriormente.

Em casos graves, com instabilidade hemodinâmica (angina, infarto do miocárdio, choque ou edema agudo de pulmão), frequência cardíaca não controlada, sintomas de bradicardia, AVC ou ataque isquêmico transitório, os pacientes deverão ser encaminhados imediatamente a um serviço especializado de atendimento de urgência/emergência.

Os casos de FA permanente, em que o paciente passou em consulta cardiológica e instituído o tratamento adequado, podem ser acompanhados pela equipe da unidade básica de saúde, sendo importante o conhecimento das drogas para controle do ritmo ou da frequência cardíaca e ACO, além de interações medicamentosas antes mencionadas.

Papel da enfermagem da Equipe de Saúde da Família

Equipe multiprofissional é fundamental para o manejo e prevenção de complicações associadas às arritmias cardíacas e HAS. O tratamento medicamentoso adequado à HAS e a aderência do paciente às mudanças do estilo de vida são essenciais para prevenir complicações cardiovasculares. O diagnóstico precoce da arritmia cardíaca pode instituir tratamento adequado evitando complicações como AVC, embolia, morte súbita[1].

Determinadas condições/fatores de risco, tais como idade, HAS, obesidade, apneia obstrutiva do sono (SAOS), consumo de álcool, doenças coronarianas, insuficiência cardíaca, doenças valvares, diabetes *mellitus* tipo 2 (DM2), são conhecidos por associação com FA. Algumas delas, como hipertensão, obesidade, diminuição da ingestão de bebidas alcóolicas, DM2, SAOS, podem ser modificadas com mudanças no estilo de vida e apresentam evidências científicas na redução de incidência de arritmias cardíacas, quando controladas[1,2,5,8].

A equipe de enfermagem da unidade básica de saúde pode estabelecer metas para o paciente, tais como:
- Redução de peso.
- Adequação da dieta, principalmente em pacientes que usam anticoagulante antagonista da vitamina K, como a varfarina.
- Aderência às atividades físicas.
- Aderência ao tratamento medicamentoso.
- Monitorização da frequência cardíaca.
- Controle dos níveis pressóricos e glicêmicos.
- Redução da ingesta de bebidas alcóolicas.

- Pacientes com SAOS, auxiliar na aderência ao uso de CPAP (pressão positiva contínua em via aérea).

Sinais de alerta e erros comuns

Atentar para sinais de instabilidade hemodinâmica (angina, infarto do miocárdio, choque ou edema agudo de pulmão), em que a cardioversão elétrica imediata é fundamental. Nesses casos, encaminhar para unidades de urgência/emergência ou UPA[1].

Pacientes com fibrilação atrial paroxística, em uma abordagem inicial, devem ser investigados quanto às causas da arritmia e possíveis fatores reversíveis (hipertireoidismo, hipocalemia, uso de bebidas alcóolicas, infecções etc.), que quando tratados retornam ao ritmo sinusal sem necessidade de manutenção medicamentosa[1,2].

Pacientes jovens e sem disfunção ventricular esquerda podem ser tratados com betabloqueadores ou bloqueadores do canal de cálcio. Evitar tratamento crônico com amiodarona nesses casos, devido ao risco de impregnação pulmonar, córnea e renal, podendo evoluir com fibrose.

Sempre avaliar o risco de eventos cardioembólicos e de sangramento para correta alocação do paciente quanto ao tratamento da anticoagulação. Monitorar sinais sugestivos de distúrbios de coagulação (sangramento gengival, hematúria, hematomas espontâneos) que sugerem necessidade de interromper o medicamento e reavaliar exames de coagulação para decisão de mudança na dose terapêutica[1].

Referências

1. Kirchhof P et al. 2016 ESC Guidelines for the management of atrial fibrillation developed in collaboration with EACTS. Eur Heart J [s.l.] 27 ago. 2016;37(38):2893-2962. Oxford University Press (OUP). Disponível em: http://dx.doi.org/10.1093/eurheartj/ehw210.
2. Magalhães LP et al. II Diretrizes Brasileiras de Fibrilação Atrial. Arq Bras Cardiol [s.l.] 2016;106(4):1-22.
3. Ogunsua AA et al. Atrial Fibrillation and Hypertension: Mechanistic, Epidemiologic, and Treatment Parallels. Methodist DeBakey Cardiovascular Journal 2015 Oct [acesso em: 24 jan. 2017]; 11(4):228-234. Methodist DeBakey Cardiovascular Journal. http://dx.doi.org/10.14797/mdcj-11-4-228. Disponível em: https://www.ncbi.nlm.nih.gov/pmc/articles/PMC4814009/.
4. Lombardi F, Terranova P. Hypertension and Concurrent Arrhythmias. Current Pharmaceutical Design 1 ago. 2003;9(21):1703-1713. Bentham Science Publishers Ltd. Disponível em: http://dx.doi.org/10.2174/1381612033454496.
5. Zoni-Berisso M et al. Epidemiology of atrial fibrillation: European perspective. Clin Epidemiol 16 jun. 2014:213-220. Dove Medical Press Ltd. Disponível em: http://dx.doi.org/10.2147/clep.s47385.
6. Sociedade Brasileira de Cardiologia/Sociedade Brasileira de Hipertensão/Sociedade Brasileira de Nefrologia. VII Diretrizes Brasileiras de Hipertensão. Arq Bras Cardiol 2016;107(3supl.3):1-83.
7. Cheitlin MD, Alpert JS, Armstrong WF et al. ACC/AHA guidelines for the clinical application of echocardiography: a report of the American College of Cardiology/American Heart Association task force on practice guidelines (Committee on Clinical Application of Echocardiography). Circulation 1997;95:1686-744.
8. Menezes AR et al. Lifestyle Modification in the Prevention and Treatment of Atrial Fibrillation. Progress Cardiovascular Diseases 2015(58):117-125.
9. Lip GY, Nieuwlaat R, Pisters R, Lane DA, Crijns HJ. Refining clinical risk stratification for predicting stroke and thromboembolism in atrial fibrillation using a novel risk factor-based approach: the euro heart survey on atrial fibrillation. Chest. 2010 Feb;137(2):263-72.
10. Pisters R, Lane DA, Nieuwlaat R, de Vos CB, Crijns HJ, Lip GY. A novel user-friendly score (HAS-BLED) to assess 1-year risk of major bleeding in patients with atrial fibrillation: the Euro Heart Survey. Chest. 2010 Nov;138(5):1093-100.

CAPÍTULO 11

Hipertensão Arterial na Gestação

- *José Benedito Ramos Valladão Júnior*
- *Renato Walch*

O que é importante saber

- Existe um conjunto de diferentes condições hipertensivas possíveis durante a gestação e é importante que o médico de família esteja familiarizado com o reconhecimento, avaliação de gravidade e cuidados gerais relativos a cada uma delas.
- Recomenda-se que um médico especialista em obstetrícia deva ser envolvido no tratamento e acompanhamento de todas as gestantes com condições hipertensivas, sendo decisivo na avaliação e monitoramento do *status* materno-fetal, da terapia medicamentosa e na indicação do momento adequado para o parto em cada situação.

Considerações gerais

Além da Hipertensão Arterial Sistêmica Crônica, existem mais três situações em que pode ser observada hipertensão durante a gestação: hipertensão gestacional, pré-eclâmpsia/eclâmpsia e hipertensão crônica com pré-eclâmpsia superajuntada[1]. Essas condições hipertensivas são induzidas pela gestação e, diferentemente da Hipertensão Crônica, têm resolução no período pós-parto. Caso ocorra, nessas situações, pressão arterial persistentemente elevada após 12 semanas pós-parto, o diagnóstico é alterado para Hipertensão Arterial Crônica.

Hipertensão arterial sistêmica crônica

Engloba as gestantes com diagnóstico prévio de hipertensão ou que o tenha realizado em até 20 semanas de gestação. Além do cuidado pré-natal habitual, será importante:

- Abordagem pré-concepcional: idealmente planejar a gravidez conforme a hipertensão esteja controlada e solicitar Eletrocardiograma como avaliação de lesão de órgão-alvo.
- Suspender terapia anti-hipertensiva e monitorar pressão arterial para avaliar introdução de anti-hipertensivo seguro na gestação conforme PA ≥ 160/105 mmHg.

Hipertensão gestacional

É a causa mais comum de hipertensão durante a gestação e corresponde às mulheres que não possuem Hipertensão Arterial Crônica (hipertensão presente antes de 20 semanas de gestação) e não têm critérios para pré-eclâmpsia. É definida pela presença de hipertensão (PAS ≥ 140 e/ou PAD ≥ 90 mmHg) em pelo menos duas aferições (com intervalo mínimo de 4 horas) após 20 semanas de gestação[2,3].

Pré-eclâmpsia

É definida pela presença de hipertensão (PAS ≥ 140 e/ou PAD ≥ 90 mmHg) após 20 semanas de gestação com presença de alguma das seguintes alterações[4]:

- Proteinúria ≥ 0,3 g em 24 horas ou relação proteína/creatinina urinários ≥ 0,3.
- Fita urinária com proteinúria ≥ 1+, na ausência de teste quantitativo disponível*.

Em pacientes sem proteinúria:
- Plaquetas < 100.000.
- Creatinina > 1,1 mg/dl.
- Aumento de transaminase ao menos em 2 vezes o valor normal.
- Edema pulmonar.
- Sintomas visuais/cerebrais.

A presença de apenas uma alteração descrita no Quadro 11.1 a seguir é sinal de gravidade e é indicativa de encaminhamento de urgência para PS obstétrico, pois a hospitalização viabilizará a realização de rápida avaliação laboratorial, intervenção precoce e vigilância da possibilidade de rápida progressão[5].

---

* O exame de fita urinária tem taxas significativas de falso positivo e falso negativo. Porém, por ser um teste rápido, tem aplicabilidade em situação de emergência e para predição diagnóstica inicial, realizando-se teste confirmatório posteriormente.

QUADRO 11.1 – Critérios para pré-eclâmpsia grave[1]

Sintomas de disfunção do sistema nervoso central
• Alterações visuais: fotopsia, escotoma, amaurose. • Cefaleia incapacitante ("a pior cefaleia da vida") ou progressiva e persistente aos analgésicos. • Alteração do nível de consciência.
Anormalidade hepática
• Dor severa em hipocôndrio direito ou epigástrio persistente, sem melhora com analgésicos e sem outros diagnósticos prováveis. • Aumento de transaminase ao menos em 2 vezes o valor normal.
PAS ≥ 160 e/ou PAD ≥ 110 mmHg em pelo menos duas aferições com intervalo mínimo de 4 horas
Trombocitopenia < 100.000 plaquetas
Creatinina > 1,1 mg/dl
Edema pulmonar

Fonte: Adaptado de American College of Obstetricians and Gynecologists; Task Force on Hypertension in Pregnancy (2013).

Hipertensão arterial crônica com pré-eclâmpsia superajuntada

Pacientes com diagnóstico de Hipertensão Arterial Crônica que apresentam diagnóstico adicional de pré-eclâmpsia possuem risco aumentado para complicações e pré-eclâmpsia grave, sendo considerada uma situação hipertensiva gestacional grave e orientada a avaliação inicial em regime hospitalar para se determinar riscos, abordagens terapêuticas e seguimento com maior rapidez.

Abordagem das condições hipertensivas na gestação

O pré-natal pode ser realizado ambulatorialmente nas situações hipertensivas leves (hipertensão arterial crônica, hipertensão gestacional e pré-eclâmpsia leve), com consultas mais frequentes e investigação dos sinais clínicos e laboratoriais de gravidade. Deve-se ter vigilância para características que aumentam o risco de progressão da pré-eclâmpsia: hipertensão gestacional antes de 34 semanas de gestação, dopplervelocimetria de artéria uterina anormal, ácido úrico elevado (> 5,2 mg/dl). A Figura 11.1, a seguir, apresenta um resumo dos aspectos principais relativos ao reconhecimento, critérios de gravidade, monitoramento e cuidados gerais que o médico de família deve ser apto a desenvolver durante o seguimento de gestantes portadoras de condições hipertensivas juntamente com o obstetra.

- **Orientações:** não ingerir álcool ou fumar, evitar ganho de peso excessivo, manter bom sono e atividade física em baixa intensidade (o repouso não é mais recomendado rotineiramente, apenas em casos graves[6]), realizar aferição domiciliar de pressão arterial pelo menos 2 × por semana para vigilância sobre agravamento do quadro.
- **Profilaxias:** estudos sugerem algum benefício em redução do risco de pré-eclâmpsia e suas complicações (restrição de crescimento fetal, prematuridade) ao uso de 100 mg diários de AAS a partir de 12 semanas em gestação de alto risco (Quadro 11.2).

QUADRO 11.2 – Profilaxia com AAS em Situações de Alto Risco para Doenças Hipertensivas Gestacionais[7-10]

- Diabetes prévio (tipo 1 ou 2)
- Hipertensão crônica
- Doença hipertensiva gestacional prévia
- Doença renal crônica
- Doenças autoimunes (lúpus eritematoso sistêmico, síndrome antifosfolípide)

Fonte: National Institute for Heath and Care Excellence (2010).

- **Medicações:** a pressão arterial é classificada em mulheres grávidas como normal (< 140/90 mmHg), leve (140-159/90-109 mmHg) ou grave (≥ 160/110 mmHg). Existe evidência bem estabelecida de benefício ao tratamento medicamentoso da hipertensão grave na gestação. No entanto, não há prova de benefício materno ou fetal para o tratamento da hipertensão leve (< 160/110 mmHg). Nesses casos, a redução da pressão arterial materna pode prejudicar o crescimento fetal por diminuir a perfusão placentária, além de expor o organismo fetal e materno a efeitos adversos das medicações[11].

Seguimento

O seguimento deverá ser feito em intervalos regulados pela gravidade de cada condição. Em ambiente de seguimento ambulatorial na Atenção Primária à Saúde pelo médico de família, é importante que as situações hipertensivas gestacionais sejam acompanhadas com consultas e exames regulares em uma frequência mínima quinzenal.

Os exames a serem solicitados rotineiramente devem contemplar: Hemograma, Ácido úrico, Creatinina, TGO, TGP, Urina tipo 1, Proteinúria de 24 horas (ou relação proteína/creatinina urinários)[12].

Quando encaminhar e para quem

Todas as condições hipertensivas durante a gestação requerem encaminhamento ao médico especialista em obstetrícia para acompanhamento conjunto e avaliação fetal criteriosa, mesmo para as mulheres em vigência de tratamento não medicamentoso.

Nas situações com índices pressóricos leve e de menor gravidade, a participação do médico de família será maior e as consultas com o obstetra em nível secundário podem ser mais espaçadas. Nas situações de maior gravidade, o acompanhamento realizado pelo obstetra deverá ser frequente, podendo ocorrer em ambulatório em nível terciário de atenção à saúde ou até mesmo ser indicado encaminhamento para tratamento e seguimento hospitalar.

O obstetra desempenhará papel fundamental no cuidado dessas pacientes ao longo de todo o pré-natal. Especialmente no 3º trimestre, deverá fazer análises seriadas frequentes sobre o *status* materno-fetal para indicar o momento certo para o parto, eventualmente o antecipando e induzindo devido aos riscos que mãe e bebê possam estar sujeitos.

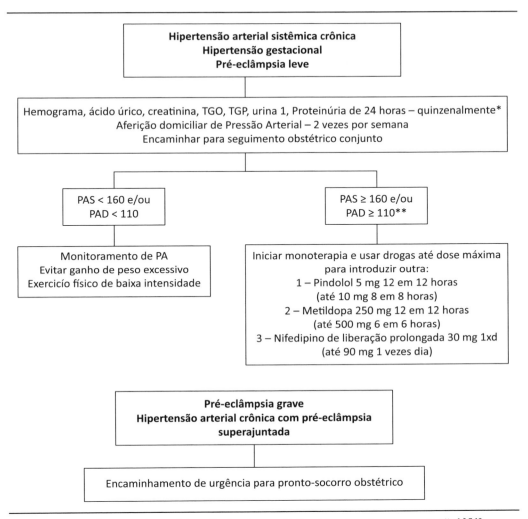

FIGURA 11.1 – Fluxos assistenciais voltados às condições hipertensivas na gestação[1,2,7,13]
* Nas gestantes portadoras de hipertensão crônica, também será importante solicitar Eletrocardiograma (ECG) para avaliação de lesão de órgão-alvo na primeira consulta. Além disso, nessas mulheres, é orientada a introdução de terapia medicamentosa a partir de níveis de PA ≥ 160/105 mmHg.
** Em caso de pré-eclâmpsia, a PA ≥ 160/110 mmHg é sinal de gravidade e deve ser realizado encaminhamento para serviço obstétrico de urgência.

Fonte: Elaborada pelos autores.

Papel da enfermagem da Equipe de Saúde da Família

As consultas de pré-natal realizadas pela enfermagem da Equipe de Saúde da Família permitem a execução de atividades de orientação e atividades de educação em saúde que atuam na prevenção primária das condições hipertensivas gestacionais, possibilitando que um maior número de gestantes adote medidas mais saudáveis ao longo do pré-natal e, com isso, diminuam os riscos de hipertensão e complicações durante a gestação.

Nos casos em que se identifica uma condição hipertensiva gestacional, a enfermagem também desempenhará papel fundamental mediante o fortalecimento da constituição de vínculo da paciente com o serviço de saúde; reforço e auxílio na adesão às mudanças no estilo de vida (dieta, perda de peso, exercícios leves); monitoramento regular e próximo sobre parâmetros vitais e laboratoriais, fatores de risco e sinais de gravidade; gestão dos cuidados junto à equipe e atuação como facilitador à efetivação e acompanhamento dos seguimentos necessários em nível secundário e/ou terciário em ambulatórios, hospitais e maternidade dentro da rede de serviços até o retorno pós-parto à unidade de saúde para o seguimento de puerpério da mãe e de puericultura da criança.

Além disso, realiza o essencial trabalho de buscar entender as preocupações e medos da mulher, buscando orientá-la e tranquilizá-la também por meio de medidas de relaxamento, de melhora do sono, de controle do estresse e ansiedade.

Sinais de alerta e erros mais comuns

- Não discriminar os diferentes tipos de condições hipertensivas gestacionais e suas diferentes gravidades.
- Não reconhecer sinais de alerta para o encaminhamento hospitalar em regime de urgência/emergência.
- Esquecer de suspender os anti-hipertensivos habituais em pacientes que já realizavam seguimento para controle de HAS antes de engravidarem.
- Deixar de encaminhar ao médico obstetra gestantes com quadros hipertensivos leves.
- Fortalecer o medo que a condição hipertensiva gestacional já carrega por si só à mulher e não oferecer espaço de escuta e empatia.
- Não realizar o seguimento da gestante com condição hipertensiva com maior frequência e vigilância.
- Deixar de acompanhar a gestante com condição hipertensiva conforme ela passa a ser seguida pelo médico obstetra.

Referências

1. American College of Obstetricians and Gynecologists; Task Force on Hypertension in Pregnancy. Hypertension in pregnancy: report of the American College of Obstetricians and Gynecologists' Task Force on Hypertension in Pregnancy. Obstet Gynecol. 2013;122:1122-1131.
2. Sibai BM. Diagnosis and management of gestational hypertension and preeclampsia. Obstet Gynecol. 2003;102:181-192.
3. Gregg AR. Hypertension in pregnancy. Obstet Gynecol Clin North Am. 2004;31:223-241.
4. Walker JJ. Pre-eclampsia. Lancet. 2000;356:1260-1265.
5. Vidaeff AC, Carroll MA, Ramin SM. Acute hypertensive emergencies in pregnancies. Crit Care Med. 2005;33(suppl10):S307-S312.
6. Meher S, Abalos E, Carroli G. Bed rest with or without hospitalization for hypertension during pregnancy. Cochrane Database Syst Rev. 2005;(4):CD003514.
7. National Institute for Heath and Care Excellence. Hypertension in pregnancy: diagnosis and management. NICE guideline CG107. Published: 2010 updated 2011.

8. Bujold E, Morency AM, Roberge S et al. Acetylsalicylic acid for the prevention of preeclampsia and intra-uterine growth restriction in women with abnormal uterine artery Doppler: a systematic review and meta-analysis. J Obstet Gynaecol Can. 2009;31:818-826.
9. Askie LM, Duley L, Henderson-Smart DJ et al. Antiplatelet agents for prevention of pre-eclampsia: a meta-analysis of individual patient data. Lancet. 2007;369:1791-1798.
10. LeFevre ML. U.S. Preventive Services Task Force. Low-dose aspirin use for the prevention of morbidity and mortality from preeclampsia: U.S. Preventive Services Task Force recommendation statement. Ann Intern Med. 2014;161:819-826.
11. Abalos E, Duley L, Steyn DW. Antihypertensive drug therapy for mild to moderate hypertension during pregnancy. Cochrane Database Syst Rev. 2014; Issue 2.
12. Sep S, Smits L, Prins M et al. Prediction tests for recurrent hypertensive disease in pregnancy, a systematic review. Hypertens Pregnancy. 2010;29:206-230.
13. Lowe SA, Bowyer L, Lust K et al. SOMANZ guidelines for the management of hypertensive disorders of pregnancy 2014. Aust N Z J Obstet Gynaecol. 2015;55:e1-e29.

SEÇÃO 3

Diabetes *Mellitus*

Coordenadores
- *Aline de Souza Oliveira* • *Pedro Alexandre Barreto Coelho*

CAPÍTULO 12

Introdução Geral da Diabetes *Mellitus*

- *Bárbara Luiza Rosa* • *Pedro Alexandre Barreto Coelho*
- *Filomena Mariko Amaro Takiguti*

O que é importante saber

- Quando e como rastrear e diagnosticar a diabetes.
- A importância do tratamento não medicamentoso em todas as fases de tratamento.
- Quando iniciar e como manejar os medicamentos antidiabéticos orais.
- Quando iniciar e como manejar a insulinoterapia.
- O papel do enfermeiro e o trabalho em equipe.
- Quando encaminhar.
- Erros comuns.

Considerações gerais

A Diabetes *Mellitus* (DM) é considerada uma Condição Sensível à Atenção Primária, logo, seu manejo adequado na Atenção Primária garante um número menor de hospitalizações e morte por complicações vasculares. Sua associação com elevada morbimortalidade a coloca em nono lugar no Brasil em termos de anos de vida perdidos sem incapacidade, sem contar o ônus à família e sociedade, por perda de função laboral, aposentadoria precoce, ou mesmo morte prematura. Estima-se no Brasil uma prevalência de 7,6%, mas estudos recentes sugerem uma taxa mais elevada e provavelmente progressiva, considerando o envelhecimento da população e as crescentes taxas de obesidade e sedentarismo[1].

Uma Linha de Cuidado organizada, com a participação de toda a equipe de saúde, focada nos princípios da integralidade e longitudinalidade, garante um adequado manejo dos pacientes diabéticos, prevenindo, assim, suas complicações agudas e/ou crônicas.

Definição

Diabetes *Mellitus* (DM) é uma síndrome caracterizada por hiperglicemia crônica associada a alterações no metabolismo dos carboidratos, lipídios e proteínas, causadas por deficiência na secreção e/ou ação da insulina.

Pode ser classificada quanto ao seu tipo etiológico (Quadro 12.1) ou por seus estágios clínicos de desenvolvimento, como é o caso dos estágios pré-diabéticos ou de hiperglicemia intermediária, caracterizados por resultados alterados de glicemia de jejum, Teste de Tolerância Oral à Glicose (TTG) ou Hemoglobina Glicosilada (HbA1c), mas que não alcançam os critérios diagnósticos de diabetes.

QUADRO 12.1 – Classificação etiológica

Tipos	Características básicas
Tipo 1	• Destruição das células beta pancreáticas, levando à deficiência absoluta de insulina. • Sintomas clássicos – 4 "Ps" e risco de cetoacidose. • Representa de 5 a 10% dos casos. • Mais frequente em crianças. Quando manifestada em adultos jovens (forma lenta), é chamada *latent autoimmune diabetes in adults* (LADA). • Apresenta sintomatologia clássica e risco de cetoacidose. • Tipo 1A: autoimune • Tipo 1B: Idiopático
Tipo 2	• Defeito na secreção e ação da insulina. • Responsável por de 90 a 95% dos casos. • Mais frequente em adultos. • Comumente associada a sedentarismo, sobrepeso. • Geralmente assintomática ao diagnóstico.
Outros	Defeito ou processo subjacente específico, como síndromes genéticas, doenças do pâncreas exógeno, MODY, endocrinopatias, indução medicamentosa e infecções.
Gestacional	Hiperglicemia menos severa que a DM 1 ou 2, detectado na gravidez e que geralmente se resolve após o parto.

Fonte: Adaptado de Sociedade Brasileira de Diabetes (2017).

Abordagem diagnóstica

A não ser nos casos de DM tipo 1, que possui um quadro clínico mais rico e definido (os 4 "Ps": Poliúria, Polidipsia, Polifagia e Perda de peso), a maioria dos pacientes portadores de diabetes são assintomáticos ou apresentam sintomas vagos como fadiga, prurido ou visão turva. Outras vezes a suspeita ocorre pelo achado de complicações tardias, como proteinúria, neuropatia, retinopatia etc.

Por isso a importância de conhecer os fatores de risco e os critérios de rastreio para DM (Quadro 12.2).

O diagnóstico é baseado na detecção de hiperglicemia por meio de quatro possíveis exames: a glicemia casual, a glicemia de jejum, o TTG com carga glicêmica de 75 g em duas horas e a hemoglobina glicosilada. Os valores de critério diagnóstico de cada um dos exames estão descritos no Quadro 12.3.

QUADRO 12.2 – Critérios para o rastreamento de DM em adultos assintomáticos[4]

1. IMC maior ou igual a 25 kg/m² e um dos seguintes fatores de risco: • História de pai ou mãe com diabetes. • HAS. • Sedentarismo. • História de diabetes gestacional ou de RN com mais de 4 kg. • Dislipidemia (triglicerídeos maior que 250 ou HDL menor que 35). • História prévia de alteração do nível glicêmico. • Outras manifestações clínicas associadas a resistência insulínica (*Acantose nigricans*, obesidade severa). • Síndrome dos Ovários Policísticos. • História de doença cardiovascular. • Etnia de alto risco (ex.: afro-americano, latino-americano, nativo americano, asiático-americano, das ilhas do Pacífico).
2. Idade maior ou igual a 45 anos
3. Risco cardiovascular moderado
• Os que apresentam resultados negativos devem ser testados a cada 3 a 5 anos. • Casos prévios de alteração no nível glicêmico podem ser testados mais frequentemente. • A US Preventive Services Task Force recomenda o rastreamento de glicemia como parte da avaliação de risco cardiovascular em adultos com idade entre 40 e 70 anos com sobrepeso ou obesidade.

Fonte: Adaptado de American Diabetes Association (2018).

Em adultos jovens com dúvida diagnóstica entre os tipos 1 e 2, é importante solicitar anticorpos contra as células das ilhotas (anti-ilhota ou ICA), contra a insulina (anti-insulina ou IAA) e contra a descarboxilade do ácido glutâmico (AntiGAD) para confirmação diagnóstica.

QUADRO 12.3 – Critérios diagnósticos para diabetes[5]

Distúrbio glicêmico	Critério diagnóstico
DM (exige confirmação com novo exame, exceto quando há sintomas clássicos – 4 "Ps")	• Glicemia casual ≥ 200 mg/dl na presença de sintomas clássicos. • Glicemia de jejum ≥ 126 mg/dl. • TTG 2 horas ≥ 200 mg/dl. • Hemoglobina glicosilada ≥ 6,5%.

Fonte: Adaptado de American Diabetes Association (2018).

Avaliação inicial

De início, é necessária uma boa história clínica para avaliação de fatores de risco, comorbidades, complicações e classificação da DM. Sempre pesquisar padrão alimentar da família, rotina, atividade física, consumo de drogas, medicamentos em uso e não esquecer de avaliar fatores que atrapalham a adesão ao tratamento, como transtornos mentais, analfabetismo, mau relacionamento familiar, medo e estigma.

No exame físico, buscar complicações micro e macrovasculares, com avaliação de medidas antropométricas, cintura abdominal (avaliar risco cardiovascular), aferição de PA, ausculta cardíaca e pulmonar, exame da cavidade oral, avaliação dos pés e fundo de olho.

Quanto à avaliação laboratorial, a periodicidade dos exames varia individualmente, dependendo do risco cardiovascular, meta, complicações e controle. Os exames iniciais envolvem: glicemia de jejum, hemoglobina glicosilada, triglicerídeos, colesterol total e frações, creatinina sérica, urina tipo 1 ou microalbuminúria em amostra isolada, fundoscopia direta[6]. O ECG pode ser solicitado conforme avaliação individual.

Os exames de glicemia de jejum e hemoglobina glicosilada podem ser solicitados duas vezes no ano se o paciente estiver dentro da meta estabelecida e trimestralmente se fora dela, para ajuste da medicação. O restante dos exames pode ser solicitado anualmente.

Abordagem terapêutica

As metas do tratamento do paciente com DM envolvem, além do controle glicêmico, o controle pressórico, lipídico e de peso corporal, devendo ser individualizadas para cada paciente. O controle metabólico mantém o paciente assintomático, prevenindo complicações agudas e crônicas e diminuindo a mortalidade.

As metas glicêmicas devem ser pactuadas pela equipe de saúde em conjunto com o paciente, levando em consideração riscos, benefícios e disponibilidade de recursos. A Associação Americana de Diabetes recomenda para adultos uma hemoglobina glicosilada < 7%, uma glicemia de jejum entre 80 e 130 mg/dl e pós-prandial < 180 mg/dl[7]. Metas mais flexíveis, como HbA1c < 8%, podem ser consideradas para casos mais complexos, como histórico de hipoglicemias frequentes, doença micro e macrovascular avançada, baixa expectativa de vida e difícil controle glicêmico mesmo com a associação de diversas medicações.

O tratamento para a maioria dos casos de DM tipo 2 exige apenas tratamento não farmacológico, em geral complementado com antidiabéticos orais e eventualmente com 1 ou 2 doses de insulina basal. Esquemas mais complexos, ou nos casos de DM tipo 1 que exigem insulina em esquema intensivo (3 a 4 doses/dia, divididas em basal e pós-prandial), além de controle com glicemias capilares, em geral são acompanhados por especialistas, apesar de manter o acompanhamento em conjunto com a equipe na atenção primária.

A obesidade e o sedentarismo interferem na sensibilidade insulínica. Logo, no tratamento não farmacológico do DM, um plano alimentar com baixo teor de carboidratos tem benefício no controle glicêmico, na perda de peso e no aumento do colesterol HDL. A dieta do tipo Mediterrâneo mostrou benefícios semelhantes.

O exercício físico estruturado e a atividade física (qualquer movimento da musculatura esquelética que requer gasto energético além do basal) reduzem a HbA1c em ~0,67%, além de promover redução de peso e de fatores de risco cardiovascular. Algumas precauções devem ser tomadas na programação da atividade física: uso de calçados e roupas adequadas; nos casos de perda de sensibilidade ou insuficiência vascular periférica, evitar corridas; nos casos de retinopatia proliferativa não tratada ou recém-tratada, evitar exercícios que aumentam a pressão intra-abdominal.

A mudança de estilo de vida (MEV) deve ser apoiada constantemente pela equipe, podendo ser utilizadas estratégias cognitivo-comportamentais que promovem mudança de comportamento, bem como intervenções educativas e estímulo ao autocuidado. Estimular a cessação do tabagismo e a redução do consumo de álcool também são medidas importantes.

Se o paciente não alcançar a meta glicêmica dentro de um a três meses de MEV, o tratamento farmacológico de primeira linha (Tabela 12.1) deve ser iniciado com a prescrição de metformina, considerada a primeira opção terapêutica devido a sua segurança, auxílio na redução de peso e redução de eventos macrovasculares.

TABELA 12.1 – Tratamento farmacológico de primeira linha[2,3]

Biguanidas	Dose inicial	Dose máxima diária	Redução da HbA1c	Mecanismo de ação	Contraindicação	Efeitos colaterais
Metformina	500 mg VO 1 a 3 vezes ao dia	2.550 mg	1,5-2%	Diminui a produção hepática de glicose e a resistência insulínica	Gravidez, IC, insuficiência hepática ou pulmonar, acidose grave, creatinina > 1,5	Desconforto abdominal, diarreia, náusea

Fonte: Adaptada de Tratado de Medicina de Família e Comunidade (2012).

Se a meta não for alcançada após três a seis meses do uso da metformina, deve-se associar um medicamento da segunda linha do tratamento farmacológico (Tabela 12.2), uma sulfonilureia. Essa classe reduz a HbA1c em 1 a 2%, podendo estar associada a ganho de peso e hipoglicemias. São medicações de baixo custo e de longa experiência de uso, por isso são consideradas a primeira escolha após a metformina.

TABELA 12.2 – Tratamento farmacológico de segunda linha[2,3]

Sulfonilureias	Dose inicial	Dose máxima diária	Redução da HbA1c	Mecanismo de ação	Contraindicação	Efeitos colaterais
Glibenclamida	2,5 mg VO 1 a 3 vezes ao dia	20 mg	1,5-2%	Secretagogo de insulina	Gravidez, insuficiência hepática ou renal	Hipoglicemia, ganho ponderal
Glicazida	30 mg VO 2 vezes ao dia	120 mg				
Glipzida	2,5 mg VO 1 a 2 vezes ao dia	20 mg				
Clorpropamida	125 mg VO 1 vez ao dia	500 mg				
Glimepirida	1 mg VO 1 vez ao dia	8 mg				

Fonte: Adaptada de Tratado de Medicina de Família e Comunidade (2012).

Se ainda assim a meta não for alcançada em até seis meses, uma medicação de terceira linha deve ser acrescentada (Tabelas 12.3 e 12.4), que são as insulinas de ação intermediária (NPH) ou longa (Glargina), os inibidores da alfaglicosidase intestinal, tiazolidinedionas, análogos do GLP-1 ou os inibidores da DPP IV.

TABELA 12.3 – Tratamento farmacológico de terceira linha, exceto insulina[2,3]

	Dose inicial	Dose máxima diária	Redução da HbA1c	Mecanismo de ação	Contraindicação	Efeitos colaterais
Arcabose (Inibidor da α-glicosidase)	25 mg VO 3 vezes ao dia	300 mg	0,5-0,8%	Inibidor da α-glicosidase intestinal. Retarda a absorção de carboidratos	Gravidez	Meteorismo, flatulência, diarreia
Pioglitazona (Tiazolidinediona)	15 mg VO 1 vez ao dia	45 mg	0,5-1,4%	Aumenta a utilização periférica da glicose	IC graus II e IV, Insuficiência hepática, gravidez	Edema, anemia, ganho ponderal
Vidagliptina (DPP IV)	50 mg VO 1 a 2 vezes ao dia	100 mg	0,6-1,8%	Inibidores da Dipeptidil Peptidase, aumentam o GLP-I-, melhorando a secreção de insulina e reduzindo o glucagon	Hipersensibilidade ao medicamento	Faringite, náuseas e cefaleia
Repaglinida (Metiglinida)	1,5 mg VO 3 vezes ao dia	6 mg	1-1,5%	Atua como secretagogos de insulina	Gravidez	Hipoglicemia e ganho de peso

Fonte: Adaptada de Tratado de Medicina de Família e Comunidade (2012).

TABELA 12.4 – Insulinas de uso mais frequente – Terceira linha terapêutica[2,3]

Insulinas	Ação	Início	Pico	Duração	Posologia	Redução da HbA1c
Lispro Aspart Glulisina	Rápida	5 a 15 min	30 a 90 min	4 a 6 h	Imediatamente antes das refeições	Até ~3%
Regular	Curta	30 a 60 min	2 a 3 h	8 a 10 h	30 minutos antes das refeições	Até ~3%
NPH	Intermediária	2 a 4 h	4 a 10 h	12 a 18 h	1 a 3 vezes ao dia	Até ~3%
Glargina	Lenta	2 a 4 h	Sem pico	20 a 24 h	1 a 2 vezes ao dia	Até ~3%
Detemir				6 a 24 h		

Fonte: Adaptada de Medicina Ambulatorial (2013).

Todas as classes apresentam eficácia semelhante (redução de ~1% da Hb1Ac). Recomenda-se a prescrição inicial de insulina devido à longa experiência no uso e baixo custo. Inicia-se com uma dose única de insulina NPH ao deitar, geralmente 10 UI ou então 0,2 UI/kg para os pacientes obesos, reajustando a dose a cada 2 ou 4 UI, conforme média de 3 glicemias capilares de jejum consecutivas. Se não alcançada a meta em 3 meses, associar mais uma dose pela manhã. A metformina é mantida por reduzir a resistência insulínica e as sulfonilureias podem ser mantidas ou não (podem resultar em necessidades menores da dose de insulina, porém podem aumentar o risco de hipoglicemias). A Figura 12.1 resume a abordagem inicial no uso da insulina.

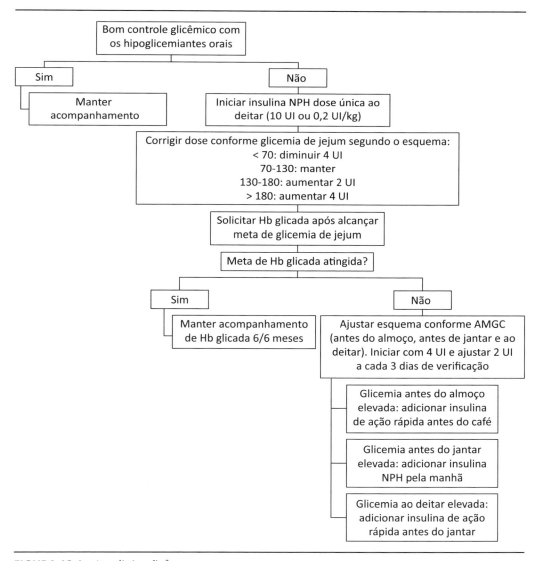

FIGURA 12.1 – Insulinização[3]
Fonte: Adaptada do Caderno de Atenção Básica (2013).

Os pacientes com diabetes tipo 2 não obesos, bem como aqueles mais jovens, podem ter indicação de iniciar a insulinoterapia mais precocemente, assim como nos casos em que no diagnóstico o paciente apresenta uma hiperglicemia acima de 300 mg/dl associada a perda de peso involuntária.

A equipe deve saber informar o paciente sobre o uso correto e os cuidados a serem tomados quanto ao uso da insulina, sendo estas orientações feitas durante a consulta de enfermagem. As principais recomendações estão no Quadro 12.4.

QUADRO 12.4 – Orientações sobre insulina[3]

Armazenamento	• Armazenamento dos frascos lacrados de insulina em temperaturas entre -2 a 8° C e, após abertos, manter em temperatura ambiente (15 a 30° C) para minimizar a dor no local da aplicação. • Após 30 dias do início do uso, a insulina perde a sua potência, sendo importante anotar a data de abertura do frasco. • Observar sempre o aspecto normal da insulina (a NPH é a única com aspecto leitoso) antes da aplicação.
Transporte	• Ao viajar, transportar a insulina em caixa térmica ou isopor sem gelo. • Em viagens de avião, levar como bagagem de mão.
Seringas e agulhas	• As seringas e agulhas podem ser reutilizadas pelo próprio paciente, desde que a agulha e capa protetoras não sejam contaminadas. Devem ser trocadas ao começar a gerar desconforto na aplicação. • Não se recomenda a higienização da agulha com álcool. • O descarte deve ser realizado em recipiente próprio para esse fim, fornecido pela Unidade de Saúde.
Preparação e aplicação	• Higienizar as mãos com água e sabão. • Rolar o frasco entre as mãos gentilmente antes de aspirar. • Não limpar o local de aplicação com álcool. • Pinçar o local de aplicação com dois dedos e inserir a agulha a 90º. • Manter uma distância mínima entre os locais de aplicação de 1,5 cm e evitar aplicação no mesmo local em menos de 15 dias.

Fonte: Adaptado do Caderno de Atenção Básica (2013).

A cirurgia bariátrica pode ser considerada para alguns pacientes com DM tipo 2 com IMC ≥ 35 kg/m², quando não se consegue o controle metabólico com medicamentos e MEV.

Seguimento

O acompanhamento do paciente diabético é multiprofissional, e alguns aspectos não podem ser esquecidos. As MEV e o autocuidado devem ser abordados em todos os encontros, assim como aferição de pressão arterial, peso, índice de massa corpórea, cintura abdominal e pesquisa de sinais e sintomas de complicações agudas, como sintomas de hipoglicemia, cetoacidose e coma hiperosmolar. Duas a quatro vezes ao ano, a depender do controle glicêmico, deve-se solicitar a glicemia de jejum e a Hb1Ac e solicitar anualmente o perfil lipídico. É importante a avaliação anual das principais complicações micro e macrovasculares, com a dosagem de creatinina, microalbuminúria, fundoscopia e avaliação dos pés.

Na nefropatia diabética insipiente (microalbuminúria) ou clínica (macroalbuminúria), o uso de inibidores da enzima conversora de angiotensina (IECAs) ou antagonistas do receptor de angiotensina II (ARAs II) retarda sua evolução, mesmo na ausência de hipertensão arterial.

Não esquecer de checar a situação vacinal, sendo necessária a imunização para influenza anualmente, DT a cada 10 anos e pneumococo dose única se > que 65 anos e reforço se < que 65 anos ou pacientes com comorbidades.

Quando encaminhar e para quem

Sempre que o médico não se sentir seguro para início ou manutenção da insulinoterapia, seja no DM tipo 1 ou 2, o paciente deve ser encaminhado ao endocrinologista para avaliação e acompanhamento.

Nos casos em que o médico e o enfermeiro sintam dificuldades na orientação alimentar, a avaliação de um nutricionista pode ser de grande valia.

Casos de taxa de filtração glomerular < 30 ml/min/1,73 m², estágios 4 ou 5, devem ser encaminhados ao nefrologista, assim como em casos de perda rápida da função renal (> 5 ml/min/1,73 m² em um período de seis meses, com uma TFG < 60 ml/min/1,73 m² confirmado em dois exames). Encaminhar também os casos de macroalbuminúria (≥ 300 mg/dl em urina de 24 h) independentemente da TFG.

A fundoscopia deve ser realizada por médico oftalmologista no momento do diagnóstico em DM2 e após 5 anos do diagnóstico em DM1 e depois anualmente.

Na avaliação do pé diabético, quando o paciente apresentar sinais de insuficiência vascular e neuropatia significativa, além de úlceras importantes e de difícil controle, deve-se solicitar avaliação do cirurgião vascular. Nos casos de claudicação limitante e dor ao repouso significativa, a avaliação deve ser em até 48 horas. Encaminhar para internação hospitalar pacientes com úlceras profundas com suspeita de comprometimento ósseo ou de articulação, isquemia crítica do membro, febre ou condições sistêmicas desfavoráveis na presença de úlcera ativa ou quando o paciente não tem condições de realizar tratamento domiciliar adequado.

Nos casos de bexiga neurogênica de difícil controle com manobras regulares (Crede) ou em casos de infecções urinárias recidivantes, o paciente deve ser encaminhado ao urologista, assim como nos casos de ejaculação retrógrada e impotência sexual nos homens.

A gestação em mulheres diabéticas é sempre considerada de alto risco, e a gestante deverá ser encaminhada ao serviço de referência para acompanhamento concomitante ao da equipe da atenção primária.

Papel da enfermagem da Equipe de Saúde da Família

A participação de toda a equipe é essencial para uma adequada linha de cuidado ao paciente diabético. O enfermeiro tem um papel importantíssimo na coordenação do acompanhamento pelos Agentes Comunitários de Saúde, cobrando preenchimento e atualização periódica das fichas B, solicitando busca ativa de pacientes faltosos e identificando situações domiciliares que possam comprometer a adesão ou o sucesso do tratamento.

A consulta de enfermagem é um momento ideal para a busca de fatores de risco e avaliação de critérios para o rastreamento de DM, já podendo ser solicitados os exames de rastreio conforme protocolo local e feitas as orientações de MEV para os resultados negativos. Para os casos de rastreamento positivo confirmado, agenda-se a consulta médica e se iniciam as orientações sobre a doença, alimentação e atividade física. Durante a consulta também é feita a identificação do endereço e microárea do paciente e informado o ACS responsável.

A avaliação do pé diabético deve ser anual e pode ser realizada tanto pelo profissional médico quanto pelo enfermeiro, devendo-se criar uma rotina de acompanhamento destes pacientes.

Quando for necessário o início de insulinoterapia, é importante o agendamento de uma consulta de enfermagem para orientação, treinamento do paciente e familiares sobre o armazenamento e utilização da insulina, além de fornecer informações sobre a aquisição e utilização do glicosímetro.

Além disso, em recente publicação, a American Diabetes Association (ADA) destacou a importância de se atentar à abordagem da saúde mental dos pacientes diabéticos, tendo em vista a maior prevalência de tais comorbidades neste grupo, como os transtornos de ansiedade e depressão[8].

Em conclusão, a equipe de enfermagem tem papel crucial em estabelecer uma rotina de cuidado integrado com foco nas orientações de autocuidado e práticas de educação em saúde direcionadas aos diabéticos e cuidadores.

Sinais de alerta e erros comuns

No dia a dia da clínica, muitas vezes deixamos passar aspectos importantes e específicos do acompanhamento do DM, seja por má organização da clínica/equipe, seja por má gestão e organização do tempo, ou ainda por falta de experiência no manejo destes pacientes. A seguir, serão citadas algumas situações que comumente são negligenciadas no acompanhamento de pacientes diabéticos.

Não valorização de sintomas inespecíficos de dor torácica. A angina se manifesta de forma atípica nos pacientes diabéticos devido a complicações neuropáticas.

Prescrição de antiplaquetário indiscriminadamente para pacientes diabéticos. O uso de antiplaquetário só é benéfico nos casos de doença cardiovascular clínica, em especial na prevenção secundária. Fora esses casos, o risco de sangramento gastrintestinal supera os possíveis benefícios.

Considerar que todo paciente diabético é difícil. O estigma pela própria equipe prejudica o diagnóstico de situações comuns e muitas vezes negligenciadas nos pacientes com doença crônica, como são os casos de depressão. Não envolver a família na compreensão e tratamento da doença também pode prejudicar o alcance do controle metabólico.

Negligenciar o cuidado e acompanhamento das úlceras em pacientes diabéticos, ficando muitas vezes por conta apenas da equipe de enfermagem para curativo.

Dar ênfase excessiva ao tratamento medicamentoso e deixar de lado as orientações e estímulos à MEV, autocuidado e educação.

Negligenciar a investigação de complicações crônicas, com foco apenas no controle glicêmico.

Atrasar o início da insulinoterapia, geralmente por insegurança do profissional e falta de experiência da equipe.

E, por fim, trabalhar sozinho. Para garantir um cuidado adequado aos pacientes diabéticos, assim como a qualquer paciente com doença crônica, o trabalho em equipe é primordial. A complementaridade dos processos de trabalho garante um enfoque e atendimento integral, melhorando as taxas de adesão e sucesso dos tratamentos.

Referências

1. Gusso GDF, Lopes JMC. Tratado de Medicina de Família e Comunidade – princípios, formação e prática. Porto Alegre: Artmed; 2012.
2. Duncan BB et al. Medicina Ambulatorial: condutas de atenção primária baseadas em evidência. 4. ed. Porto Alegre: Artmed; 2013.
3. Brasil. Ministério da Saúde. Secretaria de Atenção à Saúde. Departamento de Atenção Básica. Estratégias para o cuidado da pessoa com doença crônica: diabetes mellitus/Ministério da Saúde, Secretaria de Atenção à Saúde, Departamento de Atenção Básica. Brasília: Ministério da Saúde; 2013.
4. U.S. Preventive Services Task Force. Final Recommendation Statement: Abnormal Blood Glucose and Type 2 Diabetes Mellitus: Screening. U.S. Preventive Services Task Force. April 2018.
5. American Diabetes Association. Classification and diagnosis of diabetes: Standards of Medical Care in Diabetes 2018. Diabetes Care 2018;41(Suppl.1):S13-S27.
6. Valladão Júnior JBR, Machado LBM. Capítulo 9: Marco Antonio. In: Valladão Júnior JBR, Gusso G, Olmos RD. Medicina de Família e Comunidade – Série Manual do Médico Residente do Hospital das Clínicas da Faculdade de Medicina da Universidade de São Paulo (USP). Atheneu; 2017.
7. American Diabetes Association. Glycemic targets: Standards of Medical Care in Diabetes 2018. Diabetes Care 2018;41(Suppl.1):S55-S64.
8. American Diabetes Association. Comprehensive medical evaluation and assessment of comorbidities: Standards of Medical Care in Diabetes 2018. Diabetes Care 2018;41(Suppl.1):S28-S37.
9. Diretrizes da Sociedade Brasileira de Diabetes 2017-2018/Organização José Egídio Paulo de Oliveira, Renan Magalhães Montenegro Junior, Sérgio Vencio. São Paulo: Clannad, 2017.

CAPÍTULO 13

Diabetes e Hipertensão Arterial Sistêmica

- *José Benedito Ramos Valladão Júnior*
- *Renato Walch*

O que é importante saber

- A presença de diabetes e hipertensão é o cenário de multimorbidade mais comumente apresentado na Atenção Primária à Saúde.
- Recomenda-se que todos os pacientes diabéticos com hipertensão sejam tratados com medicação anti-hipertensiva desde o início, podendo-se reduzir as doses utilizadas conforme houver sucesso no controle pressórico com mudança de estilo de vida.
- Na vigência de hipertensão e diabetes, os inibidores de angiotensina (iECA/BRA) têm mostrado os melhores resultados.
- O seguimento destes pacientes deve atentar para o monitoramento da doença renal e sua progressão.

Considerações gerais

Uma das competências essenciais à prática clínica do médico de família é ser hábil em lidar com a multimorbidade. A apresentação de diferentes problemas ou fatores de risco durante uma consulta, de forma geral, é a regra e não a exceção, quando nos deparamos com o cuidado em Atenção Primária à Saúde.

Nitidamente, observa-se que a presença concomitante de diabetes e hipertensão arterial é a situação de multimorbidade mais encontrada. No mundo todo, estima-se que até 60% das pessoas com diabetes possam apresentar hipertensão, independentemente de idade ou obesidade[1,2]. Estudos realizados no Brasil demonstram que a taxa de diabéticos com hipertensão seja de cerca de 45% comparada a 26% em não diabéticos[3].

Fatores fisiopatológicos resultantes do estado hiperglicêmico da diabetes estão associados com o risco aumentado de hipertensão e doenças cardiovasculares[4]: resistência insulínica[5], alterações renais[6], micro e macrovasculares[7,8], do sistema nervoso simpático, do eixo hipotálamo-hipófise-adrenal e do sistema renina-angiotensina-aldosterona[9].

Abordagem diagnóstica

Devido ao aumento na frequência de hipertensão, recomenda-se que os pacientes diabéticos realizem avaliação da pressão arterial a partir do seu diagnóstico e como uma das medidas de monitoramento ao longo de seu seguimento. Adicionalmente, a aferição da pressão arterial em diferentes posições tem importância no seguimento do paciente diabético na investigação de hipotensão postural para avaliar a presença de neuropatia autonômica[10].

Aos pacientes hipertensos, o rastreamento periódico do diabetes também é sugerido junto aos exames de seguimento de comorbidades e lesão de órgãos-alvo, especialmente se há presença de índice de massa corpórea acima de 25 kg/m^2 ou idade acima de 40 anos[11].

Abordagem terapêutica

Em linhas gerais, o tratamento dos indivíduos que apresentam diabetes e hipertensão respeita as recomendações descritas para a abordagem de cada uma das condições separadamente (ver Capítulos 3 e 12). Iremos, assim, destacar neste capítulo as especificidades terapêuticas:

- O paciente diabético apresenta importantes benefícios com o controle da hipertensão, notadamente na diminuição dos riscos de doenças cardiovasculares, nefropatia e retinopatia diabética[12]. Dessa maneira, recomenda-se o início de terapia medicamentosa anti-hipertensiva a todo paciente diabético com pressão arterial persistentemente acima de 140 × 90 mmHg[13]. Nos casos em que houver sucesso com a terapia não farmacológica (ver Capítulo 3), permite-se a redução paulatina da medicação.

- A escolha dos fármacos deve ser guiada a partir da capacidade de redução de desfechos. As principais medicações que atuam na redução dos eventos cardiovasculares e mortalidade são: inibidores de angiotensina (inibidor da enzima conversora de angiotensina [iECA], bloqueador do receptor de angiotensina [BRA]), antagonistas de canais de cálcio, diuréticos tiazídicos.

- Não há evidência de superioridade de nenhuma classe de anti-hipertensivo quanto aos desfechos relacionados à retinopatia diabética. Entretanto, há comprovações

de benefício do uso de inibidores de angiotensina (iECA/BRA) na redução da progressão da nefropatia diabética[14-16], não existindo indícios de diferença entre o uso de IECA ou BRA. Não se recomenda associar iECA e BRA, pois observa-se aumento significativo de efeitos colaterais sem obter qualquer benefício adicional[17,18].
- Com relação aos demais fármacos, cumpre realizarmos algumas considerações. Os tiazídicos apresentam como desvantagem a ocorrência de efeitos no metabolismo da glicose, porém sem gerar aumento significativo na glicemia, mantendo-se como drogas de primeira escolha no tratamento de hipertensão no paciente diabético[19,20]. Quando associados a inibidores de angiotensina, os antagonistas de canais de cálcio têm mostrado maior proteção quanto a eventos cardiovasculares do que os tiazídicos[20,21].
- Diante dos fundamentos apresentados, o conjunto de evidência científica atual tem sugerido a preferência de se iniciar o tratamento com iECA/BRA e associar um antagonista de canais de cálcio quando requerido um segundo fármaco para atingir o controle pressórico. Os tiazídicos continuam como drogas de primeira escolha e também podem ser utilizados.
- O uso de inibidor de angiotensina (iECA/BRA) é recomendado sempre que existir microalbuminúria ou outra evidência de nefropatia diabética, mesmo na ausência de hipertensão arterial.

Seguimento

Recomenda-se que o seguimento dos pacientes diabéticos com hipertensão seja realizado semestralmente, devendo-se individualizar esta periodicidade, realizando monitoramentos mais frequentes em pacientes não controlados.

O objetivo durante o seguimento é manter uma pressão arterial abaixo de 140 × 90 mmHg[22]. Apesar de existirem algumas sugestões de benefício com um controle mais intensivo e metas menores, observa-se aumento de efeitos colaterais sem que se encontrem resultados evidentes em redução de desfechos primários (mortalidade por doenças cardiovasculares, mortalidade geral)[23-25].

Quando encaminhar e para quem

Os principais critérios para encaminhamento do paciente são: doença renal avançada, retinopatia ou neuropatia diabética, refratariedade ao tratamento anti-hipertensivo e/ou antidiabético. Dessa maneira, poderão atuar conjuntamente ao médico de família: nefrologista, oftalmologista, neurologista, cardiologista e endocrinologista.

Outras situações específicas também podem necessitar de encaminhamento do paciente a especialistas focais, devendo ser individualizadas pelo médico de família (ver Capítulos 3 e 12).

Papel da enfermagem da Equipe de Saúde da Família

Pacientes com diabetes e hipertensão devem ser alvo de um acompanhamento conjunto e próximo pela equipe de enfermagem da Estratégia Saúde da Família.

A educação em saúde, promoção de medidas de autocuidado, monitoramento dos parâmetros de controle (glicemia, pressão arterial) e implementação de terapia não farmacológica promovidas pelo profissional de enfermagem são partes vitais do tratamento destes pacientes.

Sinais de alerta e erros comuns

- Postergar o tratamento anti-hipertensivo medicamentoso nos pacientes diabéticos com hipertensão leve e adotar apenas medidas de mudança de estilo de vida, quando há evidência para o pronto início de terapia farmacológica nestes casos.
- Cessar o uso de tiazídico no paciente diabético por possível aumento glicêmico, quando há evidência de que os efeitos desta classe de fármaco no metabolismo da glicose não são significativos e se mantêm como uma das opções de primeira escolha para a terapia anti-hipertensiva, mesmo na presença de diabetes.
- Não dar preferência a um inibidor de aldosterona (iECA/BRA) como terapia inicial da hipertensão em paciente diabético e aos antagonistas de cálcio quando necessária associação de fármacos.
- Não utilizar iECA/BRA na presença de microalbuminúria.

Referências

1. DeFronzo RA. Insulin resistance, hyperinsulinemia, and coronary artery disease: a complex metabolic web. J Cardiovasc Pharmacol 1992;20(Suppl.11):S1-16.
2. Hypertension in Diabetes Study (HDS): I. Prevalence of hypertension in newly presenting type 2 diabetic patients and the association with risk factors for cardiovascular and diabetic complications. J Hypertens 1993;11:309.
3. Schaan B, Harzeim E, Gus I. Perfil de risco cardíaco no diabetes mellitus e na glicemia de jejum alterada. Rev Saúde Pública 2004;34:1-8.
4. Irigoyen M, Lacchini S, De Angelis K, Michelini L. Fisiopatologia da hipertensão: o que avançamos? Rev SOCESP 2003;1:20-45.
5. Nosadini R, Sambataro M, Thomaseth K et al. Role of hyperglycemia and insulin resistance in determining sodium retention in non-insulin-dependent diabetes. Kidney Int 1993;44:139.
6. DeFronzo RA, Goldberg M, Agus ZS. The effects of glucose and insulin on renal electrolyte transport. J Clin Invest 1976;58(1):83-90.
7. Mather K, Anderson TJ, Verma S. Insulin action in the vasculature: physiology and pathophysiology. J Vasc Res 2001;38(5):415-422.
8. Cruickshank K, Riste L, Anderson SG et al. Aortic pulse-wave velocity and its relationship to mortality in diabetes and glucose intolerance: an integrated index of vascular function? Circulation 2002;106:2085.
9. Rocchini AP, Moorehead C, DeRemer S, Goodfriend TL, Ball DL. Hyperinsulinemia and the aldosterone and pressor responses to angiotensin II. Hypertension 1990;15(6Pt2):861-6.
10. Serhiyenko VA, Serhiyenko AA. Cardiac autonomic neuropathy: Risk factors, diagnosis and treatment. World J Diabetes. 2018 Jan 15;9(1):1-24. doi: 10.4239/wjd.v9.i1.1.
11. Mancia G, Fagard R, Narkiewicz K, Red NJ, Zanchetti A, Böhm M et al. Task Force Members. 2013 ESH/ESC guidelines for the management of arterial hypertension: the Task Force for the management of arterial hypertension of the European Society of Hypertension (ESH) and of the European Society of Cardiology (ESC) J Hypertens 2013;31(7):1281-357.
12. Gaede P, Vedel P, Parving HH, Pedersen O. Intensified multifactorial intervention in patients with type 2 diabetes mellitus and microalbuminuria: the Steno type 2 randomised study. Lancet 1999;353:617.
13. de Boer IH, Bangalore S, Benetos A et al. Diabetes and Hypertension: A Position Statement by the American Diabetes Association. Diabetes Care 2017;40:1273.

14. Wu HY, Huang JW, Lin HJ et al. Comparative effectiveness of renin-angiotensin system blockers and other antihypertensive drugs in patients with diabetes: systematic review and bayesian network meta-analysis. BMJ 2013;347:f6008.
15. Lewis EJ, Hunsicker LG, Clarke WR et al. Renoprotective effect of the angiotensin-receptor antagonist irbesartan in patients with nephropathy due to type 2 diabetes. N Engl J Med 2001;345:851.
16. Palmer SC, Mavridis D, Navarese E et al. Comparative efficacy and safety of blood pressure-lowering agents in adults with diabetes and kidney disease: a network meta-analysis. Lancet 2015;385:2047.
17. Mogensen CE, Neldam S, Tikkanen I et al. Randomised controlled trial of dual blockade of renin-angiotensin system in patients with hypertension, microalbuminuria, and non-insulin dependent diabetes: the candesartan and lisinopril microalbuminuria (CALM) study. BMJ 2000;321:1440.
18. Mann JF, Schmieder RE, McQueen M et al. Renal outcomes with telmisartan, ramipril, or both, in people at high vascular risk (the ONTARGET study): a multicentre, randomised, double-blind, controlled trial. Lancet 2008;372:547.
19. Chobanian AV, Bakris GL, Black HR et al. The Seventh Report of the Joint National Committee on Prevention, Detection, Evaluation, and Treatment of High Blood Pressure: the JNC 7 report. JAMA 2003;289:2560.
20. ALLHAT Officers and Coordinators for the ALLHAT Collaborative Research Group. The Antihypertensive and Lipid-Lowering Treatment to Prevent Heart Attack Trial. Major outcomes in high-risk hypertensive patients randomized to angiotensin-converting enzyme inhibitor or calcium channel blocker vs diuretic: The Antihypertensive and Lipid-Lowering Treatment to Prevent Heart Attack Trial (ALLHAT). JAMA 2002;288:2981.
21. Grossman E, Messerli FH. Are calcium antagonists beneficial in diabetic patients with hypertension? Am J Med 2004;116:44.
22. UK Prospective Diabetes Study Group. Tight blood pressure control and risk of macrovascular and microvascular complications in type 2 diabetes: UKPDS 38. BMJ 1998; 317:703.
23. Hansson L, Zanchetti A, Carruthers SG et al. Effects of intensive blood-pressure lowering and low-dose aspirin in patients with hypertension: principal results of the Hypertension Optimal Treatment (HOT) randomised trial. HOT Study Group. Lancet 1998;351:1755.
24. Snow V, Weiss KB, Mottur-Pilson C. Clinical Efficacy Assessment Subcommittee of the American College of Physicians. The evidence base for tight blood pressure control in the management of type 2 diabetes mellitus. Ann Intern Med 2003;138:587.
25. Vijan S, Hayward RA. Treatment of hypertension in type 2 diabetes mellitus: blood pressure goals, choice of agents, and setting priorities in diabetes care. Ann Intern Med 2003;138:593.

CAPÍTULO 14

Diabetes e Doença Aterosclerótica Manifesta (DAM)

- *Moisés Vieira Nunes* • *Rayane Cupolillo Ferreira*
- *Juliana Barbosa de Barros*

O que é importante saber

- Em pacientes diabéticos, a abordagem simultânea dos múltiplos fatores de risco cardiovasculares tem sido a estratégia de maior sucesso para diminuição de morbimortalidade.
- A metformina deve ser privilegiada como primeira linha em pacientes com diabetes e DAM pelo seu possível efeito na redução da incidência de eventos CV e mortalidade.
- As estatinas e os antiagregantes plaquetários são indicados para a prevenção secundária de doença cardiovascular aterosclerótica.
- A realização do eletrocardiograma e do teste ergométrico de rotina em pacientes assintomáticos não é recomendada mesmo com alto risco cardiovascular. Estes exames possuem benefícios inconclusivos para estratificação de risco cardiovascular e podem levar à realização de testes invasivos desnecessários.
- O manejo do pé diabético na APS deve ser sistemático, envolver toda a equipe e contemplar a avaliação sistemática periódica, com estratificação de risco. É importante ofertar acesso fácil para manejo de afecções menores, complicações e emergências.

Considerações gerais

As Doenças Cardiovasculares Ateroscleróticas são a principal causa de morbimortalidade para os indivíduos com diagnóstico de Diabetes *Mellitus* (DM). São as que mais contribuem para os custos diretos e indiretos desse agravo. São caracterizadas pela Doença Arterial Coronariana (DAC), Acidente Vascular Cerebral (AVC) e Doença Arterial Periférica (DAP). Neste capítulo, abordaremos as estratégias de prevenção que mostraram benefícios comprovados. O manejo dos pacientes diabéticos com histórico de AVC não difere dos não diabéticos, e, portanto, será abordada com mais profundidade em capítulo específico.

Abordagem diagnóstica

Doença Arterial Coronariana

A Doença Arterial Coronariana (DAC) apresenta grande incidência, porém seu diagnóstico pode ser dificultado em pacientes diabéticos pela frequente apresentação com sintomatologia atípica ou silenciosa.

Sintomas atípicos da DAC em pacientes diabéticos:
- isquemia miocárdica silenciosa;
- fadiga de esforço;
- parestesia em membro superior esquerdo;
- desconforto na mandíbula;
- náusea;
- dor epigástrica.

Esses sintomas normalmente apresentam características cardinais (localização subesternal, precipitação com exercício, alívio imediato pelo repouso ou nitroglicerina).

Mesmo com a maior dificuldade diagnóstica, a realização de exames rotineiros para predizer o risco de DAC não é recomendada em pacientes assintomáticos, mesmo com alto risco cardiovascular (Quadro 14.1). Esses pacientes já possuem indicação de medidas de prevenção primária que possuem benefício similar à revascularização.

QUADRO 14.1 – Indicações de exames complementares para DAC em pacientes com DM

	Indicação	Discussão
Eletrocardiograma	No diagnóstico e a critério clínico.	Apesar do seu baixo custo e fácil execução, apresenta baixa sensibilidade para predizer risco de evento cardiovascular.
Teste ergométrico	Sintoma cardíaco atípico ou associado a doença vascular e anormalidades no ECG (E).	Baixa sensibilidade para detecção de isquemia miocárdica em pacientes assintomáticos.
Calcificação arterial por tomografia ou angiotomografia	Não recomendada	Benefícios inconclusivos para estratificação de risco cardiovascular, com exposição e efeito cascata que leva a testes invasivos desnecessários.

Fonte: Adaptado de American Diabetes Association (2017).

Doença Arterial Periférica

O diagnóstico precoce da DAP em pacientes diabéticos possibilita o melhor manejo de seus sintomas, prevenção de suas complicações e é um poderoso marcador sistêmico de doença aterosclerótica. Um terço dos pacientes sintomáticos com claudicação intermitente apresentará um IAM ou AVC em cinco anos. Com o simples diagnóstico de DAP, mesmo sem obstrução, já devemos considerar o paciente em alto risco cardiovascular e incorporar as medidas de prevenção secundária[1-3].

No entanto, não se trata de um diagnóstico de fácil execução, pois 25 a 50% dos pacientes com DAP podem apresentar sintomas atípicos ou nenhum sintoma. Em pacientes com diabetes concomitante, essa avaliação se torna ainda mais prejudicada pelo mascaramento da dor pela neuropatia periférica. Portanto, deve-se incluir a avaliação anual sistematizada (Quadro 14.2), a inspeção do pé em todo contato e a busca ativa por sintomas no plano de cuidado.

QUADRO 14.2 – Avaliação anual sistematizada para diagnóstico de DAP

Exame e indicação	Indicação	Detalhamento
Avaliação rotineira dos pés	Todos os pacientes diabéticos	Deve incluir palpação rotineira dos pulsos, verificação de alteração trófica de pelos e unhas, redução da temperatura, alteração da cor da pele, presença de parestesias.
Doppler manual do índice tornozelo-braço (ITB)	Sintomáticos	Valores do índice entre 0,9 e 1,3 são considerados normais, e, quanto menor o índice, mais provável é a obstrução arterial significativa. Uma forma de sensibilizar o teste é medir medida de ITB no pós-exercício. Não existem evidências de sua utilização em pacientes assintomáticos.
Exames de imagem adicionais	Planejamento cirúrgico	Doppler arterial, AngioTC, AngioRM e arteriografia de contraste devem ser reservados para pacientes nos quais a revascularização está sendo considerada.

Fonte: Adaptado de Sociedade Brasileira de Diabetes (2016).

Pé diabético

As úlceras de pé e infecções, que são consequências da neuropatia diabética, da DAP ou da presença concomitante de insuficiência venosa, caracterizam o pé diabético. Ele representa causa importante de morbidade, e o seu reconhecimento e tratamento precoces podem retardar ou prevenir desfechos desfavoráveis. Seu manejo na Atenção Primária à Saúde (APS) deve ser sistemático e envolver toda a equipe. Devem ser contemplados a avaliação de risco e manejos (Quadro 14.3), abordagem das complicações clínicas e avaliação das feridas com objetivo de orientar o tratamento e fornecer uma base de comparação (Quadro 14.4)[15].

QUADRO 14.3 – Risco e periodicidade e acompanhamento do pé diabético

Classificação de risco do pé diabético		Periodicidade e perfil do acompanhamento
Grau 0	Neuropatia e DAP ausentes	Anual, com médico ou enfermeiro da APS
Grau 1	Neuropatia presente com ou sem deformidades	3 a 6 meses, com médico ou enfermeiro da APS Considerar profilaxia cirúrgica
Grau 2	DAP presente	2 a 3 meses, com médico ou enfermeiro da APS Considerar avaliação por cirurgião vascular
Grau 3	História de ulceração ou amputação	1 a 2 meses, com médico ou enfermeiro da APS Considerar avaliação por cirurgião vascular

Fonte: Adaptado de Boulton AJM et al. (2008).

QUADRO 14.4 – Classificação de ferida diabética da Universidade do Texas[13]

	Grau 0	Grau 1	Grau 2	Grau 3
Estágio	Lesão pré ou pós-ulcerativa completamente epitelizada	Ferida superficial	Ferida com exposição de tendão	Ferida com exposição de osso ou articulação
A	Sem infecção ou isquemia	Sem infecção ou isquemia	Sem infecção ou isquemia	Sem infecção ou isquemia
B	Infecção	Infecção	Infecção	Infecção
C	Isquemia	Isquemia	Isquemia	Isquemia
D	Infecção e isquemia	Infecção e isquemia	Infecção e isquemia	Infecção e isquemia

Fonte: Adaptado de Armstrong DG et al. (1998).

Abordagem terapêutica dos fatores de RCV e da DAM

Tratamento não medicamentoso

As medidas comportamentais e não medicamentosas em algumas situações apresentam potencial terapêutico maior que medicamentos. No entanto, é comum elas serem negligenciadas ou ainda serem abordadas de forma simplesmente prescritiva.

O fato de a abordagem de RCV quase sempre determinar ações de cuidados executadas por longo período, de difícil adesão e alto custo (seja financeiro, seja comportamental) exige uma abordagem qualificada e centrada no paciente. Estratégias bastante difundidas para essa qualificação são o Método Clínico Centrado na Pessoa, a Entrevista Motivacional e a avaliação dos estágios do Modelo Transteórico de mudança comportamental.

Os princípios para as mudanças no estilo de vida devem incluir: estratégias para redução do excesso de peso corporal, restrição na ingesta de sódio, adoção de terapias nutricional e psicossocial, cessação do tabagismo, restrição no consumo excessivo de álcool, intensificação da atividade física.

Princípios para orientação de atividade física

São recomendados 150 minutos de atividade física de moderada intensidade ou 75 minutos de alta intensidade por semana mostrou-se eficaz em melhorar o controle da glicemia, reduzir os fatores de risco cardiovascular, contribuir para a perda de peso e melhorar a qualidade de vida.

Contudo, deve-se observar que:

- Indivíduos com neuropatia autonômica diabética devem ser submetidos a uma investigação cardíaca antes de iniciar atividade física mais intensa do que aquela a que estão acostumados, pois apresentam risco elevado de desenvolver isquemia cardíaca silenciosa e morte.
- A existência de lesão no pé ou ferida aberta deve se restringir a atividades sem carga ou efeito da gravidade, como natação, hidroginástica, andar de bicicleta ou exercícios com os membros superiores.

Implicações do tabagismo em pacientes diabéticos

O hábito de tabagismo:

- Eleva o risco cardiovascular, o risco de morte prematura e de complicações microvasculares[5].
- Pode ter um papel no desenvolvimento do diabetes tipo 2.
- É o fator de risco de maior relevância para o surgimento e progressão da DAP.

Deve-se incluir aconselhamento para cessação do tabagismo e outras formas de tratamento do tabagismo como um componente rotineiro do cuidado do diabetes[4].

Tratamento medicamentoso

O tratamento medicamentoso do paciente diabético com doença aterosclerótica manifesta deve envolver: controle glicêmico otimizado (hipoglicemiantes orais e/ou insulina), tratamento de comorbidade associada (uso de anti-hipertensivos), profilaxia cardiovascular com uso de AAS e estatina (Quadro 14.5).

QUADRO 14.5 – Aspectos principais do tratamento medicamentoso

Medicações	Efeitos positivos	Objetivos e doses
Hipoglicemiantes	A metformina deve ser privilegiada como primeira linha em pacientes com DAM. Além do efeito esperado na redução do nível glicêmico (30-40 mg/dl em média), reduz a incidência de eventos CV e mortalidade[6].	O controle rigoroso dos níveis glicêmicos tem apresentado pouco impacto na diminuição de eventos cardiovasculares e na diminuição de sintomas de DAP.

(Continua)

(Continuação)

QUADRO 14.5 – Aspectos principais do tratamento medicamentoso

Medicações	Efeitos positivos	Objetivos e doses
Anti-hipertensivos	• Pacientes com Insuficiência cardíaca, DAC ou albuminúria se beneficiam do uso de IECA ou BRA[7]. Porém eles não se mostraram mais eficazes que diuréticos e bloqueadores do canal de cálcio em todos os pacientes com diabetes. • Betabloqueadores são recomendados por pelo menos dois anos após o evento coronariano agudo[8]. • IECAS devem ser usados como primeira linha em pacientes com DAP por estarem associados a melhorias significativas na tempo máximo de caminhada em esteira e avaliação funcional.	Valores de pressão (1) abaixo de 130 × 80 mmHg devem ser objetivados (2) maiores que 140 × 90 mmHg indicam início imediato de medicamento (3) acima de 160 × 100 mmHg, prescrição de duas drogas
Antiagregantes plaquetários	• AAS é indicado quando já existe DAM (prevenção secundária). • Não apresenta benefícios maiores que o risco em pacientes sem DAM. • O clopidogrel é uma alternativa para os pacientes com alergia ao AAS. Ele também deve ser usado, em conjunto com o AAS, no primeiro ano após IAM.	A dose recomendada é de 75-162 mg/dia de AAS, sendo 100 mg/dia a dose mais comumente utilizada.
Estatinas	• As estatinas são indicadas em pacientes com diabetes e DAM. • O uso na prevenção primária é controverso[10]. A prescrição deve ser realizada em decisão compartilhada com o paciente, pesando a significância incerta e questionada dos benefícios, o custo do tratamento e as possibilidades de eventos adversos (catarata e dores musculares, por exemplo).	Terapia de moderada intensidade: Atorvastatina 10-20 mg Rosuvastatina 5-10 mg Sinvastatina 20-40 mg Terapia de alta intensidade: Atorvastatin 40-80 mg Rosuvastatin 20-40 mg

Fonte: Adaptado de ADA (2017).

Estatina na prevenção primária

Diferentes *guidelines* utilizam diferentes critérios para se recomendar o uso de estatinas para prevenção primária de evento cardiovascular. É importante ressaltar que a maioria desses *guidelines* são baseados em estudos primários questionáveis por terem dados fechados não divulgados, financiamento atrelado à indústria farmacêutica e por apresentarem resultados que demonstram pouca eficiência na redução da mortalidade geral, além de NNT elevados para todos os tipos de mortalidade. Sugere-se, assim, o uso de recomendações feitas por instituições idôneas de excelência (como NICE, Cochrane) a partir de revisões sistemáticas de ensaios randomizados controlados, evitando-se os extensivos vieses e a baixa qualidade de evidência presentes em diretrizes de sociedades de especialistas. O NICE recomenda que a indicação de estatina para prevenção primária de doença cardiovascular seja diferenciada para o paciente com diabetes tipo 1 e tipo 2. Aos portadores de diabetes tipo 1, o uso de estatina deve ser aventado na presença de alguma das seguintes características: idade > 40 anos, diagnóstico de diabetes há mais de 10 anos, nefropatia diabética, outros fatores de risco cardiovascular associados. Aos portadores de diabetes tipo 2, aconselha-se oferecer o uso de estatina apenas àqueles que possuem 10% ou mais de risco cardiovascular em 10 anos conforme resultado da ferramenta de avaliação de risco QRISK3. Outras medicações, como niacina e fibratos não devem ser recomendados, pois não há evidência de que ofereçam redução do risco de doença cardiovascular ou da mortalidade. O ezetimibe também não é recomendado com tal finalidade, sendo uma opção no tratamento específico de hipercolesterolemia primária.

QUADRO 14.6 – Abordagens medicamentosas e não medicamentosas para controle dos sintomas de DAP[9]

Abordagem	Indicação/Rotina	Dose e manejo
Caminhada	Tratamento de primeira linha. Pelo menos 3 vezes por semana (30 a 60 min).	Preferencialmente supervisionada e com distâncias monitoradas por 12 semanas.
Cilostazol	Primeira linha para Claudicação Intermitente (*Fontaine* Classe II) sem Insuficiência Cardíaca.	100 mg de 12/12 h – usar por 3 meses e avaliar efeito positivo.
Pentoxifilina	Segunda linha.	400 mg 3 vezes por dia.
Revascularização cirúrgica ou abordagem endovascular	Deficiência funcional significativa, falha no manejo clínico após 3 a 6 meses.	

Fonte: Conte MS et al. (2015).

QUADRO 14.7 Orientações para o autocuidado com os pés[14]

- Observe os seus pés atentamente ou solicite ajuda a um familiar ou cuidador e verifique se há alguma alteração da pele, inclusive entre os dedos;
- Atente-se à temperatura da água durante a higiene dos seus pés, não ultrapassando a temperatura de 37° C;
- Mantenha sempre os pés limpos, hidratados com cremes ou óleos, e secos, principalmente entre os dedos;
- Não utilize produtos químicos nos pés ou remova calos sem a orientação de sua equipe de saúde;
- Mantenha as unhas limpas e cortadas, preferencialmente em linha reta;
- Dê preferência às meias claras, sem costura ou com costura de dentro para fora, preferencialmente abaixo dos joelhos, e troque-as diariamente;
- Mantenha os pés calçados quando for andar, tanto em ambientes internos quanto externos;
- Verifique rotineiramente, na parte de dentro dos calçados, se existem materiais que possam machucar os seus pés;
- Dê preferência aos calçados de tamanho adequado, confortáveis, leves, sem reentrâncias, aberturas ou costuras irregulares;
- Solicite a avaliação dos seus pés pela equipe de saúde anualmente ou quando surgirem bolhas, cortes ou feridas, ou ainda, em caso de dúvidas.

Fonte: Adaptado de Duncan BB et al. (2013).

Tratamento de infecção dermatológica

A antibioticoterapia empírica deve ser direcionada de acordo com o perfil de resistência local e deve ter sua evolução assistida. Como a maioria das infecções do pé diabético tem predomínio de aeróbios gram-positivos, recomenda-se a abordagem inicial de infecções leves com regime oral de 7 a 14 dias de Cefalexina (500 mg, de 6/6 h) tendo o Amoxicilina + Clavulanato (500 + 125 mg, de 8/8 h) e a Clindamicina (300 mg de 8/8 h) como alternativas. Na suspeita de infecção com micro-organismos resistentes ou de infecções crônicas, previamente tratadas ou severas é indicada a cobertura concomitante de germes gram-negativos com regimes de 14 a 21 dias de Ciprofloxacino (500 mg de 12/12 h) + Clindamicina (300 mg de 8/8 h) ou Ceftriaxone (50-75 mg/kg/dia). Para tratamento de infecções com sinais de gravidade ou toxicidade sistêmica, deve ser considerada a internação para antibiótico parenteral.

Quando encaminhar e para quem

Os pacientes com DAM em estágio inicial podem ser acompanhados na APS de acordo com a capacitação da equipe. Em situações de falência de tratamento dos sintomas, o cardiologista e o cirurgião vascular devem ser acionados respectivamente na DAC e DAP.

Sinais de alerta e erros comuns

- Estabelecer controle glicêmico intensivo em pacientes idosos com o objetivo de diminuir o RCV.
- Prescrever estatinas e antiagregantes plaquetários em pacientes diabéticos de baixo risco cardiovascular.
- Solicitar ECG ou teste de esforço para pacientes assintomáticos como forma de predição de risco de IAM.
- Solicitar exames de imagem complexos para estratificação de paciente com DAP.
- Não incorporar a rotina de avaliação do pé no cuidado contínuo de paciente diabético.

Referências

1. NICE (National Institute for Health and Care Excellence). Cardiovascular disease: risk assessment and reduction, including lipid modification. [Internet]. National Institute for Health and Care Excellence; 2014 [cited 2017 Jan 29]. Available from: https://www.nice.org.uk/guidance/cg181.
2. Milech A, Angelucci AP, Golbert A, Matheus A. Diretrizes da Sociedade Brasileira de Diabetes (2015-2016) [Internet]. de Oliveira JEP, Vencio S, editors. A.C. Farmacêutica; 2016 [cited 2017 Jan 29]. Available from: http://www.diabetes.org.br/sbdonline/images/docs/DIRETRIZES-SBD-2015-2016.pdf.
3. American Diabetes Association. Standards of Medical Care in Diabetes – 2017. Diabetes Care [Internet]. 2017 [cited 2017 Jan 31]; 40(Suppl1). Available from: http://care.diabetesjournals.org/content/diacare/suppl/2016/12/15/40.Supplement_1.DC1/DC_40_S1_final.pdf.
4. Stanton CA, Keith DR, Gaalema DE, Bunn JY, Doogan NJ, Redner R et al. Trends in tobacco use among US adults with chronic health conditions: National Survey on Drug Use and Health 2005-2013. Prev Med (Baltim) [Internet]. 2016 [cited 2017 Jan 31]; 92:160-8. Available from: http://linkinghub.elsevier.com/retrieve/pii/S0091743516300639.

5. Critchley JA, Capewell S. Mortality Risk Reduction Associated With Smoking Cessation in Patients With Coronary Heart Disease: A Systematic Review. JAMA [Internet]. 2003 [cited 2017 Jan 31]; 290(1):86. Available from: http://jama.jamanetwork.com/article.aspx?doi=10.1001/jama.290.1.86.
6. Lamanna C, Monami M, Marchionni N, Mannucci E. Effect of metformin on cardiovascular events and mortality: a meta-analysis of randomized clinical trials. Diabetes, Obes Metab [Internet]. 2011 [cited 2017 Jan 31]; 13(3):221-8. Available from: http://doi.wiley.com/10.1111/j.1463-1326.2010.01349.x.
7. Emdin CA, Rahimi K, Neal B, Callender T, Perkovic V, Patel A. Blood Pressure Lowering in Type 2 Diabetes: A Systematic Review and Meta-analysis. JAMA [Internet]. 2015 [cited 2017 Jan 31]; 313(6):603. Available from: http://jama.jamanetwork.com/article.aspx?doi=10.1001/jama.2014.18574.
8. Kezerashvili A, Marzo K, De Leon J. Beta Blocker Use After Acute Myocardial Infarction in the Patient with Normal Systolic Function: When is it "Ok" to Discontinue? Curr Cardiol Rev [Internet]. 2012 [cited 2017 Jan 31]; 8(1):77-84. Available from: http://www.eurekaselect.com/openurl/content.php?genre=article&issn=1573-403X&volume=8&issue=1&spage=77.
9. Conte MS, Pomposelli FB, Clair DG, Geraghty PJ, McKinsey JF, Mills JL et al. Society for Vascular Surgery practice guidelines for atherosclerotic occlusive disease of the lower extremities: Management of asymptomatic disease and claudication. J Vasc Surg [Internet]. 2015 [cited 2017 Jan 31]; 61(3):2S-41S.e1. Available from: http://linkinghub.elsevier.com/retrieve/pii/S0741521414022848.
10. Krumholz HM. Statins evidence: when answers also raise questions. BMJ [Internet]. 2016 [cited 2017 Jan 31]; i4963. Available from: http://www.bmj.com/lookup/doi/10.1136/bmj.i4963.
11. Ministério da Saúde. Estratégias para o cuidado da pessoa com doença crônica: diabetes mellitus [Internet]. 1st ed. Brasília/DF: Ministério da Saúde; 2013 [cited 2017 Jan 31]. Available from: http://189.28.128.100/dab/docs/portaldab/publicacoes/caderno_36.pdf.
12. Goroll AH, Mulley AG, editors. Primary care medicine: office evaluation and management of the adult patient. 7th edition. Philadelphia Baltimore New York London Buenos Aires Hong Kong Sydney Tokyo: Wolters Kluwer Health; 2014.
13. Armstrong DG, Lavery LA, Harkless LB. Validation of a diabetic wound classification system. The contribution of depth, infection, and ischemia to risk of amputation. Diabetes Care. 1998;21(5):855-9.
14. Duncan BB, Schmidt MI, Giugliani ERJ, Duncan MS, Giugliani C. Medicina Ambulatorial: condutas de atenção primária baseadas em evidências. 4a ed. Porto Alegre: Artmed; 2013.
15. Ministério da Saúde. Manual do pé diabético – estratégias para o cuidado da pessoa com doença crônica [Internet]. 1st ed. Brasília/DF: Ministério da Saúde; 2016 [cited 2017 Jan 31]. Available from: http://189.28.128.100/dab/docs/portaldab/publicacoes/manual_do_pe_diabetico.pdf.
16. Boulton AJM, Armstrong DG, Albert SF et al. Comprehensive Foot Examination and Risk Assessment: A report of the Task Force of the Foot Care Interest Group of the American Diabetes Association, with endorsement by the American Association of Clinical Endocrinologists. Diabetes Care. 2008;31(8):1679-1685. doi:10.2337/dc08-9021.

CAPÍTULO 15

Diabetes *Mellitus* e Insuficiência Renal Crônica

- *Alexandre Oliveira Telles*
- *David Barbosa de Souza Júnior*

O que é importante saber

- A doença renal diabética é uma doença silenciosa e pode ser descoberta em grau avançado, por isso o rastreio e evolução devem ser feitos com atenção.
- Os critérios diagnósticos são de extrema importância para o acompanhamento dos pacientes.
- Esteja atento aos critérios de classificação e às condutas em cada ponto específico da doença renal.

Considerações gerais

Neste capítulo, você irá encontrar uma abordagem geral sobre a doença renal diabética, apontando suas características epidemiológicas, fatores de risco, abordagem terapêutica medicamentosa e não medicamentosa, abordagem multiprofissional, indicação de quando referenciar os pacientes, assim como os erros mais comuns do manejo na atenção primária em saúde.

Epidemiologia

Entre a população mundial, estima-se que 425 milhões de pessoas são acometidas pelo Diabetes *Mellitus* (DM), e, infelizmente, as projeções não são positivas. Espera-se que até 2045 esse número alcance a marca de 629 milhões de pessoas[1].

Além de fatores genéticos, o diabetes está diretamente relacionado a fatores socioeconômicos, uma vez que os hábitos de vida do indivíduo influenciam diretamente no surgimento e evolução da doença. Cerca de 80% dos casos de DM no mundo ocorrem em países em desenvolvimento.

No Brasil, no ano de 2017, 12,4 milhões de pessoas com faixa etária entre 20 e 79 anos tinham diagnóstico de DM. Um dado significativo que impacta diretamente em questões de saúde pública e financeiras para o país[1].

O DM, em especial o tipo 2, é um dos principais fatores desencadeantes de Doença Renal Crônica (DRC). No Brasil é a terceira causa mais frequente de Insuficiência Renal Terminal (IRT), ao passo que ocupa o primeiro lugar em proporções mundiais[2].

São doenças crônicas e prevalentes que geram um alto custo ao sistema de saúde e exigem um acompanhamento complexo, com uma abordagem multiprofissional.

Pacientes com diabetes associado à DRC configuram um grupo de importante impacto em uma perspectiva de saúde pública, devido à alta morbidade e mortalidade desta condição.

Um grande número de doentes deixa suas atividades laborais devido às restrições geradas pelas complicações crônicas do diabetes, gerando um alto custo social quando somada a assistência à saúde aos recursos previdenciários assistenciais. Além disso, o acesso à assistência à saúde de qualidade tem se configurado como um importante fator agravante de pacientes nessa condição.

Fisiopatologia

A fisiopatologia da Doença Renal Diabética (DRD) é complexa e está associada a diversos fatores de risco, entre eles, a hipertensão arterial sistêmica e a hiperglicemia, sendo ambos modificáveis. Além desses, temos a obesidade, etnicidade, genética, tempo de diagnóstico e história gestacional. Esses fatores de risco atuam de maneira complexa, em que a presença de um potencializa o outro, gerando uma reação em cadeia[3].

A DRC é classificada de acordo com a estimativa da Taxa de Filtração Glomerular (TFG) e da medida da Excreção Urinária de Albumina (EUA), independentemente da etiologia. Essas taxas apresentam alta relação com a evolução do quadro clínico e mortalidade em pacientes com DRD.

Pode ainda ser classificada de acordo com a medida da EUA da seguinte forma: normoalbuminúria, microalbuminúria e macroalbuminúria. Apesar de ser a mais difundida e utilizada mundialmente, recentemente essa classificação foi atualizada, e a albuminúria passou a ser classificada como EUA normal ou EUA aumentada. A Kidney Disease Improving Global Outcomes (KDIGO)[4] reconhece e confirma essa mudança, no entanto, divide a classificação em EUA normal, aumentada e muito aumentada.

Veremos mais à frente uma figura que esquematiza essa classificação juntamente com as indicações de conduta em cada estágio.

Tanto a EUA como a TFG são fatores preditivos independentes para doenças cardiovasculares e para mortalidade em pacientes com DM tipo 2. Portanto, é recomendada uma vigilância rigorosa dessas taxas durante o acompanhamento do paciente.

A prevalência da proteinúria é observada significantemente cerca de 15 anos após o diagnóstico do DM, segundo a Sociedade Espanhola de Diabetes[5]. Já a Sociedade Brasileira de Diabetes afirma que esse evento ocorre a partir de 10 anos após o diagnóstico[6]. Essas estimativas são referentes ao diagnóstico do DM tipo 1, devido à certeza do início clínico da doença na maioria dos casos, no entanto, ainda assim são observadas no DM tipo 2.

Nos casos específicos de DM tipo 2, a microalbuminúria configura-se como um importante preditivo de DRC. Levando em consideração essa relevante interação de fatores, os estudos em torno desse fato foram cada vez mais aprofundados. Assim, observou-se que havia um intervalo de aproximadamente 7 anos entre o início da detecção da proteinúria até o estado de IRT. Foi constatado ainda que um paciente com DM possui 25 vezes mais chances de evoluir para IRT comparado a pacientes não diabéticos.

Estudos brasileiros apontam que 37% dos pacientes com DM tipo 2[7] e 34% dos pacientes com DM tipo 1 apresentam aumento da EUA[8].

Apesar de haver uma redução de cerca de 30% de incidência de DRC em fase avançada nos últimos anos, ainda vivemos em uma situação alarmante devido ao grande aumento de pacientes com DM, que poderão sofrer com as complicações crônicas dessa doença[9].

Abordagem diagnóstica

A doença renal secundária ao DM é uma complicação microvascular que apresenta curso insidioso em seus estágios iniciais. É a principal causa de terapia renal substitutiva, seja por transplante ou por hemodiálise. Aumenta o risco de mortalidade por causas cardiovasculares, sendo assim, o seu rastreio precoce e intervenção realizados mediante um plano terapêutico integral ao paciente com DM é fundamental, pois com ele podem ser pactuadas medidas de prevenção com a finalidade de preservar a função renal. A doença renal é definida quando a TFG atinge valores menores que 60 ml/min/1,73 m^2 por no mínimo três meses, ou então apresenta lesões estruturais (ex. alterações histológicas) ou funcionais. É importante ressaltar que a TFG pode permanecer estável por vários anos, devido ao aumento da pressão de filtração e hipertrofia glomerular, mesmo com a queda quantitativa de néfrons funcionais.

O rastreio, conforme recomendação do Ministério da Saúde[10], deve ser realizado anualmente, com início a partir do diagnóstico em pacientes com DM tipo 2, pois estes têm maior risco de estar submetidos às lesões microvasculares do DM antes do diagnóstico ao longo dos anos, com curso assintomático, e cinco anos após o diagnóstico em pacientes com DM tipo 1, devendo ser realizado a partir do diagnóstico também em caso de pacientes que se encontram com a glicemia persistentemente descompensada e em casos de puberdade.

O melhor exame para rastreio é a **albuminúria de 24 horas**, pois possui maior acurácia. No entanto, resultados anormais necessitam de confirmação em um período de três a seis meses, pois a albuminúria pode sofrer alterações por fatores como febre, exercício extenuante, hipertensão arterial sistêmica sem controle adequado. A **dosagem sérica de creatinina** é um exame bastante utilizado, pois é um método de baixo custo e ampla disponibilidade, porém seus valores são influenciados por fatores como gênero, etnia, idade, estado nutricional e uso de determinadas medicações. A relação da creatinina e TFG pode ser estabelecida pela equação de Cockcroft-Gault[11] (que, apesar de amplamente conhecida, possui pouca acurácia, perdendo fidedignidade em casos de desnutrição, obesidade, pacientes com redução da massa muscular e extremos de idade), e também pelas fórmulas MDRD[12] e CKD-EPI[13]. A **dosagem sérica de ureia** não é um bom marcador da função renal crônica, afinal seus níveis séricos podem variar devido à ingesta proteica, uso de medicamentos (como glicocorticoides), sangramento gastrointestinal, doença hepática e por alterações no processo de filtração glomerular.

(1) **Cockcroft-Gault:** TFG = (140 − idade) × peso/(72 × creatinina) × 0,85 (mulher)

(2) **MDRD:** TFG = 170 × creatinina sérica − 0,999 × idade − 0,176 × BUN − 0,170 × albumina sérica 0,318 × 0,762 (se mulher) × 1,18 (se afro-americano)

(3) **CKD-EPI*:** TFG = 141 × min (Scr/κ, 1)α × max (Scr/κ, 1) − 1,209 × 0,993 Idade × 1,018 [se mulher] × 1,159 [se homem]

*Scr é a creatinina sérica em mg/dl, κ é 0,7 para mulheres e 0,9 para homens, α é -0,329 para mulheres e -0,411 para homens, *min* indica o valor mínimo da relação Scr/κ ou 1, e *Max* indica o valor máximo da relação Scr/κ ou 1.

O estadiamento da DRC toma como critérios a TFG e albuminúria, conforme mostra a Figura 15.1[3].

				Categorias dos níveis de albuminúria Descrição e intervalo		
				A1	A2	A3
				Normal para ligeiro aumento	Aumento moderado	Aumento grave
				< 30 mg/g < 3 mg/mmol	30-300 mg/g 3-30 mg/mmol	> 300 mg/g > 30 mg/mmol
Categorias de GFR (ml/min/1.73m²) Descrição e intervalo	G1	Normal ou alto	≥ 90			
	G2	Diminuição ligeira	60-89			
	G3a	Diminuição moderada	45-59			
	G3b	Diminuição pouco severa	30-44			
	G4	Diminuição grave	15-29			
	G5	Falência renal	<15			

Risco baixo   Risco moderadamente aumentado   Risco alto   Risco muito alto

FIGURA 15.1 – Prognóstico da IRC por TFG e categoria de albuminúria
Fonte: KIDGO (2017).

Note que as classificações em vermelho e laranja denotam pior prognóstico. Indivíduos com albuminúria grau A3 (> 300 mg/g) devem ser acompanhados pelo nefrologista. Pacientes com albuminúria grau A2 (30-300 mg/g) podem ser monitorados somente pelo médico de família até com TFG < 45 ml/min/1,73 m² e > 30 ml/min/1,73 m². Indivíduos com albuminúria grau A1 e classes G1 e G2 não preenchem critérios para DRC, portanto não necessitam de monitorização. É indiscutível que candidatos à terapia renal substitutiva (classes G4 e G5) necessitem ser referenciados.

Diagnóstico diferencial

Pode haver outras causas para diminuição da TFG e evolução para DRC. As patologias que mais frequentemente cursam com lesão renal têm origem familiar[14], portanto, o médico de família tem a função de realizar abordagem sobre os seus componentes, podendo ser utilizado o genograma.

A nefropatia diabética apresenta evolução lenta. Sendo assim, especialmente em pacientes com DM tipo 1 a presença de proteinúria antes de cinco anos de diagnóstico deve ser investigada. É indício de outras patologias a presença de sinais e sintomas de doença sistêmica e presença de alterações em sedimentos de urina (ex.: hematúria). Uma redução > 30% da TFG após a administração de IECA e/ou BRA com cerca de três meses do início sugere estenose da artéria renal.

Estudos demonstram que pacientes com DM tipo 1 com ausência de neuropatia diabética e retinopatia provavelmente apresentam doença renal não diabética[15].

Abordagem terapêutica

A DRC secundária ao DM possui evolução lenta e, em geral, assintomática até os estágios mais avançados, com perda elevada da TFG. É importante ressaltarmos que as medidas que contribuem para diminuição da progressão da perda da TFG terão mais êxito se implementadas mais precocemente e em conjunto.

O controle da glicemia é realizado tendo como referência a hemoglobina glicada (HbA1C), ainda que esta possa sofrer influência pela diminuição da vida útil dos eritrócitos e redução da eritropoiese devido à anemia secundária à DRC. Os alvos para HbA1C são valores inferiores a 7%, demonstrando eficácia na diminuição das complicações microvasculares e progressão da albuminúria. Os efeitos de tal redução são observados após longos períodos de controle glicêmico, porém estes alvos devem ser individualizados levando-se em consideração a existência de outras comorbidades. É importante pontuar que a DRC é um fator de risco para quadros de hipoglicemia, em especial em pacientes com DM tipo 1; sendo assim, nesses pacientes opta-se por um controle mais flexível (7,5-8,0%).

O plano terapêutico deve ser elaborado estabelecendo o papel do usuário e da equipe de saúde, com propostas de mudanças de hábito de vida, como perda ponderal, apoio à cessação do tabagismo, já que este tem associação com progressão da albuminúria e com objetivo de prevenção global, e outras medidas, como o incentivo à prática de atividades físicas de 30 minutos por 5 vezes na semana (de acordo com a aptidão física), restrição ao consumo de álcool e dieta. É fundamental para o médico de família envolver a equipe multiprofissional no cuidado destes pacientes, com participação ampla de enfermeiros, nutricionistas e profissionais de educação física[16].

Dieta

A dieta do paciente objetiva a prevenção de eventos cardiovasculares e globais, devendo ser avaliada de acordo com a TFG e alterada conforme a progressão da doença. A alimentação deve ser hipoproteica, hipofosfatêmica e hipossódica, sendo assim preconiza-se ingestão de 2 a 3 gramas de sal/dia e redução da ingesta proteica para 0,8 g/kg/dia (sendo o maior benefício desta em pacientes cuja TFG < 30 ml/min/1,73 m^2)[17]. É importante ter cuidado com a desnutrição apresentada por alguns pacientes, ocasionando piora da função renal.

Controle da pressão arterial

O alvo da pressão arterial (PA) para pacientes com DRC é < 140 × 80 mmHg e tem como objetivo reduzir o risco de complicações cardiovasculares e a progressão da perda de TFG, sendo a meta mais rígida em jovens e risco elevado de AVC (< ou igual 130 × 80 mmHg). A diminuição da PA em 10 mmHg retardou a progressão da albuminúria e reduziu o risco de eventos cardiovasculares. O uso de IECA ou BRA é benéfico em pacientes com DRC, em especial em fases precoces, devido à diminuição da probabilidade de desenvolver albuminúria extremamente elevada e progressão para IRT, entretanto a maioria dos pacientes necessitará de mais de um fármaco para o controle da pressão arterial. A recomendação é o uso em pacientes com níveis de albuminúria maiores que 30 mg/g, com alto risco de DRC ou em sua progressão[18].

No início do tratamento com IECAs pode ocorrer elevação do potássio e da creatinina sérica, que tende a cair nos dois meses seguintes, e é acompanhado com preservação da TFG, entretanto, uma elevação em valor superior a 30% no valor da creatinina sugere investigação de estenose de artéria renal.

Os diuréticos auxiliam no tratamento da sobrecarga de volume. Os tiazídios reduzem o risco de hiperpotassemia e podem ser utilizados em combinação com IECA ou BRA, entretanto, devem ser substituídos por diuréticos de alça em TFG < 50 ml/min/1,73 m^2. A espironolactona apresenta benefícios quando combinada com IECA ou BRA em redução maior da proteinúria, sem aumento do risco cardiovascular e pode ser uma alternativa à restrição sódica nos pacientes com DRC, entretanto, deve haver atenção para o risco de hipercalemia.

O uso de bloqueadores do canal de cálcio não diihidropiridínicos (verapamil e diltiazem) apresenta benefícios na redução da albuminúria tanto em monoterapia quanto em terapia combinada com IECA ou BRA, sendo uma boa alternativa para pacientes DRC cuja proteinúria é refratária ou pouco responsiva ao tratamento com bloqueadores do Sistema Renina Angiotensina-Aldosterona (SRAA).

Dislipidemia

O controle da dislipidemia é necessário, pois pacientes com DRC tendem a apresentar dislipidemia mista com predomínio de hipertrigliceridemia, que, por si só, confere elevado risco de eventos cardiovasculares, independentemente de outras comorbidades. O uso de estatinas é recomendado por diminuir a mortalidade em cerca de 30%, apresentando segurança e sendo bem tolerada pelos pacientes. A meta são valores de LDL < 100 mg/dl ou uma redução de 50% do valor inicial, caso não seja possível atingir a faixa ideal. A atorvastatina não tem sua concentração plasmática influenciada pela DRC, sendo assim, não há necessidade de ajuste de dose. Por outro lado, a sinvastatina necessita de ajuste de dose em pacientes com TFG < 30 ml/min/1,73 m² e rosuvastatina é contraindicada em pacientes com TFG < 60 ml/min/1,73 m³. O tratamento para hipertrigliceridemia (indicado quando triglicerídeos > 500 mg/dl) pode ser realizado com fibratos, indicado o genfibrozila, exceto em pacientes com falência renal (TFG < 15 ml/min). A associação de fibratos e estatinas deve ser evitada devido ao risco de rabdomiólise, ampliado pela DRC[19].

Anemia

A anemia está presente fortemente em pacientes com DRC a partir do estágio 3 (em estágios iniciais cerca de 4,7% dos pacientes apresentam anemia, crescendo para cerca de 50% dos pacientes com TFG < 30 ml/min/1,73 m²) e tem impacto na qualidade de vida do paciente, interferindo negativamente no prognóstico[20,21]. A avaliação do paciente deve incluir hemograma completo, ferritina sérica, saturação de transferrina, vitamina B_{12} e folato. O diagnóstico é realizado com níveis de hemoglobina menores que 12 g/dl em mulheres e 13 g/dl em homens, e o primeiro tratamento é a suplementação de ferro em caso de saturação de ferro menor ou igual a 30% e/ou ferritina menor ou igual 500 ng/ml. É importante serem descartadas causas secundárias, principalmente perda de ferro por outras causas (ex.: sangramentos).

A Sociedade Brasileira de Diabetes[6] sugere a complementação com ferro oral na dose de 200 mg/dia de ferro elementar por um período de um a três meses. O uso de eritropoietina com reposição combinada de ferro é indicado em pacientes com Hb < 10 g/dl, que apresentem sintomas de anemia (fadiga, apatia, anorexia) e para reduzir o risco de doenças cardiovasculares.

Hipoglicemiantes

A metformina, fármaco de escolha para o tratamento do DM tipo 2, não causa hipoglicemia e é excretada por via urinária sem metabolização (em maior parte). Os pacientes com DRC apresentam maior risco de desenvolver de acidose lática em decorrência do acúmulo de metformina, por isso, o uso do fármaco deve ser feito com cautela em pacientes com TFG entre 30 a 44 ml/min/1,73 m², com função renal monitorada mensalmente. É contraindicação absoluta o uso de metformina em pacientes com TFG < 30 ml/min/1,73 m³, devendo ser suspensa temporariamente em caso de desidratação, uso de contraste iodado e procedimentos cirúrgicos[22].

Os inibidores de DPP4 incrementam a secreção de insulina e possuem risco para hipoglicemia comparável ao placebo e podem ser utilizadas, com o devido ajuste de dose, com exceção da linagliptina que não requer o ajuste.

A pioglitazona, rosiglitazona, tiazolidinedionas não têm como efeito colateral a hipoglicemia e possuem metabolização hepática, entretanto, devem ser utilizadas com cautela devido ao risco de retenção de líquidos. O uso de acarbose, devido ao seu potencial de toxicidade e hipoglicemia, deve ser evitado.

As sulfonilureias possuem risco de hipoglicemia, não sendo recomendadas no tratamento de pessoas com DRC, e, quando utilizadas, devem se restringir a pacientes com TFG > 45 ml/min/1,73 m². Os fármacos de escolha, com o devido ajuste de dose, são a glicazida ou gliquidona. A glibenclamida apresenta excreção renal e metabolização hepática, formando metabólitos ativos que podem acarretar quadros de hipoglicemia severos.

A insulina também possui excreção renal e pode necessitar de ajuste de dose, devendo o médico estar sempre atento ao risco de hipoglicemias com monitoramento frequente e informando ao paciente sobre fatores adversos. Existe associação da DRC com a resistência periférica à insulina, mas sabe-se que a insulinoterapia otimizada reduz drasticamente a progressão da nefropatia diabética. O tratamento com insulina é o de escolha para pacientes com TFG < 30 ml/min/1,73 m².

Papel da enfermagem da Equipe de Saúde da Família

A DRC e o diabetes são doenças complexas que se associam a diversos fatores de risco, por isso é de extrema importância que a abordagem multiprofissional aos pacientes nessa condição seja realizada nos serviços de saúde. Além da assistência médica, dentre os profissionais de saúde se destacam os enfermeiros, educadores físicos e nutricionistas[23].

A equipe de enfermagem desempenha um papel fundamental na orientação e acompanhamento do paciente, a fim de garantir que o paciente siga as orientações médicas e, além disso, são atores principais no acompanhamento e monitoramento regular do paciente, possibilitando o controle da pressão arterial e da glicemia. É também responsável pela parte de educação em saúde dos pacientes, com a finalidade de capacitá-los para o autocuidado e adaptação a sua nova realidade de saúde, configurando um processo de extrema importância, o de envolver o paciente no processo de promoção da própria saúde, sendo, assim, capaz de desenvolver criticidade e autonomia sobre seu processo saúde-doença.

Da mesma forma, os nutricionistas e educadores físicos se fazem necessários no acompanhamento clínico do paciente, por desempenharem importante papel na modificação de seus hábitos de vida.

Tendo em vista que dentre os principais fatores de risco modificáveis encontram-se a obesidade, hipertensão arterial sistêmica e hiperglicemia, o nutricionista deve estar atento à implementação de uma dieta saudável e voltada para as especificidades do paciente com DRD, assim como o educador físico deve orientar e estimular um hábito de atividades físicas regulares, combatendo o sedentarismo e a obesidade.

A modificação de fatores de risco atua de forma exponencial na melhora do quadro clínico do paciente.

Quando encaminhar e para quem

O encaminhamento do usuário ao nefrologista deve ser realizado em pacientes com DRC em estágio G4 ou G5, com albuminúria grau A3 (> 300 mg/g) ou rápida progressão da diminuição da taxa de função renal (> 5 ml/min/ano).

Pacientes com sinais/sintomas de uremia, como alterações neurológicas, náuseas, fraqueza e perda de apetite devem ser encaminhados para avaliação em serviço de urgência/emergência.

Sinais de alerta e erros comuns

O manejo dos pacientes com nefropatia diabética apresenta como erros comuns:
- Estimação da TFG por métodos de menos acurácia.
- Rastreio ineficiente.
- Baixa adesão aos métodos comportamentais.
- Associação de IECA e BRA a fim de reduzir drasticamente proteinúria.
- Controle inadequado da pressão arterial, glicemia e dislipidemia.

Referências

1. International Diabetes Federation. IDF Diabetes Atlas Eight [Internet]. 8a ed. Brussels: International Diabetes Federation; 2017. Disponível em: http://www.idf.org/diabetesatlas.
2. Sesso CS, Lopes AA, Thomé FS, Lugon JR, Watanabe Y, Santos DR. Relatório do Censo Brasileiro de Diálise Crônica 2012. J Bras Nefrol 2014;36(1):48-53.
3. Bakris GL. Overview of diabetic nephropathy. Up to date, Wolters Kluwer, 2016.
4. Kidney Disease: Improving Global Outcomes (KDIGO) CKD-MBD Update Work Group. KDIGO 2017 Clinical Practice Guideline Update for the Diagnosis, Evaluation, Prevention, and Treatment of Chronic Kidney Disease-Mineral and Bone Disorder (CKD-MBD). Kidney Int Suppl. 2017;7:1-59.
5. Gómez-Huelgas R, Martínez-Castelao A, Artola S, Górriz J, Menéndez E. Documento de Consenso sobre el tratamiento de la DM2 en ERC. Nefrologia 2014;34(1):34-45.
6. Milech A, Angelucci AP, Golbert A, Matheus A, Carrilho AJF, Ramalho AC et al. Diretrizes da Sociedade Brasileira de Diabetes (2015-2016). 1st ed. Grupo Editorial Nacional – GEN; 2016.
7. Scheffel RS, Bortolanza D, Weber CS, Costa LA, Canani LH, Santos KG et al. Prevalence of micro and macroangiopatic chronic complications and their risk factors in the care of out patients with type 2 diabetes mellitus. Rev Assoc Med Bras. 2004 Jul-Sep;50(3):263-7.
8. Rodrigues TC, Pecis M, Canani LH, Schreiner L, Kramer CK, Biavatti K et al. Characterization of patients with type 1 diabetes mellitus in southern Brazil: chronic complications and associated factors. Rev Assoc Med Bras. 2010 Jan-Feb;56(1):67-73.
9. Gregg EW, Li Y, Wang J, Burrows NR, Ali MK, Rolka D et al. Changes in diabetes –related complications in the United States, 1990-2010. N Engl J Med. 2014 Apr 17;370(16):1514-23.
10. Brasil. Ministério da Saúde. Secretaria de Atenção à Saúde. Departamento de Atenção Básica. Estratégias para o cuidado da pessoa com doença crônica: diabetes mellitus/Ministério da Saúde, Secretaria de Atenção à Saúde, Departamento de Atenção Básica. Brasília: Ministério da Saúde; 2013.
11. Cockcroft DW, Gault MH. Prediction of creatinine clearance from serum creatinine. Nephron 1976;16:31-41.
12. Levey AS, Bosch JP, Lewis JB, Greene T, Rogers N, Roth D. A more accurate method to estimate glomerular filtration rate from serum creatinine: A new prediction equation. Modification of Diet in Renal Disease Study Group. Ann Intern Med 1999;130:461-470.
13. Levey AS, Stevens LA, Schmid CH, Zhang YL, Castro AF, Feldman HI, Kusek JW, Eggers P, Van LF, Greene T, Coresh J. A new equation to estimate glomerular filtration rate. Ann Intern Med 2009;150:604-612.
14. Almeida FA, Ciambelli GS, Bertoco AL, Jurado MM, Siqueira GV, Bernardo EA et al. Agregação familiar da doença renal crônica secundária à hipertensão arterial ou diabetes mellitus: estudo caso-controle. Ciência & Saúde Coletiva 2015;20(2):471-478.
15. Parving HH, Gall MA, Skott P, Jorgensen HE, Lokkegaard H, Jorgensen F et al. Prevalence and causes of albuminuria in non-insulin-dependent diabetic patients. Kidney Int. 1992 Apr;41(4):758-62.
16. Bakris GL. Treatment of diabetic nephropathy. Up to date/Wolters Kluwer, 2016.

17. Facchini FS, Saylor KL. A low-iron-available, polyphenol-enriched, carbohydrate-restricted diet to slow progression of diabetic nephropathy. Diabetes 2003 May;52(5):1204-9.
18. Moreira HG, Sette JBC, Keiralla LCB, Alves SG, Pimenta E, Sousa M et al. Diabetes mellitus, hipertensão arterial e doença renal crônica: estratégias terapêuticas e suas limitações. Rev Bras Hipertens. 2008;15(2):111-6.
19. Slinin Y, Ishani A, Rector T, Fitzgerald P, MacDonald R, Tacklind J et al. Management of hyperglycemia, dyslipidemia, and albuminuria in patients with diabetes and CKD: a systematic review for a KDOQI clinical practice guideline. Am J Kidney Dis. 2012 Nov;60(5):747-69.
20. Sesso CS, Lopes AA, Thomé FS, Lugon JR, Watanabe Y, Santos DR. Inquérito Brasileiro de Diálise Crônica 2013 – Análise das tendências entre 2011 e 2013. J Bras Nefrol 2014;36(4):476-481.
21. Junior HMO, Formiga FFC, Alexandre CS. Perfil clínico-epidemiológico dos pacientes em programa crônico de hemodiálise em João Pessoa-PB. J Bras Nefrol 2014;36(3):367-374.
22. Gupta A, Gupta P, Biyani M. Targeted therapies in diabetic nephropathy: an update. J Nephrol. 2011;24(6):686-95.
23. Bakris GL. Patient education: Diabetic kidney disease (diabetic nephropathy) (Beyond the Basics), Up to date, Wolters Kluwer, 2016.

CAPÍTULO 16

Diabetes *Mellitus* e Insuficiência Cardíaca

- José Benedito Ramos Valladão Júnior
- Vitor Piquera de Oliveira • Gabriel Krauss

O que é importante saber

- Os pacientes portadores da associação diabetes e insuficiência cardíaca apresentam risco aumentado de complicações e pior prognóstico.
- O controle adequado da diabetes evita agudizações e hospitalizações devido à insuficiência cardíaca.
- Existem peculiaridades e cuidados específicos necessários ao tratamento da diabetes em um paciente portador de insuficiência cardíaca.

Considerações gerais

A Doença Cardiovascular (DCV) é uma das principais causas de morte em indivíduos diabéticos, variando de 50 a 75%[1]. A associação entre Diabetes *Mellitus* (DM) e DCV está relacionada com decréscimo do prognóstico, menor sobrevida e maior risco de insuficiência cardíaca[2].

Estudos entre as décadas de 1970 e 1990 demonstraram que a incidência de insuficiência cardíaca em indivíduos diabéticos é 2,4 vezes maior em homens e 5 vezes maior em mulheres quando comparado com indivíduos não diabéticos[3,4].

O paciente portador de diabetes e doença arterial coronariana apresenta pior prognóstico, tendo como uma das principais razões a disfunção miocárdica (miocardiopatia diabética), a qual pode levar à insuficiência cardíaca.

Estudos apontam que em pacientes diabéticos há uma maior prevalência de insuficiência ventricular (sistólica, diastólica ou mista) assintomática e não correlacionada diretamente com doença arterial coronariana, hipertensão arterial sistêmica ou doença valvar congênita[5,6].

Ao mesmo tempo, também há evidência de que o paciente portador de insuficiência cardíaca apresenta maior taxa de ocorrência de diabetes[7]. Além disso, tem maiores taxas de mortalidade quando já existe diabetes associada[8,9].

Abordagem diagnóstica

O diagnóstico da insuficiência cardíaca depende de fatores como as manifestações clínicas que o paciente apresenta, alterações do exame físico e, em alguns casos, exames complementares. Muitas vezes, o paciente diabético apresenta-se assintomático ou oligossintomático, o que pode causar no médico uma dificuldade no diagnóstico de uma eventual insuficiência cardíaca. É importante, dessa forma, atentar para alguns fatores de risco já bem descritos para o desenvolvimento da miocardiopatia diabética: idade ≧ 65 anos, mau controle glicêmico, uso de insulina, doença arterial coronária associada, doença arterial periférica associada, creatinina elevada, microalbuminúria[10-13].

A abordagem diagnóstica segue as mesmas diretrizes de qualquer outro paciente em que a insuficiência cardíaca seja aventada como hipótese (ver Capítulo 5).

Abordagem terapêutica

Um bom controle do diabetes mostra-se essencial para evitar o surgimento da insuficiência cardíaca, podendo existir um aumento de 8 a 30% do risco relativo de desenvolvimento de insuficiência cardíaca a cada elevação de 1% da hemoglobina glicada[14,15]. Além disso, o controle glicêmico também é importante para evitar a descompensação e hospitalização dos pacientes diabéticos já portadores de insuficiência cardíaca[16]. Entretanto, não há evidências que sugiram a realização de um controle glicêmico mais estrito e intensivo nestes pacientes. Estudo comparativo entre uma terapia glicêmica mais intensiva com uma menos intensiva não mostrou diferença na incidência ou mortalidade de insuficiência cardíaca[17].

Aspectos específicos do tratamento de Diabetes Mellitus em pacientes portadores de Insuficiência Cardíaca

Estudos têm apontado a existência de algumas particularidades importantes a serem observadas no manejo do paciente diabético que apresenta insuficiência cardíaca comparativamente ao paciente diabético sem insuficiência cardíaca.

As especificidades quanto à abordagem terapêutica recaem sobre duas classes de fármacos: as tiazolidinedionas (pioglitazona, rosiglitazona) e as biguanidas (metformina). Efeitos adversos relacionados a estas classes de hipoglicemiantes orais, que têm sido observados e corroborados em estudos recentes, torna-as relativa ou absolutamente contraindicadas em pacientes portadores de insuficiência cardíaca. As demais medidas terapêuticas habitualmente utilizadas para o tratamento da diabetes não apresentam quaisquer restrições significativas, podendo ser adotadas sem necessidade de análise específica da gravidade da insuficiência cardíaca ou ponderação rigorosa entre riscos e benefícios.

Existem fortes evidências indicando que as tiazolidinedionas estão associadas à retenção de líquidos, e, por consequência, o favorecimento da precipitação ou piora da insuficiência cardíaca[18-23]. Além disso, a retenção de líquidos induzida pelas tiazolidinedionas apresenta certa resistência ao uso de diuréticos de alça, mas regride prontamente com a sua descontinuação[24].

Como resultado, há recomendação para que não sejam utilizadas na vigência de IC sintomática e são contraindicadas aos pacientes portadores de IC classe funcional NYHA III ou IV[25].

O tratamento com tiazolidinedionas pode, assim, ser considerado aos pacientes com IC classe funcional NYHA I ou II realizando-se vigilância quanto ao surgimento de sinais clínicos (aumento repentino de peso, edema, dispneia)[26]. Nestes casos, a introdução do fármaco deve ocorrer gradualmente. Recomenda-se a dose inicial de 15 mg para a pioglitazona e de 4 mg para a rosiglitazona. Se a dose for insuficiente para atingir o controle glicêmico almejado e o paciente não mostrar sinais de descompensação após 8 a 12 semanas de uso, a pioglitazona pode ser aumentada até a dose máxima de 45 mg/dia e a rosiglitazona até 8 mg/dia (Quadro 16.1).

Com relação à metformina, observa-se risco aumentado de acidose láctica potencialmente letal nos portadores de insuficiência cardíaca. Tal evento, felizmente, mostra-se infrequente. Dessa forma, atualmente, a contraindicação é específica para os pacientes que apresentam IC aguda em risco de hipoperfusão e hipoxemia (por exemplo, instabilidade hemodinâmica, sepse grave, insuficiência renal ou hepática, pneumopatia grave). Nos portadores de insuficiência cardíaca estável e bem controlada sem disfunção renal importante (taxa de filtração glomerular > 30 ml/min), a metformina mostra-se um agente efetivo e útil, com boa segurança e benefícios[27,28] (Quadro 16.1).

QUADRO 16.1 – Especificidades do tratamento da Diabetes em portadores de IC

Classe Farmacológica	Recomendações
Tiazolidinedionas (pioglitazona, rosiglitazona)	Há segurança em indivíduos com IC classe funcional NYHA I ou II (monitorar sinais clínicos e iniciar em dose baixa: pioglitazona 15 mg/dia, rosiglitazona 4 mg/dia).
	Não são recomendados em portadores de IC sintomática (riscos e benefícios devem ser rigorosamente ponderados).
	Contraindicados em portadores de IC classe funcional NYHA III ou IV.
Biguanidas (metformina)	Há segurança em indivíduos com IC estável e bem controlada sem disfunção renal importante (taxa de filtração glomerular > 30 ml/min).
	Não é recomendada na vigência de IC aguda (riscos e benefícios devem ser ponderados).
	Contraindicada em portadores de IC aguda com risco de hipoperfusão e hipoxemia*.

* Instabilidade hemodinâmica, sepse grave, insuficiência renal ou hepática, pneumopatia grave.
Fonte: Adaptado de Mahaffey KW et al. (2013); Juurlink DN et al. (2009).

Tratamento da Insuficiência Cardíaca em pacientes portadores de Diabetes Mellitus

O tratamento da insuficiência cardíaca não tem mostrado diferenças significativas em relação aos seus riscos e benefícios quando analisado comparativamente entre populações de diabéticos e de não diabéticos. O conjunto de evidências atual suporta o uso em pacientes diabéticos de todas as medicações de primeira escolha para o tratamento da IC (betabloqueadores, inibidores da enzima de conversão da angiotensina, bloqueadores do receptor da angiotensina II)[29-32], assim como os demais fármacos e medidas terapêuticas habituais (ver Capítulo 5).

Tratamento não farmacológico

Abordagem não farmacológica consiste em alterações do hábito de vida que podem estar associados como causa ou como fatores que podem agravar, agudizar ou dificultar a melhora do paciente em relação a diabetes e à insuficiência cardíaca.

É necessário que o médico, em comum acordo com o paciente, inicie mudanças de hábitos, como cessar o tabagismo, reduzir ou cessar o consumo de álcool, estimular exercício físico de acordo com a capacidade do paciente, dieta e controle de peso.

Quando encaminhar e para quem

A avaliação de um especialista focal faz-se necessária para os casos de diabetes e insuficiência cardíaca conforme as especificidades que cada uma destas condições apresente (ver Capítulo 5 e Capítulo 11).

Papel da enfermagem da Equipe de Saúde da Família

A enfermeira da unidade tem papel fundamental na manutenção da terapêutica continuada da pessoa portadora de insuficiência cardíaca e diabetes *mellitus*, sob o olhar da construção do autocuidado e estruturação das linhas de cuidados definidos em equipe. A construção e importância deste trabalho se consolidam por meio das seguintes propostas:

- Identificação de possíveis situações culturais e sociais que impeçam a aderência e o tratamento continuado.
- Organização do fluxo de atendimento e acolhimento na unidade de saúde, dando a garantia de acesso durante descompensações, em atividades clínicas de seguimento, atividades educacionais e visita domiciliar (quando indicada).
- Acompanhamento conjunto de importantes parâmetros de controle e gravidade: glicemia, pressão arterial, frequência cardíaca, peso, edema, débito urinário.
- Verificação de sintomas e sinais clínicos de piora e direcionamento para equipe médica.

Sinais de alerta e erros comuns

As seguintes observações constituem-se em importantes sinais a serem atentados durante o seguimento dos pacientes portadores de diabetes e insuficiência cardíaca:

- É muito comum que estes pacientes sejam acometidos por polifarmácia ou associações terapêuticas que não apresentam evidências de benefício e que aumentam os seus riscos.
- O edema subclínico (ganho ponderal de forma involuntária $\geqq 1$ kg em uma semana) deve sempre ser um sinal clínico a ser observado em pacientes portadores de insuficiência cardíaca, em especial nos portadores de diabetes em uso de tiazolidinedionas.
- A oligúria (volume urinário < 400 mililitros/dia na vigência de oferta hídrica adequada) deve sempre ser um sinal clínico a ser observado em pacientes portadores de insuficiência cardíaca, em especial nos portadores de diabetes em uso de metformina.

Podemos destacar alguns principais erros a serem evitados:
- Esquecer de classificar e monitorar a função renal (por meio do cálculo da taxa de filtração glomerular) de pacientes com diabetes e/ou insuficiência cardíaca.
- Prescrever tiazolidinedionas e metformina rotineiramente e sem qualquer cuidado para o tratamento da diabetes em portadores de insuficiência cardíaca.
- Deixar de usar betabloqueador no tratamento da insuficiência cardíaca dos pacientes com diabetes.

Referências

1. Stamler J, Vaccaro O, Neaton JD, Wentworth D. Diabetes, other risk factors, and 12-yr cardiovascular mortality for men screened in the Multiple Risk Factor Intervention Trial. Diabetes Care 1993;16(2):434-44.
2. Bell DS. Heart failure: the frequent, forgotten, and often fatal complication of diabetes. Diabetes Care 2003;26(8):2433-41.
3. Kannel WB, Hjortland M, Castelli WP. Role of diabetes in congestive heart failure: the Framingham study. Am J Cardiol 1974;34:29.
4. Zarich SW, Nesto RW. Diabetic cardiomyopathy. Am Heart J 1989;118:1000.
5. Rubler S, Dlugash J, Yuceoglu YZ et al. New type of cardiomyopathy associated with diabetic glomerulosclerosis. Am J Cardiol 1972;30:595.
6. Boudina S, Abel ED. Diabetic cardiomyopathy revisited. Circulation 2007;115:3213.
7. Greenberg BH, Abraham WT, Albert NM et al. Influence of diabetes on characteristics and outcomes in patients hospitalized with heart failure: a report from the Organized Program to Initiate Lifesaving Treatment in Hospitalized Patients with Heart Failure (OPTIMIZE-HF). Am Heart J 2007;154:277.e1.
8. Shindler DM, Kostis JB, Yusuf S et al. Diabetes mellitus, a predictor of morbidity and mortality in the Studies of Left Ventricular Dysfunction (SOLVD) Trials and Registry. Am J Cardiol 1996;77:1017.
9. Dries DL, Sweitzer NK, Drazner MH et al. Prognostic impact of diabetes mellitus in patients with heart failure according to the etiology of left ventricular systolic dysfunction. J Am Coll Cardiol 2001;38:421.
10. Nichols GA, Hillier TA, Erbey JR, Brown JB. Congestive heart failure in type 2 diabetes: prevalence, incidence, and risk factors. Diabetes Care 2001;24:1614.
11. Carr AA, Kowey PR, Devereux RB et al. Hospitalizations for new heart failure among subjects with diabetes mellitus in the RENAAL and LIFE studies. Am J Cardiol 2005;96:1530.
12. Bertoni AG, Hundley WG, Massing MW et al. Heart failure prevalence, incidence, and mortality in the elderly with diabetes. Diabetes Care 2004;27:699.
13. Barzilay JI, Kronmal RA, Gottdiener JS et al. The association of fasting glucose levels with congestive heart failure in diabetic adults > or = 65 years: the Cardiovascular Health Study. J Am Coll Cardiol 2004;43:2236.
14. Lind M, Bounias I, Olsson M et al. Glycaemic control and incidence of heart failure in 20,985 patients with type 1 diabetes: an observational study. Lancet 2011;378:140.

15. Iribarren C, Karter AJ, Go AS et al. Glycemic control and heart failure among adult patients with diabetes. Circulation 2001;103:2668.
16. Held C, Gerstein HC, Yusuf S et al. Glucose levels predict hospitalization for congestive heart failure in patients at high cardiovascular risk. Circulation 2007;115:1371.
17. Stone PH, Muller JE, Hartwell T et al. The effect of diabetes mellitus on prognosis and serial left ventricular function after acute myocardial infarction: contribution of both coronary disease and diastolic left ventricular dysfunction to the adverse prognosis. The MILIS Study Group. J Am Coll Cardiol 1989;14:49.
18. Singh S, Loke YK, Furberg CD. Thiazolidinediones and heart failure: a teleo-analysis. Diabetes Care 2007;30:2148.
19. Lago RM, Singh PP, Nesto RW. Congestive heart failure and cardiovascular death in patients with prediabetes and type 2 diabetes given thiazolidinediones: a meta-analysis of randomised clinical trials. Lancet 2007;370:1129.
20. Home PD, Pocock SJ, Beck-Nielsen H et al. Rosiglitazone evaluated for cardiovascular outcomes in oral agent combination therapy for type 2 diabetes (RECORD): a multicentre, randomised, open-label trial. Lancet 2009;373:2125.
21. Mahaffey KW, Hafley G, Dickerson S et al. Results of a reevaluation of cardiovascular outcomes in the RECORD trial. Am Heart J 2013;166:240.
22. Juurlink DN, Gomes T, Lipscombe LL et al. Adverse cardiovascular events during treatment with pioglitazone and rosiglitazone: population based cohort study. BMJ 2009;339:b2942.
23. Graham DJ, Ouellet-Hellstrom R, MaCurdy TE et al. Risk of acute myocardial infarction, stroke, heart failure, and death in elderly Medicare patients treated with rosiglitazone or pioglitazone. JAMA 2010;304:411.
24. Karalliedde J, Buckingham R, Starkie M et al. Effect of various diuretic treatments on rosiglitazone-induced fluid retention. J Am Soc Nephrol 2006;17:3482.
25. The Criteria Committee of the New York Heart Association. Nomenclature and Criteria for Diagnosis of Diseases of the Heart and Great Vessels, 9th ed. Boston: Little, Brown & Co; 1994. p. 253.
26. Dargie HJ, Hildebrandt PR, Riegger GA et al. A randomized, placebo-controlled trial assessing the effects of rosiglitazone on echocardiographic function and cardiac status in type 2 diabetic patients with New York Heart Association Functional Class I or II Heart Failure. J Am Coll Cardiol 2007;49:1696.
27. Eurich DT, Weir DL, Majumdar SR et al. Comparative safety and effectiveness of metformin in patients with diabetes mellitus and heart failure: systematic review of observational studies involving 34,000 patients. Circ Heart Fail 2013;6:395.
28. Dickstein K, Cohen-Solal A, Filippatos G et al. ESC Guidelines for the diagnosis and treatment of acute and chronic heart failure 2008: the Task Force for the Diagnosis and Treatment of Acute and Chronic Heart Failure 2008 of the European Society of Cardiology. Developed in collaboration with the Heart Failure Association of the ESC (HFA) and endorsed by the European Society of Intensive Care Medicine (ESICM). Eur Heart J 2008;29:2388.
29. Garcia AP, Alves DO, Liu GKH, Silveira MV, D'Aurea RG. Capítulo 1: Doralice. In: Valladão Júnior JBR, Gusso G, Olmos RD. Medicina de Família e Comunidade – Série Manual do Médico Residente do Hospital das Clínicas da Faculdade de Medicina da Universidade de São Paulo (USP). Atheneu; 2017.
30. Shekelle PG, Rich MW, Morton SC et al. Efficacy of angiotensin-converting enzyme inhibitors and beta-blockers in the management of left ventricular systolic dysfunction according to race, gender, and diabetic status: a meta-analysis of major clinical trials. J Am Coll Cardiol 2003;41:1529.
31. Moyé LA, Pfeffer MA, Wun CC et al. Uniformity of captopril benefit in the SAVE Study: subgroup analysis. Survival and Ventricular Enlargement Study. Eur Heart J 1994;15(SupplB):2.
32. Shindler DM, Kostis JB, Yusuf S et al. Diabetes mellitus, a predictor of morbidity and mortality in the Studies of Left Ventricular Dysfunction (SOLVD) Trials and Registry. Am J Cardiol 1996;77:1017.

CAPÍTULO 17

Diabetes *Mellitus* e Uso Crônico de Corticosteroides

- *Aline de Souza Oliveira*
- *Juliana Cristina Watanabe*

O que é importante saber

- O uso crônico de corticosteroides é uma importante causa de hiperglicemia. e o médico de família deve sempre considerar o uso desta medicação e ter uma atuação vigilante tanto quanto à descompensação de pacientes diabéticos quanto à incidência de novos casos em pacientes sadios.
- Pacientes com predisposição genética ao diabetes possuem maior risco de desenvolver diabetes induzida por corticosteroides.
- Os pacientes com diabetes e comorbidades que demandam uso rotineiro de corticoide devem estar bem informados quanto aos efeitos colaterais dessa medicação e orientados a procurar seu médico de família quando ela for reintroduzida.

Considerações gerais

Os corticosteroides têm sido extensivamente utilizados na medicina, desde o início do seu uso terapêutico, na metade do século XX. São inúmeras as indicações de tratamento atribuídas às suas propriedades anti-inflamatórias e imunossupressoras.

Na Atenção Primária à Saúde (APS), é comum vermos seu uso no tratamento de Doença Pulmonar Obstrutiva Crônica (DPOC), Artrite Reumatoide, Asma, Gota, Lúpus

Eritematoso Sistêmico, protocolos de quimioterapia, o que muitas vezes demanda seu uso a longo prazo ou em pulsos dos corticosteroides.

O uso de glicocorticoides apresenta diversos efeitos colaterais, sendo a hiperglicemia um dos mais comuns e representativos[1]. Os corticoides podem tanto exacerbar a hiperglicemia em pacientes previamente diabéticos ou até precipitar o aparecimento de diabetes induzido por corticosteroide (CE)[2].

É esperado que um indivíduo que não era previamente diabético normalize os níveis séricos de glicose após a descontinuação dos corticosteroides, porém, eventualmente, isso não ocorre, o que requer um monitoramento mais criterioso desses pacientes devido ao risco de desenvolver diabetes no futuro.

Alguns fatores de risco parecem estar relacionados com maior incidência de diabetes induzida por CE, como o tempo de tratamento, a dose e o tipo de corticoide, história familiar de Diabetes *Mellitus* (DM) ou história prévia de DM gestacional, maior idade, Índice de Massa Corporal (IMC) e dosagem de HbA1C[3].

Até o momento, apenas os glicocorticoides (GC) orais demonstraram aumentar o risco de diabetes em até 2% dos casos incidentes, como mostrou estudo em uma população de atendimento primário. Existe uma associação mínima ou inexistente de diabetes precipitada pelo uso de inibidores contendo GC, preparações tópicas, colírios ou injeções infrequentes de GC[3].

Fisiopatologicamente, os glicocorticoides estimulam o fígado a formar glicose a partir de aminoácidos e glicerol, bem como armazenar glicose sob forma de glicogênio hepático. Na periferia, os glicocorticoides diminuem a utilização da glicose, aumentam a degradação das proteínas e a síntese da glutamina, assim como ativam a lipólise, fornecendo, assim, aminoácidos e glicerol para a gliconeogênese[4].

O efeito dos esteroides no metabolismo da glicose resulta no comprometimento de múltiplos mecanismos, como a disfunção das células betapancreáticas, alterando a sensibilidade à glicose e a capacidade de secreção de insulina, além de aumentar a resistência insulínica em outros tecidos[5].

O desenvolvimento de resistência à insulina é, principalmente, pós-prandial e varia dependendo do tipo de esteroide utilizado: corticosteroides de ação intermediária ou longa.

Prednisona e metilprednisolona são classificadas como corticosteroides de ação intermediária, com pico de ação entre 4-6 horas após a administração. Sua principal ação é durante a tarde e à noite, sem afetar a glicemia de jejum. Se administrados em doses fracionadas, podem causar hiperglicemia persistente.

A dexametasona, por exemplo, é um corticosteroide de ação prolongada, seu efeito de hiperglicemia pode durar por mais de 24 horas[6-8]. O efeito hiperglicemiante dos glicocorticoides administrados via intra-articular, como a triancinolona, é observado depois de 2 horas em pacientes com diabetes, com pico de ação que varia entre 2 e 24 horas e uma duração-padrão de 2 a 3 dias, que pode se estender por até 5 dias[9].

Conhecer os padrões de hiperglicemia de cada tipo de corticoide é essencial para estabelecer a estratégia diagnóstica e terapêutica mais apropriada.

Abordagem diagnóstica

Os critérios diagnósticos de diabetes induzido por CE são os mesmos definidos pelo American Diabetes Association (ADA)[13], já apresentados nesse capítulo. Porém, devido a sua fisiopatologia, a determinação da glicemia de jejum subestima a hiperglicemia induzida por CE, especialmente nos casos em que são utilizados glicocorticoides de ação intermediária com doses únicas pela manhã[7].

O critério mais útil para o diagnóstico de diabetes induzida por CE ou da acentuação da hiperglicemia em pacientes previamente diabéticos é o nível de glicemia > 200 mg/dl em qualquer período do dia. A glicemia pós-prandial (almoço) oferece a melhor sensibilidade, especialmente no uso de glicocorticoides de ação intermediária em dose única matinal. No entanto, a medida pré-prandial (jantar) é a mais padronizada e reprodutível. Baseado nisso, propõe-se que pacientes iniciando tratamento com média/alta dose de corticosteroide pela manhã monitorem a glicemia por 2 ou 3 dias, com medidas da glicemia pós-prandial (almoço) ou pré-prandial (jantar).

Em pacientes com diabetes prévia ou fatores de risco para DM tipo 2, o rastreamento deve ser realizado mesmo nos tratamentos com baixas doses de corticoide[7].

Abordagem terapêutica

A literatura não dispõe de boa evidência científica sobre os melhores hipoglicemiantes ou regimes de tratamento.

As recomendações se baseiam nos mecanismos fisiopatológicos já descritos e nos mecanismos de ação das drogas hipoglicemiantes[7].

Tanto os hipoglicemiantes orais como a insulina podem ser utilizados na hiperglicemia induzida por corticosteroide (Figura 17.1)[3].

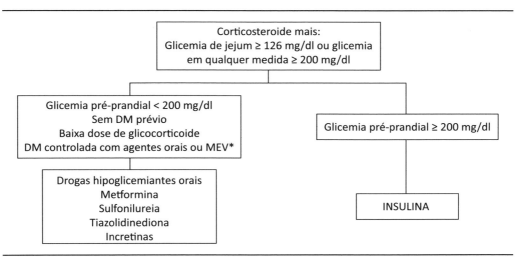

FIGURA 17.1 – Algoritmo de manejo da hiperglicemia induzida por corticosteroides
* MEV: mudança do estilo de vida.
Fonte: Pérez HET et al. (2015).

A abordagem inicial ao diabetes induzido por glicocorticoides é reduzir a dose de glicocorticoide tanto quanto possível[10].

Em pacientes com níveis glicêmicos < 200 mg/dl, sem DM prévio, o tratamento deve focar em exercício, dieta e antidiabéticos orais. O mecanismo hipoglicemiante dessas medicações geralmente não coincide com o padrão de hiperglicemia induzida por CE.

A metformina pode ser uma boa opção terapêutica, devido a sua ação direta na melhora da resistência insulínica. No entanto, seu uso está contra-indicado em pacientes que apresentem comorbidades associadas à hipóxia e insuficiência renal[11,12].

A insulina é o tratamento de escolha nos pacientes com hiperglicemia ≥ 200 mg/dl. O esquema de administração deve se basear na dose de corticoide e IMC do paciente. É importante lembrar que a resistência insulínica do início do tratamento com corticosteroide pode demandar altas doses de insulina. Com o controle da glicemia, esta resistência gradualmente reduzirá, bem como a dose de insulina necessária.

Em indivíduos recebendo doses únicas diárias de corticoide, pela manhã, há indicação de uso de insulina NPH também pela manhã, considerando que o pico e duração da ação dessa insulina é similar aos corticoides de ação intermediária.

Clore et al.[12] recomendam o uso de uma dose inicial de 0,4 U/kg de NPH para uma dose de prednisona ≥ 40 mg/d. Novos ajustes devem ser realizados a cada 2 ou 3 dias, com medidas da glicemia capilar.

Em pacientes que já utilizavam insulina, a dose recomendada deve ser acrescida à dose de insulina basal em uso prévio[12].

Quando encaminhar e para quem

Pacientes em uso de corticoides de longa ação podem se beneficiar de insulinas de longa ação, indisponíveis na rede básica. O encaminhamento desses casos ao serviço secundário de endocrinologia pode ser indicado.

Casos de difícil controle, doses altas de corticoides, associação com outras drogas imunossupressoras, como micofenolato de mofetila, e inibidores da calcineurina também demandam suporte do nível secundário de atenção.

Sinais de alerta e erros comuns

- Diversos casos de hiperglicemia induzida por CE podem ter como complicador a má aderência ao tratamento do DM prévio. A avaliação da aderência ao tratamento faz parte da rotina do MFC.
- Alguns casos podem precipitar estado hiperosmolar não cetótico ou cetoacidose diabética. Estes casos devem receber tratamento em cenário hospitalar.

Referências

1. Gurwitz JH, Bohn RL, Glynn RJ, Monane M, Mogun H, Avorn J. Glucocorticoids and the risk for initiation of hypoglycemic therapy. Arch Intern Med. 1994;154:97-101. [PMID: 8267494].
2. Tatsuno I, Sugiyama T. Glucocorticoid-induced diabetes mellitus is a risk for vertebral fracture during glucocorticoid treatment. Diabetes Res Clin Pract. 2011 Jul;93(1):e18-20. doi: 10.1016/j.diabres.2011.03.005.

3. Pérez HET, Flores DLQ, Gutiérrez RR, González JGG, Peña ALT. Steroid hyperglycemia: Prevalence, early detection and therapeutic recomendations: A narrative review. World J Diabetes 2015 July 25;6(8):1073-1081. DOI: 10.4239/wjd.v6.i8.1073.
4. Brunton LL et al. Goodman & Gilman Manual de Farmacologia e Terapêutica. Porto Alegre: AMGH; 2010. p. 1029.
5. Hwang JL, Roy E, Weiss RE. Steroid-induced diabetes: a clinical and molecular approach to understanding and treatment. Diabetes Metab Res Rev. 2014 Feb;30(2):96-102. [PMID: 24123849].
6. Schäcke H, Döcke WD, Asadullah K. Mechanisms involved in the side effects of glucocorticoids. Pharmacol Ther 2002;96:23-43. [PMID: 12441176 DOI: 10.1016/s0163-7258(02)00297-8].
7. Perez A, Jansen-Chaparro S, Saigi I, Bernal-Lopez MR, Miñambres I, Gomez-Huelgas R. Glucocorticoid-induced hyperglycemia. J Diabetes 2014;6:9-20. [PMID: 24103089 DOI: 10.1111/1753-0407.12090].
8. Galofre JC. Manejo de los corticoides en la práctica clínica. Rev Med Univ Navarra 2009;53:9-18.
9. Iwamoto T, Kagawa Y, Naito Y, Kuzuhara S, Kojima M. Steroid-induced diabetes mellitus and related Risk Factors in Patients with Neurologic diseases. Pharmacotherapy 2004;24(4):508-514.
10. Repaske DR. Medication-induced diabetes mellitus. Pediatr Diabetes 2016;17:392-397. DOI: 10.1111/pedi.12406.
11. Matsuo K, Nambu T, Matsuda Y, Kanai Y, Yonemitsu S, Muro S et al. Evaluation of the effects of exenatide administration in patients with type 2 diabetes with worsened glycemic control caused by glucocorticoid therapy. Intern Med 2013;52:89-95. [PMID: 23291680 DOI: 10.2169/internalmedicine.52.8622].
12. Clore JN, Thurby-Hay L. Glucocorticoid-induced hyperglycemia. Endocr Pract 2009;15:469-474. [PMID: 19454391 DOI: 10.4158/ep08331.rar].
13. American Diabetes Association. Classification and diagnosis of diabetes: Standards of Medical Care in Diabetes 2018. Diabetes Care 2018;41(Suppl.1):S13-S27.

CAPÍTULO 18

Diabetes *Mellitus* em Idosos

* Fernanda Sá
* Ítalo Facella de Oliveira

O que é importante saber

- O envelhecimento populacional vem acarretando um aumento da prevalência de diabetes no mundo todo.
- Os idosos estão, acima de todos os pacientes, propensos a serem submetidos à polifarmácia.
- A polifarmácia e a busca clínica por metas estritas de controle glicêmico são riscos potenciais aos idosos que possuem diabetes.
- Hipoglicemia e seus diferentes desfechos (queda, fratura, coma, morte) são situações mais frequentes na população idosa.
- A insulina, quando presente, deve ser cuidadosamente titulada para evitar hipoglicemia e complicações relacionadas.
- Descompensação diabética na forma de estado hiperosmolar hiperglicêmica é outra complicação importante conforme o envelhecimento.

Considerações gerais

Mais de 16 milhões de brasileiros adultos (8,1%) sofrem de diabetes, e a doença mata 72 mil pessoas por ano no Brasil, revela um relatório da Organização Mundial de Saúde

(OMS). O mesmo relatório conclui que 422 milhões de adultos em todo o mundo viviam com diabetes em 2014, quatro vezes mais do que em 1980. No mesmo período, informa o documento, a prevalência da diabetes quase duplicou – de 4,7 para 8,5% da população adulta –, o que reflete um aumento dos fatores de risco associados, como o excesso de peso, a obesidade e a inatividade física[1].

Um dos fatores mais importantes no aumento da prevalência de diabetes certamente é o envelhecimento da população. Outros fatores que contribuem são a urbanização, os hábitos de vida inadequados e o aumento da sobrevida dos pacientes com diabetes.

A verdade é que o paciente idoso está sujeito exatamente às mesmas complicações do diabetes que o paciente mais jovem, com uma diferença importante: o risco das complicações macrovasculares é muito maior, já que a idade é um fator agravante. Apenas a premissa da idade já consiste em um bom motivo para um cuidado diferenciado! Além disso, o idoso diabético quando comparado ao não diabético está mais sujeito a ser polimedicado, apresentar perdas funcionais (dificuldade de locomoção, por exemplo), problemas cognitivos, depressão, quedas e fraturas, incontinência urinária e dores crônicas.

A identificação dessas questões pelos prestadores de cuidados primários pode melhorar o manejo do DM e ajudar na individualização das metas de tratamento.

Abordagem diagnóstica

Os critérios diagnósticos para a diabetes em idosos atendem as mesmas diretrizes da população geral (ver Capítulo 11).

Abordagem terapêutica

O tratamento do diabetes nos idosos deve ser multifatorial, especialmente focado em prevenção de incapacidade funcional, complicações crônicas e/ou agudas e disfunção cognitiva. Esse é um grupo de pacientes em que a individualização do tratamento é de extrema importância. Então, as decisões terapêuticas devem ser tomadas analisando a relação risco-benefício para cada paciente, de forma individual. As principais questões a serem consideradas para essas decisões são:

- Definir objetivos do tratamento.
- Definir metas para atingir tais objetivos.
- Propor esquema terapêutico apropriado.

Definindo objetivos terapêuticos

Na definição dos objetivos do tratamento, devemos levar em conta: a estratificação de risco de hipoglicemia, hiperglicemia e suas consequências de quedas e de eventos adversos; o estado funcional dos idosos, o custo do tratamento, a presença de comorbidades/fragilidade e a expectativa de vida. Algumas outras questões de mesma importância devem ser consideradas. Indivíduos diabéticos idosos têm maior chance de apresentar síndromes geriátricas comuns, como polifarmácia (que interfere na adesão ao tratamento, além do risco de interação medicamentosa), depressão, disfunção cognitiva, incontinência urinária e risco de dor crônica. A American Diabetes Association (ADA)[2] recomenda rastreio periódico de depressão por meio da escala de depressão geriátrica. Com relação à função cognitiva, a ADA ressalta que muitos casos não são diagnosticados, e, por isso, deve ser realizado rastreamento periódico. O European Diabetes Working Party for Older People (EDWPOP)[3] preconiza rastrear disfunção cognitiva em maiores de 70 anos em intervalos regulares, utilizando, por exemplo, o miniexame do estado mental.

Assim, os principais objetivos do tratamento são: eliminar sintomas da doença (hiper ou hipoglicemia), evitar instabilidade glicêmica, melhorar a qualidade de vida, evitar complicações agudas (com risco de desidratação e evolução para estado hiperosmolar), prevenir ou retardar complicações crônicas e reduzir mortalidade.

Metas

Uma vez definidos os objetivos, devemos estabelecer metas, quais valores de glicemia e hemoglobina glicada (HbA1c) refletem o ponto de equilíbrio entre risco de hipoglicemia e descompensações hiperglicêmicas. Para idosos, algumas considerações especiais na definição das metas são destacadas nas diretrizes. Para a ADA[4], idosos com boa condição funcional e função cognitiva e significativa expectativa de vida devem ser tratados buscando os alvos determinados para adultos jovens (HbA1c < 7%). Níveis de HbA1c menores (6,0-6,5%) podem ser considerados em pacientes com menor duração da doença, longa expectativa de vida e sem doença cardiovascular significativa. Níveis de HbA1c maiores (7,5-8,0% ou ainda mais altos) podem ser considerados em pacientes com história de hipoglicemia grave, limitada expectativa de vida, complicações crônicas avançadas, comorbidades importantes, com dificuldade de obtenção das metas apesar de tratamento intensivo. Para idosos com complicações avançadas, comorbidade grave e/ou expectativa de vida menor que cinco anos, níveis de HbA1c entre 8,0 e 9,0% seriam aceitáveis. Entretanto, hiperglicemia que cause sintomas ou risco de complicações agudas deve ser evitada em todos os pacientes.

A nova diretriz da Sociedade Brasileira de Diabetes (SBD)[5] se assemelha às recomendações da ADA, com metas de HbA1c abaixo de 7,0% para idosos com melhor capacidade funcional e expectativa de vida, e abaixo de 8,0% para aqueles com limitada expectativa de vida.

Esquema terapêutico

Uma vez definidas as metas, devemos estabelecer o melhor esquema terapêutico para atingi-las. Características individuais devem ser consideradas, como perda da independência pessoal e social (necessidade de suporte/cuidadores), diminuição da memória (esquecimento de refeições, do uso dos medicamentos, da monitorização), deficiência em solucionar problemas, tomar decisões e julgar (dificuldade em reconhecer e prontamente tratar episódios de hipoglicemia e hiperglicemia)[6].

Para a escolha da medicação, devemos levar em conta o tempo de duração do diabetes e as características clínicas do paciente, como peso, sintomas, níveis de glicemia de jejum e pós-prandial e HbA1c, o potencial da droga em reduzir a glicemia, seus efeitos extraglicêmicos, seu perfil de segurança, tolerabilidade, posologia e custo. As drogas devem ser introduzidas inicialmente na menor dose e devemos acompanhar a progressão da dose, considerando as metas terapêuticas estabelecidas e/ou o desenvolvimento de eventos adversos[7].

Recomenda-se, para idosos não obesos, os secretagogos de insulina (sulfonilureias ou glinidas) ou metformina e, para idosos com obesidade, a metformina. Quando for necessária associação de drogas, tanto para aqueles com peso normal ou sobrepeso, sugere-se a prescrição de metformina associada a sulfonilureias ou inibidores da dipeptidil-peptidase 4 (DPP-4)[8,9]. Recomenda-se evitar a glibenclamida em maiores de 70 anos, devido a sua longa ação estar associada com um maior risco de hipoglicemia, preferindo-se o uso de uma sulfonilureia de curta ação, como a glicazida[10]. Com relação às insulinas, podemos considerar as pré-misturas e canetas para maior comodidade na aplicação e menor risco de erro de dose, e ainda considerar análogos de longa ação em vez de insulina humana NPH. Glinidas são boas opções para idosos com hábitos alimentares irregulares. A seguir, descrevemos as características específicas das medicações de primeira escolha no tratamento de diabetes em idosos.

- **Biguanidas:** para a maioria dos idosos, a metformina é opção como terapia inicial. A metformina é um agente atraente para uso em adultos mais velhos devido a um baixo risco de hipoglicemia. Uma taxa de filtração glomerular calculada (TFG) > 30 ml/min foi sugerida como um nível seguro de função renal para o uso de metformina. Para um paciente com uma TFG estimada em ≥ 60 ml/min, prescrevemos a dose completa. Para pacientes com uma TFG entre 30 e 60 ml/min, tipicamente reduzimos a dose de metformina pela metade (não mais do que 1000 mg/dia)[11]. A perda de peso e os efeitos colaterais gastrointestinais podem ser fatores limitantes em adultos idosos que tomam metformina. Portanto, normalmente começamos com 500 mg diários e aumentamos a dose lentamente durante várias semanas para minimizar os efeitos colaterais gastrointestinais. Embora as recomendações dadas sejam razoáveis, existem poucos estudos para estabelecer a eficácia terapêutica ou a segurança com estas doses reduzidas.

  Os pacientes mais velhos também têm maior risco de desenvolver outras condições que reduzem a função renal (ex.: infarto do miocárdio, acidente vascular cerebral, insuficiência cardíaca, pneumonia). Portanto, a metformina deve ser usada com precaução. Qualquer idoso tratado com metformina deve ser advertido para parar de tomar o medicamento imediatamente se ficar doente por qualquer motivo ou se forem submetidos a um procedimento que exija o uso de contraste iodado. Além disso, a função renal (medição da creatinina sérica e da eTFG) deve ser monitorada a cada três a seis meses, em vez de anualmente.

  Para pacientes com contraindicações e/ou intolerância à metformina, deve-se optar por uma sulfonilureia de curta ação (exs.: glipizida ou gliclazida). Outras opções incluem repaglinida, inibidores da DPP-4 ou insulina. A escolha da terapia deve ser individualizada com base nas características do paciente, preferências e custos.

- **Sulfonilureias:** para pacientes com contraindicações e/ou intolerância à metformina, sugerimos uma sulfonilureia de ação curta, como a glipizida, para a terapia inicial. A escolha da sulfonilureia equilibra a eficácia da redução da glicose, a disponibilidade local universal e baixo custo, com risco de hipoglicemia e ganho de peso. As sulfonilureias são geralmente bem toleradas. A hipoglicemia é o efeito colateral mais comum e é mais comum com drogas de ação prolongada (exs.: glibenclamida e glimepirida), especialmente em idosos, em que pode ocorrer hipoglicemia grave e prolongada. Assim, evitamos o uso de sulfonilureias de ação prolongada em adultos mais velhos. Nós preferimos usar uma sulfonilureia de curta ação, como a glipizida, em dose inicial de 2,5 mg ou a glicazida em dose inicial de 30 mg.

- **Insulina:** a insulina também pode ser considerada para os pacientes idosos, com o devido cuidado de avaliar a segurança para aplicação (acuidade visual, entendimento, organização, aderência), devido ao considerável aumento do risco de causar hipoglicemia nesta população. Tipicamente, inicia-se com insulina de ação intermediária (NPH) na hora de dormir ou insulina de ação prolongada de manhã (10 UI ou 0,2 UI por kg/dia). A dose pode ser ajustada uma vez por semana para atingir o objetivo de glicemia capilar de jejum. O metabolismo da insulina é alterado em pacientes com insuficiência renal crônica, de modo que é necessária administração de menores doses de insulina quando a TFG está abaixo de 50 ml/min, bem como elevações mais econômicas (a cada 2 unidades) e monitoramento próximo[12].

Recomendações

- Para doentes idosos com hiperglicemia persistente após medidas de intervenção no estilo de vida e metformina, sugerimos inicialmente a adição de uma sulfonilureia de curta ação. As opções alternativas incluem: a adição de insulina (preferida naqueles com HbA1c > 9% ou com hiperglicemia sintomática persistente), um inibidor da DPP-4 ou agonista do receptor GLP-1.
- Para doentes idosos com hiperglicemia persistente (HbA1c > 8,5%), com intervenção no estilo de vida e sulfonilureia (contraindicações à metformina), é aconselhado mudar para insulina ou tentar terapia tripla (uso de 3 classes de hipoglicemiantes)[4]. No entanto, esta opção é mais cara e contribui para a polifarmácia em idosos.
- Não é aconselhável usar tiazolidinedionas (pioglitazona, rosiglitazona) em idosos, devido aos riscos de retenção de líquidos, ganho de peso, aumento dos riscos de insuficiência cardíaca, edema macular e fratura osteoporótica.
- Para os doentes que não atingem os objetivos de HbA1c com duas drogas por 3 a 6 meses (exs.: metformina + sulfonilureia), é indicado iniciar ou intensificar a terapia com insulina. Nesses casos, as sulfonilureias são geralmente descontinuadas, enquanto a metformina é mantida. Alternativamente, uma opção é associar um inibidor da DPP-4 ou agonista do receptor GLP-1.
- É razoável experimentar um inibidor da DPP-4 ou um análogo de GLP-1 antes de iniciar insulina em pacientes que estão perto de metas glicêmicas, que preferem não iniciar a insulina, e em quem a perda de peso ou evitar hipoglicemia é uma consideração primária.

Seguimento

As concentrações de glicose no sangue podem ser monitoradas em casa pelo paciente ou por um cuidador. A automonitorização da glicemia capilar é útil especificamente pela vigilância que o idoso pode realizar quanto à hipoglicemia e deve ser considerada em pacientes idosos conforme as medicações em uso e a presença de habilidades funcionais e cognitivas. Em pacientes portadores de diabetes tipo 2 em uso de antidiabéticos orais, a monitorização da glicemia capilar não é recomendada rotineiramente.

O nível desejado da hemoglobina glicada, recomendado pela literatura em pacientes com expectativa de vida acima de 10 anos, é de 7%, porém, em pacientes idosos, os resultados do estudo promovido pelo Action to Control Cardiovascular Risk in Diabetes (ACCORD) mostraram que seguir metas estritas de controle glicêmico na população idosa aumenta a mortalidade e não reduz eventos cardiovasculares de forma estatisticamente significativa[13]. A partir deste estudo, foi demonstrado que estabelecer metas glicêmicas entre 7 e 7,9% é razoável em idosos. Além disso, níveis de HbA1c de 8% ou até superiores podem ser apropriados em idosos fragilizados ou com expectativa de vida limitada e em casos nos quais o médico julgar que os riscos de um controle glicêmico rigoroso sejam maiores do que seus benefícios potenciais.

Quando encaminhar e para quem

No paciente idoso, os critérios para indicar o acompanhamento conjunto com outros especialistas não possuem diferenças quanto aos aspectos considerados para os demais portadores de diabetes (ver Capítulo 11).

Papel da enfermagem da Equipe de Saúde da Família

A enfermagem pode contribuir para o processo educacional e de seguimento do paciente idoso que convive com a diabetes. Os pacientes e seus cuidadores (quando existentes) precisam ter conhecimentos básicos sobre a doença, suas complicações e tratamento. Isso inclui orientações quanto a mudanças do estilo de vida, cessação do tabagismo, monitoração domiciliar, controle glicêmico, instruções para aplicação e cuidados com a insulina, vigilância e medidas quanto à hipoglicemia e exame dos pés.

Além disso, a enfermagem desempenha papel fundamental no cuidado domiciliar aos pacientes que manifestam algum tipo de incapacidade ou restrição ao atendimento na unidade de saúde, organizando os fluxos assistenciais a serem disparados conforme as necessidades do paciente e seus cuidadores[14].

Sinais de alerta e erros comuns

- Negligenciar a investigação de complicações crônicas.
- Esquecer de atuar evitando a polifarmácia no idoso.
- Dar ênfase excessiva ao controle medicamentoso do diabetes e das comorbidades em detrimento das orientações de mudanças do estilo de vida, incluindo alimentação saudável, atividade física, perda de peso.

- Demorar para iniciar insulinoterapia no idoso quando indicado.
- Buscar controles glicêmicos estritos no paciente idoso.

Referências

1. World Health Organization. Global Report on Diabetes, 2016.
2. American Diabetes Association. Comprehensive medical evaluation and assessment of comorbidities: Standards of Medical Care in Diabetes 2018. Diabetes Care 2018;41(Suppl1):S28-S37.
3. Sinclair AJ, Paolisso G, Castro M, Bourdel-Marchasson I, Gadsby R, Rodriguez Mañas L. European Diabetes Working Party for Older People. European Diabetes Working Party for Older People 2011 clinical guidelines and references for type 2 diabetes mellitus. Executive summary. Diabetes Metab 2011;37(suppl3):S27-38.
4. American Diabetes Association. 11. Older Adults: Standards of Medical Care in Diabetes-2018. Diabetes Care 2018;41:S119.
5. Sociedade Brasileira de Diabetes. Diretrizes da Sociedade Brasileira de Diabetes 2017-2018. São Paulo: Clannad; 2017.
6. Sinclair AJ, Ahmed Abdelhafiz A, Dunning T, Izquierdo M, Rodriguez Manas L, Bourdel-Marchasson I, Morley JE, Munshi M, Woo J, Vellas B. An International Position Statement on the Management of Frailty in Diabetes Mellitus. J Frailty & Aging 2017 – available online.
7. International Diabetes Federation. IDF global guideline for managing older people with type 2 diabetes. 2013.
8. Kirkman MS, Briscoe VJ, Clark N et al. Diabetes in older adults. Diabetes Care 2012;35:2650.
9. Neumiller JJ, Setter SM. Pharmacologic management of the older patient with type 2 diabetes mellitus. Am J Geriatr Pharmacother 2009;7:324.
10. American Geriatrics Society 2012 Beers Criteria Update Expert Panel. American Geriatrics Society updated Beers Criteria for potentially inappropriate medication use in older adults. J Am Geriatr Soc 2012;60:616.
11. Lipska KJ, Bailey CJ, Inzucchi SE. Use of metformin in the setting of mild-to-moderate renal insufficiency. Diabetes Care 2011;34:1431.
12. Munshi MN, Slyne C, Segal AR et al. Simplification of Insulin Regimen in Older Adults and Risk of Hypoglycemia. JAMA Intern Med 2016;176:1023.
13. Gerstein HC, Miller ME, Byington RP, Goff DC, Bigger JT, Buse JB, Cushman WC, Genuth S, Ismail-Beigi F, Grimm RH, Probstfield JL, Simons-Morton DG, Friedewald WT. The Action to Control Cardiovascular Risk in Diabetes Study Group. Effects of intensive glucose lowering in type 2 diabetes. N Engl J Med 2008;358:2545-2559.
14. Munshi MN, Florez H, Huang ES et al. Management of Diabetes in Long-term Care and Skilled Nursing Facilities: A Position Statement of the American Diabetes Association. Diabetes Care 2016;39:308.

Diabetes *Mellitus* na Gestação

- *Natália de Campos Carvalho* • *Waldemir de Albuquerque Costa*
- *José Benedito Ramos Valladão Júnior*

O que é importante saber

- O controle de peso e a dieta devem ser a primeira opção para o início de tratamento em gestantes com diabetes. Também se deve orientar a prática de exercício físico leve a moderado (quando não houver contraindicação obstétrica).
- Será indicado tratamento medicamentoso se os alvos glicêmicos não forem atingidos ou, se no acompanhamento ultrassonográfico, houver presença de crescimento fetal excessivo.
- É importante ressaltar que, no tratamento da diabetes, a hipoglicemia é uma complicação frequente e pode acarretar morbidades, como dano cerebral irreversível e até mesmo óbito fetal. Em contrapartida, pode ser arriscado adiar por um período muito longo o início do tratamento medicamentoso.

Considerações gerais

A diabetes é o problema metabólico mais comum na gestação. No Brasil, em torno de 7% das gestações são complicadas pela hiperglicemia gestacional. A incidência desta condição está aumentando em paralelo com o aumento da diabetes e da obesidade feminina[1].

O manejo da diabetes durante a gestação tem como objetivo diminuir a morbimortalidade materno-fetal e neonatal. O risco de desfechos adversos será maior conforme a elevação da glicemia materna.

O Médico de Família usualmente terá o primeiro contato e um maior vínculo com estas pacientes, sendo de suma importância sua atuação junto da equipe de enfermagem para uma boa adesão ao tratamento, orientações e seguimento próximo dessas gestantes. A abordagem deve ser feita de forma conjunta entre o nível primário e secundário de saúde.

A apresentação do diabetes *mellitus* na gestação pode ocorrer de duas formas distintas:

- Diabetes *Mellitus* prévio (DM tipo 1 ou 2);
- Diabetes *Mellitus* Gestacional (DMG): geralmente a partir de 20-24 semanas, como resultado da elevação do hormônio lactogênico placentário, que aumenta a resistência à insulina.

Abordagem diagnóstica

- **Rastreamento:** é sugerida realização de dosagem de glicose em jejum no 1º trimestre para o rastreamento de diabetes prévio em casos de risco aumentado[2] (obesidade, sobrepeso em gestante acima de 40 anos, síndrome do ovário policístico, história familiar de DM, DMG ou macrossomia fetal prévios). O Teste Oral de Tolerância à Glicose (TOTG) de 75 g após 24 semanas de idade gestacional é indicado para o rastreamento de diabetes gestacional[3]. Ressalta-se a importância de a gestante e seu acompanhante serem orientados sobre os riscos e benefícios de rastreamento, além das possíveis complicações próprias da diabetes.
- **Diagnóstico:** é realizado por meio de níveis de glicose elevados para DM prévio (glicose jejum ≥ 126 mg/dl ou glicose aleatória ≥ 200 mg/dl ou TOTG 75 g em 2 h ≥ 200 mg/dl) ou para DMG (um dos valores do TOTG 75 g elevado: 0 h ≥ 92 mg/dl ou 1 h ≥ 180 mg/dl ou 2 h ≥ 153 mg/dl)[4,5].

Abordagem terapêutica

Durante o período pré-concepcional, a gestante deve ser orientada e auxiliada a obter otimização do controle do peso, diabetes e outras comorbidades, caso presentes.

Tratamento não medicamentoso

Existindo a diabetes durante o período gestacional, todas as mulheres devem ser orientadas quanto a evitar ganho de peso excessivo e realização de dieta e atividade física regular de leve a moderada intensidade[6].

É ideal que se faça controle de peso semanal, com reforço positivo sobre este manejo, o que pode trazer motivação adicional à paciente. O ganho de peso deve estar de acordo com o estado nutricional da gestante, avaliado pelo índice de massa corporal pré-gravídico (Tabela 19.1).

TABELA 19.1 – Referências para vigilância quanto ao excesso de ganho de peso[7]

Índice de Massa Corpórea (IMC)	Aumento de peso no 2º e 3º trimestre	Aumento total de peso na gestação
Baixo peso	500-600 g/semana	12,5-18 kg
Peso adequado	400-500 g/semana	11,5-16 kg
Sobrepeso	200-300 g/semana	7-11,5 kg
Obesidade	200-300 g/semana	5-9 kg

Fonte: Brasil. Ministério da Saúde. Secretaria de Atenção à Saúde (2012).

São recomendadas dietas com menor proporção de carboidratos e devem-se evitar carboidratos de absorção rápida, como o açúcar comum. Podem ser utilizados adoçantes artificiais (aspartame, sacarina, acessulfame-K, neotame) com moderação.

As orientações nutricionais são a base do tratamento não medicamentoso. Devem ser individualizadas e, eventualmente, fornecidas por nutricionistas.

Para segura recomendação de atividade física, devem-se levar em conta possíveis contraindicações obstétricas (Quadro 19.1).

QUADRO 19.1 – Contraindicações obstétricas para realização de atividades físicas[8]

- Ruptura precoce de membranas.
- Trabalho de parto pré-termo.
- Doença hipertensiva na gestação.
- Incompetência istmocervical.
- Crescimento fetal restrito.
- Gestação múltipla (> ou = trigemelar).
- Placenta prévia > 28ª semana.
- Sangramento persistente no segundo ou terceiro trimestre.
- Diabetes tipo 1 descompensada.
- Doença tireoidiana, cardiovascular, respiratória ou sistêmica grave.

Fonte: Duncan BB et al. (2013).

Tratamento medicamentoso

Gestantes com diagnóstico de diabetes devem realizar tratamento inicial por meio das medidas comportamentais já relatadas.

As portadoras de DM prévio devem ter seus hipoglicemiantes orais suspensos e, dependo da gravidade do diabetes que apresentarem, podem ser mantidas em tratamento não medicamentoso ou podem iniciar/continuar insulinoterapia (primeira escolha no tratamento medicamento do diabetes na gestação).

Às portadoras de DMG não se deve oferecer terapia medicamentosa inicialmente, pois é possível que a maioria das mulheres consiga atingir a meta de controle após 2 semanas de tratamento não medicamentoso[9,10].

Caso não seja possível manter níveis de glicose adequados (≤ 95 mg/dl pré-prandial, ≤ 140 mg/dl pós-prandial de 1 hora, ≤ 120 mg/dl pós-prandial de 2 horas) ou já exista, de início, medida de glicose em jejum ≥ 126 mg/dl ou glicose aleatória ≥ 200 mg/dl, deve ser oferecido o uso de insulina, que poderá ser suspensa após o parto (Figura 19.1).

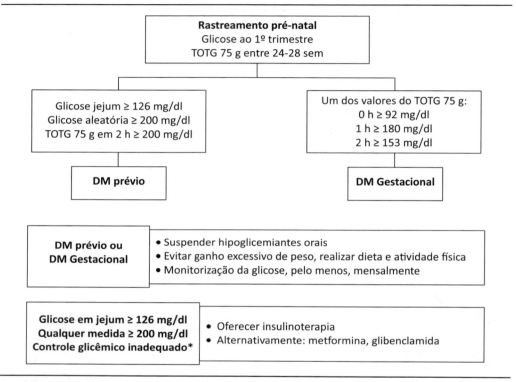

FIGURA 19.1 – Fluxos assistenciais voltados a diabetes a partir do pré-natal
*A meta de controle glicêmico por meio do automonitoramento é:
- ≤ 95 mg/dL pré-prandial
- ≤ 140 mg/dL pós-prandial de 1 hora
- ≤ 120 mg/dL pós-prandial de 2 horas

Fonte: Metzger BE et al. (2007); McFarland MB et al. (1999).

Recentemente, evidências têm fortalecido o uso seguro e eficaz de metformina ou glibenclamida durante a gestação e amamentação, mostrando que os seus benefícios superam possíveis riscos. Assim, mesmo existindo certa tradição ao uso restrito de insulina durante a gestação, tais fármacos já se constituem como alternativa terapêutica para serem introduzidos como próximo passo na ocorrência de falha à terapia não medicamentosa, intolerância ou restrições pessoais ao uso ou aplicação de insulina[11-15].

- **Insulina:** mantém-se como tratamento de escolha durante a gestação. Nesta modalidade terapêutica, é fundamental o acompanhamento conjunto com o obstetra de referência em ambulatórios especializados em gestação de alto risco. Em geral, inicia-se a dose de 0,2 a 0,3 U/kg/dia de insulina humana de ação intermediária (NPH), uma a duas aplicações diárias. Os principais efeitos adversos são hipoglicemia e ganho de peso. Esquemas de associação de insulina de ação rápida e intermediária ou esquemas com doses múltiplas devem ser adaptados individualmente.

- **Metformina:** estudos têm mostrado efetividade e segurança similares às da insulina durante a gestação[16-19]. A dose inicial recomendada é de 500 mg/dia. Os principais efeitos adversos são náusea e diarreia.
- **Glibenclamida:** também tem sido considerada segura em estudos recentes[20,21]. A dose inicial recomendada é de 2,5 mg/dia. Os principais efeitos adversos são hipoglicemia e ganho de peso.

Adicionalmente, as gestantes portadoras de diabetes prévio (tipo 1 ou 2) possuem alto risco para desenvolvimento de condições hipertensivas gestacionais (ver Capítulo 11). Dessa maneira, há evidência para a indicação do uso profilático de AAS 75 mg/d a partir de 12 semanas de idade gestacional até o parto.

Seguimento

Deve ser orientada a realização de automonitoramento glicêmico mensal, sendo útil aferir medidas em jejum e pós-prandiais, para o aprimoramento do manejo da dieta e do controle do diabetes. Quando necessário, a frequência de automonitoramento pode ser aumentada, visando otimizar o tratamento e garantir a diminuição dos riscos materno-fetais. A meta de nível glicêmico por meio do automonitoramento é: ≤ 95 mg/dl pré-prandial, ≤ 140 mg/dl pós-prandial de 1 hora ou ≤ 120 mg/dl pós-prandial de 2 horas.

Em caso de DM prévio, orienta-se também dosar hemoglobina glicada (com meta de controle < 6,5%) no 1º, 2º e 3º trimestres.

Além disso, para todas as gestantes com diabetes, recomenda-se, adicionalmente aos exames já estipulados durante o pré-natal (ver Capítulo 20), realizar ultrassonografia também com 28, 32 e 36 semanas para acompanhamento do crescimento e desenvolvimento fetal.

Durante o seguimento no puerpério, as mulheres com diabetes preexistente tratadas com insulina possuem elevado risco de hipoglicemia, recomendando-se reduzir a insulina imediatamente após o nascimento e monitorar cuidadosamente os níveis de glicose no sangue até ser restabelecida a dose apropriada. O tratamento com metformina e glibenclamida pode ser retomado ou continuado após o parto e durante a amamentação, porém não devem ser usados outros antidiabéticos orais.

Para as mulheres sem diabetes prévio e que foram diagnosticadas com diabetes gestacional, deve-se interromper a terapia de redução de glicose imediatamente após o parto.

Quando encaminhar e para quem

A diabetes durante a gestação é uma condição que requer supervisão multiprofissional[22]. Toda gestante com diagnóstico de diabetes (prévio ou gestacional) deve ser encaminhada ao médico especialista em obstetrícia para acompanhamento conjunto e avaliação fetal criteriosa, mesmo as mulheres em tratamento não medicamentoso.

Em situações de maior gravidade, pode ser indicado o encaminhamento para iniciar tratamento hospitalar com insulina: hiperglicemias severas, risco de hipoglicemia importante ou nos casos de maior vulnerabilidade em que se avaliem dificuldades com a posologia, administração, avaliação de sinais de alarme e manejo em geral.

Em alguns casos, o médico de família também deverá ter a sensibilidade de detectar limitações da equipe de saúde da família nas abordagens relacionadas ao controle de peso e dieta, devendo, assim, acionar a atuação do profissional de nutrição.

Papel da enfermagem da Equipe de Saúde da Família

Um bom vínculo da equipe de saúde com a paciente e uma abordagem familiar poderão auxiliar na adesão às mudanças no estilo de vida e monitoramento adequado.

As consultas de pré-natal com a Equipe de Saúde da Família geralmente são realizadas de forma intercalada, com atendimentos médicos e de enfermagem. Os atendimentos de enfermagem serão essenciais no trabalho em equipe para a identificação de fatores de risco, orientação nutricional, monitorização das mudanças no estilo de vida e monitorização de peso. Além disso, se a paciente iniciar o tratamento medicamentoso, a enfermagem terá também importante papel em seu treinamento e monitorização perante a administração de insulina e educação com relação ao automonitoramento, riscos e formas de lidar com a hipoglicemia.

Sinais de alerta e erros mais comuns

- Casos de Diabetes Gestacional têm maior incidência de alterações hipertensivas do que gestações de baixo risco. Por isso, os profissionais devem ter maior atenção para identificar e intervir precocemente sobre estas alterações.
- Infecção urinária e pielonefrite podem ocasionar descompensação metabólica na gestação com diabetes. Por isso, está indicado rastreamento de bacteriúria assintomática por urocultura nestas pacientes.
- Deve-se estimular o aleitamento materno, podendo ser necessário ajustar a dose das medicações e as recomendações de valor calórico e de fracionamento da dieta.
- Não há diferença nas recomendações dos métodos anticoncepcionais com relação a mulheres não diabéticas que amamentam.
- Deve-se ter cuidado especial com o risco da hipoglicemia, considerando os graves desfechos a que esta condição pode levar, tanto para a gestante quanto para o feto.
- Por outro lado, não se deve adiar o início do tratamento medicamentoso se não houver possibilidade de acompanhamento conjunto com um especialista em obstetrícia, pois as consequências da hiperglicemia possuem elevado grau de morbidade, podendo, em alguns casos, resultar em morte da gestante e/ou do feto[23].

Referências

1. Brasil. Ministério da Saúde. Secretaria de Políticas de Saúde. Gestação de alto risco: manual técnico. 5. ed. Brasília: Ministério da Saúde; 2012.
2. U.S. Preventive Services Task Force. Final Update Summary: Abnormal Blood Glucose and Type 2 Diabetes Mellitus. Screening. September 2016.
3. U.S. Preventive Services Task Force. Final Update Summary: Gestational Diabetes Mellitus. Screening. September 2016.
4. American Diabetes Association. Standards of medical care in diabetes – 2017. Diabetes Care. 2017;40(suppl1):S1-S135.
5. Metzger BE, Gabbe SG, Persson B et al. International Association of Diabetes and Pregnancy Study Groups Consensus Panel. International association of diabetes and pregnancy study groups recommendations on the diagnosis and classification of hyperglycemia in pregnancy. Diabetes Care. 2010;33:676-682.
6. Bain E, Crane M, Tieu J, Han S, Crowther CA. Diet and exercise interventions for preventing gestational diabetes mellitus. Cochrane Database Syst Rev. 2015; Issue 4.
7. Brasil. Ministério da Saúde. Secretaria de Atenção à Saúde. Departamento de Atenção Básica. Atenção ao pré--natal de baixo risco. Brasília: Ministério da Saúde; 2012.
8. Duncan BB, Schmidt MI, Guigliani ERJ. Medicina Ambulatorial: condutas de atenção primária baseadas em evidências. 4. ed. Porto Alegre: Artmed; 2013.
9. Metzger BE, Buchanan TA, Coustan DR et al. Summary and recommendations of the Fifth International Workshop-Conference on Gestational Diabetes Mellitus. Diabetes Care. 2007;30(suppl2):S251-S260.
10. McFarland MB, Langer O, Conway DL et al. Dietary therapy for gestational diabetes: how long is long enough? Obstet Gynecol. 1999;93:978-982.
11. Camelo Castillo W, BoggessK, Stürmer T et al. Trends in glyburide compared with insulin use for gestational diabetes treatment in the United States, 2000-2011. Obstet Gynecol. 2014;123:1177-1184.
12. Coustan DR. Pharmacological management of gestational diabetes: an overview. Diabetes Care. 2007;30(suppl2):S206-S208.
13. Petry CJ. Gestational diabetes: risk factors and recent advances in its genetics and treatment. Br J Nutr. 2010;104:775-787.
14. Dhulkotia JS, Ola B, Fraser R et al. Oral hypoglycemic agents vs insulin in management of gestational diabetes: a systematic review and metaanalysis. Am J Obstet Gynecol. 2010;203:457.e1-457.e9.
15. National Institute for Heath and Care Excellence. Diabetes in pregnancy: management from preconception to the postnatal period. NICE guideline (NG3). Published 25 February 2015.
16. Rowan JA, Rush EC, Obolonkin V et al. Metformin in gestational diabetes: the offspring follow-up (MiG TOFU): body composition at 2 years of age. Diabetes Care. 2011;34:2279-2284.
17. Tertti K, Ekblad U, Koskinen P et al. Metformin vs. insulin in gestational diabetes: A randomized study characterizing metformin patients needing additional insulin. Diabetes Obes Metab. 2013;15:246-251.
18. Mesdaghinia E, Samimi M, Homaei Z et al. Comparison of newborn outcomes in women with gestational diabetes mellitus treated with metformin or insulin: a randomised blinded trial. Int J Prev Med. 2013;4:327-333.
19. Ijäs H, Vääräsmäki M, Saarela T et al. A follow-up of a randomized study of metformin and insulin in gestational diabetes mellitus: growth and development of the children at the age of 18 months. BJOG. 2015;122:994-1000.
20. Langer O, Conway DL, Berkus MD et al. A comparison of glyburide and insulin in women with gestational diabetes mellitus. N Engl J Med. 2000;343:1134-1138.
21. Nicholson W, Bolen S, Witkop CT et al. Benefits and risks of oral diabetes agents compared with insulin in women with gestational diabetes: a systematic review. Obstet Gynecol. 2009;113:193-205.
22. Weinert LS et al. Diabetes gestacional: um algoritmo de tratamento multidisciplinar. Arq Bras Endocrinol Metab. 2011:55-7.
23. Crowther CA, Hiller JE, Moss JR et al. Effect of treatment of gestational diabetes mellitus on pregnancy outcomes. N Engl J Med 2005;352:2477.

SEÇÃO 4

Saúde Sexual e Reprodutiva

Coordenadores
- *Antônio Augusto Dall'Agnol Modesto* • *Mariana Villiger Silveira*

CAPÍTULO 20

Pré-natal de Baixo Risco

- *Daniela Cristina Profitti de Paiva* • *Mariana Villiger Silveira*
- *Vicente Lordello Cortez*

O que é importante saber

- O acompanhamento pré-natal tem como objetivo prover à mulher uma assistência integral a sua saúde, atuando na realização de atividades de educação, prevenção e promoção à saúde; no reconhecimento de possíveis fatores de risco e na adoção de medidas para minimizá-los; na investigação e tratamento precoce de intercorrências materno-fetais.
- O médico de família, por muitas vezes acompanhar as mulheres antes mesmo de estarem grávidas, encontra-se numa posição ímpar de conhecimento sobre seu histórico e para efetuar uma abordagem pré-concepcional que possibilite a revisão de suas medicações e estado vacinal, orientação sobre estilo de vida e reconhecimento das pacientes que necessitarão de atenção especial.

Considerações gerais

Pré-natal refere-se ao acompanhamento da mulher gestante e de sua família, pela equipe de saúde, durante o período gestacional. Não se limita ao seu acompanhamento clínico, mas deve sempre ampliar-se ao núcleo familiar considerando seu contexto sociocultural. Trata-se de período do ciclo de vida com importantes transformações, que requer adaptações da mulher e de todo o núcleo familiar. Por outro lado, é um dos eventos em que a família está mais próxima da equipe de saúde, caracterizando momento propício para o cuidado.

A equipe também deve ter claro seu papel na abordagem oportunística no período não gestacional, aproximando-se de mulheres em idade reprodutiva a cada contato destas com o sistema de saúde. Questões de Saúde da Mulher e de planejamento familiar devem ser abordadas, visando oferecer suporte à mulher que não deseja gestação e também aproveitar para iniciar precocemente medidas que terão mais efetividade se iniciadas no período antenatal, como por exemplo o uso de ácido fólico[1,2], em caso de gestação planejada.

Vale ressaltar que esta abordagem integral da saúde da mulher favorece o início precoce do seguimento pré-natal, um dos requisitos básicos quando se fala de sua qualificação. Seu início precoce também permite a identificação de gestações de risco em tempo oportuno, maior tempo para contato da equipe de saúde com a família e para elaboração de plano de cuidados individualizado.

Contraditoriamente, embora tenha aumentado a cobertura pré-natal no Brasil e diminuído a mortalidade materna (140 óbitos por 100 mil nascidos vivos em 1990 para 75 óbitos por 100 mil nascidos vivos em 2007), ainda se observam taxas elevadas de sífilis congênita e hipertensão arterial sistêmica, o que deixa claro a importância de melhora na qualidade da assistência prestada[3].

Abordagem diagnóstica

Em casos de amenorreia superior a 15 dias, em mulheres com vida sexual ativa, deve ser investigada gestação. O método mais sensível e confiável é o Teste Imunológico de Gravidez que permite a dosagem sérica de gonadotrofina coriônica humana (HCG) no sangue da mulher grávida. Seus níveis podem ser detectados entre 8 e 11 dias após a fecundação, ou seja, antes até do atraso menstrual. O HCG sérico atinge pico por volta de 60 dias após a fecundação e tem seu nadir em 18 semanas[4]. O HCG urinário tem sensibilidade semelhante ao sérico na gestação normal[5]. Além disso, manifestações clínicas como náuseas, vômitos, tontura, sialorreia, sonolência, mudança no apetite, aumento da frequência urinária; modificações anatômicas como aumento no volume das mamas e útero, hipersensibilidade mamilar, aumento da vascularização mamária e de paredes vaginais, bem como o amolecimento da cérvice, são indicativos de gestação quando associados à amenorreia. São sinais para diagnóstico clínico de gestação: presença de batimentos cardíacos fetais (BCF) detectados pelo sonar a partir de 12 semanas de idade gestacional e pelo estetoscópio de Pinard a partir de 20 semanas; percepção de movimentos fetais a partir de 18 semanas; ou através da ultrassonografia, que permite visualização do saco gestacional com apenas 4 semanas gestacionais e da atividade cardíaca do embrião com 6 semanas ou mais[6].

Seguimento

Quando a gestação é planejada e o casal procura o serviço de saúde no período pré-concepcional, é possível investigar os problemas de saúde atuais e prévios, hábitos de vida e história obstétrica, solicitar exames (sorologias e perfil metabólico) e iniciar complementação vitamínica com ácido fólico.

Uma vez diagnosticada a gestação, o acompanhamento pré-natal deve ser iniciado imediatamente por meio de consultas mensais até 28 semanas de idade gestacional (IG), quinzenais até 36 semanas e semanais até o parto, com o objetivo de melhor avaliação dos riscos perinatais e das intercorrências clínico-obstétricas mais comuns no 3º trimestre[3].

Em todos os contatos com a mulher gestante e sua família, é importante propiciar ambiente acolhedor, em que as pessoas se sintam à vontade para manifestar suas expectativas e sentimentos diante da nova situação vivenciada. Também é muito importante que a equipe esteja atenta para identificar situações de risco social como violência doméstica, trabalhista, além de dificuldades financeiras.

Acompanhamento clínico do pré-natal

Em todas as consultas deve ser realizada anamnese (ampla na primeira consulta e sucinta nas subsequentes), enfatizando as queixas relacionadas à gestação e aos sinais de intercorrências; o exame físico e solicitação de exames complementares conforme período gestacional e avaliação da necessidade. Os dados devem ser registrados em prontuário e no cartão da gestante, de forma legível para que ela possa acompanhar sua gestação, além de favorecer seu atendimento em outro serviço de saúde em caso de intercorrência.

Anamnese

Especialmente se não houve consulta pré-concepcional, neste momento é necessário investigar antecedentes familiares, pessoais e obstétricos, identificando principalmente: cardiopatias, hipertensão arterial sistêmica, diabetes *mellitus*, infecções, doenças sexualmente transmissíveis, doenças psiquiátricas, uso de medicamentos, uso ou abuso de substâncias (drogas lícitas e ilícitas). Com relação à história obstétrica: conhecer o número de gestações, intervalos, intercorrências no período gestacional, parto e puerpério, abortos, número de filhos vivos e se houve algum óbito, qual a causa, além de sua experiência com o aleitamento materno e sua rede social.

Convenciona-se determinar a idade gestacional a partir da data da última menstruação (DUM), quando conhecida e certa. No caso de DUM desconhecida, a ultrassonografia pode auxiliar no cálculo, apesar de apresentar erro progressivo na estimação da idade gestacional conforme progride a gravidez. Partindo-se da DUM, o cálculo da IG pode ser realizado pelo método do calendário (somar o número de dias entre a DUM e a data da consulta e dividir por 7, o resultado será o número de semanas) ou pelo gestograma (disco em que a seta é colocada sobre o dia e mês da DUM e o número de semanas é indicado no dia e mês da consulta atual). Outros métodos disponíveis também incluem calculadoras clínicas em formato de aplicativos para *smartphones*.

Além da idade gestacional, é fundamental determinar a data provável do parto (DPP). No método do calendário acrescentam-se 7 dias ao dia da DUM e subtraem-se 3 meses ao mês da DUM. Pelo gestograma a seta é colocada sobre o dia e mês da DUM e outra seta apontará a DPP, em 40 semanas.

Verificar condição vacinal e encaminhar para atualização se necessário. No período gestacional as vacinas contra difteria e tétano e contra hepatite B são seguras. Atualmente o Ministério da Saúde recomenda a vacinação contra o tétano, difteria e *pertussis* acelular. A vacinação contra rubéola deve ser feita antes da gestação ou logo após o parto[7].

Investigar a presença de sintomas relacionados à gestação e sentimentos diante da nova condição, buscando verificar as necessidades e as ofertas que o serviço de Atenção Primária pode promover para o seu acompanhamento e a presença de situações que sinalizam a imposição de um cuidado mais próximo e atento (Quadro 20.1).

QUADRO 20.1 – Situações às quais a equipe de saúde deve atentar[3]

Idade < 15 e > 53 anos	Altura < 1,45 m	Cirurgia uterina anterior	
Ocupação (esforço físico excessivo, carga horária extensa, exposição a agentes físicos, químicos ou biológicos, estresse)	IMC que a classifique como baixo peso, sobrepeso ou obesidade	Três ou mais cesarianas anteriores	Infecção urinária na gestação atual
Situação familiar/conjugal insegura, não aceitação da gestação (principalmente na adolescência)	Recém-nascido anterior com RCIU, pré-termo, malformação, macrossomia	Intervalo entre os partos < 2 anos ou > 5 anos	Anemia na gestação atual
Baixa escolaridade (menos de 5 anos de estudo regular)	Antecedente gestacional de síndromes hemorrágicas ou hipertensivas	Nuliparidade ou Multiparidade (> 5 partos)	Ganho ponderal inadequado na gestação atual

Fonte: Adaptado de Brasil (2012).

Exame físico

Na primeira consulta, deve incluir medida de pressão arterial, avaliação do estado nutricional, com determinação do Índice de Massa Corpórea (IMC), palpação obstétrica (para identificação da situação e apresentação fetal) e medida da altura uterina (para acompanhamento do crescimento fetal e detecção precoce de alterações) em todas as consultas. A ausculta do BCF e a observação de movimentação fetal devem ser realizadas conforme idade gestacional; o exame das mamas, o especular e o toque vaginal conforme indicação clínica, e não rotineiramente. A percepção materna e a constatação objetiva de movimentação fetal, associadas ao crescimento uterino, são sinais de boa vitalidade fetal[3].

Exames complementares

Visam identificar problemas ou patologias que possam interferir na saúde da gestante e de seu filho, tais como: incompatibilidade Rh, infecções, hemoglobinopatias, diabetes, malformações.

- **1º trimestre**
  - Hemograma – rastreamento de anemias (gestante: hemoglobina < 11 g/dl[8]).
  - Tipagem sanguínea e fator Rh – determinar fator Rh e fazer rastreamento e prevenção de isoimunização materno-fetal e da doença hemolítica fetal[9].
  - Coombs indireto – realizar se resultado de fator Rh for negativo e repetir mensalmente a partir de 28 semanas[3].
  - Exame qualitativo de urina e urocultura: detecta glicosúria, proteinúria e bacteriúria, além da infecção. Há controvérsias sobre sua repetição ao longo da gestação. O Ministério da Saúde recomenda repetição no 3º trimestre devido ao risco de bacteriúria assintomática[3].
  - Glicemia de jejum – voltado ao rastreamento de diabetes *mellitus* prévio[3,10].
  - Sorologias – toxoplasmose, hepatite B, HIV, sífilis[11,13].
    - Toxoplasmose: seu rastreamento é controverso em países de baixa prevalência. No Brasil, há indicação pelo Ministério da Saúde e quando realizado tem como benefício secundário a prevenção de toxoplasmose na gestação para mulheres soronegativas (IgG e IgM)[3].
    - Hepatite B: as intervenções pós-natal, em caso de positividade materna, reduzem o risco de transmissão materno fetal. Se o resultado for negativo, sem história de vacinação prévia, a mulher deve ser vacinada e há possibilidade do uso de imunoglobulina em caso de exposição ao vírus[3].
    - HIV: as intervenções em caso de positividade materna reduzem o risco de transmissão materno fetal[3].
    - Sífilis: se o resultado for positivo, deve-se tratar o casal imediatamente e repetir o VDRL mensalmente até o parto[3].
  - Ultrassonografia – obstétrica (idealmente entre 11-14 semanas) com intuito de estimar idade gestacional com maior precisão e identificar gestações múltiplas; morfológica (idealmente a partir de 20 semanas), voltada à avaliação de malformações[3,14]. É importante destacar que não há evidência de que modifiquem desfechos materno-fetais, são utilizadas por seu valor na avaliação e acompanhamento clínico da gestante[15].
- **2º trimestre**
  - Teste de Tolerância Oral à Glicose de 75 g – indicado para rastreamento de diabetes gestacional após 24 semanas[16].
  - Sorologia de toxoplasmose se susceptível no 1º trimestre.
- **3º trimestre**
  - Hemograma.
  - Sorologias (sífilis, Aids, toxoplasmose, se susceptível).
  - Exame qualitativo de urina e urocultura.
  - Pesquisa de estreptococo do grupo beta-hemolítico (GBS) tem recomendação controversa[17], mas, em caso de pesquisa positiva, é praticada a antibioticoterapia intraparto a fim de reduzir o risco de infecção neonatal[3].

Quando encaminhar e para quem

Há algumas situações que podem necessitar acompanhamento conjunto com especialistas no ambulatório de gestação de alto risco, em cerca de 10% dos casos, mas que não devem perder o vínculo nem o seguimento com a equipe de saúde (Quadro 20.2). Entre as estratégias que podem ser usadas para tal estão: combinar com a gestante e familiares uma frequência de consultas mais adequada, melhora na contrarreferência, busca ativa e visitas domiciliares.

QUADRO 20.2 – Fatores de risco que podem indicar encaminhamento ao alto risco[3]

Patologias: cardiopatias, pneumopatias graves (mesmo asma brônquica), nefropatias graves (IRC e pós-transplante renal), endocrinopatias (principalmente DM, hipo ou hipertireoidismo), doenças hematológicas (incluindo anemia falciforme e talassemias), HAS crônica, doenças neurológicas (epilepsia, entre outras), doenças psiquiátricas que precisem ser acompanhadas (psicoses, EDM Grave etc.), doenças autoimunes, doenças genéticas maternas, antecedente materno de TVP ou TEP, ginecopatias (malformalção uterina, miomatose etc.), diagnóstico anterior ou atual de HBV, HCV, HIV, toxoplasmose, sífilis terciária (USG com malformação fetal atual), condilomatose, Hanseníase, Tuberculose, síndrome de dependência ou qualquer condição em que a equipe, após matriciamento, considere ser necessário o acompanhamento conjunto.
Antecedentes obstétricos de: morte intrauterina ou perinatal (principalmente as de causa desconhecida), DHEG com evento desfavorável (interrupção prematura da gestação, morte fetal intrauterina, síndrome Hellp, eclâmpsia, internação da mãe em UTI), abortamento habitual, esterilidade/infertilidade.
Na gestação atual: RCIU, polidrâmnio, oligoidrâmnio, gemelaridade, malformações ou arritmia fetal, distúrbios hipertensivos da gestação (hipertensão crônica preexistente, hipertensão gestacional ou transitória), infecção urinária de repetição ou dois ou mais episódios de pielonefrite, anemia grave ou não responsiva a tratamento com sulfato ferroso por 30-60 dias, doenças infecciosas (hepatites, toxoplasmose, sífilis terciária (USG com malformação fetal) e outras DSTs), infecções diagnosticadas (rubéola e CMV), proteinúria, diabetes *mellitus* gestacional, desnutrição materna severa, obesidade grave, baixo peso, NIC III (oncologia), suspeita Ca de mama ou mamografia Bi-rads>III (oncologia), adolescentes com fatores de risco psicossocial.

Fonte: Adaptado de Brasil (2012).

Papel da enfermagem da Equipe de Saúde da Família

O(A) enfermeiro(a) é um(a) profissional de saúde com respaldo legal[18] e com competência técnica para acompanhamento da mulher e sua família nos períodos pré-concepcional, gestacional e puerperal, por meio de assistência integral clínico ginecológica e educativa[3,6] e, enquanto membro da equipe de saúde, promove coordenação do cuidado, além de tratar-se de profissional de fácil acesso[19].

O(A) enfermeiro(a), tal como os demais profissionais de saúde da equipe multidisciplinar, reconhece a gestação enquanto período caracterizado por significativas mudanças físicas e emocionais, com impacto na vida familiar e social da mulher e presta assistência integral, baseada no vínculo e escuta qualificada, com espaço para narrativas, desmistificação de medos e esclarecimento de dúvidas, bem como preparo para o período puerperal, desenvolvendo ações promotoras do cuidado e vínculo familiar com seu novo membro. Além dos aspectos clínicos como solicitação de exames laboratoriais, realização de testes rápidos e prescrição de medicamentos previamente estabelecidos em programas de saúde pública e em protocolos aprovados pela instituição de saúde[3,19].

Estudos apontam que há satisfação da gestante diante da consulta de enfermagem[6,20,21], sua participação na melhoria da qualidade da assistência ao pré-natal, bem como seu amplo caráter educativo[6,22,23], com vistas não apenas ao período gestacional, mas também ao período puerperal, além de ser promotor de autonomia e corresponsabilidade à gestante e sua família[3,10].

Sinais de alerta e erros comuns

Em algumas situações, há necessidade de encaminhamento ao serviço de referência obstétrica de Urgência/Emergência. Esses fatores de risco podem ser diagnosticados tanto em consultas de rotina de pré-natal quanto em demanda espontânea e merecem atenção (Quadro 20.3).

QUADRO 20.3 – Fatores de risco que devem ser avaliados na Urgência/Emergência[3]

Síndromes hemorrágicas (independentemente de dilatação cervical ou IG), suspeita de pré-eclâmpsia (PA > 140/90 mmHg após 5 minutos sentada, associada a proteinúria > 300 mg na urina de 24h. Se disponível, usar teste rápido de proteinúria), escotomas/cefaleia occipital/epigastralgia/dor intensa em hipocôndrio direito em gestantes hipertensas, eclâmpsia, crise hipertensiva (PA > 160/110 mmHg), amniorrexe prematura, isoimunização Rh, anemia grave (Hb < 8,0), TP prematuro, IG > 41 sem, temperatura > 37,8° C, sem sinais ou sintomas clínicos de IVAS.	Suspeita/diagnóstico de abdome agudo, pielonefrite, infecção ovular (ou outra infecção que necessite de internação hospitalar) ou trombose venosa profunda, sintomas de prurido gestacional/icterícia, vômitos incoercíveis (sem resposta ao tratamento e com sinais de comprometimento sistêmico e IG < 20 semanas, vômitos inexplicáveis no 3º trimestre, RCIU, oligoidrâmnio, necessidade de avaliação hospitalar (cefaleia súbita intensa, sinais neurológicos, crise aguda de asma, entre outros), óbito fetal.

Fonte: Adaptado de Brasil (2012).

Além disso, o médico de família deve manter-se vigilante quanto a erros comuns da prática em assistência ao pré-natal:
- Prescrever sulfato ferroso ou polivitamínicos como medida profilática de rotina para as gestantes: não há evidência para realização de profilaxia além do uso de ácido fólico[24].
- Deixar de reconhecer situações de risco em que se faz necessário o acompanhamento conjunto com médico especialista em obstetrícia.
- Não fornecer espaço de escuta para a mulher e família acerca dos anseios, medos e dúvidas relacionados à gestação, parto e puerpério.
- Não preencher, atualizar e/ou entregar relatório à gestante com suas informações sobre o seguimento pré-natal a cada consulta.

Referências

1. Lassi ZS, Salam RA, Haider BA, Bhutta ZA. Folic acid supplementation during pregnancy for maternal health and pregnancy outcomes. Cochrane Database Syst Rev 2013;3(CD006896). DOI: 10.1002/14651858.CD006896.pub2.
2. U.S. Preventive Services Task Force. Final Update Summary: Folic Acid for the Prevention of Neural Tube Defects. Preventive Medication. January 2017.
3. Brasil. Ministério da Saúde, Secretaria de Atenção à Saúde, Departamento de Atenção Básica. Atenção ao Pré-Natal de Baixo Risco. Cadernos de Atenção Básica, n. 32. Brasília; 2012.
4. Braunstein GD, Rasor J, Adler D, Danzer H, Wade ME. Serum human chorionic gonadotropin levels throughout normal pregnancy. Am J Obstet Gynecol. 1976 Nov 15;126(6):678-681.
5. Naryshkin S, Aw TC, Filstein M, Murphy JG, Strauss III JF, Kiechle FL, Jacobson S. Comparison of the performance of serum and urine hCG immunoassays in the evaluation of gynecologic patients. Annals of Emergency Medicine 1985 Nov;14(11):1074-1076.
6. Lenz ALM, Takimi AN. Pré Natal de Baixo Risco. In: Gusso G, Lopes JMC (organizadores). Tratado de Medicina de Família e Comunidade: princípios, formação e prática. v.2. Porto Alegre: Artmed; 2012. p. 986-998.
7. Brasil. Ministério da Saúde, Programa Nacional de Imunização. Calendário Nacional de Vacinação. Brasília; 2018.
8. World Health Organization. Iron Deficiency Anemia: Assessment, Prevention, and Control: A Guide for Programme Managers. Geneva, Switzerland: World Health Organization; 2001.
9. U.S. Preventive Services Task Force. Final Update Summary: Rh(D) Incompatibility. Screening. July 2015.
10. U.S. Preventive Services Task Force. Final Update Summary: Abnormal Blood Glucose and Type 2 Diabetes Mellitus. Screening. September 2016.
11. U.S. Preventive Services Task Force. Final Update Summary: Hepatitis B in Pregnant Women. Screening. July 2015.
12. U.S. Preventive Services Task Force. Final Update Summary: Human Immunodeficiency Virus (HIV) Infection. Screening. September 2016.
13. U.S. Preventive Services Task Force. Final Update Summary: Syphilis Infection in Pregnancy. Screening. July 2015.
14. Oliveira AS, Firmino AAR, Bezerra CW, Cardoso NM. Capítulo 6: Selma. In: Valladão Júnior JBR, Gusso G, Olmos RD. Medicina de Família e Comunidade – Série Manual do Médico Residente do Hospital das Clínicas da Faculdade de Medicina da Universidade de São Paulo (USP). Atheneu; 2017.
15. Whitworth M. Ultrasound for fetal assessment in early pregnancy. Cochrane Database Syst Rev 2015.
16. U.S. Preventive Services Task Force. Final Update Summary: Gestational Diabetes Mellitus. Screening. September 2016.
17. Ohlsson A, Shah VS. Intrapartum antibiotics for known maternal Group B streptococcal colonization. Cochrane Database Syst Rev 2014;6(CD007467). DOI: 10.1002/14651858.CD007467.pub4.
18. Brasil. Lei n. 7.498 de 25 de junho de 1986. Dispõe sobre a regulamentação do exercício da Enfermagem e dá outras providências. Diário Oficial da União. Brasília, DF, 26/06/1986. Seção 1, p. 9273-9275.
19. Brasil. Ministério da Saúde, Secretaria de Atenção à Saúde, Departamento de Atenção Básica. Política Nacional de Atenção Básica. Brasília; 2012.
20. Moura SG, Melo MMM, César ESM, Silva VCL, Dias MD, Ferreira Filho MO. Assistência pré-natal realizada pelo enfermeiro(a): um olhar da mulher gestante. Rev. Pesq. Cuid. Fundam. (online) 2015 jul-set;7(3):2930-2938.
21. Silva CS, Souza KV, Alves VH, Cabrita BAC, Silva LR. Atuação do enfermeiro na consulta pré-natal: limites e potencialidades. Rev. Pesq. Cuid. Fundam. (online) 2016 abr-jun;8(2):4087-4098.
22. Skupien SV, Ravelli APX, Acauan LV. Consulta puerperal de enfermagem: Prevenção de complicações mamárias. Cogitare Enfermagem 2016;21(2).
23. Luque RL. Efecto de una intervención educativa enfermera en el manejo de la diabetes gestacional. Rev. Metas Enferm. 2016 feb;19(1):14-20.
24. Siu AL. Screening for Iron Deficiency Anemia and Iron Supplementation in Pregnant Women to Improve Maternal Health and Birth Outcomes: U.S. Preventive Services Task Force Recommendation Statement. Ann Intern Med. 2015;163(7):529-536.

CAPÍTULO 21

Doenças Ginecológicas Infecciosas Frequentes

- *Anna Luiza Braga Plá*
- *Ana Duboc Rochadel*

O que é importante saber

- O corrimento vaginal e os seus sintomas associados são parte do dia a dia do Médico de Família e Comunidade na Atenção Primária à Saúde (APS).
- Considerando sua alta incidência e relevância, este profissional deve estar prontamente apto a fazer uma abordagem objetiva e eficiente nesses casos.
- A condução adequada das mulheres com essas queixas depende de uma história e exame clínico, avaliação com os recursos diagnósticos disponíveis e tratamento para o patógeno presumível, baseado nas evidências científicas atuais.
- É fator indispensável à boa prática, o conhecimento do profissional acerca de quais causas de corrimento vaginal são consideradas infecções sexualmente transmissíveis, pois essa definição modifica significativamente a abordagem dessas mulheres.
- Nos casos de infecções sexualmente transmissíveis – tricomoníase e cervicites – é indispensável o tratamento das parcerias sexuais e a oportunização do rastreamento de hepatites virais, HIV e sífilis.

Considerações gerais

No cotidiano da atenção primária, as queixas relacionadas a vulvovaginites – como corrimento vaginal e prurido vulvar – estão entre as mais frequentes entre as mulheres, especialmente em idade reprodutiva. Estima-se que 70% a 100% serão afetadas por essas queixas ao longo de sua vida[1].

A secreção vaginal normal pode ter vários aspectos, variando especialmente de acordo com a presença de glicogênio nas células epiteliais, que se relaciona com os níveis de estrogênio. Dessa forma, a mesma mulher vai apresentar secreção vaginal de aspecto diferente no decorrer do seu ciclo menstrual, com o uso de hormônios, na gestação e na menopausa, podendo trazer isso como queixa.

As cinco causas mais frequentes de corrimento vaginal na APS correspondem a cerca de 95% dos casos (Quadro 21.1)[2,3].

QUADRO 21.1 – Principais causas de corrimento vaginal[1,4]

- Secreção fisiológica abundante ou mucorreias
- Vaginose bacteriana
- Candidíase
- Tricomoníase
- Cervicite

Fonte: Naud P et al. (2004); Brasil (2015).

Outras causas menos frequentes a serem consideradas, a depender da história e do exame físico, são[1,4]:

- dermatite vulvovaginal;
- corpo estranho (como absorventes internos e preservativos).

Abordagem diagnóstica

Os sinais e sintomas das vulvovaginites são muito semelhantes, independentemente da etiologia. Sua apresentação pode incluir corrimento vaginal, prurido, ardência, eritema, disúria e dispareunia.

A apresentação clínica pode sugerir um diagnóstico e, quando necessário e disponível, o médico de família pode utilizar testes complementares para aprimoramento diagnóstico: avaliação do pH vaginal, teste de KOH (aminas), microscopia a fresco (Quadro 21.2)[4]. Todavia, é importante que o médico de família realize uma avaliação global do conjunto de informações clínicas coletadas (anamnese, exame clínico, testes adicionais), pois mesmo a identificação de um microrganismo na microscopia não significa necessariamente que este achado seja o fator causal da queixa de corrimento, pois grande parte destes agentes também podem fazer parte da flora vaginal habitual das mulheres.

O pH vaginal normal é menor que 4,5. Na candidíase a avaliação do pH se mantem na mesma faixa. No entanto, o pH está acima desse valor e o teste com KOH ocasiona um odor fétido de peixe podre na vaginose bacteriana, sendo achados úteis na diferenciação em casos com sintomas pouco específicos[5].

QUADRO 21.2 – Aspecto dos diferentes patógenos à microscopia[1,4]

Diagnóstico	Achados
Vaginose bacteriana	*Clue cells* (células epiteliais descamadas com *Gardnerella vaginalis* aderidas à sua superfície)
Candidíase	Hifas, micélios e esporos de levedura
Tricomoníase	*Trichomonas* móveis

Fonte: Naud P et al. (2004); Brasil (2015).

Vaginose bacteriana

A vaginose bacteriana é a causa mais comum de corrimento vaginal em mulheres em idade fértil e, assim como a candidíase, não é considerada infecção sexualmente transmissível[6]. A ausência de sintomas irritativos faz com que seja chamada de vaginose e não vaginite.

A maior parte das mulheres com vaginose bacteriana são assintomáticas e, quando sintomáticas, o principal achado é um corrimento branco amarelado ou acinzentado de odor forte, classicamente descrito como odor de peixe. Esses sintomas geralmente são mais intensos próximo ao período menstrual e após relações sexuais[4].

Os principais riscos associados a mulheres com vaginose bacteriana são: parto pré-termo, febre e infecção puerperal[1,4].

Um critério diagnóstico bastante usado é o de Amsel (Quadro 21.3), nele três dos quatro critérios precisam estar presentes para que a vaginose bacteriana seja considerada a causa do corrimento.

QUADRO 21.3 – Critérios clínicos de Amsel para o diagnóstico de vaginose bacteriana[7]

- Secreção vaginal branca acinzentada que recobre a parede vaginal de forma homogênea
- pH vaginal acima de 4,5
- Whiff-test ou teste das aminas positivo, definido como odor de peixe quando é adicionado KOH 10% em amostra da secreção vaginal
- Presença de *clue cells* em esfregaço, correspondendo a no mínimo 20% das células epiteliais

Fonte: Amsel R et al. (1983).

Abordagem terapêutica

O principal objetivo do tratamento na maior parte dos casos é o alívio sintomático. Em muitos casos – um terço em mulheres não gestantes, e metade das gestantes – os sintomas se resolvem de forma espontânea, mesmo sem tratamento[1,4]. Dessa forma, exceto em casos selecionados, não parece existir benefício no rastreamento ou tratamento de mulheres assintomáticas, mesmo no caso de gestantes[8].

O tratamento pode ser realizado com Metronidazol ou Clindamicina, segundo o Quadro 21.4, tanto por via oral quanto vaginal. As duas vias parecem ter eficácia semelhantes. A via oral apresenta maior conveniência posológica, mas associa-se a mais efeitos colaterais sistêmicos. Assim, a escolha da via de tratamento deve ser individualizada segundo o perfil da mulher a ser tratada[4].

QUADRO 21.4 – Opções terapêuticas para o tratamento de vaginose bacteriana[4]

Via oral	Via vaginal
Metronidazol 500 mg de 12 em 12 horas por 7 dias	Metronidazol 100 mg/g, 1 aplicador ao deitar-se por 5 dias
Clindamicina 300 mg de 12 em 12 horas por 7 dias	Clindamicina creme a 2%, 1 aplicador ao deitar-se por 7 dias

Opções alternativas: Tinidazol 1 g ao dia durante 5 dias e o Secnidazol 2 g em dose única.
Fonte: Brasil (2015).

Os efeitos colaterais mais frequentes do Metronidazol por via oral são: sabor metálico, náusea e neutropenia transitória. A Clindamicina, tanto por via oral quanto por via vaginal, está associada a casos de colite pseudomembranosa. Além disso, a mulher, ao usar o Metronidazol, deve ser orientada a abster-se do uso de álcool até 24 horas após o término do tratamento e por 72 horas no caso do Tinidazol, devido ao risco de efeito Antabuse.

Estudos recentes descartaram possíveis riscos e teratogenicidade do uso do metronidazol no primeiro trimestre de gravidez (devido ao fato de cruzar a barreira placentária)[9,10]. Portanto, atualmente, o tratamento recomendado para gestantes pode ser realizado com metronidazol ou clindamicina.

Como discutido, a vaginose bacteriana não é infecção sexualmente transmissível, de modo que não está indicado o tratamento de parceiros. No entanto, devido ao fato de esta condição aumentar a chance de contágio de outras infecções, deve ser oferecido à mulher o rastreamento para infecções sexualmente transmissíveis de forma individualizada. Em mulheres que fazem sexo com mulheres é frequente que a parceira apresente os mesmos sintomas, devendo ser questionada essa possibilidade na abordagem integral da mulher com vaginose bacteriana[11].

Candidíase

A *Candida* é considerada parte normal da flora vaginal, mas seu aumento excessivo e penetração nas células epiteliais pode resultar em vulvovaginite. Dessa forma, assim como a vaginose bacteriana, não é considerada infecção sexualmente transmissível. Sua prevalência é maior em mulheres em idade fértil, sendo pouco frequente na pós-menopausa, exceto em mulheres em uso de estrogênio[1,4].

Grande parte dos casos de candidíase é esporádica e não tem nenhum fator predisponente ou precipitante identificado. No entanto, vários fatores de risco estão associados ao aumento na incidência de candidíase e nessas mulheres se deve ter maior suspeição do diagnóstico (Quadro 21.5).

QUADRO 21.5 – Fatores de risco para candidíase vulvovaginal[4,12,13]

Diabetes *mellitus*	Mulheres com controle glicêmico inadequado
Uso de antibióticos	Até um terço das mulheres desenvolvem candidíase após antibioticoterapia sistêmica
Níveis aumentados de estrogênio	Uso de contraceptivos hormonais (especialmente com doses mais altas de estrogênio), gestantes ou terapia de reposição com estrogênio
Imunossupressão	Terapia de imunossupressão com corticoides e outras drogas ou infecção por HIV
Fatores comportamentais	Maior frequência em mulheres com atividade sexual regular, além de associação com uso de absorventes higiênicos e duchas vaginais

Fonte: Brasil (2015).

O sintoma mais marcante é geralmente o prurido vulvar. Associado a isso existe ainda eritema, ardência e sensibilidade vulvar, podendo frequentemente resultar em disúria e dispareunia. Ao exame físico é marcante o eritema vulvar, ocasionalmente associado a escoriações e até mesmo fissuras[14].

A leucorreia pode muitas vezes ser discreta, mas, quando se apresenta, tem como características clássicas uma aparência branco-grumosa, espessa e aderida à parede vaginal, muitas vezes descrita como aspecto de leite coalhado, e a ausência de odor[4].

Abordagem terapêutica

O tratamento tem como principal objetivo alívio sintomático, de modo que mulheres assintomáticas não têm indicação de tratamento (Quadro 21.6).

QUADRO 21.6 – Tratamento da candidíase[4]

Via oral (contraindicados em gestantes)	Via vaginal (possíveis em gestantes)
Fluconazol 150 mg em dose única	Miconazol creme a 2%, 1 aplicador à noite ao deitar-se por 7 dias
Itraconazol 200 mg de 12 em 12 horas por 1 dia	Clotrimazol creme a 1%, 1 aplicador à noite ao deitar-se por 14 dias
Cetoconazol 400 mg por 5 dias	Nistatina 100.000 UI, 1 aplicador à noite ao deitar-se por 14 dias

Fonte: Brasil (2015).

Em mulheres com sintomas intensos é indicado o tratamento com duas doses de Fluconazol 150 mg por via oral com intervalo de 3 dias entre as doses. Em casos de candidíase recorrente, definido com 4 episódios ou mais por ano, existe indicação de terapia supressiva e não episódica. São feitas três doses iniciais de Fluconazol 150 mg com intervalo de 3 dias entre elas, seguido de uma dose semanal de Fluconazol 150 mg por 6 meses. O regime terapêutico alternativo com Itraconazol 400 mg, dose mensal por 6 meses, parece apresentar eficácia semelhante, mas é menos utilizado e estudado[4,12,14].

Adicionalmente, nos casos de candidíase recorrente também recomenda-se reduzir os fatores predisponentes. As duas intervenções com mais evidência são o controle glicêmico em diabéticas e a redução da dose de estrogênio em mulheres que fazem uso de anticoncepcionais hormonais combinados. Outras orientações, apesar de não possuírem evidência conclusiva, também podem ser sugeridas: dar preferência ao uso de roupas íntimas de algodão, evitar roupas apertadas, retirar roupa íntima para dormir[4,12,13].

Tricomoníase

A tricomoníase é causada pelo protozoário flagelado *Trichomonas vaginalis*. Sua transmissão é sexual e é frequente a associação com outras infecções e com a vaginose bacteriana. É a infecção sexualmente transmissível não viral mais comum e afeta mulheres com frequência maior do que homens. Sua manifestação clínica varia de assintomática a sintomas irritativos intensos.

Os sinais e sintomas incluem: corrimento de aspecto variável, associado a prurido, disúria, dor em baixo ventre e dispareunia. Sua manifestação costuma ser mais intensa durante o período menstrual. O aspecto clássico do corrimento é purulento amarelo-esverdeado e bolhoso ao exame especular. Em alguns casos, podem ser vistos pontos hemorrágicos e friáveis na parede vaginal e no colo uterino ("colo em framboesa"), podendo ocorrer sangramento pós-coito (sinusiorragia) em uma pequena porcentagem dos casos. Nos homens a apresentação clínica mais frequente é a uretrite, mas em mais de 75% dos casos a infecção é assintomática e autolimitada[15].

Este patógeno é associado a diversas complicações nas mulheres infectadas, como disfunções reprodutivas e infertilidade, doença inflamatória pélvica atípica, parto pré-termo, rotura prematura de membranas e baixo peso ao nascer[16-18]. Em homens está associado a prostatite, balanopostite, epididimite e infertilidade[15,19].

Mulheres infectadas podem permanecer assintomáticas por longos períodos, de modo que geralmente não é possível estabelecer o momento ou parceiro que ocasionaram a infecção[4].

Abordagem terapêutica

O tratamento da tricomoníase sempre deve ser feito com antibióticos por via oral, devido à baixa eficácia de tratamentos por via vaginal (Quadro 21.7). O tratamento de escolha é o Metronidazol 2 g em dose única, pois favorece a adesão à terapêutica. Formas de administração alternativas podem ser utilizadas, especialmente com a finalidade de se evitar o efeito colateral mais comum (náusea), particularmente em gestantes. Considerando as potenciais complicações da tricomoníase para a gestação, os benefícios do tratamento com Metronidazol superam seus possíveis riscos. O Tinidazol e o Secnidazol estão contraindicados em gestantes e lactantes[4].

QUADRO 21.7 – Tratamento de tricomoníase[4]

Metronidazol por via oral (único fármaco indicado para gestantes) 2 g em dose única OU 400 a 500 mg de 12 em 12 horas por 7 dias OU 250 mg de 8 em 8 horas por 7 dias
Secnidazol 2 g por via oral em dose única
Tinidazol 2 g por via oral em dose única

Fonte: Brasil (2015).

O tratamento também deve ser feito nas parcerias sexuais atuais, visando melhor sucesso terapêutico e redução da transmissão desta infecção. Idealmente, o esquema terapêutico adotado para parceiros deve ser em dose única. Além disso, a mulher e suas parcerias sexuais devem, sempre que possível, ser rastreadas para outras infecções sexualmente transmissíveis. Considerando o tempo de incubação prolongado e variável do *Trichomonas vaginalis*, está indicado o tratamento e investigação de todos os parceiros da paciente dos últimos 60 dias. Além disso, devem ser evitadas relações sexuais até o término do tratamento e resolução dos sintomas[4].

Cervicite

É uma afecção inflamatória das glândulas endocervicais geralmente causada por infecções sexualmente transmissíveis. Os patógenos mais frequentemente associados são *Neisseria gonorrhoeae* e *Chlamydia trachomatis*. Apesar de serem frequentemente assintomáticas, sua relevância se deve ao seu potencial de ascender no trato genital, levando a Doença Inflamatória Pélvica Aguda (DIPA) e suas consequências, como dor pélvica crônica, infertilidade e risco aumentado de gestações ectópicas. Além disso, em gestante associa-se a parto pré-termo e rotura precoce de membranas[20,21].

As principais características clínicas associadas a este diagnóstico são o corrimento mucopurulento e o colo friável ao exame especular. Além disso, disúria, dispareunia e sinusiorragia (sangramento pós-coito) podem estar presentes. Seu diagnóstico pode ser feito a partir da avaliação clínica e o tratamento sindrômico para os dois patógenos mais frequentes é indicado[4].

Abordagem terapêutica

O tratamento empírico recomendado é como segue no Quadro 21.8, devendo ser dada preferência ao tratamento associado para os dois agentes mais frequentes.

Considerando tratar-se de infecção sexualmente transmissível, as parcerias sexuais também devem receber tratamento e abordagem para o rastreamento de outras infecções sexualmente transmissíveis.

QUADRO 21.8 – Tratamento de cervicite[4,22]

Patógeno	1ª opção	2ª opção
Clamídia	Azitromicina 1 g dose única ou Doxiciclina 100 mg de 12 em 12 horas por 7 dias	Eritromicina, 500 mg de 6 em 6 horas por 7 dias ou Tetraciclina 500 mg de 6 em 6 horas por 7 dias ou Ofloxacina 400 mg de 12 em 12 horas por 7 dias
Gonorreia	Ciprofloxacina 500 mg em dose única ou Ceftriaxona 250 mg IM em dose única	Cefixima 400 mg dose única ou Ofloxacina 400 mg dose única ou Espectinomicina 2 g IM em dose única

Nota: Ofloxacina não deve ser usada em pacientes menores de 18 anos. Ciprofloxacina, Ofloxacina e Doxicilina estão contraindicadas em gestantes e lactantes.
Fonte: Brasil (2015).

Causas não infecciosas de vulvovaginite

Secreção fisiológica abundante ou mucorreias

As duas causas mais frequentes de secreção vaginal aumentada são: a ectopia e a gestação. Na ectopia a presença de epitélio endocervical no colo uterino em contato com o pH vaginal ácido faz com que ocorra maior produção de muco. Durante o pré-natal, a maior produção de muco também se apresenta como uma queixa frequente. Nestes casos, a mulher refere secreção vaginal aumentada, clara, sem odor ou prurido associado. No exame especular visualiza-se mucosa vaginal, sem sinais de inflamação e com grande quantidade de muco hialino. Na inspeção do colo pode ser vista ectopia ou sinais gravídicos. Nesses casos, a conduta mais importante é tranquilizar a mulher quanto à normalidade dos sintomas. É importante ressaltar que a secreção vaginal normal em contato com o ar torna-se amarelada, podendo confundir a descrição durante a história clínica[1,4].

Dermatite irritativa de contato

Dermatite irritativa de contato é uma causa de vulvovaginite, e usualmente está associada ao uso de produtos de higiene feminina (absorventes internos, externos e sabonetes vaginais) ou produtos para contracepção, como espermicidas. Nesses casos deve ser afastado o irritante e pode ser útil um tratamento breve, de 3 a 5 dias, com corticosteroides tópicos por via vaginal (por exemplo, hidrocortisona 1%)[23].

Vaginite atrófica

A vaginite atrófica tem como principais manifestações secura vulvovaginal, prurido, corrimento e dispareunia. Sua ocorrência é muito frequente em mulheres com condições de deficiência de estrogênio como na menopausa. Seu diagnóstico é baseado na avaliação clínica e na ausência de patógenos no exame a fresco. É possível o uso de lubrificantes íntimos para obter alívio e favorecer o intercurso sexual. Além disso, estrógenos por via oral ou vaginal podem oferecer melhora dos sintomas, devendo ser dada preferência para a via vaginal devido a sua baixa absorção sistêmica e, por conseguinte, menores riscos e efeitos colaterais[24]. Dentre os estrógenos vaginais, sugerimos, por exemplo, o uso de estriol 1 mg/g mediante a realização de 1 aplicação por dia durante as primeiras semanas, seguida de redução gradual de acordo com o alívio dos sintomas, até atingir a dose de manutenção de 1 aplicação 2 vezes por semana, se necessário.

Papel da enfermagem da Equipe de Saúde da Família

As atividades de enfermagem são, muitas vezes, a porta de entrada para a unidade de saúde de mulheres com queixas ginecológicas, especialmente àquelas com sintomatologia de corrimento vaginal. É corriqueira a procura para realização de rastreamento do câncer do colo uterino através do exame de papanicolau motivada por corrimento vaginal. Desse modo, uma abordagem integral de saúde da mulher deve ser instituída pela equipe de enfermagem para conseguir definir a real necessidade em saúde da paciente, entender suas reais preocupações, realizar uma avaliação direcionada para o problema e, assim, instituir as medidas de educação em saúde, as orientações de cuidado e terapêuticas específicas para cada mulher.

Adicionalmente, esse espaço de encontro da mulher com o serviço de saúde, propiciado pela equipe de enfermagem, deve ser desvinculado do tradicional ambiente e discurso de saúde reprodutiva, que reduz a mulher ao seu órgão reprodutor. Deve ser, acima de tudo, um ambiente acolhedor e de escuta, para que as mulheres se sintam à vontade para discutir sobre sexualidade e manifestar seus desejos, expectativas, sentimentos, dificuldades, problemas, situações de violência.

Quando encaminhar e para quem

Em casos de Pessoas Vivendo com HIV/AIDS (PVHA) ou imunossuprimidas, as manifestações podem ser bastante intensas e extensas, além da possibilidade de disseminação sistêmica. Observando tal gravidade ou refratariedade ao tratamento habitual nestes indivíduos, o médico de família deve realizar encaminhamento para tratamento de referência com infectologista e, quando existirem sinais de urgência, deve direcionar o paciente para um pronto-socorro hospitalar.

Além disso, é importante tarefa do médico de família descartar a possibilidade de Doença Inflamatória Pélvica Aguda (DIPA) diante das queixas ginecológicas apresentadas pela mulher através da investigação ativa de sinais que possam favorecer tal hipótese (dispareunia, febre e mal estado geral, dor à mobilização do colo e dos anexos)[25]. Sendo feito o diagnóstico de DIPA, é importante encaminhar a paciente ao pronto-socorro ginecológico se existirem sinais de gravidade (massa pélvica/abscesso, sepse grave ou choque séptico, gestação, incapacidade ou refratariedade ao uso de medicação oral)[26] com intuito de tratamento hospitalar e avaliação de complicações e necessidade de procedimentos.

Sinais de alerta e erros comuns

Erros comuns na abordagem de mulheres com corrimento vaginal ou vulvovaginite:

- Priorizar tratamentos de difícil adesão, como cremes vaginais, quando outras opções estão disponíveis.
- Abordar candidíase e vaginose bacteriana como infecções sexualmente transmissíveis.
- Não oportunizar o rastreamento de outras infecções sexualmente transmissíveis nas mulheres e em suas parcerias sexuais, em casos de tricomoníase e cervicite.
- Não tratar as parcerias sexuais do paciente índice dos últimos 60 dias, em casos de tricomoníase e cervicite.

Referências

1. Naud P, Matos JC, Hammes LS, Magno V. Secreção vaginal e prurido vulvar. In: Duncan BB, Schmidt MI, Giugliani ERJ, organizadores. Medicina Ambulatorial: condutas de atenção primária baseadas em evidências. 3. ed. Porto Alegre: Artmed; 2004. p. 460-4.
2. Sobel JD. Vulvovaginitis in healthy women. Compr Ther. 1999;25:335-346.
3. Gomez-Lobo V, Chelmow D, Bacon L. Assessment of vaginal discharge. BMJ. Mar 07, 2016.
4. Brasil. Ministério da Saúde. Secretaria de Vigilância em Saúde. Departamento de DST, Aids e Hepatites Virais. Protocolo Clínico e Diretrizes Terapêuticas para Atenção Integral às Pessoas com Infecções Sexualmente Transmissíveis/Ministério da Saúde, Secretaria de Vigilância em Saúde, Departamento de DST, Aids e Hepatites Virais. Brasília: Ministério da Saúde; 2015.
5. Wathne B, Holst E, Hovelius B, Mardh PA. Vaginal discharge – comparison of clinical, laboratory and microbiological findings. Acta Obstet Gynecol Scand. 1994;73(10):802-808.
6. Luni Y, Munim S, Qureshi R, Tareen AL. Frequency and diagnosis of bacterial vaginosis. J Coll Physicians Surg Pak. 2005;15(5):270-272.
7. Amsel R, Totten PA, Spiegel CA et al. Nonspecific vaginitis: diagnostic criteria and microbial and epidemiologic associations. Am J Med. 1983;74:14-22.
8. U.S. Preventive Services Task Force. Final Update Summary: Bacterial Vaginosis in Pregnancy to Prevent Preterm Delivery. Screening. July 2015.
9. Workowski KA, Bolan GA. Centers for Disease Control and Prevention. Sexually transmitted diseases treatment guidelines, 2015. MMWR Recomm Rep 2015;64:1.
10. Caro-Patón T, Carvajal A, Martin de Diego I et al. Is metronidazole teratogenic? A meta-analysis. Br J Clin Pharmacol 1997;44:179.
11. Mravcak AS. Primary Care for Lesbians and Bisexual Women. Am Fam Physician. 2006 Jul 15;74(2):279-286.
12. Hainer BL, Gibson MV. Vaginitis: Diagnosis and Treatment. Am Fam Physician. 2011 Apr 1;83(7):807-815.
13. Eckert LO, Hawes SE, Stevens CE, Koutsky LA, Eschenbach DA, Holmes KK. Vulvovaginal candidiasis: clinical manifestations, risk factors, management algorithm. Obstet Gynecol. 1998;92(5):757-765.
14. Bro F. The diagnosis of Candida vaginitis in general practice. Scand J Prim Health Care. 1989;7(1):19-22.
15. Seña AC, Miller WC, Hobbs MM et al. Trichomonas vaginalis infection in male sexual partners: Implications for diagnosis, treatment, and prevention. Clin Infect Dis 2007;44:13.
16. Silver BJ, Guy RJ, Kaldor JM et al. Trichomonas vaginalis as a cause of perinatal morbidity: A systematic review and meta-analysis. Sex Transm Dis 2014;41:369.
17. Cotch MF, Pastorek JG, Nugent RP et al. Trichomonas vaginalis associated with low birth weight and preterm delivery. The Vaginal Infections and Prematurity Study Group. Sex Transm Dis 1997;24:353.
18. Grodstein F, Goldman MB, Cramer DW. Relation of tubal infertility to history of sexually transmitted diseases. Am J Epidemiol 1993;137:577.
19. Lanceley F, Mcentegart MG. Trichomonas vaginalis in the male; the experimental infection of a few volunteers. Lancet 1953;1:668.

20. Trent M, Haggerty CL, Jennings JM et al. Adverse adolescent reproductive health outcomes after pelvic inflammatory disease. Arch Pediatr Adolesc Med 2011;165:49.
21. Haggerty CL, Peipert JF, Weitzen S et al. Predictors of chronic pelvic pain in an urban population of women with symptoms and signs of pelvic inflammatory disease. Sex Transm Dis 2005;32:293.
22. Marrazzo JM, Martin DH. Management of women with cervicitis. Clin Infect Dis 2007;44(Suppl3):S102.
23. Green C, Colquitt JL, Kirby J, Davidson P. Topical corticosteroids for atopic eczema: clinical and cost effectiveness of once-daily vs. more frequent use. Br J Dermatol 2005;152:130.
24. ACOG – American Congress of Obstetricians and Gynecologists. Practice Bulletin No. 141: management of menopausal symptoms. Obstet Gynecol 2014;123:202.
25. Oliveira AS, Firmino AAR, Bezerra CW, Cardoso NM. Capítulo 6: Selma. In: Valladão Júnior JBR, Gusso G, Olmos RD. Medicina de Família e Comunidade – Série Manual do Médico Residente do Hospital das Clínicas da Faculdade de Medicina da Universidade de São Paulo (USP). Atheneu; 2017.
26. Workowski KA, Bolan GA. Centers for Disease Control and Prevention. Sexually transmitted diseases treatment guidelines, 2015. MMWR Recomm Rep 2015;64:1.

CAPÍTULO 22

Doenças Ginecológicas Não Infecciosas Frequentes

• Renata Luciana Hasegawa Fregonezi
• Lélia de Souza Fernandes • Luciana Vitorino de Araújo

O que é importante saber

- Diferenciar a dismenorreia primária da dismenorreia secundária.
- Diagnosticar a endometriose.
- Diagnosticar a Síndrome de Ovários Policísticos (Sop), identificar os riscos cardiovasculares na abordagem da pessoa com Sop.
- Identificar as situações de necessidade de investigação complementar e sinais de alerta.
- Encaminhar adequadamente para outros especialistas.
- Realizar a abordagem multidimensional, medicamentosa e não medicamentosa mais adequada para cada paciente.
- Valorizar aspectos referentes a diversidade sexual e identidade de gênero e estar atento a situações de violência contra a mulher.

Considerações gerais

Neste capítulo, serão abordadas três doenças ginecológicas não infecciosas frequentes, inicialmente manifestas como queixas gerais de dor pélvica e ou distúrbio menstrual: Dismenorreia, Endometriose e Síndrome dos Ovários Policísticos (Sop).

O médico de família e comunidade (MFC) é responsável por um cuidado integral e de qualidade à mulher em todas as fases de sua vida. No entanto, frequentemente esse profissional é confundido com um clínico geral e a expressão de queixas ginecológicas e relativas a sexualidade ficam restritas à consulta com o ginecologista.

Uma postura acolhedora e aberta do MFC permitirá que a mulher, além de suas queixas ginecológicas, expresse suas dúvidas, medos e anseios em relação a sexualidade, isso contribuirá para um melhor vínculo, oportunidade de cuidado, o que refletirá na sua saúde sexual e qualidade de vida.

Dismenorreia e endometriose

Dismenorreia vem do grego e significa menstruação difícil. É uma dor pélvica cíclica, durante o período menstrual, ou menstruação dolorosa.

Se perguntarmos a uma mulher se tem ou já teve dor ao menstruar provavelmente ouviremos um sim. Trata-se de uma das queixas ginecológicas mais frequentes no dia a dia dos médicos de família.

A dismenorreia é um dos problemas ginecológicos mais comuns nas adolescentes e adultas jovens, nas quais a condição é usualmente primária, não causada por qualquer doença pélvica. Além disso, é frequentemente relacionada com absenteísmo à escola e trabalho nessa faixa etária.

No diagnóstico, deve-se diferenciar a dismenorreia primária da dismenorreia secundária.

- **Dismenorreia primária:** refere-se à dor pélvica no período menstrual não relacionada com a doença pélvica. Na dismenorreia primária, acredita-se que a causa-base se deva a uma produção excessiva de prostaglandina uterina derivada da atividade da ciclo-oxigenase-2 (COX-2).
- **Dismenorreia secundária:** refere-se à dor pélvica no período menstrual causada por doenças pélvicas. Na dismenorreia secundária, as causas mais comuns são endometriose, adenomiose e o uso do Dispositivo Intrauterino (DIU). Outras doenças relacionadas são: mioma, pólipo, infecção, tumores, malformações, aderências.

A endometriose é uma das causas de dismenorreia secundária, com prevalência de 10 a 15% das mulheres em idade reprodutiva, chegando a 50% nas mulheres com infertilidade e dor pélvica. Trata-se de uma doença crônica, benigna, inflamatória, estrogênio dependente, que ocorre durante o período reprodutivo da mulher, definida pela presença de tecido endometrial (glândulas e estroma), fora da cavidade uterina e que requer um plano de cuidado a longo prazo.

Diversas teorias tentam justificar a etiopatogenia de endometriose: teoria da metaplasia celômica[1], teoria da menstruação retrógrada[2], teoria imunológica[3], fatores ambientais (Dioxinas), dentre outras.

Abordagem diagnóstica

O diagnóstico é feito pela história clínica, exame físico e acompanhamento longitudinal, sendo essencial dar voz às queixas ginecológicas.

Nas mulheres com dor pélvica e/ou distúrbio menstrual, será importante detalhar o ciclo menstrual utilizando perguntas abertas:
- "Como é sua menstruação?"
- "Conte-me um pouco sobre a sua menstruação e ciclo menstrual."
- "Com que intervalo você menstrua?"

Se há dor, pode-se direcionar as perguntas:
- "Pelo que diz, o período da menstruação é um momento de grande sofrimento. Você pode detalhar um pouco mais o que sente?"
- "A dor dura todo o ciclo ou tem um período em que é mais intensa?"
- "Toda vez que menstrua tem dor? Há quanto tempo? E fora da menstruação?"
- "Acompanha desconforto para evacuar ou urinar?"
- "Sente dor na relação sexual? No início da penetração ou no fundo da vagina?"
- "O que você faz para melhorar a dor?"
- "Você relaciona essa dor durante a menstruação com algum outro aspecto da sua vida?"
- "De que forma esses sintomas de dor na menstruação interferem na sua rotina?"

É importante o interrogatório ativo sobre questões relacionadas com a sexualidade e violência:
- "Me conte como estão os seus relacionamentos."
- "Você vive ou já viveu alguma situação de violência?"
- "Tem algo a mais que você acha importante me contar?"

O desejo reprodutivo deve ser considerado:
- "Você pensa em engravidar agora?"
- "Como está evitando a gravidez?"

Sinais e sintomas

A dismenorreia primária pode iniciar-se desde a menarca ou mais frequentemente após os dois primeiros anos do início da menstruação conforme os ciclos menstruais tornam-se ovulatórios.

É caracterizada clinicamente por dor em cólica na região inferior do abdome que pode irradiar-se para a região lombar. As dores começam com a menstruação até 12 a 72 h do início, sendo assim pior nos primeiros dias e gradualmente cede.

Alguns sintomas podem estar associados, relacionados com a ação das prostaglandinas: cólica intestinal, broncoespasmo, hipertensão arterial e cefaleia.

A endometriose tem seu início usualmente após os 20 anos, no entanto, a maioria das mulheres com endometriose reporta sintomas iniciais desde a adolescência. Valorizar essa queixa na adolescência permite um olhar mais atento no acompanhamento dessas mulheres, o que poderá ter uma influência favorável em relação ao seu futuro reprodutivo.

A endometriose pode manifestar-se da mesma forma que a dismenorreia primária ou iniciar alguns dias antes da menstruação e intensificar-se no período menstrual, persistindo após a cessação da menstruação, com dor pélvica fora do período menstrual.

Os sintomas clássicos da endometriose são: dismenorreia progressiva, dor pélvica crônica, dispareunia profunda e infertilidade[4]. Menos frequentes são disquésia (defecação dolorosa) e disúria menstrual.

Suspeita-se de endometriose em mulheres com dor pélvica intensa, persistente, que interfere na vida cotidiana e que tem respondido mal ao tratamento com uso de anticoncepcionais ou que evoluem para dispareunia, dor ao evacuar ou urinar, dor lombar baixa afastando doenças do trato urinário ou dores musculares.

> **Dicas**
>
> Suspeita-se de endometriose em mulheres com:
>
> - dor pélvica persistente com comprometimento da vida cotidiana;
> - má resposta ao tratamento com anticoncepcionais orais;
> - quadro de dismenorreia progressiva com irradiação lombar que evolui para dispareunia, dor ao evacuar ou urinar.
>
> A ultrassonografia transvaginal está indicada nos casos de suspeita de endometriose profunda e/ou cisto endometrioide de ovário.
>
> Na endometriose, o tratamento da dor pélvica crônica requer uma abordagem multiprofissional e planejamento do cuidado a longo prazo.

Exame físico

- O exame físico deve incluir o exame ginecológico.
- Na dismenorreia primária o exame físico é pouco revelador e os exames complementares não se apresentam alterados.
- O exame pélvico servirá ao diagnóstico diferencial da dismenorreia secundária.
- Fundo de saco aderido e nódulos nos ligamentos pélvicos são indicativos de endometriose profunda. Massas anexiais podem indicar: endometrioma, neoplasia, hidrossalpinge, doença inflamatória pélvica.
- Na endometriose o exame ginecológico durante a menstruação pode melhorar a acuidade na detecção de nódulos infiltrantes profundos e dor por pressão direta no fundo de saco vaginal posterior.
- Também é possível identificar no exame ginecológico má-formação genital e uterina.

Exames complementares

- Na dismenorreia primária os exames complementares são desnecessários.

- Há indicação de exames complementares quando as mulheres respondem mal ao tratamento ou que estão sob suspeita de dismenorreia secundária; neste caso considere ultrassonografia transvaginal.
- Na endometriose, a ultrassonografia transvaginal (USG TV) pode identificar cistos endometriais ovarianos.
- CA-125, ressonância nuclear magnética (RM), tomografia computadorizada (TC) não são recomendadas para avaliação inicial da endometriose, podendo ser úteis antes de intervenção cirúrgica.
- **NÃO** se recomenda a utilização de RM ou USG TV no estudo de endometriose superficial, pois é pouco acessível aos dois métodos e a RM consegue diagnosticar apenas os implantes hemorrágicos.
- O marcador biológico CA-125 tem sido o mais estudado na endometriose e **NÃO** há até o momento validade de sua utilização de rotina no diagnóstico de endometriose[5].
- O USG TV é o exame de primeira linha no estudo de endometriomas e endometriose profunda.
- A RM e o USG TV são métodos sensíveis e específicos para o diagnóstico de endometriomas e endometriose profunda.
- A laparoscopia está indicada quando o diagnóstico definitivo é necessário, como para planejar terapias mais agressivas na dor pélvica crônica, de difícil controle, em casos selecionados de infertilidade ou quando o tratamento cirúrgico encontra-se formalmente recomendado. Permite que o diagnóstico anatomopatológico e o tratamento possam ser feitos de maneira integrada.

Sinais de alerta

- A agudização da dor pélvica, com quadro de abdômen agudo com irritação peritonial, pode estar associada com rotura, hemorragia ou infecção de endometrioma ou rotura/torção de cisto ovariano de outras etiologias.
- Nas mulheres que estão tentando engravidar ou não fazem uso de método contraceptivo seguro deve-se afastar gravidez ou gravidez ectópica.
- Sangramento e ou corrimento com odor fétido, sinais de irritação peritonial e comprometimento do estado geral deve-se pensar em quadros infecciosos como endometrite pós-parto ou aborto, abscesso tubo ovariano ou pelviperitonite.
- Essas mulheres devem ser encaminhadas aos serviços de urgência e emergência de forma segura para exames complementares e tratamento adequado[6].

Tratamento medicamentoso

Na dismenorreia primária busca-se diminuir a quantidade de prostaglandina através do uso de anti-inflamatórios não hormonais (AINH), iniciado logo no início da dor e mantido em horários regulares nos primeiros dias da menstruação, e que são altamente efetivos no controle da dor. Quando possível iniciar 2 ou 3 dias antes da menstruação até o segundo ou terceiro dia desta[7].

Não há diferenciação terapêutica conforme os anti-inflamatórios empregados, se os específicos para a cox-2 ou os outros.

A Escala Visual Analógica (EVA) é um instrumento recomendado para avaliar a intensidade da dor. Os analgésicos devem ser prescritos de acordo com a escada analgésica:

- EVA 1-3 dor leve: analgésicos não opioides e/ou AINH.
- EVA 4-6 dor moderada: opioide fraco e analgésicos não opioides e/ou AINH.
- EVA 7-10 dor intensa: opioide forte.

Posologias possíveis:

- Piroxicam 20-40 mg por dia
- Nimesulida 100 mg de 12/12
- Ibuprofeno 600 mg de 8/8
- Diclofenaco 50 mg de 8/8

Caso não haja o desejo de gravidez, os anticoncepcionais combinados podem ser indicados sempre respeitando seus critérios de elegibilidade[8].

Na endometriose, o tratamento medicamentoso de primeira escolha é o hormonal, podendo ser iniciado empiricamente, associado ou não aos anti-inflamatórios não hormonais (AINH) durante as crises de dor[9].

Os contraceptivos hormonais combinados reduzem a dismenorreia, dispareunia e dor pélvica não cíclica associadas a endometriose.

Todos os medicamentos hormonais são efetivos no tratamento da dor associada à endometriose, independentemente do fármaco utilizado, desde que se obtenha um estado de amenorreia[10].

Posologias possíveis disponíveis nas Unidades Básicas de Saúde:

- Contraceptivos orais combinados: Etinilestradiol 30 mcg + Levonogestrel 150 mcg (Ciclo 21).
- Os progestágenos são eficazes no controle da dor associada com a endometriose, sendo consistente a evidência para o acetato de medroxiprogesterona e o dienogeste.

Posologias possíveis disponíveis nas Unidades Básicas de Saúde:

- Medroxiprogesterona IM 150 mg/trimestral
- Medroxiprogesterona IM 50 mg/mensal

Outras:

- Medroxiprogesterona oral 30 mg/dia
- Medroxiprogesterona SC 104 mg/trimestral

- Dienogeste 2 mg/dia
- Gestrinona 2,5-5,0 mg/dia
- Acetato de megestrol 40 mg/dia
- Acetato de norentindrona 5,0 mg/dia
- O DIU de levonorgestrel é uma alternativa para o tratamento a longo prazo na redução da dor associada à endometriose

Tratamento não medicamentoso

As Práticas Integrativas e Complementares (PICs), reconhecidas como política nacional pelo Ministério da Saúde, podem interferir positivamente no manejo da dor.

Apesar de serem necessários mais estudos em relação à prática de exercícios e a endometriose, sabe-se que o exercício físico libera uma série de substâncias chamadas de endorfinas que têm um efeito vasodilatador e analgésico. Exercícios como yoga e dança do ventre massageiam os órgãos internos, o que pode exercer um efeito positivo nas mulheres com dores pélvicas. De uma maneira geral o exercício diminui o estresse, favorece o convívio social, melhora a autoestima e a qualidade de vida.

A acupuntura, prática integrante da Medicina Tradicional Chinesa, baseia o seu tratamento no diagnóstico do desequilíbrio energético relacionado aos cinco movimentos e no conhecimento dos canais energéticos do corpo (meridianos)[11].

A fisioterapia se utiliza da cinesioterapia (reabilitação por meio de movimentos específicos do corpo), liberação miofascial (manobras superficiais para mobilizar a fáscia) e eletroestimulação (aplicação de correntes elétricas indolores) para promover a analgesia e controle da dor.

Síndrome dos Ovários Policísticos

A Síndrome dos Ovários Policísticos (Sop) manifesta-se de forma heterogênea. Trata-se de uma síndrome multifatorial que se apresenta com hiperandrogenismo e anovulação crônica e associa-se a distúrbios metabólicos como: obesidade, resistência à insulina, diabetes, hipertensão arterial, síndrome metabólica e dislipidemia.

A síndrome dos ovários policísticos (Sop) é uma das mais comuns endocrinopatias que acometem mulheres em idade reprodutiva, com prevalência de 4 a 12% em diferentes populações[12].

A patogenia da Sop é complexa, multigênica, caracterizada por disfunções na liberação de gonadotropinas e na síntese de esteroides.

A hiperinsulinemia também representa um papel importante na patogenia da Sop. A insulina em excesso aumenta a secreção de LH pela hipófise, contribuindo para a anovulação crônica, e diminui os níveis de sex hormone-binding globulin (SHBG), aumentando a testosterona livre.

Classicamente, há quatro critérios diagnósticos de Sop[13] (Quadro 22.1).

QUADRO 22.1 – Critérios diagnósticos de Sop

1. Hiperandrogenismo	Clínico o bioquímico definido como o aumento da testosterona livre ou da proteína carreadora de testosterona.
2. Oligomenorreia/amenorreia	Menos de 8 menstruações em 1 ano ou ausência da menstruação.
3. Ovários policísticos ao USG	Presença de 12 ou mais folículos em cada ovário com uma medida entre 2 e 9 mm e um volume de 10 ml. Um ovário é suficiente para o diagnóstico.
4. Etiologias excluídas	Hiperplasia congênita suprarrenal. Tumores secretores de andrógenos. Síndrome de Cushing, hipotireoidismo e hiperprolactinemia.

Fonte: The Rotterdam ESHRE/ASRM-sponsored PCOS Consensus Workshop Group Revised 2003 consensus on diagnostic criteria and long-term health risks related to polycystic ovary syndrome (PCOS) (2004).

Assim, para o diagnóstico da Sop, é necessário excluir:
- **Hiperplasia adrenal congênita** de início tardio com a medida de 17-hidroxiprogesterona basal e se necessário após estímulo com ACTH.
- **Anormalidades tiroideanas** com a dosagem de TSH.
- **Hiperprolactinemia** com a avaliação dos níveis de prolactina.
- **Síndrome de Cushing** – não são necessários testes se não houver clínica sugestiva.
- **Tumor virilizante** – a medida da testosterona ajuda a mostrar hiperandrogenismo e a descartar tumores virilizantes. Medidas de outros androgênios (DHEAS e androstenediona) não têm validade comprovada. Clitoromegalia leve não é incomum, mas o seu achado faz pensar em síndromes virilizantes.

Ultrassonografia transvaginal
- Não há indicação de USG TV em mulheres saudáveis. O achado isolado de ovários policísticos não caracteriza a Sop e não indica tratamento.
- Nos casos de Sop, a espessura endometrial deve ser sempre medida, pois o estímulo estrogênico sem a contraposição progestogênica pode levar a um risco maior de patologias endometriais como hiperplasias de endométrio e câncer endometrial.

Teste de tolerância à glicose
- É essencial para excluir intolerância à glicose e diabetes *mellitus*.

Alguns investigadores recomendam o cálculo de índices para a resistência à insulina utilizando-se de valores da glicemia e insulina de jejum:
- Homeostasis Model Assessment[14] [HOMA = G (nmol/l) × I (mIU/ml)/22,5 – RI > 4,0 ou HOMA IR = G (mg/dl) × I (mIU/ml)/22,5 – RI > 4,0].
- Quantitative Insulin Sensitivity Check Index[15] [QUICKI = 1/(log[G] basal + log[I] basal – RI < 0,34).

Foi recentemente demostrado que o QUICKI apresenta melhor acurácia que o HOMA[16]. A presença de Acantosis Nigra pode ser um indicador sugestivo de resistência insulínica.

Perfil lipídico

É plausível a solicitação do colesterol total, HDL e triglicérides devido à resistência insulínica estar associada com a síndrome metabólica.

Outras investigações

Não há justificativa para realizar-se laparoscopia, tomografia computadorizada ou ressonância magnética quando na suspeita da Sop.

Relação da Sop com síndrome metabólica

É comum na Sop a presença de fatores de risco para desenvolvimento de doença cardiovascular (DCV), tais como resistência à insulina, dislipidemia, diabetes *mellitus*, hipertensão arterial sistêmica, disfunção endotelial, obesidade central e marcadores pró-inflamatórios crônicos, além de baixa aptidão física[17].

Nas mulheres com Sop, a síndrome metabólica (SM) é significativamente mais prevalente, aparece precocemente e parece ser independente da idade e do índice de massa corpórea (IMC), o que pode significar um maior risco cardiovascular a médio e longo prazo. Para classificação do risco cardiovascular pode-se usar a escala de Framingham.

Mulheres na menopausa com histórico de irregularidade menstrual apresentaram maior risco de DCV quando comparadas a mulheres com ciclos menstruais normais.

Apesar de as mulheres com Sop apresentarem mais resistência à insulina em comparação a mulheres de mesmo peso e ovários normais, a resistência à insulina é encontrada em 10 a 15% das pacientes não obesas (IMC 20 a 25 kg/m^2) e 20 a 40% das obesas (IMC ≥ 30 kg/m^2)[18].

> **Dicas**
>
> As manifestações da Sop podem ocorrer em qualquer fase da vida reprodutiva e há tendência a retardar o diagnóstico diante do uso de anticoncepcionais hormonais que mascaram as irregularidades menstruais características da síndrome.
>
> Sinais clínicos podem aparecer precocemente na puberdade como pubarca precoce.
>
> O diagnóstico precoce possibilita intervenção precoce e controle dos distúrbios cardiovasculares associados.

Abordagem terapêutica

Na atualidade, os objetivos do tratamento na Sop não se restringem à abordagem das repercussões reprodutivas, como infertilidade, anovulação e hirsutismo, sendo também direcionados para a promoção e prevenção da saúde cardiovascular.

Tratamento medicamentoso

Metformina

- A metformina é um agente sensibilizador da insulina que reduz a resistência e a secreção de insulina, seguida por uma diminuição na produção de androgênios ovarianos. A ação direta da metformina sobre as células da teca ovariana também diminui a produção androgênica. É administrada via oral na dose de 1.500 a 2.500 mg/dia. Aproximadamente 15 a 20% dos pacientes.
- O uso da Metformina, associada à modificação no estilo de vida, melhora o perfil metabólico em mulheres com Sop em maior grau do que quando administrada isoladamente.
- A combinação de metformina, dieta e prática regular de exercício mostra-se eficiente na diminuição de 4,5% nos níveis de testosterona plasmática e de 15,2% nos de androgênios livres (FAI). Tais resultados não foram verificados em mulheres que fizeram uso isolado de metformina, nem naquelas em que se introduziu apenas mudanças de estilo de vida, com a dieta e prática regular de exercício[19].

Glitazonas

- Há outra classe de agentes hipoglicemiantes orais mais recentes, derivados das tiazolinedionas (TZDs), que também são usados no tratamento das desordens metabólicas na Sop: troglitazona, roziglitazona e pioglitazona.
- Os efeitos das TZDs sobre a função ovariana podem ser indiretos (devido à ação sistêmica sensibilizadora da insulina e redução da hiperinsulinemia), como a diminuição dos níveis séricos de testosterona total e livre e aumento dos níveis de globulina ligadora dos esteroides sexuais (SHBG) e de insulin-like growth factor binding protein 1 (IGFBP-1).
- A troglitazona foi retirada da prescrição médica devido aos efeitos hepatotóxicos.
- É importante lembrar que a utilização da pioglitazona pode determinar aumento de peso.
- No tratamento específico da amenorreia/anovulação presentes na Sop, deve-se considerar o desejo de engravidar da mulher.

Quando não há desejo de engravidar

Se não há desejo de engravidar indica-se a utilização de medicamentos que regulam o ciclo menstrual e melhoram as manifestações androgênicas, como os anticoncepcionais[20].

Contraceptivos hormonais orais combinados:

- etinilestradiol 35 mcg e acetato de ciproterona 2 mg;
- etinilestradiol 30 mcg e drosperinona 3 mg.

Se houver necessidade de outros medicamentos como fármacos antiandrogênicos e sensibilizadores de insulina seria o momento de encaminhar a outros especialistas e após definida a terapêutica todo o acompanhamento será na atenção primária.

Quando há desejo de engravidar

Se há desejo da gravidez, estímulos devem ser feitos para redução do peso e será um motivo de encaminhamento para o ginecologista a necessidade de indução da ovulação[21].

Os medicamentos usados neste caso são a metformina e o clomifeno.

Citrato de clomifeno na dose de 50 mg ao dia durante cinco dias e classicamente iniciar no quinto dia do ciclo menstrual. Quando necessário, as doses subsequentes não devem ultrapassar a posologia de 150 mg ao dia.

Outra opção é a utilização de gonadotrofinas isoladas ou associadas à metformina ou a análogos do GnRH (associado ao aumento do risco da síndrome de hiperestimulação ovariana).

A metformina, isolada ou associada ao citrato de clomifeno, mostrou que as taxas de ovulação foram efetivas tanto com o uso isolado de metformina quanto associada ao citrato de clomifeno. Mas quando se analisou o número de gestações, o tratamento da infertilidade só era adequado quando a metformina foi associada ao citrato de clomifeno[22].

Metformina associada ao citrato de clomifeno é possivelmente de 3 a 4 vezes superior ao citrato de clomifeno isolado para induzir a ovulação e para a gravidez.

Na Sop com oligomenorreia, a metformina melhora o padrão menstrual, e na indução da ovulação o clomifeno mostra-se superior à metformina.

Tratamento não medicamentoso

Perda de peso e exercícios físicos são estratégias iniciais no tratamento de mulheres obesas com Sop, melhorando a sensibilidade à insulina. Hiperandrogenismo, fatores de riscos metabólicos, ciclos menstruais e ovulação reduzem o número de folículos ovarianos retidos e o volume ovariano e melhora a fertilidade e a capacidade reprodutiva.

A redução de 2 a 7% do peso corporal reduz os níveis de androgênios e ocorre melhora na função ovariana. A adoção de uma dieta redutora de peso, com baixo teor de gordura, associada à atividade física regular, implica benefícios psicológicos em mulheres com Sop.

A prática regular de exercício físico em mulheres com Sop tem demonstrado importância terapêutica relevante, uma vez que as evidências indicam resultados positivos dessa modalidade nos aspectos relacionados à composição corporal, parâmetros metabólicos, cardiovasculares e hormonais, além da função reprodutiva.

Após seis meses de exercício e dieta, mulheres obesas com Sop obtiveram alteração positiva na composição corporal, com redução da circunferência da cintura, melhora na sensibilidade à insulina, diminuição da insulina basal e redução do nível de hormônio luteinizante (LH), mesmo com baixo nível de perda da massa corporal total (2 a 5%)[23]. Entretanto, esses achados só foram observados nas pacientes responsivas à intervenção, ou seja, as que se tornaram ovulatórias no decorrer e/ou no final da pesquisa. A redistribuição da massa corporal gorda parece ser ainda mais importante do que sua perda, visto que a diminuição da obesidade central se acompanha de melhora na sensibilidade à insulina, com consequente impacto positivo na restauração da função ovariana.

Resultados similares foram observados após seis meses de prática regular de exercício aeróbico, com redução da relação cintura-quadril (RCQ), um parâmetro referente à obesidade central, mas sem evidenciarem alteração do IMC. Nesse estudo, foi utilizada a caminhada como forma de exercício[24].

Dieta

Não há provas de que alguma composição dietética seja ideal para mulheres com Sop. No entanto, um grupo sugere que uma dieta pobre em gorduras saturadas e rica em fibras predominantemente de alimentos com baixo índice glicêmico de carboidratos parece mais adequada para mulheres com Sop.

Exercícios são importantes na manutenção da redução de peso e podem auxiliar no sucesso da intervenção dietética. Exercícios com fortalecimento muscular melhoram a sensibilidade à insulina e, em combinação com uma dieta, podem limitar perda de massa muscular magra[25].

Papel da enfermagem da Equipe de Saúde da Família

A consulta de enfermagem tem papel fundamental no acolhimento da mulher e na escuta qualificada de suas queixas, valorizando seus medos e angústias, mitos e tabus. Identifica dificuldades relacionadas a compreensão e adesão ao tratamento. Garante com clareza a proposta de tratamento e seu acompanhamento. Termos técnicos como dismenorreia, dispareunia, cistos ovarianos podem angustiar a mulher e supervalorizar o tratamento medicamentoso e a necessidade de exames complementares, podendo ter efeito iatrogênico no seu cuidado. Outro desafio é motivar a mulher para mudanças referentes a um estilo de vida saudável.

A prática regular de exercício físico tem sido recomendada como uma das estratégias de primeira linha no tratamento da obesidade, hiperandrogenismo e infertilidade das mulheres com Sop. O exercício constitui-se num modulador positivo dos fatores de risco cardiovascular nessas mulheres, tornando-se sua prática elemento indispensável no planejamento terapêutico.

Informar e motivar a mulher a participar das atividades e PICs promovidas pela UBS.

A consulta de enfermagem quando realizada durante visita domiciliar permite ainda uma maior aproximação com a realidade de vida da mulher, suas condições econômicas, entender sua dinâmica familiar e identificar sua rede de proteção. Perceber situações de vulnerabilidade e de violência. É também o momento para se propor a ampliação do cuidado, e ouvir suas prioridades e necessidades.

O momento da coleta do exame preventivo de câncer de colo de útero cria a oportunidade de uma consulta de enfermagem e a abordagem das questões referentes a saúde sexual e reprodutiva.

O trabalho em equipe requer que um profissional facilite o trabalho do outro. A boa comunicação entre médico e enfermeiro permite ajustar condutas referentes ao acompanhamento e tratamento dessa mulher.

O enfermeiro também organiza atividades educativas e de promoção de saúde na UBS. Promove rodas de conversa, cirandas, oficinas, que permitam o compartilhamento de experiências e a construção coletiva de saberes, respeitando singularidades e diferenças. O importante não é transmitir conteúdos específicos, mas provocar a reflexão e instigar na mulher sua capacidade de buscar soluções e transformar a realidade. Metodologias participativas tornam o encontro agradável. Disparadores temáticos como notícias da mídia, letras de música, poesias, filmes, "causos" podem aquecer a discussão.

Quando encaminhar e para quem

Os casos estáveis e com remissão da sintomatologia podem ser acompanhados pelo médico de família e comunidade, já que o tratamento da dismenorreia primária e o da endometriose dependem de um acompanhamento longitudinal.

Casos refratários ao tratamento com contraceptivos orais combinados ou progestágenos e AINH necessitam de acompanhamento com ginecologista[26].

Mulheres com exame físico pélvico alterado sugestivo de endometriose profunda ou com endometriomas ovarianos merecem avaliação mais detalhada com ginecologista e, muitas vezes, tratamento cirúrgico.

Mulheres com infertilidade associada a dor pélvica crônica e que desejem engravidar devem ser encaminhadas ao especialista.

Sinais de alerta e erros comuns

- Não valorizar a queixa da mulher.
- Não valorizar a dor da mulher.
- Não ampliar o olhar e investigar aspectos emocionais e relacionados à sexualidade.
- Não estar atento aos diagnósticos diferenciais.
- Resumir o tratamento ao uso de anti-inflamatórios ou anticoncepcional.
- Não estar atento a situações de violência.
- Pedir ultrassom sem examinar a paciente.

Referências

1. Meyer R. Uber den Staude der Frage der Adenomyosites Adenomyoma in Allgemeinen und Adenomyonetitis Sarcomatosa. Zentralbl Gynakol 1919;36:745-59.
2. Sampson JA. Peritoneal endometriosis due to the menstrual dissemination of endometrial tissue into the peritoneal cavity. Am J Obstet Gynecol 1927;14:422-469.
3. Weed JC, Arquembourg PC. Endometriosis: can it produce an autoimmune response resulting in infertility? Clin Obstet Gynecol 1980;23:885-89.
4. Sociedade Portuguesa de Ginecologia SPG. Consenso Endometriose 2015, Penela.
5. Mol BW, Bayram N, Lijmer JG, Wiegerinck MA, Bongers MY, van der Veen F et al. The performance of CA-125 measurement in the detection of endometriosis: a meta-analysis. Fertil Steril. 1998;70(6):1101-8.
6. Brasil. Ministério da Saúde. Protocolos da Atenção Básica: Saúde das Mulheres. Ministério da Saúde, Instituto Sírio-Libanês de Ensino e Pesquisa. Brasília: Ministério da Saúde; 2016. Disponível em: http://dab.saude.gov.br/portaldab/biblioteca.php?conteudo=publicacoes/protocolos_ab.

7. Projeto Diretrizes da Associação Médica Brasileira. Federação Brasileira das Associações de Ginecologia e Obstetrícia. Dismenorreia Primária: Tratamento. Rev Assoc Med Bras. 2013;59(5):413-419.
8. World Health Organization. Medical eligibility criteria for contraceptive use. 2015 [acesso em: 20 de janeiro de 2017]. Disponível em: http://apps.who.int/iris/bitstream/10665/181468/1/9789241549158_eng.pdf?ua=1.
9. Federação Brasileira das Associações de Ginecologia e Obstetrícia FEBRASGO. Manual de Endometriose 2014/2015/Sérgio Podgaec. São Paulo. Disponível em: http://www.febrasgo.org.br.
10. Dunselman GA et al. European Society of Human Reproduction and Embryology. ESHRE guideline: management of women with endometriosis. Hum Reprod. 2014 Mar;29(3):400-12. doi: 10.1093/humrep/det457. Epub 2014 Jan 15.
11. Yamamura Ysao. Acupuntura tradicional: a arte de inserir. 2º ed. rev. e ampl. São Paulo: Roca; 2001.
12. Síndrome dos ovários policísticos. Femina. 2006 out;34(10).
13. The Rotterdam ESHRE/ASRM-sponsored PCOS Consensus Workshop Group Revised 2003 consensus on diagnostic criteria and long-term health risks related to polycystic ovary syndrome (PCOS). Hum Reprod 2004;19:41-47.
14. Matthews DR, Hosker JP, Rudenski AS, Naylor BA, Treacher DF, Turner RC. Homeostasis model assessment: insulin resistance and B cell function from fasting plasma glucose and insulin concentrations in man. Diabetologia 1985;28:412-9.
15. Katz A, Sridhar SN, Albert P, Sumner AE, Quon MJ. Quantitative Insulin-Sensitivity Check Index: a simple, accurate method for assessing insulin sensitivity in humans. J Clin Endocrinol Metab 2000;85:2402-10.
16. Carmina E, Lobo RA. Use of fasting blood to assess the prevalence of insulin resistance in women with polycystic ovary syndrome. Fertil Steril 2004 Sept;82(3).
17. Metabolic syndrome and polycystic ovary syndrome... and vice versa. Arq Bras Endocrinol Metab. 2009;53/2.
18. Prevalência da síndrome metabólica em portadoras da síndrome dos ovários policísticos. Rev Bras Ginecol Obstet. 2007;29(1):10-17.
19. Hoeger K, Davidson K, Kochman L, Cherry T, Kopin L, Guzick DS. 2008 The impact of metformin, oral contraceptives and lifestyle modification, on polycystic ovary syndrome in obese adolescent women in two randomized, placebo-controlled clinical trials. J Clin Endocrinol Metab 93:4299-4306.
20. Síndrome dos ovários policísticos: aspectos atuais das abordagens terapêuticas – Parte 1. Femina. 2009 maio;37(5).
21. Síndrome do ovário policístico: aspectos atuais das abordagens terapêuticas – Parte 2. Femina. 2009 jun;37(6).
22. Lord T, Thomas R, Fox B, Acharva U, Wilkin T. The effect of metformin on fat distribution and metabolic syndrome in women with polycystic ovary syndrome: A randomized double-blind, placebo-controlled trial. BJOG. 2006;113(7):817-24.
23. Huber-Buchholz MM, Carey DG, Norman RJ. Restoration of reproductive potential by lifestyle modification in obese polycystic ovary syndrome: role of insulin sensitivity and luteinizing hormone. J Clin Endocrinol Metab. 1999;84(4):1470-4.
24. Randeva HS, Lewandowski KC, Drzewoski J, Brooke-Wavell K, O'Callaghan C, Czupryniak L et al. Exercise decreases plasma total homocysteine in overweight young women with polycystic ovary syndrome. J Clin Endocrinol Metab. 2002;87(10):4496-501.
25. Azevedo GD, Costa EC, Micussi MTABC, Ferezini de Sá JC. Modificações do estilo de vida na síndrome dos ovários policísticos: papel do exercício físico e importância da abordagem multidisciplinar. Rev Bras Ginecol Obstet. 2008;30(5):261-7.
26. Brasil. Ministério da Saúde. Ginecologia [recurso eletrônico]. Ministério da Saúde, Universidade Federal do Rio Grande do Sul. Brasília: Ministério da Saúde; 2016. 23 p.: il. (Protocolos de encaminhamento da atenção básica para a atenção especializada, v. 4) 23 p.: il. – Versão Preliminar. Disponível em: http://dab.saude.gov.br/portaldab/biblioteca.php?conteudo=publicacoes/Protocolos_AB_vol4_ginecologia.

CAPÍTULO 23

Anticoncepção Feminina e Masculina

- *Mariana Duque Figueira*
- *Rodrigo Garcia D'Áurea* • *Ana Carolina Rossi Fuschini*

O que é importante saber
- Como fazer o aconselhamento inicial para anticoncepção na Atenção Primária à Saúde (APS).
- Quais os modos de ação, os critérios de elegibilidade e as maneiras de uso dos principais métodos anticoncepcionais disponíveis no Brasil.
- Quando e como prescrever contracepção de emergência.
- A periodicidade dos retornos para um seguimento adequado.
- Os critérios para encaminhamento dos casos.
- O papel da enfermagem no cuidado contraceptivo.

Considerações gerais

A anticoncepção é um fator importante na vida das mulheres e de seus parceiros, pois impacta em questões como a autonomia sobre o próprio corpo, o tamanho das famílias, a distribuição de renda, as escolhas profissionais e a qualidade de vida, além de influenciar sobremaneira a construção do papel feminino na sociedade.

Dessa forma é muito importante a conscientização da mulher sobre o tema e das possibilidades de anticoncepção.

A capacidade das mulheres de planejarem suas gestações é, portanto, peça essencial na estruturação de um Estado e na vida dos indivíduos que o compõem, levando a OMS a considerar a saúde sexual e reprodutiva um direito humano fundamental, reconhecido pela Constituição Cidadã de 1988 e regulamentado pela Lei 9.263, de 12 de janeiro de 1996.

É necessário que o médico de família esteja apto a ofertar os mais diversos métodos contraceptivos, a fim de que quem consulta tenha plena capacidade de escolher o método que lhe pareça mais efetivo e de melhor adaptação ao seu contexto individual.

Aconselhamento inicial – abordagem diagnóstica

O aconselhamento realizado pelo profissional de saúde em uma consulta cuja demanda seja anticoncepção deve ter como objetivo oferecer a informação adequada para que a pessoa possa fazer uma escolha baseada em seu contexto social, seu histórico pessoal, suas crenças e valores.

Uma abordagem centrada na pessoa, isenta de julgamentos morais que interfiram no cuidado, e que abranja o contexto mais amplo de planejamento familiar e de empoderamento da mulher – em relação a seu corpo, seus planos, e seu relacionamento – é fundamental.

Muitas vezes, a conversa sobre anticoncepção acaba trazendo à tona questões como insatisfação com a vida sexual, medo de contrair uma doença sexualmente transmissível (DST) e relacionamentos abusivos.

Podemos dividir os aspectos a serem contemplados na consulta em seis eixos principais:

1. **Perfil pessoal:** motivação, crenças e medos, idade, histórico de saúde, medicações em uso, grau de colaboração do(s) parceiro(s), exposição a doenças sexualmente transmissíveis, frequência da atividade sexual, experiência prévia no uso de contraceptivos, interesse atual por método específico.

2. **Necessidade de exames:** os exames (ginecológico e complementares) não devem ser considerados pré-requisitos ou obstáculos que adiem a prescrição da contracepção, uma vez que a avaliação se dá pela *história clínica orientada e por um exame físico sumário*: medida da pressão arterial e cálculo do índice de massa corpórea no caso de contraceptivos hormonais. Na suspeita de condições específicas após a entrevista clínica, alguns exames podem ser necessários, como a pesquisa de trombofilias no caso de antecedentes familiares positivos ou de episódios prévios de trombose venosa profunda.

3. **Elegibilidade:** atentar para os dados da história clínica e do exame físico que possam contraindicar absoluta ou relativamente algum tipo de método (categorias 3 e 4 da classificação sobre os critérios de elegibilidade contraceptiva da OMS, respectivamente: categoria 3 – em geral não se recomenda o uso do método, a menos que os outros métodos, mais adequados, não estejam disponíveis ou sejam aceitáveis; categoria 4 – método não deve ser utilizado).

4. **Perfil do método contraceptivo:** sua eficácia (taxa de sucesso na teoria, em uso ideal) e sua efetividade (taxa de sucesso na prática, em condições reais), como o método funciona, sua segurança clínica e seus efeitos colaterais, a complexidade de uso (de acordo com perfil individual e rotina de vida), a aceitabilidade (pela pessoa e parceiro(s)), o preço (e sua disponibilidade pelo SUS).
5. **Informações sobre doenças sexualmente transmissíveis (DSTs):** formas de exposição e de prevenção, reforço positivo para a dupla proteção (com uso concomitante de método de proteção contra DSTs, caso o escolhido tenha efeito apenas contraceptivo).
6. **Orientações finais:** sobre quando procurar o serviço de saúde após a consulta inicial, sobre que medidas tomar em caso de intercorrências que possam interferir na efetividade do método (acidente, esquecimento etc.), e sobre contracepção de emergência (indicações e formas de acesso).

Métodos de anticoncepção

Métodos comportamentais

São os métodos coletivamente conhecidos como "métodos naturais". Baseiam-se na fisiologia da ovulação para determinar os períodos férteis e possibilitar períodos de abstinência programada.

É o método adotado como padrão por diversas instituições religiosas, podendo ser o único método aprovado em determinados contextos sociais onde o Médico de Família esteja inserido. Necessitam de grande treinamento por parte da mulher e entendimento do próprio corpo, o que diminui sua efetividade. Também são utilizados por casais com desejo gravídico a fim de determinar o período mais propenso à gestação.

A *abstinência sexual* e o *coito interrompido* não são estratégias válidas para recomendação em consultório, dada sua baixa eficácia e efetividade.

Baseados em calendário

São métodos que se utilizam da duração esperada do ciclo menstrual e do tempo de viabilidade de espermatozoides e óvulos dentro do aparelho genital feminino, a fim de estabelecer qual seria o período mais fértil da paciente. Com isso, são estabelecidos períodos de abstinência sexual. Pode ser feito de duas maneiras:
- Acompanham-se 12 ciclos menstruais consecutivos: subtraindo-se 18 dias do ciclo mais curto, tem-se o primeiro dia fértil, e 11 dias do ciclo mais longo, o último dia fértil. Pode-se praticar relação sexual fora deste período.
- Para mulheres com ciclo entre 26 e 32 dias, considera-se como período fértil os dias incluídos entre o 8º e o 19º do ciclo.

Baseados em sinais e sintomas

Utilizam-se os sinais e sintomas da própria paciente para estabelecer seu período mais fértil. São quatro os métodos mais comuns:

- **Temperatura basal:** mede-se a temperatura corporal (de preferência bucal ou anal) por 3 meses, todos os dias, sempre pela manhã e na mesma hora, após um período de sono de 6 a 8 horas, e sem se levantar da cama. Deve-se manter abstinência entre o primeiro dia do ciclo até o 4º dia após a elevação da temperatura.
- **Muco cervical:** divide-se o ciclo em quatro fases: (1) dias secos, com pouca secreção, em grumos e compacta; (2) aumento progressivo de secreção, com muco cada vez mais transparente e viscoso; (3) clara de ovo, com secreção abundante e clara, com o final dessa fase ocorrendo secreção líquida, muitas vezes confundida com urina; (4) espessa e opaca, com a secreção se tornando pegajosa e espessa novamente. O período fértil se caracteriza da fase 2 ao término da fase 3.
- **Método sintotérmico:** utiliza-se a somatória dos métodos de sinais e sintomas e de calendário, estabelecendo o primeiro dia fértil pela coincidência do dia calculado pela subtração de 18 dias do ciclo mais curto com o início da fase 2 do muco cervical (utilizando o menor dos dois, caso não haja coincidência), e o último dia fértil pela coincidência do 4º dia após a elevação da temperatura com o início da fase 4 do muco cervical (utilizando o maior dos dois, caso não haja coincidência).
- **Amenorreia durante a lactação:** caso o lactente seja menor de 6 meses, a mãe permaneça em amenorreia, e a criança se alimente exclusivamente de leite materno, a eficiência para não engravidar é de 98-99%. Caso algum desses elementos não se cumpra, existe alta probabilidade de gravidez.

Métodos de barreira

São métodos que impedem a chegada dos espermatozoides ao óvulo, funcionando como barreira – física ou química – à sua progressão.

As camisinhas (feminina e masculina) são os únicos métodos conhecidos até o momento capazes de evitar o contágio por DSTs.

Camisinha masculina

Costumeiramente feita de látex, entre 6 e 8% da população mundial pode apresentar alergia.

Deve ser desenrolada pelo corpo do pênis completamente ereto, com o cuidado de ser retirado todo o ar de seu reservatório final (sua "ponta").

Suas falhas ocorrem devido a: roturas, deslizamento, ou não colocação para não interromper o ápice de excitação sexual.

A vergonha para a sua obtenção (por compra ou provimento em unidade de saúde) e o estigma que envolve o uso (casais que mantém relação longeva tendem a abdicar do uso, e utilizá-lo pode ser encarado como desconfiança no relacionamento) devem ser considerados no momento de aconselhamento.

Camisinha feminina

Trata-se de um tubo em fundo cego com dois anéis em seus extremos: um que fica alocado no fundo da vagina, e o outro por fora da mesma, recobrindo os órgãos externos.

Feita de material semelhante ao da camisinha masculina, pode apresentar uma esponja no fundo como forma de reter o esperma masculino.

Pode ser inserida horas antes do ato sexual, garantindo autonomia à mulher sobre o momento de utilizá-la. Na retirada, deve-se dar algumas voltas na sua parte externa para fechá-la.

A principal causa de falha é a colocação errônea. Apresenta taxa de descontinuação de uso próxima dos 50% devido a: perda dentro da vagina, expulsão, barulho durante o ato sexual, dificuldades de inserção e visualização da parte externa durante o uso.

Diafragma

Consiste em uma barreira, usualmente de látex, cujas apresentações variam de 55 mm a 95 mm de diâmetro. Deve ser colocado 2 a 3 horas antes da relação sexual, e retirado até 6 horas após.

Existe a possibilidade de uso contínuo, com retirada apenas para higiene após o coito e durante a menstruação. A higienização deve ser feita com água fria, pois água quente pode dilatar o produto.

A medição ocorre em consultório através do toque vaginal bidigital: medida de 2 cm a menos do que o comprimento entre a porção externa do púbis e o fundo vaginal posterior. O diafragma deve recobrir da fossa retropúbica ao fundo de saco posterior, comprovando-se o tamanho adequado através de kits estéreis ou diafragmas inutilizados e esterilizados.

A própria mulher coloca o diafragma após explicação da técnica: deformação das bordas (como um 8 ou um C), e inserção com as pontas dos dedos até o fundo de saco posterior. Para retirá-lo, basta inserir os dedos por sobre a borda anterior e puxá-lo para fora.

Recomenda-se reavaliação anual já que variações de peso e do tônus da musculatura pélvica podem alterar seu tamanho ideal.

Seu uso fica contraindicado em condições que alterem a anatomia vaginal (prolapso uterino, cistocele ou retocele importantes). Existe certa associação com infecções urinárias, podendo caracterizar uma contraindicação relativa.

Espermicida

São substâncias que atuam realizando agressão química (surfactante) e física (espuma) à viabilidade dos espermatozoides. O mais utilizado é o nonoxinol-9. Devem ser aplicados 10 a 15 minutos antes da penetração, no máximo uma hora antes.

Podem ser utilizados em associação com métodos de barreira (tendo maior efetividade) ou sozinhos (em ovos vaginais, cápsulas, cremes, geleias e aerossóis).

Capuz cervical e esponja vaginal

Métodos ainda não disponíveis no Brasil (Tabela 23.1), podem ser adquiridos por importação direta.

O capuz é uma membrana que recobre o cérvix, não sendo influenciado por variação de peso da paciente ou alterações anatômicas. Apresenta como contraindicações as alterações patológicas da cérvix, e não deve ser utilizado durante a menstruação.

A esponja vaginal consiste numa barreira embebida em nonoxinol-9 que pode ser utilizada durante vários coitos (não ultrapassar 24 horas de uso pelo risco de choque tóxico por *Staphylococcus aureus*). Na inserção, deve-se umidificá-la com água para ativar o espermicida.

TABELA 23.1 – Principais métodos comportamentais e de barreira existentes

Método	Falha em uso perfeito (%)	Falha em uso habitual (%)	Disponível no SUS	Variação de preço (R$)
Camisinha masculina	2	15	Sim	2,00-7,00
Camisinha feminina	10	21	Sim	8,00-12,00
Diafragma	6	16	Sim (unidades de referência de alguns municípios)	15,00-75,00
Capuz cervical	6-13	18	Não	Não disponível no Brasil
Espermicida	18	29	Não	17,00-21,00
Esponja vaginal	20	24	Não	Não disponível no Brasil

Fonte: Segundo consulta à Relação Nacional de Medicamentos disponível à época da publicação.

Contracepção hormonal

Combinada (estrogênio e progestagênio)

Os anticoncepcionais hormonais combinados são compostos por um estrogênio e um progestagênio sintéticos.

Seu mecanismo de ação mais importante se dá pela inibição da produção de FSH (efeito estrogênico) e de LH (efeito progestagênico), e, portanto, pela inibição da ovulação.

Há efeitos progestagênicos concomitantes no muco cervical (muco se torna hostil), diminuindo a motilidade e secreção tubárias, e inibindo a fase proliferativa endometrial. Os estrogênios também atuam perifericamente impedindo a maturação folicular.

Os contraceptivos combinados não possuem efeito abortivo no caso de administração durante uma gestação ainda não diagnosticada.

Tipos de estrogênios

Os estrogênios possuem a propriedade de boa absorção por todas as vias corpóreas.

O mais utilizado atualmente ainda é o etinilestradiol. Ele tem circulação entero-hepática e pode ser eliminado pelo leite materno (tendo efeitos na quantidade e qualidade do mesmo).

Estrogênios mais modernos (como valerato de estradiol e estradiol micronizado) têm menores biodisponibilidade e meia-vida, com menor impacto na coagulação e na pressão arterial.

Hoje em dia, não são recomendadas formulações com quantidade de etinilestradiol acima de 35 mcg, pelo risco de complicações tromboembólicas e aumento do risco de alguns cânceres. Doses abaixo de 35 mcg mantêm eficácias semelhantes entre si, e são seguras para uso em ciclagens estendidas (uso sem pausa para deprivação hormonal).

Tipos de progestágenos

Os progestagênios também possuem boa absorção por todas as vias corpóreas, têm eliminação renal, e passagem para o leite materno (porém sem riscos ao lactente, ou interferência na qualidade e quantidade do leite).

Seus diferentes perfis de ação – para além de suas atividades progestagênicas e anti-gonadotróficas – podem guiar a escolha de um tipo específico de acordo com as necessidades de cada mulher (Tabela 23.2).

TABELA 23.2 – Perfis de ação das diferentes progestinas

Progestina	Estrogênica	Anti estrogênica	Androgênica	Anti androgênica	Glicocorticoide	Anti mineralocorticoide
Progesterona	–	+	–	+/–	+	+
Diidrogesterona	–	+	–	+/–	–	+/–
Clormadinona	–	+	–	+	+	–
Ciproterona	–	+	–	++	+	–
Medroxiprogesterona	–	+	+/–	–	+	–
Drospirenona	–	+	–	+	–	+
Noretisterona	+	+	+	–	–	–
Levonorgestrel	–	+	+	–	–	–
Norgestimato	–	+	+	–	–	–
Etonogestrel	–	+	+	–	–	–
Desogestrel	–	+	+	–	–	–
Gestodeno	–	+	+	–	+	+
Dienogeste	+/–	+/–	–	+	–	–

Graduação das ações das progestinas: ++ muito forte, + forte, +/– moderada, – fraca.
Fonte: Adaptada de Schindler AE et al. (2008).

Riscos e advertências

O uso de contraceptivos hormonais combinados aumenta o risco de complicações tromboembólicas e vasculares arteriais – infarto agudo do miocárdio, acidente vascular cerebral, trombose venosa e tromboembolismo pulmonar –, pelos efeitos pró-trombótico estrogênico e pró-fibrinolítico progestagênico (Quadro 23.1).

A maior chance de complicações ocorre nos métodos com dosagem maior que 35 mcg de etinilestradiol (EE), e naqueles com alguns progestágenos específicos em sua composição (drospirenona, etonogestrel, gestodeno ou desogestrel).

QUADRO 23.1 – Risco estimado de tromboembolismo venoso (TEV) associado ao uso de contraceptivos hormonais combinados

Anticoncepcional hormonal combinado	Incidência de TEV (por 10 mil mulheres durante um ano de uso)
EE + Levonorgestrel/Norgestimato/Noretisterona	5-7
EE + Etonogestrel/Norelgestromina	6-12
EE + Gestodeno/Desogestrel/Drospirenona	9-12

Fonte: Revisão realizada pela Agência Espanhola de Medicamentos e Produtos Sanitários (2013).

Há diversos estudos demonstrando aumento do risco relativo de *câncer de mama* após uso de contraceptivos combinados, que parece ser maior em formulações contendo altas doses de estrogênio ou diacetato de etinodiol. Também há aumento do risco relativo de *câncer de colo de útero*, se o uso de combinado hormonal se der por mais de 5 anos. Após dez anos de suspensão do método, o risco relativo de câncer de mama desaparece e o de câncer de colo uterino diminui.

Contraindicações

- **Absolutas:** enxaqueca com aura, tabagismo (> 15 cigarros por dia) com idade > 35 anos, cardiopatia isquêmica (atual ou prévia), acidente vascular cerebral (atual ou prévio), doença hepática ativa (hepatite viral, cirrose, tumor), cirurgia de grande porte com imobilização prolongada, tromboembolismo venoso (atual ou prévio ou alto risco), hipertensão não controlada (valores ≥ 160 × 100 mmHg) ou hipertensão com doença vascular associada, câncer de mama (atual ou nos últimos 5 anos), cirurgia bariátrica (mal absortivas/*bypass*), alto risco cardiovascular, anticorpos antifosfolípides positivos, pós-parto (antes de 3 semanas na ausência de amamentação, ou antes de 6 semanas, se amamentando), doença cardíaca valvar complicada (hipertensão pulmonar, fibrilação atrial, história de endocardite, prótese metálica), trombofilia conhecida.
- **Relativas:** enxaqueca sem aura, tabagismo (< 15 cigarros dia) com idade > 35 anos, uso de anticonvulsivantes (fenitoína, carbamazepina, barbitúricos, primidona, topiramato, lamotrigina, oxcarbamazepina), pós-parto (de 6 semanas a 6 meses

se estiver amamentando), uso de rifampicina ou rifabutina, hipertensão (valores pressóricos 140-159 × 90-99 mmHg), câncer de mama prévio (há > 5 anos), diabetes *mellitus* com lesão de órgãos-alvo ou diabetes *mellitus* com > 20 anos de doença, colecistopatia calculosa sintomática, alto risco para trombofilia, uso de erva de São João, tromboflebite.

Interações farmacológicas

Os fármacos indutores da atividade do citocromo P-450 diminuem os níveis plasmáticos hormonais por alteração na metabolização entero-hepática (Quadro 23.2).

QUADRO 23.2 – Interações farmacológicas dos contraceptivos hormonais combinados

Medicamento ou condição de saúde	Interação farmacológica
• Carbamazepina • Oxcarbamazepina • Fenitoína • Primidona • Topiramato • Fenobarbital • Lamotrigina • Rifampicina • Rifabutina • Erva de São João	Recomenda-se uso de método adicional de barreira durante e até 4 semanas após o término do tratamento com tais fármacos, devido à diminuição da efetividade anticoncepcional.
• Antirretrovirais • Antibióticos (com exceção da rifampicina e rifabutina)	Não comprometem a efetividade dos contraceptivos hormonais combinados.
• Ciclosporina • Teofilina • Varfarina	Há aumento dos níveis séricos destas medicações quando usadas concomitantemente com anticoncepcionais hormonais combinados.
• Etoricoxibe • Rosuvastatina • Inibidores de enzimas hepáticas	Pode ocorrer aumento da quantidade sérica de etinilestradiol no uso de tais medicações.
• Tópicos vaginais	Não há interação medicamentosa significativa entre o anel vaginal e o uso de medicamentos tópicos vaginais.
• Pré-operatório de cirurgias de grande porte com imobilização prolongada	É necessário interromper o uso das formulações hormonais que contenham estrogênio 4 a 6 semanas antes da cirurgia.

Fonte: Silva NC et al. (2017).

Manejo dos efeitos adversos

A maioria dos efeitos adversos é leve e tende a desaparecer após o segundo ou terceiro ciclo. Os preparados com doses mais baixas de estrogênio costumam apresentar menos sintomas.

- **Sangramento excessivo ou frequente:** pode-se administrar um ciclo de anti-inflamatórios via oral, ou tentar troca por formulação com dose de etinilestradiol entre 20-35 mcg.
- **Mastalgia:** se persistir de forma importante após 3 ciclos, pode-se tentar troca por formulação de menor dose estrogênica.
- **Cloasma (melasma):** estrogênios e progestagênios são estimulantes da melanogênese e podem desencadear cloasma em mulheres predispostas (cloasma gestacional prévio, antecedentes familiares positivos, ou predisposição pessoal). O cloasma pode desaparecer ou não com o tempo, e sugere-se suspensão do método em caso de aparecimento. Tomar pílula à noite (evitando exposição solar quando os níveis sanguíneos hormonais estão maiores), proteção contra a exposição solar direta, e métodos com dose mais baixa de hormônios são formas de prevenção.
- **Acne ou hirsutismo:** seja de aparecimento prévio ou após uso de contraceptivo, a escolha de progestágenos de maior potência androgênica (clormadinona, dienogeste ou drospirenona) é recomendada.
- **Cefaleia:** efeito secundário frequente, recomenda-se dose menor de estrogênio ou troca de método dependendo do impacto para a usuária.
- **Aumento de peso:** revisões sistemáticas recentes não encontraram associação significativa entre aumento de peso e formulações combinadas com baixas doses estrogênicas.
- **Diminuição da libido e mudanças de humor:** cogitar a troca de método caso haja impacto importante para a mulher.
- **Aumento de pressão arterial:** pode ocorrer aumento de cerca de 5-9 mmHg nos valores sistólicos e de 1,5-5 mmHg nos diastólicos.

Benefícios não contraceptivos

- Controle de alterações relacionadas à menstruação (benefício maior se ciclagem estendida ou contínua): menorragia, dismenorreia, síndrome pré-menstrual, endometriose, enxaqueca menstrual, menstruação irregular, porfiria menstrual, cistos funcionais de ovário.
- Controle de outros quadros e síndromes: acne, seborreia, alopecia androgênica, hirsutismo, síndrome dos ovários policísticos, perimenopausa.
- Redução do risco de câncer de ovário e de endométrio, bem como do risco de osteoporose.

Pílulas combinadas

Há várias formulações existentes com doses variadas e variáveis dos hormônios ao longo do ciclo (Tabela 23.3).

TABELA 23.3 – Exemplos das principais formulações de pílulas combinadas disponibilizadas no Brasil

Composição da pílula	Falha em uso perfeito (%)	Falha em uso habitual (%)	Retorno da fertilidade após interrupção do método	Disponível no SUS	Variação de preço (R$)
Etinilestradiol (0,03 ou 0,02 mg) + Levonorgestrel (0,15 ou 0,1 mg)	0,3	8	Imediato	Sim	3,00-15,00
Etinilestradiol (0,035 mg) + Ciproterona (2 mg)	0,3	8	Imediato	Não	7,00-30,00
Etinilestradiol (0,02 mg ou 0,03 mg) + Drospirenona (3 mg)	0,3	8	Imediato	Não	12,00-65,00
Etinilestradiol (0,015 mg ou 0,02 mg) + Gestodeno (0,06 mg ou 0,075 mg)	0,3	8	Imediato	Não	10,00-45,00
Etinilestradiol (0,03 mg ou 0,02 mg) + Desogestrel (0,15 mg)	0,3	8	Imediato	Não	10,00-70,00
Etinilestradiol (0,03 mg) + Clormadinona (2 mg)	0,3	8	Imediato	Não	25,00-70,00
Bifásico: Etinilestradiol (10/20 mcg) + Desogestrel (0/150 mcg)	0,3	8	Imediato	Não	28,00-60,00
Trifásico: Etinilestradiol (35/30/30 mcg) + Desogestrel (50/100/150 mcg)	0,3	8	Imediato	Não	30,00-70,00
Quadrifásico: Valerato de estradiol (3/2/2/1 mg) + Dienogeste (0/2/3/1 mg)	0,3	8	Imediato	Não	35,00-65,00

Fonte: Segundo consulta à Relação Nacional de Medicamentos disponível à época da publicação.

- As pílulas **monofásicas** mantêm as mesmas doses hormonais durante todo o ciclo menstrual, e podem ter formulações somente de pílulas ativas na cartela (21, 22 ou 24), ou cartelas com pílulas ativas e pílulas placebo.
- As formulações **multifásicas** são compostas por doses diferentes de estrogênio e progesterona ao longo das semanas. Elas se dividem em:
  - *bifásicas* (as quantidades hormonais são maiores na segunda fase do ciclo);
  - *trifásicas* (várias formulações com dose alta de etinilestradiol (40 mcg ou 50 mcg) na semana do meio do ciclo e, portanto, não são atualmente recomendadas); e
  - *quadrifásicas* (quatro concentrações hormonais diferentes durante um ciclo).

Modo de início de uso:

- Tomar um comprimido por dia, a partir do primeiro dia da menstruação. Se iniciar entre o segundo e quinto dia, utilizar método de barreira concomitante durante uma semana.
- Ao término das cartelas das formulações que contêm somente pílulas ativas, deve-se fazer uma pausa (de 7 dias nas de 21 pílulas, de 6 dias nas de 22 pílulas, e de 4 dias nas de 24 pílulas), onde ocorrerá sangramento por supressão. Nas formulações com pílulas ativas e placebo, não há necessidade de pausa entre as cartelas.
- Se ocorrer vômito até 3 horas após a ingestão da pílula, é necessário repetir a dose. Em caso de diarreia ou gastroenterite moderadas a graves, deve-se utilizar um método de barreira até uma semana após os sintomas, uma vez que os níveis hormonais para absorção entero-hepática podem ter sido prejudicados.

Atraso de doses:

- Se ocorrer esquecimento de uma pílula, deve-se tomá-la imediatamente após lembrar, e continuar com ciclo normalmente.
- Se houver esquecimento de duas ou mais pílulas (mais que 48 horas sem pílula), deve-se usar um método de barreira adicional por 7 dias (9 dias no caso de formulações com valerato de estradiol).
- No caso de o atraso ter ocorrido entre os dias 15 e 21 do ciclo, suspender os dias de descanso (não fazer a pausa).
- Há indicação de contracepção de emergência se o atraso ocorreu entre o primeiro e o sétimo dia do ciclo menstrual.

Injetável (Tabela 23.4)

Ampola de aplicação intramuscular. Não faz a primeira passagem hepática, tendo menor efeito sobre pressão arterial e coagulação do que outros combinados.

TABELA 23.4 – Exemplos das principais formulações de injetáveis combinados disponibilizados no Brasil

Composição da ampola	Falha em uso perfeito (%)	Falha em uso habitual (%)	Retorno da fertilidade após interrupção do método	Disponível no SUS	Variação de preço (R$)
Valerato de estradiol (5 mg) + Noretisterona (50 mg)	0,3	3	Imediato	Sim	9,00-30,00
Cipionato de estradiol (5 mg) + Medroxiprogesterona (25 mg)	0,3	3	Imediato	Não	19,00-32,00
Enantato de estradiol (10 mg) + Algestona (150 mg)	0,3	3	Imediato	Não	7,00-21,00

Fonte: Segundo consulta à Relação Nacional de Medicamentos disponível à época da publicação.

Modo de início de uso:

- Uma aplicação mensal intramuscular que pode ser feita do primeiro ao sétimo dia do início da menstruação, se iniciada após: utilizar método de barreira por 7 dias.

Atraso de doses:

- A dose pode ser adiantada ou atrasada em até 7 dias sem perda da efetividade. Após tal período: utilizar método de barreira concomitante por 7 dias, excluir possibilidade de gravidez, e a contracepção de emergência está indicada.

Adesivo

Patch de 3,6 cm. Cada caixa é composta por três adesivos transdérmicos. Tem menor efetividade nos casos de peso corpóreo maior do que 90 kg. Pode ocorrer *irritação da pele* em cerca de 3% das usuárias (Tabela 23.5).

TABELA 23.5 – Exemplo da principal formulação de adesivo transdérmico disponibilizado no Brasil

Composição do adesivo	Falha em uso perfeito (%)	Falha em uso habitual (%)	Retorno da fertilidade após interrupção do método	Disponível no SUS	Variação de preço (caixa)
Etinilestradiol (0,6 mg) + Norelgestromina (6 mg)	0,3	8	Imediato	Não	68,00-95,00

Fonte: Segundo consulta à Relação Nacional de Medicamentos disponível à época da publicação.

Modo de início de uso:

- Aplicação cutânea de um adesivo por semana, com o primeiro sendo no primeiro dia da menstruação. Fazer uma semana de pausa para sangramento por deprivação após 3 adesivos.
- Se a aplicação do primeiro adesivo for entre o segundo e o quinto dia de menstruação, utilizar método de barreira adicional por 7 dias.
- As regiões preferíveis para aplicação do adesivo são: nádegas, abdômen, região superior da escápula e região superior externa dos braços. Não se deve aplicar na região das mamas. A pele deve estar seca, limpa e sem produtos cosméticos. Recomenda-se variar o lugar de aplicação entre um adesivo e outro.

Atraso de doses:

- O hormônio é liberado durante 9 dias em cada adesivo, sendo possível atraso de 2 dias na troca deles sem interferência na efetividade.
- Aplicar um novo adesivo imediatamente após lembrar. Se ocorrer atraso na primeira semana do ciclo, utilizar método de barreira adicional por 7 dias.

- Se ocorrer atraso nas semanas seguintes (segunda ou terceira) ou descolamento parcial ou total do adesivo (> 24 horas ou de tempo desconhecido): deve-se iniciar um ciclo novo de três adesivos contínuos, e usar método de barreira por 7 dias.
- Há indicação de contracepção de emergência no caso de atraso por mais de 48 horas.

Anel vaginal

Anel de aro flexível de 5,4 cm por 4,0 mm. Pode ocorrer *expulsão espontânea* do anel em 2% dos casos, e aumento da secreção vaginal não patológica. Cada anel contém combinação de dois hormônios femininos: etinilestradiol + etonogestrel (Tabela 23.6).

TABELA 23.6 – Exemplo da principal formulação de anel vaginal disponibilizado no Brasil

Composição do anel	Falha em uso perfeito (%)	Falha em uso habitual (%)	Retorno da fertilidade após interrupção do método	Disponível no SUS	Variação de preço (R$)
Etinilestradiol (2,7 mg) + Etonogestrel (11,7 mg)	0,3	8	Imediato	Não	57,00-78,00

Fonte: Segundo consulta à Relação Nacional de Medicamentos disponível à época da publicação.

Modo de início de uso:
- O início ideal de uso se dá no primeiro dia da menstruação. Se iniciado entre o segundo e quinto dia de menstruação, utilizar método de barreira por 7 dias.
- Deve-se dobrar o anel entre os dedos polegar e indicador e introduzi-lo suavemente na vagina, até sentir-se cômoda com ele.
- Em caso de desejo de sangramento por deprivação, deve-se retirá-lo após 3 semanas, puxando com o dedo em gancho pela borda do anel, e fazer uma semana de pausa.

Atraso de doses:
- O efeito hormonal dura por 35 dias, tolerando-se atraso de até 15 dias na substituição. Isto o faz ser uma ótima opção para uso em ciclagem estendida.
- Pode ser retirado até 3 horas por dia sem perda de efetividade, inclusive para relações sexuais.
- Em caso de expulsão ou saída acidental do anel por mais de 3 horas, deve-se utilizar método adicional de barreira por 7 dias.
- Caso isto ocorra na terceira semana do ciclo, sugere-se não realizar a semana de descanso até a colocação de um novo anel.

Progestagênio isolado

Os contraceptivos compostos apenas por progestágenos (Tabela 23.7) atuam causando espessamento do muco cervical, inibição da ovulação, atrofia endometrial e diminuição da motilidade tubária.

Não possuem o mesmo risco tromboembólico dos anticoncepcionais combinados; não apresentam contraindicações durante a lactação (sem efeitos negativos sobre o lactente, ou a quantidade e qualidade do leite); e são ótimas opções para mulheres com trombofilia ou em tratamento anticoagulante, devido a seus efeitos na diminuição do fluxo menstrual.

Elegibilidade

TABELA 23.7 – Contraindicações relativas e absolutas do uso de contraceptivos progestagênicos

Condição clínica	Pílula	Injetável	Implante	DIU
Alto risco cardiovascular	2	3	2	2
HAS não controlada (≥ 160 × 100 mmHg) ou com vasculopatia	2	3	2	2
TVP ou TEP atuais	3	3	3	3
Doença cardíaca isquêmica ou AVC prévios	2	3	2	3
Anticorpos antifosfolípides positivos	3	3	3	3
Sangramento genital não investigado	2	3	3	4
Sepse puerperal ou imediatamente após aborto séptico	1	1	1	4
Doença trofoblástica gestacional maligna	1	1	1	4
Pós-parto	1	3 (se < 6 semanas e lactação)	1	3 (se ≥ 48 horas e < 4 semanas)
Câncer atual (mama, endométrio, cervical ou ovário)	4	4	4	4
Uso de rifampicina ou rifabutina ou anticonvulsivantes (exceto lamotrigina)	3	1	2	1
Enxaqueca com aura	2	2	2	2
Anormalidade anatômica em cavidade uterina	1	1	1	4
Tuberculose pélvica ou MIPA	1	1	1	4
SIDA avançada	1	1	1	3
Tumor hepático maligno ou adenoma hepatocelular ou cirrose descompensada	3	3	3	3
Lúpus com trombocitopenia severa	2	3	2	2
Câncer de mama há > 5 anos	3	3	3	3
DM há > 20 anos ou com vasculopatia	2	3	2	2

Categorias de elegibilidade contraceptiva: 1 – sem restrição de uso; 2 – vantagens superam riscos existentes; 3 – riscos existentes costumam superar vantagens; 4 – risco inaceitável para uso.

HAS: hipertensão arterial sistêmica; TVP: trombose venosa profunda; TEP: tromboembolismo pulmonar; AVC: acidente vascular cerebral; MIPA: moléstia inflamatória pélvica aguda; SIDA: síndrome da imunodeficiência humana adquirida; DM: diabetes *mellitus*.
Fonte: Adaptada de World Health Organization (2015).

Efeitos colaterais
- O principal efeito colateral é o *padrão inesperado de sangramento*, podendo ser: amenorreia, ciclos irregulares, sangramento intermitente ou sangramento frequente. A maioria das mulheres tem diminuição importante do fluxo menstrual após o primeiro ano.
- Cefaleia, mastalgia, náusea, mudança de humor, retenção hídrica, alterações capilares e dermatológicas (acne) e diminuição da libido também são relatados.
- Tais efeitos costumam diminuir após 3 meses de uso.
- Os casos de sangramento irregular incômodo podem ser tratados com ciclo de estrogênio ou anti-inflamatórios.

Interações medicamentosas
- Ao contrário dos hormonais combinados, somente a pílula de progestágeno tem contraindicação relativa (índice 3 de elegibilidade) em caso de uso concomitante de: *anticonvulsivantes* (exceto lamotrigina, que não apresenta interação significativa com progestagênios), *erva de São João*, *rifampicina* ou *rifabutina*.
- No caso de tratamento por períodos curtos com tais fármacos, recomenda-se método adicional de barreira até 4 semanas após o término do tratamento.
- Não há necessidade de suspensão do progestagênio antes de intervenções cirúrgicas.

Pílulas de progestagênio (Tabela 23.8)

Formulações em pacotes mensais monofásicos sem placebo.

TABELA 23.8 – Exemplo das principais formulações de pílulas de progestágenos disponibilizadas no Brasil

Composição da pílula	Falha em uso perfeito (%)	Falha em uso habitual (%)	Retorno da fertilidade após interrupção do método	Disponível no SUS	Variação de preço (R$)
Noretisterona (0,35 mg)	0,3	9	Imediato	Sim	7,00 a 15,00
Levonorgestrel (0,03 mg)	0,3	9	Imediato	Não	9,00 a 17,00
Desogestrel (0,075 mg)	0,3	9	Imediato	Não	35,00 a 75,00

Fonte: Segundo consulta à Relação Nacional de Medicamentos disponível à época da publicação.

Modo de início de uso:
- Tomar um comprimido todos os dias, no mesmo horário, sem pausa.

- Início ideal até primeiros cinco dias do ciclo, após quinto dia: usar método de barreira por dois dias.
- Se ocorrer vômito até 2 horas após a ingestão da pílula, é necessário repetir a dose. Em caso de diarreia ou gastroenterite de moderadas a graves, deve-se utilizar um método de barreira até 7 dias após os sintomas, uma vez que os níveis hormonais para absorção êntero-hepática podem ter sido prejudicados.

Atraso de doses:
- Se atraso maior que 3 horas: usar método de apoio por uma semana.

Recomenda-se contracepção de emergência se atraso superior a 12 horas.

Injetável (Tabela 23.9)

Injeção para depósito intramuscular de Progestágeno. Doses fixas. Uma aplicação intramuscular a cada 12 semanas, pode-se variar de 10 a 14 semanas entre as doses. Muitas mulheres tornam-se amenorreicas após 2 ou mais ciclos (45% em 12 meses).

TABELA 23.9 – Exemplo da principal formulação de injetável de progestágeno disponibilizada no Brasil

Composição da ampola	Falha em uso perfeito (%)	Falha em uso habitual (%)	Retorno da fertilidade após interrupção do método (meses)	Disponível no SUS	Variação de preço (R$)
Medroxiprogesterona, acetato (150 mg)	0,3	3	2-12	Sim	24,00-46,00

Fonte: Segundo consulta à Relação Nacional de Medicamentos disponível à época da publicação.

Causam *diminuição temporária da densidade óssea* (estabiliza-se após 2 anos de uso, volta ao inicial após descontinuação do método). Não se sabe do efeito no uso a longo prazo. Não é necessário monitoramento ou suplementação com cálcio, apenas orientações de dieta e atividade física. Avaliar riscos e benefícios no uso em adolescentes e adultos jovens (período crítico na absorção mineral óssea).

Modo de início de uso:
- Aplicar injeção até quinto dia do ciclo, se posterior ao quinto dia: usar método de barreira por uma semana.

Atraso de doses:
- Em caso de tempo maior de 14 semanas entre doses: usar proteção adicional por 7 dias.

Implante subcutâneo (Tabela 23.10)

Dispositivo em bastonete, de 4 cm × 2 mm, inserido debaixo da pele, na parte superior do braço. Implantação e retirada por médico treinado, dura 3 anos.

TABELA 23.10 – Exemplo da principal formulação de implante de progestágeno disponibilizada no Brasil

Composição do implante	Falha em uso perfeito (%)	Falha em uso habitual (%)	Retorno da fertilidade após interrupção do método	Disponível no SUS	Variação de preço (R$)
Etonogestrel (68 mg)	0,05	0,05	Imediato	Sim	829,00-1.130,00

Fonte: Segundo consulta à Relação Nacional de Medicamentos disponível à época da publicação.

Podem ocorrer:

- *Dano muscular ou neurológico* se inserção muito profunda, *infecção* no local de inserção (2 primeiros meses), ou *expulsão* do dispositivo (rara).

Modo de início de uso:

- Inserção até os primeiros 5 dias do ciclo.

Utilizar método de barreira por uma semana se inserção após tais prazos.

DIU com levonorgestrel

Ver item sobre dispositivos intrauterinos a seguir.

Dispositivos intrauterinos (DIU)

São dispositivos colocados dentro do corpo do útero, em consultório, por médico de família que tenha recebido treinamento para tal. É um método reversível, de longa duração, com taxas altíssimas de aderência, e taxas de eficiência e eficácia excelentes, sendo considerado método de primeira linha para contracepção.

DIU de cobre

- Apresenta-se em dois modelos, os em T e os em âncora, e podem conter diferenças em quantidades de cobre, nunca devendo ser inferior a 300 mm².
- Tem duração de uso de 10 anos, índice de Pearl de 0,6%, e taxa de falha se aproximando do 0% aos 5 anos de uso. É oferecido na rede pública.
- O cobre age no muco cervical (diminuindo sua capacidade de captação espermática), age como espermicida e cria uma reação inflamatória local.
- Pode ser inserido no pós-parto imediato (logo após a expulsão da placenta), com taxas mais baixas de expulsão do que no pós-parto tardio.

DIU de liberação de levonorgestrel

Possui um melhor índice de Pearl (0,1%), porém seu tempo de uso é de 5 anos e não é disponível na rede pública, o que piora sua custo-efetividade e diminui sua aderência.

Por causar atrofia endometrial, pode levar a oligomenorreia e a amenorreia, sendo a menorragia idiopática uma de suas indicações. Apesar da supressão do eixo hipotálamo-hipófise-ovário, tem sua maior ação localmente, não contribuindo para o aumento de episódios trombóticos em situações de trombofilia, nem para o aumento de taxas de sangramento em caso de distúrbios de coagulação.

Seja qual for o DIU escolhido, algumas observações são importantes:
- A nuliparidade não é contraindicação do método.
- Pode ser utilizado em qualquer idade após a menarca.
- Pode ser colocado independentemente da fase do ciclo menstrual – desde que haja segurança de que a mulher não esteja grávida.
- Pode ser inserido imediatamente após aborto – espontâneo ou não – que não tenha ocorrido por sepse.
- Seu uso não altera as taxas de fertilidade nem causa aumento significativo de gestação ectópica (gestação ectópica prévia não contraindica o método).
- Pode ser utilizado como contracepção de emergência até 5 dias após o coito.
- Na situação de portadoras de valvulopatias, o uso de antibióticos profiláticos antes da inserção é recomendado.
- Não existe necessidade da retirada do DIU, seja ele qual for, no caso de tratamento de Doença Inflamatória Pélvica. Não há diferença na evolução clínica dos casos com ou sem retirada do dispositivo, assim como não há aumento de DSTs ou vaginoses patológicas com a inserção do DIU.

Recomendações pré e pós-inserção:
- Antes da inserção, deve-se descartar condições que possam contraindicar o método (cobre ou hormonal), através de avaliação e história clínicas:
  - gravidez;
  - quadros infecciosos pélvicos, como Doença Inflamatória Pélvica ou cervicites graves;
  - quadros oncológicos ginecológicos, como cânceres de: miométrio, uterino, cervical ou ovariano;
  - no caso específico do DIU de progestágeno, as mesmas contraindicações dos métodos hormonais de progesterona devem ser observadas (Tabela 23.7).

Também é importante o exame ginecológico, a fim de identificar a posição correta do colo do útero e facilitar a inserção do dispositivo. Não são necessários exames complementares prévios.

Em seguida à inserção, controles feitos depois do primeiro ciclo menstrual, após 3 meses de inserção e anualmente, atestam a boa locagem do aparelho através da observação direta dos fios do DIU, que devem manter-se com comprimento aproximado de 2 cm, como deixado à colocação. Não são necessárias ultrassonografias de rotina ou outros métodos de imagem, caso seja feita a visualização direta. A ultrassonografia (USG) deve ser utilizada apenas no caso de suspeita de complicações, sintomas refratários (cólica e sangramentos intensos) ou de não visualização do fio.

Complicações e efeitos adversos

Expulsão

A expulsão espontânea é infrequente. Mais comumente, ocorre a descida do DIU ao canal cervical pela contração uterina, devendo a suspeita ser confirmada por USG (DIU abaixo do orifício interno), e realizada troca do mesmo. A verificação da altura do DIU em relação ao fundo uterino através da ultrassonografia não é necessária como rotina. Estudos recentes demonstraram que a maioria dos dispositivos de topografia baixa movem-se para o fundo uterino após alguns meses, e a mera presença na cavidade uterina (mantendo-se acima do canal do cérvix) garante uma alta eficácia.

Aumento e irregularidade de sangramento menstrual

A hipermenorreia é um efeito colateral comum ao DIU de cobre. Pode ser controlada com uso de AINH ou antifibrinolíticos, sendo necessária a investigação de outras causas no caso de falha. A retirada do DIU deve ser realizada apenas em último caso, ou se desejar a mulher. Irregularidade menstrual, escapes, ou outras alterações de ritmo de fluxo são comuns nos 2-3 primeiros meses após a inserção.

Gestação

Embora evento raro, gestações com uso do DIU podem ocorrer. Se os fios forem visíveis e o dispositivo estiver abaixo do saco gestacional, pode ser retirado em consultório. Se os fios não forem visualizados ou o DIU estiver acima do saco, mantém-se o DIU. A gestação com DIU não aumenta chance de má-formação ou prematuridade, embora aumente a chance de aborto (50% dos casos).

Infecções

O DIU não é causa de infecção após 3 meses da inserção, e o monofilamento dos fios não é vetor para infecções. Não é necessária a retirada do DIU para tratamento de MIPA/DIP. Infecções por *Actinomyces sp* são mais frequentes em usuárias de DIU.

Dor

Pode ocorrer por descida do DIU ao canal cervical, causa que deve ser investigada. Dismenorreia é comum após a inserção, sendo tratada com AINH. A retirada do dispositivo, nesses casos, é facultada à mulher.

Complicações de inserção

- **Perfuração:** ocorre aproximadamente em 6/10.000 inserções. Se ocorrer perfuração com sangramento controlável, pode ser tratada com AINH e antibióticos. Caso não haja sangramento controlável, haja suspeita de sangramento intra-abdominal

ou impossibilidade de remoção do DIU, há que se encaminhar para serviço de urgência. A avaliação nos casos de suspeita de perfuração (durante inserção ou na reavaliação) se dá através da ultrassonografia transvaginal e do raio X abdominal.
- **Resposta vasovagal:** comum durante a inserção, principalmente em nulíparas. Medidas de conforto e suporte devem ser tomadas.

Métodos definitivos/esterilização

São métodos que visam à não reversibilidade, sendo cirúrgicos e de ambiente hospitalar. Trata-se da vasectomia (método masculino), da ligadura de trompas (laqueadura tubária) e da inserção do microenxerto de dispositivo intratubário.

São regidos por parágrafo específico dentro da legislação brasileira de Planejamento Familiar (Lei 9.263/96), sendo autorizados apenas:
- Em homens e mulheres com capacidade civil plena e maiores de 25 anos de idade ou, pelo menos, com dois filhos vivos, desde que observado o prazo mínimo de sessenta dias entre a manifestação da vontade e o ato cirúrgico, período no qual será propiciado à pessoa interessada acesso a serviço de regulação da fecundidade, incluindo aconselhamento por equipe multidisciplinar, visando desencorajar a esterilização precoce.
- Se risco à vida ou à saúde da mulher ou do futuro concepto, testemunhado em relatório escrito e assinado por dois médicos.
- Cabe lembrar que é vedada a esterilização cirúrgica em mulher durante os períodos de parto ou aborto, exceto nos casos de comprovada necessidade por cesarianas sucessivas anteriores, assim como também é vedada a indução e a instigação individual ou coletiva à prática de esterilização. No caso de sociedade conjugal (casamento), é necessário o consentimento expresso de ambos os cônjuges para o procedimento.

Vasectomia

Consiste na interrupção dos ductos deferentes, evitando a presença de espermatozoides no sêmen, porém não evitando a ejaculação. Não apresenta impacto na performance sexual. É considerado método definitivo, já que apesar de em 98% dos casos se conseguir a repermeabilização do ducto, raramente se consegue restabelecer a capacidade fértil. A prevalência de complicações oscila entre 2 e 3%, sendo elas: hematomas locais, hemorragias, infecções, epididimite crônica e alterações imunológicas com a criação de anticorpos antiespermáticos. Deve-se realizar espermograma para comprovar a eficácia após 3 meses da intervenção.

Laqueadura tubária

Trata-se da interrupção das trompas uterinas por via cirúrgica, que pode dar-se por via abdominal – laparotômica ou laparoscópica – ou transvaginal, todas com a mesma taxa de sucesso. Hoje, considera-se a via laparoscópica abdominal como preferencial para o procedimento.

Dispositivo intratubário

É um método de esterilização permanente feminino que se dá por via transcervical. Através de sedação, coloca-se um dispositivo nas trompas tubárias que promove sua fibrose e interrupção. Tem como principal benefício a diminuição do tempo de internação, e é necessário um método secundário até 3 meses após a inserção.

Trocas entre métodos

Se a troca ocorrer *entre um combinado oral de menor dose de estrogênio para um de maior dose*, se houver *mudança da via entre métodos combinados* ou *troca de um método combinado para um progestagênico*: inicia-se o novo método no mesmo dia em que se iniciaria o novo ciclo do método anterior.

Se a mudança for de um *combinado de maior dose para uma dose menor de estrogênio*, deve-se iniciar a nova cartela no primeiro dia de sangramento menstrual.

Se a troca ocorre *para um método combinado a partir de um método de progestágenos*, ou *entre métodos progestagênicos*: inicia-se a qualquer momento, caso o método anterior seja pílula; no dia da nova dose, se o anterior for injetável, ou imediatamente após a retirada do implante e do DIU. Deve-se usar um método adicional de barreira durante 7 dias nestas transições.

Pós-parto e pós-abortamento

Pós-parto

Pode-se introduzir os *métodos hormonais combinados* após 6 meses, se a mulher estiver amamentando, após 6 semanas, se amamentação não exclusiva, ou em 3 semanas na ausência de amamentação.

Em se tratando dos *métodos com progestágenos isolados*, o uso deve começar após 6 semanas em caso de lactação, ou 21 dias na ausência de lactação. Já os *DIUs* podem ser inseridos no pós-parto imediato (até 48 horas), ou depois de 4 semanas.

Após abortamento (espontâneo ou induzido)

Pode-se iniciar o uso dos métodos hormonais combinados, de progestagênios isolados, ou DIUs (exceto em aborto séptico) imediatamente.

Adolescentes

Os adolescentes têm sua saúde sexual e reprodutiva como direito fundamental, garantido no Estatuto da Criança e do Adolescente e na Conferência Internacional sobre População e Desenvolvimento (CIPD) da ONU de 1994 (Cairo).

A questão da confidencialidade e da privacidade nos atendimentos tem seu marco em 1999, quando o plano de ação da CIPD deixou de incluir o direito dos pais em todas as referências aos adolescentes, transformando-os de objetos em sujeitos de direito. O artigo 74 do Código de Ética Médica também versa sobre a garantia de sigilo ao paciente menor de idade, "desde que o menor tenha capacidade de discernimento, salvo quando a não revelação possa acarretar danos ao paciente".

A prescrição contraceptiva e o atendimento sem acompanhante a menores de 14 anos não constituem ato ilícito, pois implicam o reconhecimento de suas individualidades e o estímulo a sua autonomia. O respaldo do profissional de saúde se dá a partir das informações fornecidas pelo adolescente, desde que devidamente registradas em prontuário.

Contracepção de emergência

A contracepção de emergência (pós-coital) é aquela que visa diminuir a chance de uma gestação indesejada após uma relação sexual sem a proteção adequada (Quadro 23.3). O mecanismo de ação dos diferentes métodos pode variar, mas todos agem antes da implantação do óvulo fecundado no endométrio, de forma que *não possuem caráter abortivo* (não interrompem uma gravidez já em curso). Não é adequada sua utilização como método de anticoncepção rotineiro.

QUADRO 23.3 – Tipos de contracepção de emergência

	Progestágeno	Método Yuzpe	Ulipristal	DIU de cobre
Eficácia	95% até 24 horas, 58% até 72 horas pós-coito	75% até 72 horas pós-coito	90% até 5 dias pós-coito	Quase 100% até 5 dias pós-coito
Disponível pelo SUS	Sim	Sim	Não disponível no Brasil	Sim
Efeitos colaterais	Náusea, leve sangramento vaginal, tontura, vômito, alteração da data da próxima menstruação (pode atrasar ou adiantar), fadiga	Mesmos efeitos colaterais que progestágenos, porém em maior intensidade; Repetir dose, se ocorrerem vômitos em até duas horas após ingestão dos comprimidos (pode-se usar antiemético 1 hora antes de tomar as pílulas)	Cefaleia, náusea, tontura, fadiga, dor abdominal, mastalgia, dismenorreia; Repetir dose se ocorrer vômito em até três horas após a ingesta do comprimido (pode-se usar antiemético 1 hora antes da pílula)	Cólicas e aumento do fluxo menstrual
Contraindicações	Gestação (pela perda de efetividade, não é abortivo), hipersensibilidade aos componentes	As mesmas dos progestágenos, e insuficiência hepática grave	Contraindicado em insuficiência hepática grave	Ver item sobre DIU no capítulo

(Continua)

(Continuação)

QUADRO 23.3 – Tipos de contracepção de emergência

	Progestágeno	**Método Yuzpe**	**Ulipristal**	**DIU de cobre**
Prescrição	Levonorgestrel 1 comprimido de 1,5 mg dose única, OU Levonorgestrel 0,75 mg 2 comprimidos (intervalo de 12 horas entre os comprimidos)	Etinilestradiol 100 mcg + Levonorgestrel 500 mcg: tomar a quantidade de comprimidos correspondentes a tais doses duas vezes, com intervalo de 12 horas entre doses	Acetato de Ulipristal 30 mg 1 comprimido em dose única	Ver item sobre DIU no capítulo
Observações	Pode ser comprado em farmácias sem prescrição médica	A quantidade de comprimidos depende da pílula usada como base, utilizando a pílula disponível pelo SUS, como exemplo: tomar 4 comprimidos de 12 em 12 horas um dia (etinilestradiol 30 mcg × 4 = 120 mcg; levonorgestrel 150 mcg × 4 = 600 mcg)	É um modulador seletivo dos receptores de progesterona. A eficácia pode ser menor em mulheres obesas.	Vantagem de ter efeito contraceptivo a longo prazo

Fonte: Adaptado de Lesnewski R (2016).

Suas *indicações* são as situações em que não houve uso de método contraceptivo, ou nos casos de intercorrências que possam diminuir a efetividade do mesmo (esquecimento ou atraso de dose, ruptura ou deslocamento de dispositivo, engano no cálculo do período fértil, interações medicamentosas, etc.).

A *prescrição antecipada* (a mulher tem a prescrição ou a própria medicação consigo em caso de necessidade de uso futuro) ou a *prescrição livre* (dispensação sem necessidade de receita médica) aumentam a chance de uso precoce e mais efetivo dos métodos. Evidências científicas recentes também demonstram que tais práticas não aumentam a ocorrência de relações sexuais desprotegidas, não aumentam o número de casos de infecção por DSTs, nem diminuem as taxas de uso de contracepção regular, mesmo entre adolescentes.

Fatores que podem influenciar a efetividade

- **Peso:** apesar de alguns protocolos recomendarem dobrar a dose de levonorgestrel em casos de IMC > 30, não há evidência forte o suficiente que contraindique o uso dos métodos hormonais devido ao peso, nem estudos que comprovem que o dobro da dose tenha impacto em diminuir as taxas de falha.

- **Relações sexuais desprotegidas subsequentes ao uso da contracepção de emergência:** aumentam risco de gestação em 4 a 26 vezes, dependendo do número de relações.

Riscos

Nenhum dos métodos aumenta risco geral de gravidez ectópica (quando há gravidez em uso de DIU, há 1:20 de chance de ser ectópica). Nenhum dos métodos hormonais apresenta risco ao feto em caso de gestação, ou apresenta efeito em fertilidade futura. Não está documentado aumento do risco de tromboembolismo venoso ou acidente vascular cerebral no uso de métodos hormonais de emergência.

- **Riscos específicos do DIU de cobre:** ver item sobre DIU no presente capítulo.

Interações medicamentosas

- Nenhuma pelos critérios de elegibilidade da OMS, exceto protetores gástricos no caso do ulipristal.
- Atrasar próxima mamada em 8 horas no caso de uso dos métodos hormonais durante lactação.
- Métodos contraceptivos de longa duração podem ser iniciados no dia seguinte ao uso dos contraceptivos de emergência hormonais. Deve-se usar método de barreira adicional por uma semana.

Seguimento

Introduzir concomitantemente contracepção de longa duração sempre que possível, e orientar quanto a DSTs.

- **Teste de gravidez:** solicitar após 21 dias do uso do método de emergência caso não haja menstruação, após não sangramento na pausa se houve introdução de método regular, ou após 21 dias no caso de introdução da medroxiprogesterona injetável.
- **Em caso de inserção do DIU:** reavaliação em 4-6 semanas para checar posição e queixas.

Seguimento

A adesão inicial a um método contraceptivo se baseia principalmente na motivação pessoal e na orientação realizada pelo profissional de saúde. O acesso facilitado ao método neste primeiro encontro aumenta de forma significativa a taxa de uso.

A adesão a longo prazo depende primordialmente da tolerabilidade individual aos efeitos colaterais inerentes ao método. É recomendado um retorno para reavaliação em cerca de 3 meses (1 mês nos casos de DIU), de modo a favorecer esta aderência.

Em tal encontro, deve-se abordar as dificuldades encontradas no uso adequado do método, os efeitos colaterais e a posição do DIU (no caso de escolha deste). Os próximos retornos podem ser anuais para DIU e diafragma, ou ainda mais espaçados no uso dos outros métodos. Atualmente, a validade das receitas de anticoncepcionais é de 365 dias.

Quando encaminhar, e para quem?

Encaminhar para *Ginecologia*, se:

- O Médico de Família não se sentir capacitado para realizar a inserção do DIU ou do implante subdérmico. Nestes casos, seria interessante que o profissional recebesse treinamento, de forma que estivesse apto a realizar tais procedimentos a médio prazo, aumentando sua resolutividade na Atenção Primária.
- Houver dificuldades na inserção do DIU (sinéquias, estreitamento do orifício externo do colo uterino) ou na remoção do implante (aderências).
- O fio do DIU não for visualizado na ocasião de retirada do dispositivo, e a ultrassonografia mostrar que ele está em cavidade uterina.
- Em caso de perfuração com sangramento controlável, com DIU localizado em cavidade abdominal;
- Houver desejo de método de contracepção definitiva.

Encaminhar para *Serviço de Urgência*, se:

- ocorrer perfuração, após tentativa de inserção do DIU, com sangramento não controlável ou suspeita de sangramento intra-abdominal.

Atuação do enfermeiro da ESF – Saúde da Família

O enfermeiro é de grande valia para o cuidado contraceptivo. É habilitado, tanto tecnicamente quanto legalmente, para:

- Consultas de enfermagem:
  - Consultas iniciais ou de retorno tanto para aconselhamento quanto para reavaliação de métodos;
  - Realizar exame ginecológico durante a avaliação inicial ou seguimento;
  - Orientação e medição de diafragma;
  - Orientação de uso de espermicida;
  - Orientações sobre DSTs, saúde sexual e reprodutiva, e planejamento familiar.
- Prescrição de:
  - Diafragma;
  - Camisinhas masculina e feminina;
  - Contracepção de emergência por levonorgestrel para dispensação na própria ubs em que trabalha;
  - Método contraceptivo já prescrito por médico, com validade de um mês.
- Realização de atividade em grupo:
  - Aconselhamento de planejamento familiar e de saúde sexual e reprodutiva.
  - Orientação de uso de métodos contraceptivos.

- Sinais de alerta e erros comuns.
- Sinais de alerta
  - Uso frequente de contracepção de emergência (conversar sobre métodos de proteção a longo prazo);
  - Menorragia ou dismenorreia persistentes (cogitar investigação de outras causas, além de efeito colateral do método contraceptivo);
  - Sinais de relacionamento abusivo ou de violência física durante conversas sobre anticoncepção.

Erros comuns

- Solicitar exames complementares ou avaliações ginecológicas que adiem a prescrição de contracepção.
- Oferecer apenas os métodos anticoncepcionais que sejam da preferência pessoal do profissional de saúde.
- Deixar que o julgamento sobre comportamento sexual e escolhas pessoais interfira no consenso do plano terapêutico.
- Não prescrever anticoncepção para adolescentes sem a presença de um responsável adulto.
- Não oferecer DIU como opção contraceptiva para mulheres nulíparas ou com alto grau de exposição a DSTs.

Referências

1. World Health Organization. Medical eligibility criteria for contraceptive use. 2015 (acesso em: 20 de janeiro de 2017). Disponível em: http://apps.who.int/iris/bitstream/10665/181468/1/9789241549158_eng.pdf?ua=1.
2. Martín JAN, Fernández CT, Barea MAL, García JS, Llamazares MJA, Montoro SG. Anticoncepción y salud sexual en atención primaria. 2014 (acesso em: 20 janeiro 2017). Disponível em: http://www.samfyc.es/pdf/GdTSRM/2014002.pdf.
3. Black A, Guilbert E et al. Canadian contraception consensus. SOGC Clinical Practice Guideline 2015 (acesso em: 20 janeiro 2017); (329). Disponível em: https://sogc.org/wp-content/uploads/2015/11/gui329P-t1CPG1510.pdf.
4. Lesnewski R. Contraception. BMJ Best Practice. juL 18, 2016 (acesso em: 20 janeiro 2017).
5. NICE Guideline. Long-act reversible contraception (acesso em: 20 janeiro 2017). Disponível em: https://www.nice.org.uk/guidance/cg30.
6. Mandú ENT. Consulta de enfermagem na promoção da saúde sexual. Rev Bras Enferm. Brasília (DF) 2004 nov/dez;57(6):729-32.
7. Ministério da Saúde. Série A. Normas e Manuais Técnicos. Cadernos de Atenção Básica, n. 26, 1a ed. 2010.
8. Secretaria Municipal de Saúde de São Paulo. Manuais de Enfermagem. 4a ed. 2015.
9. Brasil. Constituição (1988). Constituição da República Federativa do Brasil. Brasília, DF: Senado Federal; 1988.
10. Brasil. Lei n. 9263, de 12 de janeiro de 1996. Diário Oficial da União, 12 janeiro 1996.
11. D'Oliveira AFPL, Motomura CM, Winck K, Oliveira RAM, Silva SAR. Capítulo 13: Janaína e Davi. In: Valladão Júnior JBR, Gusso G, Olmos RD. Medicina de Família e Comunidade – Série Manual do Médico Residente do Hospital das Clínicas da Faculdade de Medicina da Universidade de São Paulo (USP). Atheneu; 2017.
12. Brasil. Estatuto da Criança e do Adolescente. Lei 8069/90 atualizado com a Lei 12010 de 2009, inclusa Lei 12594 de 2012 (acesso em: 10 março 2017). Disponível em: http://www.sintratel.org.br/site/index.php/publicacoes/legislacao/15-estatuto-da-crianca-e-do-adolescente/file.

13. Nações Unidas. Resumo do Programa de Ação da Conferência Internacional sobre População e Desenvolvimento. 1995 (acesso em: 10 março 2017). Disponível em: http://unfpa.org.br/Arquivos/conferencia.pdf.
14. Conselho Federal de Medicina. Código de Ética Médica. Diário Oficial da União, 24 setembro 2009.
15. Schindler AE et al. Classification and pharmacology of progestins. Maturitas 2008;61:171-80.
16. Agência Espanhola de Medicamentos e Produtos Sanitários. Anticoncepcionais hormonais combinados: conclusões da revisão de risco de tromboembolismo venoso. 14 outubro 2013 (acesso em: 10 março 2017). Disponível em: https://www.aemps.gob.es/informa/notasInformativas/medicamentosUsoHumano/seguridad/2013/docs/NI-MUH_FV_27-2013-anticonceptivos.pdf.
17. Silva NC, Martins SB, Melo JA, Thomaz AP. Interações medicamentosas com contraceptivos hormonais orais. Única Cadernos Acadêmicos. 2017 Sep 29;3(1).

CAPÍTULO 24

Disfunção Erétil

- *Antônio Augusto Dall'Agnol Modesto*
- *Nelson Alves da Silva Junior*

O que é importante saber

- A disfunção erétil é um problema comum, comprometedor e de difícil expressão em consulta.
- Além do silêncio masculino a respeito, profissionais também têm dificuldade de lidar com questões de sexualidade em geral.
- A abordagem da disfunção erétil deve se afastar tanto da medicalização da sexualidade quanto da desvalorização da queixa.
- Abordagens medicamentosas (com destaque aos inibidores da fosfodiesterase 5) e não medicamentosas podem ser feitas na Atenção Primária à Saúde, e um bom manejo do problema é uma questão de prevenção quaternária.

Considerações gerais

A disfunção erétil (DE) é uma das queixas mais prevalentes da sexualidade masculina. Estudos brasileiros apontam uma prevalência de cerca de 45% em homens de mais de 18 anos. Dependendo da frequência com que o homem consegue obter e manter uma ereção satisfatória até a conclusão da atividade sexual (geralmente, às vezes ou nunca), ela é classificada em mínima (cerca de 31% dos pesquisados), moderada (12%) e completa (2%)[1,2]. Há maior prevalência do problema entre idosos; outros fatores de risco são diabetes, hipertensão, hiperplasia prostática benigna, doença cardíaca, depressão, baixa escolaridade e desemprego[1-3]. O transtorno afeta a qualidade de vida, autoestima e relações interpessoais dos homens, e o cuidado das "disfunções sexuais" é pautado pela Política Nacional de Atenção Integral à Saúde do Homem[4].

Apesar do movimento da indústria farmacêutica para dar destaque à questão (por exemplo, patrocinando alguns dos estudos de prevalência supracitados), a disfunção erétil ainda é um problema pouco trazido em consulta. Motivos para tanto incluem vergonha (principalmente de médicas mulheres); achar que a DE faz parte de envelhecer; não dar importância ao problema; e não saber que o médico (urologista ou generalista) pode ajudar. Ainda assim, muitos homens gostariam que seus médicos generalistas tivessem iniciado a conversa a respeito[5-7].

Além do silêncio masculino, o despreparo dos profissionais para lidar com questões de sexualidade também prejudica a abordagem do problema[6,7]. Um manejo clínico limitado da disfunção erétil na Atenção Primária à Saúde (APS) pode ter duas consequências negativas: primeiro, diminui-se a resolutividade deste nível, já que se trata de um problema comum e manejável pelo médico de família; segundo, uma consulta com urologista sobre qualquer motivo tem grande chance de incluir rastreamento de câncer de próstata – rotina questionada por diversas instituições.

Não há disfunção erétil causada diretamente por câncer de próstata, embora ela possa decorrer do impacto psicológico do diagnóstico da neoplasia[8]. Além disso, a disfunção erétil é uma sequela comum do tratamento de câncer de próstata: acontece em até 90% dos submetidos a prostatectomia radical (dependendo do estudo, da técnica cirúrgica utilizada etc.); 20 a 80% dos submetidos a radioterapia; e 14 a 35% dos submetidos a braquiterapia[8]. Embora não haja uma relação fisiopatogênica clara, também há uma associação entre sintomas urinários baixos e presença de DE[9,10].

Abordagem diagnóstica

Muitos homens com ou sem queixas urinárias vêm à consulta demandando avaliação de próstata (por exemplo, através da dosagem de PSA – antígeno prostático específico), mas ocultam um problema de ereção. Parte deles associam a próstata à "função sexual"; além disso, a relação entre pedidos de *check-up* em geral e presença de problemas ou preocupações específicas, mas não citadas inicialmente, é bem comum[7]. Diante disso, uma primeira tarefa é atentar para a possibilidade de a disfunção erétil ser uma demanda subjacente a um pedido de rastreamento de câncer de próstata, *check-up* ou de queixas em geral.

Isso não indica perguntar para todos os homens se eles têm esse problema, na esperança de facilitar sua expressão. O manejo limitado dos recursos medicamentosos e não medicamentosos pelos(as) profissionais, a falta de um consenso sobre quem tratar como pacientes, a indisponibilidade, em alguns contextos, de serviços especializados aonde encaminhar pessoas específicas e o risco de sobrediagnóstico parecem motivos suficientes para que não se questione ativamente os homens em geral a respeito de disfunção erétil[7]. Entretanto, além dos casos em que haja suspeita de uma demanda oculta, pode ser útil questionar pacientes com Hipertensão Arterial Sistêmica (HAS) ou Diabetes *Mellitus* (DM), entre os quais o problema é mais prevalente e onde pode representar, também, uma lesão de órgão-alvo, e aqueles com sintomas urinários baixos, pela correlação epidemiológica[9,10].

Dificuldades de ereção devem ser bem caracterizadas na anamnese, inclusive para diferenciar disfunção erétil de outros problemas da sexualidade. Por exemplo, muitos homens com DE têm relações sexuais apressadas com medo de perder a ereção, podendo queixar-se de ejaculação precoce, e não disfunção erétil.

Embora o uso de questionários como o International Index of Erectile Function (IIEF) possa ajudar a caracterizar o problema[11], é preciso lembrar que eles são geralmente produzidos pela indústria farmacêutica com vistas a facilitar o diagnóstico e aumentar seu mercado consumidor. Ainda assim, é necessário avaliar atentamente a gravidade e os impactos do problema, bem como identificar as expectativas quanto ao tratamento.

Nesse processo, é importante escutar acolhedoramente, abordando ideias e práticas sexuais, prazer, desejo, masturbação, presença de ereção matinal ou em outras situações (indício de integridade vascular), além das condições de vida e de relacionamento afetivo (conjugal e extraconjugal, se houver). Essas conversas devem ser conduzidas com sensibilidade e respeito, mas não medo.

A diferenciação entre DE psicogênica ou somática é frequentemente difícil, inclusive porque um quadro "mais orgânico" pode ter impactos psicológicos que lhe agravem, enquanto um "mais psicológico" pode melhorar com tratamento medicamentoso. De qualquer forma, idade menor de 40 anos, início abrupto (salvo após trauma ou cirurgia), curso variável e presença de ereções matinais ou em outras situações (como masturbação) sugerem DE psicogênica.

Também é necessário diagnosticar doenças que podem contribuir com o quadro, especialmente as crônicas (como diabetes *mellitus*, hipertensão arterial sistêmica e transtornos mentais), bem como identificar medicações em uso e experiência com inibidores da fosfodiesterase-5 (sildenafila, vardenafila ou tadalafila).

O exame físico deve dar destaque à saúde cardiovascular e neurológica e incluir uma avaliação da genitália, em busca de alterações anatômicas – como fimose, parafimose e doença de Peyronie (fibrose dos corpos cavernosos, levando a ereções curvas e dolorosas). Também é preciso atentar a sinais de hipogonadismo (como atrofia testicular) e à presença de doença prostática[9-12].

Os exames complementares têm valor restrito, sendo reservados para suspeitas surgidas do exame físico (como insuficiência arterial periférica). Quanto ao hipogonadismo, há uma correlação fraca entre sinais, sintomas e níveis de testosterona, além de incerteza sobre níveis de referência para homens mais velhos e uma grande variação na prevalência estimada do déficit de testosterona. Assim, a testosterona sérica não é um parâmetro fundamental na abordagem da disfunção erétil, devendo ser dosada apenas nos homens que tenham sinais ou sintomas de hipogonadismo. Vale frisar que não se deve solicitar testosterona de rotina em homens saudáveis de qualquer idade.

Abordagem terapêutica

O tratamento da disfunção erétil na Atenção Primária deve incluir intervenções não medicamentosas e pode incluir as medicamentosas, mas não deve perder de vista a medicalização da sexualidade masculina[6,13-15]. Por outro lado, não se deve negligenciar o impacto dos problemas de ereção ou menosprezar a demanda por tratamentos mais imediatos por parte de muitos homens, nem supervalorizar fatores biológicos e doenças associadas (como hipercolesterolemia, diabetes *mellitus* e hipertensão arterial sistêmica) – embora se deva tentar compensá-las durante o tratamento da DE.

É importante questionar modelos estereotipados de sexualidade e discutir outras formas de relação sexual que não envolvam a penetração, problematizando sua importância como demonstração de masculinidade e estimulando outras vivências da sexualidade[6,15,16]. Pessoas que têm esse problema ocasionalmente, ou que fazem uso recreativo de droga (como jovens em busca de um "melhor desempenho") frequentemente exigem apenas escuta, problematização e aconselhamento. Outras, com parceiro fixo, podem se beneficiar da reflexão sobre conflitos ou frustrações no relacionamento.

A lista de medicamentos relacionados à disfunção erétil é extensa, e inclui anti-hipertensivos (como doxazosina, losartana, clonidina, propranolol, espironolactona e hidroclorotiazida); antiarrítmicos (como amiodarona e digoxina); antidepressivos (como fluoxetina, paroxetina, sertralina e amitriptilina) e outros psicotrópicos (como clorpromazina, diazepam e zolpidem). Outras medicações de uso popular como sinvastatina, ranitidina, omeprazol e alopurinol também podem ser implicadas no quadro[17], e, quando possível, podem ser feitas trocas em busca de melhora.

O citrato de sildenafila foi aprovado como o primeiro tratamento medicamentoso para disfunção erétil pela Food and Drug Administration (FDA) dos Estados Unidos em 1998; nos primeiros seis anos de venda, mais de 20 milhões de homens foram tratados com a medicação, e logo ela deixou de ser exclusividade de especialistas focais (como urologistas e psiquiatras) e ganhou espaço entre generalistas. Tudo isso se deve em grande medida ao movimento da indústria farmacêutica para popularizar o transtorno e seu tratamento medicamentoso, lançando mão de estratégias de *disease mongering* (promoção de doença) e valorizando elementos da masculinidade hegemônica – como a permanente disponibilidade para a relação sexual[7,13,16]. Esses valores devem ser questionados em consulta, tanto em nome da desmedicalização quanto da desconstrução do machismo. Nesse processo, muitos homens podem perceber as relações entre masculinidade hegemônica, cobrança por *performance*, ansiedade e disfunção erétil.

Ainda assim, há que se reconhecer que os inibidores da fosfodiesterase-5 (IPD-5) são um recurso eficaz para muitos homens com DE, inclusive aqueles com problemas orgânicos como diabetes ou sequela de tratamento de câncer (onde alcançam 40 a 50% de eficácia) ou onde há um componente psicogênico mais pronunciado[8,11,17,18]. Um manejo adequado de medicações tão populares, cercadas de expectativas e envolvidas com *disease mongering* (ao invés de simplesmente repeli-las como alternativa) é, sem dúvida, uma questão de prevenção quaternária.

Sildenafila, vardenafila e tadalafila são os IPD-5 usados no tratamento da doença (Tabela 24.1). Eles são similares quanto à eficácia e segurança, mas diferenciam-se quanto ao início e duração de ação, interação com alimentos e frequência de efeitos colaterais.

TABELA 24.1 – Quadro sintético das principais medicações[11,17]

	Sildenafila (Viagra®)	Vardenafila (Levitra®)	Tadalafila (Cialis®)
Início de ação (minutos)*	30 a 60	30	30
Pico de concentração plasmática (horas)*	1	1	2
Meia-vida (horas)*	4	4 a 5	17,5
Duração de ação (horas)*	4 a 8 (até 12)	2 a 8	24 a 36
Dose inicial	25 ou 50 mg	5 ou 10 mg	5 ou 10 mg
Dose máxima	100 mg por dia	20 mg por dia	20 mg por dia
Interação com álcool	Não	Não	Não
Interação com alimento	Sim, com alimentos gordurosos; possível com alimentos de baixa gordura	Sim, com alimentos gordurosos; mínima com alimentos de baixa gordura	Não
Vantagens	Preço, popularidade	Início mais rápido de ação, menos efeitos colaterais	Ação prolongada (*weekend pill*), menos efeitos colaterais

* Para doses de 100 mg de sildenafila, 20 mg de vardenafila e 20 mg de tadalafila.
Fonte: Adaptada de Hatzimouratidis K et al. (2010); Setter SM et al. (2005).

Os efeitos colaterais comuns dessas medicações, normalmente leves e passageiros, estão relacionados ao efeito vasodilatador da droga e incluem cefaleia (10 a 16%), rubor facial (5 a 12%), dispepsia (4 a 12%), congestão nasal (1 a 10%) e tontura (2 a 3%). A ocorrência de priapismo é rara e não costuma deixar sequelas com tratamento apropriado[11].

A contraindicação mais importante é o uso concomitante de nitratos e vice-versa. Pacientes em uso de nitrato não devem usar inibidores da fosfodiesterase 5 sob risco de hipotensão imprevisível e potencialmente fatal, e homens que fizeram uso dessas medicações e vieram a desenvolver angina não devem receber nitratos antes de decorrido algum tempo da última dose (24 horas para sildenafila e vardenafila e 48 horas para tadalafila). Homens que fazem uso de outros vasodilatadores podem vir a ter hipotensão postural, mas a contraindicação é relativa. Finalmente, deve-se aconselhar cardiopatas graves ou descompensados quanto aos riscos decorrentes da prática sexual que pretendem intensificar.

A correção da dose (ou mesmo seu não uso) deve ser considerada em homens com prejuízo renal ou hepático e naqueles que usam drogas de metabolismo hepático, como cetoconazol, itraconazol, eritromicina, claritromicina, rifampcina, fenobarbital, fenitoína ou carbamazepina (sugere-se checar informação do fabricante)[11].

Como os efeitos colaterais e a eficácia podem variar entre os indivíduos, a não ser que haja preferência por alguma vantagem específica, parece razoável iniciar o tratamento com sildenafila (mais antigo e mais barato) e considerar manejo da dose ou sua substituição por vardenafila ou tadalafila conforme o efeito e a tolerância.

Finalmente, toda conversa em saúde sexual é uma oportunidade para aconselhamento sobre sexo seguro e oferecimento de testagem para Doenças Sexualmente Transmissíveis (DSTs).

Seguimento

É importante colocar-se desde o início disponível para reavaliações. O seguimento envolve escuta e discussão sobre sexualidade e relacionamentos afetivos[15,19], inclusão do(a) parceiro(a) quando possível e manejo da medicação (quando for o caso). A abordagem familiar deve atentar se a demanda por tratamento é do casal, do homem ou da(o) parceira(o); ao impacto do problema ao casal; e às a transformações que as consultas e o tratamento possam vir a desencadear na vida familiar.

Se houve tratamento medicamentoso e este não surtiu efeito, checar se ocorreu uso adequado e estimulação sexual suficiente, questionar como se sentiu durante a relação, qual a reação da(o) parceira(o) e se teve aumento de ereções matinais ou em outras situações. Considera-se parar o tratamento no surgimento de ereções satisfatórias, quando os fatores psicogênicos não foram modificados ou se houver ressignificação da ereção na relação sexual. Nos casos com fatores orgânicos mais pronunciados, a medicação pode vir a ser cronicamente necessária[12].

Quando encaminhar

Indicações de encaminhamento do homem com disfunção erétil são[11,12]:

a) Distúrbios vasculares, neurológicos, psiquiátricos ou endocrinológicos não tratáveis na Atenção Primária.
b) História de trauma pélvico ou perineal (principalmente em jovens que possam se beneficiar de cirurgia vascular curativa).
c) Deformidades penianas que possam exigir correção cirúrgica (como doença de Peyronie);
d) Refratariedade aos primeiros tratamentos.
e) Pouca afinidade do profissional com o tema.
f) Necessidade de acompanhamento psicológico do homem ou casal.

Nesses casos, urologista e outros especialistas focais, psicólogo e equipe multiprofissional de saúde sexual podem ser acionados, dependendo do problema, da disponibilidade e da expectativa do homem. As alternativas para casos refratários, por exemplo, incluem atendimento psicológico especializado, injeção de prostaglandina e implante de prótese peniana[11]. A propósito, há evidências de que a terapia de grupo é útil, e de que homens que fazem terapia associada a sildenafila melhoram mais (em termos de "função erétil") do que aqueles que só usam a medicação[14].

Como a enfermagem da Equipe de Saúde da Família pode ajudar?

A abordagem medicamentosa da disfunção erétil é restrita a médicos, mas a abordagem da sexualidade não. Enfermeiras podem identificar demandas ocultas de sexualidade e acionar os cuidados indicados conforme sua formação e experiência. Além disso, têm papel importante no aconselhamento sobre sexo seguro e testagem de DSTs.

Sinais de alerta e erros comuns

O reconhecimento da medicalização que envolve a disfunção erétil muitas vezes leva a uma *postura antimedicamentosa* por parte dos profissionais, que deixa de lado algumas questões. Primeiro, por mais que se estimule e lance mão de práticas sexuais que não envolvam a penetração, ela continuará importante para muitos homens e mulheres. Além disso, as abordagens não farmacológicas do problema levam mais tempo, exigem uma formação nem sempre oferecida nos cursos de Medicina, têm resolutividade limitada como qualquer terapia e podem não ser factíveis em contextos de sobrecarga assistencial. Finalmente, a medicalização da disfunção erétil é um processo avançado, que conta com atores tão influentes quanto sociedades médicas e indústria farmacêutica, e é bem recebida por inúmeros homens; com o fácil acesso à medicação, muitos deles farão uso da medicação com ou sem a participação de um médico.

Outro engano é deixar de abordar o assunto por ser médica mulher. Muitos homens, de fato, têm vergonha, mas muitos outros não – e a própria vergonha pode ser contornada com a longitudinalidade e o ganho de confiança[7].

Finalmente, não se deve menosprezar a sexualidade e a vivência sexual de homens de qualquer idade[16].

Referências

1. Moreira Jr ED, Abdo CHN, Torres EB, Lobo CFL, Fittipaldi JAS. Prevalence and correlates of erectile dysfunction: results of the Brazilian Study of Sexual Behavior. Urology. 2001;58:583-8.
2. Abdo CHN, Oliveira Jr WM, Scanavino MT, Martins FG. Disfunção erétil – resultados do estudo da vida sexual do brasileiro. Rev Assoc Med Bras. 2006;52(6):424-9.
3. Moreira Jr ED, Lobo CFL, Diament E, Nicolosi A, Glasser DB. Incidence of erectile dysfunction in men 40 to 69 years old: results from a population-based cohort study in Brazil. Urology. 2003;61:431-6.
4. Carrara S, Russo JA, Faro L. A política de atenção à saúde do homem no Brasil: os paradoxos da medicalização do corpo masculino. Physis. 2009;19(3):659-678.
5. Baldwin K, Ginsberg P, Harkawayet RC. Under-reporting of erectile dysfunction among men with unrelated urologic conditions. Int J Impot Res. 2003;15:87-89.
6. Pinheiro TF, Couto MT, Silva GSN. Questões de sexualidade masculina na atenção primária à saúde: gênero e medicalização. Interface – Comunic, Saúde, Educ. 2011;15(38):845-858.
7. Modesto AAD. Busca por avaliação de próstata, disfunção erétil e demanda oculta de homens na Atenção Primária à Saúde [tese]. São Paulo: Faculdade de Medicina, Universidade de São Paulo; 2016.

8. Hyun JS. Prostate Cancer and Sexual Function. World J Mens Health. 2012;30(2):99-107.
9. Braun MH, Sommer F, Haupt G, Mathers MJ, Reifenrath B, Engelmann UH. Lower urinary tract symptoms and erectile dysfunction: co-morbidity or typical "aging male" symptoms? Results of the "Cologne Male Survey". Eur Urol. 2003;44(5):588-94.
10. Chitale S, Collins R, Hull S, Smith E, Irving S. Is the current practice providing an integrated approach to the management of LUTS and ED in primary care? An audit and literature review. J Sex Med. 2007;4:1713-25.
11. Hatzimouratidis K, Amar E, Eardley I, Giuliano F, Hatzichristou D, Montorsi F, Vardi Y, Wespes E. Guidelines on male sexual dysfunction: erectile dysfunction and premature ejaculation. Eur Urol. 2010;57:804-814.
12. Leusink P, De Boer LJ, Vliet Vlieland CW, Rambharose VR, Sprengers AM, Mogendorff SW, Van Rijn-Van Kortenhof NMM. NHG – Standaard erectiele disfunctie. Huisarts Wet. 2008 [acesso em: 15 de outubro de 2016]; 51(8):381-94. Tradução disponível em: http://sbmfc.org.br/media/NHG%2055%20Disfun%C3%A7%C3%A3o%20er%C3%A9til.pdf.
13. Rosenfeld D, Faircloth CA, editors. Medicalized Masculinities. Philadelphia: Temple University Press; 2006.
14. Melnik T, Soares B, Nasello AG. Psychosocial interventions for erectile dysfunction. Cochrane Database Syst Rev. 2007;3:CD004825.
15. Moura RG. Coisa de homem. Rev Bras Med Fam Comunidade. 2015;10(37):1-5.
16. Potts A, Grace VM, Vares T, Gavey N. 'Sex for life'? Men's counter-stories on 'erectile dysfunction', male sexuality and ageing. Sociology of Health & Illness. 2006;28(3):306-29.
17. Setter SM, Iltz JL, Fincham JE, Campbell RK, Baker DE. Phosphodiesterase 5 Inhibitors for Erectile Dysfunction. Ann Pharmacother 2005;39:1286-95.
18. Vardi M, Nini A. Phosphodiesterase inhibitors for erectile dysfunction in patients with diabetes mellitus. Cochrane Database Syst Rev. 2007;1:CD002187.
19. Gomes R. Sexualidade masculina, gênero e saúde. Rio de Janeiro: Fiocruz; 2008.

CAPÍTULO 25

Infertilidade do Casal

- *Deoclécio Avigo*
- *Eduardo Picelli Vicentim*

O que é importante saber

- Não devemos transformar uma consulta sobre infertilidade em uma abordagem focada apenas em exames subsidiários, muitos deles de difícil acesso na APS. São obrigações do profissional de atenção primária uma minuciosa anamnese e exame físico dos membros do casal, inclusive do homem, muitas vezes não devidamente avaliado. A infertilidade é do casal.
- Um bom indício de uma ovulação normal pode ser obtido com a dosagem de progesterona sanguínea entre o 21º e o 28º dias do ciclo menstrual.
- Casais com causa indefinida para infertilidade (exames clínicos normais) podem ser orientados a manter mais um ano de relações sexuais regulares antes de procurar terapias invasivas e dispendiosas.
- Inseminação artificial e indução da ovulação não têm eficácia comprovada nos casos de infertilidade de causa indefinida (exames clínicos normais).

Considerações gerais

Chama-se infertilidade conjugal a ausência de gestação após um ano de atividade sexual regular sem uso de nenhum método anticoncepcional.

Sabe-se que 25% dos casais engravidam no primeiro mês de atividade sexual vaginal regular, 60% dentro de seis meses e 85% em um ano. Dos 15% restantes, metade engravida no segundo ano (92%)[1,2]. Do segundo para o terceiro ano de tentativa, somente 1% dos restantes consegue engravidar (93%)[3].

A Tabela 25.1 mostra a porcentagem de engravidar no primeiro e no segundo ano de tentativa de acordo com a idade[3]:

TABELA 25.1 – Índice de gravidez por idade no primeiro e no segundo ano de tentativas

Idade (anos)	Após 1 ano de tentativa (%)	Após 2 anos de tentativa (%)
19-26	92	98
27-29	87	95
30-34	86	94
35-39	82	90

Fonte: Website NICE CKS.

Falha na concepção após 1 ano de relações sexuais regulares sem proteção e na ausência de patologia reprodutiva afeta aproximadamente 1:5 casais[4].

Podemos realizar uma significativa abordagem da infertilidade conjugal em um serviço de atenção primária à saúde (APS). Tal abordagem envolve não só a investigação diagnóstica, mas também esclarecimento sobre a fisiologia da reprodução, visto que muitos desses casais não têm conhecimento do que significa período fértil, ou conhecimento de práticas que podem dificultar a concepção, como uso de lubrificantes ou de duchas vaginais pós-coito. Um estudo britânico mostrou que usuários valorizam profissionais de saúde da atenção primária bem informados sobre causas e tratamento da infertilidade[6].

Tal abordagem também deve incluir o aconselhamento, investigação e tratamento de doenças que possam interferir negativamente no processo de reprodução.

O Quadro 25.1 resume as principais causas de infertilidade. Note que a combinação de diversos fatores é comum (40%). Mesmo após extensiva pesquisa de causalidade podemos não encontrar nenhum claro determinante para a infertilidade (causa indefinida, 25-28%).

QUADRO 25.1 – Causas de infertilidade[2,5]

1	Fatores masculinos	26-30%
2	Alterações na ovulação	21-25%
3	Obstrução tubária	14-20%
4	Anormalidades uterinas, cervicais e peritoniais	10-13%
5	Causa indefinida	25-28%
6	Combinação de fatores	40%

Fonte: Adaptado de Evaluation and Treatment of Infertility (2015).

Abordagem diagnóstica

É fundamental que se inicie por uma detalhada anamnese para cada componente do casal. Os dados obtidos na anamnese irão guiar os pedidos de exames subsidiários, além de já servirem como orientações sobre hábitos a serem modificados pelo casal.

Informações gerais

- Profissão, lazer, esportes praticados (amenorreia é comum em atletas) internações ou cirurgias prévias, tratamentos medicamentosos realizados na vida.
- Hábitos e vícios como tabagismo, álcool e uso de drogas ilícitas tem envolvimento na queda da fertilidade.

Importante avaliar precocemente algumas condições que podem diminuir a fertilidade:
- O casal conhece o que é o período fértil?
- Existe uso abusivo de álcool, tabaco e outras drogas?
- Há quanto tempo o casal está tentando ter filho?
- O número de relações sexuais vaginais atinge ao menos 2 ou 3 vezes por semana no período fértil?
- Há alguma dificuldade para ter relação sexual (problemas psicossociais, incapacidade física)?
- Há uso de duchas vaginais pós coito ou lubrificantes?

Informações da mulher

- Idade (a fertilidade diminui de forma significativa a partir da 4ª década de vida).
- Menarca, gestações prévias (crianças, abortamentos com mesmo/outro parceiro), uso de método anticoncepcional (tipos usados, tempo de uso), presença de disfunções sexuais como dispareunia, vaginismo.
- Épocas de amenorreia (espontânea ou induzida por medicações ou atividade física intensa).
- Tratamento de corrimentos, DSTs, infecções genitais.
- Histórico de endometriose e cirurgias prévias.
- Doença sistêmica pregressa (disfunção tireoidiana, diabetes *mellitus*, anorexia nervosa).
- Histórico do padrão menstrual dos últimos 12 meses (regularidade, desconforto pré-menstrual, quantidade), interesse na gravidez.
- Vida sexual: libido, satisfação geral com a relação, números de relações sexuais por semana, uso de ducha vaginal e lubrificantes.

Alguns dados obtidos na anamnese sugerem a causa para a infertilidade. Mulheres que apresentam períodos de amenorreia geralmente não ovulam. E aquelas com ciclos curtos podem apresentar insuficiência lútea. Dismenorreia progressiva é um sinal clínico que sugere endometriose. Hipermenorreia ou metrorragia sugerem patologias intrauterinas como miomas ou pólipos.

Informações do homem

- História de problemas genitais como dor testicular, traumas, infecções, cirurgias, tratamentos de feridas ou descargas uretrais, criptorquidia, varicocele, **caxumba**.
- Padrão das relações sexuais: satisfação, interesse na gravidez, dificuldades (libido, ereção, ejaculação). Hábitos em relação a masturbação.
- Filhos anteriores com mesmo/outros parceiros
- Fatores sociais ou ocupacionais que podem causar hipertermia testicular.

Exame físico

- Realizar o exame físico completo observando sinais de obesidade (medir o IMC), hiperandrogenismo, hipotireoidismo.
- Realizar o exame genital observando caracteres sexuais secundários, bolsa escrotal (volume testicular, bolsa escrotal), exame especular, toque bimanual e outras manobras de verificação dos órgãos genitais masculino e feminino.

Exames subsidiários

Em se tratando de um casal com interesse na gestação, podemos solicitar exames pré-gestacionais como sorologias para hepatites B e C, sífilis e HIV.

Fatores masculinos

O exame inicial mais importante na avaliação masculina é o espermograma. Deve ser feito com abstinência sexual (inclusive masturbação) de ao menos 72 horas[2]. Existe uma frequente variabilidade na produção espermática, devido ao tempo médio de cada "geração" de espermatozoides. Caso seja necessário repetir o espermograma, é melhor indicar a coleta após 2 meses da primeira amostra. Seguem valores de referência para espermograma, conforme a OMS (Quadro 25.2):

QUADRO 25.2 – Valores de referência para espermograma[8]

Características	Referência
Morfologia normal	4%
Motilidade progressiva	32%
Motilidade total	40%
Número de espermatozoides	39 milhões por ejaculação
Vitalidade	58%
Volume	Ao menos 1,5 ml

Fonte: OMS (2010).

Em casos de contagem de espermatozoides menor que 15 milhões por ml, motilidade total menor que 40% e morfologia normal menor do que 4%, existe uma grande chance de associação com síndromes genéticas. Nesses casos, há indicação de realização de cariótipo e encaminhamento para serviço de referência para investigação.

Alterações na ovulação

A verificação de uma ovulação normal pode ser indiretamente medida com a dosagem de progesterona sanguínea entre o 21º e o 28º dia do ciclo menstrual. Se o valor for maior que 5 ng/ml considera-se que houve ovulação adequada.

Em casos de dosagem menor que 5 ng/ml, repetir o exame em 1 mês e solicitar também exame para tireoidopatia (TSH e T4livre), FSH, LH, estrógeno e prolactina séricos. A variação da temperatura corporal basal não é recomendada como marcador confiável de ocorrência da ovulação[5].

Podemos classificar as disfunções ovulatórias em três grupos:

- **Grupo 1: disfunção hipotalâmica (10%)**

    Mulheres deste grupo tipicamente apresentam amenorreia e níveis baixos de gonadotrofinas, além de baixo peso ou atividade física excessiva.

- **Grupo 2: disfunção do eixo hipotálamo-pituitária-ovariano (85%)**

    Representadas principalmente por mulheres com quadro de anovulação devido à síndrome dos ovários policísticos (Sop) e hiperprolactinemia.

- **Grupo 3: falência ovariana (5%)**

    Mulheres no climatério (por vezes, menopausa precoce). Normalmente apresentam níveis elevados de FSH (acima de 30-40 IU/L) associado a baixos níveis de estrógenos.

Obstrução tubária e anormalidades uterinas, cervicais e peritoniais

A ultrassonografia transvaginal é um exame fundamental (relativamente acessível em serviços de APS) na pesquisa de fatores femininos de infertilidade, uma vez que analisa as partes internas do trato reprodutor feminino. Por meio da ultrassonografia é possível avaliar diversas alterações uterinas como miomas, adenomiose, pólipos endometriais e malformações uterinas. Além disso, os aspectos dos ovários e das tubas uterinas também são avaliados, quando há presença de hidrossalpinge, por exemplo.

Nos ovários, avalia-se presença de cistos patológicos, como o endometrioma (endometriose no ovário) ou tumores ovarianos. Além dessas avaliações, o ultrassom transvaginal também é um marcador indireto da reserva ovariana.

O aspecto do endométrio também é importante para analisar a capacidade reprodutiva da mulher. Durante a fase folicular, o endométrio se espessa e tem um aspecto trilaminar característico dessa fase. Após a ovulação, por ação da progesterona, o aspecto é diferente, tornando-se hiperecogênico (mais branco ao ultrassom). A espessura ideal do endométrio para implantação do embrião varia entre 7 a 14 mm. Mulheres que apresentam endométrio fino (abaixo de 6 mm) no período de implantação (de 5 a 7 dias após a ovulação) têm menor chance de gravidez.

Caso o endométrio apresente alterações em sua formação, a mulher pode ter dificuldades para engravidar porque o embrião não se implanta corretamente no endométrio. Também podem ser visibilizadas estruturas dentro da cavidade endometrial, tais como pólipos ou miomas submucosos. Quando presentes, esses devem ser retirados cirurgicamente, pois dificultam a gestação e aumentam o risco de aborto espontâneo.

Na suspeita de endometriose profunda, a ultrassonografia transvaginal com preparo intestinal é um exame importante para identificar os locais de endometriose. Atualmente, esse exame apresenta acurácia semelhante ao exame de ressonância magnética na investigação de endometriose.

Mulheres com histórico de endometriose, infecção pélvica ou gravidez ectópica têm maior chance de anormalidades tubárias ou uterinas. Nesses casos, podem se beneficiar de uma avaliação com histeroscopia ou avaliação laparoscópica. Histerossalpingografia pode ser útil em mulheres com infertilidade e sem esse referido histórico[2].

QUADRO 25.3 – Exames investigativos iniciais sugeridos

Homem[3]	
Exame	Orientação
Espermograma	• Abstinência sexual entre 3 e 7 dias • Se alterado, repetir após 2 meses
Mulher[3]	
Exame	Orientação/Importância
Progesterona	• Dosagem 7 dias antes até o período menstrual (ex.: ciclos de 28 dias, dosagem entre 21º e 28º dia do ciclo menstrual)
LH/FSH	• Verificar no 1º ao 5º dia do ciclo • Ciclos menstruais irregulares
TSH/T4L	• Mulheres com sintomas de disfunção tireoidiana
Prolactina	• Mulheres com sintomas de disfunção ovariana (Sop) ou galactorreia
USG transvaginal	• Avaliar no útero: se há mioma, adenomiose, pólipos endometriais e malformações uterinas • Avaliar nas tubas: presença de hidrossalpinge • Avaliar nos ovários: cistos patológicos como endometrioma ou tumores ovarianos • Avaliar aspecto do endométrio

Fonte: Website NICE CKS.

Abordagem terapêutica

A abordagem terapêutica da infertilidade conjugal deve englobar todos os seguintes aspectos não medicamentosos:

- Orientar o casal a manter relações vaginais a cada 2-3 dias principalmente no período fértil. A ovulação ocorre, em média, 14 dias antes do início da próxima menstruação. O período fértil ocorre entre os três dias prévios e os dois dias após a data da ovulação[1]. Existem inúmeros sites na internet e aplicativos de celular que auxiliam no cálculo do período fértil, inclusive em ciclos menstruais irregulares;
- Evitar uso abusivo de álcool, tabaco e outras drogas.
- Evitar uso de duchas vaginais pós coito ou lubrificantes.
- Perda de peso em mulheres com IMC maior que 30 kg/m^2 tem efeito benéfico importante sobre a ovulação.
- Abordar a ansiedade possivelmente relacionada à dificuldade de obter a gestação. Por exemplo, confirmando com o casal o entendimento sobre a fertilidade média dos casais no primeiro e também no segundo ano de tentativa.

Terapêuticas específicas

Caso a idade da mulher seja maior que 35 anos, não aguardar até 2 anos de tentativa para iniciar investigação devido à fertilidade diminuir de forma significativa próximo à 4ª década de vida[4].

Anormalidades no esperma devem ser confirmadas com uma segunda amostra. Podem ser tratadas com diversas abordagens: desde o uso de gonadotrofina, inseminação intraútero ou até fertilização *in vitro*. Pode ser usado clomifeno para homens com oligospermia[4].

Mulheres com quadros anovulatórios do grupo 1 devem ser motivadas a normalizar seu peso corpóreo. Por vezes um tratamento com gonadotrofinas pode auxiliar no retorno da ovulação.

Mulheres do grupo 2 (com Sop e obesidade) devem ser apoiadas na redução de peso e práticas esportivas. Médicos de família podem optar em prescrever o clomifeno como estimulante da ovulação para mulheres desse grupo. A dose inicial é de 50 mg por dia (por 5 dias) iniciando entre o 3º e o 5º dia do ciclo menstrual. Deve-se tentar documentar a ovulação com a dosagem da progesterona sérica. Caso não obtenha sucesso, pode-se aumentar a dose para 100 mg por dia.

Papel da enfermagem da Equipe de Saúde da Família

É de longa data o reconhecimento do papel fundamental exercido pelo profissional de enfermagem na APS. Nos casos de queixa de infertilidade isso não é diferente. O profissional de enfermagem tem papel relevante na abordagem inicial do casal, na anamnese e exame físico e também nas orientações gerais que todo casal nessa situação precisa receber. O trabalho em equipe deve ser sempre uma prioridade para os profissionais que atuam na atenção primária à saúde.

Quando encaminhar e para quem

As seguintes situações devem orientar o médico de família a encaminhar o casal para consulta com especialista em ginecologia-obstetrícia:

- Duas amostras de espermograma adequadamente colhidas e com alterações persistentes.
- Não há evidência comprovando melhora cirúrgica da fertilidade masculina com correção da varicocele.
- Orienta-se encaminhar para serviço de referência em infertilidade caso não se obtenha sucesso após seis ciclos de uso do clomifeno.
- Mulheres do grupo 3 (falência ovariana) geralmente necessitam de doação de oócitos e fertilização *in vitro* para conseguir a gestação.
- Tratamento de anormalidades anatômicas geralmente indicam encaminhamento para serviços de referência.
- Inseminação artificial e indução da ovulação não têm eficácia comprovada nos casos de infertilidade de causa indefinida. Nesses casos, devemos orientar os casais a tentar mais um ano antes de procurar terapias invasivas e dispendiosas.

Sinais de alerta e erros comuns

- Realizar a avaliação, investigação e manejo de apenas um membro do casal de forma isolada.
- Iniciar investigações, procedimentos e/ou tratamentos precoces sem atentar para o fato de que a observação por 1 ano resulta em porcentagem de gravidez de cerca de 85% dos casos.
- Não abordar os medos e preocupações do casal.
- Esquecer de levar em conta o tempo considerável de retorno à fertilidade que anticoncepcionais hormonais acarretam ao organismo feminino.

Referências

1. Ministério da Saúde. Assistência em Planejamento Familiar – Manual Técnico. 2002.
2. Evaluation and Treatment of Infertility. Am Fam Physician. 2015 Mar 1;91(5):308-314.
3. Website NICE CKS. Disponível em: https://cks.nice.org.uk/.
4. Simon C, Everitt H, van Dorp F. Manual de Clínica Geral de Oxford. 3ª edição.
5. Practice Committee of American Society for Reproductive Medicine. Diagnostic evaluation of the infertile female: a committee opinion. Fertil Steril. 2012;98(2):302-307.
6. Hinton L, Kurinczuk JJ, Ziebland S. Reassured or fobbed off? Perspectives on infertility consultations in primary care: a qualitative study. Br J Gen Pract. 2012;62(599):e438-e445.
7. Anderson K, Norman RJ, Middleton P. Preconception lifestyle advice for people with subfertility. Cochrane Database Syst Rev. 2010;(4):CD008189.
8. Cooper TG, Noonan E, von Eckardstein S et al. World Health Organization reference values for human semen characteristics. Hum Reprod Update. 2010;16(3):231-245.
9. Kamel RM. Management of the infertile couple: an evidence-based protocol. Reprod Biol Endocrinol. 2010;8:21.
10. Practice Committee of the American Society for Reproductive Medicine. Use of clomiphene citrate in infertile women: a committee opinion. Fertil Steril. 2013;100(2):341-348.

SEÇÃO 5

Saúde da Criança

Coordenadores
- *Luciano Nader de Araújo* • *Tatiana Argolo Toscano Figueiredo*

CAPÍTULO 26

Puericultura e Criança Saudável

* *Denise Gigli Khoury* • *Tatiana Milla Mandia*
* *Tamara Cristina Minotti*

O que é importante saber

- As causas das alterações do desenvolvimento psicomotor (DNPM) são diversas, mas raramente há necessidade de um diagnóstico etiológico, sendo o pedido de exames complementares geralmente desnecessário.
- As alterações do DNPM são frequentemente subdiagnosticadas, pela dificuldade de seu reconhecimento.
- As queixas de problemas de crescimento nem sempre estão associadas a patologias clínicas, e, portanto, os exames complementares não costumam ter papel essencial na condução desses casos.
- Nos primeiros seis meses de vida, o objetivo é que a criança mame exclusivamente ao peito, ou que retarde, pelo maior tempo possível, a introdução de outros alimentos.
- É importante considerar as expectativas da mãe em relação à amamentação, a sua vontade em realizar essa prática, suas crenças, valores e as expectativas individuais e familiares. Dessa forma, o profissional poderá melhor compreender, estimular e auxiliar a mãe para o sucesso do aleitamento.

Considerações gerais

A atenção à saúde da criança na Atenção Primária à Saúde (APS) pelo Médico de Família e Comunidade (MFC) é diferente da atenção pediátrica, pois, embora ambas as especialidades possam ter uma compreensão integral do contexto da criança, o MFC, por atender todos os membros da família e ter instrumentos de trabalho específicos para intervir na família e na comunidade, tem mais possibilidades de intervenção na APS[1].

O acompanhamento global e integral da criança envolve uma série de ações e medidas que visam promover o crescimento e desenvolvimento adequados, e isso pode acontecer desde antes do seu nascimento. Atualmente, sabemos que existem muitas evidências sobre a importância do período gestacional e dos primeiros anos de vida de um indivíduo na sua formação neurológica e a relação com os processos cognitivos, emocionais e comportamentais. A influência de um determinado ambiente – favorável ou desfavorável – em que esse indivíduo é inserido desde sua concepção tem sido destacada tanto na promoção como no prejuízo do seu desenvolvimento.

Sendo assim, o acompanhamento de uma criança desde sua concepção até os seus primeiros anos de vida extrapola ações como exame físico, imunização, alimentação. Caracteriza-se como um processo amplo e dinâmico, pois temos a oportunidade de avaliar não só patologias ou atrasos nos marcos do desenvolvimento, cuidados com a alimentação, higiene, prevenção de doenças e acidentes, mas também as questões emocionais, familiares, sociais e tantas outras questões ligadas a fatores ambientais que estão relacionados à forma como uma criança aprende e se relaciona com o ambiente em que vive.

Contudo, todos esses outros aspectos também são de relevância para a manutenção da saúde da criança, como a avaliação de seu crescimento e desenvolvimento, imunização, orientações aos cuidadores sobre a prevenção de acidentes, aleitamento materno, orientação alimentar, higiene individual e ambiental, assim como a identificação precoce dos agravos em saúde, pois, além da promoção da saúde e desenvolvimento de potencialidades, o diagnóstico e tratamento precoce de agravos contribuem para uma melhor qualidade de vida.

Desde a década de 1980, o Ministério da Saúde prioriza cinco ações básicas de saúde, com eficácia comprovada para a redução da morbimortalidade infantil: acompanhamento do crescimento e desenvolvimento infantil; promoção do aleitamento materno e orientação alimentar para o desmame; prevenção e controle das doenças diarreicas; prevenção e controle das infecções respiratórias agudas e imunização[2]. O conjunto dessas ações visa garantir o atendimento integral, além de direcionar os serviços públicos de saúde que realizam o atendimento dessas crianças, a fim de garantir que essas necessidades fundamentas sejam atendidas.

Nesse contexto, os profissionais de saúde têm uma atuação ampliada no que se refere ao acompanhamento dessas crianças, pois lhes cabe o papel de estarem atentos à forma como os cuidadores lidam com a criança, se estão atentos às suas manifestações. Eles devem também estimular o desenvolvimento da parentalidade, além de orientar e apoiar os cuidadores, oferecendo instrumentos para que eles reconheçam as necessidades da criança, provendo-lhe oportunidades de desenvolvimento físico, emocional, social e cognitivo, além de um ambiente seguro e favorável ao seu crescimento, uma vez que esses fatores influenciam tanto quanto as características intrínsecas do indivíduo.

Durante o acompanhamento de uma criança e sua família, a cada atendimento realizado, seja no serviço de saúde, no domicílio, ou em qualquer outro ambiente, independentemente da queixa ou doença que os trouxe, devemos encará-los como uma oportunidade para uma ação resolutiva, de promoção da saúde, com olhar ampliado às questões do meio em que essa criança é inserida. Portanto, a vigilância desse crescimento nos primeiros anos de vida deve ser realizada sistematicamente e programada em encontros acordados com os cuidadores, uma vez que esses encontros nos permitem identificar o início de qualquer alteração, além de fortalecer o vínculo de confiança.

> "Ao se pactuar com os pais o calendário de consultas, deve-se sempre levar em consideração o contexto familiar, as necessidades individuais, as vulnerabilidades e a resiliência. Não existem estudos bem delineados que avaliem o impacto e o número ideal de consultas para crianças assintomáticas (e talvez nunca existam), devido a uma limitação ética, pois não se pode privar as crianças de ações preventivas já consagradas em busca de evidências"[3].

O número recomendado pelo Ministério da Saúde (MS) está intimamente relacionado com os momentos da oferta de imunização. Dessa forma, sugere-se que a criança deva passar em consulta: na 1ª semana, no 1º mês, 2º mês, 4º mês, 6º mês, 9º mês, 12º mês, 18º mês e no 24º mês, e, a partir de então, em consultas anuais[4]. Entretanto, essas consultas não precisam ser realizadas exclusivamente com o Médico de Família, podendo ser divididas com a equipe de enfermagem.

Para determinar a frequência e o espaçamento das consultas, é importante definir quais os riscos que se pretende avaliar. Há uma proposta interessante de cronograma de consultas nos dois primeiros anos de vida, que tem como base a classificação de risco e a vulnerabilidade de cada criança[5]:

- **Criança de baixo risco:** as consultas do 1º e 2º meses devem ser feitas pelo médico de família; as seguintes podem ser realizadas pela enfermagem, com atenção aos seguintes riscos:
    - **Risco de agravos existentes desde o nascimento:** atenção nas consultas dos dois primeiros meses para: vitalidade, malformações, doenças congênitas.
    - **Riscos de agravos nutricionais:** atenção para o risco de desmame, introdução de alimentação saudável e nutrição adequada.
    - **Risco de comprometimento do desenvolvimento:** atenção para os marcos apresentados no Quadro 26.1.

QUADRO 26.1 – Marcos do desenvolvimento neuropsicomotor[6]

2-3 meses	Sorriso social
4 meses	Sustentar a cabeça
9 meses	Sentar-se sem apoio
18 meses	Andar sem apoio

Fonte: WHO (2008).

- **Crianças de alto risco:** realizar consultas mensalmente até o 6º mês; após o 6º mês, reavaliar cada caso individualmente. O Quadro 26.2 apresenta uma sugestão a partir de critérios de risco para selecionar as crianças que necessitarão de atenção especial pela APS.

QUADRO 26.2 – Critérios para classificação da criança de alto risco ao nascimento[7]

Critérios obrigatórios:
- Peso ao nascer < 2.500 g.
- Morte de irmão menor de 5 anos.
- Internação após alta materna.

Critérios associados (presença de dois ou mais):
- Mãe adolescente < 16 anos.
- Mãe analfabeta.
- Mãe sem suporte familiar.
- Mãe proveniente de área social de risco.
- Chefe de família sem fonte de renda.
- História de migração da família há menos de dois anos.
- Mãe com história de problemas psiquiátricos.
- Mãe com deficiência que impossibilite o cuidado da criança.
- Mãe dependente de álcool e/ou drogas.
- Criança manifestadamente indesejada.

Fonte: Brasil. Ministério da Saúde (2004).

Durante o acompanhamento, algumas crianças que não foram classificadas como de alto risco ao nascer podem passar a apresentar importantes fatores ou vivenciar situações de risco. Nesses casos, é necessário readequar o cronograma de consultas. Alguns exemplos de risco adquirido: obesidade, duas internações, 3 atendimentos no pronto-socorro em um período de 3 meses, maus-tratos ou abusos, situações familiares problemáticas com repercussões na criança.

Nas consultas, recomenda-se abordar, além das queixas, a rotina diária (atividade física, tempo de tela, horas de sono), vacinação, alimentação e desenvolvimento. Situação de moradia e hábitos de segurança também devem ser discutidos. A história clínica, medicamentos, alergias e história familiar devem ser rapidamente revisados. Lembrar sempre de individualizar as consultas e priorizar os assuntos conforme a necessidade de cada paciente. Sobre a entrevista clínica, mostra-se mais producente o início com perguntas abertas, abordando questões levantadas pela família ou pelo paciente.

Um exame físico completo é recomendado na primeira consulta, porém há evidências convincentes de que a ênfase dada aos exames físicos completos repetidos constitui um desperdício de tempo do clínico, pois um número insignificante de diagnósticos novos surge depois da primeira avaliação completa.

Avaliação do desenvolvimento

A compreensão mais ampla do processo de desenvolvimento é de grande importância na atuação do profissional de saúde, que pode intervir nesse processo de forma ativa e particular para cada criança. Além disso, essa compreensão permite conhecer o modo como vai ocorrendo a aquisição das habilidades, contribuindo para que o profissional possa entender diferenças no padrão de desenvolvimento e ter mais elementos para definir quando realmente estão presentes problemas ou anormalidades.

As aquisições neuropsicomotoras são sequenciais e evoluem no sentido craniocaudal. Qualquer regressão na aquisição do desenvolvimento deve constituir um alerta, pois poderá comprometer todo o processo evolutivo da criança. Para que as crianças desenvolvam plenamente essas capacidades, devem existir condições psicossociais como amor, afeto e meio familiar com estabilidade. Mas, muitas vezes, mesmo com as condições desejáveis, surge a falha de determinada competência, que frequentemente é sutil, e, por isso, subdiagnosticada. Essas áreas podem ser afetadas simultânea ou isoladamente: a motora, a cognitiva, a sensorial, a emocional e a social.

As expectativas em relação à criança são fatores importantes que atuam favorecendo ou dificultando seu processo de desenvolvimento. Desde o momento da fecundação, ou até mesmo antes dela, a criança já está inscrita na vida mental dos seus pais, ocupa um determinado lugar na dinâmica familiar e já lhe foi atribuído um papel. Todo esse processo se encontra vinculado à vida afetiva dos pais – particularmente às suas histórias de vida e às suas próprias relações parentais. Ao nascimento, portanto, a criança já carrega um projeto familiar, um lugar predeterminado[8].

A primeira avaliação do DNPM ocorre ainda no hospital, logo após o nascimento. Esta inclui a observação do bebê em estado de vigília e ao dormir, avaliação da postura e dos movimentos mais amplos, da visão e da audição, e da interação social.

Um dos fatores mais importantes para que a criança se desenvolva é a reciprocidade estabelecida na relação com sua mãe ou substituta. Durante os primeiros meses, o lactente da espécie humana, diferentemente do de outras espécies, não apresenta recursos biológicos suficientes para identificar e satisfazer suas necessidades. É necessária a presença de um outro que atribua significado às suas ações. Particularmente durante o primeiro ano de vida, a principal fonte de interação do bebê é com sua mãe ou substituta, que reconhece a criança como sujeito, atribuindo-lhe características e competências. Os cuidados diários da mãe com a criança dão-lhe contornos, a percepção de si e, consequentemente, a percepção do outro. É a partir das trocas afetivas que se estabelecem que a subjetividade vai se formando[9]. No segundo mês, o sorriso social é importante sinal de que a criança começa a interagir e construir sua identidade. Aos 3 meses, toda criança nascida a termo deve apresentar sorriso social.

A partir do primeiro mês, o lactente adquire o controle das aptidões finas, e a musculatura ocular é a primeira a ser controlada. Ao procurar seguir objeto e, principalmente o rosto humano, ele desenvolve o controle dessa musculatura. Por volta de dois meses, já pode adquirir o controle da musculatura cervical, o que lhe permite a observação mais detalhada dos objetos ao seu redor. Portanto, ao final do quarto mês de vida, todas as crianças nascidas a termo devem conseguir firmar a cabeça de modo completo. Ao colocar a criança em decúbito dorsal e levantá-la pelos braços, ela ergue a cabeça junto com o corpo.

Ao se relacionar com os adultos que lhe oferecem objetos, a criança tenta alcançá-los, fazendo várias experiências antes de conseguir ter a preensão voluntária, cujo aprendizado continua até conseguir a preensão em pinça. Ao conseguir pegar o objeto desejado, leva-o à boca, em uma manobra de reconhecimento de suas características. Entre o quinto e o sexto mês, já consegue pegar um objeto voluntariamente, iniciando o movimento de pressão em pinça.

A detecção de atrasos nos marcos de desenvolvimento (que constituem sinais de alerta) como: atraso no desenvolvimento da fala, alterações nos relacionamentos afetivos, tendência ao isolamento social, dificuldade no aprendizado, agressividade, entre tantos outros (como os citados a seguir) é fundamental para o crescimento e a intervenção precoce para o prognóstico e bom desenvolvimento das crianças.

Monitorização do crescimento

O crescimento é um processo contínuo, no qual diversos fatores como o meio ambiente, aspectos psicológicos individuais e familiares, níveis socioeconômico, escolar e cultural da família podem interferir sobre o potencial herdado pela criança. Portanto, os problemas de crescimento refletem as condições de vida da criança e são considerados importantes indicadores de saúde e de desenvolvimento de um país[10].

A realização da monitorização do crescimento de forma rotineira é amplamente aceita por profissionais da saúde em todo o mundo. É recomendado pelo Ministério da Saúde:

- Até dois anos de idade: em toda consulta devem ser feitos os registros do peso, estatura e perímetro cefálico e colocados nos gráficos de crescimento (Gráfico 26.1).
- Entre os 2 e os 10 anos de idade, deve-se medir o peso e a altura, calcular o índice de massa corporal (IMC) e acompanhar com gráfico.

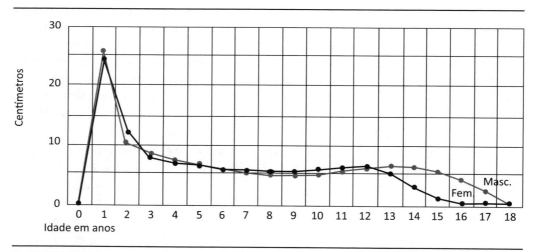

GRÁFICO 26.1 – Curva de velocidade média de crescimento dos 0 aos 18 meses (NCHS)[14]
Fonte: NCHS-Growth Curves for Children, birth-18 years (1997).

O ganho ponderal e o crescimento, além de serem sinais importantes para a equipe de saúde, são, sobretudo, relevantes na opinião dos pais, pois estes desejam que os filhos cresçam normalmente e desconhecem a grande variação da normalidade. Muitas vezes, as queixas trazidas pela família relacionadas a esse tema são representações de expectativas e de preocupações deles próprios com baixo peso e baixa estatura, pois é comum compararem seus filhos com outras crianças, independentemente dos fatores que podem influenciar o crescimento e o desenvolvimento. Porém, em geral, elas não se concretizam como problema de saúde.

Uma revisão da Cochrane mostrou que não há evidência suficiente para avaliar se a monitorização do crescimento rotineira é benéfica ou não[11]. É muito comum que a queixa de pouco crescimento ou baixo ganho de peso venha acompanhada da queixa de falta de apetite da criança. É importante ressaltar que na fase pré-escolar e escolar, com a menor velocidade de crescimento (fisiológica), a criança sente menos fome.

A diferenciação entre queixa e problema de saúde, geralmente, só é possível após o exame físico, ou, em raras exceções, no início da consulta, nos casos em que a alteração for bastante evidente (p. ex.: malformação).

Consideram-se de baixa estatura indivíduos com −2 desvios padrão (DP) em relação à média da população ou abaixo do percentil 3 do gráfico da Organização Mundial de Saúde (OMS).

É importante ressaltar que 3% das pessoas normais estão abaixo deste valor, e 80% das crianças com baixa estatura não apresentam qualquer causa patológica. Exemplo comum é a baixa estatura familiar, que pode ser facilmente diagnosticada por meio do cálculo da estatura-alvo. No Brasil, uma causa frequente de baixa estatura é a desnutrição crônica e pregressa, que se apresenta com baixa relação peso/altura (menores de 2 anos) ou baixo IMC (acima de 2 anos). Exames complementares não têm papel essencial no diagnóstico e é improvável que revelem a causa do problema se a clínica não a identificou. Solicitar exames em crianças assintomáticas e sem achados ao exame físico resulta em mais resultados falso positivos do que novo diagnóstico.

Entretanto, o Médico de Família pode se deparar com um real atraso de crescimento quando a velocidade de crescimento não está adequada. Esta é a medida mais importante para identificação de crianças que requerem uma avaliação mais detalhada de seu crescimento, e pode ser inferida a partir da inclinação da curva que a criança apresenta ou pode ser calculada a partir de duas aferições de altura num intervalo preferencialmente maior que seis meses. Mais do que uma medida isolada de estatura, a velocidade de crescimento pode trazer informações sobre o padrão de crescimento, possibilitando diagnosticar de forma precoce algumas doenças que o afetam[12].

Uma outra forma de avaliar a velocidade de crescimento é por meio da utilização das curvas de referência de velocidade de crescimento que podem demonstrar o padrão populacional esperado para determinada idade.

Em 2006, a OMS apresentou as novas curvas de crescimento infantil, que representam o crescimento infantil sob condições ambientais adequadas. O conjunto das novas curvas da OMS é um instrumento tecnicamente robusto e representa a melhor descrição existente do crescimento físico para crianças menores de 5 anos de idade[13].

Quando a velocidade de crescimento está abaixo do percentil 10, estima-se que 80% das crianças podem ter alguma causa patológica. Conforme já dito anteriormente, o atraso de crescimento envolve uma grande variedade de diagnósticos diferenciais (Quadro 26.3). Portanto, é importante que o médico inicie a consulta com um olhar ampliado. Neste sentido, a anamnese é um instrumento fundamental na avaliação das queixas de crescimento. Devem ser obtidos dados sobre a gestação, peso e altura ao nascimento, a estatura dos pais e dos irmãos e doenças com ocorrência familiar. A esses dados, complementa-se um exame físico cuidadoso com acurácia nas medidas de parâmetros de crescimento e avaliação da maturação sexual.

QUADRO 26.3 – Causas de atraso do crescimento

> **Genéticas:** baixa estatura familiar, atraso constitucional do crescimento, síndrome de Turner, nanismo acondroplásico.
> **Físicas:** condições de baixo peso ao nascer, causas endócrinas (hipotireoidismo, hipopituitarismo, diabetes *mellitus*, deficiência de hormônio do crescimento), infecções, asma, cardiopatia.
> **Não orgânicas:** nutrição ruim, negligência emocional, transtornos alimentares.

Fonte: Adaptado de Sucupira ACSL et al. (2012).

Para crianças assintomáticas com atraso de crescimento, é sugerido o rastreamento com exames laboratoriais. Sugere-se como possibilidade a realização de alguns exames iniciais: hemograma, função hepática e renal, eletrólitos e radiografia de idade óssea. Entretanto, não há evidência consistente para esta prática (nível C de recomendação)[15].

Aleitamento materno

O conhecimento sobre aleitamento materno pelo profissional de saúde é muito importante, não só porque dessa prática resultam benefícios para a saúde da criança e da mulher como também pela frequência com que esse profissional é consultado sobre o assunto. Surgem, a cada dia, estudos que demonstram o valor dessa prática. Há evidências de redução da mortalidade infantil, alergias, risco de obesidade e doenças cardiovasculares futuras, além de outros benefícios para a mãe[16].

Apesar de muitas evidências científicas provando a superioridade da amamentação sobre outras formas de alimentação, as taxas de aleitamento materno no Brasil, principalmente as de amamentação exclusiva, ainda estão muito abaixo do recomendado.

Os profissionais de saúde devem disponibilizar o tempo que for necessário para dar o apoio à mãe e ao seu bebê durante o início e a continuação da amamentação. Também devem estar atentos para sinais de depressão materna, que constituem importante fator de risco para desmame precoce[17]. O método clínico centrado na pessoa é uma importante ferramenta capaz de avaliar medos e expectativas com relação à amamentação, com grande potencial para melhorar a abordagem do profissional no que diz respeito a esse tema[18].

Alguns aspectos do exame físico auxiliam na avaliação da amamentação: mamilos sem fissuras ou sinais inflamatórios, mama não ingurgitada, bebê ganhando peso adequadamente, fralda com volume de urina significativo.

A OMS destaca quatro pontos-chave que caracterizam o posicionamento e a pega adequada[19]:

- Rosto do bebê de frente para a mama, com nariz na altura do mamilo.
- Corpo do bebê próximo ao da mãe.
- Bebê com cabeça e tronco alinhados (pescoço não torcido).
- Bebê bem apoiado.
- Mais aréola visível acima da boca do bebê.

- Boca bem aberta.
- Lábio inferior evertido.
- Queixo tocando a mama.

Observa-se que, quando a mama está muito cheia, a aréola pode estar tensa e endurecida, dificultando a pega (e podendo fazer até com que o leite empedre). Nesses casos, recomenda-se, antes da mamada, retirar manualmente um pouco de leite da aréola ingurgitada, fazendo massagens suaves em todo o peito, e depois apertar suavemente o polegar contra o indicador na linha que divide a aréola. O leite inicialmente sai em gotas e, logo após, em pequenos jatos. Evitar usar cremes ou loções na aréola desde o período pré-natal.

A mãe deve ser estimulada a oferecer o aleitamento em livre demanda, ou seja, sem estabelecer horários e limites para as mamadas; elas devem acontecer sempre que o bebê solicitar, não sendo necessário esperar que ele chore. Podemos ajudá-la a identificar os sinais que indicam que o bebê está pronto para mamar: movimento dos olhos, da cabeça, sinais de procura com a língua para fora, agitação dos braços, mãos na boca.

A legislação brasileira concede à mãe, até o bebê fazer seis meses, dois intervalos, cada um de meia hora, durante a jornada de trabalho, especificamente para as mamadas[20].

O profissional deve estar atento às orientações de retorno ao trabalho, para evitar que o bebê desmame precocemente:
- Uma ou duas semanas antes de voltar ao trabalho, começar a tirar o seu leite e a guardá-lo para fazer um estoque.
- Amamentar antes de sair de casa para o trabalho e imediatamente após regressar.
- Amamentar durante a noite.
- No trabalho, se possível, retirar o leite tantas vezes quanto o bebê mamaria se estivesse com a mãe.
- Nos dias de folga, oferecer o peito à vontade.
- Na ausência da mãe, o leite estocado deve ser dado em xícara ou copinho.
- Evitar mamadeiras e chupetas.

Armazenamento do leite ordenhado:
- À temperatura ambiente: 6 horas.
- Na geladeira (0 a 4º): 48 horas.
- No congelador: 3 meses.

Para ser oferecido ao bebê, o leite deve ser descongelado e aquecido no próprio frasco, em banho-maria. O leite materno não pode ser descongelado em micro-ondas e não deve ser fervido. O leite aquecido que não foi usado deve ser desprezado.

Nos casos de trauma mamilar (fissura/rachadura), o profissional de saúde deverá: ajudar a mãe a adotar a técnica adequada para amamentar; orientar a mãe a manter a região mamilo-areolar seca e aerada; fazer a expressão do leite no final da mamada, passando-o em toda a região mamilo-areolar e deixar secar naturalmente.

Existem condições nas quais a amamentação não é possível, e, quando esgotadas todas as possibilidades de ser oferecido o aleitamento materno, o profissional de saúde deve orientar a mãe quanto à utilização de fórmula infantil ou de leite de vaca integral fluido ou em pó, apesar de ele não ser indicado a crianças menores de um ano, pelo risco de alergias.

Introdução alimentar

A introdução de alimentos deverá ocorrer a partir dos 6 meses para as crianças em aleitamento exclusivo ou predominante, e a partir dos 4 meses para as crianças não amamentadas ou em aleitamento misto. Trata-se de uma nova fase do ciclo de vida, em que são apresentados à criança novos sabores, cores, aromas e texturas. O profissional de saúde deve destacar a importância dos hábitos alimentares na promoção da saúde de forma prática e acessível[21].

A família deve começar oferecendo frutas e depois introduzir, lentamente, os alimentos salgados. Nessa fase, é importante ofertar alimentos amassados, na forma de papa, e não batidos como sopas. São válidas orientações como modo de preparo e armazenamento dos alimentos e a inclusão de todos os diferentes grupos da pirâmide alimentar na refeição da criança (Quadro 26.4).

QUADRO 26.4 – Esquema de Alimentação da criança (a partir do 6º mês)

Horário	Tipo de alimentação	Observações
Ao acordar	Leite materno.	Pode ser complementado pelo "café da manhã": leite no copo.
No meio da manhã (9 horas)	Frutas amassadas ou raspadas, ou "vitamina" de frutas (laranja, cenoura, tomate, maçã, pera, beterraba, abacate, mamão etc.). Pode acrescentar leite e um tipo de cereal (aveia).	Oferecer na colher, se possível. Completar com leite materno, se necessário.
Horário do almoço	Papa salgada. Obs.: Introduzir a gema cozida e aumentar semanalmente até completar uma gema inteira.	Pode ser completado com leite materno ou uma "sobremesa": fruta.
No meio da tarde (15 horas): merenda	Frutas amassadas ou raspadas: maçã, pera, banana, mamão etc.	Oferecer na colher.
À tardinha (18 horas)	Leite materno (até os 7 meses). A partir dos 7 meses, começar o jantar (Papa salgada – Usar gema de ovo 2 ou 3 vezes na semana). Iniciar a clara de ovo após o 10º mês.	O jantar pode ser complementado com fruta.
À noite (até 23-24 horas)	Leite materno (1 ou 2 vezes).	Após mamar, pode ser oferecido um pouco de água, para "lavar" os dentes, que também devem ser limpos com um paninho. Estimular a criança a não mamar de madrugada.

Fonte: Adaptado de Ministério da Saúde (2010).

A partir dos oito meses, alguns alimentos da família já podem ser oferecidos à criança, como arroz, feijão, carne cozida e legumes, se estiverem amassados ou desfiados, e desde que não possuam temperos em excesso.

A seguir, são citadas orientações importantes que devem ser transmitidas durante a conversa entre o profissional de saúde e a família:

- Não usar temperos industrializados. Usar temperos naturais, como salsinha, cebolinha, cebola, alho e azeite no preparo das papas.
- Não passar os alimentos no liquidificador ou peneira, para que os bebês se acostumem com diferentes texturas de alimentos.
- Oferecer, diariamente, alimentos de todos os grupos e variar os alimentos dentro de cada grupo.
- A adição de açúcar deve ser evitada nos dois primeiros anos de vida.
- Não deixar a TV ligada durante as refeições.
- Permitir que o bebê pegue os alimentos com as próprias mãos para desenvolvimento da percepção da textura e do olfato.
- Fazer com que as refeições se deem em família, para que a relação de afeto se intensifique entre pais e filhos.
- Evitar a oferta de sucos, mesmo naturais, diariamente. Eles são pobres em fibras e contêm muita frutose.
- Oferecer água durante o dia.
- Não forçar a alimentação. A hora da refeição precisa ser agradável.

Grupos de alimentos e exemplos:

a) **Hortaliças com folhas:** alface, agrião, almeirão, couve, escarola, espinafre, brócolis, rúcula, repolho, couve-flor, acelga.
b) **Legumes:** cenoura, abobrinha, chuchu.
c) **Feculentos, tubérculos, raízes:** batata, cará, inhame, mandioca, beterraba, batata-doce.
d) **Leguminosas:** feijão, soja, lentilha, ervilha, grão de bico.
e) **Cereais:** arroz, macarrão, aveia, fubá, milho, trigo.
f) **Carnes:** boi, frango, carne de fígado, fígado de galinha, miúdos em geral.

Obs.: colocar a carne apenas durante o cozimento e retirar posteriormente.

Preparo: juntar meio litro de água filtrada com um ingrediente de cada um dos itens A, B, C, D, E, F. Ao longo do tempo, pode passar a incluir dois itens de cada grupo. Colocar o tempero e deixar em fogo brando até ferver e ficar mole. A água em que os ingredientes foram fervidos não deve ser desprezada, pois é rica em vitaminas. A papa deve ter consistência grossa (apenas amassar com um garfo e não usar o liquidificador).

Oferecer sempre com colher e não pressionar a criança. Aumentar a quantidade ofertada gradualmente. Variar os ingredientes para que a criança não enjoe.

A partir do 8º mês, introduzir a "comida de casa": arroz e feijão, adaptando a criança aos hábitos da família. Nesse momento, começam também a introdução de pães e outros carboidratos. É nesse momento que devemos ter muita atenção com a introdução de alimentos saudáveis: evitar industrializados e alimentos ricos em açúcares e gorduras.

O profissional deve levar em consideração a diversidade cultural das famílias atendidas. Deve se atentar principalmente às questões socioeconômicas quando for orientar a alimentação de uma criança, buscando valorizar alimentos regionais, como frutas, verduras e legumes da estação.

Em 2010, o Ministério da Saúde publicou o *Guia Alimentar para Crianças Menores de 2 Anos, cujo o item* "Dez Passos para uma Alimentação Saudável", que pode ajudar as famílias nessa fase da introdução de alimentos[22].

Imunização

Outro aspecto a ser abordado em cada encontro com as famílias é a situação vacinal da criança.

> "É indiscutível o relevante papel de prevenção e promoção que as imunizações desempenham na Atenção Básica à Saúde. Poucas ações são tão fortemente evidenciadas como capazes de proteger a saúde infantil e de impactar a incidência e a prevalência de doenças na infância"[23].

Todas as vacinas preconizadas pelo Calendário Nacional de Imunização da Criança estão disponíveis nas unidades básicas de saúde (Quadro 26.5)[24].

Mudanças que ocorreram no calendário nacional de imunização em 2017:

Vacinas que foram alteradas

- Hepatite A, Tetra Viral, HPV e Meningocócica C.

    Com essas mudanças, o Brasil passou a oferecer, gratuitamente, 14 vacinas de rotina, garantindo todas as vacinas recomendadas pela OMS.

Hepatite A

No calendário anterior, a idade máxima para a dose da vacina era até 2 anos; com a mudança, em 2017, pode ser administrada uma dose aos 15 meses, ou até 4 anos, 11 meses e 29 dias.

Varicela

Crianças com até 5 anos passam a tomar a vacina contra Varicela, e o esquema vacinal muda para: 1ª dose de tríplice viral, 2ª dose de tríplice viral (até 15 meses) ou tríplice viral junto com varicela (até 5 anos incompletos).

HPV

Pelo novo calendário de 2017, os meninos também passam a ser contemplados nas idades entre 12 e 13 anos, com 2 doses no intervalo de 0 e 6 meses.

Meningocócica C

Pelo calendário anterior, a primeira dose era com idade máxima até 2 anos e reforço aos 4. Com a atualização do calendário em 2017, mudará para 2 doses aos 3 e 5 meses, e reforço aos 12 meses. Crianças entre 12 e 13 anos também serão contempladas com um reforço.

QUADRO 26.5 – Vacinas oferecidas pelo Programa Nacional de Imunização

Idade	Vacina	Doses
Ao nascer	BCG	Única
	Hepatite B	1ª dose
2 meses	Pentavalente (DTP + HB + HIB)	1ª dose
	VIP (Vacina Inativada Poliomielite)	1ª dose
	VORH (Vacina Oral Rotavírus Humano)	1ª dose
	Pneumocócica 10 valente	1ª dose
3 meses	Meningocócica C (conjugada)	1ª dose
4 meses	Pentavalente (DTP + HB + HIB)	2ª dose
	VIP (Vacina Inativada Poliomielite)	2ª dose
	VORH (Vacina oral Rotavírus Humano)	2ª dose
	Pneumocócica 10 valente	2ª dose
5 meses	Meningocócica C (conjugada)	2ª dose
6 meses	Pentavalente (DTP + HB + HIB)	3ª dose
	VIP (Vacina Inativada Poliomielite)	3ª dose
9 meses	Febre amarela	Dose inicial
12 meses	SCR (tríplice viral)	1ª dose
	Pneumocócica 10 valente	Reforço
	Meningocócica C (conjugada)	Reforço
15 meses	VOP (Vacina Oral Poliomielite)	1º reforço
	DTP (tríplice bacteriana)	1º reforço
	SCRV (tetra viral)	Dose única
4 anos	DTP (tríplice bacteriana)	2º reforço
	VOP (Vacina Oral Poliomielite)	2º reforço
	Febre amarela	Reforço
9 anos (meninas)	HPV quadrivalente	2 doses
11 a 19 anos	Hepatite B – a depender da situação vacinal	3 doses
	Dupla adulto – a depender da situação vacinal	3 doses
	SCR (tríplice viral) – a depender da situação	2 doses
12 anos (meninos)	HPV quadrivalente	2 doses
12 e 13 anos	Meningocócica C (conjugada)	Reforço

Fonte: Adaptado de Calendário Nacional de Vacinação (2018).

Seguimento

- É importante que o seguimento do desenvolvimento e crescimento seja mantido pelo mesmo médico e pela mesma equipe. Desta forma, será mais fácil perceber ganhos ou perdas na criança desde a última consulta de vigilância.
- A introdução de alimentos deverá ocorrer a partir dos seis meses para as crianças em aleitamento exclusivo, e a partir dos 4 meses para as crianças não amamentadas. O profissional de saúde deve destacar a importância dos hábitos alimentares na promoção da saúde, não perdendo de vista as especificidades sociais, econômicas e culturais de cada família.
- Com o tempo, novas vacinas vão sendo incorporadas ao calendário vacinal, e as anteriores vão sendo aprimoradas, sendo de suma importância a atualização dos profissionais sobre esse tema, que está em constante mudança.

Sinais de alerta e erros comuns

- Identificação de atrasos nos marcos de desenvolvimento constitui sinais de alerta e é fundamental para a intervenção precoce e para o prognóstico. A aplicação de testes de modo descontextualizado é um dos principais erros frequentemente cometidos. Os resultados dos testes devem sempre ser relacionados com eventuais fatores de risco sociofamiliares da criança, que é também fruto do ambiente social e econômico em que se encontra.
- Embora a desnutrição, a criança abaixo do percentil 3 ou score-z menor que −2 sejam condições hoje bem menos frequentes, é preciso estar atento para as crianças que evoluem com baixo ganho de peso, principalmente os lactentes.
- Quanto ao aleitamento, os erros mais frequentemente cometidos são: deixar de orientar sobre todos os benefícios do aleitamento materno e introduzir precocemente alimentação complementar sem necessidade.
- Caso a mãe perceba uma produção insuficiente de leite materno, a técnica de aleitamento e a saúde do bebê devem ser avaliadas. Dessa forma, pode-se evitar a interrupção desnecessária do aleitamento pela mãe.
- A ocorrência de eventos adversos após a aplicação de uma vacina deve ser muito bem analisada, pois as vacinas são aplicadas em crianças e lactentes que estão vulneráveis a manifestar com mais frequência certas condições clínicas.
- Não se deve esquecer das doenças, dos agravos e dos eventos em saúde pública de notificação compulsória, para que a Vigilância Epidemiológica possa tomar as medidas de controle necessárias, como vacinação de bloqueio em surtos de doenças imunopreveníveis.

Referências

1. D'Oliveira AFPL, Motomura CM, Winck K, Oliveira RAM, Silva SAR. Capítulo 13: Janaína e Davi. In: Valladão Júnior JBR, Gusso G, Olmos RD. Medicina de Família e Comunidade – Série Manual do Médico Residente do Hospital das Clínicas da Faculdade de Medicina da Universidade de São Paulo (USP). Atheneu; 2017.
2. Brasil. Ministério da Saúde. Assistência integral à saúde da criança: Ações básicas. Brasília-DF: Ministério da Saúde; 1984.

3. Brasil. Ministério da saúde. Departamento de Atenção Básica. Saúde da criança: crescimento e desenvolvimento. Caderno de Atenção Básica, nº 33. Brasília-DF; 2012.
4. Brasil. Ministério da Saúde. Acompanhamento do crescimento e desenvolvimento infantil. (Série Cadernos de Atenção Básica, 11 – Série A Normas e Manuais Técnicos). Brasília: Ministério da Saúde; 2002.
5. Kobinger MEBA, Puccini RF, Strufaldi MWL. Crescimento. In: Sucupira ACSL et al., org. Pediatria em consultório. 5. ed. São Paulo: Sarvier; 2010.
6. World Health Organization. Child growth standards: training course on child growth assessment. Geneva, Switzerland: WHO; 2008.
7. Brasil. Ministério da Saúde. Secretaria de Atenção à Saúde. Departamento de Ações Programáticas e Estratégicas. Agenda de compromissos para a saúde integral da criança e redução da mortalidade infantil. Brasília: Ministério da Saúde; 2004.
8. Sucupira ACSL. Saúde da criança. In: Gusso G, Lopes JMC. Tratado de Medicina de Família e Comunidade. Porto Alegre: Artmed, 2012.
9. König K. Os três primeiros anos da criança. 3ª ed. São Paulo: Antroposófica; 1995.
10. Zeferino AMB, Barros Filho AA, Bettiol H, Barbieri MA. Acompanhamento do crescimento. J Pediatra. 2003;79(Supl.1):23-32.
11. Panpanich R, Garner P. Growth monitoring in children. The Cochrane Library (Oxford) 2008(2).
12. Chueiri PS, Carvalho FP. A puericultura na prática da medicina de família e comunidade. In: Sociedade Brasileira de Medicina de Família e Comunidade. Programa de atualização em medicina de família e comunidade. Porto Alegre: Panamericana; 2005.
13. WHO Multicentre Growth Reference Study Group. WHO Child Growth Standards: Length/height-for-age, weight-for-age, weight-for-length, weight-for-height and body mass index-for-age: Methods and development. Geneva: World Health Organization; 2006.
14. NCHS-Growth Curves for Children, birth-18 years. Dept. of Health, Education and Welfare Publication no (PHS) 78-1650. Washington, D.C.: National Center for Health Statistics; 1977.
15. Sisley S, Trujillo MV, Khoury J, Backeljauw P. Low incidence of pathology detection and high cost of screening in the evaluation of asymptomatic short children. J Pediatr 2014.
16. National Institute for Health and Clinical Excellence. Postnatal care: routine postnatal pare of women and their babies. Leicester: University of Leicester; 2006.
17. Hasselmann MH, Werneck GL, Silva CVC. Symptoms of postpartum depression and early interruption of exclusive breastfeeding in the first two months of life. Cad Saúde Pública 2008;24(2):S341-S52.
18. Watanabe BT, Campos CFC. Habilidades de comunicação. In: Valladão Júnior JBR, Gusso G, Olmos RD. Medicina de Família e Comunidade – Série Manual do Médico Residente do Hospital das Clínicas da Faculdade de Medicina da Universidade de São Paulo (USP). Atheneu; 2017.
19. Brasil. Ministério da Saúde. Secretaria de Atenção à Saúde. Departamento de Atenção Básica. Saúde da criança: nutrição infantil: aleitamento materno e alimentação complementar/Ministério da Saúde, Secretaria de Atenção à Saúde, Departamento de Atenção Básica. Brasília: Ministério da Saúde; 2009.
20. Consolidação das Leis do Trabalho – CLT (Decreto-lei n. 5.452, de 1º de maio de 1943).
21. World Health Organization (WHO). The United Nations Childrens's Fund (Unicef). Complementary feeding of young children in developing countries: a Review of Current Scientific knowledge. Geneva; 1998.
22. Brasil. Ministério da Saúde. Guia alimentar para crianças menores de 2 anos – "Dez Passos para uma Alimentação Saudável". Ministério da Saúde, Organização Pan-Americana da Saúde. Brasília: Ministério da Saúde, 2010.
23. Brasil. Ministério da Saúde. Secretaria de Atenção à Saúde. Departamento de Atenção Básica. Política Nacional de Atenção Básica. Brasília-DF; 2012.
24. Brasil. Ministério da Saúde, Programa Nacional de Imunização. Calendário Nacional de Vacinação. Brasília; 2018.

CAPÍTULO 27

Obesidade na Infância

• *Denise Ballester* • *Haraldo Cesar Saletti Filho*
• *Tales Massato Shibata*

O que é importante saber

- Diagnóstico de sobrepeso e de obesidade por faixa etária.
- Utilização de Índice de Massa Corporal (IMC) e interpretação da curva Z.
- Passo a passo para abordagem da obesidade infantil em sua complexidade clínica e cultural.

Caso ilustrativo

João Victor tem 9 anos, comparece à UBS com sua mãe Odete, que está preocupada, pois ele tem recusado ir à escola. O médico de família percebe que João interage com naturalidade e organiza bem suas ideias. João nega queixas ou problemas de saúde. Ao exame físico, foi encontrado um IMC de 22 kg/m^2 (escore Z entre +2 e +3). O médico questionou João sobre sua imagem corporal. João refere que se sente bem e que acha que é uma pessoa forte. Pouco tempo depois, o médico perguntou a João se ele já havia sofrido algum tipo de preconceito. João ficou em silêncio, e, depois de algum tempo, relatou: "– Não gosto que me chamem de Peppa Pig. Eu me sinto muito mal quando as pessoas riem todas juntas disso. Ficam também insinuando que sou uma porquinha e fazendo ameaças. O fato de me acharem gordinho tem acabado sempre em *bullying*. Principalmente na escola, e eu não gosto disso".

A construção do diagnóstico de obesidade na infância e adolescência deve ser cautelosa. Os critérios objetivos podem não coincidir com critérios subjetivos. É importante que haja um espaço de expressão do paciente e que o profissional não tenha impulso de nomear o problema, pois pode reforçar o sentimento de discriminação negativa. Na consulta de João Victor, o problema evidente é o *bullying* na escola. Isso deve gerar espaços para reflexão sobre o autocuidado e a autoimagem, assim como gradualmente permitir o diálogo sobre a condição de saúde e o cuidado com o corpo.

A promoção da alimentação saudável deve envolver uma abordagem da família e de seu padrão cultural de alimentação, assim como de seus recursos econômicos e sociais para acesso a alimentos saudáveis.

O cuidado individual, a avaliação do contexto de vida familiar e comunitária, a resposta social em torno da mobilização de condições favoráveis para cuidado da saúde (espaços de lazer, acesso a alimentos de qualidade nutricional etc.) e o planejamento e avaliação das ações de saúde desenvolvidas pelas instituições locais (UBSs, supervisões e secretarias de saúde, rede intersetorial de saúde etc.) fornecem subsídios para a redução da vulnerabilidade à obesidade na infância.

Do mesmo modo, uma ação intersetorial entre escola e serviço de saúde, com mediação de diferentes atores, tais como serviço social, conselheiros de saúde e conselheiros tutelares, por meio de espaços de reflexão que validem e potencializem a ação dos educadores em relação ao *bullying* e à alimentação saudável, podem desenvolver, de modo mais amplo, respostas sociais ao problema da obesidade na infância.

Finalmente, a responsabilidade de cuidado individual com a saúde, assim como a construção de um caminho de retorno à comunidade escolar, deve ser construída com João Victor. Essas duas ações envolvem objetivos que podem ser compartilhados e monitorados pela equipe de saúde, enfermeiros e agentes comunitários de saúde.

Considerações gerais

O tema da obesidade na infância ganha relevância no cenário atual de vida e de saúde, uma vez que a prevalência de obesidade na infância tem se elevado. Dados do Instituto Brasileiro de Geografia e Estatística (IBGE) referentes à Pesquisa Nacional por Amostra de Domicílios (PNAD) estimaram a prevalência de sobrepeso na infância em 33%[1]. É sabido que a obesidade na infância carreia riscos futuros, seja a obesidade na vida adulta, ou ainda, e de forma mais grave, desfechos cardiovasculares fatais e não fatais.

A obesidade na infância requer sua identificação e formas de manejo apropriadas. Isso envolve a abordagem do contexto próximo das crianças, desde a identificação imediata da obesidade nos familiares até a caracterização de comportamentos, como padrão de atividade física e hábitos alimentares.

A abordagem clínica dos pacientes com obesidade na infância deve considerar aspectos de comunicação, o contexto de vida e a construção de um plano de cuidado em comum acordo entre paciente, família e equipe de saúde. Desse modo, a prática clínica centrada na pessoa é um recurso potente de enfrentamento dessa condição[2].

Do mesmo modo, o plano de cuidado deve valorizar a interação com o paciente, articulando a abordagem dos aspectos de vulnerabilidade individual, social e programática na assistência individual e na abordagem comunitária do problema[3].

A Política Nacional de Alimentação Saudável[4] fornece subsídios para ações de promoção da saúde e de prevenção da obesidade na infância.

A organização do trabalho da unidade de saúde poderá potencializar ou gerar obstáculos para identificação dos casos de obesidade na infância. Ações de planejamento, gerenciamento e avaliação da saúde podem trazer subsídios a essas atividades.

A gestão deve articular elementos de gestão da clínica à constituição de sistemas mais amplos para manejo das condições crônicas de saúde em redes de atenção.

Para desenvolvimento das atividades de cuidado dos pacientes com obesidade na infância, tornam-se necessários alguns domínios técnicos, descritos de modo sintético neste capítulo.

Abordagem diagnóstica

Para diagnóstico da obesidade na infância, a estatura e peso da criança devem ser registrados e o IMC calculado. Contudo, a interpretação do IMC requer o emprego de curvas de distribuição relacionando IMC x idade x sexo. O Ministério da Saúde indica as curvas Z, conforme procedimento utilizado pela OMS[5].

Crianças de 0 a 5 anos:
- Escore Z para IMC entre +2 e +3: sobrepeso;
- Escore Z para IMC acima de +3: obesidade.

Crianças entre 5 e 10 anos:
- Escore Z para IMC entre +1 e +2: sobrepeso;
- Escore Z para IMC entre +2 e +3: obesidade;
- Escore Z para IMC acima de +3: obesidade grave.

Abordagem terapêutica

A abordagem terapêutica da obesidade na infância envolve dieta, modificação do estilo de vida, ajustes na dinâmica familiar, incentivo à prática de atividade física e apoio psicossocial.

Deste modo, visa-se um melhor equilíbrio energético entre aporte e gastos, assim como apoio emocional. A criança deve ser estimulada a entender e buscar modos de vida saudáveis e a promover, gradualmente e com apoio familiar e comunitário, mudanças no estilo de vida.

A Sociedade Brasileira de Pediatria descreve cinco etapas para abordagem da dieta[6]:
1. **Esclarecimentos:** não há alimentos proibidos, mas consumo moderado conforme o valor energético. Incentivar a alimentação saudável de forma positiva e

não impositiva, promovendo condições favoráveis à reflexão e à autonomia dos pacientes. Desmitificar a ideia do consumo exclusivo de frutas e verduras, assim como das dietas muito restritivas.

2. **Avaliação do comportamento:** algumas inadequações são frequentes entre as crianças e devem ser ativamente abordadas: mastigação rápida, comer na frente da TV, ausência de horários de rotina para alimentar-se e a não realização de parte das refeições.
3. **Quantidade:** as restrições devem ser graduais, para não deixar as crianças com sensação de fome e afastá-las dos programas de dieta. É necessário abordar a constituição nutricional dos alimentos e reforçar o equilíbrio no consumo de macronutrientes.
4. **Qualidade:** trata-se da fase final do programa de controle alimentar, quando a redução de quantidade já foi alcançada e desencadeia, a partir de então, ênfase na qualidade e valor nutricional dos alimentos, estimulando o consumo de alimentos ricos em fibra e com baixo índice glicêmico.
5. **Manutenção:** nessa fase, o paciente e sua família utilizam os conhecimentos adquiridos para manejar situações como viagens e festas, buscando compensações após episódios de maior consumo de alimentos.

Com relação à modificação de hábitos de vida, a equipe de saúde deve fazer a abordagem centrada no paciente, caracterizando padrões atuais de comportamento e acordando prioridades e possibilidades de mudança[7].

É sabido que a longitudinalidade é um componente importante em programas de controle da obesidade desde a frequência de pesagens, mas o trabalho de escuta e a oferta de estratégias de cuidado à saúde devem acontecer a partir de uma relação de confiança com o serviço de saúde, muitas vezes exigindo uma base pessoal de relacionamento com pessoas de referência da equipe de saúde (agente comunitário de saúde, técnico de enfermagem, enfermeiro, médico etc.)[8].

Mudanças de estilo de vida focadas no sujeito são menos efetivas do que as estratégias que abordam a relação indivíduo-ambiente e o contexto. No caso da obesidade na infância, o contexto próximo, a família, deve ser avaliada, e, ao mesmo tempo, refletir sobre os padrões de comportamento. Mudanças nos padrões alimentares e de atividade física que envolvam mais sujeitos da família podem dar mais sentido e motivação para as crianças. De fato, é importante, a partir dessa perspectiva, não culpabilizar as crianças, mas compreender os aspectos socioculturais relacionados à obesidade[9].

O incentivo à prática de atividade física exige ações intersetoriais. O reconhecimento dos espaços de lazer e de prática de atividade física é um bom princípio, uma vez que a equipe de saúde pode ser mais ativa na orientação sobre as diversas práticas de atividade física disponíveis numa certa região.

A proximidade dos espaços de atividade física e os horários disponíveis afetam diretamente o grau de envolvimento das pessoas. Por outro lado, sabemos da escassez de espaços para atividade física, principalmente nas regiões mais vulneráveis das cidades, assim como sabemos da necessidade de expansão desses espaços e da importante diversificação de possibilidades para prática de atividades físicas e de lazer.

Desse modo, torna-se importante o envolvimento dos profissionais de saúde com os movimentos locais que defendam a qualidade de vida por meio de espaços urbanos acolhedores e estimulantes. Os conselhos de saúde podem incorporar esse aspecto nas suas discussões e reivindicações.

É por meio de um processo coletivo de abertura do espaço urbano para a prática de atividades físicas que poderemos estimular um nível de atividade física mais adequado para a população sem culpabilizar as crianças identificadas com sobrepeso ou obesidade.

Seguimento

São necessários alguns cuidados nos programas de dieta para crianças, já que restrições de 100 Kcal durante a fase de crescimento podem levar a perda de 15 g/dia, ou seja, 450 g/mês. Desse modo, são necessários prudência e manejo gradual do plano terapêutico com restrição calórica.

Importante lembrar que a perda de peso nem sempre é o resultado esperado. Segundo a Sociedade Brasileira de Pediatria[6], caso não haja morbidades associadas, a manutenção do peso é desejada para as crianças abaixo de 7 anos. Para as crianças maiores de 7 anos ou com comorbidades, a redução gradativa do peso é desejada, além da redução das morbidades associadas.

Uma forma importante de monitorar a evolução da criança é estimular sua aderência e identificar perdas acentuadas em curto espaço de tempo. Para tanto, uma estratégia é aumentar a frequência de pesagem, algo que também fortalece o vínculo.

A estratégia de avaliação do peso pode ser a intervalores mensais, mas a fase inicial do programa de perda pode ser beneficiada por avaliação semanal. A avaliação semanal poderá ser a escolha também na fase de manutenção, com aumento gradual dos intervalos de pesagem[10].

O paciente também pode ser estimulado, com apoio da sua família, a registrar o peso e a trazer esses registros para avaliação quinzenal ou mensal. Contudo, o contato mais frequente com a equipe de saúde pode ser um fator de estímulo e de cuidado. Conjugar essas estratégias pode ser interessante.

Entre os exames de monitoramento, em alguns casos podem ser indicados exames para avaliação de diabetes e dislipidemias, tais como glicemia de jejum, colesterol total e HDL. A dosagem de insulina de jejum está indicada em crianças com *acantose nigricans* ou medida da circunferência da cintura acima do percentil 90.

Quando encaminhar e para quem

Cerca de 95% dos casos de obesidade infantil são de causa exógena. Apenas de 5 a 6% dos casos são de causa endógena, como o hipotireoidismo, ou fazem parte de outras doenças, cursando, por exemplo, com sintomas neurológicos, atraso do crescimento, alterações metabólicas mais graves e aspectos sindrômicos, em casos de origem genética (síndrome de Prader-Willi, síndrome de Alström, síndrome de Laurence-Moon-BardetDiedl) etc. Tais casos exigem a abordagem conjunta de neurologistas, endocrinologistas e geneticistas.

Papel da enfermagem da Equipe de Saúde da Família

O enfermeiro da equipe de saúde da família é o profissional que mais frequentemente monitora peso e estatura das crianças. A identificação dos casos com alteração da curva Z deve ser discutida com o médico e ações terapêuticas decididas em conjunto. A equipe de enfermagem e os agentes comunitários de saúde podem participar do suporte terapêutico por meio das orientações nutricionais, das dicas de cuidados alimentares diárias, do reforço dos conceitos sobre alimentação saudável e do estímulo à prática de atividade física. Do mesmo modo, toda a equipe da ESF pode trabalhar os aspectos emocionais, identificando situações de estigma e violência, assim como abordando a criança de modo positivo e fortalecendo preferências e autonomia.

Sinais de alerta e erros comuns

- Não calcular o IMC.
- Não utilizar o escore Z para interpretação do IMC.
- Não abordar a imagem corporal ou não construir em conjunto o plano terapêutico.
- Não orientar a perda gradual de peso e desmitificar os conceitos errôneos sobre a dieta.
- Não monitorar o peso em intervalos regulares.

Referências

1. Instituto Brasileiro de Geografia e Estatística. Pesquisa de Orçamentos Familiares, 2008-2009.
2. Watanabe BT, Campos CFC. Habilidades de comunicação. In: Valladão Júnior JBR, Gusso G, Olmos RD. Medicina de Família e Comunidade – Série Manual do Médico Residente do Hospital das Clínicas da Faculdade de Medicina da Universidade de São Paulo (USP). Atheneu; 2017.
3. Senna DM, Gyuricza JV, Missawa MM, Sperling S, Freitas VS. Capítulo 8: Marisa, Cleiton, David e Victor. In: Valladão Júnior JBR, Gusso G, Olmos RD. Medicina de Família e Comunidade – Série Manual do Médico Residente do Hospital das Clínicas da Faculdade de Medicina da Universidade de São Paulo (USP). Atheneu; 2017.
4. Brasil. Ministério da Saúde. Secretaria de Atenção à Saúde. Departamento de Atenção Básica. Política Nacional de Alimentação e Nutrição/Ministério da Saúde, Secretaria de Atenção à Saúde, Departamento de Atenção Básica. 1. ed. 1. reimpr. Brasília: Ministério da Saúde; 2013.
5. WHO Multicentre Growth Reference Study Group. WHO Child Growth Standards: Length/height-for-age, weight-for-age, weight-for-length, weight-for-height and body mass index-for-age: Methods and development. Geneva: World Health Organization; 2006.
6. Nutrologia DD. Obesidade na infância e na adolescência: manual de orientação. Rio de Janeiro: Sociedade Brasileira de Pediatria; 2012.
7. Ayres JRCM et al. Risco, vulnerabilidade e práticas de prevenção e promoção da saúde. In: Campos GWDS, Minayo MCDS et al., editors. Tratado de Saúde Coletiva. Rio de Janeiro: Fiocruz; 2006. cap. 12.
8. Mendes EV. O cuidado das condições crônicas na atenção primária à saúde: o imperativo da consolidação da estratégia saúde da família. Brasília: Organização Pan-Americana de Saúde; 2012. Disponível em: <http://apsredes.org/site2012/wp-content/uploads/2012/04/Redes-de-Atencao-condicoes-cronicas.pdf >.
9. Paim JS, Mota E. Epidemiologia e planejamento de saúde. In: Almeida Filho N, Barreto ML, editores. Epidemiologia & saúde: fundamentos, métodos, aplicações. Rio de Janeiro: Guanabara Koogan; 2012. cap. 56, p. 616-630.
10. Brasil. Ministério da Saúde. Saúde da criança: crescimento e desenvolvimento. Brasília: Biblioteca Virtual em Saúde; 2012;33:273 p.

CAPÍTULO 28

Doenças Exantemáticas

- *Jetele Del Bem Seleme Piana*
- *Danilo Hojo Navarro*

O que é importante saber

- Características dos exantemas.
- Quais as principais doenças exantemáticas em crianças.
- Realizar o diagnóstico diferencial e prescrever tratamento e cuidados.
- Quais são as doenças de notificação compulsória.
- Sinais de alerta e necessidade de encaminhamento para outros pontos da rede.

Considerações gerais

No Brasil, a Atenção Primária em Saúde ainda está muito relacionada com a infectologia pediátrica. Isso porque, embora o País tenha sofrido uma mudança epidemiológica na última década, que trouxe como principal ponto positivo a redução da mortalidade infantil e de menores de 5 anos de idade, as doenças infecciosas, algumas até preveníveis por vacinação, ainda fazem parte do dia a dia de imensa parcela da população de crianças e jovens do Brasil. Muitas doenças sistêmicas causadas por vírus e bactérias têm importante expressão ao nível da pele.

Diante desse cenário, o Médico de Família se vê diante de lesões de pele ora sutis, ora extensas; algumas causadas por infecções de baixa gravidade, outras de gravidade extrema ou curso fatal. Então, saber diferenciar os sinais claros, sugestivos e/ou patognomônicos é essencial para um atendimento de qualidade.

Na definição, exantema é uma erupção cutânea, e as Doenças Exantemáticas, em sua maioria, são caracterizadas pelo surgimento agudo de lesões cutâneas disseminadas pelo corpo devido a moléstias infecciosas. Como exemplos de doenças exantemáticas temos Sarampo, Escarlatina, Rubéola, Varicela, Eritema Infeccioso, Mononucleose Infecciosa e outras mais.

Alguns exantemas têm morfologias bastante características, facilitando o diagnóstico, mas a história clínica, imunizações prévias, epidemiologia e sorologia são muitas vezes necessárias para estabelecer diagnóstico. A seguir estão as doenças exantemáticas mais frequentes na prática da atenção primária. Vale ressaltar que qualquer exantema petequial ou purpúrico é um sinal de alerta que requer atenção urgente e uma avaliação laboratorial para descartar infecção meningocócica.

A notificação de casos de sarampo e rubéola é obrigatória e imediata. Deve ser feita por telefone ao serviço de vigilância da Secretaria Municipal de Saúde (SMS) dentro das primeiras 24 horas do atendimento do paciente. Na impossibilidade de contatar a SMS, entrar em contato com a Secretaria Estadual de Saúde, e, na inviabilidade destas duas, notificar a Secretaria de vigilância Sanitária do Ministério da Saúde (SVS/MS).

Características dos exantemas

Os exantemas podem ser separados em quatro grupos principais (Quadro 28.1):

QUADRO 28.1 – Principais grupos de exantemas

Exantema maculopapular (mais comum)	Morbiliforme: pequenas maculopápulas eritematosas (3 a 10 mm), avermelhadas, lenticulares ou numulares, podendo confluir, porém com pele sã de permeio. É a erupção típica do sarampo.
	Escarlatiniforme: eritema difuso, puntiforme, vermelho vivo, sem solução de continuidade, poupando a região perioral, e áspero. Denominado micropapular. Erupção típica da escarlatina.
	Rubeoliforme: semelhante ao morbiliforme, porém de coloração rósea e com pápulas um pouco menores. Presente na rubéola, enteroviroses, dengue, viroses respiratórias e Mycoplasma.
	Urticariforme: erupção papuloeritematosa de contornos irregulares. Mais típica em reações medicamentosas, alergias alimentares e coxsackioses, mononucleose e malária.
Exantema papulovesicular	Caracteriza-se pela presença de pápulas e lesões com conteúdo líquido (vesículas). Transformação sucessiva de maculopápulas em vesículas, vesicopústulas, pústulas e crostas. Pode ser localizado, como no herpes simples ou zóster, ou generalizado, como varicela, varíola, molusco, estrófulo, entre outros.
Exantema petequial ou purpúrico	Resulta de alterações vasculares (extravasamento de hemácias) com ou sem distúrbio de plaquetas e coagulação. Associado com infecções potencialmente graves, como meningococcemia, septicemia bacteriana, febre purpúrica brasileira e febre maculosa.
Exantema nodular ou ulcerativo	Mais raramente em doenças bacterianas, como hanseníase, tuberculose cutânea ou por clamídia (psitacose) ou fúngica (candidíase sistêmica, histoplasmose, esporotricose etc.).

Fonte: Adaptado de Liquornik P (2016).

Sarampo

Doença infecciosa viral aguda grave, transmissível e extremamente contagiosa. É uma doença mundial, mais comum no final do inverno e início da primavera nas regiões de clima temperado. O vírus do sarampo é um RNA vírus que pertence ao gênero *Morbillivirus*, família *Paramyxoviridae*, e o único reservatório é o homem.

A transmissão ocorre por meio de secreção nasofaríngea ao tossir, falar, espirrar ou respirar. A transmissibilidade é de 4 a 6 dias antes do aparecimento do exantema até 4 dias depois. O período de incubação é de 10 dias, variando entre 7 e 18 dias desde a exposição até o aparecimento da febre, e de 14 dias até o aparecimento do exantema.

O período prodrômico caracteriza-se por febre (acima de 38,5° C), acompanhada de tosse produtiva, coriza, conjuntivite e fotofobia. As manchas de Koplik, ou enantemas da mucosa oral, são manchas pequenas, abauladas com centro branco e base eritematosa, medem entre 2 e 3 mm de diâmetro, localizadas na mucosa bucal na altura do segundo molar. Quando presentes, aparecem entre 1 e 2 dias antes do exantema e aumentam à medida que este se aproxima, desaparecendo dois dias depois dele.

Do 2º ao 4º dia desse período, surge o exantema, e os sintomas iniciais se acentuam. O paciente apresenta prostração e exantema cutâneo maculopapular de coloração vermelha, que inicia em região retroauricular seguindo distribuição cefalocaudal, atingindo tronco e extremidades (poupa palma das mãos e plantas dos pés) e atinge intensidade máxima em 3 a 4 dias. Dura entre 4 e 7 dias e finaliza com uma descamação caracterizada como furfurácea (pó fino e esbranquiçado nos locais onde houve erupção).

Complicações frequentes (principalmente em menores de dois anos, principalmente desnutridos, e em adultos jovens): otite média, broncopneumonia, diarreia e laringotraqueobronquite. Descritas também encefalite aguda pós-infecciosa (1/1.000 casos) e pan-encefalite esclerosante subaguda (PESA) (1/100.000 casos). Complicações menos frequentes: trombocitopenia, hepatite, miocardite, pericardite, glomerulonefrite e síndrome de Stevens-Johnson.

O diagnóstico é mediante detecção de anticorpos IgM no sangue na fase aguda desde os primeiros dias até 4 semanas após o aparecimento do exantema. Resultado reagente ou inconclusivo deve ser notificado imediatamente e coletada uma segunda amostra, que deverá ser realizada entre 20 e 25 dias após a primeira. Deve-se realizar coleta de espécimes clínicos em material (urina ou secreção nasofaríngea) até o 5º dia do exantema para identificação viral.

Não existe tratamento específico contra o sarampo, somente sintomático e de suporte. Deve-se utilizar a administração de vitamina A em crianças para redução de casos graves e fatais. A dose recomendada é de: crianças até 6 meses: 50.000 UI, em aerossol, no dia do diagnóstico, e outra dose no dia seguinte; crianças entre 6 e 12 meses: 100.000 UI, em aerossol, no dia do diagnóstico, e outra no dia seguinte, e crianças acima de 12 meses: 200.000 UI, em aerossol, no dia do diagnóstico, e outra no dia seguinte.

Rubéola

Doença exantemática viral aguda de alta contagiosidade. Distribuição mundial e ocorrência sazonal, mais comum na primavera. Acomete principalmente crianças. O vírus da rubéola é um RNA vírus que pertence ao gênero *Rubivírus*, família *Togaviridae*, e o único reservatório é o homem. Sua maior importância está relacionada ao risco da infecção durante a gestação, podendo ocasionar a Síndrome da Rubéola Congênita (SRC).

A transmissão ocorre por meio de contato com secreção nasofaríngea de pessoa infectada (gotículas ou contato direto). O período de transmissibilidade é de 5 a 7 dias antes do aparecimento do exantema e de 5 a 7 dias depois. O período de incubação é de 17 dias em média, variando entre 14 e 21 dias.

Em 50% dos infectados (mais comumente em crianças) os sintomas são subclínicos e não costumam cursar com sintomas prodrômicos. Linfadenopatia quase sempre presente, principalmente retroauricular, cervical posterior e occipital, antecede o exantema em 5 a 10 dias e perdura por algumas semanas.

Exantema do tipo maculopapular puntiforme, róseo, difuso, não confluente e discreto, de distribuição craniocaudal (início na face, couro cabeludo e pescoço), com máxima intensidade no 2º dia e desaparecendo até o 6º dia, sem descamação.

As complicações são raras – artrite ou artralgia, manifestações hemorrágicas (1/3.000 casos) e encefalite (1/5.000 casos).

O diagnóstico definitivo deve ser realizado mediante a detecção de anticorpos IgM na fase aguda da doença, desde os primeiros dias até 4 semanas após o aparecimento do exantema. Primeira amostra positiva ou indeterminada, deve-se repetir nova coleta em 20 a 25 dias para confirmação diagnóstica. O vírus da rubéola pode ser identificado na urina, secreções nasofaríngeas, sangue, líquido cefalorraquidiano ou em tecidos do corpo e deve-se realizar o isolamento viral complementar nos casos com sorologia positiva para determinar o padrão genético circulante no país.

Não existe tratamento específico, somente sintomático e de suporte.

Varicela

Doença exantemática viral primária aguda, altamente contagiosa, também conhecida por catapora, de distribuição mundial. Acomete principalmente crianças na faixa etária entre 5 e 9 anos. Tem por agente etiológico o vírus herpes-vírus varicela-zóster, um RNA vírus que pertence à família *Hpertoviridae*. O único reservatório é o homem.

A transmissão ocorre por meio de contato direto ou de secreções respiratórias (partículas virais/aerossóis) e, raramente, mediante contato com lesões de pele. É transmitida indiretamente por meio de objetos contaminados. O período de transmissibilidade varia de 2 dias antes do aparecimento do exantema até que todas as lesões estejam em fase de crosta (média de 5 dias após o início das lesões). O período de incubação é de 14 a 16 dias, podendo variar entre 10 e 21 dias.

A varicela em crianças costuma ser benigna e autolimitada e geralmente de início repentino. Em adolescentes e adultos o quadro tende a ser mais exuberante, com febre mais elevada e prolongada, estado geral mais comprometido e exantema mais pronunciado e com maior incidência de complicações.

O período prodrômico, nem sempre presente, é caracterizado por febre baixa, cefaleia, anorexia e vômitos e pode durar poucas horas até três dias. O exantema tem por característica uma erupção maculopapular e distribuição centrípeta, iniciando na face, couro cabeludo ou tronco e, após algumas horas, torna-se vesicular e evolui rapidamente para pústulas, e, em 3 a 4 dias, para crostas. As lesões comumente aparecem em surtos sucessivos de máculas que evoluem para pápulas, vesículas, pústulas e crostas. Esse polimorfismo é a principal característica das lesões cutâneas da varicela. As lesões podem acometer mucosa da boca e das vias aéreas superiores. Geralmente essas lesões são pruriginosas e cursam com linfonodomegalias generalizadas. Não deixam cicatrizes, a não ser que ocorra infecção bacteriana associada.

A complicação mais frequente é a infecção bacteriana secundária das lesões, que pode levar a quadros sistêmicos de sepse, com artrite, pneumonia, endocardite, encefalite ou meningite e glomerulonefrite. Pacientes imunodeprimidos podem ter a forma disseminada da varicela e a varicela hemorrágica. A varicela está associada à síndrome de Reye, que ocorre especialmente após o uso de ácido acetilsalicílico (AAS) durante a fase aguda. Outras complicações mais raras, em geral associadas ao uso de imunossupressores ou corticoides, são: pneumonia, púrpura, encefalite. A nevralgia pós-herpética (NPH) caracteriza-se por dor persistente de 4 a 6 semanas após a lesão cutânea.

O diagnóstico da varicela é essencialmente clinicoepidemiológico. Os exames laboratoriais são utilizados para fazer diagnóstico diferencial em casos graves. Os testes mais utilizados são: ensaio imunoenzimático (EIE), aglutinação pelo látex (AL) e imunofluorescência indireta (IFI), embora a reação em cadeia da polimerase (PCR) seja considerada o padrão ouro para o diagnóstico de infecção pelo VVZ (principalmente em caso de varicela grave).

O tratamento é sintomático: cuidados higiênicos, aplicação de antipruriginosos locais (loções de calamina), banhos de permanganato de potássio na diluição de 1:40.000 e administração de anti-histamínicos e antitérmicos sistêmicos. Em casos de infecção secundária, recomenda-se uso de antibióticos sistêmicos.

Em pacientes com maior risco de desenvolver complicações (indivíduos imunocomprometidos, gestantes, adolescentes acima de 12 anos e adultos, portadores de doenças crônicas), o uso de terapia antiviral específica com aciclovir está indicado. A posologia recomendada para crianças é de 20 mg/kg/dose (4 vezes ao dia, VO), com dose máxima de 800 mg ao dia durante 5 dias. Só tem efetividade se iniciada nas primeiras 24 horas da doença. Crianças imunocomprometidas ou pessoas com doença grave devem ser hospitalizadas para uso de medicação endovenosa.

Eritema infeccioso

É uma doença viral aguda, moderadamente contagiosa. Acomete principalmente crianças após o 1º ano de vida e na faixa etária de 4 a 14 anos. Seu agente etiológico é o parvovírus humano B19, da família *Parvoviridae*.

A transmissão é por contato com secreções respiratórias ou por meio da placenta e ocorre até 7 dias antes do aparecimento do exantema. O período de incubação é variável (4 a 20 dias). A erupção cutânea ocorre 17 a 18 dias após a inoculação viral.

Alguns pacientes podem referir sinais e sintomas inespecíficos que antecedem o *rash* cutâneo, como febre baixa, mialgia, artralgia, adenopatias, cefaleia, náuseas, mal-estar, faringite ou diarreia. O exantema é a manifestação clássica da infecção. Em geral não é acompanhado de manifestações sistêmicas e surge 7 a 10 dias após os primeiros sinais e sintomas. Caracteriza-se por exantema maculopapular na face, de forma intensa, na asa de borboleta (conhecida por "bochecha ou face esbofeteada"). Essas manchas ou placas eritematosas, edematosas, confluentes, nas bochechas poupam a ponte nasal e região periorbital e desaparecem em 1-4 dias. A erupção espalha-se, então, pelo tronco e fase extensora dos membros e vai clareando, com aspecto rendilhado e pode ser pruriginosa, durando cerca de 5 a 9 dias. Semanas ou meses após o quadro inicial, pode reaparecer ou intensificar-se, geralmente desencadeada por exposição solar, exercícios, alterações de temperatura, banho ou estresse. Não há descamação.

As complicações são raras. Crianças com doenças hematológicas podem manifestar crise aplástica grave, e imunodeprimidos podem apresentar anemia crônica.

O diagnóstico é clínico. Diagnóstico laboratorial não é realizado nem disponibilizado rotineiramente. Porém, pode-se realizar sorologia para detecção de anticorpos IgM (Elisa) em amostras de sangue coletadas na fase aguda da doença ou incremento de títulos de IgG em sorologias de amostras pareadas (fase aguda e convalescente).

Não há tratamento específico para a doença.

*Exantema súbito (*Roseola infantum*)*

Doença viral aguda, também conhecida por *Roseola infantum*. Acomete principalmente crianças entre seis meses e dois anos de idade. O agente etiológico é o herpes-vírus humano 6 e 7, da família *Herpesviridae*.

A transmissão ocorre por contato direto com secreções de portador assintomático. O período de incubação é de 9 a 10 dias, variando entre 5 e 15 dias.

O período prodrômico dura entre três e cinco dias, com início súbito de febre alta (39 a 40° C) e irritabilidade. Após o desaparecimento da febre, surge o exantema maculopapular róseo, composto de máculas e pápulas não pruriginosas, rosadas, de 2-3 mm, que clareiam à pressão e são circundados por halos brancos. Inicia no tronco e se estende para o pescoço, sem outros sintomas gerais. *Rash* completo em 12 horas e dura de 1 a 2 dias. Desaparece rapidamente, sem descamação. Edemas palpebral e periorbital (Sinal de Berliner) são comuns. Dentre os outros sinais e sintomas clínicos inespecíficos mais frequentes, estão as adenomegalias cervicais e/ou retroauriculares, hiperemia de orofaringe e hiperemia de tímpanos.

As complicações são raras. Porém, em alguns casos, podem ocorrer sintomas de acometimento neurológico.

O diagnóstico é clínico. Alguns achados de exames inespecíficos são: leucocitose no início do quadro febril e após o 3º e 4º dias da doença e/ou leucopenia com linfocitose relativa ou absoluta. O diagnóstico laboratorial não é realizado nem disponibilizado rotineiramente, porém a confirmação laboratorial pode ser realizada com teste de imunofluorescência indireta (IFI) para detecção de IgM e IgG em amostras de sangue coletadas em fases aguda e convalescente. Elisa pode ser realizado a partir do 7º dia.

Não há tratamento específico para a doença. Terapia de suporte e sintomáticos (antitérmicos) podem ser utilizados quando necessário.

Mononucleose infecciosa

É uma doença viral aguda. Acomete principalmente crianças e adolescentes. Seu agente etiológico é o vírus Epstein-Barr, um herpes-vírus da família *Herpesviridae*.

A transmissão ocorre pelo contato com saliva contaminada, e a transmissibilidade pode se estender por um ano ou mais. O período de incubação varia de 4 a 6 semanas.

Cerca de 50% dos indivíduos evoluirão com um quadro subclínico ou assintomático. O pródromo é geralmente discreto ou ausente. Quando presente, dura de 2 a 5 dias, caracterizado por febre e mal-estar de intensidade variável, mais leve em crianças de pouca idade.

O quadro clínico é constituído por febre, linfadenopatia (geralmente linfonodos cervicais anteriores e posteriores), amigdalite membranosa e esplenomegalia. Em até 50% dos casos observa-se aumento do baço, em 30% hepatomegalia e em um terço dos pacientes verifica-se edema periorbitário (sinal de Hoagland). A amigdalite caracteriza-se desde um eritema leve de faringe até amigdalite grave, com exsudato branco-acinzentado, muitas vezes confundido com quadro de amigdalite bacteriana e prescritos antibióticos. A úvula e o palato apresentam aspecto gelatinoso e podem ocorrer em 50% dos casos de enantema em palato, com petéquias na junção entre o palato duro e o mole.

O exantema, variável e inconstante, aparece em 3 a 8% dos casos, normalmente caracterizado por ser eritematoso e maculopapular, com textura fina. Pode aumentar para 70 a 100% dos casos quando se utilizam antibióticos (penicilinas, cefalosporinas e derivados). Geralmente os sintomas desaparecem em torno de duas a três semanas.

Alguns casos podem evoluir com obstrução de via aérea importante, complicações hematológicas ou neurológicas, esplenomegalia muito volumosa ou miocardite.

O diagnóstico laboratorial ocorre a partir da sorologia para detecção de IgM anticapsídeo viral (antiVCA) em sangue coletado na fase aguda, e IgG antiantígeno nuclear (antiEBNA) na fase convalescente.

Não há tratamento específico. Utiliza-se apenas terapia de suporte, como hidratação, analgésico e antitérmico. Nos casos graves (complicações), pode-se utilizar a prednisona, na dose de 1 mg/kg/dia, via oral, por 7 dias.

Escarlatina

É uma doença bacteriana. Acomete principalmente crianças de 2 a 10 anos. Seu agente etiológico é uma bactéria beta-hemolítica do grupo A, o *Streptococcus pyogenes*.

A transmissão ocorre geralmente pelo contato com secreção respiratória, mas também pela ingestão de alimentos contaminados. A transmissibilidade ocorre desde o período prodrômico, mas principalmente durante a fase aguda, até 24 a 48 horas do início da terapêutica antibiótica eficaz. O indivíduo não tratado e sem complicações pode transmitir a doença por 10 a 21 dias. O período de incubação é de 2 a 5 dias.

As manifestações iniciam de forma abrupta, com febre alta, mal-estar, faringoamigdalite membranosa. A faringoamigdalite caracteriza-se por uma faringite exsudativa ou não, com língua "em framboesa" e às vezes petéquias no palato. Geralmente acompanhada de adenomegalias cervical e submandibular.

O exantema aparece entre 12 e 48 horas após os demais sintomas e é eritematoso, micropapular ou puntiforme, confluente, intenso, difuso, áspero ao toque (aspecto de pele de galinha ou papel de lixa), desaparece à digitopressão. Inicia pela região torácica, com rápida disseminação para tronco, pescoço e membros, poupa palma das mãos e plantas dos pés e tem duração de 5 a 7 dias. Após esse período, inicia o desprendimento em forma de placas de pele na face, pescoço e tórax e, posteriormente, extremidades, onde se torna mais intensa e recebe o nome de descamação em "dedos de luva" (pode se prolongar por 3 a 8 semanas).

As complicações da infecção podem ser divididas em supurativas (abscesso amigdaliano, mastoidite, otite média e impetigo) e não supurativas, que ocorrem dentro de uma a cinco semanas (glomerulonefrite aguda e febre reumática aguda). Algumas complicações tardias incluem a coreia de Sydenham e a cardiopatia reumática.

O diagnóstico laboratorial deve ser realizado a partir de cultura de orofaringe para identificação do estreptococo beta-hemolítico do grupo A. Pode ser realizado teste rápido (aglutinação de látex) em secreção de orofaringe.

O tratamento deve ser realizado com antibióticos durante 10 dias. O antimicrobiano de escolha são as penicilinas. Em caso de sensibilidade, utiliza-se a eritromicina. Em casos de contraindicações ao uso de penicilina ou eritromicina, podem-se utilizar clindamicina ou cefalosporinas. A dose recomendada de penicilina benzatina é: crianças < 25 kg: 600.000 UI intramuscular profunda em dose única e > 25 kg 1.200.000 UI intramuscular profunda em dose única.

Doença de Kawasaki

A Doença de Kawasaki (DK) é uma vasculite sistêmica aguda, de origem desconhecida, que ocorre predominantemente em lactentes e crianças menores de cinco anos de idade. Apesar de a etiologia ser desconhecida, algumas características clínicas (doença febril autolimitada) e epidemiológicas (sazonalidade e caráter epidêmico) sugerem causa infecciosa desencadeante.

A DK geralmente inicia com febre alta (39 a 40° C), acompanhada de irritabilidade, com duração de uma a duas semanas. Pode apresentar conjuntivite bilateral não exsudativa, exantema generalizado (polimórfico, escarlatiniforme ou morbiliforme), linfadenopatia cervical geralmente unilateral, alteração em mucosa bucal e em orofaringe (eritema e fissuras em lábios, língua em framboesa), alterações de extremidades (eritemas palmar e plantar, seguidos de descamação periungueal) e *rash* na zona de períneo, seguido de descamação. Além disso, diversas manifestações clínicas decorrentes de vasculites podem ser observadas na DK.

As complicações mais comuns estão relacionadas às alterações cardíacas, sendo mais frequentes os aneurismas de coronárias e as ectasias de vasos sanguíneos cardíacos.

Complicações neurológicas são raras e compreendem paralisia facial, ataxia, encefalopatia, hemiplegia e infarto cerebral.

O diagnóstico é essencialmente clínico. Segundo a American Heart Association, os critérios diagnósticos são: presença de febre por cinco dias ou mais e quatro dos seguintes sinais: exantema escarlatiniforme, morbiliforme ou polimórfico, conjuntivite não exsudativa, alterações de mucosa (eritema, fissuras, língua em framboesa), adenomegalia não supurativa e alterações de extremidades (eritema, edema e descamação).

O tratamento consiste no uso de gamaglobulina (2 g/kg) em dose única, e associada à ácido acetilsalicílico de 80 a 100 mg/kg/dia em doses fracionadas a cada seis horas, por duas semanas ou até 48 a 72 horas após o término da febre, sendo posteriormente reduzida para 3 a 5 mg/kg uma vez ao dia, até não haver evidência de alteração coronariana, ou até seis a oito semanas após o início da doença.

Adenovírus

Adenoviroses são responsáveis por uma variedade de síndromes respiratórias, devido à grande quantidade de sorotipos. Afeta sobretudo crianças abaixo de 4 anos.

A transmissão é feita por perdigotos, por via fecal-oral e por inoculação direta em mucosas. Seu tempo de incubação é de 2 a 14 dias, e o período de contágio é variável.

Os adenovírus são causas comuns de infecção respiratória, que variam de resfriado comum à pneumonia e bronquite. Dependendo do sorotipo, podem causar gastroenterite, conjuntivite, cistite e, menos comumente, infecções neurológicas.

Os tipos de exantema causados pelo adenovírus são muito variáveis, sendo o maculopapular o mais frequente. Porém, as adenoviroses não são causas comuns de exantema, ocorrendo em apenas 5% dos casos, com aumento da frequência em determinadas épocas do ano.

A suspeita diagnóstica é baseada em dados epidemiológicos e na presença de outros sintomas de infecção respiratória. A investigação laboratorial se dá pelo isolamento do vírus em secreção de nasofaringe ou pesquisa de antígeno por imunofluorescência. Porém, a detecção do adenovírus não significa que essa seja a causa da doença vigente, pois ele pode permanecer por anos sem causar sintomas.

Não há tratamento específico para adenoviroses. A maioria dos quadros é autolimitada e somente medidas de suporte são necessárias.

Síndrome mão-pé-boca

É uma doença aguda, altamente contagiosa, mais comum em crianças menores de 5 anos. É causada pelos coxsakievírus do grupo A e pelo enterovírus 71, membros da família *Picornaviridae*.

A transmissão ocorre por contato direto com secreção nasal, saliva, fluido das lesões vesiculares e pelas fezes de indivíduos infectados e é mais acentuada durante a primeira semana da doença. Porém, o vírus pode persistir por semanas após o desaparecimento dos sintomas, principalmente nas fezes, permitindo a transmissão mesmo após a resolução da doença. O período de incubação é de 3 a 5 dias, e a doença normalmente se resolve de 2 a 3 dias sem complicações.

Em geral, a doença é leve, com pródromo de febre baixa, irritabilidade e anorexia. Após o período de incubação, é caracterizada por febre, vesículas em mucosa oral e língua e pequenas lesões cutâneas de distribuição periférica em mãos, pés, nádegas e, menos comuns, em genitália.

A maioria das ocorrências é causada pelos coxsakievírus do grupo A. O coxsakievírus A6 é responsável por apresentação atípica da doença, incluindo lesão vesicular bem distribuída. A manifestação atribuída ao enterovírus A71 está associada a maior gravidade, incluindo manifestação neurológica (encefalite e meningite), edema e hemorragia pulmonar e insuficiência cardíaca.

O diagnóstico é essencialmente clínico, mas é possível identificar o vírus por meio de isolamento viral nas fezes, por detecção de RNA de enterovírus por reação em cadeia de polimerase (PCR) ou, mais tarde, com sorologia.

A síndrome mão-pé-boca é benigna e autolimitada e não é necessário tratamento específico, somente uso de medicação sintomática.

Papel da enfermagem da Equipe de Saúde da Família

- Identificar os sinais e sintomas de pródromos ou da doença, estratificando o risco e encaminhando precocemente para atendimento médico quando necessário.
- Nos casos em que existir indicação, orientar isolamento da criança.
- Avaliar a carteira de vacinação das crianças e, sempre que houver vacinas em atraso, atualizá-la.
- Orientar sobre cuidados com lesões, assim como cortar e higienizar unhas, a fim de evitar infecção secundária.
- Realizar a notificação dos casos suspeitos, recomendando a profilaxia de contactantes nos casos indicados pela vigilância epidemiológica do município.

Atividades preventivas a serem fornecidas pela equipe de enfermagem em atividades de educação em saúde:

- Orientar o paciente que evite sair de casa enquanto estiver em período de transmissão da doença (até 5 dias após o início dos sintomas).
- Evitar entrar em contato com outras pessoas suscetíveis. Caso não seja possível, usar máscaras.
- Manter ambientes ventilados e evitar aglomerações em lugares fechados.
- Realizar higiene das mãos com água e sabão depois de tossir ou espirrar, após usar o banheiro, antes das refeições, antes de tocar os olhos, boca e nariz.
- Proteger a boca e nariz com lenço ao tossir, espirrar, para evitar disseminação de aerossóis.

- Repouso.
- Alimentação e ingesta hídrica adequadas.

Quando encaminhar e para quem

- Caso o paciente apresente piora do estado geral, que necessite de medidas de suporte e/ou invasivas.
- Caso haja suspeita de meningococcemia, com exantema macular, é necessário completar de 4 a 6 horas de observação.
- Caso o paciente apresente complicações (infecção bacteriana, encefalite etc.), principalmente pacientes imunocomprometidos, como crianças desnutridas.

Sinais de alerta e erros comuns

- Solicitar exames desnecessários;
- Prescrever antibióticos em doenças virais e autolimitadas;
- Isolamento exagerado ou falta de isolamento quando necessário.

Referências

1. Brasil. Ministério da Saúde. Secretaria de Vigilância em Saúde. Guia de vigilância em saúde/Ministério da Saúde, Secretaria de Vigilância em Saúde. Brasília: Ministério da Saúde; 2014 (acesso em: 13 ago. 2016). Disponível em: <http://portalsaude.saude.gov.br/images/pdf/2014/novembro/27/guia-vigilancia-saude--linkado-27-11-14.pdf>.
2. Senna DM, Gyuricza JV, Missawa MM, Sperling S, Freitas VS. Capítulo 8: Marisa, Cleiton, David e Victor. In: Valladão Júnior JBR, Gusso G, Olmos RD. Medicina de Família e Comunidade – Série Manual do Médico Residente do Hospital das Clínicas da Faculdade de Medicina da Universidade de São Paulo (USP). Atheneu; 2017.
3. Duncan BB et al. Medicina Ambulatorial: condutas de atenção primária baseadas em evidências. Artmed; 2014.
4. Farhat CK, Carvalho LHFR, Succi RCM. Infectologia pediátrica. São Paulo: Atheneu; 2007.
5. Brasil. Ministério da Saúde, Programa Nacional de Imunização. Calendário Nacional de Vacinação. Brasília; 2018.
6. Modlin JF. Clinical manifestations and diagnosis of enterovirus and parechovirus infections. Up to Date. Jul. 10, 2017.
7. Centers for Disease Control and Prevention. Non-Polio Enterovirus. Disponível em: <https://www.cdc.gov/non-polio-enterovirus/about/prevention-treatment.html>.
8. Liquornik P. Manual prático de atendimento em consultório e ambulatório de pediatria – dermatopatias mais comuns na infância. Sociedade Brasileira de Pediatria; 2016.
9. Secretaria de Políticas de Saúde. Dermatologia na Atenção Básica de Saúde. Brasília-DF: Ministério da Saúde; 2002. 142 p. (Série Cadernos de Atenção Básica, n. 09) (Série A. Normas e Manuais Técnicos, n. 174).
10. Gonçalves AMF. Doenças exantemáticas na infância. Porto Alegre: MedicinaNet; 2010.
11. Gusso G, Sucupira ACSL. Problemas específicos das crianças. In: Gusso G, Lopes JMC. Tratado de Medicina de Família e Comunidade. Artmed; 2012. v. 2.
12. Takimi LN. Doenças exantemáticas na infância. In: Gusso G, Lopes JMC. Tratado de Medicina de Família e Comunidade. Artmed; 2012. v. 2.

Anexo

QUADRO 28.A1 – Síntese das doenças e sinais de alerta

Exantema	Patologia	Faixa etária	Pródromos	Exantema
Morbiliforme	Sarampo	Pré-escolar e escolar	4 dias: febre, rinorreia, conjuntivite e tosse	Morbiliforme, confluente, início atrás das orelhas, descamação fina e furfurácea
	Escarlatina	Pré-escolar e escolar, principalmente entre 2 e 10 anos	12 a 24 horas: febre alta, dor de garganta, adenomegalia	Micropapular, áspero, pele em lixa, descamação lamelar em mãos e pés (dedos de luva)
Rubeoliforme	Rubéola	Escolar e adulto jovem	1 a 4 dias: febre baixa, adenomegalias. Em criança, pode estar ausente.	Maculopapular rubeoliforme, centrífugo. Não confluente e sem descamação.
	Mononucleose	> 2 anos, adolescentes	Discreto ou ausente. Quando presente, febre e mal-estar.	Exantema variável ocorre em 10 a 20% dos casos (> 50% se usar antibióticos)

Sinais característicos	Sinais de alerta*	Tratamento	Prevenção
Manchas de Koplik	Trombocitopenia, hepatite, miocardite, pericardite, glomerulonefrite e síndrome de Stevens-Johnson. Encefalite aguda pós-infecciosa (1/1.000 casos) e Pan-encefalite esclerosante subaguda (PESA) (1/100.000 casos).	Deve-se utilizar a administração de vitamina A em crianças para redução de casos graves e fatais.	Vacinação. Aos 12 meses (vacina tríplice viral – sarampo, rubéola e caxumba) e outra aos 15 meses (vacina tetra viral – reforço para sarampo, rubéola e caxumba e dose única de varicela). Adolescentes que não possuem comprovação de vacinação contra o sarampo deverão receber duas doses da vacina tríplice viral. Doença de notificação compulsória.
Palidez perioral (Sinal de Filatow), petéquias nas dobras articulares ou extremidades onde se formam linhas transversais marcadas (Sinal de Pastia), língua recoberta por camada espessa esbranquiçada (língua saburrosa) e hipertrofia e hiperemia das papilas linguais (língua em framboesa).	Abscesso amigdaliano, mastoidite ou celulite. Glomerulonefrite aguda e febre reumática aguda. Tardias incluem a coreia de Sydenham e a cardiopatia reumática. Choque tóxico estreptocócico.	O tratamento deve ser realizado com antibióticos durante 10 dias. O antimicrobiano de escolha são as penicilinas.	Os contatos sintomáticos devem ser tratados. Em situações de epidemia os portadores assintomáticos também devem receber tratamento. Não existe vacina contra escarlatina.
Linfadenopatia cervical posterior e retroauricular (sinal de Theodor). Petéquias em palato (manchas de Forscheimer).	Pode ocorrer: artrite ou artralgia, manifestações hemorrágicas (1/3.000 casos) e encefalite (1/5.000 casos).	Não existe tratamento específico. Deve-se realizar tratamento sintomático e de suporte.	A vacina é realizada a partir do esquema da tríplice viral cujo esquema já foi explicado (vide sarampo). Doença de notificação compulsória.
Tríade: amigdalite membranosa, adenopatia e febre prolongada	Obstrução de via aérea, complicações hematológicas ou neurológicas, esplenomegalia muito volumosa ou miocardite.	Medidas de suporte. Nos casos graves (complicações) pode-se utilizar a prednisona.	Evitar o contato com saliva de indivíduos infectados. Não existe vacina para mononucleose.

(Continua)

QUADRO 28.A1 – Síntese das doenças e sinais de alerta

Exantema	Patologia	Faixa etária	Pródromos	Exantema
Maculopapular	Eritema infeccioso	Após o 1º ano de vida (pré-escolar e escolar)	Geralmente ausente	Maculopapular recorrente
	Exantema súbito	Menores de 4 anos, em especial de 6 meses a 2 anos	3 a 4 dias: febre alta, irritabilidade	Maculopapular fugaz, início no tronco e se estende para pescoço
	Adenovirose	Menores de 4 anos	Ausente	Exantema não é frequente e é muito variável, mas o principal é maculopapular
	Doença de Kawasaki	1 a 4 anos	3 a 4 dias: febre alta, adenopatia cervical e conjuntivite	Polimórfico, escarlatiniforme ou purpúrico que inicia no tronco, descamação lamelar e hiperemia palmoplantar
	Síndrome mão-pé-boca	Menores de 5 anos	Febre baixa, irritabilidade e anorexia	Vesículas de distribuição periférica e em mucosa oral
Papulovesiculares	Varicela	5 a 9 anos	1 a 2 dias ou ausente	Polimorfismo maculopapulovesicular regional, distribuição centrípeta, vários surtos, atinge mucosas e couro cabeludo

(Continuação)

Sinais característicos	Sinais de alerta*	Tratamento	Prevenção
Face esbofeteada ou em asa de borboleta	Crianças com doenças hematológicas podem manifestar crise aplástica grave; imunodeprimidos podem apresentar anemia crônica.	Medidas de suporte	Evitar o contato com indivíduos infectados. O afastamento da escola e creche dos infectados está indicado. Não há vacina contra o eritema infeccioso.
Exantema inicia após melhora da febre e desaparece em até 48 horas	Raramente apresenta complicações. Quando apresenta, geralmente são decorrentes de febre alta, como convulsão febril.	Medidas de suporte	O afastamento da escola e creche reduz a transmissão. Não existe vacinação contra a doença.
Infecções respiratórias (resfriado à pneumonia)	Sinais de insuficiência respiratória (taquipneia, esforço respiratório. Mais grave bradipneia, ritmo respiratório irregular, gemido expiratório, diminuição do nível de consciência e do tônus muscular).	Medidas de suporte	Lavagem das mãos; cobrir boca e nariz ao tossir e espirrar; evitar tocar olhos, nariz e boca sem lavar as mãos; evitar contato próximo com pessoas doentes e ficar em casa quando está doente.
Manifestações decorrentes de vasculites	O diagnóstico é sinal de alerta e deve ser encaminhado ao especialista.	Gamaglobulina e AAS	Diagnóstico precoce e o tratamento adequado pois reduz o processo inflamatório nas artérias coronarianas e previne a trombose.
Vesículas em mucosa oral e língua e pequenas lesões cutâneas em mãos, pés, nádegas	Raramente apresenta complicações. Pode apresentar desidratação pela recusa alimentar/ingestão de líquidos devido à odinofagia.	Medidas de suporte	Higiene das mãos, principalmente após ir ao banheiro ou trocar fraldas. Isolamento da criança acometida nos primeiros dias.
Lesões centrípetas, evolução em surtos	Podem levar a quadros sistêmicos de sepse, com artrite, pneumonia, endocardite, encefalite ou meningite e glomerulonefrite. Associada à síndrome de Reye.	O tratamento é sintomático. Podem ser utilizados anti-inflamatórios não esteroides (exceto ácido acetilsalicílico). Em indivíduos imunocomprometidos e gestantes, uso de aciclovir.	Não é doença de notificação compulsória, somente os casos graves, surtos ou óbitos devem ser notificados. No Brasil recomenda-se vacinação contra a varicela. Uma dose aos 15 meses (vacina tetra viral – reforço para sarampo, rubéola e caxumba e dose única de varicela).

(Continua)

QUADRO 28.A1 – Síntese das doenças e sinais de alerta

Exantema	Patologia	Faixa etária	Pródromos	Exantema
Petequiais ou purpúricos	Enteroviroses	< 2 anos	Variável: febre e faringite	Variável, maculopapular, vesicular, urticariforme, petequial. Ocorre em 5 a 50% das infecções.
	Meningococcemia	Pré-escolar e escolar	1 a 2 dias: febre, sintomas respiratórios superiores, vômitos	Purpúrico
Urticariforme	Reações medicamentosas	Qualquer idade		Macular, maculopapular, urticariforme

* Na presença desses sinais de alerta, considerar encaminhamento para serviços de urgência/emergência.
Fonte: Adaptado de Takimi LN (2012).

(Continuação)

Sinais característicos	Sinais de alerta*	Tratamento	Prevenção
Variável	Raramente apresenta complicações. Pode apresentar desidratação pela recusa alimentar/ingestão de líquidos devido à odinofagia.	Medidas de suporte	Higiene das mãos, principalmente após ir ao banheiro ou trocar fraldas. Isolamento da criança acometida nos primeiros dias.
Sinais meníngeos	A suspeita diagnóstica é sinal de alerta. Necroses profundas com perda de tecido nas áreas externas, onde se iniciam as equimoses; surdez, artrite, miocardite, pericardite, paralisias, paresias, abscesso cerebral, hidrocefalia, dentre outras.	Penicilina G cristalina, 300.000 a 500.000 UI/kg/dia, com dose máxima de 24.000.000 UI/dia, IV, fracionadas em 3/3 ou 4/4 horas, durante 7 a 10 dias; ampicilina, 200 a 400 mg/kg/dia, até no máximo de 15 g/dia, IV, fracionadas em 4/4 ou 6/6 horas, durante 7 a 10 dias.	Quimioprofilaxia para contactantes com Rifampicina, na dose 600 mg, VO, de 12/12 horas, durante 2 dias, para adultos. Crianças de 1 mês até 10 anos, 10 mg/kg/dose em 4 tomadas de 12/12 horas. Recém-nascidos, 5 mg/kg/dose de 12/12 horas, em 4 tomadas. Desinfecção de objetos que entraram em contato com secreção nasofaríngea do doente.
	Acometimento de via aérea, edema de face.	Suspender a medicação. Uso de antialérgicos e corticosteroides, dependendo da gravidade.	

CAPÍTULO 29

Principais Transtornos Mentais da Infância e Adolescência

- *Wagner Ranña*
- *Tatiana Argolo Toscano Figueiredo*

O que é importante saber

- As bases do desenvolvimento do bebê e da criança.
- A importância do grupo familiar no desenvolvimento humano.
- O reconhecimento da adolescência como um momento de transformações e de estruturação da constituição do sujeito.
- Formas de detectar precocemente os principais problemas de saúde mental na infância e adolescência e conhecer dispositivos de intervenção.

Considerações gerais

Atualmente, percebemos na demanda por atendimentos na Atenção Primária à Saúde (APS) um aumento de problemas na aprendizagem e no desenvolvimento infantil e problemas de saúde mental e violência entre os adolescentes. Assim, a intervenção precoce nos problemas de desenvolvimento e de saúde mental da criança nos seus primeiros anos e a atenção aos adolescentes tornam-se um novo desafio ao médico de família e sua equipe. O conhecimento sobre o desenvolvimento infantil, os fatores que intervêm nele, os sinais precoces de seus problemas e os dispositivos de intervenção se fazem indispensáveis a todos que atuam na APS.

O apoio especializado adequado, além do reconhecimento desses problemas, são necessários para o compartilhamento de responsabilidades e para o acompanhamento longitudinal. O apoio matricial é uma metodologia fundamental nesse trabalho.

Abordagem diagnóstica

Demandas originadas de pais, avós, cuidadores, escolas ou conselhos tutelares aos serviços de APS para crianças e adolescentes "problema" são frequentes, muitas vezes solicitando exames (ex.: eletroencefalograma) e encaminhamentos (ex.: para neurologistas) para elucidação e tratamento do "transtorno".

Segundo dados do Ministério da Saúde, a minoria dessas crianças apresenta alterações significativas, e, seguindo por esse fluxo, a maior parte retorna após meses ou até anos à APS pedindo outra solução. Assim, acabam não recebendo cuidados adequados em tempo hábil compatíveis com suas necessidades.

Estudos epidemiológicos demonstram haver impactos negativos de problemas não cuidados na infância e adolescência na sociabilidade e na escolaridade, que tendem a persistir ao longo dos anos.

Os profissionais que atuam na APS precisam estar atentos aos atendimentos de crianças e adolescentes para identificar fatores de risco psíquico ou mesmo problemas que possam causar esse sofrimento, pois é nesse nível de atenção à saúde que surge a oportunidade para acolhimento, observação e aconselhamento das famílias, visto que crianças e adolescentes circulam frequentemente por esse ambiente.

Vale destacar que é mais comum que os profissionais de saúde identifiquem problemas com componentes somáticos (exs.: enurese, encoprese) ou transtornos específicos (ex.: de linguagem), pois é recente o reconhecimento da depressão, dos problemas no desenvolvimento, dos autismos, das crianças inquietas e diferentes e de problemas de ansiedade como possíveis adversidades nessa fase da vida e que irão requerer acolhimento e cuidado.

A APS tem como atribuição ser a entrada do serviço de saúde; logo, a facilidade de ingresso é fundamental para o início do diagnóstico. O estabelecimento de vínculo, a realização de uma escuta respeitosa das preocupações da família e da criança ou do adolescente devem acontecer já no primeiro contato com o serviço. Na APS, o diagnóstico não é precipitado, mas construído na longitudinalidade, sendo estabelecido depois de uma série de encontros. Identificar diferentes instituições que estejam envolvidas nas questões também amplia o cuidado, um exemplo seria a escola, destacando que a solicitação inicial de um relatório pedagógico pode servir como ponto de partida na situação em foco.

Caracterizar fatores de risco e de proteção para problemas de saúde mental é outro ponto importante, pois podem associar-se fortemente com o desenvolvimento ou não de transtornos (Quadro 29.1). Esses fatores não devem ser pensados de forma isolada, pois o somatório deles é que poderá desencadear ou não o problema.

QUADRO 29.1 – Fatores de risco e de proteção selecionados para a saúde mental de crianças e adolescentes

Domínio		Fatores de risco	Fatores protetores
Social	Família	• Cuidado parental inconsistente • Discórdia familiar excessiva • Morte ou ausência abrupta de membro da família • Pais ou cuidadores com transtorno mental • Violência doméstica	• Vínculos familiares fortes • Oportunidades para envolvimento positivo na família
	Escola	• Atraso escolar • Falência das escolas em prover um ambiente interessante e apropriado para manter a assiduidade e o aprendizado • Provisão inadequada-inapropriada do que cabe ao mandato escolar • Violência no ambiente escolar	• Oportunidades de envolvimento na vida na escola • Reforço positivo para conquistas acadêmicas • Identificação com a cultura da escola
	Comunidade	• Redes de sociabilidade frágeis • Discriminação e marginalização • Exposição à violência • Falta de senso de pertencimento • Condições socioeconômicas desfavoráveis	• Ligação forte com a comunidade • Oportunidades para uso construtivo do lazer • Experiências culturais positivas • Gratificação por envolvimento na comunidade
Psicológico		• Temperamento difícil • Dificuldades significativas de aprendizagem • Abuso sexual, físico, emocional	• Habilidade de aprender com a experiência • Boa autoestima • Habilidades sociais • Capacidade para resolver problemas
Biológico		• Anormalidades cromossômicas • Exposição a substâncias tóxicas na gestação • Trauma craniano • Hipóxia ou outras complicações ao nascimento • Doenças crônicas, em especial neurológicas e metabólicas • Efeitos colaterais de medicação	• Desenvolvimento físico apropriado à idade • Boa saúde física • Bom funcionamento intelectual

Fonte: Adaptado de Child and adolescent mental policies and plans. WHO (2005).

Identificadas essas questões, uma discussão cuidadosa com a equipe de supervisão ou de matriciamento (quando disponível) pode ajudar a equipe da APS a olhar de uma maneira integrada para a interação dinâmica entre os fatores.

O objetivo inicial dessa avaliação é formular hipóteses sobre o que está acontecendo com a criança ou o adolescente e sua família e delinear as primeiras intervenções. É importante cautela nesse momento para que a hipótese diagnóstica não se resuma ao nome do transtorno ou que ocupe o centro das intervenções.

Como o desafio em relação à discussão da classificação dos transtornos mentais conforme os critérios padronizados aceitos internacionalmente, a CID-10 e o DSM-V, vai além dos objetivos desse manual, identificaremos os problemas mentais com base nos principais grupos de problemas discutidos logo a seguir no roteiro diagnóstico.

Importante reforçar que esse trabalho é destinado a profissionais da APS que atuam em equipes de estratégias de saúde da família, junto às comunidades e famílias, em que os sintomas e as incertezas diagnósticas prevalecem às patologias bem estabelecidas. Dessa forma, será dada bastante importância às bases do desenvolvimento humano para que os leitores fiquem mais empoderados não apenas em transtornos definidos, mas em processo e desenvolvimento e constituição e processos de adoecimento que podem ser identificados e intervenções realizadas precocemente.

O Ministério da Saúde recomenda o uso de roteiro orientador da avaliação diagnóstica, que consiste nos seguintes passos:

1. Identificar os principais grupos de problemas:
    a) Sintomas emocionais: ansiedade, medo, tristeza, alterações de apetite e sono.
    b) Problemas de conduta: agressividade, comportamento antissocial, agitação.
    c) Atrasos do desenvolvimento.
    d) Dificuldade de relacionamento.
    e) Uso de drogas.
2. Avaliar o impacto (prejuízo funcional, angústia) que os sintomas causam na vida da criança ou do adolescente e da família.
3. Identificar os fatores que desencadearam e mantiveram o problema.
4. Identificar os pontos fortes da criança que possam ancorar e auxiliar as intervenções.
5. Conhecer as crenças e expectativas que a criança/adolescente e a família têm em relação aos problemas, suas causas e possibilidades de tratamento.
6. Conhecer o contexto de vida (família, escola e comunidade) da criança ou adolescente, destacando o uso de instrumentos como genograma e ecomapa como formas de auxílio.

Já na primeira avaliação é importante identificar também a presença de sintomas graves (sinais de alerta) que demandarão discussão imediata e referenciamento rápido.

São considerados sintomas graves:
- Destrutividade persistente e/ou deliberada.
- Ausência de linguagem.

- Autoagressividade importante.
- Desinibição social excessiva.
- Isolamento e retração importantes e persistentes.
- Alucinações.
- Tentativas de suicídio.
- Uso abusivo agudo de drogas.

Profissionais de saúde que atuam na atenção primária devem conhecer dispositivos validados, tais como os Indicadores de Risco para o Desenvolvimento Infantil (IRDIs), para avaliar o desenvolvimento das crianças (anexo ao final do capítulo).

O diagnóstico diferencial com problemas orgânicos de saúde também se faz necessário durante a elaboração do problema. A avaliação física e do desenvolvimento, incluindo visão, audição, cognição e linguagem precisam ser observados, assim como deve ser dada atenção a efeitos adversos (sintomas psíquicos) de medicamentos de uso crônico.

Papel da família no diagnóstico

Uma família é uma organização social e tem características em comum com outros sistemas sociais. O sistema da família muda ao longo do tempo, com o crescimento e envelhecimento de seus integrantes. Essas mudanças repercutem em todos, desafiando a família a se adaptar.

Existem evidências epidemiológicas e clínicas sobre a influência que a família tem na conservação da saúde, no desenvolvimento das doenças e na recuperação delas. Assim, o trabalho com a família desde o diagnóstico até o tratamento é de fundamental importância na discussão.

A família é crucial para o desenvolvimento infantil. Assim, a atenção da equipe deve iniciar-se já no pré-natal. Atenção à experiência insatisfatória de infância dos futuros pais com seus próprios progenitores, aos casamentos rápidos, a situação de mãe ou pai solteiro, a problemas psiquiátricos, ao histórico de prisão dos pais, ao passado de alcoolismo na família deve ser dada. Assim como nas consultas de atendimento à criança, atentar-se a filhos não desejados e bebês que choram muito.

A relação entre o funcionamento inadequado da família e os distúrbios da infância, tanto físicos como comportamentais, como já relatado, tem embasamento científico. O entendimento da sua influência à saúde do indivíduo permite ao médico de família antecipar e reduzir efeitos adversos do estresse familiar e usá-lo como recurso para cuidar das pessoas.

Bases do desenvolvimento do bebê e da criança

O desenvolvimento humano tem como base três processos interdependentes: o crescimento; a maturação e a constituição.

No primeiro, o crescimento, estão implicados processos biológicos que resultam em aumento de peso e altura, avaliados por dispositivos objetivos. As tabelas de peso e altura são os recursos bem incorporados na avaliação de crianças e adolescentes na APS.

No segundo, a maturação, estão presentes os processos que implicam aquisição de novas funções neuropsíquicas, demandando dispositivos mais sofisticados para sua avaliação, tais como tabelas que determinam no tempo as etapas do desenvolvimento de funções como da linguagem, da inteligência e subjetiva.

No terceiro componente, a constituição, estão implicados processos que resultam na constituição psíquica, na capacidade de identificação do outro e do eu, ou seja, da alteridade, e a noção de indivíduo, ou sujeito do inconsciente. Nesse componente são ressaltados aspectos subjetivos e qualitativos e a identificação do lugar de um indivíduo na sua cultura, na sua família e na sua história singular.

No ser humano, o desenvolvimento não pode ser reduzido aos processos biológicos, ao contrário, os processos biopsicossociais são a sua característica fundamental, tendo como organizadoras principais as relações com os semelhantes, que funcionam como uma matriz de referência para a humanização, as identificações e a entrada na cultura do sujeito em constituição.

O bebê, a criança e o adolescente não se fazem sozinhos, mas no laço com o outro da Função Materna e da Função Paterna.

A Função Materna pode ser conceituada como a somatória e a qualidade dos cuidados primordiais, como prover sustentação, acolhimento, presença afetiva e tomar o bebê como um sujeito. Identificar suas demandas, supor um sujeito, alternar-se em presença e ausência, apresentar objetos e promover a para-excitação dos momentos de tensão.

Hoje, é sabido que muitos processos maturativos e estruturais do cérebro e da mente ocorrem no período pós-natal, que vai do zero aos três anos, implicando processos epigenéticos e de neuroplasticidade, sendo a transformação do cérebro em mente o resultado desses processos, que têm como centros a entrada na linguagem e a percepção de si como um sujeito, separado do outro e singular.

O paradigma de que os processos neurofuncionais, que resultam na estruturação de uma rede neuronal ampla e potente, base de apoio das estruturas lógico-simbólicas, dependem da qualidade das relações intersubjetivas no grupo familiar apontam para a importância dos cuidados familiares e seu principal papel, ou seja, a "fabricação do humano". Assim, os problemas psíquicos são considerados problemas relacionais, significando que devemos avaliar a criança e o outro, ou outros, nos cuidados primordiais.

A Função Paterna engloba tudo que contribui no processo de entrada da criança no mundo, sendo também um importante papel da família, mas aqui entram os outros agentes e lugares ou instituições, que compartilham com a família nesse processo de inclusão do sujeito na cultura.

Na atualidade, é dominante a concepção de que o bebê parte de um momento de não integração, que caracteriza o organismo, para se integrar em um corpo, só sendo possível de ser constituído como resultado do encontro com o outro e sua imagem. Só aí estará o bebê pronto para estruturar uma percepção de si mesmo, diferenciado do outro.

Podemos destacar três momentos do processo de desenvolvimento e constituição do sujeito. No primeiro momento do desenvolvimento, está em jogo então a constituição da imagem corporal e seus sinais de risco. O olhar, a voz e as interações corporais são necessários. Assim, os sinais de risco devem ser identificados a partir de problemas expressos no corpo, tais como os distúrbios funcionais, ou na interação, tais como a não fixação do olhar para o outro, o não olhar para objetos apontados, a não interação com a voz do outro, a não antecipação postural ao ser acolhido nos braços e nas dificuldades nas transições alimentares. Acrescentem-se, ainda, as dificuldades na aquisição do ritmo sono-vigília e no controle de funções corporais básicas, como a alimentação, excreção e controle sobre as emoções.

No segundo momento, está presente a entrada na ordem simbólica, sendo seus sinais de risco a não entrada na linguagem, a não manifestação de prazer ao compartilhar trocas afetivas, o não suportar a ausência do outro, a não utilização de brinquedos e o não brincar simbolicamente.

O terceiro momento implica se integrar nas regras de convívio e participar de acontecimentos sociais. Os sinais de risco manifestam-se nas competências para compartilhar espaços coletivos entre adultos e outras crianças.

Reconhecimento da adolescência como um momento de transformações e de estruturação da constituição do sujeito

As análises epidemiológicas apontam para a importância de considerarmos a Adolescência entre as prioridades nas ações da APS. É na faixa etária que vai dos 15 aos 20 anos que encontramos as maiores taxas de mortalidade, sendo as causas externas seu maior componente: homicídios, suicídios e acidentes por veículos. Estamos diante de um grande problema de saúde ao olharmos para o que ocorre com os jovens no Brasil.

A Adolescência engloba a puberdade, que é o amadurecimento das funções sexuais e reprodutivas e a passagem subjetiva para a condição de adulto.

As etapas da puberdade e seus sinais são identificados e avaliados objetivamente: telarca, pubarca e menarca para as meninas, e aumento dos testículos, estirão do crescimento e ejaculação para os meninos.

A passagem para a condição de adulto implica processos subjetivos nos quais a criança, já sendo um sujeito constituído a partir dos três momentos descritos anteriormente, vai fazer uma complexa operação psíquica, que pode ser analisada em três componentes:

- luto pela infância;
- luto pelos pais da infância;
- luto pelos ideais da infância.

O conceito de luto é importante, pois destaca seu caráter de perda de um estado já estabelecido e o desafio pelas demandas de novas significações.

Agora não são os pais os agentes parceiros como o foram na primeira infância, mas esses agentes são encarnados pelo outro do outro sexo, pelos ídolos e pelos amigos. O Adolescente migra da paternidade para a fraternidade, da dependência para a autonomia; processo muito complexo e que deixa o adolescente muito vulnerável para riscos de diversas ordens.

Na adolescência, a imagem corporal em transformação é desarrumada, e, ao mesmo tempo, exerce um fascínio. As referências para a identificação são questionadas. Diante dessa dupla fragilização, a busca por uma nova imagem corporal pode colocar o adolescente à beira de um abismo. Infinitas imagens e subjetividades expostas nas redes sociais e nas mídias são um labirinto.

Os problemas e transtornos relacionados à descarga de excitações, ou do excesso de prazer, na vertente do corpo e do comportamento, são formas de expressão do mal-estar do adolescimento na contemporaneidade.

O reconhecimento do que é pertinente aos processos do adolescimento e a presença de transtornos definidos são muito importantes para os profissionais da APS, pois os desafios colocados pelas mudanças na adolescência são desencadeadores de sintomas transitórios, que não necessariamente se constituirão em patologias.

O adolescente enfrenta os desafios da reorganização psicossomática, reestruturação subjetiva e reordenação das relações psicossociais, vivendo um processo de alto risco e alta vulnerabilidade para o sofrimento psíquico. Fugas, desilusões, desamparo, ideias suicidas, exposição ao risco, auto e heteroagressividade vão estabelecer um cenário dramático e trágico.

Nas abordagens com os Adolescentes, é indispensável termos como referência os sintomas determinados por esse processo de travessia para a vida adulta, que podemos denominar "Crise da Adolescência", sendo importante dar certa relatividade para os diagnósticos psicopatológicos, ou seja, o cuidado deve pautar-se, em primeiro plano, para acolher a crise e seus sintomas singulares e num "só depois", na longitudinalidade, considerar diagnósticos psicopatológicos.

Abordagem terapêutica

Ações sobre o desenvolvimento infantil e sobre a saúde mental da criança devem ter como base as ações sobre o grupo familiar. A equipe de saúde da família pode realizá-las, desde que tenham capacitação e uma rede de apoio matricial suficiente.

A partir do conhecimento detalhado da situação da criança e do adolescente e de sua família e do estabelecimento do vínculo, deve-se discutir o plano terapêutico com equipes de apoio, como o Núcleo de Apoio à Saúde da Família (Nasf), CAPS ou CAPSi.

O manejo adequado dos problemas de saúde mental em crianças e adolescentes necessita, na maioria das vezes, de três pontos fundamentais: intervenções psicossociais, suporte psicológico e, em alguns casos, medicação. Ressalte-se que o uso de medicação deve ser criterioso e nunca deve ser feito de forma isolada com relação às demais modalidades de cuidado.

Na elaboração do projeto terapêutico, é importante o conhecimento do território onde atua a equipe de saúde, pois atividades de lazer e cultura, escolas, centros esportivos, entre outros, possibilitarão a inserção de crianças e adolescentes na vida concreta de suas comunidades. Essas intervenções psicossociais ampliam o espaço de conversação e experiências de pertencimento. Reforçar pontos fortes identificados na criança ou adolescente nesse momento é uma intervenção estratégica e decisiva na efetividade do trabalho.

O trabalho conjunto com escolas também é outro ponto bastante importante e deve ser valorizado, tanto para possíveis ações de promoção e prevenção ou até mesmo intervenções em situações mais graves. Assim, o compartilhamento do acompanhamento pode desencadear ações efetivas e a tomada de responsabilidade também por esse setor, potencializando um tratamento efetivo.

No campo do suporte psicológico, além do cuidado com as famílias, ações para fortalecer fatores protetores e desenvolver resiliência são aspectos-chaves do tratamento (Quadro 29.2).

QUADRO 29.2 – Fatores associados à resiliência

Cunho individual (interno)	Cunho social (externo)
Ter um sentimento de competência	Poder contar com apoio afetivo e emocional
Ter boa autoestima	Se relacionar bem com a família
Ter fé/religião	Se relacionar bem com amigos
Ser persistente para lidar com insucessos de um planejamento prévio	Poder contar com o serviço de saúde
Ser capaz de defender suas ideias e opiniões	Poder contar com uma rede de apoio social (amigos, igreja, etc.)
Saber o que fazer para alcançar as suas metas	Viver em ambiente sem violência
Ter projetos de vida/satisfação na vida	Não sofrer violência praticada por alguém significativo, como pais, maridos e esposas, filhos, irmãos, avós
Ter ou desenvolver um bom humor	Não ter sido abusado sexualmente (principalmente por algum familiar)
Ser capaz de evitar problemas	
Ser capaz de refletir sobre os problemas e saber manejá-los com estratégias ativas (quanto mais estratégias, mais elevada a resiliência)	

Fonte: Adaptado de Assis et al. (2006).

Em casos mais complexos, a assistência social e a justiça devem ser envolvidas na busca de propostas de cuidado ampliadas e efetivas.

Erros comuns

- Patologizar os sintomas sem avaliação cuidadosa ao longo do tempo e referenciar precocemente.
- Usar medicamentos como única e primeira e escolha terapêutica.
- Não envolver a família no cuidado.
- Deixar de estabelecer vínculos com os equipamentos sociais do território.
- Não realizar escuta ativa e não valorizar o sofrimento psíquico da criança e do adolescente.
- Não reconhecer o apoio matricial como fundamental para manejo desses casos.
- Não envolvimento da equipe, como o agente comunitário de saúde e o enfermeiro, na responsabilidade compartilhada do cuidado.

Considerações finais

Problemas relacionados à saúde mental de crianças e adolescentes são muito prevalentes e causam impacto importante nesta população. A abordagem exige treinamento e atenção da equipe de saúde, que, além de identificar e avaliar a situação, deve organizar o cuidado junto com as equipes de apoio, usando os recursos e ferramentas disponíveis, colaborando com a melhora na atenção à saúde mental infantojuvenil.

Deve-se considerar sempre que o impacto da herança genética, aliado ao pré-natal e o ambiente de início da infância, é determinante na saúde mental durante toda a vida de uma pessoa. Assim, influências ambientais negativas no início da vida devem ser combatidas por todos os profissionais que atuem na APS ou lidem com gestantes, bebês e crianças.

Referências

1. Ranña W. A saúde mental da criança na atenção básica. Detecção e intervenção a partir do programa de saúde da família e do apoio matricial. In: Lauridsen-Ribeiro E, Tanaka OY, org. Atenção em saúde mental para crianças e adolescentes no SUS. São Paulo: Hucitec; 2010.
2. Thiengo DL, Cavalcante MT, Lovisi GM. Prevalência de transtornos mentais entre crianças e adolescentes e fatores associados: uma revisão sistemática. J Bras Psiquiatr. 2014;63(4):360-72.
3. McWhinney IR, Freeman T. Manual de Medicina de Família e Comunidade. 3. ed. Porto Alegre: Artmed; 2010.
4. World Health Organization. Mental Health Policy and Service Guidance Package, Child and adolescent mental health policies and plans. Geneva; 2005.
5. Ranña W. Psicossomática e intersubjetividade: a fundação do inconsciente, a subversão libidinal e a metáfora paterna. In: Volich RM, Ferraz FC, Ranña W, org. Psicossoma IV: corpo, história e pensamento. São Paulo: Casa do Psicólogo; 2008. p. 71.
6. Rakel RE. Textbook of family medicine. 7th Philadelphia: Saunders; 2007.
7. Gusso G, Lopes JMC. Tratado de medicina de família e comunidade: princípios, formação e prática. Porto Alegre: Artmed; 2012.
8. Brasil. Ministério da Saúde. Secretaria de Atenção à Saúde. Departamento de Atenção Básica. Saúde mental/Ministério da Saúde, Secretaria de Atenção à Saúde, Departamento de Atenção Básica, Departamento de Ações Programáticas Estratégicas. Brasília: Ministério da Saúde; 2013. 176 p.: il. (Cadernos de Atenção Básica, n. 34).
9. de Assis SG, Pesce RP, Avanci JQ. Resiliência: enfatizando a proteção dos adolescentes. Porto Alegre: Artmed; 2006.

Anexo

QUADRO 29.A1 – Protocolo: indicadores clínicos de risco para o desenvolvimento infantil – IRDI

Nome do Monitor:_____   Serviço:_____
FOLHA DE APLICAÇÃO E REGISTRO   Número do Prontuário:_____

Nome da Criança:_____   Data de nascimento: __/__/____

Indicadores (0 a 4 meses incompletos)	Data da Consulta __/__/____ Acompanhante:	Data da Consulta __/__/____ Acompanhante:	Data da Consulta __/__/____ Acompanhante:	Data da Consulta __/__/____ Acompanhante:	Observações
1 – Quando a criança chora ou grita, a mãe sabe o que ela quer.					
2 – A mãe fala com a criança num estilo particularmente dirigido a ela ("mamanhês").					
3 – A criança reage ao "mamanhês".					
4 – A mãe propõe algo à criança e aguarda a sua reação.					
5 – Há trocas de olhares entre a criança e a mãe.					

Indicadores (4 a 8 meses incompletos)	Data da Consulta __/__/____ Acompanhante:	Data da Consulta __/__/____ Acompanhante:	Data da Consulta __/__/____ Acompanhante:	Data da Consulta __/__/____ Acompanhante:	Observações
6 – A criança começa a diferenciar o dia da noite.					
7 – A criança utiliza sinais diferentes para expressar suas diferentes necessidades.					
8 – A criança solicita a mãe e faz um intervalo para aguardar sua resposta.					
9 – A mãe fala com a criança dirigindo-lhe pequenas frases.					

(Continua)

(Continuação)

	Data da Consulta ___/___/____	Data da Consulta ___/___/____	Data da Consulta ___/___/____	Data da Consulta ___/___/____	Observações
10 – A criança reage (sorri, vocaliza) quando a mãe ou outra pessoa está se dirigindo a ela.					
11 – A criança procura ativamente o olhar da mãe.					
12 – A mãe dá suporte às iniciativas da criança sem poupar-lhe o esforço.					
13 – A criança pede ajuda de outra pessoa sem ficar passiva.					

Indicadores (8 a 12 meses incompletos)	Data da Consulta ___/___/____ Acompanhante:	Data da Consulta ___/___/____ Acompanhante:	Data da Consulta ___/___/____ Acompanhante:	Data da Consulta ___/___/____ Acompanhante:	Observações
14 – A mãe percebe que alguns pedidos da criança podem ser uma forma de chamar a sua atenção.					
15 – Durante os cuidados corporais, a criança busca ativamente jogos e brincadeiras amorosas com a mãe.					
16 – A criança demonstra gostar ou não de alguma coisa.					
17 – Mãe e criança compartilham uma linguagem particular.					
18 – A criança estranha pessoas desconhecidas para ela.					
19 – A criança possui objetos prediletos.					
20 – A criança faz gracinhas.					
21 – A criança busca o olhar de aprovação do adulto.					
22 – A criança aceita alimentação semissólida, sólida e variada.					

(Continua)

(Continuação)

Indicadores (12 a 18 meses incompletos)	Data da Consulta __/__/__ Acompanhante:	Data da Consulta __/__/__ Acompanhante:	Data da Consulta __/__/__ Acompanhante:	Data da Consulta __/__/__ Acompanhante:	Observações
23 – A mãe alterna momentos de dedicação à criança com outros interesses.					
24 – A criança suporta bem as breves ausências da mãe e reage às ausências prolongadas.					
25 – A mãe oferece brinquedos como alternativas para o interesse da criança pelo corpo materno.					
26 – A mãe já não se sente mais obrigada a satisfazer tudo que a criança pede.					
27 – A criança olha com curiosidade para o que interessa à mãe.					
28 – A criança gosta de brincar com objetos usados pela mãe e pelo pai.					
29 – A mãe começa a pedir à criança que nomeie o que deseja, não se contentando apenas com gestos.					
30 – Os pais colocam pequenas regras de comportamento para a criança.					
31 – A criança diferencia objetos maternos, paternos e próprios.					

Fonte: Adaptado de Kupfer MC, Jerusalinsky AN, Bernardino LM, Wanderley D, Rocha PS, Molina SE, Lerner R. Valor preditivo de indicadores clínicos de risco para o desenvolvimento infantil: um estudo a partir da teoria psicanalítica. Lat. Am. Journal of Fund. Psychopath. Online. 2009 May;6(1):48-68.

CAPÍTULO 30

Transtornos Comportamentais em Crianças

- Luciano Nader de Araújo • Alexandra Ribeiro
- Bárbara Bartuciotti Giusti

O que é importante saber

- Conhecer o desenvolvimento infantil.
- Acolher a queixa escolar.
- Diferenciar possíveis patologias de questões sociais.
- Considerar o contexto social em que as crianças vivem.
- Elaborar e conduzir planos de cuidado multidisciplinares de intervenção em relação às queixas comportamentais e de aprendizagem.
- Conhecer e acionar, quando necessário, as redes de cuidado.

Considerações gerais

Dificuldades de aprendizagem, desempenho e/ou problemas de comportamento relacionados à escola são comumente chamados de queixas escolares e frequentemente motivo de encaminhamentos para a Atenção Primária em Saúde (APS). A grande maioria é da faixa etária entre quatro e dez anos, período no qual as crianças ainda não aprenderam a elaborar suas emoções e refletem no comportamento suas questões pessoais, familiares ou sociais[1].

A literatura científica tem demonstrado aumento significativo de crianças sendo encaminhadas e atendidas por serviços de saúde em diferentes lugares do país[2-4]. O modelo atual de cuidado intersetorial muitas vezes encontra-se ancorado na patologização social e medicalização dos aspectos e falhas educacionais[5,6], advindos de um modelo clínico tradicional, com lógica na especialidade. No entanto, pesquisas recentes apontam tendências e avanços na interface da saúde com a escola.

Abordagem diagnóstica

Para melhor acolher e lidar com essas queixas, e ainda diminuir o potencial medicalizador, é essencial que as equipes de saúde realizem a coordenação do cuidado dessas crianças, acolhendo as queixas de forma eficiente e embasadas em evidências.

Daí a importância de problematizar a maneira como os profissionais de saúde e da educação compreendem o atendimento da queixa escolar, bem como identificar instrumentos e dispositivos teóricos e práticos para acolher e cuidar dessas demandas.

A Figura 30.1 ilustra como a rede poderia coordenar as queixas escolares com base na integralidade do cuidado.

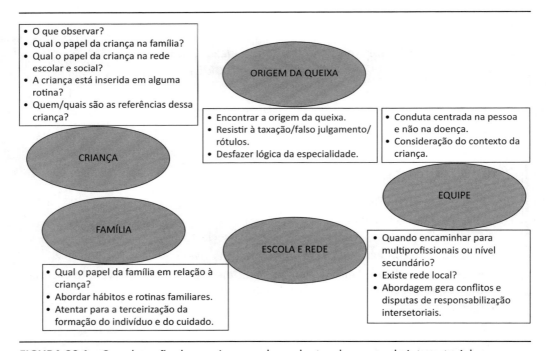

FIGURA 30.1 – Coordenação das queixas escolares dentro de uma rede intersetorial
Fonte: Elaborada pelos autores.

O desenvolvimento afetivo, social, físico e psíquico das crianças tem impacto direto no seu crescimento e comportamento e pode ser fator determinante e desencadeante de patologias, e, assim, afetar o desenvolvimento global dos sujeitos.

Segundo o Estatuto da Criança e do Adolescente (ECA), instaurado pela Lei n. 8.069, crianças são os indivíduos até doze anos. Estabelece que é dever do Estado, da família e da sociedade garantir o direito de crianças e adolescentes à liberdade, à dignidade, à convivência familiar e comunitária, à saúde, à educação, à cultura, ao esporte, ao lazer, à profissionalização e à proteção do trabalho. Além disso, prevê a proteção contra qualquer forma de exploração, discriminação, violência e opressão[7].

Muitos trabalhos psicológicos, desde o surgimento da psicologia, atentam-se para o sujeito, levantam causas sobre o seu funcionamento psíquico, justificando aquilo que acontece nas relações e nas instituições como algo causado apenas devido às características individuais dos sujeitos.

Atualmente, faz-se necessária uma releitura das principais teorias do desenvolvimento, considerando o meio social, econômico, familiar, escolar e virtual em que os indivíduos estão inseridos. Não se pode isentar esses sistemas da responsabilidade pela produção da desigualdade social, culpabilizando o indivíduo isoladamente por aquilo que acontece a ele.

O papel da criança na família

A relação da criança com a família e a identificação do lugar que ela ocupa são de fundamental importância, pois é na família que a criança estabelece as primeiras relações com a linguagem, afetividade, conceitos e referenciais, seja por meio do lugar que escolhem para morar, suas reações diante do comportamento da criança, dos valores que possui, do grau de controle que exercem ou de suas concepções de como estruturar as relações.

Além disso, o aprendizado, a incorporação de valores e princípios se dão por meio de exemplos. É fundamental identificar, assim, quem são os atores (cuidadores, redes de apoio social) que desempenham papéis de referência para as crianças.

Em decorrência das atuais configurações parentais, diversas disfuncionalidades nas relações familiares e externas podem ser geradas. O uso de Genograma e Ecomapa constitui-se em recurso de apoio que pode auxiliar na identificação dos papéis familiares e da rede social na vida da criança[8]. O genograma (ou familiograma) é uma excelente ferramenta para conhecer a dinâmica familiar. Serve também para proporcionar à criança ou à família um momento de observação sobre situações ou condições que se repetem nas gerações observadas, muitas vezes esclarecendo sobre legados familiares[9]. O ecomapa, por sua vez, ajuda no mapeamento da rede social, além do grupo primário familiar, abrangendo amigos, escola e outras interações sociais[10].

O papel da criança na rede escolar

A escola tem papel fundamental no desenvolvimento, sendo, em geral, o lugar onde se dá o primeiro contato das crianças com outros grupos e outros valores. Habitualmente, os primeiros sinais de disfuncionalidade familiar se tornam aparentes e são percebidos neste espaço, muitas vezes por meio de dificuldades de desempenho e comportamento, e até mesmo fracasso e evasão escolar.

Daí a importância de identificar que ambiente escolar é esse, que papel o aluno desempenha nas relações escolares que se dão por meio do fazer, da rotina, da relação professor × alunos e da relação com os grupos.

Torna-se, portanto, de fundamental relevância a articulação entre equipamentos de Saúde e Escola para auxiliar a elucidação das queixas escolares e fortalecer o cuidado dos sujeitos. O contato com a escola pode ser feito pessoalmente, por telefone, via familiares ou relatórios. É importante considerar a percepção do professor sobre o aluno; entretanto, essa percepção deve ser livre de conceitos preestabelecidos ou julgamentos de valores.

Os relatórios escolares devem conter prioritariamente informações pedagógicas, dificuldades e potencialidades observadas no ambiente escolar, descrições do desempenho e desenvolvimento e informações sobre as relações interpessoais dos alunos. Relatórios contendo menos diagnósticos e mais informações do desempenho da criança ajudam a elucidar o que ocorre no ambiente escolar. Entretanto, é comum receber da escola encaminhamentos ainda vinculados à lógica das especialidades, desconsiderando os fluxos de cuidado estabelecidos na APS, nos quais a equipe de Saúde da Família é a coordenadora do cuidado. É preciso analisar com cautela as demandas e categorizações trazidas nos encaminhamentos, muitas vezes indutoras de diagnósticos que ainda não foram feitos, e, muitas vezes, nem serão. Outro ponto importante a ser considerado é a origem real da demanda (escola, equipamentos sociais ou comunitários do território, a própria família), que muitas vezes pode estar ligada a um senso comum, cultura local, influência da mídia ou a diagnósticos feitos no âmbito popular, falsos julgamentos, por exemplo: a criança muito ativa que se torna a criança hiperativa, crianças muito tímidas que se tornam autistas, meninos em idade puberal que são questionados em relação a sua sexualidade.

Assim, é preciso desenvolver ações compartilhadas e encontros frequentes para que ocorra o estabelecimento de uma parceria sólida e necessária entre Saúde e Educação.

O brincar e os desenhos como ferramentas de educação e estimulação

Diferentemente dos adultos, que verbalizam, as crianças manifestam seus pensamentos, sentimentos e comportamentos por meio da ludicidade e em ações concretas, e, sendo assim, os desenhos e momentos lúdicos são importantes ferramentas na avaliação infantil.

A importância da rotina no desenvolvimento infantil

É por meio da rotina que as crianças estabelecem noções de estabilidade, segurança, disciplina e maior facilidade de organização alimentar, de sono, de controle esfincteriano e noções espaços-temporais.

Sabe-se que uma rotina desestruturada pode causar estresse em um adulto e dificuldade em cumprir suas tarefas e até causar doenças por falta de hábitos saudáveis.

Então, ao pensar em crianças que estão em fase de desenvolvimento, a falta de rotina pode causar diversas dificuldades escolares, sociais, físicas e psíquicas.

Muitas famílias, por motivos habituais ou de trabalho, não conseguem estabelecer nenhum tipo de rotina, e, consequentemente, a rotina dos filhos é inconstante.

Vale ressaltar que, atualmente, os aparelhos eletrônicos estão sendo incorporados na rotina das crianças, assumindo, muitas vezes, o papel lúdico, educacional e relacional, dificultando alguns aspectos importantes no desenvolvimento infantil.

A criança que não tem atividades rotineiras de estimulação e gasto de energia basal em casa pode entender a escola como um espaço destinado somente para o brincar, não apresentando interesse pelas atividades escolares, principalmente as atividades que necessitam de regras e tempo determinado.

Montar junto à família uma tabela descritiva com as rotinas diárias relacionadas à alimentação, sono, controle esfincteriano e atividades cotidianas pode ser uma ferramenta positiva para os profissionais de saúde identificarem possíveis dificuldades, auxiliando na avaliação e conduta do acompanhamento infantil.

Queixas prevalentes

Embora a literatura traga grandes contribuições quanto ao desenvolvimento infantil, pouco tem se falado em relação ao cuidado, principalmente quando ele está ligado às questões escolares. Em geral, as queixas infantis se apresentam de forma atípica, dificultando a avaliação e possíveis condutas.

Achenbach propõe uma importante contribuição para a classificação das manifestações emocionais em crianças e adolescentes, que podem ser divididas em dois grandes grupos, apoiando, assim, a prática[11]:

a) **Os sintomas de internalização:** são percebidos pela criança e adolescente de forma subjetiva ou física, sem uma manifestação comportamental associada a eles. Sintomas de ansiedade, depressão, retraimento, além das manifestações somáticas. Podem gerar sofrimento emocional e subjetivo.

b) **Sintomas de externalização:** são aqueles manifestados de forma claramente comportamental por meio de atos motores, como agressividade e problemas de comportamento, que, muitas vezes, podem gerar impacto negativo sobre o ambiente.

Quadros emocionais

Os quadros de distimia, depressão, ansiedade, estresse, transtorno afetivo bipolar, e outros transtornos psiquiátricos, quando apresentam seus primeiros sintomas na infância e adolescência, podem ter melhores prognósticos e prevenir as dificuldades adaptativas no ambiente escolar, social, familiar e na vida adulta. Embora na maioria das crianças e dos adolescentes a sintomatologia seja atípica e mutável, indicam a relevância de um olhar para alguns sinais e sintomas (Quadro 30.1).

QUADRO 30.1 – Sinais e sintomas importantes na avaliação de saúde mental infantil

Psíquicos e/ou comportamentais	Físicos
Tristeza e ou choro constante	Dificuldades no controle esfincteriano
Expectativas pessimistas	Mudanças nos hábitos alimentares
Irritabilidade	Mudança no sono
Agressividade e/ou rebeldia	Dores inespecíficas
Hiperatividade	Fraquezas, tonturas
Autoagressão	Problemas de pele recorrentes
Perda de interesse por atividades costumeiramente interessantes	Hábito de roer unhas
Aborrecimento constante diante de brincadeiras e situações rotineiras	Mal-estar geral que não responde aos tratamentos médicos habituais
Apatia	
Diminuição da atenção, concentração e rendimento escolar	
Sentimentos de inferioridade e não valia	

Fonte: Adaptado de Achenbach TM (1991).

A abordagem deve ter como objetivo a prevenção de comorbidades, transtornos psiquiátricos na vida adulta e atuar de modo que as crianças façam uso de suas potencialidades.

O tratamento feito de forma multidisciplinar e intersetorial, incluindo o aconselhamento e acompanhamento de pais, responsáveis e profissionais da educação, terapias individuais e compartilhadas, dispositivos de inclusão, grupos terapêuticos, treinamento de habilidades sociais, mediação, e, em casos mais graves, o uso criterioso de medicação, mostram-se eficazes.

Em geral, casos que exijam uma intervenção mais intensiva podem ser compartilhados com a rede de atenção, por exemplo, com o Centro de Apoio Psicossocial Infantil (CAPS I), atuando como interventor ou matriciador do processo de cuidado.

Encoprese e enurese

Faz-se necessário diferenciar encoprese e enurese, com questões comportamentais relacionadas ao desfralde e o controle dos esfíncteres como manifestação das emoções.

A criança que ainda não verbaliza suas emoções usa o próprio corpo para denotar sintomas. A falta de controle esfincteriano pode ser uma forma de externalizar sentimentos de frustração, medo e timidez.

Medidas comportamentais podem ser eficazes, como:
- Solicitar monitoramento dos horários de funcionamento esfincteriano.
- Monitorar e ou restringir ingesta hídrica e alimentar.

- Estabelecer horários habituais para uso do banheiro e avisar a criança quanto ao uso.
- Usar reforço positivo quando há controle adequado.
- Não usar reforço negativo quando há falta de controle, evitando orientações punitivas ou vexatórias, como fazer a criança cheirar ou lavar suas roupas após o episódio de falta de controle.
- Não utilizar ou devolver o uso de fralda quando a criança já tiver passado pela fase de desfralde.
- No caso de adolescentes, verificar prioritariamente a necessidade de medicalização, com o objetivo de prevenir danos emocionais.

Tais medidas devem ser adotadas com cautela, orientadas somente após:
- Tratar as condições clínicas.
- Orientar o responsável sobre a não intencionalidade, ou seja, a criança não perde o controle por falta de cuidado ou por querer, e, muitas vezes, não percebe a falta de controle, nem mesmo pelo cheiro.
- Observar o nível de compreensão e colaboração dos responsáveis e educadores para o cuidado.

Dificuldades relacionais e vulnerabilidades sociais

O atendimento de crianças está, muitas vezes, diretamente ligado a fatores relacionais e de vulnerabilidade social e podem ser evidenciados pelas consequências da desigualdade e exclusão social, da falta de vínculos afetivos, falta de acesso à educação, trabalho, saúde, lazer, alimentação e cultura, falta de recursos materiais, inserção e exploração precoce no mundo do trabalho, falta de perspectivas e projetos para o futuro, alto índice de reprovação e/ou evasão escolar.

Sendo assim, o cuidado com essas demandas deve perpassar o diagnóstico clínico e considerar as peculiaridades e contextos sócio-históricos. As relações familiares e sociais e suas qualidades devem ser consideradas, e as questões sociais devem permear a prática.

Todo profissional de saúde que cuida de crianças e adolescentes deve conhecer o ECA e as políticas de atenção destinadas a essa faixa etária, coordenando seus planos de cuidado em consonância com as Redes de Atenção Psicossocial (RAPs).

Dificuldades de aprendizagem, desempenho e comportamento escolar

As dificuldades de aprendizagem são definidas como sendo problemas que afetam áreas do desempenho acadêmico e concomitantemente alteram o comportamento no ambiente escolar. Por isso, elas, em geral, aparecem formalmente quando a criança apresenta problemas no ambiente escolar. Tais dificuldades podem ser prevenidas e cuidadas no âmbito da saúde se observadas particularidades do desenvolvimento infantil:
- As crianças não se desenvolvem rigidamente e cada um tem o seu tempo, assim, o desenvolvimento infantil pode ser afetado por fatores externos, como a falta de estímulos.

- Podem apresentar atraso e inconstância apenas em algumas áreas, demonstrando desenvolvimento adequado e avançado em outras.
- Perda de interesse pela aprendizagem.
- Baixo desempenho inesperado, principalmente quando a criança tem dificuldade para aprender a ler, a escrever, a realizar cálculos elementares ou a manter a atenção suficiente em uma tarefa.
- Lentidão acentuada e esforço excessivo para realizar uma tarefa podem denotar dificuldades.
- Comportamento ou problemas emocionais persistentes.
- A frustração e a ansiedade com os trabalhos escolares.
- Insucesso nas relações sociais.
- Problemas de comportamento podem denotar pedidos de ajuda. Se a criança não entende uma tarefa ou não acompanha a classe, acaba procurando outras atividades, atrapalhando o desempenho grupal.
- Se a motivação escolar estiver afetada, pode desistir de aprender.

Alterações no desenvolvimento neuropsicomotor

O Desenvolvimento Neuropsicomotor (DNPM) em crianças deve ser acompanhado e monitorado. A estimulação precoce de bebês e crianças promove a harmonia do desenvolvimento motor, sensorial, perceptivo, proprioceptivo, linguístico, cognitivo, emocional e social e identifica precocemente problemas no DNPM, possibilitando intervenções oportunas em bebês e crianças acometidos com patologias orgânicas.

A estimulação precoce pode ser definida em um programa de acompanhamento e intervenção multiprofissional com bebês de alto risco e com crianças pequenas acometidas por deficiências cognitivas, doenças orgânicas e genéticas. O objetivo é a redução de sequelas do desenvolvimento neuropsicomotor, melhora na aquisição da linguagem, na socialização e na estruturação subjetiva, podendo contribuir também para a estruturação e o estabelecimento de vínculos familiares.

Os primeiros anos de vida são fundamentais para o desenvolvimento das habilidades motoras, cognitivas e sensoriais, sendo uma fase ótima da plasticidade neuronal. Tanto a plasticidade quanto a maturação dependem de estimulação.

É de fundamental importância o envolvimento dos pais, familiares, e dos profissionais da educação e saúde envolvidos no cuidado.

A equipe deve orientar os cuidadores sobre o problema e seus desdobramentos, orientando-os a utilizar momentos como o banho, vestuário, alimentação, autocuidado e, principalmente, as brincadeiras para estimular.

Vale lembrar que a falta de intervenção, seja por estimulação precoce ou encaminhamentos quando necessário, podem limitar o potencial de desenvolvimento global da criança.

As Redes de atenção como o Centro de Atenção Psicossocial Infantil (CAPS I), Centro de Reabilitação (CER), Associação de Assistência à Criança Deficiente (AACD) e a Associação de Pais e Amigos dos Excepcionais (APAE) devem e podem ser acionados, tanto como matriciadores quanto como interventores.

Bullying

O *bullying* é pauta cada vez mais frequente nas discussões entre os profissionais de saúde, ambientes escolares e familiares. O termo foi proposto após o Massacre de Columbine, ocorrido nos Estados Unidos em 1999, e origina-se do verbo inglês *to bully*, cujo significado é tiranizar, oprimir, ameaçar, amedrontar[12]. Existem vários tipos de *bullying* (Quadro 30.2)[13].

QUADRO 30.2 – Tipos de *bullying*

Físico	Empurrar, chutar, beliscar, bater
Verbal	Apelidar, xingar, insultar, zoar
Moral	Difamar, disseminar rumores, caluniar
Material	Estragar, furtar, roubar, tomar
Psicológico	Ignorar, excluir, isolar, perseguir, amedrontar, aterrorizar, intimidar, dominar, tiranizar, chantagear, manipular, ameaçar, discriminar, ridicularizar
Sexual	Assediar, induzir e/ou abusar
Virtual	Divulgar imagens, criar comunidades, enviar mensagens, invadir a privacidade *Cyberbullying*[14] – *bullying* praticado por meio da internet e de celulares, geralmente de forma anônima

Fonte: Adaptado de Fisher C (2015).

O *bullying* é praticado de diversas maneiras, e a gravidade depende das particularidades de sua vítima. Recomenda-se:
- Explicar o que significa o *bullying*.
- Conversar com a criança, a escola e a família sobre sentimentos como culpa, raiva e tristeza e trabalhar habilidades de enfrentamento de situações difíceis.
- Apoiar a criança na construção da autoestima.
- Empoderá-la, promovendo o protagonismo infantojuvenil e apoiar os familiares e professores a fazer o mesmo.
- Estimular que lide com o *bullying* por si mesmo. No entanto, muitas vezes se faz necessária a intervenção de um adulto como mediador.
- Orientar que não dê dinheiro, lanche, material escolar, ou faça as lições.
- Incentivar apoio dos amigos da escola e, caso a criança não tenha amigos, discutir com a escola ferramentas de inclusão.
- Certificar que saiba a quem se dirigir para pedir ajuda: pai, irmão, professor, amigo adulto, médico de família ou outro profissional de saúde.
- Propor espaços para trabalhar o vínculo e a confiança.

- Incentivar sua equipe a trabalhar em parceria com as escolas, sugerindo atividades de promoção e prevenção com a temática e trabalhar essas questões de forma transversal nas atividades que envolvam crianças.

Violência

A saúde tem um papel relevante na atenção da pessoa em situação de violência, tanto no que diz respeito ao atendimento aos agravos decorrentes destas situações como na prevenção, promoção de saúde e intervenção em situações potencialmente geradoras de violência. As Unidades Básicas de Saúde (UBS) têm uma condição privilegiada, dadas a capilaridade e a aproximação com os territórios onde as pessoas vivem e se relacionam. A violência pode se manifestar de várias formas:

- **Violência de gênero:** aquela que é exercida de um sexo sobre o sexo oposto que cause morte, dano ou sofrimento físico, sexual ou psicológico, tanto no âmbito público como no privado.
- **Violência familiar:** é toda ação ou omissão que prejudique o bem-estar, a integridade física, psicológica ou a liberdade e o direito de outro membro da família. Pode ser cometida dentro ou fora de casa.
- **Violência doméstica:** acontece dentro de casa ou unidade doméstica e geralmente é praticada por um membro da família que viva com a vítima.
- **Violência física:** ocorre no ato ou tentativa de dano não acidental, por meio do uso da força física ou de algum tipo de arma que pode provocar ou não lesões externas ou internas. Segundo concepções recentes, o castigo repetido, não severo, também é considerado violência física.
- **Violência sexual:** inclui uma variedade de atos ou tentativas de relação sexual sob coação ou fisicamente forçada. A violência sexual é cometida na maioria das vezes por autores conhecidos.
- **Violência psicológica:** é toda ação ou omissão que causa ou visa causar dano à autoestima, à identidade ou ao desenvolvimento da pessoa.
- **Violência institucional:** é aquela exercida nos serviços, por ação ou omissão. Pode incluir desde a dimensão mais ampla da falta de acesso à má qualidade dos serviços. Abrange abusos em virtude das relações de poder desiguais entre usuários e profissionais dentro das instituições.

No caso de crianças e adolescentes, faz-se necessário notificar o conselho tutelar, com a finalidade de promover cuidados voltados para a proteção da criança e do adolescente. Não tem conotação de denúncia policial. Ao notificar que houve maus-tratos, o profissional de saúde reconhece as demandas especiais e urgentes da vítima. Ao Conselho Tutelar cabe receber a notificação, analisá-la, esclarecê-la, ou ir *in loco* verificar o ocorrido. Em casos mais graves que configurem crimes ou iminência de danos maiores à vítima, o Conselho Tutelar deverá levar a situação ao conhecimento da autoridade judiciária e ao Ministério Público, ou, quando couber, solicitar a abertura de processo policial. Informar a vítima e, quando possível, o agressor sobre seus direitos e deveres sociais.

- Oferecer um atendimento às vítimas da violência que lhes dê apoio, e não crítica.
- Estabelecer protocolos que indiquem claramente o atendimento e/ou encaminhamento apropriado às vítimas de violência em seu território, baseados nas políticas públicas vigentes e na realidade do público-alvo.
- Promover o acesso à contracepção de emergência, profilaxia para doenças sexualmente transmissíveis nos casos de abuso sexual. Encaminhar, se necessário, os casos de gestação comprovada para os serviços que oferecem abortamento legal. Não existe impedimento legal ou ético para o atendimento médico da criança ou adolescente vítima de violência. Ele deve priorizar a emergência ou urgência médica.
- Atentar para o início precoce das relações sexuais e oferecer espaço confiável para crianças e adolescentes trabalharem essa temática. Vale ressaltar que, após os doze anos, o indivíduo tem direito a ser atendido sozinho e cuidar com autonomia de seu próprio corpo.
- No exame físico, é importante atentar se a pessoa se apresentar triste, apática, indefesa, temerosa, defensiva.
- Ações de prevenção primária para a população geral, secundária para pessoas em situações vulneráveis, terciária para quem já sofreu algum tipo de violência, e quaternária, na tentativa de evitar abordagens estigmatizantes, são fundamentais.
- A violência física praticada com as crianças e adolescentes ainda se faz muito presente na prática cotidiana, e é possível encontrar pais, educadores e até profissionais da saúde que acreditem nessa prática como importante ferramenta de educação, e, por isso, a importância de a saúde apoiar a desconstrução de tais conceitos historicamente utilizados.

Uso abusivo de eletrônicos

Atualmente, os aparelhos eletrônicos são ferramentas de uso amplo e irrestrito, transformando-se em um dos maiores fenômenos mundiais. Seu uso sadio e adaptativo progressivamente vem dando lugar ao abuso e à falta de controle, criando diversos impactos na vida cotidiana e acarretando diversas queixas por parte de professores e familiares. A velocidade com que as tecnologias e a internet evoluem dificulta bastante o estabelecimento de critérios diagnósticos. No entanto, é importante considerar que existem pontos positivos e negativos do uso de eletrônicos, e, assim, é preciso identificar quando o uso de eletrônicos se torna um problema.

O manual diagnóstico e estatístico para Transtornos mentais, DSM V, já inclui critérios diagnósticos relacionados ao uso abusivo e dependência de internet e eletrônicos. No entanto, quando falamos em crianças e adolescentes que estão em fase de constantes mudanças, faz-se necessário atentar para suas particularidades antes de pensar em diagnóstico[15]. O cuidado deve ser prioritariamente feito em equipe. A escola, a família e a equipe podem precisar de apoio no trato para evitar lógicas proibicionistas. A investigação de rotinas e tarefas pode ajudar a elucidar a frequência, relação, interação e repertório das crianças relativamente aos eletrônicos, e, assim, apoiar o cuidado.

Experimentação precoce de álcool, tabaco e outras drogas

A experimentação precoce e o uso indevido de álcool, tabaco e outras drogas vêm sendo temas comuns, pois trazem vulnerabilidade às crianças e adolescentes, e frequentemente determinam a ocorrência de outros problemas físicos, psíquicos, familiares e sociais. Segundo dados epidemiológicos, as crianças e adolescentes experimentavam tabaco e inalantes antes mesmo de completarem doze anos; no entanto, atualmente, a experimentação de múltiplas drogas vem acontecendo nessa fase, em especial na população da educação pública. É na escola que, em geral, as crianças têm suas primeiras experiências com drogas ilícitas, tendo em vista que, com drogas lícitas a maioria já teve suas primeiras experiências no contexto familiar.

Dentro das estratégias para a prevenção do consumo das drogas, destaca-se o papel da escola como ambiente de referência para o processo de desenvolvimento saudável e o papel da APS.

Possíveis estratégias de cuidado na APS:
- Articular atividades em prevenção desde a infância com o objeto de reflexão sobre a temática e enfrentamento das vulnerabilidades.
- Cultivar o vínculo e confiança com crianças e adolescentes para que possam procurar ajuda caso precisem.
- Facilitar a formação de uma consciência crítica, capaz de identificar possíveis riscos, respeitando e ouvindo.
- Não reproduzir conceitos de amedrontamento e intimidação.
- Desenvolver atividades que possibilitem a reflexão sobre projetos de vida, autonomia pessoal, desenvolvimento afetivo e social, integridade, senso de dignidade e de cidadania.
- Transmitir orientações de maneira fidedigna, objetiva e pautadas no conhecimento científico.
- Integrar as ações preventivas aos programas e políticas públicas já existentes, buscando parcerias intersetoriais.
- Criar mecanismos de acolhimento para quem já experimentou ou está com problemas relacionados ao uso.
- Garantir o sigilo e confidencialidade. Vale ressaltar que é direito do adolescente ser atendido sozinho por profissionais de saúde.
- Sensibilizar e apoiar sua equipe.

Abordagem terapêutica

Quando se fala em tratamento, geralmente se associa à medicação, para realizar à medicação para realizar o controle das alterações de comportamento. Porém, na maioria dos casos que chegam à Atenção Primária, não se faz necessário uso de medicação. A compreensão e exposição dos fatores determinantes das mudanças de comportamento já são terapêuticas por si sós. É possível tornar o resultado mais eficiente com o uso de habilidades de comunicação e método clínico centrado na pessoa.

O conhecimento sobre o caso começa a crescer no terceiro encontro, e, após o quinto encontro, o profissional já tem propriedade para tomar melhores decisões sobre a conduta a ser seguida.

A compreensão dos familiares sobre a influência da dinâmica familiar no comportamento de uma criança é um grande desafio e não deve ser menosprezada na conduta terapêutica. É sintomático ter crianças em atendimento que são acompanhadas por pessoas pouco influentes na dinâmica familiar, como parentes distantes, justificando o uso de técnicas como convocação de coabitantes ou reuniões familiares. É uma ótima ocasião para acionar outros profissionais da equipe, principalmente Agentes Comunitários de Saúde, que podem trazer informações sobre o caso e atuar conjuntamente para a devolutiva da avaliação.

A medicação deve ser reservada para casos excepcionais, quando não se encontram outros recursos terapêuticos junto a equipes multidisciplinares ou serviços secundários.

Na Figura 30.2, temos delineadas as principais práticas para intervenções nos casos de transtornos de comportamento nas crianças.

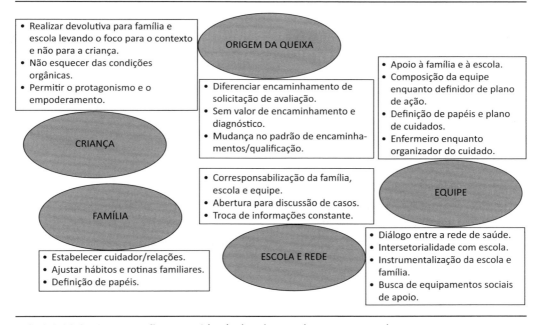

FIGURA 30.2 – Intervenções sugeridas à abordagem de transtornos de comportamento na infância
Fonte: Elaborada pelos autores.

Quando encaminhar e para quem

O caso a ser encaminhado depende da organização e possibilidade multiprofissional de cada serviço. É necessário evitar o "não fazer nada", porém, em todos os casos nos quais as possibilidades terapêuticas foram atingidas sem o resultado esperado, o encaminhamento deve ser considerado. São essenciais uma boa avaliação, discussão em equipe, planejamento e pactuação com a família para acertar os limites das ações terapêuticas.

O potencial multiprofissional local deve ser aproveitado, e a rede local conhecida e acionada quando necessário. Os médicos especialistas focais podem ser acionados para os casos com comorbidades, potencializando as ações e dividindo as responsabilidades.

A rede local se fortalece e é desenhada à medida que os casos são abordados. A parceria com escola e serviço social é fundamental, também devendo ser considerados os equipamentos sociais. Reuniões periódicas com a escola podem ajudar a traçar um plano de abordagem comum, inclusive discutindo casos específicos.

Papel da enfermagem da Equipe de Saúde da Família

A clínica ampliada requer abordagem ampliada, para além do conhecimento nuclear do médico. É necessária uma abordagem multiprofissional organizada para atender às necessidades dos casos complexos.

O enfermeiro é o profissional que tem a organização do cuidado dos casos como sua atividade mais nuclear. Em geral, essa ação é vista na coordenação da equipe e das reuniões. Com o cuidado multiprofissional envolvendo muitos componentes, é necessário que alguém tome essa coordenação da abordagem múltipla da atenção à saúde de transtornos do comportamento em crianças.

O plano de cuidado deve ser criado e acompanhado por discussões e reuniões de equipe, possibilitando articular os diferentes saberes e as diferentes ações. O potencial de ação é ampliado novamente quando a abordagem é intersetorial.

Sinais de alerta e erros comuns

- Não valorizar mudanças de comportamento infantil.
- Não avaliar diferentes contextos na vida e constituição emocional das crianças (meio, família, escola, brincar).
- Deixar de realizar atuação multiprofissional ao lidar com situações comportamentais da criança na Atenção Primária.
- Deixar de realizar articulações intersetoriais na abordagem integral de crianças com queixas de comportamento.
- Reduzir a abordagem de queixas escolares ou comportamentais à patologização e medicalização de crianças.

Referências

1. Trautwein CTG, Nebias C. A queixa escolar por quem não se queixa: o aluno. Mental (Barbacena) 2006 Jun;4(6):123-148.
2. Cabral E, Sawaya SM. Concepções e atuação profissional diante das queixas escolares: os psicólogos nos serviços públicos de saúde. Estudos de Psicologia (Natal) 2001;6:143-155.
3. Braga SG, Morais MLS. Queixa escolar: atuação do psicólogo e interfaces com a educação. São Paulo: Rev Psicologia USP 2007;4:35-51.

4. Schoen-Ferreira TH, Silva DA, Farias MA, Silvares EFM. Perfil e principais queixas dos clientes encaminhados ao Centro de Atendimento e Apoio Psicológico ao Adolescente (CAAA) UNIFESP/EPM. Psicologia em Estudo (Maringá) 2002;7:73-82.
5. Foucault M. Vigiar e punir, história da violência nas prisões. Petrópolis: Vozes; 1991.
6. ILLICH I. A expropriação da saúde. Nêmesis da Medicina 1975.
7. Estatuto da Criança e do Adolescente (ECA). Lei nº 8.069, de 13 de julho de 1990. Disponível em: http://www.planalto.gov.br/ccivil_03/Leis/L8069.htm#texto.
8. Pereira APS, Teixeira GM, Bressan CAB, Martini JG. O genograma e o ecomapa no cuidado de enfermagem em saúde da família. Rev Bras Enferm. 2009 Maio-Jun;62(3):407-16.
9. Castoldi L, Lopes RCS, Prati LE. O genograma como instrumento de pesquisa do impacto de eventos estressores na transição família-escola. Psicol Re ex Crit. 2006 Mar;19(2):292-300.
10. Nascimento LC, Rocha SMM, Hayes VE. Contribuições do genograma e do ecomapa para o estudo de famílias em enfermagem pediátrica. Texto Contexto Enferm. 2005 Abr-Jun;14(2):280-6.
11. Achenbach TA. Manual for the Child Behavior Checklist/4-18 and 1991 Prole. Burlington, VT: University of Vermont, Department of Psychiatry; 1991.
12. Olweus D. Bullying at school: What we know and what we can do. Cambridge, MA: Blackwell; 1993.
13. Fisher C. Association of Different Types of Bullying With the Mental Health of Children and Teens from the United States, France, and Canada. Media and Communication Studies Summer Fellows. 2015; Paper 4.
14. Casas J, Del Rey R, Ortega-Ruiz R. Bullying and cyberbullying: Convergent and divergent predictor variables. Computers in Human Behavior. 2013;29:580-7.
15. Pirocca C. Dependência de internet, definições e tratamentos: revisão sistemática da literatura. (Monografia de pós-graduação). Porto Alegre: Instituto de Psicologia, Universidade Federal do Rio Grande do Sul; 2012.

CAPÍTULO 31

Consulta de Adolescente

- *Renato Walch*
- *Brunna Confettura Costa Vianna*

O que é importante saber
- O preparo para o atendimento.
- Os tempos da consulta de adolescentes.
- Identificar o real problema.
- Tarefas dos profissionais.

Considerações gerais

Este capítulo tratará da Saúde de Adolescente e será um pouco diferente da estrutura dos demais capítulos do livro, que falam da abordagem de doenças ou de situações específicas, pois, sabidamente, a Adolescência não é uma condição patológica, e não é a intenção desse capítulo medicalizar o período da vida em que ocorrem tantas descobertas e transformações, mas, sim, de trabalhar aspectos que são peculiares nesse tipo de atendimento.

Segundo a Organização Mundial da Saúde (OMS), adolescente é toda pessoa jovem, com idade entre 10 e 19 anos. O Ministério da Saúde estabelece que adolescente é todo indivíduo com idade entre 10 e 20 anos. O Estatuto da Criança e do Adolescente (Lei n. 8.069/1990) considera adolescente aquele indivíduo de 12 a 18 anos[1].

Há ainda as definições dadas pelos próprios adolescentes (de 15 a 17 anos) durante consultas realizadas em uma Unidade Básica de Saúde (UBS):

- "Quando começa a formar o homem e a mulher, aí começa a ser adolescente (...) menino com 13 anos eu já soltava esperma".
- "Não sei! Acho que isso não tem idade".
- "Desde o momento que 'tá' trabalhando, termine os estudos, já pode sustentar uma família. Então já pode casar, já é adulto".

Segundo dados do IBGE, a população de adolescentes em 2017, no Brasil, é cerca de 15% da população total, o que, na prática, traduz-se em cada vez mais procura dos serviços de saúde por essa população. Com esse aumento da demanda, há a necessidade cada vez maior de os profissionais que atuam na Atenção Primária à Saúde (APS) estarem preparados para atendê-los da forma mais adequada.

Na APS, entende-se que cada encontro é uma oportunidade de cuidado, e, por essa razão, não podemos desperdiçá-la quando adolescentes estão em uma consulta diante de nós.

Nem sempre a demanda do adolescente está explícita. Muitas vezes, o que motivou a procura pelo serviço de saúde é algo totalmente diferente do que realmente é a demanda de adolescentes.

É comum também o fato de adolescentes, com frequência, virem na consulta acompanhados da mãe, do pai ou de algum responsável, o que pode ser um obstáculo para se estabelecer o vínculo ou mesmo para falar sobre a real demanda.

Para o serviço ou profissional que pretende atender adolescentes, tem que haver um mínimo preparo para isso, a começar pelo local.

É importante que, em algum momento da consulta, quando necessário, a privacidade seja garantida, e, para isso, a porta deve ter a possibilidade de ser trancada. A sala de espera deve proporcionar um ambiente confortável, com música popular para essa faixa etária. Quando possível, disponibilizar televisão com material educativo apropriado. *Folders* e informativos também ajudam. Muitas vezes, separar a sala de espera das crianças e adultos, assim como atender em horários alternativos, pode ser uma boa estratégia.

A literatura sobre o assunto orienta que alguns temas, principais, não podem deixar de ser abordados numa consulta dessa faixa etária (Quadro 31.1)[2,3]. Devido à pluralidade dos temas, a abordagem deverá ser realizada em mais de uma consulta, de acordo com a demanda do adolescente e com o planejamento prévio do médico.

QUADRO 31.1 – Temas importantes a serem abordados na consulta de adolescentes

Crescimento e desenvolvimento	Família
Sexualidade	Educação
Saúde reprodutiva	Trabalho e ambições
Saúde mental	Alimentação
Saúde bucal	Cultura e lazer
Prevenção de acidentes e violência	Drogas

Fonte: Adaptado de Ministério da Saúde (2012).

Se houver a procura do serviço de saúde por uma demanda espontânea, de forma mais aguda e urgente, o profissional que acompanha esse adolescente, ou a sua família, deve estar disponível para fazer o atendimento, ou então, minimamente, dar alguma resposta para a demanda ou motivo da procura.

Dificilmente um adolescente retornará se, diante de uma demanda aguda, ele receber respostas como: "A consulta foi agendada para o mês que vem" ou "Volte na semana que vem para eu poder atender". Além de não retornar, em geral, procurará uma outra resposta para aquele problema. O acolhimento desse adolescente é uma ferramenta importantíssima para ajudar na construção do vínculo. Esse acolhimento não precisa ser exclusivo dos profissionais médicos e nem dos profissionais de enfermagem. Todos os profissionais que trabalham no serviço de saúde, desde que habilitados e capacitados para isso, podem fazer esse acolhimento, isto é, quanto mais multiprofissional e multidisciplinar for a participação dos profissionais no seguimento dessa população, mais qualificado o cuidado.

É comum profissionais que assumam, inadvertidamente, papéis que extrapolam o cuidado e a relação cuidador-paciente e acabam tendo atitudes que deterioram as relações de cuidado (Quadro 31.2)[4,5].

QUADRO 31.2 – Tarefas do profissional de saúde

- Evitar assumir posição de pais.
- Enfatizar características positivas.
- Não dar suporte a comportamentos impróprios.
- Escuta: ponto estratégico do vínculo.
- Mostrar interesse real.
- Buscar desenvolver responsabilidade.
- Incentivar a participação dos familiares.
- Usar linguagem adequada.

Fonte: Adaptado de Azevedo et al. (2016).

Evitar assumir posição de mães, pais ou responsáveis

Não cabe ao profissional que faz o atendimento fazer julgamentos ou colocar os seus próprios princípios numa relação de cuidado. O adolescente está construindo o seu caráter e as suas próprias relações. As relações com as pessoas do seu núcleo familiar já estão estabelecidas, e aquela demanda não é para procurar uma opinião paternal ou maternal, mas uma atitude técnica do profissional.

Enfatizar características positivas

Conforme a consulta for acontecendo, é possível que apareçam características positivas, como: um bom desempenho na escola, um bom resultado em um concurso, um novo emprego, ou ainda um projeto concretizado. Se aparecerem, é importante que o profissional em algum momento da consulta reforce positivamente, pois pode ser que seja a primeira vez que alguém esteja fazendo isso.

Não dar suporte a comportamentos impróprios

É frequente acontecer, durante a consulta, algum fato que remeta o profissional ao seu tempo de adolescência, e pode ser algo que não seja saudável, mesmo sendo algo positivo, com a intenção de criar empatia, o profissional acaba, erroneamente, reforçando esses comportamentos impróprios.

Escuta: ponto estratégico do vínculo

Uma queixa frequente nos atendimentos de adolescentes é a de problemas de comunicação com os pais. Até mesmo por isso, esse adolescente estará atento ao fato de o profissional estar escutando as suas demandas. Em algum momento dessa ou de outra consulta, pode ser que retome algum assunto anterior para saber se houve a escuta de fato.

Mostrar interesse real

Esse item está relacionado diretamente com a escuta qualificada, mas vai além da fala ou da escuta. Um comportamento não verbal adequado e condizente com o real interesse do profissional pode ajudar na condução do atendimento. Uma posição de aproximação, sem obstáculos físicos, o profissional voltado inteiramente para o adolescente ou levemente inclinado para frente são técnicas de consultagem que podem colaborar para afirmar a condição de interesse real.

Buscar desenvolver responsabilidade

Orientar o paciente adolescente para que ele se responsabilize pelo seu cuidado e pelas suas atitudes também faz parte do papel do profissional de saúde, lembrando sempre de evitar dar conselhos e muito menos fazer julgamentos, focando no sentido da educação em saúde.

Incentivar a participação dos familiares

Os familiares ou os responsáveis sempre devem ser convidados a participar do cuidado do adolescente. Isso pode ser feito da forma mais clara e consensual possível. O adolescente deve participar das decisões que dizem respeito a ele. Sendo assim, os familiares poderão participar do cuidado, mas não necessariamente daquela consulta.

Usar linguagem adequada

Não é necessário usar uma linguagem formal ou rebuscada ("por obséquio, adentre ao consultório"). Também deve ser evitada linguagem técnica, preferindo o uso de uma maneira mais cotidiana de falar.

Abordagem diagnóstica

Mesmo evitando patologizar a condição de Adolescente, há uma definição que é muito interessante e pode ser muito útil quando bem aplicada. Muitos dos pacientes dessa faixa etária apresentam uma tendência a se comportar de certa maneira. Não se trata de uma regra e nem de algo exclusivo da adolescência, mas pode ser interessante pensar dessa forma, pois isso poderá evitar medicalização desnecessária.

A Síndrome da Adolescência Normal se trata de um conjunto de comportamentos que são vistos absolutamente como normais nessa fase da vida. Descritos por Knobel (1981)[6], são 13 itens que, se observados separadamente, podem levar à conclusão indevida de se tratar de uma doença (Quadro 31.3).

QUADRO 31.3 – Comportamentos esperados e normais na adolescência

- Busca de identidade.
- Tendência a fantasiar e intelectualizar.
- Crise religiosa.
- Contradições de conduta.
- Deslocamento temporal.
- Do autoerotismo à sexualidade.
- Atitude reivindicatória.
- Separação dos pais.
- Flutuação do humor.
- Luto pelo corpo infantil.
- Luto pela identidade e papéis infantis.
- Luto pelos pais da infância.
- Luto pela bissexualidade infantil.

Fonte: Adaptado de Knobel M (1981).

Manejo (como lidar)

Conforme já foi dito, é comum que o adolescente venha acompanhado por algum adulto, e aí deve-se pensar em dividir a consulta em tempos, mas sem deixar de ressaltar que sempre é possível atender quando o adolescente vem sozinho ao serviço de saúde.

Num primeiro tempo, a consulta deve ser voltada para acolher as demandas do familiar ou do responsável que está de acompanhante.

Trata-se de uma entrevista familiar, na qual o adulto falará o que o motivou a trazer o adolescente, e o profissional deve estar atento à dinâmica familiar, aos antecedentes, à alimentação e à situação vacinal, entre outras coisas que podem estar relacionadas ao cotidiano do núcleo familiar.

A segunda etapa da consulta deve ser feita com o adolescente sozinho, sem a presença dos pais, familiares ou adultos responsáveis. E nessa hora um parênteses deve ser aberto. Deve ser explicado para o adulto que ele será convidado a se retirar do consultório, que o adolescente tem o direito a um momento a sós com o profissional e que o adolescente tem direito ao sigilo médico, e que esse sigilo só pode ser quebrado sob a condição de algo que coloque a vida dele ou de outrem em risco[7].

Isso colocado, deve-se iniciar a abordagem nessa segunda etapa focando em questões mais pessoais. Talvez esse adolescente não revele prontamente os reais problemas que o afligem, mas pode ser que ele vá sentindo segurança, nessa ou numa próxima consulta, para abrir o que de fato o incomoda.

A sós com o adolescente, o profissional pode:

- Garantir e reafirmar o sigilo profissional, podendo ser quebrado em situações especiais.
- Abordar questões de sexualidade.

- Falar sobre afeto e relacionamento social (*Bullying*).
- Drogas.
- Suicídio.
- Ambições e projetos para o futuro.
- Atentar às queixas banais que podem denunciar algo mais profundo, não explícito.
- Temas mais difíceis devem ser abordados gradativamente, com maior atenção e cuidado.
- Investigação do funcionamento familiar (confirmando ou afastando as impressões iniciais).
- Atenção ao não verbal.

Numa terceira fase da consulta, o exame físico deve ser realizado sempre que possível e necessário. Usualmente, deve acontecer acompanhado por outro profissional de saúde da equipe, independentemente do gênero do adolescente, e o pudor deve ser sempre respeitado. Aqui, nesse momento da consulta, o profissional deve buscar ser o mais técnico possível, e isso pode dar mais segurança para o adolescente.

- Explicar cada passo do procedimento e sua normalidade.
- Obter o seu consentimento.
- O uso de roupões e de luvas confere um sentido profissional e reduz os constrangimentos do contato pele a pele.

O exame físico pode ser geral ou direcionado para a queixa, mas alguns itens devem ser considerados nessa avaliação:

- Peso.
- Altura.
- Medição da pressão arterial (boa recomendação para > 18 anos e indeterminado para crianças e < 18 anos).
- Avaliação do estágio da maturação sexual.
- Avaliação da coluna vertebral.

Ao final, num quarto e último momento da consulta, o profissional de saúde pode discutir com o adolescente sobre a lista de problemas que avaliou e decidir quais são as prioridades. A partir disso, negociar as ações que serão feitas para os problemas propostos, ressaltando sempre o respeito ao sigilo.

Seguimento

Os exames complementares devem ser solicitados somente quando necessário e direcionados à queixa específica do adolescente. Deve-se evitar a solicitação de exames que não trarão nenhum benefício, ou pior, possam causar malefício. Pode ser que poucos ou nenhum exame sejam necessários para essa consulta.

Os retornos podem ser agendados diretamente com o adolescente, isso reforça aquela questão da responsabilidade.

Utilizar ferramentas de comunicação que permitam e favoreçam o acesso, como *e-mails*, aplicativos, *sites* e redes sociais, também são estratégias que visam à continuidade do cuidado.

Por último, chamar os pais ou familiares ou os responsáveis para esclarecimentos, sempre respeitando as questões éticas do sigilo.

Quando encaminhar e para quem

O encaminhamento para o especialista focal, ou outro profissional de saúde, sempre que necessário, pode ser feito, mas sem deixar de ser algo esclarecido e negociado com o adolescente. Deve ser explicado que o fato de ser encaminhado não significa a descontinuidade do acompanhamento pela Equipe de APS.

Sinais de alerta e erros comuns

- Sinais de problemas de Saúde Mental.
- Sinais de automutilação e comportamento autodestrutivo.
- Sinais de traumas sem um motivo aparente.
- Menosprezar queixas comuns.
- Não realizar o momento a sós na consulta.
- Assumir a posição dos pais ou responsáveis.
- Julgar ou dar conselhos.
- Quebrar o sigilo, expondo o adolescente aos pais de forma indevida.

Referências

1. Estatuto da Criança e do Adolescente – 1990. Versão Atualizada 2017. Rio de Janeiro: Cedeca; 2017.
2. Brasil. Ministério da Saúde. Saúde da criança: crescimento e desenvolvimento. (Cadernos de Atenção Básica, n. 33). Brasília: Ministério da Saúde; 2012.
3. Duncan BB et al. Medicina ambulatorial: condutas de atenção primária baseadas em evidências. 4. ed. Porto Alegre: Artmed; 2013.
4. Azevedo AEBI, Nogueira K, Barbosa M. Adolescência. In: Campos Jr D, Burns DAR, org. Perguntas e respostas em pediatria. 1 ed. Barueri: Manole; 2016. cap. 1, p. 1-12.
5. Crespo MTP. Abordagem clínica ao adolescente.
6. Knobel M. A síndrome da adolescência normal. Adolescência normal: Um enfoque psicanalítico. 1981:24-62.
7. Saito MI, Leal MM, Silva LEV. A confidencialidade no atendimento à saúde de adolescentes: princípios éticos. Pediatria (São Paulo) 1999;21:112-116.

CAPÍTULO 32

Asma na Infância

- *Mariana de Almeida Medawar Gomes*
- *Clarisse Malatesta Motomura*

O que é importante saber

- A asma é uma doença crônica das vias aéreas muito comum e potencialmente grave, com grande interferência na qualidade de vida dos pacientes e da sua família.
- O diagnóstico da asma é essencialmente clínico, mas alguns exames podem ajudar em casos de apresentações inespecíficas e no controle do tratamento.
- A classificação da asma pode ser feita pelo padrão de sintomas e nível de controle.
- A ação da Atenção Primária à Saúde (APS) e o trabalho interprofissional são fundamentais na abordagem da criança com asma.
- O tratamento farmacológico de base é o uso de B2agonista de curta ação nas crises e corticoides inalatórios para a prevenção de exacerbações.
- Deve ser realizado um plano de ação conjunto com a família, com o objetivo de reduzir o número de crises, melhorar a qualidade de vida e a função pulmonar.

Considerações gerais

A asma é uma doença inflamatória crônica das vias aéreas inferiores. Está entre as doenças mais comuns atendidas na APS. No Brasil, atinge de 19 a 24,3% das crianças, e nos adolescentes, a prevalência de asma ativa chega a 13%.

Apesar da baixa taxa de mortalidade, é uma importante causa de internações devido à sua potencialidade de desenvolver crises graves. Tem grande interferência na qualidade de vida do paciente e de sua família, causa absenteísmo em escolas, alterações do sono e limitação física.

Segundo o boletim epidemiológico do Ministério da Saúde publicado em 2016, a asma foi a principal causa de internação hospitalar no SUS por Doença Respiratória Crônica entre 2003 e 2013.

Os erros de avaliação e classificação do grau de controle da doença levam a uma abordagem terapêutica inadequada, o que resulta em crises frequentes e manutenção de sintomas entre as crises. A atuação da atenção primária, com ações de educação em saúde e capacitação dos profissionais, reduz a necessidade da utilização dos serviços de emergência e as internações.

Abordagem diagnóstica

A asma é caracterizada por episódios recorrentes de sibilância e tosse, obstrução reversível de vias aéreas inferiores, inflamação e hiper-responsividade brônquica, ou seja, uma resposta imunológica exagerada do organismo do indivíduo predisposto.

Os sintomas, que variam em frequência e intensidade, são desencadeados pela ação dos mediadores inflamatórios, como histamina, leucotrienos e prostaglandinas, levando à broncoconstrição, espessamento de parede de vias aéreas, edema de mucosa e produção de muco.

Essas alterações, a longo prazo, podem levar ao reparo anormal dos tecidos lesados e remodelamento estrutural irreversível deles, com possível obstrução crônica de vias aéreas em idade adulta.

Na prática clínica, é extremamente comum o atendimento de crianças menores com chiado no peito. Cerca de 50% das crianças apresentam pelo menos um episódio de sibilância no primeiro ano de vida. A equipe de assistência deve ponderar se a criança pode ter apenas um quadro transitório ou se tem características e fatores de risco que levem à hipótese da doença (Quadro 32.1), pois nem todas essas crianças terão a confirmação do diagnóstico de asma até a idade pré-escolar.

QUADRO 32.1 – Fatores que aumentam a probabilidade de ser asma

- Mais de três episódios de sibilância por ano ou episódios graves.
- Piora noturna dos sintomas.
- Sintomas entre as crises provocados por riso, choro ou exercícios.
- Rinite alérgica e/ou eczema.
- História familiar de asma ou outros sinais de atopia.
- Tosse como manifestação de Infecção de Vias Aéreas Superiores (IVAS), mas com duração maior que 10 dias.
- Tosse sem relação com IVAS.

Fonte: Global Strategy for Asthma Management and Prevention 2016 e Diretrizes da Sociedade Brasileira de Pneumologia e Tisiologia para Manejo da Asma 2012.

O quadro clínico da asma se caracteriza por episódios recorrentes de sibilância, dispneia, opressão torácica, tosse, mais intensa à noite e nas primeiras horas da manhã, sintomas esses reversíveis com broncodilatadores ou de forma espontânea.

O período entre as crises geralmente é assintomático, e, se houver a presença de sintomas neste período, podemos interpretar como sinal de doença mal controlada.

Recomenda-se que a equipe anote bem o quadro clínico inicial e solicite a realização, pela família, de um diário de anotações sobre a variação de sintomas e necessidade de uso de medicação de alívio, para melhor definição diagnóstica e monitoramento.

As crianças maiores têm quadro clínico melhor definido, com tosse, sibilância e peito "trancado". As crianças menores podem apresentar sintomas inespecíficos, como quadros secretórios, conhecidos como "peito cheio", que podem ser confundidos com IVAS frequentes ou pneumonias de repetição.

Nestes casos de crises de broncospasmo, erroneamente diagnosticadas como pneumonias, a imagem radiológica pulmonar de pequenas áreas de atelectasias por rolha de muco pode ter sido confundida com áreas de condensação pulmonar. Por esse motivo, são frequentes, em consultas de atenção primária, crianças com episódios repetidos de quadros secretórios de vias aéreas sem o diagnóstico correto.

Cerca de 4% das crianças com asma têm apenas tosse crônica como manifestação clínica. Nesses casos, em pacientes de até cinco anos o diagnóstico é feito pela evolução do quadro, já que apenas crianças maiores de cinco anos conseguem realizar provas de função pulmonar, exame mais indicado nos casos de dúvida diagnóstica.

A anamnese deve incluir características e idade da primeira crise, questionamento sobre sintomas no período entre as crises e características das exacerbações, como relato dos sintomas, gravidade, duração, frequência, resposta ao tratamento, necessidade de consultas de emergência e hospitalizações.

A abordagem integral ao paciente e à sua família, essencial na melhora do quadro, inicia-se na coleta de informações, com conhecimento sobre a estrutura e dinâmica familiares, aspectos comportamentais da criança, história de amamentação, condições da casa, exposição a alérgenos, história familiar de atopia e presença de outros sintomas para definição de comorbidades e possíveis diagnósticos diferenciais.

O achado físico mais característico da asma é a presença de sibilância à ausculta pulmonar. Mas o exame físico pode ser inespecífico, com variação de sinais e sintomas. A ausculta pulmonar pode ter roncos, estertores e sibilos, estes principalmente expiratórios e, eventualmente, só audíveis na expiração forçada. O tempo expiratório pode estar aumentado. Em casos mais graves, pode ocorrer o "tórax silencioso", com a ausência de ruídos durante a ausculta pulmonar.

Devem ser avaliados os valores de frequência cardíaca e respiratória, o uso de musculatura acessória, tiragem intercostal e supraclavicular, batimento de asa de nariz, aumento do diâmetro torácico por hiperinsuflação, cianose e alteração do nível de consciência.

Os valores de referência da frequência respiratória variam conforme a idade. De 0 a 2 meses considera-se normal até 60 ipm, de 2 a 12 meses até 50 ipm e de 1 a 5 anos até 40 ipm e a partir de 6 anos até 30 ipm.

Devemos fazer o acompanhamento do crescimento das crianças devido ao uso crônico de corticoides e hipoxemia crônica.

São citados os seguintes diagnósticos diferenciais: infecções recorrentes de vias aéreas, doença do refluxo gastroesofágico, aspiração de corpo estranho, traqueomalácia, tuberculose, cardiopatia congênita, fibrose cística, discinesia ciliar primária, displasia broncopulmonar e parasitoses com ciclo pulmonar.

O diagnóstico da asma é essencialmente clínico, e deve-se considerar iniciar o tratamento baseado no quadro característico. Não é obrigatória a confirmação por exames complementares, eles ajudam nos casos de dúvida diagnóstica e no monitoramento da doença.

A radiografia de tórax avalia o grau de comprometimento pulmonar, possíveis complicações, como atelectasia e pneumotórax, e ajuda no diagnóstico diferencial.

A espirometria é importante para o diagnóstico, avaliação da gravidade, curso e modificações da doença.

Nesse exame, são usados os valores de Capacidade Vital Forçada (CVF), que é o volume de ar que pode ser expirado após uma inspiração profunda máxima e do Volume Expiratório Forçado no primeiro segundo (VEF1), que corresponde ao volume máximo expirado no primeiro segundo após inspiração profunda.

O resultado da Espirometria se torna sugestivo de asma quando a relação FEV1/CVF é menor que 90% em crianças ou menor que 75 a 80% em adolescentes. A confirmação de obstrução reversível ocorre na variação > 12% de VEF1 após o uso de broncodilatador.

Na avaliação da efetividade do tratamento, é esperado um aumento significativo da VEF1 depois de quatro semanas de tratamento.

A espirometria normal não exclui asma, pois os sintomas podem ser intermitentes ou a doença pode estar em fase controlada. Se houver dúvida diagnóstica, recomenda-se repetir a espirometria na vigência dos sintomas ou realizar outros testes para < 5 anos, como o Pico de Fluxo Expiratório (PFE).

O PFE pode ser realizado em consultório e representa o maior fluxo de ar possível gerado durante uma expiração forçada, após uma inspiração profunda. Pode ser útil na avaliação de resposta ao tratamento ou nas exacerbações, pois o valor é comparado com os valores máximos realizados pela própria criança anteriormente, anotados em gráficos.

A dosagem sérica de IgE específica para cada antígeno pelo RAST ou Testes Cutâneos de Punctura auxiliam na identificação dos fatores desencadeantes.

Fatores precipitantes e agravantes

Embora a etiologia da asma ainda não esteja totalmente definida, sabe-se que é uma combinação entre fatores biológicos e ambientais, como aeroalérgenos, irritantes químicos, infecções respiratórias, comorbidades e influências psicossociais.

Os aeroalérgenos são compostos pelo pólen e a poeira, sendo que esta inclui fungos, insetos, células epiteliais, pelos de animais, endotoxinas de bactérias e ácaros.

Dentre os fatores irritantes ambientais, o mais comum é a fumaça do cigarro, mas também são citados os poluentes, tintas, produtos químicos, perfumes e *spray*. O ar frio e seco pode desencadear broncospasmo quando as vias aéreas estiverem irritadas.

As infecções virais são grandes responsáveis por exacerbações. Como causadores, em lactentes e pré-escolares, destacam-se o vírus sincicial respiratório, parainfluenza, adenovírus e influenza A e B. Nos escolares, destacam-se o rinovírus e influenza. Os vírus levam à produção de IgE, desencadeando uma reação inflamatória, e ela, por sua vez, deixa a mucosa mais suscetível a outras infecções, levando à repetição das crises.

A rinossinusite aumenta a responsividade brônquica, por passagem direta de secreção com mediadores químicos inflamatórios das vias aéreas superiores para as inferiores.

A Doença do Refluxo Gastroesofágico não é apenas um diagnóstico diferencial, mas também um fator agravante, pela irritação brônquica causada pela acidez do líquido durante a regurgitação.

A piora noturna da asma ocorre por ser o momento com maior exposição aos alérgenos da cama e outros desencadeantes no quarto e também pela posição supina que pode aumentar o refluxo gastroesofágico ou a secreção posterior da rinossinusite.

A asma induzida pelo exercício ocorre em 70 a 90% dos pacientes asmáticos e se caracteriza por uma falta de ar desproporcional à atividade realizada.

O fator psicossocial é muito importante. Em uma visão sistêmica, a asma é citada como uma expressão de conflitos emocionais.

Classificação

Segundo a atualização publicada em 2016 pela Global Initiative for Asthma (Gina), a abordagem da asma está diretamente ligada ao padrão de sintomas e ao nível de controle. Esta avaliação é dinâmica, variável e realizada retrospectivamente.

As consultas nos períodos entre as crises são importantes para caracterizar o quadro, e, com base nessa avaliação, será construído o plano de ação em conjunto com a família. Destacam-se três padrões de sintomas.

- **Padrão I:** crianças que têm crises pouco frequentes, sem sintomas nos intervalos.
- **Padrão II:** crianças com quadro típico de asma com mais de 3 crises por ano, crises severas ou sintomas noturnos ou quadro atípico, mas com sintomas frequentes a cada 6 a 8 semanas. Essas crianças podem ter sintomas entre as exacerbações.
- **Padrão III:** crianças que, além do quadro já descrito, têm sintomas entre as crises, podendo ser contínuos.

O nível de controle é dinâmico e variável e está representado no Quadro 32.2.

QUADRO 32.2 – Classificação de controle da asma

Controle dos sintomas nas últimas quatro semanas	Bem controlada	Parcialmente controlada	Não controlada
Sintomas durante o dia mais de uma vez por semana	Não	1 ou 2 itens positivos	3 ou 4 itens positivos
Alguma limitação de atividade devido à asma	Não		
Necessidade de medicação de alívio mais de uma vez por semana	Não		
Sintomas noturnos	Não		

Fonte: Adaptado de Global Strategy for Asthma Management and Prevention 2016.

Abordagem terapêutica

Tratamento não medicamentoso

Os objetivos da abordagem do paciente com asma são: evitar crises, reduzir consultas em emergências e hospitalizações, reduzir sintomas e interferências no sono, melhorar a função pulmonar e a qualidade de vida, reduzir absenteísmo na escola, incentivar a inclusão em atividades físicas e aumentar a socialização.

As crianças com asma passam a ser o centro das atenções dos cuidadores, tendem a se isolar de atividades com as outras crianças, principalmente quando o quadro é moderado ou grave, e podem se tornar crianças mais dependentes e com superproteção dos pais.

Crises leves podem desencadear ataques de ansiedade com hiperventilação, e, mais uma vez, a orientação da família se torna importante, por mostrar a relação de equilíbrio entre dar atenção aos sintomas, mas não supervalorizar as queixas.

É necessário abordar com o paciente e a família questões como o medo de uso de medicamentos e gastos com tratamento. Gastos com asma grave chegam a 25% da renda de famílias menos favorecidas.

A abordagem sobre as mudanças no estilo de vida e condições ambientais são essenciais para a eliminação dos fatores precipitantes ou agravantes e, durante a consulta, pode ser perguntado aos pais o que eles julgam ser a causa das exacerbações.

A equipe de assistência também deve ficar atenta às famílias que desvalorizam o quadro, que encaram as crises de sibilância como IVAS ou pneumonias de repetição e não se esforçam para mudar o ambiente e estilo de vida, principalmente o tabagismo e a higiene da casa. Nesses casos, é comum ocorrer as idas frequentes aos serviços de emergência, com medicalização excessiva e sem o diagnóstico e acompanhamento corretos.

O quarto onde a criança dorme é a principal fonte de alérgenos, que se instalam no colchão, travesseiros, lençóis, armários, cortinas, tapetes, brinquedos e até mesmo no perfume do amaciante de roupas.

As famílias trazem para a consulta hábitos e crenças, então, as orientações devem ser dadas com detalhes e com respeito. Temos também que considerar as famílias que não têm condições financeiras de melhorar as condições de moradia; nesses casos, a sensibilização do Médico de Família e Comunidade e de toda a equipe é fundamental para o sucesso da abordagem.

Apesar de experiências positivas, mais estudos são necessários para comprovar a eficácia de Homeopatia, da Acupuntura e da Imunoterapia Sublingual em crianças com asma.

Tratamento medicamentoso

O tratamento farmacológico tem como objetivo o controle dos sintomas e melhora da qualidade de vida, mas com a dose mínima necessária para manutenção, devido aos seus efeitos colaterais.

O médico de família e comunidade deve coordenar o cuidado, analisar as medicações disponíveis, a possibilidade de investimento financeiro que a família pode fazer no tratamento e avaliar o momento certo de solicitar opinião de especialistas focais para aprimoramento terapêutico.

A decisão de introdução das medicações deve ser compartilhada com a família e recomenda-se que sejam feitas revisões nas quais se avalia se os objetivos do tratamento estão sendo cumpridos a cada encontro.

Recomenda-se o uso de broncodilatador inalatório B2 agonista de curta ação nas crises, em todos os casos de sibilância. Não se recomenda uso de broncodilatador por via oral, pois, comparativamente, a medicação inalatória tem ação mais rápida, com doses menores, e, portanto, menos efeitos colaterais.

A terapêutica farmacológica (Quadro 32.3) da asma é dividida em passos. O primeiro passo consiste no uso apenas de broncodilatador inalatório de curta ação, quando necessário, em pacientes com sintomas infrequentes e sem sintomas entre as crises.

Entretanto, se esses pacientes tiverem um controle difícil apenas com o broncodilatador inalatório B2 agonista de curta ação, pode ser indicado o uso intermitente de corticoides inalatórios de baixa dosagem, que objetivam um melhor controle da asma, com menos exacerbações e diminuição da necessidade de medicamentos de alívio. Mas, neste caso, a família deve ser muito bem orientada para não haver abusos.

O segundo passo se dá com o uso de corticoide inalatório de baixa dose contínuo para pacientes com sintomas não controlados ou com três ou mais episódios por ano. A medicação deve ser reavaliada a cada três meses. Pode ser usado mesmo em pacientes com sintomas atípicos, mas frequentes, a cada seis a oito semanas.

Os corticoides inalatórios são a primeira escolha para o tratamento de prevenção de exacerbações. Podem ser usados em qualquer idade, mas é preciso ter cuidado com os efeitos colaterais, como catarata, glaucoma e alteração na densidade óssea e no crescimento. Estudos comprovam a redução de 0,48 cm/ano no crescimento com o uso crônico diário de corticoide inalatório.

A beclometasona é a droga de escolha pelo melhor custo-benefício. O Quadro 32.3 mostra as opções mais utilizadas de corticoides inalatórios.

O terceiro passo consiste no uso do dobro da dose de corticoide inalatório diário ou a associação de antileucotrieno 4 a 10 mg por dia por via oral e é indicado para pacientes sem controle do quadro, que mantêm sintomas entre as crises.

Se mesmo com essas intervenções os sintomas não forem reduzidos, o quarto passo para crianças de até cinco anos se dá com o encaminhamento para especialistas focais, enquanto para crianças a partir de seis anos pode ser tentada ainda alta dose de corticoide inalatório diário antes de referenciar.

Para os pacientes maiores de 12 anos, podemos associar broncodilatador inalatório B2 agonista de longa ação combinado com corticoide inalatório diário. Estudo recente publicado comprovou redução de eventos graves e mortalidade com a associação de Fluticasona e Salmeterol.

Para os adolescentes, podem também serem acrescentadas a Teofilina por via oral e o Tiotrópio por via inalatória no terceiro passo.

As medicações inalatórias podem ser usadas via dispositivo inalatório dosimetrado ("bombinhas") com ou sem espaçador. Nas crianças até três anos, acopla-se a máscara facial e nas de quatro a cinco anos a boquilha. Se indisponível, utiliza-se a nebulização com solução inalante. É parte fundamental do tratamento a equipe efetivamente mostrar para a família, com as medicações em mãos, o uso correto dos dispositivos.

QUADRO 32.3 – Medicamentos utilizados na asma

B_2 agonista de curta ação	Sulfato de Salbutamol 100 mcg/jato ou 5 mg/ml
	Bromidrato de Fenoterol 100 a 200 mcg/jato ou 5mg/mL
Corticoides inalatórios	Beclometasona 200, 250 ou 400 mcg/jato
	Budesonida 50 a 400 mcg/jato
	Fluticasona 50 a 500 mcg/jato
Corticoides sistêmicos	Prednisolona 3 mg/ml ou Prednisona oral 5, 10 ou 20 mg
	Hidrocortisona intravenosa 100 ou 500 mg
B_2 agonista de longa ação	Xinafoato de Salmeterol 25 a 50 mcg/jato
	Fumarato de Formoterol 6 a 12 mcg/jato
Antileucotrienos	Montelucaste 4 a 10 mg
Anticolinérgicos	Brometo de ipratrópio 250 mcg/ml ou 20 mcg/jato
	Brometo de tiotrópio 18 mcg/dose
Xantina	Teofilina 100 a 200 mg

Fonte: 2016 BTS/SIGN British guideline on the management of asthma.

Abordagem na crise

A família deve estar muito bem instruída sobre como agir na crise de asma. Reconhecer os primeiros sintomas, dar a medicação correta, saber o momento de solicitar consulta de demanda espontânea ou ir direto ao atendimento de emergência no caso de crises graves. Esses são passos fundamentais para a melhora clínica.

A prevenção primária da asma inclui fatores como evitar contato com fumaça de cigarro desde a gravidez, estimular o parto normal, incentivar o aleitamento materno e a educação em saúde das famílias sobre a interferência dos fatores psicossociais e ambientais na saúde das crianças.

São sinais de gravidade da crise: dificuldade na fala, presença de cianose, confusão mental, sonolência, uso de musculatura acessória para respiração, tórax silencioso e saturação de O_2 < 92%.

O tratamento inicial é feito com broncodilatador B_2 agonista de curta ação, de preferência via dispositivo inalatório dosimetrado com espaçador. A medicação de escolha para maiores de dois anos é o Salbutamol 100 mcg/jato na dose de dois a quatro *puffs* para crises leves a moderadas, repetidas a cada 20 minutos, até o máximo de dez *puffs*. Se não houver disponibilidade dessa via de administração, a opção é a nebulização com soro fisiológico e 2,5 a 5 mg de solução para nebulização de Salbutamol ou Fenoterol, uma gota a cada três quilos, com o máximo de dez gotas.

Se não houver resposta nas primeiras doses, pode ser associado Brometo de Ipratrópio aerossol na dose de dois a oito *puffs* ou solução para nebulização, de 8 a 20 gotas para menores de 12 anos, e, no máximo, 40 gotas para maiores de 12 anos. Nesses casos, a equipe já deve iniciar tratamento oral com dose de ataque de Prednisolona ou Prednisona 2 mg/kg/dose, com máximo de 20 mg para menores de dois anos, e até 30 mg de dois a cinco anos e 40 mg acima de cinco anos. Não existe evidência de melhora de eficácia na administração intravenosa do corticoide. A hidrocortisona 5 a 10 mg/kg/dia deve ser utilizada apenas para crianças que estão incapazes de aceitar por via oral.

Nas crises graves, recomenda-se o uso da medicação por nebulização, com a associação de O_2 cinco a seis litros por minuto para manter a saturação entre 94 e 98%. O paciente deve ser transferido para a emergência se não houver controle após duas horas ou imediatamente se já chegar com algum sinal de gravidade.

Após o controle do quadro agudo, o paciente deve manter o corticoide oral 1 a 2 mg/kg/dia por três a cinco dias e ser reavaliado no sétimo dia.

Seguimento

É muito importante lembrar, a cada passo do tratamento farmacológico, das revisões do diagnóstico, da adesão ao tratamento, do uso correto das medicações inalatórias e do controle de exposição aos fatores desencadeantes.

Enquanto não houver controle do quadro, os retornos podem ser frequentes e deve ser estimulada a consulta de demanda espontânea, reduzindo, assim, as idas aos serviços de emergência.

Se o paciente estiver controlado há três meses e com baixo risco de exacerbações, pode-se considerar voltar ao passo anterior, lembrando que o objetivo é encontrar a dose mínima para se manter sem exacerbações.

Quando o quadro estiver estável, os retornos podem ser a cada seis a doze meses.

Quando encaminhar e para quem

A parceria com a especialidade de pediatria é de grande valor, principalmente em casos de dúvida diagnóstica ou tratamento adequado. Orienta-se encaminhar para o pneumologista ou alergologista nos centros de referência secundários os casos em que a equipe esteja com dificuldades com o diagnóstico, pacientes com asma e persistente descontrole, com exacerbações frequentes ou uma crise grave, famílias que solicitam consultas frequentemente, casos de efeitos colaterais do tratamento farmacológico ou com necessidade frequente de corticoide oral. Para crianças menores de cinco anos, o quarto passo do tratamento farmacológico já seria a solicitação de interconsulta com especialistas focais.

Nesses casos de encaminhamento externo, solicitar a contrarreferência para ser realizado um trabalho de parceria com a atenção secundária.

Com a informatização dos prontuários da atenção básica, será possível o monitoramento dos pacientes que precisarem de consultas nos centros de referência, nas unidades de emergência e durante as internações.

Papel da enfermagem da Equipe de Saúde da Família

O trabalho em equipe interprofissional é muito importante. A agente comunitária de saúde, a assistência farmacêutica e toda a equipe de enfermagem são fundamentais para a educação em saúde e capacitação da família quanto ao correto seguimento do plano terapêutico.

Mas, primeiramente, a equipe deve se capacitar, pois a maioria dos profissionais de saúde falha na explicação de várias etapas essenciais para o uso correto dos dispositivos.

Consultas coletivas com recomendações em linguagem acessível, com material ilustrado e continuidade com os atendimentos individuais por médico, enfermeiro e farmacêutico mostram bons resultados na redução de internações.

O Quadro 32.4 mostra ações para serem realizadas em conjunto pela equipe de enfermagem.

QUADRO 32.4 – Ações da equipe de enfermagem

- Realizar plano de ação conjunto por escrito.
- Monitoramento dos sintomas e treinamento de condutas nas crises pela família.
- Planejamento de retornos e orientações sobre a demanda espontânea.
- Estimular atividade física.
- Realizar visita domiciliar, quando necessário, para melhor abordagem.
- Orientação sobre fatores desencadeantes no domicílio.
- Capacitação do uso dos dispositivos inalatórios.

Fonte: Global Strategy for Asthma Management and Prevention 2016 e Diretrizes da Sociedade Brasileira de Pneumologia e Tisiologia para Manejo da Asma 2012.

Sinais de alerta e erros comuns

- Erro no diagnóstico e classificação levam a uma abordagem inadequada.
- Crianças com quadros mal controlados persistem com sintomas entre as crises, piora da função pulmonar e restrições físicas.

- Confusão com IVAS frequentes ou pneumonia de repetição levam à medicalização desnecessária.
- A família que não está envolvida na abordagem prejudica o correto manejo e o controle dos fatores precipitantes.
- Internações, idas frequentes aos serviços de emergência e/ou uso de corticoides orais.

Referências

1. 2016 GINA Report. Global Strategy for Asthma Management and Prevention. Disponível em: http://www.ginasthma.org.
2. 2016 BTS/SIGN British guideline on the management of asthma. Disponível em: http://www.brit-thoracic.org.uk.
3. 2012 Diretrizes da Sociedade Brasileira de Pneumologia e Tisiologia para Manejo da Asma. Disponível em: http://www.sbpt.org.br.
4. Segurança dos corticoides inalatórios em pediatria – Telessaúde Santa Catarina 2015. Disponível em: http://www.aps.bvs.br.
5. Zhang L, Prietsch SO, Ducharme FM. Inhaled corticosteroids in children with persistent asthma: effects on growth. Cochrane Database Syst Rev. 2014 July.
6. McGeachie MJ, Yates KP, Zhou X, Guo F, Sternberg AL, Van N et al. Patterns of Growth and Decline in Lung Function in Persistent Childhood Asthma. N Engl J Med. 2016 May 12;374(19):1842-52.
7. Assis EV, Sousa MNA, Feitosa A, Souza ACA, Leitão PA, Quental OB et al. Prevalence of recurrent wheezing and its risk factors. Rev. Bras. Crescimento Desenvolv. Hum. 2014;24(1):80-85.
8. Roncada C, Oliveira SG, Cidade SF, Rafael JG, Ojeda BS, Santos BRL et al. Asthma treatment in children and adolescents in an urban area in southern Brazil: popular myths and features. J Bras Pneumologia 2016 Abr;42(2)136-142.
9. Ferreira ICC, Wandalsen NF. Prevalência e gravidade da sibilância no primeiro ano de vida no município de Santo André. Rev Paulista Pediatria 2014 Set;32(3):164-170.
10. Griffiths B, Ducharme FM. Combined inhaled anticholinergics and beta2-agonists for initial treatment of acute asthma in children. Primary Review Group 2013 August.

CAPÍTULO 33

Rinite Alérgica

- *Leonardo Ferreira Fontenelle*
- *Meiryelle Landim Franco*

O que é importante saber

- Rinite alérgica é uma queixa frequente apresentada na Atenção Primária à Saúde (APS).
- É importante reconhecer os fatores de risco e desencadeantes para atuar na prevenção primária de crises.
- A instituição da terapia farmacológica deve ser realizada atentando para o prejuízo em qualidade de vida do paciente.

Considerações gerais

A Rinite Alérgica (RA) é uma doença inflamatória da membrana mucosa do nariz, caracterizada por prurido nasal, espirros e congestão nasal, sendo esta última geralmente considerada a mais incômoda. Frequentemente associada à prurido no palato, garganta, olhos e ouvidos, bem como sintomas oculares de vermelhidão, edema e lacrimejamento. A RA é mediada por imunoglobulina E (IgE) a alérgenos de distribuição universal. A IgE é produzida por linfócitos B após o contato com os alérgenos e se liga a um receptor na superfície de mastócitos (e basófilos). Quando esses leucócitos entram em contato com o antígeno, liberam histamina e outros mediadores pré-formados, resultando nos sintomas imediatos, como o prurido nasal, o espirro e a produção de coriza hialina. Outros mediadores são responsáveis pela fase tardia (6 a 24 horas após a exposição), com vasodilatação e migração de eosinófilos (e outros leucócitos), resultando em congestão nasal e cronificação da resposta inflamatória.

A RA é uma das manifestações da atopia, que é a predisposição genética à produção aumentada de IgE contra alérgenos e costuma instalar-se antes da asma e depois da dermatite atópica, sendo essa sequência amplamente conhecida como "marcha atópica". Outras doenças atópicas são a conjuntivite alérgica e a síndrome pólen-boca.

A maioria das pessoas com asma têm RA, e 10 a 40% das pessoas com RA têm asma. Além disso, um terço das pessoas com RA e sem asma tem hiper-reatividade brônquica.

A associação entre rinite e asma ultrapassa a atopia, motivando o conceito de "uma via aérea, uma única doença". Rinite não alérgica também está associada à asma, e asma não alérgica também está associada à rinite. Um dos motivos que justifica a ocorrência é que a congestão nasal favorece a respiração bucal, expondo o resto do aparelho respiratório a partículas com alérgenos, micróbios e irritantes primários e agravando a atividade inflamatória nas vias aéreas inferiores. Além disso, rinite e rinossinusites resultam em coriza, cuja drenagem posterior pode resultar em uma constrição brônquica por um reflexo do sistema nervoso. A asma parece agravar sintomas nasais tanto por circulação de mediadores inflamatórios quanto possivelmente por um reflexo nervoso.

A RA é um problema muito comum, atingindo 25,7% das crianças brasileiras em idade escolar e 29,6% dos adolescentes brasileiros. A prevalência de rinite alérgica parece estar aumentando em todo o mundo, embora as causas e os mecanismos exatos desse aumento ainda sejam objeto de investigação.

Abordagem diagnóstica

A RA é caracterizada clinicamente como uma rinite desencadeada ou agravada pela exposição a alérgenos inalatórios, que são materiais particulados derivados de ácaros, baratas e animais domésticos, entre outros, além de esporos fúngicos, pólen e (no caso de adolescentes) materiais presentes no ambiente de trabalho ou estágio. Sendo uma rinite, os sintomas clássicos da rinite alérgica são prurido, coriza e congestão nasal. O prurido se manifesta por espirro paroxístico, "saudação nasal", prega nasal transversa e pelo ato de coçar a garganta, além da queixa de prurido nasal ou oral. A coriza se manifesta por secreção hialina (ou raramente mucopurulenta), tosse, pigarro e o ato de "fungar" o nariz. A congestão nasal se manifesta por respiração oral, ronco e olheiras, além de cornetos nasais túrgidos de coloração pálida ou azulada à rinoscopia.

O prurido nasal e a coriza surgem logo após a exposição aos alérgenos, e a congestão nasal demora pelo menos 6 horas para se instalar. Esse padrão temporal é importante para diferenciar a rinite alérgica da rinite infecciosa, que, via de regra, é causada por vírus. Rinofaringites virais têm curso agudo, embora cerca de 1% delas resulte em rinossinusite. Ao diferenciar rinofaringite viral de rinite alérgica, é importante ter em mente que uma criança pode ter ambas ao mesmo tempo, e que nos primeiros anos de vida a criança pode ter cerca de dez episódios de rinofaringite viral por ano. Existem ainda outras formas de rinite, como a rinite por irritante primário (desencadeada por fumaça, produtos químicos voláteis sem mecanismo alérgico), a rinite como uma apresentação atípica de doença do refluxo gastroesofágico, a rinite medicamentosa (secundária ao uso crônico de vasoconstritor ou, raramente, a alguns medicamentos sistêmicos).

Sinais e sintomas típicos de rinite alérgica podem, por vezes, indicar outras condições, especialmente quando isolados e sem relação com a exposição a alérgenos. Coriza hialina pode indicar rinofaringite viral ou raramente fístula liquórica, e coriza mucopurulenta ou fétida pode indicar corpo estranho nasal (especialmente quando unilateral), rinossinusite ou hipertrofia de tonsila faríngea (adenoide), ou raramente discinesia ciliar primária ou imunodeficiência primária. Congestão nasal crônica pode indicar hipertrofia de tonsila faríngea ou desvio de septo, ou raramente pólipo nasal (especialmente se houver fibrose cística ou discinesia ciliar primária), estenose ou atresia de cóanas, encefalocele ou tumor. Tosse que não responde ao tratamento da rinite alérgica pode indicar uma série de condições, como infecção respiratória alta, tuberculose, coqueluche, aspiração de corpo estranho, doença do refluxo gastroesofágico ou (especialmente na concomitância de broncospasmo) asma. A epistaxe associada à rinite alérgica é de pequeno porte e autolimitada; epistaxe importante pode indicar coagulopatia ou angiofibroma nasofaríngeo.

Como a rinite alérgica se associa com frequência a outras condições, recomenda-se pesquisá-las ao estabelecer um diagnóstico de rinite alérgica, assim como se recomenda pesquisar rinite alérgica ao identificar alguma dessas condições associadas. Por exemplo, existe um reflexo nasoconjuntival que (junto à exposição da mucosa conjuntival aos mesmos alérgenos) responde pela associação com a conjuntivite alérgica, que se apresenta por eritema ocular, epífora (lacrimejamento sem choro), quemose (edema conjuntival) e prurido/coçadura ocular. A inflamação alérgica crônica das vias aéreas pode causar hipertrofia da tonsila faríngea, resultando em congestão nasal e coriza mucopurulenta. Congestão nasal e disfunção mucociliar, presentes na rinite alérgica, parecem propiciar a rinossinusite bacteriana aguda. Da mesma forma, a rinite alérgica pode levar à disfunção da tuba auditiva, resultando em otite média crônica serosa, com prejuízo à audição. A congestão nasal da rinite alérgica e de outras condições associadas parece prejudicar a qualidade do sono, resultando em sono agitado, ronco e apneia à noite, e fadiga e irritabilidade.

O tratamento empírico da rinite alérgica é guiado pela gravidade e pelo padrão temporal dos sintomas da rinite alérgica. A rinite alérgica é considerada leve quando seus sintomas não interferem na qualidade de vida, e mais grave quando a rinite alérgica exacerba sintomas de asma, prejudica o sono, atrapalha atividades cotidianas. Além disso, quanto ao padrão temporal, a rinite alérgica pode ser classificada em rinite persistente, quando seus sintomas estão presentes durante pelo menos quatro vezes por semana e quatro semanas por ano, rinite intermitente, quando seus sintomas duram menos do que isso, ou rinite episódica, quando os sintomas são desencadeados por uma exposição que possivelmente não se repetirá (como um animal de estimação em uma visita social ou pólen em uma viagem). Ainda pelo padrão temporal, a rinite alérgica pode ser classificada em sazonal, quando seus sintomas se restringem à época da polinização de certas plantas, ou em perene, quando os sintomas se distribuem ao longo do ano. Essa última classificação tem sido menos enfatizada nos últimos anos e é menos importante no Brasil, onde a grande maioria das crianças apresenta apenas rinite perene. Isso acontece, em primeiro lugar, porque a rinite sazonal é menos comum antes da idade escolar. E, em segundo lugar, em locais de clima tropical (como é o caso de quase todo o país), a polinização costuma acontecer ao longo de todo o ano, de forma que pessoas alérgicas a pólen podem ter sintomas perenes.

Abordagem terapêutica

O controle do ambiente é intuitivamente a primeira linha de tratamento da rinite alérgica perene, que tipicamente está associada a alérgenos de ambientes fechados, derivados de animais de estimação, ácaros e baratas. Remover o animal de estimação do domicílio é naturalmente eficaz, mas passa por outras considerações além da saúde (apego da família ao animal, bem-estar do animal), e de qualquer forma o resultado é tardio, pois os alérgenos podem persistir no ar por meses. Outra medida eficaz é aplicar acaricidas em aerossol sobre móveis estofados, tapetes e roupa de cama, desde que o produto seja aprovado para uso em ambientes internos e suas instruções sejam seguidas. Por fim, as evidências mais firmes de eficácia são para medidas mais abrangentes, que combinam capas impermeáveis para colchão, lavagem de roupa de cama a quente a cada duas semanas, remoção de móveis estofados, lavagem diária do chão de casa, ou então capas de travesseiro e filtragem HEPA do ar. Outras medidas se mostraram eficazes em reduzir as concentrações de alérgenos no ar, mas não em controlar os sintomas da rinite alérgica. Naturalmente, a efetividade de uma medida (por exemplo, remoção de cachorro do domicílio) depende de a criança ser efetivamente alérgica ao alérgeno em questão (por exemplo, Can f1).

Um teste de farmacoterapia orientada por sintomas com corticosteroides intranasais ou anti-histamínicos orais ou intranasais pode ser uma primeira etapa pragmática e razoável. Nos casos de RA moderada ou grave, deve-se considerar um teste terapêutico com corticosteroides intranasais como primeira opção preferencial, sobretudo se a obstrução nasal for um problema; quatro semanas devem ser suficientes para determinar se há uma resposta satisfatória ao medicamento escolhido. Como os sintomas causados pela RA geralmente são muito subjetivos, a melhora percebida pelo paciente nos sintomas e na qualidade de vida é fundamental para determinar se houve uma resposta adequada ou se são necessárias investigações adicionais.

Os corticoides intranasais são a primeira escolha para o tratamento de pessoas quando a rinite alérgica traz um prejuízo à qualidade de vida. Além de sintomas da rinite alérgica, o uso de corticoides intranasais parece controlar os sintomas de conjuntivite alérgica (por inibirem um reflexo que gera sintomas oculares a partir da exposição da mucosa nasal), hipertrofia da tonsila faríngea, asma e apneia do sono. O efeito terapêutico começa entre três horas e três dias após o início do uso do medicamento, e já é máximo em cerca de uma semana. Os corticoides intranasais são mais estudados e parecem ser mais eficazes em uso contínuo, mas, quando usados para rinite intermitente, têm eficácia superior ao placebo. Não parece haver diferença entre os corticoides intranasais quanto à eficácia; a budesonida aerossol nasal (64 mcg duas vezes ao dia em cada narina por uma a duas semanas, e a seguir uso diário de 32 mcg em cada narina) faz parte da Relação Nacional de Medicamentos Essenciais (Rename) de 2014 (nas apresentações de 32, 50 e 64 mcg) e está licenciada para crianças com 6 anos de idade ou mais. Acetonido de triancinolona, furoato de mometasona e furoato de fluticasona (não propionato de fluticasona) têm a vantagem de estar licenciados para crianças a partir de 2 anos de idade, devido a uma absorção sistêmica ainda menor.

Os anti-histamínicos são a primeira escolha para rinite alérgica leve e com predomínio de prurido e espirros (em vez de obstrução nasal). Os anti-histamínicos de segunda geração têm a mesma eficácia dos mais antigos, ao mesmo tempo em que são mais seguros, devido a serem mais seletivos para o receptor H_1 e atravessarem menos a barreira hematoencefálica. Os anti-histamínicos orais são menos eficazes do que os corticoides intranasais, especialmente no alívio da obstrução nasal, embora sejam eficazes o suficiente para muitas pessoas. Assim como os corticoides intranasais, os anti-histamínicos orais são mais eficazes em uso contínuo, mas, quando usados de forma intermitente, são mais eficazes do que o placebo. Seu efeito terapêutico tem início em cerca de meia hora, e é duradouro o suficiente para que a dosagem seja diária. Acrescentar anti-histamínico oral intermitente ao uso contínuo de corticoide intranasal não parece aumentar a eficácia do tratamento (em relação à monoterapia com corticoide intranasal). Por outro lado, acrescentar corticoide intranasal intermitente ao uso contínuo de anti-histamínico parece ser benéfico (em relação à monoterapia com anti-histamínico oral). Pessoas que não melhoram com um anti-histamínico podem melhorar com outro. A loratadina (comprimido de 10 mg ou xarope de 1 mg/ml, dose única diária) é o representante do grupo na Rename 2014, mas só pode ser usado a partir dos 2 anos de idade. Apesar de a rinite alérgica ser incomum antes disso, é bom saber que a desloratadina está licenciada para o uso a partir dos 6 meses de idade.

Existem ainda anti-histamínicos de segunda geração para uso intranasal (olopatadina e azelastina). Esses medicamentos precisam ser usados duas vezes ao dia, e estão licenciados apenas para uso a partir dos 3 (no caso da olopatadina) ou 5 (no caso da azelastina) anos de idade, mas produzem menos efeitos adversos que os anti-histamínicos orais, e seu efeito terapêutico tem início em poucos minutos. É possível para uma pessoa beneficiar-se por anti-histamínicos orais, mas não por intranasais ou vice-versa. Dessa forma, os anti-histamínicos intranasais podem ser acrescentados aos corticoides nasais ou introduzidos no lugar de anti-histamínicos orais em caso de controle inadequado dos sintomas ou efeitos adversos importantes.

O único antileucotrieno licenciado para o tratamento da rinite alérgica é o montelucaste (o fumarato de cetotifeno é considerado principalmente um anti-histamínico). O medicamento pode ser usado a partir dos 2 anos de idade e é bem tolerado, mas sua eficácia é inferior (ou, em alguns estudos, igual) à de corticoides intranasais, anti-histamínicos orais ou oximetazolina intranasal. Sua maior indicação no tratamento da rinite alérgica é no caso de comorbidade com asma (Capítulo 32).

Outra opção teoricamente atraente é o cromoglicato dissódico, um estabilizador da membrana dos mastócitos, que inibe a liberação de mediadores químicos por mastócitos.

Além de ser menos eficaz que corticoides intranasais e anti-histamínicos orais, o cromoglicato dissódico precisa ser usado quatro a seis vezes ao dia. Está licenciado para o uso intranasal a partir dos dois anos de idade.

Os descongestionantes nasais podem ser utilizados como tratamento adjuvante, em adição a anti-histamínicos orais. Apesar de a oximetazolina ser eficaz no controle dos sintomas, especialmente da congestão nasal, seu uso por mais de três dias pode causar rinite medicamentosa por rebote. Dessa forma, a única combinação possível a longo prazo é de um anti-histamínico oral com a pseudoefedrina. Ambas as opções estão licenciadas para crianças a partir dos 6 anos de idade.

Soluções salinas iso/hipertônicas também podem ser utilizadas como adjuvantes no tratamento da rinite alérgica. Os poucos e pequenos estudos sugerem que essas soluções sejam bem toleradas, mesmo por crianças, e que diminuam os sintomas e a necessidade de outros medicamentos.

Seguimento

O monitoramento da rinite alérgica começa pela avaliação da resposta dos sintomas ao tratamento instituído. O tempo necessário para avaliar essa resposta varia de uma opção terapêutica para outra. Os corticoides intranasais atingem sua eficácia máxima em uma a duas semanas, e os anti-histamínicos em poucos dias. No caso do controle do ambiente, a resposta melhora tipicamente ao longo das primeiras quatro semanas, mas, no caso da remoção do animal de estimação, a resposta completa pode demorar até seis meses.

Ao planejar uma consulta de reavaliação, é necessário levar em consideração não apenas o tempo para o efeito do tratamento, mas também o tempo até a criança recebê-lo. No caso do controle ambiental, sua execução costuma exigir uma dose razoável de planejamento pela família, além dos gastos financeiros. Também é possível haver atraso no início do tratamento medicamentoso, se a família tiver que aguardar algum pagamento para poder comprar o medicamento, ou então se precisar deslocar-se a outro local para conseguir sua dispensação.

Na consulta de reavaliação, a conduta vai depender do controle satisfatório dos sintomas com o tratamento instituído. Caso os sintomas não estejam adequadamente controlados, pode ser necessário revisar o diagnóstico (especialmente no caso de crianças menores de 2 anos de idade) ou modificar o tratamento, por exemplo, prescrevendo corticoide intranasal ao invés de anti-histamínico. Caso os sintomas estejam adequadamente controlados, recomenda-se considerar a redução no tratamento.

Não existem diretrizes sobre o tempo para essa redução, mas ela deve ser feita com o monitoramento dos sintomas e com a participação dos responsáveis pela criança (ou, mais tarde, com a participação do adolescente) nas decisões. Um fator a ser levado em consideração é a resposta da rinite alérgica à retirada de tratamentos anteriores.

Quando encaminhar e para quem

O médico de família e comunidade, ou qualquer médico na atenção primária, deve encaminhar a criança ao alergista (ou alergista pediátrico) quando for necessário, pesquisar alergia específica a cada alérgeno, por meio de testes cutâneos ou exames laboratoriais (análises clínicas). Embora, em teoria, nada impeça o médico de família e comunidade de aprender a realizar e interpretar esses exames, a eficácia do tratamento empírico dos casos presumidos faz com que esses exames sejam necessários com pouca frequência, de forma que dificilmente o médico terá a oportunidade de adquirir e manter essas habilidades na atenção primária. Esses exames estão indicados quando houver dúvida diagnóstica ou quando não houver resposta satisfatória ao tratamento empírico com corticoide intranasal nem anti-histamínico oral ou intranasal. Confirmar os alérgenos responsáveis pela rinite alérgica da criança permite a confirmação do diagnóstico, o direcionamento das medidas de controle do ambiente e o início de imunoterapia.

Embora o tratamento da rinite alérgica seja quase sempre exclusivamente clínico, raramente é uma opção encaminhar ao otorrinolaringologista para eventual cirurgia de redução do volume da concha nasal inferior. Essas cirurgias (existem várias técnicas) só devem ser consideradas após falência do tratamento clínico, já que a base de evidência para esses procedimentos é fraca, e esses procedimentos envolvem riscos e custos maiores do que aqueles do tratamento clínico. O médico de família e comunidade também deve encaminhar a criança ao otorrinolaringologista ou outro especialista focal se encontrar indícios de doenças fora de sua competência, como atresia ou estenose de cóanas.

Outra opção de encaminhamento é para o acupunturista. Assim como no caso da cirurgia, existem várias técnicas de acupuntura, e a base de evidência é fraca. Mesmo assim, devido aos menores riscos, o encaminhamento para a acupuntura pode ser uma opção de tratamento, especialmente quando a família deseja uma terapia "não farmacológica".

Papel da enfermagem da Equipe de Saúde da Família

O enfermeiro pode contribuir discutindo com a família medidas de controle ambiental, inclusive entrando no planejamento de como adotá-las. Havendo protocolo específico, o enfermeiro pode avaliar rinites, levantando a suspeita de rinite alérgica e encaminhando para avaliação médica.

Sinais de alerta e erros comuns

Conforme relatado na seção Abordagem diagnóstica, uma série de condições graves podem manifestar-se por sintomas compatíveis com a rinite alérgica. Por isso, é necessário considerar a possibilidade de diagnósticos alternativos caso a apresentação não seja típica, ou o exame físico revele algum achado que aponte para outra causa. Além disso, o médico não deve se esquecer de pesquisar condições associadas à rinite alérgica, especialmente aquelas cujo tratamento específico não é o mesmo da rinite alérgica.

O erro mais frequente é, provavelmente, encaminhar crianças que poderiam ser atendidas na atenção primária. Em sistemas de saúde nos quais as pessoas não conseguem acesso ambulatorial a especialistas focais sem encaminhamento a partir da atenção primária, é comum que familiares procurem atendimento na atenção primária "apenas" para obter esse encaminhamento, por não saberem que a rinite alérgica pode ser adequadamente manejada na atenção primária. Cabe ao médico de família e comunidade ou pediatra esclarecer sua competência clínica e negociar a abordagem da rinite alérgica na atenção primária.

Um erro frequente é a solicitação de exames de imagem. O médico pode pedir radiografia ou tomografia computadorizada se houver suspeita de comorbidade (e o exame contribuir para a definição do prognóstico e da conduta), mas no diagnóstico presumido de rinite alérgica não se devem solicitar exames de imagem.

Por fim, devem-se evitar os anti-histamínicos de primeira geração, devido ao seu índice terapêutico bem inferior ao dos anti-histamínicos mais modernos, como loratadina e desloratadina.

Referências

1. Solé D, Wandalsen GF, Camelo-Nunes IC, Naspitz CK, ISAAC – Grupo Brasileiro. Prevalence of symptoms of asthma, rhinitis, and atopic eczema among Brazilian children and adolescents identified by the International Study of Asthma and Allergies in Childhood (ISAAC) – Phase 3. J Pediatr (Rio de Janeiro) 2006;82:341-6.
2. Araújo E, Migliavacca R, Pereira DRR. Rinite. In: Duncan BB, Schmidt MI, Giugliani ERJ, Duncan MS, Giugliani C, org. Medicina Ambulatorial: condutas de atenção primária baseadas em evidências. 4ª ed. Porto Alegre-RS: Artmed; 2013.
3. Broering FE. Rinites. In: Gusso G, Lopes JMC, org. Tratado de Medicina de Família e Comunidade: princípios, formação e prática. Porto Alegre-RS: Artmed; 2012. p. 1156-70.
4. Seidman MD, Gurgel RK, Lin SY, Schwartz SR, Baroody FM, Bonner JR et al. Clinical Practice Guideline Allergic Rhinitis. Otolaryngol Head Neck Surg. 2015;152(1suppl):S1-43. DOI: http://doi.org/10.1177/0194599814561600.
5. Giavina-Bianchi P, Aun MV, Takejima P, Kalil J, Agondi RC. United airway disease: current perspectives. J Asthma Allergy. 2016;9:93-100. DOI: http://doi.org/10.2147/JAA.S81541.
6. Roberts G, Xatzipsalti M, Borrego LM, Custovic A, Halken S, Hellings PW et al. Pediatric rhinitis: position paper of the European Academy of Allergy and Clinical Immunology. Allergy. 2013;68(9):1102-16. DOI: http://doi.org/10.1111/all.12235.

SEÇÃO 6

Saúde Mental

Coordenadoras
- *Simone Almeida da Silva* • *Bianca Luiza de Sá e Silva*

CAPÍTULO 34

Transtornos Mentais Comuns na Atenção Primária à Saúde

- *Lucas Gaspar Ribeiro*
- *Simone Almeida da Silva*

O que é importante saber

- Conhecer ferramentas de rastreio.
- Estar apto para fazer o diagnóstico precoce dos transtornos mais comuns.
- Realizar o tratamento medicamentoso e não medicamentoso.
- Quando encaminhar a níveis secundário e terciário.

Considerações gerais

A doença mental tem prevalência universal, sem distinguir sexo, idade, classe social ou região em que a pessoa afetada vive. Segundo a Organização Mundial da Saúde (OMS), até 60% da população apresentará um distúrbio mental ao longo de sua vida, variando essa estatística de lugar para lugar, com uma média de 22% pelo mundo[1]. No Brasil, esse valor chega a 61% em algumas cidades. As doenças mais frequentes são depressão (5 a 20%), ansiedade (4 a 15%), abuso e dependência de álcool (5 a 15%), além da somatização, que varia de 0,5 a 11%[2,3]. Em grupos específicos, como crianças e idosos, a prevalência de saúde mental é em torno de 20 e 33%, respectivamente[1].

Um outro ponto de grande relevância é o quanto essas doenças, tão frequentes em nossa sociedade, são capazes de produzir distúrbios em esferas não mentais, como doenças físicas, incapacidade, faltas no trabalho e morte prematura[1,4-6].

Há correlação direta entre maior prevalência de depressão e coronariopatas, asma em pessoas com distúrbios de ansiedade, e vice-versa[1]. A OMS prevê que, em 2020, as doenças mentais serão a segunda maior causa de DALYS, logo atrás de doenças coronarianas. E essas duas têm uma relação direta com o aumento uma da outra[1,4-6].

Com isso, é de máxima importância que os profissionais que atuem na atenção primária à saúde (APS) estejam capacitados para reconhecer prematuramente os transtornos mentais e que saibam manejá-los de forma adequada, seja fazendo todo o seguimento nos transtornos mais comuns, seja trabalhando com o auxílio do Núcleo de Apoio à Saúde da Família (NASF) nos transtornos mentais graves, ou mesmo referenciando-os para a Rede de Atenção Psicossocial (RAPS). Lembrando uma máxima da APS, a de que o paciente nunca recebe alta da unidade, então é responsabilidade do médico fazer, ao menos, a gestão do cuidado, pois, como dito anteriormente, é frequente que a pessoa com transtorno mental tenha outros distúrbios clínicos associados[1,7-10].

Dessa forma, este capítulo visa abordar os transtornos mentais mais prevalentes na APS – transtornos de humor (depressão e ansiedade), como são feitos o rastreio e o diagnóstico, além do tratamento medicamentoso e não medicamentoso. Por fim, será descrito como fazer uso das ferramentas existentes na rede de cuidados em saúde, como o NASF, RAPS, e quando encaminhar aos níveis secundário e terciário.

Abordagem diagnóstica

Depressão

Os diagnósticos em saúde mental se baseiam em dois2 manuais, a *Classificação Internacional de Doenças 10ª versão (CID 10)*[11] e o *Manual de Diagnóstico e Estatístico de Transtornos Mentais 5ª edição (DSM V)*[12]. A depressão está no capítulo F32-F34 no CID 10 e, no DSM V, no capítulo 2 (Transtornos Depressivos). Por ser mais usual na saúde mental, será utilizado o DSM V para descrever os transtornos e seus diagnósticos.

A depressão é um transtorno do humor em que a pessoa sofre um quadro de tristeza, falta de vontade ou falta de prazer nas atividades do cotidiano. É importante ressaltar que a maioria dos pacientes com quadro depressivo não será de indivíduos que entrarão no consultório chorando, relatando uma tristeza profunda, por isso o diagnóstico é, muitas vezes, tardio.

A depressão leva a um prejuízo da vida da pessoa, alterando o estado funcional anterior à doença.

Ela é de múltiplas dimensões, afetando os campos do humor, cognitivo, físico e comportamental. Assim, é importante conhecer seu diagnóstico e rastreio.

O diagnóstico de depressão é eminentemente clínico e, para se fazer o diagnóstico de quadro depressivo, é necessário que o paciente preencha **cinco critérios** em nove possíveis do DSM V, destacados a seguir. Também é importante a questão do tempo em saúde mental e, para a depressão, os sintomas precisam durar, ao menos, **duas semanas e estar presente quase todos os dias, na maior parte do dia**.

É necessário que um dos sintomas, seja obrigatoriamente:

1. humor deprimido.
2. perda de interesse ou prazer.

Podendo ser os dois, somando dois critérios. Os outros critérios são:

3. Alteração do peso (▲▼), sem intenção ou redução do apetite.
4. Insônia ou hipersonia.
5. Agitação ou retardo psicomotor.
6. Fadiga ou perda de energia.
7. Sentimentos de inutilidade ou culpa excessiva.
8. Desconcentração ou incapacidade para pensar ou indecisão.
9. Pensamentos recorrentes de morte, ideação suicida ou tentativa de suicídio.

Com o intuito de facilitar o diagnóstico em saúde mental na atenção primária à saúde, existe uma ferramenta já validada para o português, que é o Mini International Neuropsychiatric Interview (MINI)[13]. Esse instrumento, baseado no DSM-IV, consiste em uma entrevista estruturada de dezesseis transtornos mentais e é uma ferramenta que auxilia quem não tem prática na entrevista de saúde mental.

- **Um aspecto de grande importância:** TODOS os pacientes com quadro depressivo devem ser avaliados quanto a sintomas e ideação suicida e sintomas psicóticos, pois são sintomas de maior gravidade da doença. É essencial que o médico que esteja avaliando pergunte objetivamente esses sintomas, atitude esta que não aumenta o risco de suicídio[9,14,15].

Assim como é possível fazer o rastreamento de câncer de mama, de colo do útero, colo e diabetes, entre outras doenças físicas, também é possível fazer o rastreio na saúde mental. Para tanto, novamente pode ser utilizado o MINI, mas, desta vez, o MINI – Rastreio de Transtornos Mentais (RTM), também já validado no Brasil[16].

Para depressão, a sensibilidade é de 80% e a especificidade, de 75%, podendo ser aumentada a partir do uso do MINI completo. O valor de corte é a partir de 3 pontos, considerado como rastreio positivo (Quadro 34.1).

QUADRO 34.1 – MINI – Rastreio de Transtornos Mentais: módulo episódio depressivo maior

Itens	Pontuação
Ao longo das últimas duas semanas, com que frequência você foi incomodado por algum dos seguintes problemas	
1. Pouco interesse ou prazer em fazer as coisas	
Nenhuma vez	0
Vários dias	1
Mais da metade dos dias	2
Quase todos os dias	3
2. Sentiu-se triste, deprimido ou sem esperança	
Nenhuma vez	0
Vários dias	1
Mais da metade dos dias	2
Quase todos os dias	3

Fonte: Adaptado de Lecrubier Y et al. (2002).

Ansiedade

Os transtornos ansiosos estão contidos em um espectro de quatro patologias mentais – fobias específicas, fobia social, transtorno de ansiedade generalizada e transtorno de pânico (CID 10: F40 a F41, no DSM V: capítulo 2 – Transtornos Ansiosos). Apesar de patologias diferentes, eles foram agrupados no mesmo tópico por apresentarem a ansiedade como núcleo, seja por um fator causal (fobias), seja por um período de tempo curto, que pode ser repetitivo (pânico), seja por um período de tempo maior (transtorno de ansiedade generalizado)[11,12].

Fobia específica, fobia social e pânico

A **fobia específica**, como o próprio nome já diz, é um medo irracional de alguma coisa específica, como o de altura, de falar em público, de animais. Sempre que a pessoa precisar se encontrar, encarar ou vivenciar a situação específica, ela apresentará como resposta a ansiedade aguda e acentuada, tanto que geralmente é evitado o contato com tal situação-problema. O quadro é um pouco acima do esperado no aspecto sociocultural (p. ex.: fugir para um vizinho porque não quer ficar em casa sozinho em dia de chuva). Os sintomas precisam ter duração de pelo menos 6 meses.

A **fobia social** não se manifesta apenas em razão do ato de falar em público, mas em toda situação que o indivíduo portador do transtorno pode ser "avaliada" ou exposta de alguma forma, como interações sociais (roda de conversa, encontrar estranhos), ser observado fazendo algo (comer ou beber), mas também falar em público. Pessoas com esse transtorno têm medo de fazer algo errado, o que gera os sintomas fóbicos. Em virtude dos sintomas, elas geralmente evitam ações que podem levar os outros a fazer uma avaliação (social) dessas ações. Os sintomas precisam ter duração de pelo menos 6 meses.

O **ataque de pânico** é uma condição de um surto abrupto e muito intenso de medo e desconforto, que alcança o clímax em minutos, necessitando que estejam presentes, ao menos, **quatro** dos sintomas a seguir: palpitações/taquicardia; sudorese; tremores ou abalos; dispneia (sensação de falta de ar); sensação de asfixia; dor ou desconforto torácico; náusea ou desconforto abdominal; sensação de tontura, instabilidade, vertigem ou desmaio; calafrios ou onda de calor; parestesias; desrealização ou despersonalização; medo de perder o controle; medo de morrer.

Para classificarmos a pessoa com o **transtorno de pânico**, ela necessita de quadros recorrentes e inesperados de ataques de pânico, com pelo menos um mês ou mais de medo ou apreensão de ter outro ataque ou as consequências dele **ou** mudança de seu comportamento a fim de evitar novos ataques.

Para todas as patologias citada:
- Sempre há uma perda do funcionamento do indivíduo, condição *sine qua non* para se configurar como um transtorno mental.
- Sempre tem de ser descartada uma causa orgânica.

O sintoma de fobia pode se apresentar como medo, ansiedade ou esquiva.

Dentro do MINI, há entrevistas estruturadas para facilitar o diagnóstico das fobias[13].

Transtorno de ansiedade generalizada

Após essa breve explanação sobre transtornos ansiosos de curta duração, mas recorrentes, seja por questões específicas, sociais ou sem causa definida, será abordado o **transtorno de ansiedade generalizada**. Essa patologia, juntamente com a depressão, é a causa mais frequente de transtorno de humor, tanto no Brasil como no mundo[1-3]. De modo semelhante à depressão, o transtorno de ansiedade generalizada pode afetar outros aspectos da vida das pessoas portadoras, como a cognição (memória), sono, raciocínio, alimentação, dores musculares, entre outros.

Para se fazer o diagnóstico, o tempo de surgimento dos sintomas é um pouco mais longo que o da depressão: **6 meses**, na maioria dos dias e na maior parte de cada dia. Os critérios diagnósticos são a presença de:

1. Uma ansiedade ou preocupação excessiva com suas atividades (escola, trabalho, casa).
2. Considerar difícil fazer o controle dos sintomas a seguir e ter mais, ao menos, **três deles**.
3. Inquietação ou sensação de estar com os nervos à flor da pele.
4. Fadigabilidade.
5. Dificuldade de se concentrar ou ter um "branco" na mente.
6. Irritabilidade – estar com o "pavio-curto".
7. Tensão, dor muscular (carrega o mundo nos ombros).
8. Alteração do sono – mais comum insônia ou sono insatisfatório.

O MINI também pode ser de grande valia para o diagnóstico de transtorno de ansiedade generalizada[13].

Como é o segundo transtorno mais prevalente[1-3], é interessante realizar o rastreamento. O MINI apresenta adequadas sensibilidade (80%) e especificidade (75%), como todo instrumento de rastreio. O corte de rastreio positivo é 3 pontos (Quadro 34.2)[16]:

QUADRO 34.2 – MINI – Rastreio de Transtornos Mentais: módulo ansiedade generalizada

Itens	Pontuação
Ao longo das últimas duas semanas, com que frequência você foi incomodado por algum dos seguintes problemas?	
1. Sentindo-se nervoso, ansioso ou no limite	
Nenhuma vez	0
Vários dias	1
Mais da metade dos dias	2
Quase todos os dias	3
2. Não ser capaz de interromper ou controlar as preocupações	
Nenhuma vez	0
Vários dias	1
Mais da metade dos dias	2
Quase todos os dias	3

Fonte: Adaptado de Lecrubier Y et al. (2002).

Abordagem terapêutica

Tratamento não medicamentoso[8-10,14,18,19]

A partir do momento que se faz o diagnóstico de transtorno mental, deve-se instituir medidas terapêuticas não farmacológicas. Essas medidas envolvem psicoterapia, atividade física, alimentação saudável, lazer, medidas de controle do estresse, melhora do sono, práticas integrativas e complementares.

Ressalte-se a importância de se discutir, junto ao paciente diagnosticado com transtorno mental, a validade de se iniciar seguimento conjunto com psicólogo com intuito de se realizar psicoterapia.

Tratamento medicamentoso[9,14,15,18,19]

O tratamento medicamentoso está indicado apenas para os casos de depressão moderados e graves (comprometimento do indivíduo quanto às suas atividades), para o transtorno de ansiedade generalizada e nas fobias. Lembrando novamente: o objetivo do médico da APS não é medicar as "tristezas", as "ansiedades", as "angústias", mas trazer o paciente para um estado de funcionalidade e capacidade de superação. A escuta é a melhor ferramenta nos transtornos mentais mais comuns.

A 1ª linha de tratamento para todos esses são os inibidores seletivos de receptação de serotonina (ISRS), sendo a sertralina e fluoxetina seus principais representantes. Eles são a 1ª linha por apresentar menores efeitos adversos, maior segurança e menor interação medicamentosa em todas as idades[14].

É esperada uma resposta ao medicamento em 2 a 4 semanas; com retornos semanais do paciente a partir da prescrição, a taxa de adesão ao tratamento é melhor. Deve-se aumentar a dose ou trocar a classe medicamentosa após 4 semanas sem resposta ou 6 semanas com efeito parcial.

A seguir, o Quadro 34.3 apresenta as principais medicações, doses iniciais e efeitos comuns[9,14,15,18]:

QUADRO 34.3 – Principais medicações usadas no tratamento de transtornos mentais comuns

Medicamento	Dosagem (incial-máxima)	Efeitos comuns
Tricíclicos		
Amitriptilina	25-300 mg	Arritmia, boca seca, constipação intestinal, hipotensão ortostática, *delirium*, disfunção erétil, ganho de peso
Imipramina	25-300 mg	
Nortriptilina	25-200 mg	Mais seguro para arritmia
ISRS		
Sertralina	50-200 mg	Aumento da PA, cefaleia, insônia, disfunção erétil
Fluoxetina	20-60 mg	
Citalopram	20-60 mg	
Paroxetina	20-60 mg	
Escitalopram	10-20 mg	Menor disfunção erétil
Outros		
Bupropiona	150-450 mg	Hipertensão, boca seca, dor de cabeça, convulsões, insônia, náuseas, dispepsia
Venlafaxina	37,5-373 mg	Disfunção erétil, náuseas, constipação, cefaleia, boca seca, insônia, tontura
Mirtazapina	15-45 mg	Aumento de colesterol, sedação, ganho de peso
Duloxetina	60-120 mg	Náuseas, cefaleia, boca seca, sonolência, tonturas
Trazodona	150-600 mg	Hipotensão ortosática, priapismo, sedação

Pontos de destaque:
- Sertralina sempre iniciar com metade da dose e chegar a 50 mg em 1 semana.
- Em idosos é interessante iniciar com a metade da dose.
- Fluoxetina está associada a incremento da ideação suicida no início do tratamento.
- Venlafaxina, paroxetina e fluoxetina são antidepressivos indicados para síndrome climatérica – avaliação global do paciente na escolha.
- Mirtazapina promove um incremento do apetite (interessante em idosos com baixa ingesta alimentar).

PA: pressão arterial; ISRS: inibidores seletivos de receptação de serotonina.
Fonte: Silva CCB et al. (2017).

Importante notar que não foi descrito até o momento o uso dos benzodiazepínicos porque esses agentes não são a 1ª escolha para nenhum dos transtornos mencionados. Contudo, é possível fazer uso dos benzodiazepínicos no início do tratamento dos transtornos ansiosos, por no máximo 3 semanas, e para controle dos sintomas (como insônia e ansiedade), até um efeito adequado dos antidepressivos. **Não é indicado um tempo maior que esse.**

Também é possível usá-los como resgate nas crises de fobia e pânico, mas não como uso crônico.

Outras ferramentas de tratamento[7,9,10,14,15,18]

Núcleo de Apoio a Saúde da Família (NASF)

O NASF é composto por um grupo de profissionais variável, tanto em número como em formação, que tem como objetivo auxiliar as equipes de saúde da família no diagnóstico, manejo e seguimento dos pacientes mediante o matriciamento, mas não exclusivamente. Entre os profissionais que podem estar presentes na equipe com grande capacidade de auxílio na saúde mental, estão o psicólogo, o psiquiatra, o assistente social e o terapeuta ocupacional. O papel do NASF não é ter uma agenda própria dos profissionais, mas estes podem auxiliar na condução dos casos (matriciamento) por meio de ações conjuntas como discussão de caso, visita domiciliar, consulta compartilhada com médico ou enfermeiro, organização e seguimento, suporte à equipe do paciente e, em raros casos, atendimento isolado do profissional NASF com o paciente.

Rede de Apoio Psicossocial (RAPS)

A RAPS é a organização em rede de saúde mental atualmente proposta pelo Ministério da Saúde e está sendo implantada de modo gradual nos municípios. Ela é composta por unidades básicas de saúde (UBS), unidades especializadas (Centros de Apoio Psicossocial (CAPS)), unidades de pronto atendimento, unidades de internação e semi-internação e de reabilitação e reinserção social. É formada por equipe multiprofissional capacitada para atuar na saúde mental. Em alguns serviços, é possível que os próprios profissionais dos CAPS façam o matriciamento para as UBS, diminuindo o referenciamento.

Práticas Integrativas e Complementares (PIC)

As PIC são ferramentas de avaliação e seguimento existentes na legislação do Sistema Único de Saúde (SUS), mas não está disponível na rede pública em todas as cidades, infelizmente. Consistem em fitoterapia, acupuntura, homeopatia, massoterapia, cromoterapia, medicina antroposífica, *reiki*, *mindfulness*, termalismo, entre outras e a cada dia se acrescentam novas práticas nos procedimentos do SUS. São ferramentas que podem complementar o tratamento convencional, potencializando-o, ou até mesmo evitando a hipermedicamentalização de alguns pacientes não tão graves ou com sintomas mais brandos ou moderados. Contudo, também podem ser usadas em casos graves de forma complementar. A prescrição e o manuseio das PIC não serão abordados neste capítulo porque exigem cursos de especialização, o que foge ao objetivo deste capítulo.

Quando encaminhar e para quem[1,14]

Todos os pacientes com diagnóstico de transtorno mental poderão se beneficiar da psicoterapia com psicólogo, devendo-se individualizar a indicação e conversar com cada paciente sobre a abertura e obter sua concordância com tal processo terapêutico.

Há indicação para encaminhamento à Psiquiatria nas seguintes situações:

- Risco de suicídio.
- Sintomas psicóticos.
- História de transtorno afetivo bipolar.
- Médico sente-se incapaz de lidar com o caso.
- Duas ou mais tentativas de tratamento sem sucesso ou com resposta parcial.

Papel da enfermagem da Equipe de Saúde da Família

Importantes ferramentas no manejo do paciente com transtorno mental comum podem e devem ser utilizadas dentro da unidade de saúde por diversos profissionais, especialmente pelo enfermeiro, não ficando restritas à utilização pelo médico.

- **Acolhimento com avaliação de risco:** a *escuta qualificada* (saber ouvir) realizada no acolhimento, de preferência em um local acolhedor e protegido, é capaz de trazer ao paciente alívio de um sofrimento imediato (o sofrimento que o fez buscar a unidade naquele momento de crise), refletir sobre sua crise, sentir-se acolhido em sua crise e definir uma conduta inicial (consulta imediata, breve, agendada). O acolhimento não visa fazer terapia, mas acolher a demanda e o sofrimento inicial, e não necessariamente é feito em apenas um encontro, podendo se repetir.
- **Práticas grupais:** existem diversos tipos de práticas grupais, cada um com uma organização e um enfoque, que fogem do escopo desse capítulo, mas, de forma geral, todas elas são muito positivas dentro dos transtornos mentais. A prática grupal favorece o indivíduo porque é um momento de socialização, integração, apoio psíquico, trocas de vivências e experiências, construindo projetos coletivos. É importante ressaltar que grupo é um momento de troca entre os participantes, e não uma consulta coletiva em que se pontua o que fazer ou não fazer.
- **Cuidado centrado na pessoa:** avaliar o sujeito em seu contexto social, familiar, psicológico, territorial para elaborar ferramentas e métodos, juntamente com a equipe de saúde da família, a fim de modificar o problema que está vivenciando, com a corresponsabilização e coparticipação do sujeito e sua família na construção e evolução do plano de cuidados.
- **Responsabilização do problema:** diante de um paciente com transtorno mental, é comum identificá-lo como um ser passivo e em sofrimento diante do qual o profissional assume um papel paternalista, postura esta que, todavia, apenas dificulta a resolução do problema. Ser realista e responsabilizar o paciente pelas mudanças é de suma importância para que haja a mudança de paradigma de um sujeito passivo-desiludido para um sujeito ativo em busca de soluções.

- **Psicoeducação:** todos os pacientes devem saber qual é sua patologia de base, o que faz parte de sua doença, qual o tratamento e qual o resultado esperado. Para os transtornos ansiosos (fobias e pânicos), saber que são autolimitados, controlar sintomas com a respiração diafragmática, não ficar pensando nos sintomas negativos (simplesmente não dar importância a eles) ajuda bastante a controlar na crise.
- **Outras abordagens não medicamentosas:** estímulo à atividade física e lazer, higiene do sono, acompanhamento ambulatorial frequente.

Sinais de alerta e erros comuns

- Reduzir problemas sociais a transtornos mentais, patologizando e medicalizando os indivíduos.
- Deixar de reconhecer situações de sofrimento psíquico, mantendo-se apenas atento a condições e sintomas físicos.
- Desprezar terapias não medicamentosas no tratamento.
- Centrar o tratamento em antidepressivos ou outros fármacos sem abordar de forma integral o problema.
- Não incorporar a psicoterapia no plano terapêutico.

Referências

1. OMS.Organização Mundial de Saúde. Integração da Saúde Mental nos cuidados de saúde primários: Uma Perspectiva Global. 2009. 250 p.
2. Gonçalves DA, Mari J de J, Bower P, Gask L, Dowrick C, Tófoli LF et al. Brazilian multicentre study of common mental disorders in primary care: rates and related social and demographic factors. Cad Saúde Pública. 2014;30(3):623-32.
3. dos Santos ÉG, de Siqueira MM. Prevalência dos transtornos mentais na população adulta brasileira: Uma revisão sistemática de 1997 a 2009. J Bras Psiquiatr. 2010;59(3):238-46.
4. Disorder MD. U.S. DALYs for Mental and Behavioral Disorders as a Percent of Total U.S. DALYs (2010). 2010;2010.
5. Murray CJL, Vos T, Lozano R, Naghavi M, Flaxman AD, Michaud C et al. Disability-adjusted life years (DALYs) for 291 diseases and injuries in 21 regions, 1990-2010: A systematic analysis for the Global Burden of Disease Study 2010. Lancet. 2012;380(9859):2197-223.
6. Whiteford HA, Ferrari AJ, Degenhardt L, Feigin V, Vos T. The global burden of mental, neurological and substance use disorders: An analysis from the global burden of disease study 2010. PLoS One. 2015;10(2):1-14.
7. Wenceslau LD, Ortega F. Saúde mental na atenção primária e Saúde Mental Global: Perspectivas internacionais e cenário brasileiro. Interface Commun Heal Educ. 2015;19(55):1121-32.
8. Ministério da Saúde. Cadernos Humaniza SUS: Saúde Mental. 2015. 1-550 p.
9. Ministério da Saúde. Cadernos de Atenção Básica n 34 – Saúde mental. 1st ed. Brasília-DF; 2013. 176 p.
10. Campos RO, Gama C. Saúde Mental na Atenção Básica. In: Campos GW de S, Guerrero AV, editors. Manual de Práticas de Atenção Básica Saúde Ampliada e Compartilhada. 1st ed. São Paulo: HUCITEC; 2008. p. 221-46.
11. Organização Mundial de Saúde. Classificação Estatística Internacional de Doenças e Problemas Relacionados à Saúde. Organização Mundial de Saúde; 1993. cap. V.
12. Diagn M, Mentais SDET. Transtornos Depressivos – DSM – 5. Manual Diagnóstico e Estatístico de Transtornos Mentais – DSM – V. 2013. 948 p.
13. Lecrubier Y, Weiller E, Hergueta T, Amorim P, Bonora LI, Lépine JP et al. Mini International Neuropsychiatric Interview – Brazilian version 5.0.0. 2002.
14. Fleck MP, Berlim MT, Lafer B, Sougey EB, Del Porto JA, Brasil MA et al. Review of the guidelines of the Brazilian Medical Association for the treatment of depression. Rev Bras Psiquiatr. 2009;31 Suppl 1(Supl I):S7-17.

15. American Psychiatric Association. Treating Major Depressive Disorder: A Quick Reference Guide. Practice. 2010 Oct:1-28.
16. Bolsoni LM, Zuardi AW. Avaliação da Fidedignidade e Validade do MINI – Rastreio de Transtornos Mentais (MINI-RTM). Universidade de São Paulo; 2016.
17. Paradela EMP, Lourenço RA, Veras RP. Validação da escala de depressão geriátrica em um ambulatório geral. Rev Saúde Pública. 2005;39(6):918-23.
18. NICE guideline. Depression: management of depression in primary and secondary care – Quick reference guide (amended). NICE 2007April;23:1-16.
19. Silva CCB, Sá C, Pereira LMF, Pontes MVCG, Meiga RM. Capítulo 8: Maria de Lourdes. In: Valladão Júnior JBR, Gusso G, Olmos RD. Medicina de Família e Comunidade – Série Manual do Médico Residente do Hospital das Clínicas da Faculdade de Medicina da Universidade de São Paulo (USP). Atheneu; 2017.

CAPÍTULO 35

Transtornos Mentais Graves na APS

- André Luiz Crepaldi
- Carolina Passos Terra

O que é importante saber

- A atenção primária tem papel relevante na identificação e manejo dos transtornos mentais, inclusive dos graves.
- O médico de família encontra-se em posição privilegiada de se aproximar da família e pacientes que, muitas vezes, já passaram por diferentes tentativas de tratamento e se encontram recolhidos em domicílio sem perspectiva de novas abordagens em saúde.
- Esquizofrenia e bipolaridade são exemplos de transtornos mentais graves para cujos diagnóstico e implementação de plano terapêutico inicial medicamentoso e não medicamentoso o médico de família deve ser competente.
- Durante o cuidado dos transtornos mentais graves, é vital o envolvimento da equipe de saúde da família, da equipe multiprofissional, de equipamentos intersetoriais e de especialistas de nível secundário e/ou terciário de atenção à saúde.

Considerações gerais

A atenção primária à saúde desempenha papel essencial na abordagem dos transtornos mentais graves, como esquizofrenia e transtorno afetivo bipolar (TAB), em razão de atuar no território onde vivem os pacientes e por se constituir, muitas vezes, no primeiro contato desses pacientes com os serviços de saúde. Além disso, segundo a literatura internacional, cerca de 25% dos portadores de esquizofrenia e até cerca de 40% dos pacientes com TAB são tratados exclusivamente na atenção primária e 40% dos portadores de esquizofrenia tratados em serviços especializados perdem contato com esses serviços[1-3]. Embora não existam dados nacionais, podemos supor que em nosso meio essas proporções sejam ainda maiores dada a fragilidade das nossas redes de atenção psicossocial. Assim, a atenção primária está numa posição privilegiada para o acolhimento desses pacientes que, muitas vezes, preferem ser tratados perto de casa por seu médico de confiança. Por isso, é importante que o médico de família esteja preparado para identificar corretamente os casos de esquizofrenia e TAB, instituir o tratamento medicamentoso adequado e fazer os encaminhamentos necessários para os serviços da rede de saúde mental visando o processo de reabilitação psicossocial, fundamental para minimizar o impacto da doença na vida dos pacientes. É importante também que esteja preparado para reconhecer os casos que devem ser tratados prioritariamente em serviços especializados e fazer, de modo qualificado, os encaminhamentos pertinentes.

ESQUIZOFRENIA

A esquizofrenia é um transtorno mental crônico que em geral se inicia entre as 2ª e 3ª décadas de vida e cursa com prejuízo social e ocupacional grave. Manifesta-se por meio de sintomas positivos (delírios, alucinações, agitação psicomotora), negativos (diminuição do autocuidado, apatia) e desorganizados (desorganização do comportamento e do pensamento). A evolução caracteriza-se por períodos de agudização e remissão dos sintomas, com deterioração cognitiva e afetiva progressiva. O prejuízo da crítica em relação ao problema favorece a não procura ou o abando frequente do tratamento, levando o paciente a várias crises e, consequentemente, a uma pior evolução da doença[4].

Abordagem diagnóstica

O diagnóstico de esquizofrenia é clínico. Pacientes jovens que iniciam quadro de delírios e alucinações associados à desorganização do comportamento e do pensamento, a alterações cognitivas e à diminuição da resposta afetiva devem ter a hipótese de esquizofrenia considerada. Reforçam o diagnóstico a presença de eco, inserção, roubo ou irradiação de pensamento; delírios de controle ou influência do corpo, das sensações, dos pensamentos ou das ações; percepção delirante (atribuição de um significado anormal e irreal a uma percepção correta); e alucinações auditivas que comentam ou discutem as ações do paciente. A evolução da esquizofrenia é muito variável. Alguns pacientes apresentam remissão dos sintomas e mantêm-se com o funcionamento social e ocupacional relativamente bem preservados. Outros apresentarão diversas crises ao longo da vida, mas com bom funcionamento social entre elas; e, por fim, os de pior prognóstico, apresentarão diversas crises ao longo da vida, com persistência de sintomas residuais e com grave prejuízo funcional. A literatura mostra claramente que, quanto mais precoces são a identificação do caso e a introdução do tratamento medicamentoso e da reabilitação psicossocial, melhor o prognóstico[5].

A avaliação clínica minuciosa costuma ser suficiente para sugerir causas clínicas para os quadros psicóticos e orientar a investigação com exames complementares. Alguns protocolos sugerem que exames complementares devem ser solicitados sempre quando da primeira crise psicótica ou quando a evolução do quadro for atípica.

Diagnósticos diferenciais

Transtorno psicótico breve

Os quadros psicóticos breves costumam ser de início agudo, com quadro delirante-alucinatório exuberante e com claro estressor ambiental desencadeante. Com o tratamento, costumam apresentar remissão rápida e completa dos sintomas sem comprometimento cognitivo ou afetivo.

Transtorno afetivo bipolar

No transtorno afetivo bipolar com sintomas psicóticos, estes estão associados a sintomas afetivos maiores e mais proeminentes (humor deprimido e lentificação psicomotora no caso da depressão, e humor eufórico ou disfórico e aceleração de processos psíquicos, no caso da mania). Em geral, os sintomas psicóticos são congruentes com o humor. A evolução do TAB é na maioria das vezes mais benigna do que a da esquizofrenia, com maiores chances de remissão completa dos sintomas e com recuperação total entre as crises.

Transtorno esquizoafetivo

O paciente apresenta quadros psicóticos com características de esquizofrenia sem sintomas de humor e, na evolução, apresenta fases depressivas e/ou maníacas. A evolução do transtorno esquizoafetivo parece ser intermediária entre aquela da esquizofrenia e a do transtorno bipolar.

Transtorno delirante persistente

Nestes casos, o tema do delírio costuma ser único, não bizarro e fica circunscrito (não se dissemina por toda vida do paciente). O quadro é de início mais tardio e as alucinações não são proeminentes ou podem estar ausentes.

Transtorno delirante induzido por substâncias

O quadro pode ser muito semelhante ao de uma primeira crise de esquizofrenia, mas seu início está temporalmente associado ao uso ou à abstinência de substâncias psicoativas. Em tese, qualquer substância (álcool, cocaína, anfetamina, maconha, benzodiazepínicos, etc) pode desencadear um quadro psicótico em pacientes susceptíveis, mas o papel da maconha tem mecanismos fisiopatológicos mais bem conhecidos. Nos quadros induzidos, a suspensão do consumo da(s) substância(s) envolvida(s) associada ao tratamento medicamentoso pode ser suficiente para a remissão do quadro. Quando se trata do desencadeamento de uma esquizofrenia, a evolução dos sintomas passa a ser o dessa doença.

Abordagem terapêutica

Os objetivos do tratamento medicamentoso são minimizar sintomas psicóticos, melhorar a funcionalidade, evitar recorrência e garantir um melhor prognóstico. Pacientes em primeira crise psicótica costumam responder melhor à medicação e a doses mais baixas do que pacientes crônicos em crise.

A primeira linha de tratamento medicamentoso são os antipsicóticos[6,7]. Os antipsicóticos podem ser didaticamente divididos em típicos (haloperidol, clorpromazina, levomepromazina) e atípicos (risperidona, olanzapina, quetiapina, clozapina). Os típicos, têm como mecanismo primordial de ação o bloqueio de vias dopaminérgicas e, por isso, estão associados a uma série de efeitos colaterais motores agudos (distonia aguda, parkinsonismo e acatisia) e crônicos (discinesia tardia). Os atípicos, apresentam mecanismos de ação duplo, com bloqueio dopaminérgico e diversas ações em receptores serotoninérgicos e, por isso, em tese, apresentam menor incidência de efeitos colaterais motores e, por esse motivo, têm sido utilizados como 1ª escolha no tratamento de uma crise psicótica. No entanto, o acesso a essas medicações ainda pode ser complexo em nosso meio, com exceção da risperidona. Por outro lado, não existem diferenças significativas de eficácia entre antipsicóticos típicos e atípicos, exceto a clozapina, que parece ter eficácia superior aos demais, sobretudo em casos refratários. Porém, a necessidade de controle hematológico semanal nas 18 primeiras semanas de uso, por risco de agranulocitose potencialmente fatal, dificulta sua utilização na atenção primária e não recomendamos seu uso nesse contexto[8].

Deve-se iniciar o antipsicótico de escolha na menor dose possível e escalona-se a dose dentro da faixa terapêutica habitual, dependendo da tolerância do paciente, até que haja remissão completa dos sintomas. Depois de 2 a 6 semanas, caso não haja resposta à medicação, um segundo antipsicótico pode ser tentado. Para a troca de medicação, duas estratégias são comumente utilizadas: pode-se iniciar gradualmente um segundo antipsicótico ao mesmo tempo em que se diminui também gradualmente a dose do primeiro ou, em casos mais graves, mantém-se a dose do primeiro e aumenta-se a do segundo até a dose terapêutica, quando, então, se inicia a redução gradual do primeiro. Embora a monoterapia seja preferencial, nos casos em que há uma resposta significativa, mas parcial, a um antipsicótico, a associação com um segundo antipsicótico é uma estratégia frequentemente utilizada na prática, embora tenha pouco respaldo na literatura.

Quando a adesão ao tratamento medicamentoso for inadequada, comprometendo a estabilização do paciente, uma opção bastante efetiva são os antipsicóticos de depósito. Embora existam muitas medicações com este perfil, atualmente o único disponível na rede pública de saúde é o decanoato de haloperidol. Antes da introdução da forma de depósito do haloperidol, é importante garantir que o paciente não tenha efeitos colaterais graves com esse agente, testando-se primeiramente sua tolerância à apresentação oral do medicamento. A dose de decanoato de haloperidol inicial deve ser cerca de 20 vezes a dose de haloperidol oral ou equivalente. Por exemplo, um paciente estável com 10 mg de haloperidol via oral (VO) deve receber 200 mg (4 ampolas na apresentação disponível) de decanoato de haloperidol (20 × 10 mg = 200 mg). Recomenda-se que se mantenha a medicação oral na dose de estabilização (no máximo de 15 mg) por um período mínimo de 3 meses até que a medicação de depósito apresente estabilização dos níveis plasmáticos. A medicação deve ser reaplicada via muscular profunda a cada 4 semanas habitualmente; mas, mais frequentemente, a cada 3 semanas ou quinzenalmente em casos mais graves.

Manejo de efeitos adversos

O uso preferencial de antipsicóticos atípicos, o início do tratamento com doses baixas e o aumento gradual das doses são estratégias que previnem efeitos colaterais[9].

- **Reações distônicas agudas**

    Aplicação oral ou intravenosa (IV) do agente anticolinérgico, por exemplo, 2,5 a 5 mg de biperideno, se necessário repetir o procedimento após 30 minutos, continuar com o biperideno oral (máximo de 12 mg/dia).

- **Parkinsonismo**

    Começar com baixa dose – Aumentar a dose aos poucos e gradualmente – Selecionar um antipsicótico de segunda geração (ASG) – Aumentar a dose aos poucos e gradualmente – Redução da dose – Aplicação oral de um anticolinérgico (como biperideno, 4 a 12 mg/dia) – Mudar para um ASG.

- **Acatisia**

    Selecionar um ASG – Aumentar a dose de forma gradual – Redução da dose:
    1. Aplicação oral de agente betabloqueador (como propranolol 30 a 90 mg/dia).
    2. Aplicação oral de benzodiazepínicos (como o diazepam).
    3. Tentar introduzir um agente anticolinérgico (como biperideno, no máximo de 12 mg/dia) – Mudar para um ASG.

- **Discinesia tardia**

    Selecionar um ASG:
    1. Avaliar os fatores de risco para discinesia tardia – Instituir suplementação com vitamina E.
    2. Mudar para a clozapina (alternativamente a outro ASG, como a olanzapina, a quetiapina e o aripiprazol).
    3. Aplicação oral da tiaprida – Aplicação oral de baclofeno (20 a 120 mg/dia) ou valproato (500 a 1.200 mg/dia).
    4. Tentar suplementação com vitamina E (400 a 1.600 IE/dia).

Tratamento não medicamentoso

As evidências atuais apontam para os benefícios de intervenções familiares e intervenções psicoterápicas com pacientes. É importante que a família e o paciente conheçam os sintomas da doença, sua evolução, a importância da adesão ao tratamento e, principalmente, os fatores precipitantes e os primeiros sinais de descompensação do quadro, que precisam ser identificados para cada indivíduo.

TRANSTORNO AFETIVO BIPOLAR

O TAB é um transtorno mental crônico, que se inicia em geral no final da 2ª, início da 3ª década de vida, e que cursa com graves prejuízos sociais, ocupacionais e da qualidade de vida. Caracteriza-se pela oscilação crônica e fásica de estados do humor que transitam entre o polo depressivo e o maníaco, com todas as nuances de combinações de sintomas maníacos e depressivos nos chamados estados mistos, e as fases de humor normal chamadas eutimia.

As fases de depressão são clinicamente indistintas dos episódios depressivos do transtorno depressivo unipolar. As fases de mania caracterizam-se por humor eufórico (expansivo) ou disfórico (irritável), diminuição de necessidade de sono, aceleração do pensamento, ideias de grandeza, aumento de atividade e engajamento em atividades de risco (abuso de substâncias, gastos excessivos, promiscuidade sexual, violência). O juízo de realidade e a crítica encontram-se prejudicadas. As fases de hipomania apresentam as características da fase maníaca, mas com sintomas mais brandos e sem prejuízo social e ocupacional evidente. Os estados mistos caracterizam-se por sintomas concomitantes dos dois polos. Sintomas psicóticos podem estar presentes nas fases depressivas, maníacas e mistas, mas não nas hipomaníacas, e indicam maior gravidade da fase. Os sintomas psicóticos podem ser congruentes com o humor ou não.

Classicamente, definem-se dois tipos de TAB: tipo I; e tipo II. Essa separação justifica-se porque os dois tipos diferem-se em relação ao tratamento, à evolução e ao prognóstico. O TAB tipo I caracteriza-se pela presença de fases de mania. Fases depressivas geralmente ocorrem, mas não são obrigatórias neste tipo. Fases hipomaníacas podem ocorrer. O TAB tipo II caracteriza-se por fases depressivas e fases hipomaníacas, sendo que, em geral, o paciente passa mais tempo em fases depressivas do que em hipomaníacas.

A comorbidade com outros transtornos mentais é mais regra do que exceção em pacientes com TAB e incluem transtornos de ansiedade, transtornos de personalidade e transtornos relacionados ao uso de substâncias, entre outras, com piora significativa do prognóstico. A comorbidade com doenças clínicas também é frequente e está associada a um pior prognóstico da doença clínica e a um maior risco de morte por todas as causas.

Abordagem diagnóstica

O diagnóstico de TAB é clínico, baseado na história da doença e no exame psíquico da pessoa. É fundamental ter em mente que o TAB refere-se a mudanças pronunciadas, duradouras e cíclicas do humor entre o polo depressivo e o polo maníaco, passando por estágios intermediários mistos e pela eutimia (humor normal), não contempla pequenas variações passageiras a que todas as pessoas estão sujeitas dependendo do dia e do ambiente[10].

Como o episódio depressivo unipolar (humor deprimido, diminuição de energia e de atividade, abandono de atividades prazerosas, retardo psicomotor) é clinicamente indistinguível do episódio depressivo que é parte do transtorno bipolar, pacientes com histórico de depressão devem ser sempre questionados sobre a ocorrência de episódios maníacos, hipomaníacos e estados mistos.

A ocorrência de episódios de mania (euforia ou irritabilidade, aumento de atividade, diminuição da necessidade de sono, comportamentos de risco) costuma ser mais facilmente relatada pela família e pelo próprio paciente quando fora de crise, pois representa uma mudança muito evidente no comportamento habitual do paciente, ou motivou internação psiquiátrica. Por outro lado, episódios hipomaníacos podem ser de difícil caracterização, pois podem representar mudanças mais discretas no padrão de funcionamento da pessoa e por causarem prejuízo funcional menos objetivo. Nestes casos, a entrevista com um informante que conheça bem a pessoa é fundamental para identificar mudanças mais sutis, mas persistentes de comportamento (no mínimo por 4 dias consecutivos), como humor mais elevado ou irritado do que o habitual e desinibição psicomotora (aumento de fala e da atividade e atitudes inadequadas para o padrão, como gastos excessivos, comportamento sexual de risco). Episódios mistos consistem em episódios maníacos ou hipomaníacos associados a pelo menos três sintomas depressivos; ou episódios depressivos com pelo menos três sintomas maníacos ou hipomaníacos. Episódios mistos mais leves também são de caracterização mais difícil do que episódios mais graves.

Diversas doenças podem cursar com quadros sugestivos de uma das fases do TAB, como tireoideopatias, esclerose múltipla e acidentes vasculares encefálicos (AVE). Uso de drogas ilícitas e de certos medicamentos, como levodopa e corticosteroides, também pode manifestar-se com sintomas do transtorno bipolar. Quadros de início tardio, instalação abrupta e características atípicas devem levantar a suspeita de uma etiologia orgânica ou uso de substâncias. O exame clínico cuidadoso – incluindo o exame neurológico – é importante para descartar uma doença clínica e orientar as investigações complementares a serem realizadas[11].

Diagnósticos diferenciais

Transtorno depressivo unipolar

O quadro depressivo unipolar é indistinguível clinicamente de um episódio depressivo bipolar. No entanto, algumas características do quadro podem sugerir maior chance de se tratar de depressão bipolar: presença de sintomas psicóticos; presença de sintomas atípicos (hipersonia, hiperfagia); idade de início mais precoce do primeiro episódio; antecedente familiar de transtorno bipolar; múltiplos episódios depressivos; e resposta pobre a antidepressivo.

Esquizofrenia

A presença de sintomas psicóticos na depressão ou na mania pode dificultar o diagnóstico diferencial com esquizofrenia, mas, nos quadros afetivos, a alteração do humor costuma ser pronunciada. Na chamada depressão pós-esquizofrênica, os sintomas depressivos surgem em seguida à remissão dos sintomas psicóticos. A evolução do TAB costuma ser mais benigna do que a da esquizofrenia, com maior preservação cognitiva e afetiva entre as crises.

Transtorno esquizoafetivo

O diagnóstico diferencial de TAB com transtorno esquizoafetivo provavelmente se dará na evolução do quadro, quando ocorrerem episódios com características esquizofreniformes na ausência de sintomas de humor na evolução de um transtorno afetivo bipolar ou vice-versa.

Transtorno de personalidade borderline

O TAB e o transtorno de personalidade *borderline* têm em comum a instabilidade do humor e o envolvimento em atividades de risco. No entanto, no transtorno de personalidade *borderline*, as flutuações de humor são de mais curta duração do que no TAB, podendo ocorrer ao longo do mesmo dia, e são desencadeadas por estímulos ambientais (p. ex., frustração). Além disso, características marcantes do transtorno de personalidade, como relações interpessoais intensas e instáveis, sensação crônica de vazio e esforços para evitar o abandono estão ausentes no TAB.

Abordagem terapêutica

O contexto psicossocial deve ser sempre avaliado para identificar fatores ambientais que possam estar relacionados ao início ou à perpetuação dos sintomas. Intervenções específicas para esses problemas devem ser implementadas sempre que disponíveis. Deve-se reconhecer a importância do uso de medicação nesses casos como componente fundamental do cuidado.

Tratamento medicamentoso

Existem diversos protocolos definidos por organizações internacionais e por autores nacionais para o tratamento do transtorno bipolar[12-14]. Neste capítulo, privilegiamos o protocolo estabelecido pelo Ministério da Saúde (MS) para utilização no Sistema Único de Saúde (SUS). Ressalte-se que este protocolo é definido para o TAB tipo I. Para o TAB tipo II, baseamos nossa proposta de tratamento medicamentoso na literatura e nas medicações disponíveis no SUS.

Na escolha da medicação a ser utilizada, deve-se levar em conta, além da sua eficácia, o perfil de efeitos colaterais, o perfil de interação medicamentosa, sobretudo em pacientes polimedicados, a presença de comorbidades e a resposta prévia às medicações.

Fase aguda

O objetivo do tratamento da fase aguda, seja do polo depressivo, maníaco ou em estados mistos, é a remissão completa dos sintomas com recuperação do estado funcional do paciente.

Do ponto de vista psicopatológico, deve-se avaliar a presença de agitação psicomotora, risco de auto (ideação suicida) ou heteroagressividade e a presença de sintomas psicóticos graves. Pacientes que se apresentem com essas características e/ou que apresentem grande prejuízo da crítica em relação à doença (inviabilizando, portanto, o tratamento ambulatorial) devem ser encaminhados para avaliação psiquiátrica de urgência.

Mania

Pacientes em mania que estiverem recebendo antidepressivos devem ter essas medicações suspensas e ser orientados a interromper o uso de álcool e drogas ilícitas, se for o caso.

A 1ª escolha para o tratamento da fase maníaca é a associação de um estabilizador de humor com um antipsicótico atípico[15]. Os estabilizadores de humor indicados, em ordem de escolha, são: carbonato de lítio; o valproato de sódio; e a carbamazepina. Os antipsicóticos indicados, em ordem de escolha, são: risperidona; olanzapina; haloperidol; e quetiapina. Portanto, a combinação de 1ª escolha é a associação do carbonato de lítio com a risperidona.

A clozapina deve ser usada em casos refratários que, por definição, são aqueles que não exibiram resposta a duas combinações de estabilizador de humor e antipsicótico. Antipsicóticos mais novos, como o aripiprazol, a ziprasidona, a paliperidona e a asenapina, embora eficazes, não apresentam vantagens em relação aos demais e ainda apresentam custos mais elevados.

Ao se iniciar uma combinação de estabilizador de humor e antipsicótico atípico e após a titulação a doses adequadas, deve-se aguardar até 2 semanas para obtenção de resposta. Caso esta não ocorra ou o paciente não tolere as medicações, está indicada a troca de uma das medicações ou, eventualmente, de ambas, dependendo do julgamento clínico. A remissão completa dos sintomas pode levar de 8 a 24 semanas.

Depressão bipolar

O tratamento deve ser realizado preferencialmente em monoterapia com carbonato de lítio, lamotrigina ou quetiapina. O uso de antidepressivos em monoterapia não é recomendado pelo risco de virada maníaca. Casos refratários ou com intolerância às medicações citadas podem ser tratados com uma combinação de fluoxetina com olanzapina, carbonato de lítio ou valproato de sódio. Vale ressaltar que a fluoxetina é o antidepressivo preconizado no protocolo do MS. No entanto, nossa preferência é pela sertralina, também disponível na rede pública, com meia-vida mais curta e com perfil de interação medicamentosa mais favorável do que a fluoxetina.

Tratamento não medicamentoso

Existem evidências de que diversas modalidades de psicoterapia individual ou em grupo e direcionadas para pacientes e familiares podem, mesmo em longo prazo, aumentar a aderência ao tratamento e prevenir ou retardar a ocorrência de crises e de hospitalização. Essas abordagens devem ser associadas ao tratamento farmacológico de manutenção e prioritariamente focadas na compreensão da doença e na identificação de sinais precoces de descompensação.

Seguimento dos pacientes portadores de transtornos mentais graves

O prejuízo da crítica em relação à doença e os efeitos colaterais das medicações são fatores que contribuem para o abandono do tratamento e, consequentemente, para novas crises, e uma evolução com maiores comprometimentos funcionais. Nesse sentido, consultas regulares, espaçadas na medida em que os quadros se mostrem estáveis são desejáveis para tentar garantir a adesão ao tratamento. Além disso, é importante que o serviço esteja disponível para os pacientes e para as famílias para que, aos primeiros sinais de descompensação do quadro, alguma intervenção seja prontamente implementada para evitar a piora dos sintomas. As famílias, portanto, têm papel fundamental na boa evolução do quadro. Quanto mais apoio elas derem, menores as chances de recaída. Para isso, é importante envolvê-las no tratamento e oferecer-lhes informações adequadas sobre a doença.

Outro ponto importante no seguimento dos pacientes refere-se à monitorização da sua condição clínica. É bem estabelecido na literatura que a mortalidade entre os pacientes é cerca de três vezes maior do que o risco da população geral, sobretudo por um risco maior de síndrome metabólica (obesidade, hipertensão, diabetes) como resultado do uso continuado de antipsicóticos e, portanto, os pacientes devem ser periodicamente avaliados para esta condição. A avaliação recomendada antes de se iniciar uma medicação antipsicótica inclui medidas de peso e estatura (para cálculo do índice de massa corporal (IMC)), medida da circunferência abdominal (na altura da cicatriz umbilical), medida da pressão arterial, dosagens de glicemia, colesterol total, HDL colesterol e triglicerídeos em jejum (Quadro 35.1).

QUADRO 35.1 – Esquema de monitorização proposto para pacientes em uso de ASG

	Basal	4 semanas	8 semanas	12 semanas	Trimestral	Anual
História pessoal e familiar	✓					✓
Peso (IMC)	✓	✓	✓	✓	✓	
Circunferência abdominal	✓					✓
Pressão arterial	✓			✓		✓
Glicemia de jejum	✓			✓		✓
Perfil lipídico de jejum	✓			✓		✓

ASG: antipsicótico de segunda geração; IMC: índice de massa corporal.
Fonte: Adaptado de Elkis H et al. (2008).

Pacientes em uso de carbonato de lítio devem ser monitorizados quanto à função renal, função tireoidiana e nível sérico da medicação por risco de alteração nessas funções e porque os níveis terapêutico e tóxico do lítio são muito próximos. No início do tratamento, essa monitorização deve ser mais frequente, solicitando-se nova litemia a cada incremento de dose. Quando há estabilização de dose, os exames podem ser solicitados a cada 6 meses ou quando houver intercorrências.

Pacientes em uso de valproato de sódio devem ser monitorizados quanto às funções hepática e medular óssea no início do tratamento e a cada 6 meses por risco de diminuição dessas funções.

Quando encaminhar e para quem

A decisão de encaminhar o paciente para outros níveis de atenção em saúde depende de vários fatores: condição clínica do paciente; resposta ao tratamento; evolução;

disponibilidade de serviços; e o quanto o médico de família se sente confortável tecnicamente em fazer o acompanhamento do paciente sem o referenciar.

Assim, deveriam ser encaminhados para serviços especializados os casos graves, refratários a dois ensaios clínicos com dois esquemas medicamentosos preconizados, na dose e em tempo adequados de tratamento; pacientes com ideação ou tentativa de suicídio; pacientes que apresentem efeitos colaterais persistentes ou discinesia tardia; ou com evolução atípica.

Sinais de alerta e erros comuns

Pacientes que apresentem internações psiquiátricas recorrentes podem não estar com o tratamento e o monitoramento adequados.

Pacientes em uso de antipsicóticos, sobretudo os típicos, que se apresentem com movimentos involuntários buco-línguo-mastigatórios devem ter a suspeita de discinesia tardia levantada, e alguma intervenção deve ser realizada dada a natureza irreversível do quadro.

São erros comuns no manejo de pacientes com transtornos mentais graves: retardar o início do tratamento medicamentoso; usar subdoses de medicações; reduzir ou retirar as medicações precocemente; deixar de realizar a monitorização clínica/laboratorial do paciente; desvalorizar queixas físicas; atribuindo-as prontamente à somatização; não realizar monitoramento ativo dos pacientes identificados, aguardando que eles procurem o serviço com demanda por tratamento.

Papel da enfermagem e da equipe multidisciplinar

É muito importante que as intervenções comecem a ser feitas o mais rápido possível, o que poderá melhorar o prognóstico e evolução do quadro. O primeiro passo é discutir o caso com a equipe de referência para que comece a ser pensada uma proposta de plano de cuidado a ser discutida e acordada com o usuário, familiares e cuidadores (quando houver)[16]: quem é esta pessoa que está apresentando problemas quanto à sua saúde mental? É um problema já conhecido por algum membro da equipe? Qual sua história? Ela tem outros problemas de saúde? Tem bom vínculo com a equipe de saúde? Quem é sua família? Onde mora? Trabalha, estuda? Frequenta igreja ou outros espaços na comunidade? Como é sua rede social? Todas essas perguntas são relevantes para que possamos definir e coordenar as ações de cuidado, seus atores, dividir tarefas e otimizar os recursos da rede em que o usuário está inserido (seja ela formal ou informal), buscando atender ao que é preconizado pelo modelo assistencial de base territorial.

Nem sempre é fácil "trazer" esses usuários para as consultas já que, muitas vezes, eles não têm consciência de que apresentam um transtorno psíquico e de que podem receber cuidados, o que requererá um minucioso trabalho de articulação por parte da equipe, evidenciando a necessidade de um profundo conhecimento do território de atuação, bom vínculo com a comunidade e aptidão em identificar e acolher demandas quando e onde surgirem. Para tanto, fica claro que não apenas o médico deve estar bem preparado para realizar o cuidado dessas pessoas mas, também, todos os profissionais envolvidos para que se garantam o diagnóstico preciso, a implementação do tratamento medicamentoso adequado e a efetivação de todos os encaminhamentos cabíveis à rede, visando o processo de reabilitação psicossocial essencial para a minimização do impacto da doença na vida dos pacientes[17].

Importante destacar que para que haja efetividade terapêutica é imprescindível que tanto o paciente como seus familiares e cuidadores recebam acolhimento e respaldo por parte da equipe, uma vez que devem ser um dos protagonistas no cuidado e na elaboração do projeto terapêutico desses usuários: um espaço de escuta para suas angústias, dúvidas e esclarecimentos quanto à doença deverá ser construído, e é interessante que este seja oferecido por um ou mais profissionais que queiram e tenham disponibilidade para realizar tal tarefa. Mais do que o tipo de abordagem teórica a ser utilizada para esse trabalho, uma boa qualidade de vínculo, a disponibilidade para uma escuta acolhedora e a posse de informações acerca da doença são os critérios mais importantes para a escolha desses profissionais para alcançar o objetivo da intervenção. Para tanto, faz-se necessário que a equipe conte com espaços de educação continuada em saúde mental (cursos, seminários, reuniões de discussão de casos, etc) e de reflexão sobre possíveis questões pessoais com relação aos cuidados em saúde mental e às pessoas com esse tipo de sofrimento, tais como dúvidas, medos, angústias e preconceitos. É apenas entrando em contato com esses afetos que o profissional terá a possibilidade real de se colocar-se maneira acolhedora e disponível para cuidar desses usuários e familiares que se apresentam em situação de intenso sofrimento psíquico.

Deve haver discussões de casos e projetos terapêuticos não apenas entre os membros da equipe de saúde da família, mas, também, junto aos demais equipamentos da rede de referência: são as chamadas reuniões de matriciamento, previstas como uma das ferramentas para realização de apoio matricial. O apoio matricial (também chamado matriciamento) "... é um novo modo de produzir saúde em que duas ou mais equipes, num processo de construção compartilhada, criam uma proposta de intervenção pedagógico-terapêutica"[18]. Ele se desenvolve por meio de um leque de possíveis ações, tais como atendimentos individuais e grupais feitos por um profissional específico, atendimentos individuais e grupais compartilhados, visitas domiciliares feitas por um profissional específico e compartilhadas, capacitações sobre temas variados, reuniões de discussão de casos e elaboração de projetos terapêuticos singulares e de saúde no território.

Essas reuniões, enquanto espaço coletivo e sistemático de encontros, compartilhamento e corresponsabilização, possibilitam o trabalho longitudinal das equipes junto a profissionais de diferentes especialidades do Núcleo de Apoio à Saúde da Família (NASF) de referência (quando houver) e, também, junto a outros serviços do mesmo e de outros níveis de atenção à saúde mental (p. ex., os Centros de Apoio Psicossocial (CAPS)), o que irá garantir a troca de saberes, a possibilidade de construção coletiva de um plano terapêutico singular e, consequentemente, o oferecimento de um cuidado integral à saúde. Vale lembrar que a inclusão de equipamentos ligados às demais Secretarias (tais como Educação, Cultura, Esporte e Lazer etc.) nas reuniões de matriciamento coloca-se como valioso recurso no processo de construção do projeto terapêutico singular dos usuários já que, muitas vezes, fazem parte da rede de apoio em que estes estão inseridos ou, ainda, caso não o façam, podem vir a potencializar seu processo de reinserção social e resgate de cidadania.

Segue um fluxograma da Rede de Atenção Psicossocial (RAPS), uma das redes temáticas componentes da Rede de Assistência Social (RAS) (Figura 35.1). Nele constam todos os equipamentos de saúde que oferecem cuidados em saúde mental em seus diferentes níveis de atenção: branco corresponde à Atenção Primária; cinza claro, à Atenção Secundária; e cinza escuro, à Atenção Terciária. A direção das setas indica as possibilidades de encaminhamentos.

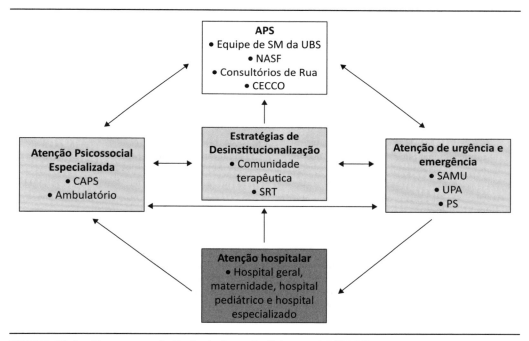

FIGURA 35.1 – Fluxograma da Rede de Atenção Psicossocial (RAPS)
Fonte: Adaptada de Ministério da Saúde (2011).

Ressaltamos que o profissional que cogita um determinado encaminhamento deve entrar em contato com o respectivo serviço antes de efetivá-lo para que, neste primeiro momento, possa apresentar o caso e pensar junto àquele que receberá o paciente o que se pretende com tal intervenção e, também, o que aquele que o acolherá poderá oferecer. Dessa forma, elimina-se o risco de o paciente ir até o serviço e por algum motivo não ser acolhido ou não receber o tipo de acompanhamento acordado, o que poderá diminuir a efetividade e adesão ao plano de cuidado previamente estabelecido, bem como fragilizar o vínculo com a equipe cuidadora. É de fundamental importância que os equipamentos da rede atuem de forma bastante articulada a fim de que o trabalho a ser desenvolvido ganhe a maior potência possível.

Referências

1. Kendrick T et al. Are specialist mental health services being targeted on the most needy patients? The effects of setting up special services in general practice. Br. J. Gen. Pract. 2000;50(451):121-126.
2. Kendrick T, Burns T, Garland C et al. Are specialist mental health services being targeted on the most needy patients? The effects of setting up special services in general practice. Br. J. Gen. Pract. 2004 Apr:289-290.
3. Kingsland JP, William R. General practice should be central to community mental health services [letter]. BMJ 1997;315:1377.
4. Holder SD, Wayhs A. Schizophrenia. Am Fam Physician. 2014 Dec 1;90(11):775-782.
5. McGrath JJ, Saha S, Chant D, Welham J. Schizophrenia: a concise overview of incidence, prevalence, and mortality. Epidemiol Rev. 2008;30:67-76.
6. National Institute for Health and Care Excellence. NICE guidelines for schizophrenia. [accessed September 5, 2014] Disponível em: http://www.nice.org.uk/Guidance/CG178.
7. Tandon R. Antipsychotics in the treatment of schizophrenia: an overview. J Clin Psychiatry. 2011;72(suppl1):4-8.
8. Viron M, Baggett T, Hill M, Freudenreich O. Schizophrenia for primary care providers: how to contribute to the care of a vulnerable patient population. Am J Med. 2012;125(3):223-230.
9. Dixon L, Perkins D, Calmes C. Guideline watch (September 2009): practice guideline for the treatment of patients with schizophrenia. Disponível em: http://valueoptions.com/providers/Handbook/treatment/Schizophrenia_Guideline_Watch.pdf.
10. Griswold KS, Pessar LF. Management of Bipolar Disorder. Am Fam Physician. 2000 Sep 15;62(6):1343-1353.
11. Manning JS. Tools to improve differential diagnosis of bipolar disorder in primary care. Primary Care Companion J Clin Psychiatry. 2010;12(suppl1):17-22.
12. American Psychiatric Association. Practice guideline for the treatment of patients with bipolar disorder (revision). Am J Psychiatry. 2002;159(4suppl):1-50.
13. Yatham LN, Kennedy SH, Schaffer A et al. Canadian Network for Mood and Anxiety Treatments (CANMAT) and International Society for Bipolar Disorders (ISBD) collaborative update of CANMAT guidelines for the management of patients with bipolar disorder: update 2009. Bipolar Disord. 2009;11(3):225-255.
14. Price AL, Marzani-Nissen GR. Bipolar Disorders: A Review. Am Fam Physician. 2012 Mar 1;85(5):483-493.
15. Werder SF. An update on the diagnosis and treatment of mania in bipolar disorder. Am Fam Physician. 1995;51:1126-36.
16. Almeida GH. Acolhimento e tratamento de portadores de esquizofrenia na atenção básica: a visão de gestores, terapeutas, familiares e pacientes [tese de doutorado]. São Paulo: Faculdade de Saúde Pública da USP; 2010.
17. Silva CCB, Sá C, Pereira LMF, Pontes MVCG, Meiga RM. Capítulo 8: Maria de Lourdes. In: Valladão Júnior JBR, Gusso G, Olmos RD. Medicina de Família e Comunidade – Série Manual do Médico Residente do Hospital das Clínicas da Faculdade de Medicina da Universidade de São Paulo (USP). Atheneu; 2017.
18. Brasil. Ministério da Saúde. Secretaria de Atenção à Saúde. Departamento de Atenção Básica. Política Nacional de Atenção Básica. Brasília-DF: Ministério da Saúde; 2012.
19. Elkis H et al. Consenso brasileiro sobre antipsicóticos de segunda geração e distúrbios metabólicos. Rev. Brasileira de Psiquiatria. 2008:30(1).
20. Ministério da Saúde. RAPS: Rede de Atenção Psicossocial. Portaria nº 3.088, de 23 de dezembro de 2011.

CAPÍTULO 36

Álcool, *Crack*, Tabaco e Outras Drogas

• *Bárbara Bartuciotti Giusti* • *Bianca Luiza de Sá e Silva*
• *Mariana Cristina Lobato dos Santos Ribeiro Silva*

O que é importante saber

- Conhecer a frequência de abuso das principais drogas no Brasil.
- É necessário desconstruir estigmas do cuidado dos pacientes adictos.
- Devem existir sensibilização da equipe de saúde da família e apoio comunitário para abordagem integral do cuidado em álcool, *crack*, tabaco e outras drogas na Atenção Primária à Saúde.
- A construção e atuação conjunta com redes de apoio multiprofissionais é elemento importante e estruturante da linha de cuidado voltada a independência de adictos.

Considerações gerais

A Atenção Primária à Saúde (APS) configura-se como porta de entrada do sistema de saúde para todos os cidadãos, independentemente de sexo, idade ou problema de saúde, o que inclui o cuidado em saúde mental. O acesso é um atributo central e definidor da APS, mas, enquanto questões relacionadas à saúde materno-infantil e as doenças crônicas não transmissíveis (leia-se diabetes e hipertensão) foram acolhidas como prioridades programáticas pela estrutura da APS no Brasil, com todas as dificuldades conhecidas, outros aspectos vitais encontram dificuldades para serem reconhecidos como parte do escopo. Entre esses aspectos, destacamos a saúde mental e, em especial, os problemas relacionados com o uso, abuso e dependência de álcool, *crack*, tabaco e outras drogas.

Ao longo das últimas décadas os movimentos de Reforma Sanitária e Reforma Psiquiátrica viabilizaram a construção de um modelo de atenção à saúde que tem a APS como eixo estruturador. Entretanto, práticas e conceitos antigos ainda arraigados desfiguram a teoria, gerando uma prática disforme. O cuidado à saúde da pessoa com problemas relacionados ao uso de substâncias é um bom exemplo: as abordagens mais comuns passam pela restrição ao acesso, no qual a saúde mental e muito menos o dependente químico são considerados "prioridade", ao contrário de outras questões que estão associadas ao cuidado programático. Encaminhamento para o nível secundário, sem uma proposta de coordenação do cuidado e corresponsabilização, é comumente feito na prática, corroborando um cuidado fragmentado. O julgamento moral e o fatalismo também cercam essa temática e a falta de capacitação, de sensibilização profissional, de estruturação e de articulação da rede de atenção psicossocial (RAPS)[1] reforça a recorrência dessas abordagens.

Por outro lado, quando os profissionais na APS passam a assumir os atributos centrais e derivados como norteadores da prática, dispõem de suporte matricial e de rede de atenção à saúde estruturada e articulada, o enorme potencial do cuidado desses pacientes e suas famílias. É na UBS que o dependente químico e sua família podem encontrar acolhimento, com respeito e dignidade[2]. São os profissionais da APS que conhecem o território, as famílias, os desafios cotidianos, a vulnerabilidade social e os pontos de fortalecimento da comunidade local, como organizações não governamentais (ONG) e Grupos Terapêuticos. Podem assumir a coordenação do cuidado, compartilhando informações com o nível secundário, organizando os itinerários terapêuticos de seus usuários. O cuidado não é fragmentado, tanto um evento agudo infeccioso como um episódio de fissura da droga durante um período de abstinência podem ser atendidos pela mesma equipe, mantendo o olhar ampliado e integral sobre a saúde dos usuários.

Antes de tudo, porém, as questões relacionadas à temática álcool, tabaco, *crack* e outras drogas demandam que os serviços de APS assumam sua responsabilidade de atuar como primeiro contato dos usuários com o sistema de saúde. É fundamental que haja acesso a atendimento pela respectiva equipe de saúde de referência seja feito assim que uma pessoa usuária dessas substâncias manifeste o desejo de cuidar desse aspecto de vida. Sabe-se que essa motivação é muito lábil e perder a oportunidade pode inviabilizar qualquer tratamento. Além disso, garantir a longitudinalidade é imperativo. Quanto mais simples o acesso do paciente, melhor será a adesão ao tratamento, pois, dessa maneira, o usuário pode ser atendido com a frequência necessária para a elaboração, manutenção e efetividade do plano terapêutico.

Epidemiologia brasileira

Geralmente as drogas que mais trazem preocupação aos profissionais de saúde são as de comércio ilegal, como cocaína e *crack*, reproduzindo a estigmatização do usuário presente na sociedade. Entretanto, a epidemiologia do uso de substâncias psicoativas no Brasil revela outra realidade[3,4].

A estimativa de dependentes de álcool no Brasil em 2005 foi de 12,3% e, de tabaco, 10,1%, observando-se um aumento de 1,1% quando as porcentagens de 2001 e 2005 são comparadas, tanto para álcool como para tabaco.

Além disso, as drogas com maior uso na vida (exceto tabaco e álcool) foram os solventes (6,1%), havendo um aumento de 0,3% em relação a 2001. Dentre os medicamentos vendidos sem receita médica, os benzodiazepínicos (ansiolíticos) tiveram uso na vida de 5,6%, 2,3% maior quando comparado a 2001. Quanto aos estimulantes (medicamentos anorexígenos), o uso na vida foi de 3,2% em 2005, aumentando 1,7% em comparação a 2001. Vale dizer que foi esta a única categoria de drogas cujo aumento de 2001 para 2005 foi estatisticamente significativo.

O uso na vida de maconha em 2005 aparece em 1º lugar entre as drogas ilícitas, com 8,8% dos entrevistados, um aumento de 1,9% em relação a 2001. Com relação à cocaína, 2,9% dos entrevistados declararam ter feito uso na vida. Com relação aos dados de 2001 (2,3%), houve, portanto, um aumento de 0,6% no número de pessoas utilizando esse derivado de coca. Diminuiu o número de entrevistados de 2005 (1,9%) em relação aos de 2001 (2,0%), relatando o uso de xarope à base de codeína. O uso na vida de heroína, em 2001, foi de 0,1%; em 2005 houve sete relatos, correspondendo a 0,09%.

Na análise desta epidemiologia, é importante considerar a dinamicidade desta realidade, considerando-se as particularidades de cada subgrupo (adolescentes, população em situação de rua etc.), com o surgimento de novas drogas, novos hábitos e novas vias de administração de substâncias.

Tendemos a concentrar nossas preocupações nas drogas ilícitas, no entanto os maiores impactos financeiros direta e indiretamente sobre a saúde pública estão relacionados ao álcool e tabaco, o que torna necessária, portanto, uma atenção qualificada a esta questão.

Prevenção e promoção de saúde

A Política Nacional de Promoção da Saúde (PNPS)[5] entende que a promoção da saúde é uma estratégia de articulação transversal na qual se confere visibilidade aos fatores que colocam a saúde da população em risco e às diferenças entre necessidades, territórios e culturas presentes no nosso país, visando a criação de mecanismos que reduzam as situações de vulnerabilidade, defendam radicalmente a equidade e incorporem a participação e o controle social na gestão das políticas públicas. Sendo assim, é de fundamental importância que temáticas relacionadas às drogas façam parte do escopo das ações de promoção em saúde e sejam devidamente incluídas como temas transversais nas práticas cotidianas da APS.

Ao falar em prevenção, é necessário que se faça uma releitura dos modelos existentes em que os profissionais de saúde ainda são convidados para falar sobre as drogas, seus efeitos e possíveis problemas que elas podem causar. Atualmente existem diversos modelos de ações preventivas e a escolha deve considerar a indicação. Há três níveis de abrangência da prevenção que devem ser considerados na implantação de ações preventivas[6]:

- **Universal:** indicada para a população geral. Pressupõe-se que as ações nesse âmbito podem beneficiar qualquer indivíduo, sem considerar fatores de risco e, em geral, preconizam o caráter informativo.
- **Prevenção Seletiva**: indicada para subgrupos ou segmentos da população geral com características particulares e identificadas como fatores de risco para o consumo de substâncias. Adolescentes, por exemplo.
- **Prevenção Indicada:** indicada para indivíduos que já estão em risco, que já fizeram uso, abuso ou são dependentes químicos, tendo como objetivo prevenir comorbidades e agravo dos fatores de risco que envolvem a temática.

Existem alguns programas de prevenção que podem ser seguidos como modelo, como o Programa TAMOJUNTO[7]. Nesse sentido, é importante contar com parcerias intersetoriais e intersecretariais.

Abordagem diagnóstica

Como identificar se o uso de álcool, tabaco, crack e outras drogas tornou-se um problema?

Existem diversos questionários formulados com o intuito de determinar o tipo de uso que é feito da substância psicoativa em questão[8]. Entre eles, o questionário AUDIT (Teste de Identificação de Transtornos de Uso do Álcool)[9] tem sido amplamente utilizado para abordagem do uso de álcool. Consiste em 10 perguntas sobre frequência e intensidade do hábito de beber, bem como problemas relacionados com a bebida e sinais de possível dependência. Produz como resultado quatro possíveis categorias de uso, sugerindo para cada uma delas uma possível intervenção: consumo de baixo risco; uso de risco; uso nocivo; e provável dependência. Recomenda-se, no entanto, que o limiar para detecção seja mais baixo em pessoas com menos de 18 anos ou mais de 65 anos de idade, em virtude dos efeitos mais pronunciados do álcool nessas populações.

Outro instrumento simples utilizado para rastreamento do alcoolismo é o questionário CAGE (Cut Down/Annoyed/Guilty/Eye-opener Questionnaire)[10]. Trata-se de quatro perguntas simples sobre efeitos comportamentais do uso do álcool.

O questionário Alcohol, Smoking and Substance Involvement Screening Test (ASSIST)[11] foi desenvolvido com o apoio da Organização Mundial da Saúde (OMS) para triagem do uso de substâncias psicoativas (tabaco, álcool, maconha, cocaína/*crack*, anfetaminas, inalantes, hipnóticos/sedativos, alucinógenos e opioides). O ASSIST é composto por oito questões, as de 1 a 7 abordam o uso e os problemas relacionados a diversas substâncias. A questão 8 é voltada ao uso de drogas sob a forma injetável.

Avaliação do uso

Diferentes tipos de bebidas alcoólicas apresentam diferentes teores alcoólicos, portanto a ingestão não deve ser medida por volume ingerido, e sim pelo número de doses padrão ingeridas. Dose-padrão é uma unidade de medida que visa determinar a quantidade de etanol puro contido nas bebidas alcoólicas. Não há consenso internacional quanto a esta quantidade, que pode variar de 8 a 14 g de etanol puro em uma dose-padrão. Há consenso sobre a não existência de um nível seguro para o consumo de álcool. No entanto, sabe-se que o risco de dano aumenta com a frequência e/ou a quantidade consumida em cada ocasião.

Para planejar estratégias de intervenção efetiva, são utilizadas definições para diferentes tipos de uso. O termo "vício" não é mais utilizado nos sistemas classificatórios atuais por ter conotações pejorativas. A classificação de doenças é invariavelmente uma abstração reducionista da realidade e traz consigo o potencial de estigmatização da pessoa, em especial no âmbito da saúde mental. Apesar disso, o conceito de dependência é importante para caracterizar pessoas que perderam completamente a capacidade de controlar a frequência e a quantidade do consumo, mantendo sempre em mente que a dependência pode existir em diferentes níveis de gravidade.

Classificação

O capítulo V da Classificação Internacional de Doenças e Problemas Relacionados à Saúde – 10ª revisão (CID-10)[12] trata de transtornos mentais e do comportamento e, na classificação de F10-F19, encontram-se os transtornos mentais e comportamentais resultantes do uso de substância psicoativa. Os números 10 a 19 determinam a substância utilizada e um terceiro número deve ser acrescentado (.0 a .9) para indicar o tipo de transtorno (Quadro 36.1).

QUADRO 36.1 – Transtornos mentais e comportamentais devidos ao uso de substância psicoativa

F10. – Álcool	.0 Intoxicação aguda
F11. – Opiáceos	.1 Uso nocivo à saúde
F12. – Canabinoides	.2 Síndrome de dependência
F13. – Sedativos e hipnóticos	.3 Síndrome (estado) de abstinência
F14. – Cocaína	.4 Síndrome de abstinência com *delirium*
F15. – Outros estimulantes (inclusive cafeína)	.5 Transtorno psicótico
F16. – Alucinógenos	.6 Síndrome amnésica
F17. – Fumo	.7 Transtorno psicótico residual ou de instalação tardia
F18. – Solventes voláteis	.8 Outros transtornos mentais ou comportamentais
F19. – Múltiplas drogas e outras substâncias psicoativas	.9 Transtorno mental ou comportamental não especificado

Fonte: Adaptado de Organização Mundial da Saúde (1997).

O DSM-IV apresenta classificação semelhante, também caracterizando tipo de substância e transtorno relacionado ao uso, com pequenas diferenças em terminologia. O que o CID-10 descreve como "uso nocivo à saúde", o DSM-IV classifica como "abuso". Já o DSM-V abole o conceito de "dependência" completamente e, em vez disso, descreve o uso de substância como um espectro contínuo de gravidade crescente.

CIAP-2 é o sistema de Classificação Internacional da Atenção Primária – 2ª edição[13]. É a ferramenta mais adequada para classificação no âmbito da APS, pois leva em consideração as incertezas e indiferenciações das doenças neste cenário, bem como o protagonismo das pessoas sobre as doenças (Quadro 36.2).

QUADRO 36.2 – Classificação para uso de substâncias CIAP-2

P15 Abuso crônico de álcool
P16 Abuso agudo de álcool
P17 Abuso do tabaco
P18 Abuso de medicação
P19 Abuso de drogas

Fonte: Adaptado de World Organization of Family Medicine (WONCA) (2009).

Sinais e sintomas

Os sinais e sintomas da dependência de substâncias psicoativas são bem descritos (Quadro 36.3).

QUADRO 36.3 – Sinais e sintomas da dependência de substâncias psicoativas

- Compulsão ou perda do controle.
- Tolerância.
- Síndrome de abstinência.
- Evitação dos sintomas de abstinência.
- Saliência do consumo.
- Estreitamento do repertório.
- Reinstalação da síndrome de dependência.

Fonte: Adaptado de OMS (1997).

A caracterização de uma síndrome de dependência permite a universalização do diagnóstico e a criação de critérios para o mesmo. Na CID-10, podemos encontrar critérios tanto para o uso nocivo de substâncias (Quadro 36.4) como para a síndrome de dependência (Quadro 36.5), conforme quadros a seguir. Ainda assim, deve ser reforçado o papel do meio em que a pessoa está inserida sobre a manifestação e a gravidade destes sintomas.

QUADRO 36.4 – Critérios CID-10 para uso nocivo de substâncias

Modo de consumo de uma substância psicoativa que é prejudicial à saúde. As complicações podem ser físicas (p. ex., hepatite consequente a injeções de droga aplicadas pelo próprio usuário) ou psíquicas (p. ex., episódios depressivos secundários a grande consumo de álcool). Uso nocivo não deve ser diagnosticado se a síndrome de dependência, um distúrbio psicótico ou outra forma específica de distúrbio relacionado com o álcool ou drogas estiver presente.

Fonte: Adaptado de Organização Mundial da Saúde (1997).

QUADRO 36.5 – Critérios do CID-10 para dependência de substâncias

Um diagnóstico definitivo de dependência deve usualmente ser feito somente se três ou mais dos seguintes requisitos tenham sido experienciados ou exibidos em algum momento do ano anterior:
a) Forte desejo ou senso de compulsão para consumir a substância.
b) Dificuldades em controlar o comportamento de consumir a substância em termos de seu início, término e níveis de consumo.
c) Estado de abstinência fisiológico quando o uso da substância cessou ou foi reduzido, como evidenciado por: síndrome de abstinência para a substância ou o uso da mesma substância (ou de uma intimamente relacionada) com a intenção de aliviar ou evitar sintomas de abstinência.
d) Evidência de tolerância, de tal forma que doses crescentes da substância psicoativa são requeridas para alcançar efeitos originalmente produzidos por doses mais baixas.
e) Abandono progressivo de prazeres e interesses alternativos em favor do uso da substância psicoativa, aumento do tempo necessário para se recuperar de seus efeitos.
f) Persistência no uso da substância a despeito de evidência clara de consequências manifestamente nocivas. Deve-se fazer esforços claros para determinar se o usuário estava realmente consciente da natureza e extensão do dano.

Fonte: Adaptado de Organização Mundial da Saúde (1997).

Abordagem terapêutica

Antes de tudo, é importante salientar que as questões relacionadas à temática de álcool e drogas demandam que os serviços de APS assumam sua responsabilidade de atuar como primeiro contato dos usuários com o sistema de saúde. É mandatório que o paciente tenha acesso a atendimento pela equipe de saúde de referência quando manifesta o desejo que cuidar desse aspecto em sua vida. Perder essa oportunidade pode inviabilizar qualquer tratamento.

Além disso, garantir a longitudinalidade deste atendimento é imperativo. Quanto mais fácil o acesso do paciente aos profissionais de saúde de referência, melhor será a sua adesão ao tratamento.

A farmacoterapia nem sempre é a abordagem satisfatória para os transtornos de uso de substância, no entanto tem papel bem-definido para algumas drogas (p. ex., álcool e tabaco) e para algumas situações clínicas específicas como a síndrome de abstinência e a psicose induzida pelo uso de drogas. Além disso, a dependência química muitas vezes apresenta outras comorbidades de saúde mental, como transtornos de depressão e ansiedade, para os quais o uso de substâncias psicoativas é muitas vezes uma forma de "automedicação". Não se deve dissociar uma condição da outra, nem sobrevalorizar uma em detrimento da outra. Por fim, o tratamento medicamentoso também pode ser adjuvante na prevenção de recaídas.

Álcool

Inicialmente, é necessário avaliar se há necessidade de desintoxicação alcoólica do paciente. Um paciente que está sóbrio há mais de 5 dias tem poucas chances de desenvolver síndrome de abstinência e pode ser encaminhado para seguimento ambulatorial. Sintomas de abstinência alcoólica podem ser caracterizados em sintomas menores (tremores, taquicardia, diaforese, ansiedade), convulsões e alucinoses, ou *delirium tremens*, de acordo com o nível de ativação autonômica, agitação, presença de convulsões, alucinações e desorientação.

A intensidade da síndrome de abstinência, a necessidade de tratamento e se deve ser realizado ambulatorialmente ou em ambiente hospitalar podem ser determinados por meio do questionário Clinical Institute Withdrawal Assessment from Alcohol-revised (CIWA-Ar)[14].

- CIWA-Ar < 8 – Desintoxicação talvez não seja necessária.
- CIWA-Ar 8 a 15 – Este paciente pode ser um bom candidato para desintoxicação ambulatorial.
- CIWA-Ar > 15 – Encaminhamento para internação é a conduta mais apropriada.

Além disso, pacientes candidatos à desintoxicação ambulatorial devem atender os seguintes critérios:

- Capaz de receber medicação oral.
- Tem um familiar ou contato próximo que pode permanecer com o paciente durante o período de desintoxicação (3 a 4 dias) e monitorizar os sintomas do paciente.
- Capaz de se comprometer com visitas médicas diárias.
- Ausência de doença psiquiátrica ou clínica instável.
- Ausência de gestação.
- Ausência de uso de outra substância que possa levar a sintomas de abstinência;
- Ausência de história de *delirium tremens* ou convulsões por abstinência alcoólica.

Os três objetivos da desintoxicação alcoólica são: controlar sintomas de abstinência alcoólica; prevenir eventos graves (convulsões, *delirium tremens* ou morte); e facilitar o início de tratamento para manutenção da recuperação a longo prazo.

As duas principais classes de fármacos utilizadas para a desintoxicação alcoólica ambulatorial são os benzodiazepínicos e os anticonvulsivantes, dos quais os benzodiazepínicos são os mais estudados. Classicamente, utiliza-se os benzodiazepínicos de longa duração, pelo decréscimo mais suave de seu nível plasmático. Sugere-se a utilização de um protocolo para prescrição de benzodiazepínicos ou anticonvulsivantes nos quadros de desintoxicação alcoólica[15] (Quadro 36.6).

A frequência de visitas ambulatoriais depende da gravidade dos sintomas de abstinência. Em geral, o paciente deverá ser monitorado diariamente pelos primeiros 3 a 7 dias. Deve ser realizado exame clínico com sinais vitais e avaliação da variação da intensidade dos sintomas de abstinência mediante o escore CIWA. A desintoxicação costuma durar 1 semana e o tratamento é considerado de sucesso após 3 dias sem ingestão de álcool, sintomas de abstinência mínimos e medicações para desintoxicação em redução.

Desintoxicação não deve ser considerada um objetivo em si mesma no manejo do transtorno do uso de álcool, mas sim um passo em direção à reabilitação, que pode englobar intervenções psicossociais ou farmacoterápicas para prevenção de recaídas.

QUADRO 36.6 – Prescrição nos quadros de desintoxicação alcoólica

Dosagem fixa – redução de sintomas de abstinência moderada e redução do risco de sintomas de abstinência grave (CIWA 8-15)
Protocolo de benzodiazepínico de longa duração (clordiazepóxido) • Dia 1 – 50 mg a cada 6 a 12 horas • Dia 2 – 25 mg a cada 6 horas • Dia 3 – 25 mg duas vezes ao dia • Dia 4 – 25 mg à noite Protocolo de benzodiazepínico de longa duração (diazepam) • Dia 1 – 10 mg a cada 6 a 8 horas • Dia 2 – 5 mg a cada 6 a 8 horas • Dia 3 – 5 mg a cada 12 horas • Dia 4 – 5 mg à noite Protocolo de anticonvulsante (carbamazepina) • Dia 1 – 200 mg a cada 6 horas • Dia 2 – 200 mg a cada 8 horas • Dia 3 – 200 mg a cada 12 horas • Dia 4 – 200 mg dose única
Direcionada aos sintomas – redução ou prevenção de sintomas de abstinência leve (CIWA < 8)
Protocolo de benzodiazepínico de longa duração (clordiazepóxido) • Dia 1 – 50 mg a cada 6 a 12 horas se necessário • Dias 2 a 5 – 25 mg a cada 6 horas se necessário Protocolo de benzodiazepínico de longa duração (diazepam) • Dia 1 – 10 mg a cada 6 a 8 horas se necessário • Dias 2 a 5 – 5 mg a cada 6 horas se necessário
Suporte nutricional
Tiamina 100 mg por 3 dias, manutenção com multivitaminas

Fonte: Adaptado de Bayard M et al. (2004).

Outros fármacos podem ser utilizados no tratamento da dependência do álcool, além da desintoxicação alcoólica:

- O dissulfiram inibe a metabolização do álcool, causando reações desagradáveis após o uso, que podem ir desde náuseas e rubor facial até hipotensão e convulsões até reações graves como infarto agudo do miocárdio, o que deve ser explicado e acordado com o paciente quando do início da medicação. A dose usual é de 1 a 2 comprimidos de 250 mg por dia.
- A naltrexona age reduzindo os efeitos prazerosos do álcool e a vontade de beber. Utiliza-se na dose de 50 mg uma vez ao dia.

Cocaína/crack

Não existe evidência de que nenhuma medicação tenha eficácia consistente e específica no tratamento dos transtornos do uso de cocaína e *crack*. Apenas intervenções psicossociais têm eficácia comprovada em reduzir o uso dessas substâncias. Apesar disso, muitas vezes esses tratamentos são insuficientes e é necessário o uso de medicações adjuvantes. O papel da farmacoterapia, no entanto, é restrito à diminuição dos sintomas de fissura, agitação psicomotora, tratamento de psicoses ou transtornos de humor causados ou associados ao uso dessas substâncias. Antipsicóticos e benzodiazepínicos, por apresentarem efeito sedativo, podem ser utilizados no manejo dos sintomas de agitação psicomotora e ansiedade que surgem no momento da fissura. Os antipsicóticos também são utilizados para tratamento de alucinações e delírio comumente associados ao uso de *crack* e cocaína, lembrando do risco de convulsões associado ao uso desses medicamentos, principalmente em pacientes intoxicados pela substância ou com uso concomitante de álcool. Dissulfiram apresentou alguma eficácia no tratamento do uso de cocaína e *crack*[16].

Maconha

Nenhuma medicação estudada apresentou-se efetiva no tratamento do transtorno do uso de maconha. O tratamento é, portanto, realizado mediante intervenções psicossociais.

Para os casos de psicoses induzida pelo uso de substância, entre as quais a maconha pode ser uma das causadoras, é possível lançar mão de antipsicóticos atípicos como haloperidol ou risperidona.

Nicotina

O Ministério da Saúde tem um Programa Nacional de Controle de Tabagismo[17], capacitando profissionais de saúde para realizarem grupos de intervenção psicossocial para a cessação do tabagismo. Esses grupos são geralmente estruturados em encontros semanais, sendo fornecido material informativo completo para cada encontro, bem como farmacoterapia quando necessário.

Os objetivos da farmacoterapia são minimizar os sintomas de abstinência, prevenir recaídas e facilitar a abordagem ao tabagista, não devendo ser feita dissociada da abstinência. Recomenda-se que o tratamento medicamentoso (Quadro 36.7) seja ofertado a todos os tabagistas que apresentem evidências de benefícios superiores aos riscos (< 10 cigarros/dia, gestantes)[18-20].

Finalizando, é fundamental ressaltar que a melhor abordagem para um caso específico é aquela que faz sentido para o paciente, centrada nas suas necessidades e acolhida por ele. Embora as políticas públicas preconizem a redução de danos como a principal abordagem de cuidado, alguns pacientes, por exemplo, podem ter uma resposta mais efetiva à abordagem que acreditam na abstinência. Sendo assim, é de fundamental importância que o profissional apresente as opções para o paciente, sendo também sensível para identificar dificuldades de adesão que poderiam ser sanadas com uma mudança estratégica[23].

QUADRO 36.7 – Farmacoterapia voltada à cessação do tabagismo

Terapia de reposição de nicotina[21]
Goma de mascar • Goma de 2 a 4 mg a cada 2 ou 3 horas, bastante efetiva conforme surgimento de sintomas de abstinência. • Mastigar lentamente, suspender uso do cigarro (risco de intoxicação). **Adesivo de nicotina** • Disponíveis em 7, 14 e 21 mg, devendo ser prescritos conforme a gravidade da dependência (1 mg = 1 cigarro). • 14-21 mg/dia para quem fuma até 20 cigarros/dia • 21-35 mg/dia para quem fuma de 20 a 40 cigarros/dia • 35-44 mg/dia para quem fuma mais de 40 cigarros/dia • Aplicar uma vez ao dia pela manhã em regiões musculares sem pelos, variando o local de aplicação. Duração do tratamento: de 6 a 8 semanas, podendo durar até 1 ano em casos mais graves.
Terapia com antidepressivos[22]
Bupropiona • Orientar uso da segunda dose antes das 18 horas para diminuir insônia • 150 mg, 1 vez ao dia, durante os primeiros 3 a 7 dias • 150 mg, 2 vezes ao dia a partir de então por 6 a 11 semanas **Nortriptilina** • 25 mg, 1 vez ao dia, durante os primeiros 3 dias. • 50 mg, 1 vez ao dia, nos 4 dias seguintes. • 75 mg, 1 vez ao dia a partir de então por 6 semanas. **Vareniclina** • 0,5 mg 1 vez ao dia, durante os primeiros 3 dias. • 0,5 mg 2 vezes ao dia, nos 4 dias seguintes. • 1 mg 2 vezes ao dia, a partir de então por 11 semanas.

Fonte: Adaptado de Silva ALB et al. (2017).

Quando encaminhar e para quem

O trabalho em redes de cuidado e em equipe multidisciplinar adquire especial importância no atendimento ao paciente com problemas relacionados ao uso de álcool e outras drogas em decorrência da frequente complexidade psicossocial e clínica desses casos, demandando saberes muitas vezes fora do escopo do Médico de Família e Comunidade e algumas encontrados fora do cenário da APS. Apesar disso, vale reforçar que, ao ser acionado o apoio de equipe multidisciplinar e/ou o referenciamento para outros equipamentos de saúde (Quadro 36.8), a Atenção Primária nunca perde o vínculo e, principalmente, não perde a responsabilidade pela coordenação do cuidado do paciente dentro do sistema de saúde.

QUADRO 36.8 – Equipamentos direcionados ao cuidado de dependentes de álcool e outras drogas

Rede	Acesso	Potencialidades	Dificuldades
CAPS – AD I e II			
Os Centros de Atenção Psicossocial AD I e II oferecem atendimento e acompanhamento à população, com necessidades em decorrência do uso de álcool, *crack* e outras drogas.	Para acesso aos serviços, as pessoas podem ir diretamente às unidades e serão acolhidas quando chegarem.	Cuidado multidisciplinar especializado. Acesso. Atendem momentos de crise.	Contamos com somente 308 CAPS – AD no Brasil, incluindo os 59 da modalidade III.
CAPS AD III			
O Centro de Atenção Psicossocial Álcool e Drogas III, é um serviço específico para o cuidado, atenção integral e continuado às pessoas com necessidades em decorrência do uso de álcool, *crack* e outras drogas.	Para acesso aos serviços, as pessoas podem ir diretamente às unidades e serão acolhidas quando chegarem.	Cuidado especializado; Cuidado 24 horas; O indivíduo encontra seus pares, podendo trocar experiências.	Contamos com somente 59 CAPS AD III no Brasil.
Consultório na rua			
Equipes de saúde móveis que prestam atenção integral à saúde da população em situação de rua e trabalham junto aos usuários de álcool, *crack* e outras drogas com a estratégia de redução de danos. Atuam de forma itinerante.	As equipes nas ruas podem ser diretamente abordadas pelos usuários.	Acesso em rede e em loco.	Pouca cobertura assistencial.
Comunidades terapêuticas			
São instituições privadas, financiadas, em parte, pelo poder público. Oferecem gratuitamente acolhimento para	Encaminhamento realizado por Centro de Atenção Psicossocial – CAPS como parte do projeto terapêutico de seus usuários.	Devem garantir a permanência voluntária.	Existem diversas comunidades, atuando de forma clandestina e reproduzindo a lógica de cuidado manicomial.

(Continua)

(Continuação)

QUADRO 36.8 – Equipamentos direcionados ao cuidado de dependentes de álcool e outras drogas

Rede	Acesso	Potencialidades	Dificuldades
Comunidades terapêuticas			
pessoas com transtornos decorrentes do uso, abuso ou dependência de drogas. São instituições abertas, voltadas a pessoas que desejam e necessitam de um espaço protegido, em ambiente residencial, para auxiliar na recuperação da dependência da droga.			
Leitos de saúde mental em hospitais gerais			
São serviços da Rede de Atenção Psicossocial (RAPS) que oferecem suporte hospitalar de curta duração.	Atuam como retaguarda para a RAPS e demais serviços	São utilizados apenas em situações de urgência/emergência, atuando como retaguarda para a RAPS.	Temos poucos leitos e estes ainda funcionam na lógica da especialidade e não integralidade do cuidado.
Alcoólicos anônimos e Narcóticos anônimos			
Irmandade ou Sociedade sem fins lucrativos, de homens e mulheres para quem as drogas ou o álcool se tornaram um problema maior. Seguem uma lógica denominada "12 passos".	Existem diversos grupos reconhecidos mundialmente que se reúnem semanalmente aos quais qualquer pessoa pode ter acesso.	A premissa principal é a abstinência total da substância de escolha, o que pode assustar os interessados em um primeiro momento.	O programa tem grandes índices de adesão. A pessoa encontra seus pares e pode trocar experiências. São grupos acessíveis em virtude da alta abrangência territorial.
Unidade de Acolhimento Adulto – UAA			
É um serviço da Rede de Atenção Psicossocial que oferece acolhimento transitório às pessoas com necessidades decorrentes do uso de *crack*, álcool e outras drogas. Elas funcionam como casas onde as pessoas que estejam em tratamento nos CAPS têm apoio profissional e podem viver por um período.	A indicação de uma vaga na UAA é feita sempre pela equipe do Centro de Atenção Psicossocial – CAPS.	Acolhe até 15 adultos por até 6 seis meses, apoiando seus moradores na busca de emprego, estudo e outras alternativas de moradia. São espaços abertos, de acolhimento sempre voluntário.	Existem somente 34 UAA no Brasil.

(Continua)

(Continuação)

QUADRO 36.8 – Equipamentos direcionados ao cuidado de dependentes de álcool e outras drogas

Rede	Acesso	Potencialidades	Dificuldades
Grupos de família			
Existem diversos grupos na rede de atenção formal e informal, para apoiar os familiares no seu autocuidado e no cuidado com as questões relacionadas à temática álcool e drogas	Particular de cada grupo.	Potencializam o cuidado integral.	Existem grupos que preconizam somente o cuidado do paciente, desconsiderando os impactos familiares.
Grupos			
Existem diversos grupos na rede de atenção formal e informal para prevenir e cuidar de assuntos relacionados a temática álcool, tabaco, *crack* e outras drogas.	Particular de cada grupo.	Dispositivos de grupos de acolhimento, abertos, terapêuticos, de prevenção e promoção podem facilmente ser criados e/ou potencializados na APS.	Os profissionais de saúde devem estar abertos e capacitados para articular ou criar dispositivos grupais com essa temática. Ainda existem poucas iniciativas de cuidado grupal, não programático na APS.
Internação de longa permanência			
Antigamente eram feitas em Hospitais psiquiátricos, no entanto após a constituição de 1988, e após a luta antimanicomial caíram em desuso. Todavia, atualmente essa prática ainda é realizada por comunidades terapêuticas e clínicas particulares.	Atualmente é feita em comunidades terapêuticas e pode ser, compulsória ou voluntária, embora o SUS preconize que as pessoas devem viver na sociedade para inserção social.	A Constituição Brasileira, as constantes lutas antimanicomiais e a reforma sanitária tentam de alguma forma coibir práticas segregadoras do indivíduo enquanto sujeito.	A institucionalização ainda é uma realidade, dificultando a inserção dos indivíduos na sociedade e apoiando práticas de cuidado o segregadoras da sociedade.

CAPS: Centro de Assistência Primária à Saúde; SUS: Sistema Único de Saúde; APS: Assistência Primária à Saúde.
Fonte: Adaptado de Ministério da Saúde (2011).

Papel da enfermagem da Equipe de Saúde da Família

A participação de enfermeiros nas ações de atenção à saúde é essencial, mas enfrenta muitos desafios. Assim como muitos profissionais de saúde, a formação de enfermeiros ainda é organizada de modo a priorizar conceitos biomédicos, identificando como função dos profissionais de Saúde apenas atividades relacionadas ao raciocínio anatomoclínico e fisiopatológico, lógico, baseado em evidências científicas[24].

Além disso, ainda que os enfermeiros, como categoria, já estejam envolvidos em ações de saúde coletiva mesmo antes da reforma sanitária e da reforma psiquiátrica, as diversas práticas já arraigadas frequentemente reduzem seu papel a partir de ações predominantemente ligadas à gestão, como o controle de insumos e organização de dados referentes às ações programáticas (pré-natal, coleta de citologia oncótica, insumos para pacientes insulinodependentes, vacinação, vigilância à saúde, entre outros).

A Política Nacional de Atenção Básica (PNAB) afirma que, além dessas ações de gestão já descritas, os enfermeiros na estratégia saúde da família devem atuar na coordenação das ações dos agentes comunitários de saúde e desenvolver práticas clínicas como consultas de enfermagem, grupos terapêuticos e educativos, visitas domiciliares e ações no território adstrito, como reuniões e grupos em escolas e associações de bairro[25].

É comum que, diante dessa somatória de funções, os enfermeiros concentrem sua prática clínica em grupos tradicionalmente considerados prioritários, como gestantes e crianças. Sabemos que, a partir da reforma psiquiátrica, a APS deve também assumir as questões de saúde mental de sua população adstrita como parte essencial de suas ações. Por integrar as equipes de saúde, a enfermagem necessita avançar em direção a uma prática clínica consistente e resolutiva, incluindo questões relacionadas à saúde mental.

Essa conjuntura, ainda que difícil, também se traduz em pontos de fortalecimento: o contato contínuo com os Agentes Comunitários de Saúde (ACS) possibilita a troca de informações rápida, viabilizando a identificação de situações com uso abusivo de álcool e outras drogas rapidamente. Além disso, os enfermeiros participam da capacitação contínua dos ACS e, dessa forma, podem introduzir temas para discussão que habilitem os ACS para uma prática sem preconceitos e eficiente no atendimento aos usuários de drogas e suas famílias.

O contato diário com os agentes comunitários de saúde também se traduz na oportunidade de identificação de fenômenos transgeracionais, na medida que o enfermeiro vai, aos poucos, conhecendo detalhes das vidas das famílias, suas histórias e o panorama geral do uso abusivo de álcool e outras drogas no território adstrito. Somando-se a esse conhecimento, os enfermeiros têm uma excelente oportunidade de aprofundarem seu vínculo com a comunidade mediante ações longitudinais em que já estão inseridos, como o pré-natal e a puericultura. Essa relação longitudinal de enfermeiros, ACS e comunidade também viabiliza uma profunda capilaridade de toda a equipe nos diversos espaços do território.

Os enfermeiros, como toda a equipe de saúde, estão diante de um enorme desafio: consolidar a APS no Brasil, assumindo seus atributos – centrais e derivados – como balizadores da prática. Sendo assim, o acesso aos serviços de APS vem sendo intensamente discutido, com a aplicação de diversos modelos de agendas profissionais que garantam que a APS seja, de fato, o primeiro contato dos usuários com o serviço de saúde. O acesso à APS como primeiro contato também inclui as demandas de saúde mental, notadamente a problemática da dependência química. Sabemos que o dependente químico precisa ser atendido assim que manifesta a intenção de procurar ajuda: essa motivação é lábil e precisa ser aproveitada enquanto existe. Não é aceitável que o agendamento do atendimento só garanta a consulta depois de 1 mês, ou mesmo 15 dias ou até 1 semana – esse atendimento tem de acontecer o mais rápido possível.

Os enfermeiros têm sido colocados na linha de frente no atendimento da demanda espontânea. Infelizmente, alguns serviços ainda desassociam a demanda espontânea do atendimento por equipe, de modo que nem sempre o enfermeiro está atendendo pacientes de seu território adstrito, o que geraria novas oportunidades de contato com seus usuários. Ainda assim, os enfermeiros necessitam buscar ferramentas que os capacitem para atuar como o primeiro contato de pacientes com problemas relacionados ao uso abusivo de álcool e outras drogas.

Existe uma crescente literatura científica apresentando diversas experiências de enfermeiros no atendimento de dependentes químicos e suas famílias na APS. Existem relatos de enfermeiros atuando por meio de terapia comunitária; uso de intervenção breve; grupos terapêuticos e educativos; uso de ferramentas de abordagem familiar, como genogramas e ecomapas; práticas corporais como *lian gong* e até mesmo estratégias relacionadas às práticas alternativas e à medicina tradicional chinesa.

O enfermeiro, ao desempenhar seu papel social de profissional do cuidado, vive as tensões próprias da produção de saúde — a produção quantitativa *versus* a produção de cuidado. Estabelece relações longitudinais e profundas com seus usuários, necessitando acrescentar, em sua caixa de ferramentas, tecnologias leves como escuta, acolhimento, vínculo, responsabilização e habilidades para lidar com os altos graus de incerteza intrínseca desse trabalho. A clínica ampliada aponta como caminho do cuidar a construção em equipe e a necessidade de reflexão e ressignificação das linhas que demarcam os territórios de atuação profissionais. Dessa forma, a prática clínica, na perspectiva ampliada, desafia os enfermeiros a enfrentar as tensões, atritos, dúvidas, inseguranças e incertezas, características inerentes ao trabalho na APS.

Dessa forma o papel do enfermeiro no cuidado de dependentes químicos e seus familiares depende de fatores organizacionais, que viabilizem que o profissional não fique limitado pela sobrecarga de demandas relativas à gestão, e também de fatores intrínsecos, como seu comprometimento com o tema e a busca contínua por aperfeiçoamento. Ao assumir as demandas de saúde mental de seus usuários como parte de seu escopo de ação – notadamente as questões relativas à dependência química –, o enfermeiro também assume a responsabilidade de desenvolver uma prática clínica resolutiva e, antes de tudo, acolhedora.

Sinais de alerta e erros comuns

- Não valorizar mudanças de comportamento ou sinais de uso de drogas na população adolescente e adulta sob seus cuidados.
- Não considerar os diferentes contextos de vida e sociais em que se inserem os adictos, reforçando sua recriminação e discriminação.
- Não dar importância aos fatores gatilhos, fissura e abstinência na abordagem orientada à independência de adictos.
- Esquecer de avaliar a presença de transtornos psiquiátricos associados.
- Deixar de atuar conjuntamente ou de oferecer suporte à família e à rede social.
- Deixar de realizar atuação multiprofissional ao lidar com situações dependência ao álcool e outras drogas.
- Deixar de realizar articulações intersetoriais na abordagem integral da dependência ao álcool e outras drogas.

Referências

1. Brasil. Ministério da Saúde. Gabinete do Ministro. Portaria/GM Nº 3.088, de 23 de dezembro de 2011. Disponível em: http://bvsms.saude.gov.br/bvs/saudelegis/gm/2011/prt3088_23_12_2011_rep.html
2. Brasil. Ministério da Saúde. Secretaria Executiva. Coordenação Nacional de DST/Aids. A Política do Ministério da Saúde para atenção integral a usuários de álcool e outras drogas/Ministério da Saúde, Secretaria Executiva, Coordenação Nacional de DST e Aids. Brasília: Ministério da Saúde; 2003.
3. Brasil. Relatório brasileiro sobre drogas. Brasília: Secretaria Nacional de Políticas sobre Drogas; 2009.
4. Carlini EA, Galduróz JCI. Levantamento domiciliar sobre o uso de drogas psicotrópicas no Brasil: estudo envolvendo as 107 maiores cidades do país. Brasília: Secretaria Nacional Antidrogas (SENAD); 2005.
5. Brasil. Ministério da Saúde (MS). Secretaria de Vigilância em Saúde. Política Nacional de Promoção da Saúde. Portaria nº 687 MS/GM, de 30 de março de 2006. Aprova a Política de Promoção da Saúde. Diário Oficial da União 31 mar. 2006.
6. Institute of Medicine. Crossing the quality chasm: a new health system for the 21st century. Washington: National Academy Press; 2001.
7. Brasil. Ministério da Saúde. Secretaria de Atenção à Saúde. Departamento de Ações Programáticas Estratégicas. Programa #tamojunto: prevenção na escola: caderno do educando [recurso eletrônico]/Ministério da Saúde, Secretaria de Atenção à Saúde, Departamento de Ações Programáticas Estratégicas. Brasília: Ministério da Saúde; 2017.
8. Lopes Júnior A, Amorim APA, Valladão Júnior JBR, Silva KV, Cadioli LM. Capítulo 7: Roberto e Vanessa. In: Valladão Júnior JBR, Gusso G, Olmos RD. Medicina de Família e Comunidade – Série Manual do Médico Residente do Hospital das Clínicas da Faculdade de Medicina da Universidade de São Paulo (USP). Atheneu; 2017.
9. Méndez EB. Uma Versão Brasileira do AUDIT (Alcohol Use Disorders Identification Test) [dissertação]. Pelotas: Faculdade de Medicina, Universidade Federal de Pelotas; 1999.
10. Masur J, Monteiro MG. Validation of the CAGE, alcoholism screening test in brazilian psychiatric inpatient setting. Braz J Med Biol 1983;16:215-8.
11. WHO Assist Working Group. The Alcohol, Smoking and Substance Involvement Screening Test (ASSIST): development, reliability and feasibility. Addiction 2002;97:1183-94.
12. Organização Mundial da Saúde. CID-10 Classificação Estatística Internacional de Doenças e Problemas Relacionados à Saúde. 10a rev. São Paulo: Universidade de São Paulo; 1997.
13. World Organization of Family (WONCA). Comitê Internacional de Classificação da WONCA. Classificação Internacional de Atenção Primária (CIAP 2). 2ª edição brasileira – Florianópolis: Sociedade Brasileira de Medicina de Família e Comunidade; 2009.
14. Sullivan JT, Sykora K, Schneiderman J, Naranjo CA, Sellers EM. Assessment of alcohol withdrawal: the revised Clinical Institute Withdrawal Assessment for Alcohol scale (CIWA-Ar) Br J Addict. 1989;84(11):1353-7.
15. Bayard M, McIntyre J, Hill KR, Woodside J., Jr. Alcohol withdrawal syndrome. Am Fam Physician. 2004;69(6):1443-50.
16. Pani PP, Trogu E, Vacca R, Amato L, Vecchi S, Davoli M. Disulfiram for the treatment of cocaine dependence. Cochrane Database Syst Rev. 2010;(1):CD007024.
17. Instituto Nacional de Câncer. Programa Nacional de Controle do Tabagismo [Internet]. Rio de Janeiro: INCA; 2014.
18. Fiore MC, Hatsukami DK, Baker TB. Effective tobacco dependence treatment. JAMA, 2002;288:1768-71.
19. Aveyard P, et al. Nortriptyline plus nicotine replacement versus placebo plus nicotine replacement for smoking cessation: pragmatic randomised controlled trial. BMJ 2008;336:1223-7.
20. BRASIL. Ministério da Saúde. Instituto Nacional de Câncer, Coordenação de Prevenção e Vigilância. Consenso sobre abordagem e tratamento do fumante. Rio de Janeiro; 2001.
21. Stead LF, Perera R, Bullen C, Mant D, Lancaster T, Stead LF, et al. Nicotine replacement therapy for smoking cessation. Cochrane Database of Systematic Reviews 2012 Nov 14;11:CD000146.
22. Hughes JR, Stead LF, Lancaster T, Hughes JR, Stead LF, Lancaster T. Antidepressants for smoking cessation. Cochrane Database of Systematic Reviews 2014; Jan 8;1:CD000031.
23. Silva ALB, Silva BLS, Avigo D, Valladão Júnior JBR, Melo NG. Capítulo 12: José. Em: Valladão Júnior JBR, Gusso G, Olmos RD. Medicina de Família e Comunidade – Série Manual do Médico Residente do Hospital das Clínicas da Faculdade de Medicina da Universidade de São Paulo (USP). Atheneu; 2017.
24. Brasil. Ministério da Saúde. Secretaria de Atenção à Saúde. Departamento de Atenção Básica. Saúde mental/ Ministério da Saúde, Secretaria de Atenção à Saúde, Departamento de Atenção Básica, Departamento de Ações Programáticas Estratégicas. Brasília: Ministério da Saúde; 2013.
25. BRASIL. Ministério da Saúde. Secretaria de Atenção à Saúde. Departamento de Atenção Básica. Política Nacional de Atenção Básica. Brasília – DF; 2012.

CAPÍTULO 37

Síndrome de Burnout

- José Benedito Ramos Valladão Júnior • Ana Luiza Leite Ribeiro Freire
- Gabriela Mendes Aguiar • Karen Barbour Oliveira

O que é importante saber

- O reconhecimento da Síndrome de Burnout e seu manejo é um dos desafios contemporâneos dos profissionais de saúde.
- Muitas vezes, eles próprios e/ou integrantes de sua equipe estão vivenciando e sofrendo o problema.
- A taxa de Burnout tem se elevado, principalmente em profissionais de Atenção Primária à Saúde.
- Entre as especialidades médicas, a Medicina de Família e Comunidade apresenta um dos maiores índices.

Considerações gerais

A síndrome de Burnout, classicamente definida por exaustão, despersonalização e redução da satisfação no desempenho das atividades laborais, tem suas primeiras descrições na literatura há mais de quatro décadas. O psicanalista Freudenberger foi um de seus precursores e a caracterizou como "colapso psiquiátrico e físico cuja causa está intimamente ligada à vida profissional"[1].

Na atualidade, a soma da constante exigência de resultados no ambiente laboral e o elevado ritmo de vida com escassez de tempo para atividades pessoais e de lazer, além de fatores inerentes ao modelo de sociedade (competitividade, utilitarismo, individualismo), aumentam a prevalência da síndrome de Burnout.

O esgotamento profissional tem sido encontrado, especialmente, em profissionais envolvidos com o cuidado, como assistentes sociais, professores, enfermeiros, dentistas, médicos. Estima-se que, na área de saúde, esta síndrome esteja presente em 1 a cada 5 desses profissionais[2]. Destaca-se sua presença entre a categoria dos médicos, na qual hoje se reconhece como uma das mais importantes causas de suicídio. Diferentes estudos têm mostrado que os sintomas da síndrome podem estar presentes em cerca de 50% dos médicos[3,4] e a especialidade de Medicina de Família e Comunidade é uma das quais têm respondido aos maiores índices[5].

No cenário da Atenção Primária à Saúde, especificamente, há um aumento na incidência de Burnout[6]. Entre as prováveis causas, aponta-se que os profissionais neste nível de atenção são constantemente expostos a condições estruturais precárias, desvalorização profissional, extrema vulnerabilidade social nos territórios de abrangência das unidades de saúde, desarticulação da rede de saúde e a cobrança do profissional em relação a si mesmo[7].

Dessa forma, as equipes de Atenção Primária à Saúde devem não apenas responder às necessidades dos pacientes que a procuram sofrendo Burnout, mas também olhar para seus integrantes e reconhecer o quanto o problema também não os afeta.

A presença de Burnout em profissionais de saúde acarreta prejuízo no cuidado dos pacientes, com maior índice de erros médicos, períodos de recuperação prolongados, menor satisfação. Além disso, os serviços de saúde também sofrem impactos, seja por aumento nos custos de tratamento, trocas frequentes de profissionais ou redução da produtividade[8].

Abordagem diagnóstica

O Burnout geralmente não é uma queixa apresentada de forma direta pelos pacientes durante as consultas. Pode encontrar-se manifesto de formas diversificadas e, muitas vezes, implícitas. O médico é quem, frequente e ativamente, deve buscar por informações, dicas, sinais e sintomas durante o atendimento que o direcionem para este problema e tornem real a possibilidade desta condição. Trata-se, pois, de uma tarefa desafiadora que obrigatoriamente incorre na necessidade de entender se a atividade ocupacional é o foco principal para o sofrimento entre todos os diferentes contextos que influenciam a saúde mental de um indivíduo (individual, social, familiar, comunitário, ambiental, laboral, econômico, afetivo, sexual).

Algumas ferramentas auxiliam a compreensão e o reconhecimento de uma possível síndrome de Burnout. O Modelo de Demanda-Controle[9] no ambiente de trabalho é bastante útil para entender o quanto o indivíduo encontra-se em uma situação de sobrecarga e desgaste que ofereça alto risco de Burnout (Figura 37.1). O controle se associa com a possibilidade de exercer autonomia e poder sobre o seu próprio trabalho, tendo liberdade para usar suas habilidades intelectuais e autorização para decidir como fazê-lo. A demanda psicológica representa as pressões enfrentadas no ambiente laboral tanto em termos quantitativos (tempo e velocidade no trabalho) como qualitativos (conflitos, ordens, punições). Os indivíduos que trabalham sob baixo controle e alta demanda psicológica encontram-se em uma situação de alto desgaste e, por isso, grande risco de Burnout, se ainda não o estiverem vivenciando. Em cenários de alta demanda psicológica e alto controle, o indivíduo tem um cotidiano de trabalho ativo em que as demandas excessivas também podem levar ao Burnout em algum momento, porém com um risco intermediário. O contexto de baixa demanda psicológica e baixo controle (trabalho passivo) também pode ser nocivo e também apresenta um risco intermediário para gerar Burnout, na medida que pode inclinar-se para perda de habilidades, de motivação, de projetos e desinteresse extremo. Por fim, encontram-se em posição de baixo desgaste e, por conseguinte, com o menor risco de desenvolverem Burnout, as pessoas que têm alto controle sobre os seus processos de trabalho e baixa demanda psicológica.

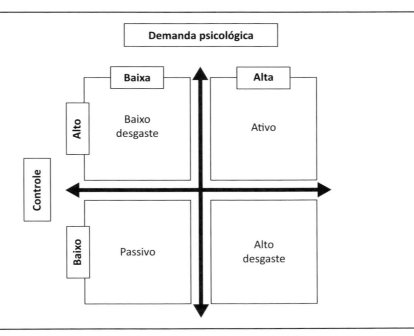

FIGURA 37.1 – Esquema adaptado do Modelo de Demanda-Controle[10]
Fonte: Theorell T, Karasek RA (1996).

Uma terceira dimensão (suporte) foi adicionada posteriormente e diz respeito ao apoio social por meio de interação e suporte social proporcionado no ambiente de trabalho. A avaliação conjunta das três dimensões foi organizada no formato de um questionário de desgaste profissional (Quadro 37.1)[11,12] e também se constitui em importante arsenal frente à avaliação de risco e suspeita de Burnout.

QUADRO 37.1 – Job Stress Scale – versão reduzida

Demanda
a) Com que frequência você tem de fazer suas tarefas de trabalho com muita rapidez? b) Com que frequência você tem de trabalhar intensamente (isto é, produzir muito em pouco tempo)? c) Seu trabalho exige demais de você? d) Você tem tempo suficiente para cumprir todas as tarefas de seu trabalho? e) O seu trabalho costuma apresentar exigências contraditórias ou discordantes?
Controle
f) Você tem possibilidade de aprender coisas novas em seu trabalho? g) Seu trabalho exige muita habilidade ou conhecimentos especializados? h) Seu trabalho exige que você tome iniciativas? i) No seu trabalho, você tem de repetir muitas vezes as mesmas tarefas? j) Você pode escolher COMO fazer o seu trabalho? k) Você pode escolher O QUE fazer no seu trabalho?
Suporte
l) Existe um ambiente calmo e agradável onde trabalho. m) No trabalho, nós nos relacionamos bem uns com os outros. n) Posso contar com o apoio dos meus colegas de trabalho. o) Se eu não estiver num bom dia, meus colegas compreendem. p) No trabalho, eu me relaciono bem com meus chefes. q) Gosto de trabalhar com meus colegas.
Opções de resposta: A a K: frequentemente; às vezes; raramente; nunca ou quase nunca. L a Q: concordo totalmente; concordo mais que discordo; discordo mais que concordo; discordo totalmente.

Fonte: Theorell T (2000); Alves MGM et al. (2004).

Nesse ponto da avaliação clínica, é importante delimitar a diferença entre estresse e Burnout (Quadro 37.2)[13,14]. O Burnout pode ser resultado de uma reação anormal e desmedida ao estresse, mas não é o mesmo que excesso de estresse. O esgotamento do Burnout significa sentir-se vazio e mentalmente exausto, desprovido de motivação e sem esperança de mudança. Em geral, na maioria das vezes, estamos conscientes de estarmos experimentando o estresse. Por outro lado, nem sempre percebemos que estamos vivenciando o Burnout em virtude de ele ser um processo que incorre em uma mudança comportamental que se torna parte constitucional da pessoa e de suas formas de lidar com a vida.

QUADRO 37.2 – Estresse *versus* Síndrome de Burnout

Estresse	Síndrome de Burnout
Alto engajamento	Desengajamento
Emoções exageradas	Emoções embotadas
Urgência e hiperatividade	Desamparo e desesperança
Perda de energia física	Perda de motivação, ideais e esperança
Tende à ansiedade	Tende ao desapego e depressão
Predomina sobrecarga física	Predomina sobrecarga emocional

Fonte: Ravalier JM et al. (2014); Åhlin J et al. (2014).

Os psicólogos Herbert Freudenberger e Gail North descreveram 12 fases do processo de Burnout[15,16], que auxiliam a compreender as distintas expressões do problema (Quadro 37.3). Essas fases não ocorrem em ordem sucessiva necessariamente, alguns pacientes permanecem anos na mesma fase, outros se encontram em várias ao mesmo tempo.

QUADRO 37.3 – As 12 fases do processo de Burnout

Fase	Manifestações
Ambição excessiva	• Desejo excessivo de ascensão no trabalho. • Determinação e compulsão excessivos em se mostrar e provar.
Trabalhando em excesso	• Altas expectativas pessoais. • Assunção de mais trabalho progressivamente. • Obsessão em lidar com tudo sozinho. • Trabalho como único foco de vida.
Negligência das próprias necessidades	• Descaso com necessidades fisiológicas (sono, refeições, interação social). • Amigos e familiares em segundo plano. • Hobbies vistos como irrelevantes.
Deslocamento de conflitos	• Desconsidera os problemas e a procura por suas causas. • Não enfrentamento de suas limitações e crises. • Indivíduos podem se sentir ameaçados, em pânico e nervosos. • Sintomas físicos comumente surgem nesse estágio.
Mudança de valores	• Valores distorcidos. • Amigos, família e lazer são renunciados. • Autoestima passa a ser definida pelo emprego. • Embotamento emocional progressivo.
Negação dos problemas	• Intolerância, cinismo, agonia, agressividade. • As causas para os problemas são atribuídas à falta de tempo e à quantidade de trabalho, não pela maneira como o indivíduo mudou.
Isolamento social	• Redução do contato social ao mínimo. • Sensação cada vez maior de desesperança ou ausência de direção. • Tendência a surgir abuso/dependência do álcool ou de outras drogas.
Mudança de comportamento	• Demais pessoas notam mudanças comportamentais óbvias. • Perdem-se a animação e o engajamento inicial pelo excesso de trabalho. • Surgimento de medo, timidez, apatia. • Sensação interna de inutilidade.
Despersonalização	• Completa desvalorização pessoal e dos outros. • Perda da percepção de suas próprias necessidades. • Ausência de perspectiva ou projetos. • Vida reduzida a uma série de funções mecânicas.
Vazio interno	• Expansão implacável do vazio interno. • Surgimento de reações e comportamentos exagerados na tentativa de suprir o vazio interno. • Surgimento de vícios (jogo patológico, drogadição) e compulsões (alimentar, sexual).
Depressão	• Sintomas depressivos. • Perda de significado da vida. • Sensação constante de estar perdido, inseguro, exausto.
Síndrome de Burnout	• Completo colapso mental e físico. • Risco aumentado de suicídio. • Necessidade imperativa de atenção médica.

Fonte: Ponocny-Seliger E, Winker R (2014); Kraft U (2006).

As características presentes em cada uma destas etapas determinam, durante o processo de Burnout, a ocorrência de múltiplas manifestações clínicas, que incluem fadiga crônica e exaustão contínua, distúrbios de concentração e memória, falta de motivação e de interesse, cinismo, agressividade, manifestações somáticas (dor de cabeça, dor no peito, dores em outras localidades do corpo, palpitação, tontura, formigamentos, gastrite, refluxo), sintomas medicamente inexplicáveis. Além disso, o quadro pode implicar a ocorrência de transtorno de ansiedade e/ou depressão, abuso de álcool e de outras drogas, conflitos familiares[17]. Este cenário acarreta, globalmente, diminuição de funcionalidade e produtividade dos profissionais acometidos. E, como consequência, falta no trabalho, erros por imprudência e negligência, demissão, afastamento, incapacidade[8].

Ante o exposto, observa-se que a grande diversidade de manifestações e contextos em que se insere a síndrome de Burnout, torna o seu diagnóstico um desafio. Diferentes maneiras para caracterizar o problema vêm sendo estudadas. O questionário mais aceito e em uso na atualidade para acessar o Burnout foi introduzido em 1981 por Maslach e é conhecido como "Maslach Burnout Inventory" (Quadro 37.4)[18]. Além disso, existem outras duas escalas frequentemente utilizadas, o Oldenburg Burnout Inventory[19] e o Copenhagen Burnout Inventory[20].

QUADRO 37.4 – Maslach Burnout Inventory

Classifique de 0 a 6*, com que frequência você:
1) Sente-se emocionalmente sugado pelo trabalho.
2) Sente-se consumido no fim de um dia de trabalho.
3) Sente-se fatigado quando se levanta pela manhã e tem de encarar outro dia neste emprego.
4) Consegue compreender facilmente como os seus pacientes se sentem a respeito das coisas.
5) Sente que trata alguns pacientes como se fossem objetos.
6) Sente que trabalhar com pessoas o dia inteiro é realmente uma grande tensão para você.
7) Lida de forma efetiva com os problemas dos seus pacientes.
8) Sente-se esgotado pelo trabalho.
9) Sente que influencia de forma positiva as outras pessoas por meio do seu trabalho.
10) Ficou mais insensível em relação às pessoas desde que tem este emprego.
11) Preocupa-se com este emprego estar o endurecendo emocionalmente.
12) Sente-se sinto muito disposto.
13) Sente-se frustrado no emprego.
14) Sente que eu está trabalhando duro demais.
15) Realmente não se preocupa com o que acontece a alguns pacientes.
16) Acha que trabalhar diariamente com pessoas provoca muito estresse em você.
17) Pode facilmente criar um clima descontraído com seus pacientes.
18) Sente-se animado depois de trabalhar bem próximo aos seus pacientes.
19) Tem realizado muitas coisas que valem a pena neste trabalho.
20) Sente-se como se estivesse no fim da linha.
21) No seu trabalho, lida com problemas emocionais com muita tranquilidade.
22) Sente que os pacientes oe culpam por alguns dos problemas deles.

* 0 = nunca, 1 = algumas vezes ao ano ou menos, 2 = uma vez ao mês ou menos, 3 = algumas vezes por mês, 4 = uma vez por semana, 5 = algumas vezes por semana, 6 = todos os dias.
Fonte: Maslach C, Jackson SE (1981).

Abordagem terapêutica

A abordagem terapêutica direcionada ao Burnout deve incorporar fundamentalmente um seguimento próximo e frequente com o médico de família. São essenciais medidas direcionadas ao fator causal. Ou seja, a forma de se relacionar com os processos de trabalho deve passar por uma avaliação (fatores estressores, demandas e responsabilidades, grau de controle e autonomia) e reorganização (p. ex., diminuição de carga-horária e/ou de tarefas e atribuições).

A psicoterapia é um recurso central na terapia da síndrome de Burnout, devendo ser recomendado acompanhamento conjunto e regular com psicólogo a todos os pacientes.

Também são recomendadas medidas gerais de melhoria da qualidade de vida, controle do estresse, melhora do sono, alimentação saudável, prática de atividades físicas, manutenção de *hobbies* e interesse pela vida social.

A associação de práticas integrativas, como meditação[21] e ioga[22], também se mostra benéfica.

Não existe evidência para tratamento medicamentoso específico direcionado à síndrome de Burnout a partir de ensaios clínicos. Recomenda-se o uso de psicofármacos conforme indicações habituais para transtorno de ansiedade e/ou depressivo (ver Capítulo 35) que estejam superajuntados.

Seguimento

O seguimento de pacientes com síndrome de Burnout deve ser individualizado e fazer parte de um conjunto de cuidados integrados multidisciplinarmente. A princípio, recomenda-se que as consultas sejam programadas para garantir maior aderência e comprometimento do paciente pelo cuidado. Sugere-se, também, que inicialmente o médico de família realize consultas semanais com intuito de aprofundar o seu conhecimento sobre o indivíduo e seus diferentes contextos, além de traçar e avaliar as estratégias de tratamento com maior intensidade e proximidade no início do percurso terapêutico. Devendo, claro, manter o paciente orientado a respeito da possibilidade de procurá-lo em demanda espontânea para atendimentos adicionais conformes sua necessidade.

Papel da enfermagem da Equipe de Saúde da Família

A equipe de enfermagem da Estratégia de Saúde da Família tem participação importante no cuidado de pacientes com síndrome de Burnout, desenvolvendo atividades direcionadas à melhoria da qualidade de vida mediante suporte comportamental e motivacional. Essas abordagens podem ser realizadas em consultas ou em grupos e são voltadas a diversos aspectos: controle do estresse; melhora do sono; educação alimentar; estímulo ao esporte e lazer; participação em grupos (caminhada, dança, pilates, ioga, meditação).

Além disso, o enfermeiro da equipe de Estratégia de Saúde da Família apresenta uma posição de gestão e liderança na equipe, devendo ter como responsabilidade o olhar cuidadoso para o bem-estar e qualidade de vida de seus integrantes. Dessa forma, tem papel importante no reconhecimento de fatores de risco e sinais de Burnout aos quais possam estar submetidos os agentes de saúde, o técnico de enfermagem, o médico de família, além de si próprio. É sua tarefa demonstrar empatia, fornecer espaços de escuta junto aos integrantes da equipe. A partir desta avaliação, encontra-se em posição de realizar medidas de enfrentamento ao Burnout diretamente na estrutura e nos processos de trabalho da equipe: ambiente e estrutura de trabalho; fluxos administrativos e assistenciais; atribuições e responsabilidades; relação e comunicação entre os integrantes, interações com unidade de saúde e pacientes.

Quando encaminhar e para quem

Recomenda-se que todos os pacientes que tenham síndrome de Burnout bem-definida pelo médico de família sejam encaminhados para seguimento de psicoterapia conjunto.

Ao psiquiatra devem ser endereçados os casos em que existam transtornos de ansiedade e/ou depressão associados e haja gravidade ou refratariedade obedecendo as indicações de encaminhamento psiquiátrico habituais dessas condições (ver Capítulo 35).

Sinais de alerta e erros comuns

- Não valorizar a queixa de sobrecarga e esgotamento do paciente.
- Reduzir o problema a uma justificativa de excesso de estresse.
- Não ter clara compreensão da diferença entre estresse e síndrome de Burnout.
- Desconhecer ferramentas de avaliação do Burnout.
- Deixar de envolver o psicólogo no tratamento e no acompanhamento.
- Não analisar a gravidade e possíveis riscos (como suicídio) que necessitam de acompanhamento psiquiátrico.
- Deixar de se autoavaliar e de avaliar a sua equipe quanto à influência do trabalho em sua saúde física e emocional.

Referências

1. Freudenberger HJ. Staff Burn-Out. J Social Issues 1974.
2. Weber A, Reinhard AJ. Burnout syndrome: a disease of modern societies? Occup. Med. (Great Britain) 2000;50(7):512-517.
3. Shanafelt TD, Hasan O, Dyrbye LN et al. Changes in burnout and satisfaction with work-life balance in physicians and the general US working population between 2011 and 2014. Mayo Clin Proc 2015;90:1600-3.
4. Dyrbye L, Shanafelt T. A narrative review on burnout experienced by medical students and residents. Med Educ 2016;50:132-49.
5. Peckham C. Medscape National Physician Burnout & Depression Report. 2018 January.
6. Trindade LL et al. Estresse e síndrome de burnout entre trabalhadores da equipe de Saúde da Família. Acta paul. enferm. [online] 2010 [cited 2018-07-02]; 23(5):684-689.
7. Silveira SLMC, Mara SG, Amazarray MR. Preditores da síndrome de burnout em profissionais da saúde na atenção básica de Porto Alegre/RS. Cad. Saúde Colet. 2014 out./dez.;22(4).
8. West CP, Dyrbye LN, Shanafelt TD. Physician burnout: contributors, consequences and solutions. J Int Medicine 2018 March.
9. Karasek R, Theorell T. Healthy work: stress, productivity and the reconstruction of working life. New York: Basic Books; 1990.

10. Theorell T, Karasek RA. Current issues relating to psychosocial job strain and cardiovascular diseasse research. J Occup Health Psychol 1996;1:9-26.
11. Theorell T. Working conditions and health. In: Berkman L, Kawachi I, editors. Social epidemiology. New York: Oxford University Press; 2000. p. 95-118.
12. Alves MGM et al. Versão resumida da "job stress scale": adaptação para o português. Rev. Saúde Pública [online] 2004;38(2):164-171.
13. Ravalier JM, McVicar A, Munn-Giddings C. Public service stress and burnout over 12 months. Occup Med (Lond). 2014 Oct;64(7):521-3. doi: 10.1093/occmed/kqu100. Epub 2014 Aug 14.
14. Åhlin J, Ericson-Lidman E, Norberg A, Strandberg G. A comparison of assessments and relationships of stress of conscience, perceptions of conscience, burnout and social support between healthcare personnel working at two different organizations for care of older people. Scand J Caring Sci. 2015 Jun;29(2):277-87. doi: 10.1111/scs.12161. Epub 2014 Aug 25.
15. Ponocny-Seliger E, Winker R. 12-phase burnout screening – development, implementation and test theoretical analysis of a burnout screening based on the 12-phase model of Herbert Freudenberger and Gail North. ASUI 2014;49:927-35.
16. Kraft U. Burned Out. Scientific American Mind. 2006 June.
17. Caballero L, MILLAN J. La aparición del síndrome del Burnout o de estar quemado. Bulleti bimestral de comunicació interna. Secretaria General d'administració i funció Pública 2, Abril 1999.
18. Maslach C, Jackson SE. The measurement of experienced burnout. Journal of Occupational Behaviour (EUA) 1981;2.
19. Demerouti E, Bakker AB, Vardakou I, Kantas A. The convergent validity of two burnout instruments: a multi-trait-multimethod analysis. Eur J Psychol Assess 2002;18:296-307.
20. Kristensen TS, Borritz M, Villasden E, Christensen KB. The Copenhagen Burnout Inventory: a new tool for the assessment of burnout. Work Stress 2005;19:192-207.
21. Goodman MJ, Schorling JB. A mindfulness course decreases burnout and improves well-being among healthcare providers. Int J Psychiatry Med. 2012;43(2):119-28.
22. Alexander GK, Rollins K, Walker D, Wong L, Pennings J. Yoga for Self-Care and Burnout Prevention Among Nurses. Workplace Health Saf. 2015 Oct;63(10):462-70; quiz 471. doi: 10.1177/2165079915596102.

88

CAPÍTULO 38

Violência Doméstica

- *Ana Paula Andreotti Amorim* • *Mariana Arantes Nasser*
- *Viviane da Silva Freitas*

O que é importante saber

- Violência é um problema de saúde prevalente.
- É atribuição da atenção primária identificar e abordar a violência.
- A organização para atendimento da violência deve ser institucional.
- O trabalho com violência requer atuação multiprofissional e ações em rede.
- A postura de acolhimento dos profissionais determina o acesso ao cuidado da pessoa em situação de violência.
- Casos de violência devem ser priorizados na demanda dos serviços de Atenção Primária à Saúde.
- Reconhecer a violência doméstica como objeto da atenção primária exige ações individuais e coletivas.
- O referencial da integralidade do cuidado é relevante para a atenção a pessoas em situação de violência.

Considerações gerais

Violência é "o uso intencional de força física ou poder, real ou como ameaça contra si próprio, outra pessoa, um grupo ou uma comunidade, que resulte ou tenha probabilidade de resultar em ferimentos, morte, danos psicológicos, desenvolvimento prejudicado ou privação"[1].

Todos os indivíduos encontram-se sujeitos à violência, mas há grupos mais vulneráveis: mulheres; crianças e adolescentes; idosos, pessoas LGBT; pessoas com deficiência; e portadores de sofrimento mental.

Violência doméstica como negação de direitos humanos

A violência doméstica pode ser entendida como qualquer tipo de relação de abuso ou exploração, estabelecido no contexto privado da família, contra qualquer um de seus membros ou por parceiro íntimo, não necessariamente dentro de um domicílio. Ela pode se manifestar de diversos modos e em diferentes intensidades e atinge de forma continuada especialmente mulheres, crianças, adolescentes, idosos e portadores de deficiência. Embora as estatísticas apontem os homens adultos como autores mais frequentes dos abusos físicos e/ou sexuais sobre meninas e mulheres, o abuso físico e a negligência em relação às crianças são, muitas vezes, cometidos por suas mães, assim como os cuidadores de idosos são seus principais abusadores. Pelo fato de a violência doméstica constituir uma violação de direitos humanos de grandes proporções e repercussões na saúde das pessoas, ela tem sido alvo de atenção específica em diversos tratados internacionais, dos quais o Brasil é signatário (CEDAW, 1979; Viena, 1993; Pará, 1994; Beijing, 1995; entre outros).

A violência ocorre, geralmente, no âmbito de relações de poder desiguais, mas, muitas vezes, as situações de violência não são compreendidas como tal pelas pessoas que as sofrem. Portanto, é papel do profissional de saúde atentar para as diversas formas de violência e suas manifestações mais comuns, representadas por ações ou omissões:

- **Violência física:** infligir tapas, empurrões, socos, mordidas, chutes, queimaduras, cortes, estrangulamento, lesões por arma de fogo ou objetos a alguém; amarrar alguém; arrastar alguém; arrancar a roupa de alguém; obrigar alguém a consumir alimentos ou a tomar medicamentos desconhecidos ou inadequados; impor a alguém o uso de substâncias; abandonar alguém em lugar desconhecido; usar de força física sobre o corpo de alguém; gerar dano à integridade física de alguém por negligência ou omissão de cuidados; perpetrar castigos repetidos contra alguém.

- **Violência sexual:** carícias indesejadas; exposição obrigatória a material pornográfico; exibicionismo e masturbação forçados; linguagem erotizada em situação inadequada; impedimento do uso de método anticoncepcional ou da negativa de parceira(o) em usar preservativo; sexo forçado no casamento ou estupro marital (quando a mulher é constrangida a manter relações sexuais como seu "dever de esposa"); estupro (penetração oral, anal ou vaginal, com uso de objeto, à força, sob ameaça ou por submissão ao uso de drogas, ou quando a vítima é incapaz de ter adequado julgamento); abuso sexual na infância ou na adolescência (participação da vítima em atividades sexuais inadequadas à sua idade e desenvolvimento psicossexual); abuso incestuoso (envolvimento de pais ou parentes próximos); assédio sexual (atitude de conotação sexual, insistentemente e/ou de forma indireta, com constrangimento por meio do uso de poder, reduzindo a capacidade de resistência da vítima).

- **Violência psicológica:** insultos constantes, humilhação, desvalorização, chantagem, imposição de isolamento de amigos ou familiares, ridicularização, rechaço, manipulação afetiva, exploração, negligência, ameaças, críticas pelo desempenho sexual, omissão de carinho, recusa de atenção e supervisão, confinamento doméstico, privação arbitrária de liberdade (impedimento ao trabalho, estudo, cuidado com a aparência pessoal, uso do próprio dinheiro, à diversão e a demais prerrogativas pessoais).

- **Violência econômica ou financeira:** roubo, destruição de bens pessoais ou de bens da sociedade conjugal, recusa a pagamento de pensão alimentar e à participação em gastos básicos para a sobrevivência do núcleo familiar, uso indevido por terceiros dos recursos econômicos de pessoa idosa, tutelada ou incapaz (impedimento de acesso a provimentos e cuidados).
- **Violência institucional:** falta de escuta e de tempo dedicados às usuárias dos serviços de saúde, desatenção ou negligência, frieza ou rispidez, maus-tratos e discriminações praticados por profissionais de saúde, violação dos direitos reprodutivos das usuárias (mulheres em processo de abortamento, aceleração do parto, preconceitos).

Levantamentos da Organização Mundial da Saúde (OMS) – período de 2010 a 2014 – relatam que: 25% de adultos sofreram abusos físicos quando crianças; 1 em cada 5 mulheres sofreu abusos sexuais quando crianças; 1 em cada 3 mulheres foi vítima de violência física ou sexual praticada por parceiro íntimo em algum momento da vida; e 1 em cada 17 idosos sofreu abusos no mês antecedente à pesquisa.

Os problemas gerados pela violência não são tão facilmente mensuráveis em dados estatísticos. Além de ferimentos físicos, problemas de saúde física e reprodutiva, incapacitação, depressão e transtornos mentais comuns, a violência acarreta diversos problemas de saúde ao longo da vida. Ela é causa direta ou indireta de morbidades, principalmente entre mulheres e crianças; bem como de morte prematura nos casos de homicídio ou de adoecimentos intermediários que levam a desfechos negativos. Muitas das causas de morte (por doenças cardíacas, acidentes vasculares, câncer e HIV/AIDS) são resultado de comportamentos adotados por vítimas de violência frente ao sofrimento de traumas psicológicos, podendo também levar ao tabagismo, consumo abusivo de álcool e de drogas e ao sexo inseguro.

Cada vez mais pesquisas demonstram que grande parte da violência interpessoal pode ser evitada e que suas consequências podem ser reduzidas. Programas de prevenção à violência e serviços de atendimento a vítimas de violência são desenvolvidos em níveis internacionais e resultam eficazes, sobretudo quando setores de saúde, de justiça, de desenvolvimento e de gênero atuam em conjunto. O Relatório Mundial sobre Prevenção da Violência[15] recomenda que haja investimento na coleta de dados, para que a verdadeira extensão do problema possa ser revelada; recomenda, igualmente, que tanto os serviços de prevenção quanto os serviços de atendimentos às vítimas sejam abrangentes e subsidiados por evidências; e, ainda, que os planos de ação sejam abrangentes e que haja capacitação para prevenção da violência. Em nível local, os serviços de saúde podem beneficiar suas comunidades atendidas, organizando sua prática de maneira integrada entre os próprios profissionais e os demais serviços locais.

Legislação para o enfrentamento à violência doméstica

A abordagem da violência, no âmbito da atenção primária, garante o respeito aos princípios da universalidade e da integralidade do SUS e aos direitos humanos fundamentais. Os grupos vulneráveis à violência, principalmente no âmbito familiar, são constituídos por: 1) mulheres; 2) crianças e adolescentes; 3) idosos; 4) grupos LGBT; 5) pessoas portadoras de deficiências; 6) portadores de sofrimento mental.

O espaço de acolhimento e a postura dos profissionais de saúde podem ser determinantes no atendimento à pessoa em situação de violência. Esses casos devem ser considerados prioritários nas demandas diárias de um serviço de atenção primária. Não se deve perder o momento em que essas demandas chegam à equipe de saúde, o que pode acarretar desmobilização da vítima e piora de sua situação de vulnerabilidade.

A título de exemplo, o relato dos agentes comunitários e dos profissionais de enfermagem, em reuniões de equipe, colabora para a identificação dos casos, bem como para a formulação de estratégias de abordagem individual e familiar. Como se trata de um trabalho multiprofissional, é imprescindível cultivar espaços de diálogo com os setores da Assistência Social e da Educação e Justiça, para o acompanhamento dos casos.

A informação fornecida pelos profissionais de saúde, acerca das alternativas de serviços específicos voltados para a questão da violência doméstica e das legislações existentes para os grupos mais vulneráveis, torna-se fundamental para o planejamento das estratégias de condução dos casos individuais e também das ações coletivas de prevenção da violência. Para o enfrentamento do problema, é fundamental o trabalho integrado com os Conselhos Tutelares, Conselhos de Direitos da Criança e do Adolescente, Centros de Referência de Assistência Especializados, Delegacia de Defesa da Mulher, Centros de Referência à Violência, Delegacia do Idoso e Defensoria Pública. organizações não governamentais (ONG), sites de informações sobre direitos (p. ex., Disque Direitos Humanos – 100, Central de Atendimento à Mulher – 180) são importantes instrumentos de consulta, orientações jurídicas e de denúncias.

Nas legislações voltadas aos grupos citados, há orientações de obrigatoriedade da notificação, em casos de violência contra a mulher, crianças/adolescentes, idosos, portadores de deficiência psicossocial e população LGBT. O Quadro 38.1, a seguir, sintetiza os principais instrumentos legais referentes à violência doméstica e suas notificações.

Entendia-se como violência sexual presumida as relações sexuais realizadas com pessoas com menos de 14 anos de idade. Essa definição jurídica, que se baseia na presunção de "inocência e da capacidade de autodeterminação sexual do menor", foi muito questionada com base na Constituição de 1988 (fundada nos princípios da dignidade da pessoa humana e na garantia da liberdade pessoal) e foi pelo Supremo Tribunal de Justiça. Esse conceito passou por transformação em 2009, quando a Lei n. 12.015 abandonou o critério de "presunção" e adotou o paradigma da "vulnerabilidade", criando-se, assim, o tipo penal "Estupro de Vulnerável", com base na presunção relativa de estupro, em vez da presunção absoluta.

QUADRO 38.1 – Instrumentos legais sobre violência doméstica

Grupos populacionais	Leis e Portarias	Objetivo
Mulheres	Lei n. 10.778	Cria mecanismos para coibir a violência doméstica e familiar contra a mulher. Constituição Federal, da Convenção sobre a Eliminação de Todas as Formas de Discriminação contra as Mulheres e da Convenção Interamericana para Prevenir, Punir e Erradicar a Violência contra a Mulher; dispõe sobre a criação dos Juizados de Violência Doméstica e Familiar contra a Mulher; altera o Código de Processo Penal, o Código Penal e a Lei de Execução Penal; e confere outras providências. Obriga os serviços de saúde públicos ou privados a notificar os casos de quaisquer tipos de violência contra a mulher.
	Lei n. 11.340 – Lei Maria da Penha	Estabelece que todo caso de violência doméstica e intrafamiliar é crime, deve ser apurado mediante inquérito policial e ser remetido ao Ministério Público. Esses crimes são julgados nos Juizados Especializados de Violência Doméstica contra a Mulher, criados a partir dessa legislação ou, então, nas Varas Criminais, caso ainda não existam nas cidades.
Crianças e Adolescentes	Lei n. 8.069 – Estatuto da Criança e do Adolescente	Os serviços de saúde em suas diferentes portas de entrada, os serviços de assistência social em seu componente especializado, o Centro de Referência Especializado de Assistência Social (CREAS) e os demais órgãos do Sistema de Garantia de Direitos da Criança e do Adolescente deverão conferir máxima prioridade ao atendimento das crianças na faixa etária da primeira infância, com suspeita ou confirmação de violência de qualquer natureza, formulando projeto terapêutico singular que inclua intervenção em rede e, se necessário, acompanhamento domiciliar. O laudo do caso deve ser enviado ao Conselho Tutelar, Coordenadorias da Infância e da Juventude ou Fórum da Comarca, para que sejam tomadas as devidas providências legais e de proteção. Esse encaminhamento deve ser feito pelo profissional de saúde que acompanhou o caso, outro membro da equipe ou, preferencialmente, pela direção da instituição. Os profissionais de saúde devem acompanhar o caso mesmo durante os procedimentos legais.
Idosos	Lei n. 10.741 – Estatuto do Idoso	Estabelece que os casos de suspeita ou confirmação de maus-tratos contra os idosos sejam obrigatoriamente comunicados às autoridades policiais, Ministério Público ou Conselhos Estaduais e Municipais do Idoso.

(Continua)

(Continuação)

QUADRO 38.1 – Instrumentos legais sobre violência doméstica

Grupos populacionais	Leis e Portarias	Objetivo
Pessoas LGBT	Portaria n. 2.836 – Política Nacional de Saúde Integral LGBT	Promove, juntamente com as Secretarias de Saúde estaduais e municipais, a inclusão – nas redes integradas do SUS – de lésbicas, gays, bissexuais, travestis e transexuais em situação de violência doméstica, sexual e social.
	Portaria GM\MS n. 1.271/2014	Inclui, na ficha de notificação compulsória de violência interpessoal/autoprovocada, os campos: "nome social", "orientação sexual", "identidade de gênero", "essa violência foi motivada por" e "ciclo de vida do provável autor da agressão".
Pessoas portadoras de deficiências	Lei n. 13.146 – Lei Brasileira da Inclusão da Pessoa com Deficiência – Estatuto da Pessoa com Deficiência	Os casos de suspeita ou de confirmação de violência praticada contra a pessoa com deficiência serão objeto de notificação compulsória, pelos serviços de saúde públicos e privados, à autoridade policial e ao Ministério Público, além dos Conselhos dos Direitos da Pessoa com Deficiência.
Pessoas portadoras de sofrimento mental	Lei n. 10.216 – Reforma Psiquiátrica – Cartilha Direito à Saúde Mental – Ministério Público Federal e Procuradoria Federal dos Direitos do Cidadão	Direito de ser protegida contra qualquer forma de abuso ou exploração.

Fonte: Brasil. Senado Federal.

Considera-se estupro de vulnerável o ato libidinoso praticado "com alguém que, por enfermidade ou deficiência mental, não tem o necessário discernimento para a prática do ato, ou que, por qualquer outra causa, não pode oferecer resistência". Da mesma forma, é preciso verificar de maneira objetiva e concreta se uma pessoa com menos de 14 anos era ou não "vulnerável" no momento da prática sexual; ou seja, se apresentava ou não condições pessoais para consentir o ato. Devem ser consideradas a capacidade de discernimento da vítima, sua história e experiência de vida, com vistas a compreender se, no momento do ato sexual, ela tinha discernimento suficiente para o consentimento ou apresentava condições pessoais de oferecer resistência. Não cabe falar em estupro de vulnerável se a pessoa for considerada competente nos mencionados quesitos, não sendo, portanto, responsabilidade do profissional de saúde condenar pessoas com menos de 14 anos à abstinência de sua sexualidade.

É importante lembrar que o atendimento centrado na pessoa também deve abranger os sofrimentos causados por situações de violência. Qualquer atendimento ou procedimento deve ser oferecido, esclarecido e autorizado pela pessoa atendida e, dentro de seus limites, pelos seus responsáveis e cuidadores.

Frequentemente, os serviços de saúde e seus profissionais recebem solicitações de advogados, policiais, delegados, e até de juízes, que ferem o direito à individualidade do paciente e ao sigilo profissional. Por este motivo, alguns profissionais não registram regularmente em prontuário todas as informações obtidas durante o atendimento, com a intenção de proteger a pessoa atendida. Assim, é importante lembrar que o Código de Ética Médica, em seu art. 89, só autoriza a divulgação de informações constantes no prontuário, ou em sua cópia, mediante solicitação explícita e por escrito da pessoa atendida, ou para sua defesa judicial, ou por solicitação de juiz que deve nomear um perito médico para receber essas informações[2].

As mulheres vítimas de violência, que procuram as Delegacias de Defesa da Mulher para registrar boletim de ocorrência, podem não ter suas necessidades atendidas, e ainda sofrer violência moral e psicológica perpetradas por policiais que atuam no atendimento de mulheres vítimas de violência; os quais, inclusive, podem negar-lhes a oferta de medidas protetivas, alegando falta de contingente policial. Na possibilidade de registro em boletim de ocorrência, é importante recomendar que, antes de assiná-lo, a vítima leia por completo o documento final, certificando-se da compreensão de que este contemple suas necessidades. Movimentos feministas recomendam que a mulher procure ir a essas Delegacias sempre acompanhada de uma pessoa próxima que possa lhe dar apoio.

Papel da Atenção Primária na abordagem da violência doméstica

A abordagem da violência, no âmbito da atenção primária, garante o respeito aos princípios da universalidade e da integralidade do Sistema Único de Saúde (SUS), bem como aos direitos humanos fundamentais.

A APS pode ser entendida como atenção primeira e básica. Suas características quanto à dimensão tecnológica[3] concernem tanto à articulação de tecnologias materiais de baixa complexidade, como a tecnologias de processo de alta complexidade técnica e organizativa, com capacidade de promover maior equidade e eficiência para o sistema de saúde, bem como impacto positivo sobre a saúde da população[4].

Os princípios da APS, quanto a acesso, coordenação, integralidade, longitudinalidade, orientação familiar, orientação comunitária e competência cultural, constituem orientações necessárias para que a UBS possa identificar a violência doméstica e realizar a abordagem pertinente. Em outras palavras, é preciso organizar a UBS, de modo a propiciar o acesso de pessoas, famílias e grupos populacionais que vivencia(ra)m formas de violência – incluindo vítimas e perpetradores –, considerando-se que essa problemática requer não apenas escuta qualificada e sensível, como também a existência de atividades e fluxos em que os indivíduos possam ser atendidos para receber cuidados frente a esse sofrimento, bem como aconselhamentos de direitos relativos à rede intersetorial. Vale, ainda, considerar que a vivência de violência doméstica pode estar relacionada à experiência de vulnerabilidade diferenciada, havendo necessidade de organizar o serviço, visando contribuir para o acesso de pessoas e comunidades, bem como para a apreensão dos determinantes sociais da saúde, abarcando o olhar atento para relações de gênero, raça, classe social, faixa etária, lugar de origem, entre outros.

A longitudinalidade do trabalho da equipe de saúde com cada usuário e suas famílias, e com o território, favorece tanto a identificação dessa questão como também o trabalho continuado e requer a responsabilidade da equipe. Nos casos em que houver demandas a serem compartilhadas com outros serviços e setores, caberá à UBS a coordenação dessas relações, de modo a manter a referência dos usuários na UBS.

A orientação familiar pressupõe que cada caso seja compreendido no bojo das relações que indivíduos estabelecem com suas famílias – incluindo as intrincadas redes de conflitos interpessoais, as vivências e percepções com violência –, como também considera o papel da equipe na abordagem das famílias, identificando outros indivíduos que possam estar afetados, assim como possibilidades de resiliência, a partir da família, para o enfrentamento da questão.

A APS deve sempre estar orientada para a comunidade, e considerar as necessidades conhecidas para um determinado grupo, por meio da realização de avaliações das condições de saúde do território, com vistas a traçar ações relevantes para este contexto. Tal análise possibilita igualmente qualificar e direcionar o trabalho com os indivíduos que constituem dada comunidade. Por competência cultural, entende-se que as pessoas e comunidades têm condições próprias de lidar com as temáticas de saúde, bem como atuar em seu autocuidado – o que é particularmente relevante para questões sociais que influenciam na saúde. Vale dizer que a compreensão da violência doméstica é histórica e social. Assim sendo, tal percepção pode ser também influenciada por ações de educação para os direitos humanos, a cidadania e a saúde.

Organização do trabalho em equipe na UBS

Para tanto, cabe refletir sobre a forma de organização do trabalho, na UBS, incluindo os espaços e oportunidades para a identificação da problemática, bem como as ações e atividades para enfrentá-la. Ressalte-se, ainda, a necessidade de o trabalho ser baseado em técnicas passíveis de aprendizado e treinamento, e também no emprego de instrumentos de trabalho. Tais arranjos devem ser institucionais, isto é, acordados em reuniões entre o conjunto da equipe, além de ancorados nas diversas atividades de organização do trabalho. É também importante buscar evitar a centralização do trabalho em um único profissional, o que, muitas vezes, decorre da percepção da complexidade do tema ou da necessidade de sigilo para os casos, mas pode levar a riscos de interrupção do trabalho.

A complexidade da temática requer trabalho multiprofissional e interdisciplinar. É usual considerar que o trabalho com violência demanda profissionais específicos, como assistente social e psicólogo. Embora desejável que a equipe seja ampla, isso nem sempre é possível na prática. É relevante que todos os membros da equipe sejam preparados para lidar com o assunto, podendo haver não apenas o compartilhamento de conhecimentos, como também a possibilidade de interação na realização de atividades. Para tanto, é fundamental que o serviço disponha de espaços e tempo para reuniões de organização do trabalho. Além destas, outro instrumento importante para o trabalho conjunto é o registro adequado e completo para comunicação efetiva entre os profissionais.

Vale mencionar que raramente os profissionais de saúde são expostos a esse tema durante a trajetória de sua formação, sendo, assim, necessário haver acesso à educação permanente, incluindo a discussão de casos, o desenvolvimento e o compartilhamento de tecnologias.

Os papéis de cada membro da equipe poderão ser acordados conforme o fluxo e as atividades. Médicos, enfermeiros, assistentes sociais, psicólogos, terapeutas ocupacionais, entre outros, podem estar igualmente encarregados de acolher, orientar a vítima de violência e realizar a notificação, por exemplo. Isso não significa que nos casos em que a violência resultar em adoecimentos, lesões ou infecções, algumas práticas envolvendo diagnósticos e condutas sejam privativas de cada profissão e seus respectivos códigos – fato que também deve ser considerado para a organização do trabalho. Caso o serviço disponha de Agente Comunitário de Saúde (ACS), há a possibilidade de ele desenvolver trabalho no território, atividades comunitárias, visitas domiciliares e, nesse sentido, identificar vulnerabilidade e situações de violência[5]. É relevante ter atenção ao estresse a que esses profissionais estão submetidos, nestes casos, sendo moradores do mesmo bairro. Atividades de educação em saúde podem ser realizadas tanto por ACS, como por técnicos de enfermagem, por exemplo. Administrativos, bem como funcionários ligados à vigilância, devem ser sensibilizados para a identificação dos casos, pois frequentemente são os primeiros contatos dos usuários com o serviço. A violência representa, portanto, uma problemática que requer o compartilhamento, em lugar da especialização, sendo que a atribuição de cada membro da equipe dependerá, principalmente, da organização adotada pelo serviço, ressalvadas as prerrogativas de cada profissão.

Abordagem integral à problemática da violência

A UBS poderá organizar ações orientadas pela integralidade, com finalidades de promoção à saúde, prevenção de violência, recuperação de lesões e sofrimentos dela advindos e reabilitação – sendo a integralidade aqui tomada como perspectiva para o trabalho, em cada encontro entre cuidador, usuários e equipe, buscando satisfazer as necessidades da pessoa e da comunidade, de acordo com o contexto, e a partir dos instrumentos de trabalho disponíveis para a articulação de saberes, setores e serviços e interação entre sujeitos[6,7].

No serviço de APS, recomenda-se que a violência doméstica seja abordada a partir de ações de promoção à saúde, como atividades de educação em saúde na comunidade e no serviço, referentes a bem-estar e direitos humanos ou abordagem de estatutos para grupos populacionais (Estatuto da Criança e do Adolescente[8], Estatuto do Idoso[9], entre outros[10]). É relevante que essas ações considerem as relações de gênero e situações de desigualdade e vulnerabilidade. Os serviços podem ainda atuar com ações de prevenção que enfoquem especificamente o problema da violência doméstica, como grupos educativos, exibição e discussão de materiais audiovisuais, folhetos sobre o tema com orientações de como as pessoas podem se proteger, denunciar e atuar. O estímulo a formas de organização de grupos específicos da população que visem à emancipação e participação social, como grupos de jovens, de mulheres e associações de bairro, é um potencializador para a promoção à saúde e para evitar situações de risco para a violência[11].

Para indivíduos, famílias ou grupos populacionais que vivenciam experiências de violência, é importante que na UBS estas possam ser percebidas, acolhidas e acompanhadas a partir de medidas terapêuticas concernentes à APS. Para a percepção, como já mencionado anteriormente, o acesso deve ser aberto, a escuta atenta e armada. Para o atendimento inicial, é relevante lembrar que é sabido que este é um problema prevalente, mas que dificilmente emerge sem atitudes dos profissionais e organização do trabalho que tornem isso possível, incluindo a abordagem ativa deste tema e a existência de espaços protegidos, como consultório com portas fechadas. Parte-se da ideia de que o serviço de saúde pode ser instaurador de necessidades e transformador de realidades[3] ao intencionalmente abordar uma dada questão, que, do contrário, poderia não ser espontaneamente enunciada. Já foi estudado que a palavra violência por vezes não encontra resposta entre os usuários, sendo importante utilizar exemplos, além de buscar caracterizar a violência, perguntando por seu agente, local de ocorrência, forma de manifestação[11]. Além disso, espaço doméstico, por ser privado, muitas vezes é ocultado pelos usuários e também não abordado pelos profissionais de saúde. Os mitos populares – de que "em briga de marido e mulher não se mete a colher", ou de que a educação dos filhos requer palmadas – são muito fortes em nossa sociedade e estão vinculados ao espaço doméstico e a uma situação de desigualdade de direitos dada como natural. Por isso, a abordagem intencional é importante.

Essa investigação ativa da violência é mais importante para grupos populacionais mais vulneráveis, como mulheres que vivem situações de desigualdade de gênero, idosos com elevada dependência ou acamados, deficientes, usuários de álcool e outras substâncias, portadores de doenças associadas a maior risco social (como tuberculose), entre outras. Perguntas, como as propostas pelo Caderno de Acolhimento à Demanda Espontânea[12], são exemplos de abordagem para a suspeita de violência:

- Como é a convivência com seu companheiro(a)?
- Você está com problemas no seu relacionamento familiar?
- Você se sente humilhada(o) ou agredida(o)?
- Você acha que os problemas em casa estão afetando sua saúde?
- Você e sua família brigam muito?
- Já vi problemas como o seu em pessoas que são fisicamente agredidas. Isso aconteceu com você?
- Alguém bate em você?
- Você já foi forçada a ter relações sexuais com alguém?

O serviço de saúde também deve estar atento a alguns sinais, como busca frequente por atendimento por demandas ou queixas vagas, relato de agressividade de crianças e adolescentes na escola, lesões físicas com causas mal explicadas, fraturas que não ocorreriam em quedas da própria altura, equimoses em locais pouco usuais, doenças sexualmente transmissíveis, abuso de álcool e substâncias, entre outros. Situações de violências reincidentes não podem ser negligenciadas, tanto pela vivência do sofrimento como pelo risco de tornar-se mais grave e frequente.

A violência pode também ocorrer de forma cíclica, sendo comum observarem-se três fases: 1) tensão: manifestação de violências psicológicas; 2) agressão: ocorrência de violência física; 3) reconciliação, com desculpas e arrependimentos. Somando-se a esta última fase de aparente resolução do problema, situações de dependência financeira ou emocional também dificultam o rompimento dessa cadeia de eventos e tornam obscuro o reconhecimento da violência, por profissionais de saúde.

O acolhimento à vítima envolve a abertura do serviço de saúde para entender os significados da violência para ela, suas necessidades e anseios, de modo que a ação do serviço não constitua mais uma violência. O serviço também tem o papel de propor medidas, entre elas o empoderamento individual, a identificação de rede pessoal e familiar de proteção, a denúncia e as medidas restritivas, nos casos necessários. Quando houver lesão física, ocasionamento de doenças físicas ou emocionais em decorrência da violência, a UBS deverá tomar medidas cabíveis, incluindo diagnósticos fisiopatológicos e condutas médicas e medicamentosas, bem como outras terapêuticas (como psicoterapia, terapia ocupacional, entre outras).

O cuidado da pessoa violentadora também é responsabilidade da Equipe de Saúde da Família. Na maioria das vezes, a mesma equipe é a responsável por cuidar da pessoa violentada e da violentadora, o que exige atenção a questões éticas por parte dos profissionais, como garantia do sigilo e olhar voltado aos sofrimentos individuais em vez de culpabilização. Oferecer espaço para que os indivíduos exponham seus sentimentos e suas reações, assim como para que reflitam sobre o efeito de seus comportamentos na vida das outras pessoas é uma possibilidade tanto profilática como terapêutica, que pode ser prática cotidiana dos atendimentos que envolvem famílias com algum membro vulnerável.

É preciso atenção para que a abordagem direta a pessoas violentadoras, após denúncias ou como plano de ação da equipe, não se traduza em violência institucional (como ameaça de separar os filhos de uma mãe que consome álcool). Muito importante, nestes casos, a equipe refletir sobre o seu papel e sobre os estigmas ou opressões que reproduz em suas ações (como perceber que reproduz violência de gênero ao exigir que uma mãe tenha mais cuidados com a criança do que um pai). Uma estratégia muito utilizada é vincular o cuidado específico em relação à saúde mental, oferecido à pessoa violentada e à violentadora, a profissionais diferentes da mesma equipe (p. ex., a enfermeira da equipe atua na saúde mental da idosa acamada e a médica da equipe, da filha cuidadora).

Conforme mencionado, a complexidade do tema requer também trabalho intersetorial; em outras palavras, pode haver necessidade de compartilhamento da situação com outros serviços da saúde ou de outros setores – como assistência social, jurídica, educacional, entre outros –, seja para a compreensão do problema, ou como forma de enfrentá-lo. Esse compartilhamento pode se dar por meio de apoio matricial com especialidades da saúde, incluindo o Núcleo de Apoio à Saúde da Família (NASF), encaminhamento dos usuários quando houver necessidade e estabelecimento de redes de serviços – sendo exemplo redes de Cultura de Paz entre serviços de atenção básica para enfrentamento da violência, redes de proteção à infância e adolescência (entre serviços de saúde, educação, assistência social e jurídica). O trabalho em conjunto com equipamentos sociais do próprio território – como associações de bairro, igrejas, movimentos sociais que abordem a violência (como grupos feministas, entre outros) – também pode ser muito potente.

Por sua vez, a hospitalização está reservada para os casos graves, sendo indicada quando há risco de homicídio ou risco de morte; gravidade do quadro clínico (indicação clínica e psicossocial); inexistência de outros recursos para a proteção contra novos episódios (risco de novas agressões).

No Brasil, estabeleceu-se que a violência é uma condição sob vigilância. A vigilância em saúde pressupõe a identificação de um problema ou afecção, sua informação aos órgãos competentes e o disparo de ações em âmbito coletivo. Esse modelo foi formulado para doenças transmissíveis e de impacto para a saúde pública. A proposta de notificação da violência tem relação com as reivindicações de grupos sociais organizados. Discute-se se, em casos de violência, o melhor seria a notificação ou o registro dos casos, pois as ações a tomar diferem das mencionadas para as doenças transmissíveis. Além dessa proposta, têm sido organizados núcleos de prevenção de violência nas UBS, em articulação com órgãos gestores em cada região e município, de modo que a vigilância também determine ações de prevenção da problemática no território. É importante que a notificação seja feita para todos os tipos de violência, ainda que não seja compulsória em todos os casos. A detecção de violência contra pessoas vulneráveis requer denúncia pelo profissional ou serviço. Nesses casos, ressalta-se a importância de conhecimento adequado do caso, bem como de articulação de estratégias para a proteção à pessoa em situação de violência, incluindo medidas aquelas por instrumentos jurídicos, conforme descrito no Quadro 38.1.

Avaliação da atenção à violência doméstica na APS

A avaliação das ações realizadas por serviços de APS constitui um importante instrumento para práticas formativas da equipe, tanto a partir da leitura dos indicadores e recomendações propostos por instrumentos já padronizados e que podem até mesmo contribuir para a organização das atividades em um dado serviço, como também para a avaliação de atividades já em andamento. No Brasil, no âmbito da APS, vêm sendo empregados o Programa de Melhoria do Acesso e da Qualidade – PMAQ/Autoavaliação para Melhoria do Acesso e da Qualidade da Atenção Básica – AMAQ[16], o PCAtool – Brasil[17] e também o de Avaliação da Qualidade da Atenção Básica em Municípios de São Paulo (QualiAB) – QualiAB[5]. Entre esses programas, apenas o PcaTool Brasil não aborda a violência de modo específico.

Com relação à violência, o AMAQ apresenta a seguinte definição:

"Violência: o tema da violência é de grande importância para a saúde pública porque tem magnitude, gravidade e impacto sobre a saúde individual e coletiva. O impacto sobre a população traduz-se especialmente em mortalidade precoce, com diminuição da expectativa e da qualidade de vida de adolescentes, de jovens, de adultos e de idosos. O fenômeno da violência possui causas múltiplas, complexas e correlacionadas com condicionantes e determinantes sociais e econômicos como desemprego, baixa escolaridade, concentração de renda e exclusão social; também tem relação com comportamentos culturalmente determinados, como machismo, racismo e homofobia[18]".

Esse instrumento traz cinco indicadores sobre o tema, especificamente: violência contra a criança; violência em todas as faixas etárias e gêneros; violência contra pessoas abrigadas; ações na Unidade para identificação e acompanhamento da violência; ações em escolas para a prevenção da violência.

O QualiAB, questionário que toma a organização do trabalho como orientação para a avaliação de processos, é acompanhado por um guia de boas práticas em que um dos temas destacados é a violência dirigida aos diferentes grupos populacionais sob responsabilidade da APS. As recomendações têm por referência as políticas nacionais para atenção integral a cada grupo populacional e publicações dirigidas aos serviços – como os cadernos de atenção básica do Ministério da Saúde, entre outros. Apresenta-se, a seguir, Quadro 38.2, com seleção de indicadores para a avaliação da UBS e síntese das recomendações de boas práticas correspondentes a cada indicador. Essas recomendações podem contribuir para a orientação das práticas dos profissionais de saúde nas UBS.

QUADRO 38.2 – Indicadores de avaliação e recomendações de boas práticas para atenção à violência em serviços de APS

Descrição do indicador	Recomendações de boas práticas
Procedimentos de rotina realizados na unidade	Aplicação de penicilina benzatina e profilaxia pós-exposição (PEP), em caso de violência sexual.
Diversidade de temas de educação em saúde abordados na comunidade	Temas de relevância epidemiológica e social, incluindo violência.
Diversidade de temas de educação em saúde abordados na unidade	Prevenção de condições de risco e/ou que atinjam grupos vulneráveis, incluindo violência.
Ações de atenção à saúde da mulher	A atenção à saúde da mulher deve incluir ações para o diagnóstico e acompanhamento de situações de violência.
Comunicação do resultado do teste de gravidez	Abordar se a gravidez é desejada ou não, acolher e orientar adequadamente. Gestações decorrentes de violência sexual requerem acompanhamento por equipe multiprofissional à paciente, que tem o direito legal de interromper a gestação.
Estratégias para detecção de situações de violência contra a mulher	A equipe deve estar sensibilizada e capacitadas para identificação de casos, utilizar protocolos de atendimento e realizar discussões em equipe.
Ações em casos de mulheres em situação de violência	Oferecer acompanhamento às mulheres em situação de violência, individual (conforme protocolo) ou em grupo, com equipe multiprofissional, notificar e encaminhar a serviços de referência, quando necessário.
Ações na atenção à criança	A atenção à saúde da criança deve enfocar o conjunto de necessidades dessa fase da vida, incluindo a identificação e acompanhamento de casos de crianças em situação de violência.
Ações na atenção ao adolescente	A atenção a adolescentes deve incluir ações para a identificação e o cuidado diferenciado de condições de maior vulnerabilidade, incluindo adolescentes em situação de violência (vítima e autor).

(Continua)

(Continuação)

QUADRO 38.2 – Indicadores de avaliação e recomendações de boas práticas para atenção à violência em serviços de APS

Descrição do indicador	Recomendações de boas práticas
Estratégias para detecção de violência contra crianças e adolescentes	Sensibilização e capacitação da equipe para: identificação dos casos, discussões em equipe, realização de visita domiciliar, aplicação de protocolo de atendimento.
Ações em casos de crianças e adolescentes em situação de violência	Atendimento e acompanhamento em equipe multiprofissional de crianças, adolescentes e familiares na unidade; discussão e apoio matricial (NASF ou serviço equivalente); encaminhamento e acompanhamento intersetorial na atenção a situações de violência.
Ações na atenção aos adultos	A atenção a adultos deve desenvolver ações regulares a condições de maior prevalência na população adulta, incluindo situações de violência.
Ações programadas para a saúde do homem	A saúde do homem deve ser incorporada às UBS, com ações para a atenção integral, incluindo a abordagem de situações de violência.
Ações na atenção aos idosos	A atenção integral à saúde do idoso deve incluir ações para identificação e acompanhamento em situações de violência.
Estratégias para detecção de violência contra idosos	Sensibilização e capacitação da equipe para identificação de casos; visitas domiciliares; escuta individual e sigilosa; uso de protocolo de atendimento; e discussão em equipe.
Ações em casos de idosos em situação de violência	Atendimento e acompanhamento em equipe interdisciplinar com na unidade, dos idosos/acamados e cuidadores; discussão matricial (NASF ou equipe de apoio); acompanhamento intersetorial; denúncia; notificação à vigilância.
Ações de suporte aos cuidadores de idosos e/ou acamados	
Ações para o cuidado de pessoas acamadas	Visitas periódicas com a equipe, incluindo suporte e acompanhamento para as situações de violência.
Ações na atenção a pessoas com deficiência	Identificação e atenção para situações de violência; capacitação da equipe; articulação da unidade com a rede de atenção intersetorial.
Ações em casos de uso abusivo de álcool	Abordagem do uso de álcool e drogas; estabelecimento de projeto terapêutico singular; grupos de apoio aos usuários e familiares, incluindo ações de detecção, suporte e acompanhamento para as situações de violência relacionadas ao uso abusivo de substâncias psicoativas.
Ações em casos de uso abusivo de outras drogas exceto álcool	
Ações na atenção às pessoas com sofrimento psíquico ou transtorno mental	Construção de projetos terapêuticos singulares; detecção, suporte e acompanhamento para as situações de violência.

NASF: Núcleo de Apoio à Saúde da Família.
Fonte: Seleção e síntese realizada com base em: Castanheira et al. (2016).

Referências

1. United Nations. World Health Organization. World report on violence and health: summary. Geneva: World Health Organization; 2002 (acesso em: 24 jun. 2017). Disponível em: file:///C:/Users/manar/Downloads/summary_en.pdf.
2. Conselho Federal de Medicina. Código de Ética Médica, capítulo 10, artigo 89 (acesso em: 24 jun. 2017). Disponível em: http://www.rcem.cfm.org.br/index.php/cem-atual.
3. Schraiber LB, Mendes-Gonçalves RB. Necessidades de saúde e atenção primária. In: Schraiber LB, Nemes MIB, Mendes-Gonçalves RB, org. Saúde do adulto: programas e ações na unidade básica. 2. ed. São Paulo: Hucitec; 2000. p. 29-47.
4. Starfield B. Primary care: an increasingly important contributor to effectiveness, equity, and efficiency of health services. SESPAS report 2012. Gac Sanit. 2012;26(Suppl1):20-6. Disponível em: https://doi.org/10.1016/j.gaceta.2011.10.009.
5. Castanheira ERL et al. Caderno de Boas Práticas para Organização dos Serviços de Atenção Básica: critérios e padrões de avaliação utilizados pelo Sistema QualiAB. Botucatu: UNESP-FM; 2016 (acesso em: 24 jun. 2017). Disponível em: www.abasica.fmb.unesp.br.
6. Ayres JRCM. Organização das ações de atenção à saúde: modelos e práticas. Saúde Soc. 2009;18(Supl2):11-23. Disponível em: https://doi.org/10.1590/S0104-12902009000600003.
7. Mattos RA. A integralidade na prática (ou sobre a prática da integralidade). Cad. Saúde Pública (Rio de Janeiro) 2004 set-out.;20(5):1411-1416.
8. Brasil. Presidência da República. Casa Civil. Subchefia para Assuntos Jurídicos. Estatuto da Criança e do Adolescente. Lei n. 8.069, de 13 de julho de 1990 (acesso em: 24 jun. 2017). Disponível em: www.planalto.gov.br/ccivil_03/leis/L8069.htm.
9. Brasil. Presidência da República. Casa Civil. Subchefia para Assuntos Jurídicos. Estatuto do Idoso. Lei n. 10.741, de 1º de outubro de 2003 (acesso em: 24 jun. 2017). Disponível em: http://www.planalto.gov.br/ccivil_03/leis/2003/L10.741.htm.
10. Brasil. Presidência da República. Casa Civil. Subchefia para Assuntos Jurídicos. Lei n. 13.146, de 6 de julho de 2015 (acesso em: 24 jun. 2017). Lei Brasileira de Inclusão da Pessoa com Deficiência (Estatuto da Pessoa com Deficiência). Disponível em: http://www.planalto.gov.br/ccivil_03/_ato2015-2018/2015/lei/l13146.htm.
11. Schraiber LB, D'Oliveira AFPL. O que devem saber os profissionais de saúde para promover os direitos e a saúde das mulheres em situação de violência. São Paulo: Fundação Ford/CREMESP; 2003 (acesso em: 24 jun. 2017). Disponível em: http://mulheres.org.br/wp-content/uploads/2016/10/Cartilha-Sa%C3%BAde-das-Mulheres-Viol-Dom%C3%A9stica.pdf.
12. Brasil. Ministério da Saúde. Secretaria de Atenção à Saúde. Departamento de Atenção Básica. Acolhimento à demanda espontânea: queixas mais comuns na atenção básica. Brasília: Ministério da Saúde; 2012 (acesso em: 24 jun. 2017). Disponível em: http://189.28.128.100/dab/docs/publicacoes/cadernos_ab/caderno_28.pdf.
13. Brasil. Ministério da Saúde. Secretaria de Atenção à Saúde. Departamento de Ações Pragmáticas Estratégicas. Aspectos jurídicos do atendimento às vítimas de violência sexual: perguntas e respostas para profissionais de saúde. 2. ed. Brasília: Ministério da Saúde; 2011 (acesso em: 24 jun. 2017). Disponível em: http://bvsms.saude.gov.br/bvs/publicacoes/aspectos_juridicos_atendimento_vitimas_violencia_2ed.pdf.
14. Brasil. Ministério da Saúde. Secretaria de Políticas de Saúde. Violência intrafamiliar: orientações para prática em serviço. Brasília: Ministério da Saúde; 2001 (acesso em: 24 jun. 2017). Disponível em: http://bvsms.saude.gov.br/bvs/publicacoes/cd05_19.pdf.
15. Organização Mundial da Saúde (OMS). Relatório Mundial sobre a Prevenção da Violência 2014.
16. Brasil. Ministério da Saúde. Secretaria de Atenção à Saúde. Departamento de Atenção Básica. Autoavaliação para melhoria do acesso e da qualidade da atenção básica – Amaq/Ministério da Saúde, Secretaria de Atenção à Saúde, Departamento de Atenção Básica. – 2. ed. – Brasília: Ministério da Saúde, 2016.
17. Brasil. Ministério da Saúde. Secretaria de Atenção em Saúde. Departamento de Atenção Básica. Manual do instrumento de avaliação da atenção primária à saúde: *primary care assessment tool pcatool* – Brasil/Ministério da Saúde, Secretaria de Atenção em Saúde, Departamento de Atenção Básica. – Brasília: Ministério da Saúde, 2010.
18. Brasil. Ministério da Saúde. Secretaria de Atenção à Saúde. Departamento de Atenção Básica. Autoavaliação para melhoria do acesso e da qualidade da atenção básica – Amaq/Ministério da Saúde, Secretaria de Atenção à Saúde, Departamento de Atenção Básica. – 2. ed. – Brasília: Ministério da Saúde, 2016.

29

CAPÍTULO 39

Saúde Mental do Idoso

- *José Benedito Ramos Valladão Júnior*
- *Renato Walch*

O que é importante saber

- Com o envelhecimento da população, os médicos de família devem ser hábeis em reconhecer e realizar testes cognitivos voltados à avaliação do comprometimento cognitivo.
- Recomenda-se a realização de pelo menos dois testes cognitivos antes de se estabelecer a presença de déficit cognitivo.
- Ainda não existem tratamentos com evidências de respostas significativas para a regressão de um quadro demencial, mas as medicações podem ter algum benefício em retardar a evolução do déficit cognitivo.

Considerações gerais

O déficit cognitivo é o problema de saúde mental do idoso de maior relevância, tanto por sua progressiva prevalência conforme o envelhecimento como por sua capacidade de gerar limitações funcionais. Estima-se que a prevalência de demência seja de 1% aos 60 anos e chegue a mais de 20% aos 85 anos[1].

A síndrome demencial é caracterizada pela perda das funções cerebrais cognitivas, ou seja, funções importantes para o aprendizado e realização de tarefas (memória, linguagem, reconhecimento = gnosia, destreza = praxia, raciocínio, cálculos, atenção, julgamento, personalidade), o que acaba gerando prejuízo para a realização de atividades diárias de vida[2].

Diferentes etiologias podem estar envolvidas na ocorrência de demência, entretanto a causa mais comum é a doença de Alzheimer (DA), que pode representar 60 a 80% dos casos (Quadro 39.1)[3,4].

QUADRO 39.1 – Etiologias envolvidas na ocorrência de demência

> **Degenerativas:** Alzheimer (60 a 80%), Lewy, Pick, Parkinson, Huntington, frontotemporal.
> **Vascular (20%):** multi-infarto, microangiopatia.
> **Metabólicas:** Wilson, hipotireoidismo, Cushing, uremia, insuficiência hepática, deficiência de vitaminas (B_{12}, B_3, B_1), intoxicações (álcool, drogas, metais pesados), infecções (neurossífilis, HIV, encefalites, neurocisticercose, Lyme).
> **Outras:** trauma (TCE, demência pugilística), hidrocefalia de pressão normal, tumores do SNC, lúpus eritematoso sistêmico, esclerose múltipla, depressão, esquizofrenia.

TCE: trauma cranioencefálico; SNC: sistema nervoso central.
Fonte: Caselli RJ (2003); Knopman DS et al. (2003).

Abordagem diagnóstica

A despeito de ser um problema prevalente em idosos, não há evidência de benefício em se realizar rastreamento cognitivo em idosos assintomáticos. Portanto, na ausência de queixa ou suspeita clínica de demência, não se recomenda a aplicação de nenhum tipo de questionário ou teste cognitivo na população idosa[5]. A abordagem diagnóstica, assim, deve ser realizada de forma habitual a partir da manifestação de disfunção cognitiva autorreferida, relatada por familiar ou observada pelo médico.

É interessante observar que a perda de memória autorreferida parece não se correlacionar com o desenvolvimento subsequente de demência, enquanto a perda de memória relatada pelo informante é um preditor muito melhor tanto para a presença atual como para o desenvolvimento futuro de demência[6,7]. Quando a perda de memória é referida pelo próprio paciente, e não pelo informante, há uma associação maior com a possibilidade de um quadro depressivo do que com uma síndrome demencial.

Com relação à manifestação clínica, a demência pode se apresentar por diferentes sinais e sintomas:

- **Alterações cognitivas:** diminuição de memória, dificuldade em compreender comunicação escrita ou verbal, dificuldade em encontrar as palavras, esquecimento de fatos de conhecimento comum.
- **Sintomas psiquiátricos:** apatia, depressão, ansiedade, insônia, desconfiança, delírios, paranoia, alucinações.
- **Alterações de personalidade:** comportamentos inapropriados, desinteresse, isolamento social, ataques explosivos, frustração excessiva.
- **Mudanças no comportamento:** agitação, inquietude, deambulação durante a noite.
- **Diminuição de capacidade de realizar atividades da vida diária:** dificuldade em dirigir, perder-se constantemente, dificuldade em cozinhar, cuidado pessoal ruim, problemas com compras e no trabalho.

A abordagem diagnóstica deve sempre avaliar a percepção dos familiares, a existência de mudanças comportamentais associadas, o uso de medicações[8] (antiespasmódicos, antimuscarínicos, antiparkinsonianos, anti-histamínicos, antidepressivos, antipsicóticos) e o abuso de drogas (potenciais causas de comprometimento cognitivo) e as características distintivas da demência frente a casos de depressão e *delirium* (Quadro 39.2)[9].

QUADRO 39.2 – Diagnóstico diferencial

	Delirium	Demência	Depressão
Início	Agudo	Gradual	Recente
Progressão	Curta, abrupta	Longa, lenta e contínua	Variável
Duração	Dias a semanas	Anos	Semanas, meses, anos
Consciência	Rebaixada	Normal	Normal
Estado vigil	Flutuante	Normal	Normal ou lentificado
Atenção	Comprometida	Normal	Comprometimento mínimo
Orientação	Flutuante	Pode estar comprometida	Seletiva
Memória	Recente e imediata	Recente e remota	Seletiva
Pensamento	Desorganizado, distorcido, fragmentado	Empobrecido, dificuldade com abstrações, não encontra palavras	Intacto, porém desanimado, anedônico, sensação de desamparo e menos-valia
Percepção	Distorcida, ilusões, alucinações	Preservada	Prejudicada em casos graves

Fonte: Jorm AF et al. (1993).

O próximo passo frente à suspeita de déficit cognitivo é realizar uma investigação clínica que envolva exame neurológico, aplicação de testes cognitivos, métodos investigativos laboratoriais e de imagem[10]. O exame neurológico deve contemplar a avaliação de nervos cranianos, coordenação, marcha, equilíbrio, reflexos, força e sensibilidade de membros. Os testes cognitivos mais utilizados e recomendados são: Mini-Exame do Estado Mental (MEEM)[11], Avaliação Cognitiva de Montreal (MoCA)[12,13]. Destacam-se os seguintes testes breves, que podem ser mais facilmente aplicáveis e que têm desempenhos similares para o diagnóstico de demência: Escore de Teste Mental Abreviado (AMTS)[14], Addenbrooke's Cognitive Examination-Revised (ACE-R)[15], Mini-Cog[16]. Além desses, também podem ser aplicados testes de função executiva: Desenho do Relógio[17], Fluência Verbal ou de Desenhos[18], Teste de Trilhas parte B[19].

Não há evidência de superioridade diagnóstica de nenhum teste cognitivo frente aos demais, não existindo predileção por um deles[20]. Também não se recomenda o uso de um único teste isolado para se confirmar ou descartar um quadro demencial[21]. Sugere-se a realização de pelo menos dois testes e em momentos diferentes[22,23].

Na dificuldade de aplicabilidade de testes em razão de baixa escolaridade ou da limitação do paciente, realizar testes direcionados aos informantes como o Informant Questionnaire on Cognitive Decline in the Elderly (IQCODE)[24,25], o Questionário Breve de 8 Questões aos Informantes (AD8)[26].

Entre os exames complementares, recomenda-se que sejam investigadas causas potencialmente reversíveis (cerca de 9% dos casos[27]) por meio de hemograma, eletrólitos (incluindo cálcio), glicose, função renal, enzimas e função hepática, TSH, vitamina B12 e ácido fólico, sorologias para sífilis e HIV, urina tipo I, tomografia ou ressonância de crânio (preferencialmente)[28,29].

Abordagem terapêutica

É essencial durante toda a abordagem do paciente com demência, o estabelecimento de um vínculo próximo e comunicação franca junto ao paciente e familiares. É de suma importância que o paciente e família tenham expectativas realistas quanto ao quadro e que o paciente seja estimulado e empoderado a definir os planos de cuidados (intervenções médicas e seus limites, papel da família e cuidadores, institucionalização, questões de patrimônio e de ordem pecuniária) enquanto não apresente incapacidade cognitiva para tomar decisões sobre sua saúde e vida.

O tratamento não farmacológico deve envolver medidas de prevenção de fatores de risco e promoção da saúde. Orienta-se que o paciente realize cuidados gerais em relação à sua saúde física e mental: melhore seu sono; procure relaxar e descansar bem; estabeleça uma rotina; desenvolva seus interesses e *hobbies*; realize atividades de lazer e entretenimento; desempenhe atividades intelectuais como leitura e xadrez; mantenha-se próximo de seus familiares; cultive amizades e vida social; exercite-se e alimente-se bem.

O tratamento farmacológico na demência é, principalmente, voltado ao controle de sintomas (dor, constipação, agitação, alterações de sono[30], psíquicas e/ou comportamentais[31]). Para tal, o médico de família pode lançar mão, com cautela e parcimônia, de diferentes classes de medicações: antidepressivos[32]; estabilizadores do humor; antipsicóticos[33]; ansiolíticos; sedativos; hipnóticos[34].

Não há terapia medicamentosa específica com benefícios definitivos voltada ao tratamento para reversão do déficit cognitivo em si. Entretanto, existem medicações que aparentam mostrar algum benefício no controle da deterioração mental a depender da gravidade da demência (Tabela 39.1).

TABELA 39.1 – Classificação da gravidade da demência

Grau	MEEM	MoCA
Leve	19-26	12-16
Moderada	10-18	4-11
Grave	< 10	< 4

Fonte: Adaptada de Nasreddine SZ et al. (2005); Folstein MF et al. (1975).

Os inibidores da colinesterase (donepezila, rivastigmina, galantamina) apresentam alguma evidência de retardar a evolução dos sintomas de comprometimento nos domínios cognitivos e na função global, podendo ser indicados na demência leve a moderada (Tabela 39.2). Inexiste diferença de eficácia entre os três medicamentos. Assim, a substituição de um fármaco por outro só é justificada por intolerância, e não pela falta de resposta clínica[35]. Os efeitos adversos esperados com essa classe de agentes são anorexia, náuseas, vômitos, cefaleia, dor abdominal, diarreia, perda de peso.

Por sua vez, o inibidor glutamatérgico (memantina), pode ser utilizado na demência moderada a grave, mesmo que a evidência seja de pequeno benefício sobre a função cognitiva e o declínio funcional (Tabela 39.2). Em pacientes com demência leve a moderada, não há evidência de benefício significativo e, por isso, não se recomenda o seu uso[36]. A memantina é bem-tolerada, apresentando efeitos colaterais menos frequentes do que os anticolinesterásicos.

TABELA 39.2 – Fármacos específicos voltados ao tratamento da demência

Droga	Apresentação	Dose inicial	Aumento	Dose recomendada
Donepezila	Comprimido 5/10 mg	5 mg/d à noite	5 mg após 4 semanas	5 a 10 mg/d
Rivastigmina	Cápsula 1,5/3/4,5/6 mg Sol. oral 2 mg/ml	0,75 mg pela manhã e 0,75 mg à noite	1,5-3 mg a cada 4 semanas	6 a 12 mg/d
Galantamina	Cápsula 8/16/24 mg	8 mg/d pela manhã	8 mg a cada 4 semanas	16 a 24 mg/d
Memantina	Comprimido 10 mg	5 mg/d pela manhã	5 mg cada semana	20 mg/d

Fonte: Adaptada de Garcia AP et al. (2017).

Contraindicações ao tratamento farmacológico, incluem incapacidade de adesão, lesão cerebral orgânica ou metabólica não compensada, insuficiência cardíaca ou arritmia cardíaca graves, hipersensibilidade ou intolerância aos medicamentos. Além dos citados, o uso de galantamina está contraindicado em casos de insuficiência hepática ou renal graves.

Ressalta-se que a intervenção farmacológica não apresenta evidência de benefício em casos de demência vascular, sendo recomendado o controle dos fatores de risco cardiovascular nesses casos.

Seguimento

O seguimento dos pacientes com demência deve ser individualizado conforme a gravidade do quadro, necessidade de visitas domiciliares e suporte aos familiares e cuidadores. Nos pacientes com demência leve, o acompanhamento pode ser realizado ambulatorialmente com o monitoramento semestral da função cognitiva e global. Nos pacientes com comprometimento mais avançado, o cuidado pela equipe de saúde da família pode ser estruturado mensal até semanalmente a depender da presença de sintomas neuropsiquiátricos, comorbidades e riscos identificados.

As medicações específicas para demência (anticolinesterásicos ou antiglutamatérgicos) devem ser reavaliadas a cada 3 ou 4 meses quanto à resposta e o tratamento deve ser suspenso perante as seguintes situações:

- Ausência de melhora ou estabilização da deterioração à reavaliação (falta de benefício terapêutico).
- Mesmo que os pacientes estejam em tratamento continuado, este deve ser mantido apenas enquanto o MEEM estiver acima de 12 para pacientes com mais de 4 anos de escolaridade e acima de 8 para pacientes com menos de 4 anos de escolaridade, abaixo do que não há evidência nenhuma de benefício.
- Em casos de intolerância ao fármaco, situação em que é possível substituir um medicamento por outro.

Papel da enfermagem da Equipe de Saúde da Família

A equipe de enfermagem desempenha papel crucial no cuidado aos pacientes com demência, envolvendo desde atividades na unidade de saúde até o acompanhamento domiciliar. É fundamental sua atuação na educação, capacitação e orientação de familiares e cuidadores quanto às medidas de suporte ao paciente relativas a cuidados gerais com higiene, alimentação, decúbitos e cuidados específicos com sinais de alarme, crises de agitação e manejo de terapêuticas prescritas.

Além disso, manter-se vigilante e sensível à sobrecarga do cuidador é outra responsabilidade vital exercida pelos enfermeiros. Esse olhar para o cuidador lhe possibilita disparar respostas, recursos e formas de suporte às necessidades de saúde física e mental identificadas[37].

Quando encaminhar e para quem

No cuidado ao paciente portador de demência é importante a atuação de uma rede de cuidado integrada e robusta por meio de suporte familiar, terapia ocupacional, fisioterapia, fonoaudiologia, psicoterapia, enfermagem, medicina de família. O ambiente de cuidados ideal desses pacientes é a atenção primária à saúde, a qual é possível estabelecer planos de cuidados integrados e coordenados, além de próximos aos cuidadores e familiares mediante acesso facilitado e realização de visitas e acompanhamento domiciliar dos pacientes. Haverá poucas situações em que a refratariedade ao tratamento ou dificuldade de controle de sintomas psíquicos do paciente pela equipe de atenção primária poderá necessitar de uma avaliação por um especialista em geriatria ou psiquiatria.

Sinais de alerta e erros comuns

- Estabelecer diagnóstico de demência sem avaliar e investigar possíveis causas reversíveis (uso de drogas, medicações, infecções, transtornos mentais).

- Estabelecer ou descartar diagnóstico de demência a partir da realização de um único teste cognitivo.
- Medicalizar e acarretar polifarmácia ao idoso com demência, mesmo na inexistência de terapêuticas com evidência de benefício significativo.
- Não comunicar o prognóstico de progressão do déficit cognitivo, criando falsas esperanças ao paciente e família, além de prejudicar o planejamento e tomadas de decisões de ambos.
- Deixar de estabelecer planos e definir desejos do paciente junto à equipe de saúde e familiares antes do mesmo se encontrar em quadro demencial avançado.
- Prescrever medicação específica para demência de forma contínua sem reavaliar a cada 3 ou 4 meses a validade de sua manutenção.
- Não dar suporte à família e cuidadores.

Referências

1. Prince M, Bryce R, Albanese E, Wimo A, Ribeiro W, Ferri CP. The global prevalence of dementia: a systematic review and metaanalysis. Alzheimers Dement. 2013 Jan;9(1):63-75.e2. doi: 10.1016/j.jalz.2012.11.007.
2. American Psychiatric Association. Diagnostic and Statistical Manual of Mental Disorders. Fifth Edition (DSM-5). American Psychiatric Association, Arlington; 2013.
3. Caselli RJ. Current issues in the diagnosis and management of dementia. Semin Neurol 2003;23:231.
4. Knopman DS, Parisi JE, Boeve BF et al. Vascular dementia in a population-based autopsy study. Arch Neurol 2003;60:569.
5. U.S. Preventive Services Task Force. Screening for dementia: recommendation and rationale. Ann Intern Med 2003;138:925.
6. Carr DB, Gray S, Baty J, Morris JC. The value of informant versus individual's complaints of memory impairment in early dementia. Neurology 2000;55:1724.
7. Wang PN, Wang SJ, Fuh JL et al. Subjective memory complaint in relation to cognitive performance and depression: a longitudinal study of a rural Chinese population. J Am Geriatr Soc 2000;48:295.
8. Kalisch Ellett LM, Pratt NL, Ramsay EN et al. Multiple anticholinergic medication use and risk of hospital admission for confusion or dementia. J Am Geriatr Soc. 2014;62:1916-1922.
9. Jorm AF, Fratiglioni L, Winblad B. Differential diagnosis in dementia. Principal components analysis of clinical data from a population survey. Arch Neurol 1993;50:72.
10. Geldmacher DS, Whitehouse PJ. Evaluation of dementia. N Engl J Med 1996;335:330.
11. Folstein MF, Folstein SE, McHugh PR. "Mini-mental state". A practical method for grading the cognitive state of patients for the clinician. J Psychiatr Res 1975;12:189.
12. Nasreddine ZS, Phillips NA, Bédirian V et al. The Montreal Cognitive Assessment, MoCA: a brief screening tool for mild cognitive impairment. J Am Geriatr Soc 2005;53:695.
13. Davis DH, Creavin ST, Yip JL et al. Montreal Cognitive Assessment for the diagnosis of Alzheimer's disease and other dementias. Cochrane Database Syst Rev 2015:CD010775.
14. Hodkinson HM "Evaluation of a mental test score for assessment of mental impairment in the elderly". Age and Ageing. 1972 Nov;1(4):233-8.
15. Mioshi E, Dawson K, Mitchell J, Arnold R, Hodges JR. The Addenbrooke's Cognitive Examination Revised (ACE-R): a brief cognitive test battery for dementia screening. Int J Geriatr Psychiatry. 2006 Nov;21(11):1078-85.
16. Borson S, Scanlan J, Brush M et al. The mini-cog: a cognitive 'vital signs' measure for dementia screening in multi-lingual elderly. Int J Geriatr Psychiatry 2000;15:1021.
17. Hubbard EJ et al. Clock drawing performance in cognitively normal elderly. Arch Clin Neuropsychol. 2008;23:295-327.
18. Jones S, Laukka EJ, Bäckman L. Differential verbal fluency deficits in the preclinical stages of Alzheimer's disease and vascular dementia. Cortex. 2006;42(3):347-55.
19. Greenlief CL, Margolis RB, Erker GJ. Application of the Trail Making Test in differentiating neuropsychological impairment of elderly persons. Percept Mot Skills. 1985;61(3Pt2):1283-9.

20. Appels BA, Scherder E. The diagnostic accuracy of dementia-screening instruments with an administration time of 10 to 45 minutes for use in secondary care: a systematic review. Am J Alzheimers Dis Other Demen. 2010;25:301-316.
21. Creavin ST, Wisniewski S, Noel-Storr AH et al. Mini-Mental State Examination (MMSE) for the detection of dementia in clinically unevaluated people aged 65 and over in community and primary care populations. Cochrane Database Syst Rev. 2016;(1):CD011145.
22. Tsoi KK, Chan JY, Hirai HW et al. Cognitive tests to detect dementia: a systematic review and meta-analysis. JAMA Intern Med. 2015;175:1450-1458.
23. Holsinger T, Deveau J, Boustani M et al. Does this patient have dementia? JAMA. 2007;297:2391-2404.
24. Quinn TJ, Fearon P, Noel-Storr AH et al. Informant Questionnaire on Cognitive Decline in the Elderly (IQCODE) for the diagnosis of dementia within community dwelling populations. Cochrane Database Syst Rev. 2014;(4):CD010079.
25. Harrison JK, Fearon P, Noel-Storr AH et al. Informant Questionnaire on Cognitive Decline in the Elderly (IQCODE) for the diagnosis of dementia within a secondary care setting. Cochrane Database Syst Rev. 2015;(3):CD010772.
26. Galvin JE, Roe CM, Xiong C, Morris JC. Validity and reliability of the AD8 informant interview in dementia. Neurology 2006;67:1942.
27. Clarfield AM. The decreasing prevalence of reversible dementias: an up dated meta-analysis. Arch Intern Med. 2003;163:2219-2229.
28. National Collaborating Centre for Mental Health (UK). Dementia: A NICE-SCIE Guideline on Supporting People With Dementia and Their Carers in Health and Social Care. Leicester (UK): British Psychological Society; 2007. p. 5.
29. Clarfield AM. The reversible dementias: do they reverse? Ann Intern Med 1988;109:476.
30. McCleery J, Cohen DA, Sharpley AL. Pharmacotherapies for sleep disturbances in Alzheimer's disease. Cochrane Database Syst Rev. 2014 Mar 21;(3):CD009178. doi: 10.1002/14651858
31. Sadowsky CH, Galvin JE. Guidelines for the management of cognitive and behavioral problems in dementia. J Am Board Fam Med. 2012 May-Jun;25(3):350-66.
32. Seitz DP, Adunuri N, Gill SS, Gruneir A, Herrmann N, Rochon P. Antidepressants for agitation and psychosis in dementia. Cochrane Database Syst Rev. 2011 Feb 16;(2):CD008191.
33. Ballard C, Waite J. The effectiveness of atypical antipsychotics for the treatment of aggression and psychosis in Alzheimer's disease. Cochrane Database Syst Rev. 2006 Jan 25;(1):CD003476.
34. Billioti de Gage S, Moride Y, Ducruet T, Kurth T, Verdoux H, Tournier M, Pariente A, Bégaud B. Benzodiazepine use and risk of Alzheimer's disease: case-control study. BMJ. 2014 Sep 9;349:g5205. doi: 10.1136/bmj.g5205
35. Birks J. Cholinesterase inhibitors for Alzheimer's disease. Cochrane Database Syst Rev. 2006 Jan 25;(1): CD005593.
36. McShane R et al. Memantine for dementia. Cochrane Database Syst Rev. 2006 Apr 19;(2):CD003154.
37. National Collaborating Centre for Mental Health (UK). Dementia: A NICE-SCIE Guideline on Supporting People With Dementia and Their Carers in Health and Social Care. Leicester (UK): British Psychological Society; 2007.
38. Garcia AP, Alves DO, Liu GHK, Silveira MV, D'Aurea RG. Capítulo 14: Doralice. Em: Valladão Júnior JBR, Gusso G, Olmos RD. Medicina de Família e Comunidade – Série Manual do Médico Residente do Hospital das Clínicas da Faculdade de Medicina da Universidade de São Paulo (USP). Rio de Janeiro: Atheneu; 2017.

SEÇÃO 7

Doenças Infecciosas

Coordenadores
- *Diego José Brandão* • *Bruna Calezane Storch*

CAPÍTULO 40

Tuberculose

- *Marcia Ernani de Aguiar*
- *Bruna Calezane Storch*

O que é importante saber

- A pobreza, HIV e resistência às drogas são os principais contribuintes para a epidemia de tuberculose.
- A busca do sintomático respiratório interrompe a cadeia de transmissão da doença.
- O esquema básico para tratamento da tuberculose (TB) em adultos é 2RHEZ/4RH.
- O diagnóstico da TB na criança tem peculiaridades.
- O Diabetes *Mellitus* (DM) aumenta o risco de adquirir TB e dificulta o seu tratamento.
- Durante a gestação, devemos ficar atentos para identificar TB.
- Na associação entre Hipertensão Arterial Sistêmica (HAS) e TB, avaliar a função renal.
- O alcoolismo é um fator de risco para TB.

Considerações iniciais

A tuberculose (TB) é uma doença infectocontagiosa causada pelo bacilo *Mycobacterium tuberculosis*, também conhecido como Bacilo de Koch (BK), cuja apresentação clínica predominante é a forma pulmonar. O risco de adoecimento por TB após o contágio inicial depende das condições em que ocorreu a transmissão, considerando-se a magnitude da carga bacilar infectante e dos fatores relacionados com a resposta imunitária do hospedeiro infectado.

É uma doença intimamente associada a más condições socioeconômicas e de habitação e à aglomeração humana. Apesar de ser uma doença curável há mais de 50 anos, a TB ainda se configura como uma grave enfermidade de saúde pública mundial com incidência relevante. Estimam-se 10,4 milhões de casos novos em 2016, dos quais 10% também eram portadores do vírus HIV, segundo a Organização Mundial de Saúde (OMS). O Brasil ocupa o 20º lugar dos 20 países que contêm 84% dos casos mundiais de TB, com incidência de 87 mil casos novos em 2016.

TUBERCULOSE PULMONAR

Abordagem diagnóstica

Diagnóstico clínico

Na TB pulmonar, o sintoma mais frequente é a tosse persistente, que pode iniciar-se seca e, posteriormente, tornar-se produtiva, com expectoração mucoide ou até purulenta. Sendo assim, busca-se a identificação de pessoas que apresentem tosse e/ou expectoração há 3 semanas ou mais, a quem chamamos de sintomático respiratório (SR). Além do sintoma da tosse, a pessoa pode apresentar ainda: febre (geralmente baixa), sudorese noturna, anorexia, astenia (cansaço e mal-estar), emagrecimento, dor torácica, hemoptise e/ou escarro hemático. No exame físico, pode-se observar a presença de estertores, roncos e sopro cavitários nas localizações acometidas.

A principal fonte de transmissão são os SR que eliminam bacilos pela tosse, ou seja, os bacilíferos, responsáveis pela cadeia epidemiológica de transmissão e infecção, que ocorre por via aérea, em ambientes de pouca circulação de ar por meio de contatos próximos e prolongados.

O diagnóstico da TB, mediante ações de busca ativa para identificação de SR (rastreamento) e indivíduos com suspeita clínica e/ou radiológica de TB pulmonar (diagnóstico precoce), independentemente do tempo de tosse, baseia-se principalmente na pesquisa bacteriológica.

Diagnóstico bacteriológico

Exame microscópico direto – baciloscopia direta

No Brasil, utiliza-se a coloração de Ziehl-Neelsen para a identificação do bacilo álcool-acidorresistente (BAAR) em amostras de escarro. O exame baciloscópico nos permite diagnosticar o paciente bacilífero, o que corresponde a 60% das formas pulmonares. Trata-se de método de alta especificidade e alto poder preditivo para o diagnóstico da TB, entretanto, sua sensibilidade varia nas diferentes formas de apresentação da doença, com positividade média de 60 a 70%, considerando duas amostras de escarro; o exame de uma terceira amostra aumenta em menos de 10% a sensibilidade.

A baciloscopia de escarro deve ser realizada em, no mínimo, duas amostras: uma por ocasião da primeira consulta, e outra, independentemente do resultado da primeira, na manhã do dia seguinte, preferencialmente ao despertar. Nos casos em que há indícios clínicos e radiológicos de suspeita de TB e as duas amostras de diagnóstico apresentem resultado negativo, podem ser solicitadas amostras adicionais.

QUADRO 40.1 – Resultado da baciloscopia

> **Negativo:** nenhum bacilo em 100 campos observados.
> **Positivo (+):** menos de 1 bacilo por campo, em 100 campos observados;
> **(++):** de 1 a 10 bacilos por campo, em 50 campos observados;
> **(+++):** mais de 10 bacilos por campo, em 20 campos observados.

Fonte: Brasil (2011).

Pessoas com sintomas respiratórios, mas sem presença de secreção para coleta de material para o BAAR, deverão realizar radiografia de tórax, antes de serem encaminhadas para realização de coleta de escarro induzido, realizada por meio da nebulização com solução salina hipertônica a 3% (5 ml de soro fisiológico 0,9% + 0,5 ml de NaCl 20%), durante no mínimo 5 e no máximo 10 minutos. Embora a indução do escarro possa ser feita em unidades de saúde que disponham de condições técnicas e de biossegurança adequadas, a sua realização deve contar com equipe treinada e com local destinado a essa finalidade, equipado para atender a possíveis complicações do procedimento (broncospasmo, arritmias cardíacas e sangramento de vias aéreas).

Cultura para micobactéria, identificação e teste de sensibilidade

A cultura é o padrão ouro para diagnóstico da TB, pois, além de ter maior sensibilidade, aumenta a especificidade ao permitir a identificação de outros microrganismos que podem ser BAAR positivos. Os testes de sensibilidade aos fármacos antituberculosos possibilitam o controle individual nos casos de resistência ou de persistência bacilar na expectoração. Nos casos pulmonares com baciloscopia negativa, a cultura do escarro pode aumentar em até 30% o diagnóstico bacteriológico da doença. Os pacientes cujas baciloscopias são negativas, mas a cultura de BK é positiva, são chamados de paucibacilíferos.

QUADRO 40.2 – Indicações para realização de cultura

> - Pacientes soropositivos para o HIV/AIDS.
> - Suspeita clínica e/ou radiológica de TB com baciloscopia repetidamente negativa.
> - Suspeitos de TB com amostras paucibacilares (poucos bacilos).
> - Suspeitos de TB com dificuldades de obtenção da amostra (por exemplo, crianças).
> - Suspeitos de TB extrapulmonar.
> - Suspeitos de resistência bacteriana aos fármacos e infecções causadas por micobactérias não tuberculosas.

Fonte: Brasil (2011).

Diagnóstico radiológico

Diagnóstico por imagem

O exame radiológico é um recurso auxiliar para o diagnóstico da TB, justificando-se sua utilização nos casos suspeitos, permitindo a identificação de pessoas portadoras de imagens sugestivas de TB ou de outras patologias. Quando o paciente apresenta baciloscopia positiva, sua função principal é permitir, ou não, a exclusão de outra doença pulmonar associada que necessite de tratamento concomitante, além de avaliar a evolução radiológica dos pacientes, sobretudo naqueles que não responderam ao tratamento com antimicrobianos. Por outro lado, durante o tratamento de TB pulmonar com evolução favorável, a radiografia é necessária apenas no início e no final do tratamento, com vistas à comparação. A manifestação radiográfica mais frequente na TB é o infiltrado pulmonar, localizando-se preferencialmente nos seguimentos apicais e posteriores dos lobos superiores. É frequente a presença de cavidades, que podem ocorrer em cerca de 50% dos casos, podendo ser únicas ou múltiplas.

Prova tuberculínica

A prova tuberculínica (PT) permite o diagnóstico de infecção latente pelo *M. tuberculosis* (ILTB). O exame consiste na inoculação intradérmica de um derivado proteico do bacilo para medir a resposta imune celular a esses antígenos. Faz-se a aplicação no terço médio da face anterior do antebraço esquerdo, e a leitura do resultado deve ser feita 72 horas depois da aplicação e registrado em milímetros do diâmetro transverso da enduração. O resultado de 0 a 4 mm é considerado não reator, e, acima desse valor, deve ser interpretado de acordo com o contexto clínico. A realização de PT será indicada para investigação de infecção latente no adulto e crianças e doença ativa em crianças.

Diagnóstico de tuberculose pulmonar bacilífera

Deverá ser considerado para tratamento imediato o paciente com diagnóstico de tuberculose pulmonar bacilífera.

QUADRO 40.3 – Critérios para diagnóstico de TB pulmonar bacilífera

- Duas baciloscopias diretas positivas.
- Uma baciloscopia direta positiva e cultura positiva.
- Uma baciloscopia direta positiva e imagem radiológica sugestiva de TB.

Fonte: Brasil (2011).

Os pacientes classificados como paucibacilíferos comumente têm seus diagnósticos feitos mais tardiamente; no entanto, devem ser tratados da mesma forma, mesmo sabendo de sua menor transmissibilidade do que os bacilíferos.

Vale ressaltar que, para todo indivíduo com diagnóstico de tuberculose, será oferecido o teste anti-HIV, com aconselhamento pré e pós-teste, devido à alta prevalência de coinfecção.

TUBERCULOSE EXTRAPULMONAR

A TB também pode acometer outros órgãos. A forma extrapulmonar mais comum no adulto é a pleural, enquanto nas crianças e soropositivos é a ganglionar. As apresentações extrapulmonares da TB têm seus sinais e sintomas dependentes dos órgãos e/ou sistemas acometidos e podem surgir isoladamente ou associadas à TB pulmonar. Sintomas gerais como febre, anorexia, emagrecimento e astenia podem estar presentes, enquanto sintomas específicos dependem do sítio acometido. Sua ocorrência aumenta entre pacientes com Aids, especialmente entre aqueles com imunocomprometimento grave. Essas apresentações são paucibacilares e necessitam de diagnóstico histopatológico, além do bacteriológico.

Abordagem terapêutica

O tratamento deve ser iniciado o mais precocemente possível, a fim de quebrar a cadeia de transmissão da TB, além de promover a cura e aumento da qualidade de vida dos pacientes acometidos. A combinação de fármacos potencializa a efetividade e diminui os índices de resistência. O Brasil adota o esquema básico de tratamento recomendado pela OMS (Tabela 40.1). Há uma fase inicial, de ataque, com duração de dois meses, com quatro fármacos: rifampicina (R), isoniazida (H), pirazinamida (Z) e etambutol (E), fornecidos nas Unidades de APS, em dose fixa combinada, ajustada pelo peso do paciente. A medicação será administrada via oral, em dose única diária, preferencialmente em jejum, uma hora antes ou duas horas após o café da manhã. No caso de intolerância digestiva, a medicação poderá ser administrada com a refeição. A seguir, teremos a fase de manutenção com dois fármacos, rifampicina e isoniazida, com tomada diária por quatro meses. Esse esquema está indicado para o tratamento de todos os pacientes acima de 10 anos de idade, com TB pulmonar ou extrapulmonar (exceto meningite tuberculosa, cuja duração da segunda fase é de sete meses, e outros casos especiais). Após duas semanas de tratamento adequado, o paciente já não é mais considerado bacilífero.

O Brasil segue a recomendação da OMS, utilizando o Tratamento Diretamente Observado (TDO), com o intuito de diminuir as taxas de abandono, proporcionando não só a observação da tomada do medicamento, mas também o estabelecimento de um vínculo entre paciente e profissional/unidade de saúde e a detecção e solução de barreiras que possam impedir a adesão ao tratamento. O TDO pode ser feito na unidade de saúde ou no domicílio do paciente. Dependendo de cada paciente, escolhe-se uma modalidade, que pode ser observação diária (melhor opção) ou três vezes por semana. Deve-se sempre reforçar a importância da manutenção da medicação, mesmo nos dias em que as tomadas não forem observadas. Se tais formas de observação não forem possíveis, pode-se capacitar um membro da família ou da comunidade para que faça a observação, desde que haja supervisão de um profissional de saúde. Nesse caso, há necessidade de visitas semanais ao paciente e seu responsável, com a finalidade de monitorar o tratamento.

TABELA 40.1 – Esquema básico para o tratamento da tuberculose em adultos

Regime	Fármacos	Peso	Unidade/dose	Duração
2RHZE Fase de ataque	RHZE Comp. de 15/75/400/275 em dose fixa combinada	20 a 35 kg 36 a 50 kg > 50 kg	2 comp. 3 comp. 4 comp.	2 meses
4RH Fase de manutenção	RH Comp. ou cáps. de 300/200 ou de 150/100 ou comprimidos de 150/75*	20 a 35 kg 36 a 50 kg > 50 kg	1 comp. ou cáps. de 300/200 mg ou 2 comp. de 150/75* 1 comp. ou cáps. de 300/200 mg + 1 comp. ou cáps. de 150/100 mg ou 3 comp. de 150/75* 2 comp. ou cáps. de 300/200 mg ou 4 comp. de 150/75*	4 meses

* As apresentações em comprimidos de rifampicina/isoniazida de 150/75 mg estão substituindo as apresentações de R/H 300/200 e 150/100. R = rifampicina; H = isoniazida; Z = pirazinamida; E = etambutol.
Fonte: Brasil (2011).

Seguimento

Deve-se realizar acompanhamento clínico mensal visando à identificação de queixas e sinais clínicos que possam avaliar a evolução da doença após a introdução dos medicamentos e a detecção de manifestações adversas com seu uso. Deve-se também monitorar o peso para ajustes na dose dos medicamentos.

A baciloscopia de controle será realizada mensalmente, sendo obrigatório no 2º, 4º e 6º mês de tratamento para os pacientes em uso do esquema básico. Para determinar a cura, o paciente bacilífero deverá ter ao menos duas baciloscopias negativas – uma na fase de acompanhamento e outra no término.

Todos os contactantes do paciente serão convidados a comparecer à unidade de saúde para avaliação, considerando-se contato de TB toda pessoa que convive no mesmo ambiente no momento do diagnóstico da doença. O convívio pode ser domiciliar e/ou em ambiente de trabalho, instituições de longa permanência, escola ou pré-escola (Ministério da Saúde, 2011). Essa avaliação incluirá anamnese, exame físico, PT e radiografia de tórax. Para contatos que apresentam sintomas respiratórios, deve-se seguir investigação de doença ativa.

Dificuldades do tratamento

Reações adversas

Embora a maioria dos pacientes submetidos a tratamento para TB consiga concluir o tratamento sem efeitos colaterais relevantes, todos devem receber orientação sobre os principais efeitos adversos e a necessidade de procurar o serviço de saúde em caso de suspeita destes.

O Quadro 40.4 apresenta, de forma resumida, as reações adversas menores e maiores e os possíveis fármacos do Esquema Básico a elas associadas e a conduta preconizada. As reações adversas "maiores", que determinaram alteração definitiva no esquema terapêutico, variam de 3 a 8%.

QUADRO 40.4 – Principais efeitos adversos menores e maiores

Efeitos menores	Fármaco	Conduta
Náuseas, vômito, dor abdominal	RHZE	Tomar a medicação duas horas após o café da manhã ou com o café da manhã; considerar o uso de medicação sintomática; avaliar a função hepática.
Suor/urina de cor avermelhada	R	Orientar.
Prurido ou exantema leve	H R	Medicar com anti-histamínico.
Neuropatia periférica (queimação nos pés)	H (comum) E (incomum)	Medicar com piridoxina (50 mg/dia).
Dor articular	Z H	Analgésico ou AINH.
Cefaleia, ansiedade, euforia	H	Orientar.
Hiperuricemia sem sintomas	Z	Orientar dieta hipopurínica.
Hiperuricemia com artralgia	Z E	Orientar dieta hipopurínica e medicar com alopurinol e colchicina, se necessário.
Efeitos maiores	**Fármaco**	**Conduta**
Exantema ou hipersensibilidade de moderada a grave	R H Z E	Suspender os medicamentos e encaminhar para serviço de referência.
Psicose, crise convulsiva, encefalopatia tóxica ou coma	H	Suspender o isoniazida e encaminhar para serviço de referência.
Neurite óptica	E	Suspender o etambutol e encaminhar para serviço de referência.
Hepatotoxicidade	Z H R	Suspender os medicamentos e encaminhar para serviço de referência.
Trombocitopenia, leucopenia, eosinofilia, anemia hemolítica, agranulocitose, vasculite	R	Suspender a rifampicina e encaminhar para serviço de referência.
Nefrite intersticial	R	Suspender a rifampicina e encaminhar para serviço de referência.
Rabdomiólise com mioglobinúria e insuficiência renal	Z	Suspender a pirazinamida e encaminhar para serviço de referência.

R = Rifampicina, H = Isoniazida, Z = Pirazinamida, E = Etambutol.
Fonte: Adaptado de Silva Jr JB (2004).

Sinais de alerta e erros comuns

- Demora na identificação de faltosos.
- Não realizar a notificação do caso e investigação junto aos contatos.
- Não realizar ajustes nas doses dos medicamentos de acordo com o peso.
- Não reconhecer outras comorbidades presentes nos pacientes com TB.
- Não informar o paciente sobre a doença e o processo de tratamento.
- Não abordar as dificuldades, medos e inseguranças dos pacientes, sobretudo em relação ao estigma da doença.
- Não abordar a questão do contágio (ambiente doméstico e laboral).
- Não informar sobre possíveis efeitos adversos e não garantir o acesso.
- Não oferecer a realização de sorologia para HIV.
- Não realizar ações de busca ativa a sintomáticos respiratórios.
- Descuidar-se da coordenação do cuidado de pacientes em acompanhamento em serviços de referência para TB.

Quando encaminhar e para quem

Serviços ambulatoriais de referência

- Casos de difícil diagnóstico: todos os casos com baciloscopia negativa e suspeita clínica e/ou radiológica de TB devem ter cultura solicitada e ser encaminhados para elucidação diagnóstica em serviço de referência. O tratamento para caso suspeito de tuberculose sem comprovação bacteriológica pode ser iniciado por diagnóstico de probabilidade, após tentativa de tratamento inespecífico com antimicrobiano de largo espectro, sem melhora dos sintomas e após criteriosa avaliação clínica (evitar uso de fluoroquinolonas em suspeita de TB por seu potencial uso em tratamentos especiais).
- Presença de efeitos adversos maiores.
- Presença de comorbidades (transplantados, imunodeprimidos, infecção pelo HIV, hepatopatas e indivíduos com insuficiência renal crônica).
- Casos de falência ao tratamento.
- Casos que apresentem qualquer tipo de resistência aos fármacos.

Hospital

- Condições sociais precárias, sem residência fixa, com elevado risco de abandono do tratamento, principalmente se desnutridos graves ou em retratamento por falência de tratamento anterior ou por multirresistência.
- Formas graves de TB, sem condições clínicas para tratamento ambulatorial.
- Intercorrências clínicas ou cirúrgicas próprias da TB ou de comorbidades que demandem realização de procedimentos hospitalares.

- Intolerância ou manifestações graves de toxicidade medicamentosa de difícil manejo ambulatorial.

Papel da enfermagem da Equipe de Saúde da Família

- Realizar busca ativa de SR e coleta de escarro para baciloscopia e cultura.
- Aplicar a vacina BCG e realizar PT e consulta de enfermagem
- Treinar e supervisionar a equipe de enfermagem sobre o TDO.
- Realizar ações de educação em saúde e assistência domiciliar.
- Coordenar as ações desenvolvidas pelos agentes comunitários de saúde e técnicos de enfermagem nas ações relacionadas à TB.
- Convidar os contatos para investigação e realizar o controle dos faltosos.
- Promover ações de vigilância de controle de TB.

TUBERCULOSE EM SITUAÇÕES ESPECIAIS

Infância

A maioria dos casos de TB em crianças ocorre nos países onde a TB é endêmica. Em 2014, havia uma estimativa global de 1 milhão de crianças com TB.

Embora o agente etiológico seja o mesmo e o acometimento pulmonar o mais frequente, a TB em crianças tem algumas peculiaridades em relação aos adultos. Os sinais, sintomas e padrões radiológicos dessa doença na infância são inespecíficos, além da baixa positividade bacteriológica em matéria de escarro e lavado gástrico, dificultando a suspeição clínica e postergando o diagnóstico da doença.

QUADRO 40.5 – Diagnóstico de tuberculose em crianças

- História de contato com TB e sintomas consistentes de TB.
- Exame clínico (incluindo avaliação do crescimento).
- Prova tuberculínica.
- Radiografia de tórax.
- Confirmação bacteriológica sempre que possível.
- Investigação relevante para suspeita de TB pulmonar e extrapulmonar.

Fonte: OMS (2014).

Os fatores de risco para TB em crianças são: contato próximo com um caso de TB pulmonar bacilífero, idade abaixo de 5 anos, infecção para HIV e desnutrição grave.

O Ministério da Saúde adotou um sistema de pontuação no diagnóstico de infecção pulmonar em crianças, já validado, baseado em achados clínicos e radiológicos, na PT, na presença de cicatriz de BCG e na história de contato prévio com pessoa sabidamente tuberculosa.

QUADRO 40.6 – Diagnóstico de tuberculose pulmonar em crianças e adolescentes negativos à baciloscopia

Sinais e sintomas	Quadro clinicorradiológico	Contatos com adultos com TB	Teste tuberculínico	Estado nutricional
Febre ou sintomas como tosse, adinamia, expectoração, emagrecimento, sudorese > 2 semanas **Acrescentar 15 pts**	Adenomegalia hilar ou padrão miliar; Condensação ou infiltrado (com ou sem escavação) inalterado > 2 semanas; Condensação ou infiltrado (com ou sem escavação) > 2 semanas evoluindo com piora ou sem melhora com antibióticos para germes comuns. **Acrescentar 15 pts**	Próximo, nos últimos 2 anos **Acrescentar 10 pts**	≥ 10 mm em vacinados com BCG há menos de 2 anos ou ≥ 5 mm em vacinados há mais de 2 anos, não vacinados ou imunossuprimidos **Acrescentar 15 pts**	Desnutrido grave **Acrescentar 5 pts**
Assintomático ou com sintomas < 2 semanas **0 pts**	Condensação ou infiltrado de qualquer tipo < 2 semanas **Acrescentar 5 pts**	Ocasional ou negativo **0 pts**	0-4 mm **0 pts**	0 pts
Infecção respiratória com melhora após uso de antibióticos para germes comuns ou sem antibióticos **Menos 10 pts**	Radiografia normal **Menos 5 pts**			
Interpretação	Maior ou igual a 40 pts **Diagnóstico muito provável de TB**	30 a 35 pts **Diagnóstico possível**	Igual ou inferior a 25 pts **Diagnóstico pouco provável**	

Fonte: Brasil (2011).

A indicação de esquema padronizado para o tratamento de TB em crianças independe da forma clínica. No caso de crianças com menos de dez anos de idade, o esquema continua sendo com três fármacos: rifampicina, isoniazida e pirazinamida. A não utilização do etambutol se deve à dificuldade de identificar precocemente a neurite ótica nessa faixa etária. Para as crianças acima de dez anos, utiliza-se o esquema básico, ajustado conforme o peso.

TABELA 40.2 – Esquema básico para o tratamento da TB em criança (< 10 anos)

Fases do tratamento	Fármacos	Até 20 kg mg/dia	> 21 a 35 kg mg/dia	> 36 a 45 kg mg/dia	> 45 kg mg/dia
2RHZ Fase de ataque	R	10	300	450	600
	H	10	200	300	400
	Z	35	1.000	1.500	2.000
4RH Fase de manutenção	R	10	300	450	600
	H	10	200	300	400

Fonte: Brasil (2011).

Em crianças menores de cinco anos, que apresentem dificuldade para ingerir comprimidos, recomenda-se o uso das mesmas drogas na forma de xarope ou suspensão (pirazinamida e rifampicina). Quando não se dispõe dessa forma de apresentação e/ou a criança apresenta efeito adverso que impossibilite a administração da forma terapêutica líquida, recomenda-se, para a administração dos fármacos, o uso de comprimidos esmagados/triturados ou a dispersão do conteúdo das cápsulas em veículos, alimentos semissólidos.

Com relação ao monitoramento, a avaliação mensal nos permite a observação da melhora clínica, que, após uma semana, já é evidente, com diminuição da febre, ganho ponderal e melhora da tosse nos casos pulmonares. A monitoração mensal do peso corporal é especialmente importante em casos pediátricos para ajustar doses, porque as crianças ganham peso em maior proporção e rapidez em relação aos adultos.

Na maioria das crianças, a resposta ao tratamento é avaliada clínica e radiologicamente. Nas crianças, a perda de peso ou, geralmente, a falta de ganho de peso é frequentemente um dos sinais de falha de tratamento. A adesão ao tratamento, neste caso, deve ser de toda a família, devendo a criança ser orientada segundo sua capacidade de compreensão. Além disso, a família deve receber orientações sobre os efeitos adversos das medicações.

Gestante

A gravidez não constitui um fator de risco para TB e não influencia a patogênese da TB. No caso de mulheres provenientes de populações de risco para TB, tais como aquelas que vivem em situação de pobreza, na periferia dos grandes centros urbanos ou em países com alta prevalência da doença, o pré-natal é um motivo de contato com o serviço de saúde, e, portanto, tais consultas podem ser uma oportunidade para o diagnóstico de casos de tuberculose.

O diagnóstico de TB na gravidez é feito do mesmo modo que em mulheres não grávidas. Na presença de sintomatologia respiratória, deve-se iniciar a investigação pela baciloscopia. As pacientes com sintomas sugestivos de TB pulmonar que não tiverem confirmação por exame de escarro devem fazer radiografia de tórax, mas, de preferência, após o primeiro trimestre e sempre com a proteção específica para o abdômen (com avental de chumbo).

O Brasil segue a recomendação da OMS e indica o esquema básico de tratamento para a gestante. Visando prevenir efeitos colaterais (neuropatia periférica) relacionados como o uso de isoniazida, recomenda-se a suplementação com piridoxina (50 mg/dia) para todas as mulheres grávidas ou lactantes em uso dessa medicação.

Recomenda-se que mães não tratadas ou ainda bacilíferas (duas primeiras semanas após início do tratamento) amamentem com o uso de máscaras e restrinjam o contato próximo com a criança por causa da transmissão potencial por meio das gotículas do trato respiratório. Nesse caso, o recém-nascido não deve receber a vacina BCG, mas, sim, isoniazida na dose de 10 mg/kg/dia por três meses. Após esse período, deve-se fazer PT: se reatora, a doença deve ser pesquisada e, uma vez detectada, a terapêutica deve ser reavaliada; se não, deve-se manter isoniazida por mais três meses. Caso a PT for não reatora, pode-se suspender a medicação, e a criança deve receber a vacina BCG. O aleitamento materno será mantido nos casos de mulheres que estão sendo tratadas para TB com medicamentos do esquema básico, uma vez que são pequenas as concentrações destes fármacos no leite materno e não costumam produzir efeitos tóxicos nos lactentes.

Diabetes *mellitus*

Uma epidemia de DM está em curso, estimando-se prevalência mundial de 387 milhões e que alcance 471 milhões em 2035. Cerca de 80% desses indivíduos são provenientes de países em desenvolvimento, onde há crescente proporção de grupos etários mais jovens acometidos. Essas regiões também apresentam maior incidência de doenças infectocontagiosas, gerando uma sobreposição de tais problemas. Um exemplo é a associação entre DM e TB, pois três quartos dos pacientes com diabetes vivem em países de baixa renda, onde a tuberculose e a infecção pelo HIV representam uma das cinco principais causas de óbito.

Os pacientes diabéticos têm risco aumentado de desenvolver tuberculose quando comparados com indivíduos não diabéticos, uma vez que a diabetes não controlada está associada ao aumento da susceptibilidade a infecções. A hiperglicemia e a diminuição da insulina interferem com a resposta imunológica, sobretudo celular. Esse comprometimento da imunidade torna os pacientes diabéticos mais suscetíveis à TB.

O tratamento utilizado em pacientes diabéticos não insulinodependentes com TB será o esquema básico (2RHZ/4RH), com rigoroso controle da dieta e uso de hipoglicemiante oral. No caso de TB recidivante e sensível ao esquema I, substituir os hipoglicemiantes orais por insulina (rifampicina tem um efeito de acelerar o metabolismo das sulfonilureias e biguanidas, resultando na redução do nível sérico desses medicamentos). No caso de pacientes diabéticos insulinodependentes, o esquema básico deve ser prolongado por nove meses.

Hipertensão arterial sistêmica e insuficiência renal

A HAS tem uma elevada prevalência no Brasil, em torno de 32% para adultos, chegando a mais de 50% para indivíduos entre 60 e 69 anos e 75% em indivíduos com mais de 70 anos. Portanto, será possível a coexistência dessas duas condições clínicas. A HAS associa-se, frequentemente, a alterações funcionais e/ou estruturais dos órgãos-alvo, entre eles os rins, que podem ser prejudicados em suas funções. Sendo assim, quando tivermos um paciente hipertenso que iniciará tratamento para TB, deve-se avaliar a função renal, para que os devidos ajustes sejam realizados, de modo a não agravar a função renal e garantir o sucesso do tratamento (Tabela 40.3).

O regime de tratamento de TB recomendado para pacientes com insuficiência renal é como o esquema básico de dois meses de isoniazida, rifampicina, pirazinamida e etambutol, seguidos de quatro meses de isoniazida e rifampicina, porém com doses ajustadas de acordo com a função renal. A isoniazida e a rifampicina são eliminadas por excreção biliar, portanto, nenhuma mudança na dosagem é necessária. Há excreção renal significativa de etambutol e metabólitos da pirazinamida, devendo-se ajustar as suas doses. Recomenda-se três vezes por semana de administração destes dois fármacos nas doses seguintes: pirazinamida (25 mg/kg), e etambutol (15 mg/kg). Durante a administração de isoniazida, os doentes com insuficiência renal grave também devem receber piridoxina, a fim de prevenir a neuropatia periférica. Devido a um aumento do risco de nefrotoxicidade e ototoxicidade, estreptomicina (esquema especial de tratamento de TB, feito na Referência) deve ser evitada em pacientes com insuficiência renal.

TABELA 40.3 – Ajustes dos medicamentos em pacientes com nefropatia

Medicamentos	Método de ajuste	*Clearance* de creatinina		
		> 50 a 90	10 a 50	< 10
Rifampicina	Nenhum	100%	100%	100%
Isoniazida	Dosagem	100%	75 a 100%	50%
Pirazinamida	Tempo	24 horas	24 horas	48 a 72 horas
Etambutol	Dosagem	100%	50-100%	25 a 50%
Estreptomicina	Tempo	24 horas	24 a 72 horas	72 a 96 horas

Fonte: Brasil (2011).

Além disso, devem-se considerar as interações entre os anti-hipertensivos e os medicamentos antiTB, como é o caso da rifampicina, que reduz os níveis séricos de maleato de enalapril.

Etilismo

O alcoolismo crônico é considerado uma condição clínica que aumenta o risco de TB e dificulta o seu manejo. Há uma alta incidência de casos e formas mais avançadas de tuberculose pulmonar entre esses pacientes. Esse fato está associado à queda da imunidade, desnutrição, fragilidade social e exposição a situações de risco. O abandono do tratamento e o risco de desenvolvimento de efeitos colaterais aos medicamentos antituberculose pelos alcoolistas são maiores quando comparados aos não alcoolistas.

Outro aspecto relevante refere-se à não adesão dos pacientes com TB à terapêutica oferecida, com estreita relação entre alcoolismo e abandono, exigindo uma vigilância maior durante o tratamento direto observado da TB.

O alcoolismo, assim como a TB, deve ser tratado na comunidade, porém, em casos em que o paciente não tiver moradia fixa ou a doença estiver avançada, pode-se indicar internação. Deve-se oferecer tratamento concomitante para o alcoolismo. As orientações em relação ao uso das medicações devem enfatizar que a ingestão de bebidas alcoólicas aumenta o risco para o desenvolvimento de efeitos colaterais, e, portanto, a observação contínua e sistematizada desses pacientes durante o tratamento poderá minimizar e detectar precocemente possíveis efeitos dessa interação.

A existência de uma lesão hepática secundária à ingesta alcoólica demandará a avaliação da função hepática inicial, pois os medicamentos de primeira linha para TB – rifampicina, isoniazida e pirazinamida – podem causar dano hepático em um paciente com ou sem doença hepática prévia. O etambutol raramente causa hepatotoxicidade. A rifampicina pode levar a icterícia assintomática, sem evidência de hepatite.

Em função da maior susceptibilidade a reações de hepatotoxicidade aos fármacos antiTB entre esses pacientes, devem-se solicitar exames para monitorização da função hepática (TGO, TGP, bilirrubina total e frações e fosfatase alcalina) no início e no decorrer do tratamento. Tal conduta tem papel decisivo para auxiliar o clínico quanto à necessidade do ajuste da dose e prevenção de alterações hepáticas importantes que poderiam comprometer também o tratamento da TB.

Transtorno mental

A falta de adesão ao tratamento é o principal obstáculo para o controle da tuberculose. Os pacientes com transtornos mentais necessitam de um acompanhamento mais próximo e, sobretudo, da participação da família no processo de tratamento da TB, sendo mais vulneráveis para o abandono do tratamento. Desse modo, a equipe de saúde deve identificar o transtorno mental existente e dimensionar o grau de comprometimento da independência e autonomia do paciente e envolver seus familiares no cuidado.

Referências

1. Baker MA, Harries AD, Jeon CY, Hart JE, Kapur A, Lönnroth K et al. The impact of diabetes on tuberculosis treatment outcomes: A systematic review. BMC Medicine 2011;9:81.
2. Brasil. Ministério da Saúde. Manual de recomendações para o controle da tuberculose no Brasil. Brasília: Ministério da Saúde; 2011.
3. Brasil. Ministério da Saúde. Situação epidemiológica da tuberculose nos estados partes e associados do Mercosul 2009 a 2013. Brasília: Secretaria de Vigilância em Saúde; 2015.
4. Brasil. Ministério da Saúde. Perspectivas brasileiras para o fim da tuberculose como problema de saúde pública. Boletim Epidemiológico. Brasília: Secretaria de Vigilância em Saúde; 2016;47(13).
5. Fox GJ, Dobler CC, Marks GB. Active case finding in contacts of people with tuberculosis. Cochrane Database Syst Rev. 2011;(9):CD008477.
6. Peter JP, Theron G, Pooran A, Thomas J, Pascore M, Dheda K. Comparison of two methods for acquisition of sputum samples for diagnosis of suspected tuberculosis in smear-negative or sputum-scarce people: a randomised controlled trial. Lancet Respir Med. 2013 August;1(6):471-478.

7. Viswanathan AA, Gawde NC. Effect of type II diabetes mellitus on treatment outcomes of tuberculosis. Lung India. 2014;31(3):244-248.
8. World Health Organization. Guidance for national tuberculosis programmes on the management of tuberculosis in children. Geneva: WHO; 2014.
9. World Health Organization. Treatment of tuberculosis: guidelines. 4th ed. Geneva: WHO; 2010.
10. World Health Organization. Global Tuberculosis Report. Geneva: WHO; 2015.
11. World Health Organization. Global Tuberculosis Report. Geneva: WHO; 2017.
12. Gusso G, Lopes JMC. Tratado de Medicina de Família e Comunidade. São Paulo: Sociedade Brasileira de Medicina de Família e Comunidade; 2012.
13. Silva Jr JB. Tuberculose: guia de vigilância epidemiológica. Jornal Brasileiro de Pneumologia. 2004 Jun;30:S57-86.

CAPÍTULO 41

HIV na Atenção Primária à Saúde

• *Mariana de Almeida Prado Fagá*
• *Cecília Malvezzi*

O que é importante saber

- O diagnóstico precoce reduz a mortalidade, a morbidade e a transmissão.
- Todo contato de um usuário na Atenção Primária à Saúde (APS) é uma oportunidade de prevenção do HIV (Vírus da Imunodeficiência Humana).
- A coleta de antecedentes sexuais e de uso de drogas como parte da história clínica auxilia na identificação de pessoas com práticas de risco para prevenção e diagnóstico precoce do HIV.
- A Terapia Antirretroviral (TARV) é recomendada para toda a Pessoa Vivendo com o HIV/AIDS (PVHA), por reduzir o risco de progressão da doença e diminuir o risco de transmissão.
- O objetivo da TARV é a supressão completa da replicação do HIV, mantendo a carga viral indetectável.
- A APS é o cenário ideal para o manejo de PVHA.
- O começo da TARV deve ser negociado entre o médico e a PVHA.
- O Médico de Família e Comunidade (MFC) deve avaliar a adesão da PVHA a TARV, monitorar os efeitos adversos da TARV e interação medicamentosa, considerando minimizar o risco de transmissão, incluindo profilaxia pré e pós-exposição.
- O MFC fará a coordenação do cuidado da PVHA na rede de atenção à saúde, incluindo ações de promoção da saúde, avaliação psicossocial e rastreamento de comorbidades.

Considerações gerais

O Brasil recentemente adotou a meta 90-90-90, que estabelece, para 2020, que 90% das PVHA estejam diagnosticadas; destas, 90% estejam em tratamento, e, das pessoas em tratamento, 90% tenham carga viral indetectável.

Para atingir a meta 90-90-90, é necessário adotar novas estratégias para frear a epidemia de Aids, como oferecer tratamento a todas as PVHA, independentemente de seu estado imunológico (contagem de LT CD4+); simplificando e descentralizando o tratamento antirretroviral; aumentando a cobertura de testagem de HIV em populações-chave, entre outras iniciativas.

A "cascata de cuidado contínuo do HIV" foi adotada em todo o mundo como estratégia para o cuidado com as PVHA:

1. Estabelecer diagnóstico oportuno.
2. Vinculação da PVHA a um serviço de saúde de referência.
3. Reter e realizar seguimento mediante exames periódicos.
4. Iniciar a TARV e promover adesão.
5. Supressão da carga viral e alcance da qualidade de vida semelhante às pessoas que não possuem HIV.

O MFC, por atuar na porta de entrada preferencial do SUS, deve saber diagnosticar e referenciar PVHA no momento adequado, fazer a coordenação do cuidado, incluindo manejo do HIV/Aids na APS e, em alguns casos, como no atendimento às populações-chave, ser capaz de manejar PVHA, incluindo falhas terapêuticas.

O atendimento em rede e o matriciamento pelo Serviço de Atenção Especializado (SAE) proporcionam suporte técnico-pedagógico e apoio institucional na construção de projetos terapêuticos centrados na pessoa. Enquanto o SAE mantém o atendimento aos casos sintomáticos, de maior complexidade, gestantes, crianças e pessoas com coinfecções, o MFC na APS acompanha os casos assintomáticos e pessoas com quadros estáveis, além de apoiar, e, conforme sua competência, coordenar o cuidado das pessoas que estão inseridas no SAE.

Abordagem diagnóstica

Quando suspeitar de infecção pelo HIV

Quando se identifica aumento progressivo do comprometimento do sistema imunológico de uma pessoa, isso leva a um amplo espectro de apresentações clínicas que se denomina Síndrome da Imunodeficiência Adquirida (Aids). A Aids pode ser dividida em 3 fases:

- Síndrome da infecção aguda pelo HIV.
- Fase de latência clínica.
- Síndrome da Imunodeficiência Adquirida (Aids).

Síndrome da infecção aguda pelo HIV

Manifesta-se entre as duas e seis primeiras semanas após a infecção até o surgimento de anticorpos (soroconversão). Mais de 60% das pessoas infectadas têm desde sintomas leves até a necessidade de internação.

A viremia fica elevada, e as principais manifestações clínicas são muito semelhantes às de outras infecções virais, cursando com:

- Febre (38-40° C).
- Linfadenopatias (cervical anterior e posterior, submandibular, occipital e axilar) indolores, simétricas e móveis.
- Exantema.
- Perda de peso.
- Dor de garganta.
- Ulcerações mucocutâneas.
- Meningite asséptica.
- Esplenomegalia.
- Depressão.
- Astenia.
- Cefaleia.
- Mialgia/artralgia.
- Náuseas.
- Diarreia.

O quadro clínico resolve-se espontaneamente após uma a quatro semanas. O MFC deve estar atento para a possibilidade de infecção aguda pelo HIV em pessoas sintomáticas, avaliando a exposição a fatores de risco e considerando a janela imunológica.

Nesses casos, ofereça o teste rápido após aconselhamento e consentimento da pessoa. Se o teste for negativo, oriente a repetir o exame após 15 dias; se o teste continuar negativo, é improvável o diagnóstico de infecção pelo HIV.

Fase de latência clínica

Por volta da quarta semana, começa a produção de anticorpos e há queda acentuada da viremia, e a única manifestação clínica costuma ser linfadenopatia.

O hemograma pode estar alterado com plaquetopenia, anemia (normocítica e normocrômica) e leucopenia leve. A contagem de linfócitos T CD4+ (LT CD4+) permanece acima de 350 cel/mm^3. Pneumonias, sinusites e tuberculose cavitária são as infecções frequentes nessa fase.

Conforme ocorre a progressão da imunodeficiência, o MFC deve observar as manifestações de imunodeficiência moderada, quando ocorre aumento da viremia e queda dos LT CD4+ para níveis entre 200 e 300 cel/mm^3, como:

- Perda de peso inexplicada.
- Diarreia crônica por mais de um mês.
- Febre persistente inexplicada por mais de um mês (> 37,6° C, intermitente ou constante).
- Candidíase oral persistente.
- Candidíase vulvovaginal persistente, frequente ou que não responde ao tratamento.
- Leucoplasia pilosa oral.
- Tuberculose pulmonar.
- Infecções bacterianas graves (ex.: pneumonia, empiema, meningite, piomiosite, infecções osteoarticulares, bacteremia, doença inflamatória pélvica grave).
- Estomatite, gengivite ou periodontite aguda necrosante.

Síndrome da imunodeficiência adquirida (Aids)

Nessa fase, a contagem de LT CD4+ está abaixo de 200 células/mm^3, pode ocorrer o surgimento de infecções oportunistas definidoras da Aids, quando acontecem as chamadas condições definidoras de Aids:

- Tuberculose extrapulmonar.
- Pneumonia bacteriana recorrente (dois ou mais episódios em um ano).
- Pneumocistose.
- Neurotoxoplasmose.
- Linfoma primário do SNC.
- Meningite criptocócica.
- Encefalopatia pelo HIV.
- Leucoencefalopatia multifocal progressiva.
- Linfoma não Hodgkin de células β ou primário do SNC.
- Sarcoma de Kaposi.
- Isosporíase intestinal crônica (duração > 1 mês).
- Criptosporidíase persistente (duração > 1 mês).
- Câncer invasivo de colo de útero.
- Retinite por citomegalovírus.
- Síndrome consuptiva atribuída ao HIV (perda involuntária de mais de 10% do peso habitual) associada à diarreia crônica (dois ou mais episódios por dia com duração ≥ 1 mês) ou fadiga e febre ≥ 1 mês.
- Herpes simples com úlceras mucocutâneas (duração > 1 mês) ou visceral em qualquer localização.
- Micoses disseminadas (histoplasmose, coccidiomicose).
- Candidíase esofágica ou de traqueia, brônquios ou pulmões.

- Doença por citomegalovírus (retinite ou outros órgãos, exceto fígado, baço ou linfonodos).
- Reativação de doença de Chagas (meningoencefalite e/ou miocardite).
- Leishmaniose atípica disseminada.
- Septicemia recorrente por *Salmonella* não *thyphi*.

Situações nas quais frequentemente é oferecido o teste para HIV/Aids na APS

Os serviços de APS devem estar preparados para realizar o acolhimento dos usuários, responder adequadamente à demanda por testagem rápida, fazer aconselhamento pré e pós-testagem, notificar os casos positivos e encaminhar para serviços de referência (SAE) quando possível, mantendo o vínculo e a continuidade do atendimento no serviço de APS.

A APS deve garantir a oferta do exame de HIV para todas as pessoas que buscam a unidade, independentemente do motivo da procura.

A pessoa que procura o serviço deve se sentir acolhida, sem discriminação, independentemente de sua atividade profissional, orientação sexual ou estilo de vida.

Em todos os casos, é importante que o MFC esteja preparado para fazer uma abordagem centrada na pessoa, explorando as ideias e sentimentos em relação ao HIV/Aids, buscando avaliar tanto as estratégias de proteção quanto as formas de lidar com o resultado do teste, seja ele positivo ou negativo. Ainda vale lembrar que a APS terá um papel fundamental na coordenação do cuidado para a PVHA, ajudando a fortalecer a comunicação entre os pontos de atenção.

Hoje, a PVHA pode ter sobrevida semelhante à da população geral do país em que vive e deverá ser acompanhada pelo seu MFC para atendimento de intercorrências e de outras necessidades de saúde que não estejam relacionadas ao HIV.

Quanto à periodicidade da consulta com especialista, recomenda-se referenciar ao Serviço de Assistência Especializada em HIV/AIDS, quando possível, após o diagnóstico ou necessidade de modificação da TARV. Quando a PVHA estiver clinicamente estável e bem adaptada à TARV, as consultas com especialista poderão ser realizadas a cada seis meses.

O que fazer quando o teste é negativo?

MFC e enfermeiros da APS devem fazer uma abordagem multiprofissional e integrada à pessoa que procura o serviço, garantindo o sigilo e auxiliando-a a refletir sobre formas de proteção do HIV/Aids, avaliando se existem dificuldades de negociação do uso de preservativo com sua parceria sexual e se outros aspectos da vida familiar ou do comportamento precisam ser problematizados, como o uso de drogas e álcool, visando reduzir danos e promover uma melhor saúde.

Também deve ser avaliada a possibilidade de janela imunológica (geralmente 30 dias a partir da última exposição); se a pessoa ainda estiver dentro da janela imunológica, deve-se aconselhar repetir o exame após esse período, orientando como prevenir a transmissão do HIV enquanto aguarda a repetição do teste.

Na APS, pode-se ainda desenvolver trabalho com grupos educativos, além de elaborar e distribuir material informativo tanto para a população geral quanto para grupos específicos de jovens e adolescentes, mulheres, usuários de drogas, profissionais do sexo e população LGBT.

O que fazer quando teste é positivo?

Quando o teste é positivo, deve-se reforçar o caráter sigiloso da abordagem centrada na pessoa e fortalecer o vínculo entre o profissional e o usuário, empoderando a pessoa por meio de informações úteis a respeito da história e do manejo da infecção pelo HIV, disponibilizando tempo suficiente para esclarecer as dúvidas sobre o diagnóstico e o tratamento, orientando a pessoa a repetir o teste em nova amostra (teste rápido). Deve-se discutir como reduzir a transmissão e como identificar manifestações da infecção aguda caso ela ocorra na sua parceria sexual. **Recomenda-se agendar um retorno em 24 a 48 horas** para nova avaliação do estado emocional da pessoa e da sua rede de suporte social, ajudando-a a comunicar o diagnóstico e oferecer a testagem à sua parceria sexual ou no uso de drogas.

A infecção pelo HIV e a Aids fazem parte da **Lista Nacional de Notificação Compulsória de Doenças, Agravos e Eventos de Saúde Pública**, e, portanto, devem ser notificadas pelo médico e outros profissionais de saúde que atuam na assistência, a partir da confirmação do diagnóstico seguindo os critérios do Manual técnico para diagnóstico da infecção pelo HIV. Aqueles que já tenham sido notificados como portadores de HIV devem ser novamente notificados como casos de Aids se houver critérios para essa notificação.

Abordagem terapêutica

Algumas pessoas podem procurar o serviço de APS com o diagnóstico e/ou já estarem utilizando a TARV.

Durante a abordagem inicial, é importante realizar escuta qualificada e estar sensível às expectativas da pessoa em relação ao HIV/Aids, atuando com empatia, identificando vulnerabilidades, evitando julgamentos e auxiliando a pessoa no autocuidado.

Os objetivos da primeira abordagem da PVHA são: avaliar o estágio da doença, determinar os riscos de outras infecções, identificar comorbidades que estejam associadas ao HIV e avaliar a receptividade da pessoa em iniciar a TARV, e qual o esquema ARV adequado.

Nessa primeira consulta, o profissional deverá realizar história, exame físico e solicitar exames complementares. Na história clínica, é importante:

- Abordar a compreensão e aceitação do diagnóstico.
- Avaliar a necessidade e o estabelecimento de redes comunitárias e/ou familiares de apoio ao usuário.

- Pesquisar história clínica atual e pregressa, doenças prévias e atuais, principalmente aquelas que podem interferir na escolha dos ARV (como hepatites virais, doenças cardiovasculares, tuberculose, outras DSTs), uso de medicamentos, vacinações, história de doença mental etc.
- Pesquisar sobre história pregressa e atual de uso de drogas.
- O aconselhamento sobre a redução de danos, orientando a PVHA a incorporar hábitos saudáveis, como evitar o tabagismo, etilismo ou uso de substâncias ilícitas, adotar a prática regular de atividade física e alimentação saudável e usar preservativos nas relações sexuais.
- Pesquisar sintomas de tuberculose, perguntando sempre sobre febre, tosse, sudorese noturna e emagrecimento.
- Pesquisar sobre o risco de transmissão do HIV e da aquisição de outras infecções, avaliando o entendimento da pessoa sobre sua doença e as vias de transmissão.
- Indagar sobre os antecedentes sexuais, como de uso preservativos, de métodos contraceptivos, número de gestações prévias e se há desejo de ter filhos, estado sorológico das parcerias sexuais e dos filhos.
- Se a pessoa já tem o diagnóstico realizado em outro serviço, é necessário ter acesso aos exames anteriores. Não sendo possível, uma nova testagem deverá ser realizada. É útil procurar estabelecer o tempo provável de soropositividade, o estágio da doença (a última contagem de LT CD4+ e da carga viral), se a pessoa já está em uso de ARV, se já fez uso de outros esquemas terapêuticos, e se teve algum evento adverso.
- As pessoas com diagnóstico recente também devem ser questionadas a respeito do uso de ARV para profilaxia pré e pós-exposição.

No exame físico, atenção para os itens:
- Inspeção geral.
- Pesagem e altura.
- Medida da pressão arterial.
- Cálculo do índice de massa corpórea, avaliação da distribuição adiposa (lipodostrofia).
- Avaliação dos linfonodos, adenopatia de cabeça e pescoço, adenopatias axilares e supraclaviculares, adenopatias inguinais.
- Exame dos aparelhos cardíaco, respiratório e abdominal.
- Exame anogenital: avaliação de evidências de DSTs, incluindo úlceras genitais, leucorreias, cervicites, corrimento uretral, corrimento anal, verrugas genitais.
- Exame dentário: solicitar avaliação do cirurgião-dentista para identificação de lesões associadas ao HIV, como candidíase, leucoplasia pilosa, alterações periodontais, herpes, papiloma, sarcoma de Kaposi, entre outras.

- Exame neurológico: busca por evidências de neuropatia periférica, perda assintomática de força muscular. A função cognitiva também deverá ser acessada, e, se houver sinais de perda significativa, a pessoa deverá ser encaminhada para avaliação mais detalhada.
- A avaliação da pele inclui a procura por achados comumente associados à infecção pelo HIV, como dermatite seborreica, foliculite eosinofílica, ictiose, psoríase, micoses superficiais, moluscos contagiosos, herpes simples, herpes-zóster e sarcoma de Kaposi.

Alguns exames que fazem parte da abordagem inicial estão descritos no Quadro 41.1:

QUADRO 41.1 – Abordagem complementar após o diagnóstico de infecção por HIV

Hemograma completo	Avaliar anemia, leucopenia, linfopenia e trombocitopenia, que podem estar presentes em 30 a 40% das PVHA com infecção avançada. As citopenias estão relacionadas à supressão da medula óssea, que pode ocorrer na infecção infiltrativa pelo Complexo *Micobacterium Avium* (MAC) ou pelo próprio HIV, ou ainda a deficiências nutricionais (vitamina B12 e ácido fólico). Importante determinar se há macrocitose previamente ao uso da zidovudina, pois ela aumenta o Volume Corpuscular Médio (VCM).
Contagem de LT CD4+	Para avaliação da necessidade de tratamento para as infecções oportunistas. Urgência em iniciar a terapia ARV. Avaliar, posteriormente, a resposta à TARV. A porcentagem de LT CD4+ em relação ao total de linfócitos apresenta menor variação entre as medidas do que a contagem simples de LT CD4+, principalmente em algumas situações, como indivíduos esplenectomizados, hepatopatas e naqueles com contagem de LT CD4+ > 350 cel/mm^3.
Carga viral do HIV	A carga viral de base no início do tratamento é importante para auxiliar na escolha do ARV e acompanhar a resposta terapêutica.
Avaliação hepática (TGO, TGP, fosfatase alcalina, desidrogenase láctica e bilirrubinas)	Podem estar elevadas em indivíduos com hepatite viral, doença hepática induzida por drogas, esteatose hepática. Nas pessoas com suspeita de cirrose e doença hepática descompensada, a função hepática pode ser avaliada por meio dos níveis de albumina sérica e do tempo de protrombina. Alguns indivíduos com caquexia severa pelo avanço da doença, neoplasia, nefropatia, tuberculose disseminada, podem apresentar níveis baixos de albumina. Os níveis basais das enzimas e a função hepática antes do início do tratamento também avaliam a hepatotoxicidade da TARV. Determinar níveis basais aumentados de fosfatase alcalina antes de iniciar o tenofovir. As bilirrubinas podem estar elevadas na infiltração hepática por doença oportunista ou pelo uso de atazanavir.

(Continua)

(Continuação)

QUADRO 41.1 – Abordagem complementar após o diagnóstico de infecção por HIV

Avaliação renal (Creatinina, *clearance* de creatinina e urina 1)	Avaliação de pessoas com outros fatores de risco para doença renal, como negros, HIV avançado, comorbidades como HAS, DM. A função renal basal no início da TARV irá influenciar na escolha do ARV, por ex.: o tenofovir não é recomendado em pessoas com *clearance* de creatinina inferior a 60 ml/min/1,73 m. A presença de proteinúria no exame de urina 1 também pode contraindicar o início do tenofovir.
Exame parasitológico de fezes	Avaliar presença de parasitoses intestinais.
Sorologias (toxoplasmose IgG, anti-HCV, anti-HBs, anti-HBc total e IgM, HBsAg, anti-HAV, VDRL)	A sorologia positiva para Toxoplasmose (IgG) avalia a possibilidade de reativação de infecção latente, que pode ocorrer em pessoas com LT CD4+ < 100 cel/mm^3 que não estejam recebendo profilaxia adequada. Testes não treponêmicos (VDRL ou RPR) a sífilis e outras DSTs têm grande associação com HIV, por sua via de transmissão comum. Testes para hepatites virais (anti-HAV, anti-HCV, HBsAg, anti-HBc e anti-HBs) para verificação de imunização e auxiliar na escolha da TARV.
Sorologia para HTLV I e II e Chagas	Considerar triagem de rotina para pessoas oriundas de áreas endêmicas.
Colesterol total, HDL, triglicerídeos e glicemia de jejum	Avaliar alteração metabólica basal e estimar o risco cardiovascular e auxiliar na escolha do ARV.
PPD (prova tuberculínica)	Toda pessoa com diagnóstico recente de HIV deve realizar o PPD, exceto quando tenha tuberculose confirmada. Aquelas que tiverem a prova tuberculínica positiva deverão receber tratamento profilático após a exclusão da doença ativa mediante radiografia de tórax.
Radiografia de tórax	Para investigação de tuberculose pulmonar ativa.
Coleta de colpocitologia oncótica	Para rastreamento de câncer de colo de útero nas mulheres acima de 25 anos.
Teste de gravidez (TIG ou β-HCG)	Deve ser solicitado se houver possibilidade de gestação para encaminhamento precoce caso a gestação seja confirmada. Gravidez contraindica o uso de esquema antirretroviral de 1ª linha.

Fonte: Departamento de Vigilância, Prevenção e Controle das IST, do HIV/Aids e das Hepatites Virais (2018). Disponível em: <http://www.aids.gov.br>.

Quando iniciar a TARV em PVHA?

A TARV deve ser oferecida a toda PVHA o mais precocemente possível, independentemente da contagem de LT CD4+ ou carga viral. Evidências demonstram redução da mortalidade, morbidade e transmissão do HIV com início precoce da terapia, entretanto, o MFC de saúde deve enfatizar que o objetivo da terapia é melhorar a qualidade de vida da PVHA e reduzir a transmissão do HIV, e não erradicar o HIV. Raramente a decisão de iniciar a TARV é urgente; se a PVHA quiser postergar o início da terapia, o profissional de saúde pode oferecer a TARV em outras oportunidades. No caso de pessoas em que a doença mental ou o uso de drogas podem ser uma barreira para o início ou adesão da TARV, o profissional deve oferecer suporte, avaliando junto à PVHA o melhor momento para o início da TARV.

Os profissionais da APS devem apoiar decisões compartilhadas, enfatizando a importância da adesão ao tratamento, os benefícios e possíveis efeitos adversos da TARV.

Quanto aos benefícios, o MFC deve informar à PVHA que:

- A TARV melhora a imunidade celular pelo aumento da contagem de LT CD4+ e reduz a atividade inflamatória do HIV.
- Reduz a mortalidade e morbidade pelo HIV/Aids.
- Para PVHA com contagem de LT CD4+ < 350 células/mm^3, há significativo declínio do risco de mortalidade e morbidade relacionadas ao HIV/Aids.
- Para PVHA com contagem de LT CD4+ > 350 células/mm^3, o benefício sobre a mortalidade está menos claro, entretanto, verifica-se redução de comorbidades mediadas pela inflamação relacionada ao HIV, como a doença coronariana, doença hepática e renal, alterações neurológicas e malignidades.
- A TARV pode reduzir substancialmente o risco de transmissão do HIV da pessoa infectada tanto para sua parceria sexual e no uso de drogas.
- Para a gestante vivendo com HIV/Aids, a TARV previne a transmissão vertical.

A PVHA deve ser informada que os seis primeiros meses do início da TARV são especialmente importantes. A melhora clínica e imunológica, assim como a supressão viral, é esperada nos indivíduos aderentes à TARV.

Entretanto, podem ocorrer infecções oportunistas e/ou a Síndrome Inflamatória de Reconstituição Imune (SIR), caracterizada pela piora "paradoxal" do quadro clínico. Essa síndrome ocorre em 10 a 30% das PVHA e pode assumir formas graves. As manifestações mais comuns são a piora da tuberculose, infecção Complexo *Mycobacterium avium*, cryptococcus, citomegalovírus, hepatite B e C, Leucoencefalopatia Multifocal Progressiva (LEMP), sarcoma de Kaposi, doenças autoimunes, vírus herpes simples (VHS e vírus varicela-zóster), complicações dermatológicas inespecíficas, e o desenvolvimento precoce de reação às drogas, como hipersensibilidade, especialmente nos primeiros três meses de tratamento.

Outros efeitos adversos também podem se desenvolver com uso da TARV, como fadiga, anemia, náuseas, vômitos, diarreia, lipodistrofia, problemas na pele, neuropatia periférica e problemas ósseos. É muito importante que o profissional de saúde saiba identificá-los e manejá-los adequadamente.

Como iniciar a TARV?

Recomenda-se que o tratamento com uso de ARV seja compartilhado entre atenção primária, atenção secundária ou terciária. A PVHA assintomática, independentemente da contagem de LT CD4+, pode ter o esquema de TARV iniciado na APS pelo seu MFC desde que ele esteja devidamente capacitado para isso.

No Brasil, para os casos em início de tratamento, o esquema inicial preferencial deve ser a associação de dois inibidores da transcriptase reversa análogos do nucleosídeo ITRN/ITRNt associados ao inibidor de integrase (INI). Exceção a esse esquema deve ser observada para os casos de coinfecção TB-HIV, mulheres com possibilidade de engravidar e gestantes.

Importante salientar que os protocolos de tratamento não são fixos e que há mudanças nos esquemas a depender do surgimento de novas drogas e estudos, por isso é importante estar atento às portarias e publicações do Ministério da Saúde.

A última portaria publicada em 2018 propõe como terapia antirretroviral de primeira linha dois ITR/ITRNt – lamivudina (3TC) e tenofovir (TDF) associados ao inibidor de integrase (INI) – dolutegavir (DTG) (Quadro 41.2).

QUADRO 41.2 – Proposta de terapia antirretroviral

Situação	TARV	Dose diária	Observação
Adultos em início de tratamento (a).	TDF (b)/3TC + DTG (c)	(300 mg/300 mg) "2 × 1"+ 50 mg 1 vez ao dia	
Coinfecção TB-HIV (d) sem critérios de gravidade (conforme critérios elencados abaixo).	TDF (b)/3TC/ EFV	(300 mg/300 mg/600 mg) – DFG 1 vez ao dia	Concluído o tratamento completo para TB, poderá ser feita mudança (*switch*) do EFV para DTG.
Coinfecção TB-HIV com um ou mais critérios de gravidade abaixo (d): LT CD4+ menor 100 cel/mm³. Presença de outra infecção oportunista. Necessidade de internação hospitalar/doença grave. Tuberculose disseminada.	TDF (b)/3 TC+ RAL	(300 mg/300 mg) "2 × 1" 1 vez ao dia + 400 mg 12/12 horas	Concluído o tratamento completo de TB, deverá ser feita a mudança (*switch*) do RAL para DTG em até três meses.

(a) Para informações atualizadas e mais detalhes sobre TARV em gestantes, consultar o "Protocolo Clínico e Diretrizes Terapêuticas para Prevenção da Transmissão Vertical de HIV, Sífilis e Hepatites Virais", disponível em: <http://www.aids.gov.br/pcdt>.

(b) TDF é contraindicado como terapia inicial em indivíduos com disfunção renal preexistente, TFGe < 60 ml/min ou insuficiência renal. Uso com precaução em osteoporose/osteopenia, HAS e DM não controladas. Se usado, ajuste de dose deve ser feito quando TFGe < 50 ml/min.

(c) O DTG não é recomendado em MVHIV com possibilidade de engravidar e que não utilizem métodos contraceptivos eficazes, preferencialmente os que não dependam da adesão (DIU ou implantes anticoncepcionais) e para todas as PVHIV em uso de fenitoína, fenobarbital, oxicarbamazepina e carbamazepina. Avaliar quanto à possibilidade de troca dessas medicações, a fim de viabilizar o uso do DTG. Antiácidos contendo cátions polivalentes (ex.: Al/Mg) devem ser tomados 6 horas antes ou 2 horas depois da tomada do DTG. Suplementos de cálcio ou ferro devem ser tomados 6 horas antes ou 2 horas depois da tomada do DTG. Quando acompanhado de alimentos, o DTG pode ser administrado ao mesmo tempo que esses suplementos. O DTG aumenta a concentração plasmática da metformina. Para manter o controle glicêmico, um ajuste na dose da metformina pode ser necessário.

(d) Realizar exame de genotipagem pré-tratamento e iniciar TARV, de forma a ajustar o esquema terapêutico posteriormente, se houver necessidade de mudança deste (não postergar o início da TARV pela indisponibilidade imediata do resultado do exame).

Fonte: DIAHV/SVS/MS.

Em quais situações o MFC deve encaminhar a PVHA para o especialista?

- Quando a PVHA preferir ser acompanhada em outro serviço.
- Gestantes em qualquer idade gestacional.
- Crianças e adolescentes até 14 anos incompletos.
- Contagem de LT CD4+ < 350 cel/mm^3, independentemente se apresentam sintomas relacionados à infecção pelo HIV/Aids.
- PVHA que apresentam doenças relacionadas à infecção pelo HIV, independentemente da contagem de LT CD4+.
- Coinfecções pelo HBV, HCV, tuberculose.
- Contraindicações ao uso do esquema de primeira linha (3 em 1).
- Casos de falha terapêutica ou histórico de uso de outros antirretrovirais.
- Se a PVHA, após supressão viral, voltar a apresentar carga viral detectável (> 40 cópias/mm^3) em pelo menos dois exames consecutivos e referir boa adesão.
- Quando o médico da equipe de APS tiver dificuldade de manejar efeitos adversos dos antirretrovirais.

Seguimento

A PVHA necessita de seguimento periódico de sua situação imunológica, principalmente após o início da TARV. Porém, uma vez estabilizada, consultas periódicas a cada seis meses, em média, são suficientes, e o MFC tem papel importante na coordenação do cuidado da pessoa com HIV, permitindo fácil acesso, vínculo etc. Os principais aspectos a serem abordados no seguimento periódico da pessoa com HIV estão descritos no Quadro 41.3.

QUADRO 41.3 – Seguimento de pessoas vivendo com HIV/Aids

	Exame	Frequência
Exames relacionados ao HIV	Sorologia	• No início do acompanhamento sem documentação
	Contagem de LT CD4+	• No início do acompanhamento sem documentação • A cada 3 a 6 meses • A cada 12 meses em indivíduos estáveis

	Carga viral	• No início do acompanhamento sem documentação
		• Após o início da TARV:
		  • a cada 2 a 4 semanas
		  • a cada 4 a 8 semanas até a supressão da carga viral
		  • a cada 3 a 4 meses
		  • a cada 6 meses se carga viral indetectável por dois anos

(Continua)

(Continuação)

QUADRO 41.3 – Seguimento de pessoas vivendo com HIV/Aids

Exame		Frequência
Avaliação de risco cardiovascular	Pressão arterial	• No início do acompanhamento • Anualmente
	Glicemia de jejum ou hemoglobina glicada	• No início do acompanhamento • Anualmente • 1 a 3 meses após início ou alteração na TARV
	Perfil lipídico	• No início do acompanhamento • Anualmente • 1 a 3 meses após início ou alteração na TARV
	Peso, IMC e circunferência abdominal	• No início do acompanhamento • Nas consultas de rotina
	Aconselhamento sobre tabagismo	• No início do acompanhamento • Nas consultas de rotina
Osteoporose	Densitometria óssea	• A cada 2 a 5 anos em mulheres pós-menopausa • Homens acima de 50 anos
Avaliação de transtornos neuropsiquiátricos	*Screening* para depressão	• No início do acompanhamento • Anualmente
	Screening para déficit cognitivo	• No início do acompanhamento • Anualmente
Neoplasias	Mamografia	• Bianualmente para mulheres de 50 a 74 anos
	Colpocitologia oncótica	• Semestral no primeiro ano e manter seguimento anual • Se LT CD4+ < 200 cel./mm^3, a cada 6 meses até recuperação imunológica • Realizar coloscopia quando houver alterações patológicas
	Citologia oncótica anal	• Anual em relação receptiva anal, antecedente de HPV, ou CCO anormal
	Alfafetoproteína e ultrassom hepático	• A cada 6 meses em PVHA com cirrose hepática e portadores de hepatite C
Outras infecções	Sífilis	• No início do acompanhamento • Anualmente para pessoas sexualmente ativas • Em menor intervalo se maior vulnerabilidade
	Tuberculose	• No início do acompanhamento • Anualmente
	Hepatites A e B	• No início do acompanhamento • Vacinar as pessoas que não estão imunizadas
	Hepatite C	• No início do acompanhamento • Anualmente se maior vulnerabilidade
	Fundo de olho	• A cada 6 a 12 meses se LT CD4+ < 50 cel./mm^3

(Continua)

(Continuação)

QUADRO 41.3 – Seguimento de pessoas vivendo com HIV/Aids

Exame		Frequência
Toxicidade medicamentosa	Hemograma completo	• No início do acompanhamento • A cada 6 a 12 meses • Em 2 a 8 semanas após início da TARV • A cada 3 a 6 meses se AZT ou outra droga mielotóxica
	Creatinina	• No início do acompanhamento • A cada 6 a 12 meses sem TARV • Em 2 a 8 semanas após início da TARV • A cada 3 a 6 meses se TDF ou outra droga nefrotóxica
Toxicidade medicamentosa	Enzimas hepáticas e bilirrubina	• No início do acompanhamento • A cada 6 a 12 meses sem TARV • Em 2 a 8 semanas após início da TARV • A cada 3 a 12 meses se coinfecção com HCV ou HBV ou droga hepatotóxica
	Urina I	• No início do acompanhamento • Em 2 a 8 semanas após início da TARV • Anualmente • A cada 3 a 6 meses se TDF ou outra droga nefrotóxica
Promoção de saúde	Adesão	• Nas consultas de rotina
	Hábitos de vida saudáveis	
	Educação para a doença	
	Avaliação odontológica	• Anualmente

Fonte: Departamento de Vigilância, Prevenção e Controle das IST, do HIV/AIDS e das Hepatites Virais (2018). Disponível em: <http://www.aids.gov.br>.

Avaliar adesão

Em três momentos é fundamental a avaliação da adesão: no início da terapia; na mudança de esquema terapêutico; e retorno após abandono.

A não adesão à TARV é considerada uma forte ameaça para a efetividade do tratamento e da qualidade de vida da PVHA, e, coletivamente, pode contribuir para o aumento da mortalidade e morbidade.

A literatura especializada estabelece uma relação direta entre supressão viral sustentada e ingestão de medicamentos superior a 95% das doses de antirretrovirais, o que poderá impor a modificação de hábitos cotidianos, exigindo mudanças na rotina das pessoas em tratamento[10].

A equipe de APS pode avaliar a adesão da PVHA perguntando se ela comparece às consultas com a equipe multidisciplinar, se realiza os exames solicitados, se consegue tomar as doses das medicações na quantidade e horários corretos.

Se a equipe identifica que a PVHA apresenta dificuldade de adesão ao tratamento, o profissional deve realizar uma escuta ativa, identificando fatores que podem contribuir para a melhora da adesão, destacando-se, dentre eles:

- O uso de esquemas terapêuticos simplificado, uso de dispositivos e técnicas para adesão (porta-pílula, diários, alarmes, tabelas e mapas de doses, materiais educativos) com doses fixas combinadas, que permitem o uso de diferentes medicamentos em um mesmo comprimido.
- Potencializar o conhecimento e compreensão da PVHA sobre sua enfermidade e o tratamento.
- Estabelecer bom vínculo com os profissionais de saúde, equipe e o serviço de saúde. Se necessário, agendar interconsulta ou consulta conjunta com profissionais da equipe ou do SAE para tratar exclusivamente da adesão.
- Verificar o acesso aos ARV por meio do funcionamento e localização adequada da unidade de distribuição dos medicamentos.
- Avaliar o apoio social adequado, principalmente em grupos mais vulneráveis, como população em situação de rua, presença de problemas familiares e psicossociais.
- Avaliar como está o acompanhamento da PVHA no SAE, garantindo a continuidade do seguimento dos indivíduos pela rede de saúde.
- Desenvolver Tratamento Diretamente Observado (TDO) para pessoas com maior risco de não adesão.
- Realizar atividades de grupo, sala de espera e atendimentos.
- Realizar abordagem consentida de faltosos em parceria com a rede especializada.

Imunização

O calendário vacinal nacional pode ser aplicado na PVHA, desde que não apresente deficiência imunológica importante (contagem de LT CD4+ > 200 cel/mm^3), devido ao risco de infecções produzidas por vacinas com agentes vivos, assim como a menor resposta imunológica satisfatória na imunossupressão grave, conforme o Quadro 41.4.

QUADRO 41.4 – Calendário vacinal nacional aplicado na PVHA

Recomendações para vacinação para maiores de 13 anos infectados pelo HIV	
Contagem de LT CD4+ (percentual)	Recomendação para uso de vacinas com agentes vivos
> 350 células/mm^3 (> 20%)	Indicar o uso.
200-350 células/mm^3 (15-19%)	Avaliar parâmetros clínicos e risco epidemiológico para tomada de decisão.
< 200 células/mm^3 (< 15%)	Não vacinar.

(Continua)

(Continuação)

QUADRO 41.4 – Calendário vacinal nacional aplicado na PVHA

Esquema vacinal para maiores de 13 anos infectados pelo HIV	
Vacina	**Recomendação**
Varicela (a)	Duas doses com intervalo de três meses nos suscetíveis com LT CD4+ > 200 mm^3.
Tríplice viral	Duas doses nos suscetíveis até 29 anos com LT CD4+ > 200 células/mm^3. Uma dose em suscetíveis entre 30 e 49 anos, com LT CD4+ maior que 200 células/mm^3.
Febre amarela (b)	Individualizar o risco/benefício conforme a situação imunológica e a situação epidemiológica da região. Vacinar quando LT CD4+ > 200 células/mm^3.
Dupla do tipo adulto (dT)	Três doses (0, 2, 4 meses) e reforço a cada 10 anos.
Haemophilus influenzae tipo B (HIB)	Duas doses com intervalo de dois meses nos menores de 19 anos não vacinados.
Hepatite A	Duas doses (0-6 a 12 meses) em indivíduos suscetíveis à hepatite A (anti-HAV negativo), portadores de hepatopatia crônica, incluindo portadores crônicos do vírus da hepatite B e/ou C.
Hepatite B	Dose dobrada recomendada, administrada em quatro doses (0, 1, 2 e 6 a 12 meses) em todos os indivíduos suscetíveis à hepatite B (anti-HBC negativo, anti-HBs negativo).
Streptococcus pneumoniae (23-valente)	Uma dose anual da vacina inativada contra o vírus influenza.
Influenza	Uma dose anual da vacina inativada contra o vírus influenza.
Vacina papilomavírus humano 6, 11, 16 e 18 (recombinante) – HPV quadrivalente	Indivíduos entre 9 a 26 anos, desde que tenham contagem de LT CD4+ maior que 200 células/mm^3. Vacina administrada em três doses (0, 2 e 6 meses).

(a) Existem poucos dados que respaldem seu uso de rotina em adultos e adolescentes HIV+ suscetíveis à varicela. É contraindicada em gestantes. (b) Contraindicada em gestantes.
Fonte: PNI/SVS/MS.

Oferta de contracepção para o planejamento familiar

As PVHA têm direito à saúde sexual e reprodutiva, devem ter escuta cuidadosa a respeito do desejo de ter filhos, evitando juízo de valor, e o MFC deverá informar como evitar ou minimizar o risco de transmissão vertical e entre parceiros sorodiscordantes. Quanto aos métodos para o planejamento familiar, destacamos:

- O acetato de medroxiprogesterona em depósito e o Dispositivo Intrauterino (DIU) são os métodos contraceptivos hormonais preferenciais, pois não têm sua eficácia reduzida pelo uso de antirretrovirais.
- Para contracepção de emergência, o método escolhido é o levonorgestrel.

- PVHA devem ser aconselhadas quanto à possibilidade de gestação futura e a importância de que seja planejada, para evitar a transmissão vertical do HIV.
- Idealmente, a PVHA que deseja engravidar deve estar em uso de antirretroviral, com carga indetectável, LT CD4+ elevado, sem outras ISTs e sem vaginose bacteriana.
- Se houver o desejo de engravidar, a relação sexual desprotegida deve ocorrer no período fértil da mulher.
- Para casais sorodiscordantes, pode-se considerar usar profilaxia pós-exposição após a relação sexual desprotegida.

As indicações, primeira escolha terapêutica e critérios para suspensão das infecções oportunistas estão descritos no Quadro 41.5:

QUADRO 41.5 – Manejo de infecções oportunistas

Agente	Indicação	1ª escolha	Critérios de suspensão
Pneumocystis jirovecci	LT CD4+ < 200 cel/mm³ (ou 14%) ou presença de candidíase oral ou febre indeterminada com mais de duas semanas de duração ou doença definidora de Aids.	Sulfametoxazol + trimetropina (800/160 mg) 3 vezes por semana.	Boa resposta à TARV, com manutenção de LT CD4+ > 200 cel/mm³ por mais de três meses. Reintroduzir se LT CD4+ < 200 cel/mm³.
Toxoplasma gondii	IgG positiva para Toxoplasma e LT CD4+ < 100 cel/mm³.	Sulfametoxazol + trimetropina (800/160 mg) 1 vez por semana.	Boa resposta à TARV, com manutenção de LT-CD4+ > 200 cel/mm³ por mais de três meses. Reintroduzir profilaxia se LT CD4+ < 100 cel/mm³.
Mycobacterium tuberculosis (tuberculose latente)	PT > 5 mm ou história de contato com bacilífero ou radiografia de tórax com cicatriz de TB sem tratamento prévio.	Isoniazida 5 mg/kg/dia (dose máxima: 300 mg/dia). A associação com piridoxina 50 mg/dia pode reduzir o risco de neuropatia.	Duração de no mínimo seis meses.
Complexo *Mycobacterium avium*	LT CD4+ < 50 cel/mm³.	Azitromicina 1.200 mg/semana.	Boa resposta à TARV, com manutenção de LT CD4+ > 100 cel/mm³ por mais de três meses. Reintroduzir profilaxia se LT CD4+ < 50 cel/mm³.
Cryptococcus sp. Histoplasma capsulatum	Não se indica profilaxia primária para criptococose e histoplasmose. Evitar situações de risco, tais como entrar em cavernas ou se expor a fezes de pássaros e morcegos.		
Citomegalovírus	Não se indica profilaxia primária. Recomenda-se diagnóstico precoce de retinopatia. mediante fundoscopia rotineira em PVHA com LT CD4+ < 50 cel/mm³.		
Herpes simplex	Não se indica profilaxia primária.		

Fonte: Departamento de Vigilância, Prevenção e Controle das IST, do HIV/AIDS e das Hepatites Virais (2018). Disponível em: <http://www.aids.gov.br>.

Profilaxia pós e pré-exposição

Fazem parte de uma combinação de estratégias biomédicas, estruturais (marcos legais) e comportamentais. A "Prevenção Combinada" deve ser centrada nos indivíduos e grupos sociais. São estratégias que, em conjunto, visam ampliar as formas de intervenção para evitar novas infecções pelo HIV:

1. Diagnosticar e tratar as pessoas vivendo com Infecções Sexualmente Transmissíveis (IST) e hepatites virais (HV).
2. Redução de danos.
3. Imunização de HPV e hepatite B.
4. Estimular o uso de preservativo masculino, feminino e gel lubrificante.
5. Testar regularmente para HIV, IST e HV.
6. Prevenção da transmissão vertical.
7. Profilaxia Pós-exposição (PEP).
8. Profilaxia Pré-exposição (PrEP).

PEP

Consiste no uso de medicações após exposição de risco ao HIV, hepatites virais e outras IST, visando reduzir o risco de infecção.

No atendimento à pessoa exposta ao HIV, deve-se avaliar se há indicação da PEP, se todas as respostas forem afirmativas:

1. O tipo de material biológico é de risco para transmissão do HIV? (sangue, sêmen, fluidos vaginais, líquido de serosas, articular e amniótico, liquor e leite materno).
2. O tipo de exposição é de risco para a transmissão do HIV? (percutânea, mucosas, pele não íntegra, mordedura com sangue).
3. O tempo transcorrido desde a exposição é menor do que 72 horas?
4. A pessoa exposta é não reagente ao HIV no momento do atendimento?

O esquema preferencial para a PEP é de tenofovir (TDF) + lamivudina (3TC) + dolutegravir (DTG) por 28 dias.

PrEP

Consiste na profilaxia pré-exposição ao HIV, por meio do uso diário de medicação antirretroviral. A indicação da PrEP deve ser individualizada, especialmente para os grupos de maior prevalência para o HIV, que mantêm práticas sexuais com maior risco de infecção, em contextos de maior vulnerabilidade

A medicação utilizada é a combinação do TDF e entricitabina (FTC), em um único comprimido diário, com antecedência que pode variar conforme a exposição, de 6 a 20 dias. Se utilizada de maneira consistente oferece 90% de eficácia, com baixos efeitos colaterais.

Papel da enfermagem da Equipe de Saúde da Família

Toda a Equipe de Saúde da Família tem papel importante no acompanhamento da PVHA. Entre as atribuições da equipe de enfermagem de Saúde da Família, podemos destacar:

- Realizar aconselhamento e oferecer o teste anti-HIV às pessoas com DST, às pessoas vulneráveis e aos que buscam o serviço com clínica sugestiva de DST/HIV/Aids ou história de risco para esses agravos.
- Promover a adesão das gestantes ao pré-natal e oferecer o teste para sífilis, para Hepatite B e para o HIV a todas as gestantes da área de abrangência da unidade, realizando aconselhamento pré e pós-teste.
- Inserir a abordagem de risco para as IST e infecção pelo HIV nas diferentes atividades realizadas (acolhimento, atividades em grupo, planejamento familiar, pré-natal etc.).
- Utilizar a abordagem sindrômica na assistência às pessoas com IST, levando em conta o contexto pessoal, familiar e social em que a doença se desenvolve.
- Desencadear ações de aconselhamento/testagem e tratamento voltadas aos parceiros sexuais dos portadores desses agravos.
- Realizar a coleta de sangue para encaminhamento ao laboratório de referência na medida em que a unidade esteja organizada para essa atividade.
- Garantir a observância das normas de precaução universal, a fim de evitar exposição ocupacional a material biológico.
- Realizar as ações de vigilância epidemiológica e imunização pertinentes a cada caso.
- Encaminhar as PVHA e/ou hepatites virais aos serviços de referência e realizar acompanhamento que contribua com esses serviços, para melhorar a adesão às recomendações e ao tratamento.

Sinais de alerta e erros comuns

- Não oferecer o teste anti-HIV para todas as pessoas que procurarem os serviços, por considerações pessoais a respeito do risco.
- Solicitar o teste anti HIV sem aconselhamento prévio.
- Não guardar sigilo quando solicitado.
- Não realizar abordagem centrada na pessoa, avaliando sentimentos, preocupações, conhecimentos e impacto na vida da pessoa.
- Não avaliar risco cardiovascular para quem iniciou TARV.
- Não avaliar o risco de má adesão ao tratamento, principalmente nos finais de semana e quando a pessoa talvez use drogas recreativas e/ou álcool.
- Considerar falha terapêutica o aumento da carga viral sem considerar má adesão ao tratamento.

- Não referenciar a PVHA para o serviço especializado quando for possível.
- Manter acompanhamento da PVHA na APS, coordenando o cuidado.
- Considerar que a PVHA não deve ter filhos e não a auxiliar a fazer seu planejamento familiar.
- Não oferecer métodos anticoncepcionais para o planejamento familiar.
- Negligenciar a oferta de preservativo para casais soropositivos.
- Não aconselhar e indicar profilaxia pré e pós-exposição.

Referências

1. Brasil. Ministério da Saúde. Secretaria de Vigilância em Saúde. Departamento de Vigilância, Prevenção e Controle das Infecções Sexualmente Transmissíveis, do HIV/Aids e das Hepatites Virais. Protocolo Clínico e Diretrizes Terapêuticas para Manejo da Infecção pelo HIV em Adultos/Ministério da Saúde, Secretaria de Vigilância em Saúde, Departamento de Vigilância, Prevenção e Controle das Infecções Sexualmente Transmissíveis, do HIV/Aids e das Hepatites Virais. Brasília: Ministério da Saúde; 2018. 412 p.: il.
2. Brasil. Ministério da Saúde. Secretaria de Vigilância em Saúde. Departamento de Vigilância, Prevenção e Controle das Infecções Sexualmente Transmissíveis, do HIV/Aids e das Hepatites Virais. Cinco passos para a prevenção combinada ao HIV na Atenção Básica/Ministério da Saúde, Secretaria de Vigilância em Saúde. Departamento de Vigilância, Prevenção e Controle das Infecções Sexualmente Transmissíveis, do HIV/Aids e das Hepatites Virais. Brasília: Ministério da Saúde; 2017. 60 p.: il.
3. Brasil. Ministério da Saúde. Secretaria de Vigilância em Saúde. Departamento de Vigilância, Prevenção e Controle das Infecções Sexualmente Transmissíveis, do HIV/Aids e das Hepatites Virais. Prevenção Combinada: Bases conceituais para trabalhadores e gestores de saúde/Ministério da Saúde, Secretaria de Vigilância em Saúde. Departamento de Vigilância, Prevenção e Controle das Infecções Sexualmente Transmissíveis, do HIV/Aids e das Hepatites Virais. Brasília: Ministério da Saúde; 2017. 60 p.: il.
4. Brasil. Ministério da Saúde. Secretaria de Vigilância em Saúde. Departamento de Vigilância, Prevenção e Controle das Infecções Sexualmente Transmissíveis, do HIV/Aids e das Hepatites Virais. Protocolo Clínico e Diretrizes Terapêuticas para Profilaxia Pré-Exposição (PrEP) de Risco à Infecção pelo HIV/Ministério da Saúde, Secretaria de Vigilância em Saúde. Departamento de Vigilância, Prevenção e Controle das Infecções Sexualmente Transmissíveis, do HIV/Aids e das Hepatites Virais. Brasília: Ministério da Saúde; 2017. 60 p.: il.
5. Gusso G. Tratado de Medicina da Família e Comunidade. Porto Alegre: Artmed; 2012.
6. UNAIDS. AIDS by the numbers. Genebra: United Nations; 2016. Disponível em: http://www.unaids.org
7. UNAIDS. Compromissos de Aceleração da Resposta para acabar com a epidemia até 2030. Genebra: Nações Unidas; 2016. Disponível em: http://www.unaids.org
8. WHO. Policy Brief: Consolidated guidelines on HIV prevention, diagnosis, treatment and care for key populations. Geneva: WHO Press 2017 update, World Health Organization.
9. WHO. Consolidated guidelines on the use of antiretroviral drugs for treating and preventing HIV infection: recommendations for a public health approach. 2nd ed. Geneva: WHO Press, World Health Organization; December 2015.
10. Nemes MIB, Carvalho HB, Souza MFMS. Antirretroviral therapy adherence in Brazil. AIDS 2004;18(Suppl3):5-20.

Leitura sugerida

1. Protocolo Clínico e Diretrizes Terapêuticas para Manejo da Infecção pelo HIV em Adultos. Atualizado em 03/05/2018, disponível em: http://www.aids.gov.br/biblioteca.
2. Protocolo Clínico e Diretrizes Terapêuticas para Prevenção da Transmissão Vertical do HIV/Sífilis e Hepatites Virais. Atualizado em 01/06/2018, disponível em: http://www.aids.gov.br.
3. Protocolo Clínico e Diretrizes Terapêuticas para Profilaxia Pós-Exposição (PEP) de Risco à Infecção pelo HIV, IST e Hepatites Virais. Atualizado em 28/05/2018, disponível em: http://www.aids.gov.br.
4. Protocolo Clínico e Diretrizes Terapêuticas para Profilaxia Pré-Exposição (PrEP) de Risco à Infecção pelo HIV. Atualizado em 20/12/2018, disponível em: http://www.aids.gov.br/biblioteca.

CAPÍTULO 42

Sífilis

* *Diego José Brandão*
* *Cinthia Loureiro Silva*

O que é importante saber

- Condição clínica curável que é considerada um evento sentinela para qualidade da assistência à saúde em nível primário.
- A maioria dos casos é identificada em pessoas assintomáticas.
- Preconiza-se o tratamento em tempo oportuno do caso e do contactante para interromper a cadeia de transmissão.
- O monitoramento dos casos deve ser realizado até dois anos após o tratamento.
- A sífilis congênita é uma condição evitável e depende de um manejo adequado e oportuno da sífilis em gestantes.

Considerações gerais

A sífilis é uma infecção bacteriana de caráter sistêmico, curável e exclusiva do ser humano. Seu agente causador é o *Treponema pallidum*, bactéria gram-negativa do grupo das espiroquetas. Sua transmissão é por via sexual (maior transmissibilidade em estágios iniciais da doença), contato cutâneo com a lesão ativa e por transmissão vertical durante a gravidez.

A taxa de detecção de sífilis adquirida no ano de 2015 foi de 42,7 casos/100 mil habitantes. No mesmo período, foi observada uma taxa de detecção de sífilis na gestação de 11,2 casos/mil nascidos vivos. Essas taxas demonstram a necessidade de identificar estratégias para o controle desse agravo.

Neste capítulo, faremos a classificação da sífilis segundo as manifestações clínicas da sífilis adquirida. Vale ressaltar que elas apresentam relação com o tempo de evolução da doença (Quadro 42.1).

QUADRO 42.1 – Classificação, tempo de evolução e manifestações clínicas

Classificação da sífilis	Manifestações clínicas
Primária • 10 a 90 dias após contato, em média 3 semanas. • A lesão desaparece sem cicatriz entre 2 e 6 semanas com ou sem tratamento.	• Úlcera genital (cancro duro), indolor, geralmente única, com fundo limpo, infiltrada. • Linfonodos regionais indolores, de consistência elástica, que não fistulizam.
Secundária • 6 semanas a 6 meses após o contato. • As lesões desaparecem sem cicatrizes em 4 a 12 semanas. • Pode haver novos surtos.	• Lesões cutaneomucosas sintomáticas – erupção maculosa (roséola) ou papulosa, lesões palmoplantares com escamação em colarinho, placas mucosas (tênues e acinzentadas), lesões pápulo-hipertróficas nas mucosas ou pregas cutâneas (condiloma plano), alopecia em clareiras e madarose (perda da sobrancelha). • Sintomas gerais, micropoliadenopatia. • Pode haver envolvimento ocular (ex.: uveíte), hepático e neurológico (ex.: alterações nos pares cranianos, meningismo).
Latente • Recente: menos de um ano do contato. • Tardia: entre 1 e 2 anos do contato.	• Assintomática, com testes imunológicos reagentes.
Terciária • 2 a 40 anos do contato.	• Quadro cutâneo destrutivo e formação de gomas sifilíticas que podem ocorrer em qualquer órgão. • Acometimento cardiovascular, neurológico e ósseo.

Fonte: Brasil (2015).

Abordagem diagnóstica

Mais de 85% dos casos diagnosticados são em pessoas assintomáticas ou na fase latente. Dessa forma, a abordagem diagnóstica a partir do rastreamento oportunístico deve ser uma estratégia prioritária no enfrentamento dessa doença. Algumas situações em que o rastreamento deve ser realizado:

- Triagem para sífilis em pessoas com outras doenças sexualmente transmissíveis.
- Triagem para populações-chave (gays, profissionais do sexo, travestis/transexuais e pessoas que usam drogas).
- Testagem de rotina para diagnóstico de HIV, sífilis e hepatite B durante o pré-natal e parto.
- Rastreamento das parcerias sexuais com diagnóstico de sífilis.

A investigação diagnóstica deve ser realizada na presença de sinais de acordo com as manifestações clínicas da sífilis. A identificação de achados no exame físico compatível com as fases da doença é de grande importância para o tratamento. Observar o Quadro 42.1 para os principais achados no exame físico de um paciente com manifestação clínica de sífilis.

Existem dois tipos de teste imunológico para sífilis: os não treponêmicos e os treponêmicos. Os testes não treponêmicos detectam anticorpos anticardiolipina, que não são específicos para os antígenos do *T. pallidum*. Os testes treponêmicos, por sua vez, detectam anticorpos específicos para os antígenos do *T. pallidum*. Ainda é possível, na presença de manifestações cutâneas primárias e secundárias, realizar o teste de exame direto em campo escuro. Considerando a maior disponibilidade nos serviços de Atenção Primária à Saúde (APS) dos testes VDRL (teste não treponêmico), teste rápido para sífilis e FTA-Abs (teste treponêmico), utilizaremos esses testes para propor planos de diagnóstico, manejo e controle. Observar características dos testes descritos no Quadro 42.2.

QUADRO 42.2 – Características dos testes treponêmicos e não treponêmicos comumente utilizados na Atenção Primária

	Não treponêmico	Treponêmico	
	VDRL	FTA-Abs	Teste rápido para sífilis
Sensibilidade	78-100%	70-100%	84-98%
Especificidade	98-100%	94-100%	94-98%
Utilização	• Pode identificar infecção ativa e monitoramento do tratamento.	• Pode identificar infecção ativa ou memória imunológica.	• Pode identificar infecção ativa ou memória imunológica.
Comentário	• Menor sensibilidade principalmente na fase primária. • Tende a diminuir as titulações com a evolução da doença não tratada (falso negativo). • As principais causas de falso positivos: infecções como: HIV, malária, hanseníase, hepatites, tuberculose, doenças autoimunes, gestação, drogadição.	• Permanecerá reagente mesmo após cura (cicatriz sorológica).	• Permanecerá reagente mesmo após cura (cicatriz sorológica)

Fonte: São Paulo (2016).

Os testes diagnósticos para sífilis são complementares na abordagem diagnóstica. O FTA-Abs apresenta melhor sensibilidade em relação ao VDRL, porém não é útil no controle da doença, já que não negativa ao longo do tempo. O FTA-Abs é particularmente útil para a identificação de contato prévio com o *T. pallidum*. Já o VDRL pode se apresentar como falso positivo em diversas situações clínicas (Quadro 42.3).

Apesar de existirem diversas abordagens para o diagnóstico da sífilis utilizando testes imunológicos, existe uma tendência de utilizar o FTA-Abs ou Teste Rápido para sífilis associado ao VDRL para a definição diagnóstica. A utilização dessa abordagem será condicionada a algumas situações: disponibilidade dos testes no serviço de APS, a prevalência da doença em seu território, o motivo para rastreio e as condições clínicas que justificaram a investigação diagnóstica. No caso de gestantes, o tratamento deve ser instituído com apenas um teste reagente. Importante observar se existe tratamento pregresso para sífilis e se este está documentado.

QUADRO 42.3 – Resultados dos testes imunológicos e interpretação

VDRL	FTA-Abs ou Teste rápido para sífilis	Interpretação
+	+	Diagnóstico de sífilis.
+	-	VDRL falso positivo para sífilis.
-	+	Sífilis em fase inicial, cicatriz sorológica, sífilis na fase terciária ou VDRL falso negativo para sífilis.
-	-	Descarta sífilis.

Fonte: Brasil (2016).

Sugere-se na presença de VDRL negativo e FTA-Abs ou Teste rápido para sífilis positivo: 1) caso o indivíduo tenha histórico de sífilis e tratamento pregresso documentado, interpretar como uma cicatriz sorológica; 2) caso o indivíduo não tenha histórico, ou, na presença de histórico sem tratamento documentado, deve-se repetir a investigação diagnóstica em 30 dias; 3) caso o diagnóstico de sífilis seja o mais provável ou o retorno da pessoa ao serviço não seja garantido, deve-se instituir o tratamento.

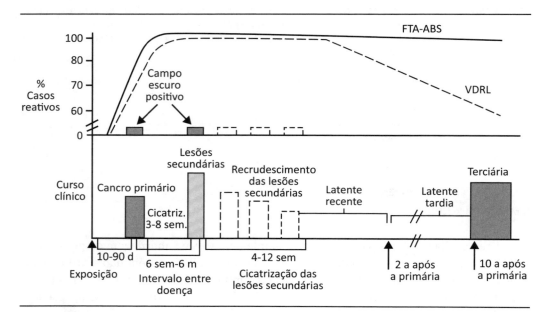

FIGURA 42.1 – Curso da sífilis não tratada
d = dias; sem = semanas; a = anos.
Fonte: Duncan (2013).

Abordagem terapêutica

A penicilina é o medicamento de escolha para o tratamento da sífilis. Observe o Quadro 42.4 para esquema terapêutico sugerido de primeira escolha e alternativa na impossibilidade do tratamento com penicilina, seja por indisponibilidade do medicamento, alergia confirmada e impossibilidade de realizar dessensibilização.

QUADRO 42.4 – Tratamento de acordo com o estadiamento da sífilis

Estadiamento	Esquema terapêutico	Alternativa
Sífilis primária, secundária e latente recente (com menos de um ano de evolução).	Penicilina G benzatina 2,4 milhões UI, IM, dose única (1,2 milhão UI em cada glúteo).	Doxiciclina 100 mg, VO, 2 vezes ao dia, por 15 dias (exceto gestantes) ou Ceftriaxona 1 g, IV ou IM, 1 vez ao dia, por 8 a 10 dias, para gestantes e não gestantes.
Sífilis latente tardia (com mais de um ano de evolução) ou latente com duração ignorada e sífilis terciária.	Penicilina G benzatina 2,4 milhões UI, IM, semanal, por 3 semanas Dose total: 7,2 milhões UI, IM.	Doxiciclina 100 mg, VO, 2 vezes ao dia, por 30 dias (exceto gestantes) ou Ceftriaxona 1 g, IV ou IM, 1 vez ao dia, por 8 a 10 dias, para gestantes e não gestantes.

Fonte: Brasil (2016).

Para gestantes com alergia confirmada à penicilina, deve-se priorizar a dessensibilização e o tratamento com penicilina benzatina, uma vez que não há garantia de que outros medicamentos consigam tratar a gestante e o feto. Na impossibilidade de realizar a dessensibilização, deve-se tratar com ceftriaxona.

Uma das muitas barreiras para o efetivo controle dessa enfermidade é a realização do tratamento adequado e oportuno dos casos e dos contatos. Algumas estratégias devem ser priorizadas para o adequado tratamento entre elas: 1) Acesso facilitado; 2) Disponibilidade e aplicação da penicilina na rede de APS; 3) Não perder oportunidade de tratamento do caso e dos contatos; 4) Trabalho em equipe para vigilância e monitoramento do tratamento.

Cabe enfatizar a necessidade de tratamento do parceiro para bloquear a cadeia de transmissão da sífilis. Dessa maneira, a busca ativa e a investigação diagnóstica de contactantes são importantes estratégias de controle. Entretanto, muitas vezes, no cenário de APS, observamos uma dificuldade de acesso ao parceiro por razões como: situações familiares conflituosas, relacionamentos extraconjugais e associação com uso de drogas, etilismo, baixo nível social e violência. Caberá à equipe de saúde desenvolver estratégias de abordagem familiar, relacional e de comunicação para atingir o objetivo do tratamento adequado.

Seguimento

Para o monitoramento adequado do tratamento, deve ser realizado VDRL a cada três meses no primeiro ano de tratamento e a cada seis meses no segundo. No caso de gestantes, o VDRL deve ser realizado mensalmente até o nascimento. Após o nascimento, deve-se realizar o monitoramento como o paciente em geral.

O controle da cura se dará pela redução de titulação de VDRL de 2 a 3 vezes, respectivamente 3 e 6 meses pós-tratamento (Exemplo: 1:64 para 1:8 no sexto mês após tratamento). A indicação de retratamento deverá ser feita na presença de elevação de duas diluições em relação ao último exame (Exemplo: de 1:16 para 1:64).

Notificação

Deverá ser realizada a notificação de sífilis em ficha de notificação e encaminhamento para a vigilância epidemiológica do município para todos os casos de sífilis adquirida, sífilis na gestação (suspeita ou confirmada) ou sífilis congênita.

Situações especiais

Sífilis na gestação

Atenção especial deve ser dada ao período gravídico, e a identificação de um caso de sífilis na gestação deve ser um alerta para a equipe de saúde, já que a transmissão vertical é uma condição evitável, e, por isso, sensível a intervenções em nível primário.

É importante um acesso facilitado à equipe para a captação de casos de atraso menstrual e identificação de gravidez. Preconiza-se, no momento imediato ao diagnóstico, a realização de teste rápido para sífilis e outras doenças infecciosas relevantes na gravidez, além do rastreamento com VDRL no primeiro e terceiro trimestre.

O tratamento, no caso de gestante, deverá ser instituído na presença de apenas um teste positivo, treponêmico ou não, sem aguardar o resultado do segundo teste. A menos que a paciente tenha história de tratamento pregresso e documentado, nesses casos deve ser preconizada a realização, o mais breve possível, de teste VDRL para confirmação ou não de reinfecção.

O tratamento é considerado inadequado para a sífilis na gestação nas seguintes situações:

1. Tratamento realizado com qualquer medicação que não seja a penicilina.
2. Tratamento incompleto, mesmo tendo sido feito com penicilina.
3. Tratamento inadequado para a fase clínica da doença.
4. Instituição do tratamento dentro dos 30 dias que antecedem o parto.
5. Parceiro com sífilis não tratada ou tratada inadequadamente.

Essas situações serão relevantes para a definição do tratamento da criança na maternidade. Essas informações deverão estar presentes no cartão da gestante e em guia de referência para a maternidade.

Sífilis congênita

Os casos de sífilis congênita são decorrentes do insucesso da identificação, tratamento e monitoramento dos casos de sífilis na gravidez. Dessa forma, é considerada um evento sentinela da qualidade da assistência à saúde. Diversas são as circunstâncias que podem acontecer e que propiciam a manutenção de um significativo número de casos. Algumas dessas circunstâncias são: 1) atraso na captação de gravidez; 2) não realização dos testes de rastreamento na gravidez; 3) não realização de tratamento adequado ou com a medicação adequada (penicilina); 4) tratamento do parceiro inadequado ou não realizado; entre outras.

Deve-se ter atenção especial a casos já conhecidos pele equipe de saúde e que apresentaram dificuldade no manejo durante a gravidez. Ao receber na APS um caso suspeito ou um caso tratado na maternidade, algumas avaliações devem ser feitas:

- Avaliar a história clinicoepidemiológica da mãe.
- Realizar exame físico detalhado da criança.
- Avaliar os resultados dos testes laboratoriais da maternidade da mãe e criança.
- Avaliar exames radiológicos de ossos longos da criança realizados na maternidade.

A maioria das crianças com contato de sífilis na gravidez nasce assintomática, mesmo que a doença esteja presente. Logo, um acompanhamento sistemático deve ser preconizado pela equipe de saúde focando na avaliação clínica, exames laboratoriais, e, quando necessário, outras avaliações com especialista focal.

QUADRO 42.5 – Proposta de seguimento ambulatorial de criança exposta na gestação de acordo com o tratamento de sífilis no período neonatal

	Tratado no período neonatal	Não tratado no período neonatal
Avaliação clínica	Mensal até 6 meses, 8, 10, 12, 18 e 24 meses.	1, 3, 6, 12 e 18 meses
Realização de VDRL	1, 3, 6, 12, 18 e 24 meses	1, 3, 6, 12, 18 meses
Outras avaliações	Avaliação oftalmológica, neurológica e audiológica	–
Realização FTA-Abs	Após 18 meses	Após 18 meses

Fonte: São Paulo (2016).

Se durante o seguimento a titulação de VDRL estiver caindo nos primeiros três meses e forem negativos entre 6 e 18 meses de vida, acompanhados por FTA-Abs negativo após os 18 meses de vida, considera-se que o lactente não foi afetado pela sífilis ou foi tratado de maneira apropriada durante a vida fetal. Vale lembrar que alterações no VDRL em crianças com menos de 18 meses de idade só têm significado clínico se o título encontrado aumentar em duas diluições quando comparado ao título encontrado na amostra da mãe, e deve ser confirmado com uma segunda amostra.

As crianças que apresentarem o FTA-Abs reagente aos 18 meses deverão realizar seguimento por longo prazo, pelo menos até os cinco anos de idade, para monitoramento de possíveis alterações tardias da sífilis, mesmo que essas crianças tenham recebido tratamento adequado na maternidade.

QUADRO 42.6 – Sinais clínicos precoces e tardios da sífilis congênita

Evolução	Estágios da sífilis congênita	Manifestações clínicas
Sífilis congênita (antes de dois anos de idade)	Precoce	• Hepatomegalia com ou sem esplenomegalia e icterícia. • Lesões cutâneas (pênfigo palmoplantar, condiloma plano), petéquias, púrpura. • Periostite ou osteíte ou osteocondrite, pseudoparalisia dos membros. • Sofrimento respiratório com ou sem pneumonia. • Rinite serossanguinolenta, anemia e linfadenopatia generalizada (epitroclear). • Fissura peribucal, síndrome nefrótica, hidropsia, edema, convulsão e meningite.
Sífilis congênita (após dois anos de idade)	Tardia	• Tíbia em "lâmina de sabre". • Articulações de Clutton. • Fronte "olímpica" e nariz "em sela". • Dentes incisivos medianos superiores deformados (dentes de Hutchinson), molares em "amora". • Rágades periorais, mandíbula curta, arco palatino elevado. • Ceratite intersticial. • Surdez neurológica e dificuldade no aprendizado.

Fonte: São Paulo (2016).

Papel da enfermagem da Equipe de Saúde da Família

Para superar as diversas barreiras para o controle da sífilis adquirida, sífilis na gestação e congênita, enfatiza-se a necessidade de um pacto de cuidado que envolve toda a equipe de saúde. Dessa maneira, cabe ao médico, enfermeiro, ao técnico de enfermagem e aos agentes comunitários se empoderarem de algumas das etapas do cuidado expostas nesse capítulo que são comuns a todos os profissionais, como: 1) Promover um acesso facilitado à equipe; 2) Realizar a vigilância dos casos suspeitos e confirmados; 3) Realizar busca ativa dos casos suspeitos e dos contatos; 4) Captação precoce das gestantes, entre outras.

Além dos cuidados comuns à equipe, a enfermagem possui um papel central na abordagem da sífilis, além de desempenhar a assistência à saúde, e, em conjunto com o médico de família e comunidade, deve desenvolver estratégia de controle e vigilância epidemiológica dos casos suspeitos e confirmados.

Quando encaminhar e para quem

Deve-se encaminhar para serviço de emergência paciente imunocompetente ou com coinfecção com HIV na presença de sinais ou sintomas neurológicos ou oftalmológicos.

O encaminhamento para especialista focal (infectologista) é preconizado em situações de necessidade de investigação de neurossífilis em pacientes imunocompetentes mediante punção lombar nas seguintes situações:

1. Títulos aumentam 4 vezes após tratamento apropriado.
2. Título alto (> 1:32) não diminui no mínimo quatro vezes dentro de 12 meses após tratamento apropriado.

Em pacientes coinfectados com sífilis e HIV, sugere-se o acompanhamento compartilhado com serviço de referência.

Sugere-se a avaliação de especialista focal em caso de presença de sinais clínicos compatíveis com sífilis congênita durante seguimento.

Sinais de alerta e erros comuns

- Não realizar rastreamento oportunístico quando indicado.
- Indicar tratamento inadequado para o estadiamento da doença.
- Não aplicar penicilina em serviços de APS devido à possibilidade remota de alergia.
- Não realizar busca ativa dos contatos e monitoramento dos casos confirmados.
- Não notificar os casos de sífilis.
- Não realizar seguimento ambulatorial adequado de criança exposta na gestação para sífilis.

Referências

1. Brasil. Ministério da Saúde. Departamento de Vigilância, Prevenção e Controle das Doenças Sexualmente Transmissíveis, Aids e Hepatites Virais. Manual Técnico para Diagnóstico da Sífilis. Brasília: Ministério da Saúde; 2016.
2. Brasil. Ministério da Saúde. Departamento de DST, Aids e Hepatites Virais. Protocolo Clínico e Diretrizes Terapêuticas para Atenção Integral às Pessoas com Infecções Sexualmente Transmissíveis. Brasília: Ministério da Saúde; 2015.
3. Brasil. Ministério da Saúde. Departamento de DST, Aids e Hepatites Virais. Protocolo Clínico e Diretrizes Terapêuticas para Prevenção da Transmissão Vertical de HIV, Sífilis e Hepatites Virais. Brasília: Ministério da Saúde; 2015.
4. São Paulo. Secretaria de Estado da Saúde. Programa Estadual de DST/Aids. Guia de bolso para o manejo da sífilis em gestante e sífilis congênita. São Paulo: Secretaria de Estado da Saúde; 2016.
5. Fajardo CCR, Cromack L. Doenças sexualmente transmissíveis. In: Gusso G, Lopes JMC. Tratado de Medicina de Família e Comunidade: princípios, formação e prática. 1ª ed. Porto Alegre: Artmed; 2012. cap. 123.
6. Savaris FR, Magno V. Doenças sexualmente transmissíveis: abordagem sindrômica. In: Duncan BB, Schmidt MI, Giugliani ERJ. Medicina ambulatorial: condutas de atenção primária baseadas em evidências. 4. ed. Porto Alegre: Artmed; 2013. cap. 140.

43

CAPÍTULO 43

Hanseníase

- *Yuji Magalhães Ikuta*
- *Ruth Neves dos Santos*

O que é importante saber

- A hanseníase é uma doença infecciosa crônica, causada pelo Mycobacterium leprae, bacilo álcool-acidorresistente, intracelular obrigatório que atinge as células de Schwann, de multiplicação lenta com alta infectividade e baixa patogenicidade.
- A transmissão se dá pelo trato respiratório.
- O período de incubação da doença varia de nove meses a 20 anos, com uma média de cinco anos.
- Atinge principalmente a pele, os nervos periféricos, a mucosa do trato respiratório superior e os olhos.
- A prevenção primária (medidas de saneamento e educação popular), secundária (diagnóstico e tratamento precoces), terciária (tratamento e reabilitação com prevenção de incapacidades) e quaternária (evitar a iatrogenia) são fundamentais.
- O diagnóstico é clinicoepidemiológico, baseado no exame dermatoneurológico e história de contato intradomiciliar e consanguinidade.
- É curável por meio de poliquimioterapia específica.
- Reações hansênicas são episódios inflamatórios agudos que podem levar a complicações e sequelas irreversíveis.

- O manejo envolve uma abordagem integral com equipe multiprofissional e transdisciplinar.
- O seu reconhecimento, tratamento, monitoramento e seguimento completo demandam um sistema com necessidade de coordenação de cuidado, acesso, longitudinalidade e vínculo.
- Devem ser realizadas notificação e investigação epidemiológica compulsórias.
- As campanhas para detecção e tratamento precoces devem ser realizadas em conjunto com outras doenças de importância epidemiológica, como as parasitoses e o tracoma.

Considerações gerais

A hanseníase é uma das doenças infecciosas mais antigas do mundo. Ao longo da história, devido às lesões deformantes e perda da capacidade funcional causadas, com consequente prejuízo na realização das atividades do dia a dia pelas pessoas acometidas, esteve associada ao medo e estigma social. Apesar dos avanços no diagnóstico e tratamento, ainda é um problema de saúde pública nos dias atuais.

Apresenta distribuição em todas as classes socioeconômicas e sua propagação está relacionada à organização do sistema de saúde, condições de saneamento, fatores socioculturais e biológicos.

A prevalência reduziu de mais de 5 milhões de casos na década de 1980 para cerca de 200 mil casos notificados em 2015.

Dos 35 países das Américas, a doença está presente em 24, e, em 2016, esses Estados registraram um total de 27.357 novos casos. Isso representa 12,6% da carga global (11,6% somente no Brasil), o que faz com que a região das Américas seja a segunda em número de casos reportados internacionalmente, atrás apenas do Sudeste Asiático.

A Organização Pan-Americana de Saúde (OPAS) no Brasil afirmou que a região das Américas tem observado uma diminuição gradual no número de novos casos da infecção. Entre 2011 e 2016, por exemplo, houve uma redução de 26% nos casos detectados e de 31% na quantidade de crianças diagnosticadas.

Segundo dados do Ministério da Saúde, o Brasil também registrou queda na detecção de casos nos últimos anos: de 40,1 mil em 2007 para 25,2 mil em 2016 – o que representa uma diminuição de 42,3% da taxa de diagnóstico no país. O combate à doença vem ampliando, e, em 2016, a Organização Mundial da Saúde (OMS) lançou a Estratégia Global para a Hanseníase 2016-2020: Acelerando rumo a um mundo livre da hanseníase "para revigorar os esforços de controle da hanseníase". Tal estratégia se baseou em três pilares: fortalecer o controle, a coordenação e as parcerias de governo; combater a hanseníase e suas complicações; enfrentar a discriminação e promover a inclusão.

A estratégia fornece orientações aos gestores de programas nacionais de hanseníase para que tomem as medidas necessárias para reduzir a incidência da doença, em colaboração com vários setores, incluindo organizações que trabalham com direitos humanos e igualdade de gênero. A enfermidade tem cura, e o tratamento vem sendo oferecido gratuitamente em todos os países.

É uma doença infectocontagiosa, endêmica no Brasil, de notificação compulsória em todo o território nacional e de investigação obrigatória, cujo agente etiológico é o *Mycobacterium leprae (M. leprae)*. Um bacilo álcool-acidorresistente, com elevada infectividade e baixa patogenicidade, causando alta morbidade com baixa mortalidade, sendo, ainda, um problema de saúde pública. A doença é caracterizada como sendo uma patologia dermatoneurológica crônica e granulomatosa de evolução lenta, que infecta os nervos periféricos e, mais especificamente, as células de Schwann, podendo apresentar períodos de agudização denominados reações com alto potencial para levar a sérias incapacidades físicas.

O período de incubação da doença varia de nove meses a 20 anos, com uma média de cinco anos. Afeta principalmente a pele, os nervos periféricos e os olhos. A detecção precoce dos casos reduz muito os riscos de deformidades e incapacidades físicas entre os pacientes.

Embora se trate de uma doença curável, por ser seu tratamento longo e por ter sido uma doença que no passado carregou muito estigma e exclusão social, ainda hoje afeta sobremaneira as dimensões do psicoemocional, funcional e social da pessoa acometida, visto que seu tratamento exige uma abordagem multidimensional no tratamento e reabilitação das perdas trazidas pela doença, assim como também exige ações de educação em saúde na desconstrução de preconceitos e estigmas que atrapalham a prevenção, o diagnóstico e o tratamento.

A afecção pode atingir pessoas de todas as idades e sexo, inclusive crianças e idosos; se não tratada na forma inicial, a doença quase sempre evolui, tornando-se transmissível. Contudo, o risco de adoecer está ligado a diversos fatores como níveis de endemia, condição socioeconômica desfavorável e situação precária de vida e saúde.

A transmissão ocorre pelas via aéreas superiores, sendo necessário um contato prolongado com indivíduos doentes multibacilares sem tratamento. Cerca de 90% da população geral tem imunidade natural contra o bacilo de Hansen. O período de incubação da doença varia de nove meses a 20 anos, com uma média de cinco anos. Afeta principalmente a pele, os nervos periféricos e os olhos. A detecção precoce dos casos reduz muito os riscos de deformidades e incapacidades físicas entre os pacientes.

Nos indivíduos que adoecem, a infecção evolui de maneiras diversas, de acordo com a resposta imunológica específica do hospedeiro. Esta resposta imune constitui um espectro, que expressa as diferentes formas clínicas da doença. Com uma resposta imunológica competente, o indivíduo evolui para a forma clínica localizada e não contagiosa da doença, porém, se esta competência não é efetiva, a evolução segue para uma forma difusa e contagiosa. A resposta imune celular, mediada por células T, é quem direciona as formas da hanseníase, e tal fato diferencia os tipos clínicos da doença.

A imunidade celular para o bacilo está presente na Hanseníase Tuberculoide (HT) e nos indivíduos sadios expostos, contudo está ausente na Hanseníase Virchowiana (HV).

A OMS estabeleceu a classificação operacional para fins de tratamento imediato: Paucibacilares (PB): aqueles com até cinco lesões e/ou apenas um tronco nervoso acometido, e multibacilares (MB) aqueles com mais de cinco lesões e/ou mais de um tronco nervoso acometido (Quadro 43.1 e Figura 43.1).

No decurso desta doença infecciosa, podem ocorrer episódios inflamatórios agudos chamados de "episódios reacionais ou reações hansênicas" causados pela resposta do organismo ao antígeno do bacilo. Manifestam-se antes, durante ou após o tratamento e evoluem com hiperemia, edema, e, ocasionalmente, dor. Com a progressão da reação, novas lesões poderão aparecer acompanhadas de edema, dor ou incômodo nos nervos, constituindo a neurite, de alto poder incapacitante. Às vezes, a perda de função dos nervos ocorre sem outros sinais de inflamação, fazendo com que ela seja bem menos óbvia – a chamada "neurite silenciosa".

QUADRO 43.1 – Classificação clínica da hanseníase

Forma clínica	Indeterminada (MHI) Figura 43.1A	Tuberculoide (MHT) Figura 43.1B	Virchowiana (MHV) Figura 43.1C	Dimorfa (MHD) Figura 43.1D
Características	• Máculas hipocrômicas de limites imprecisos com alteração de sensibilidade (em geral térmica). • Nervo não comprometido.	• Placas eritematosas com bordas definidas e alteração de sensibilidade (térmica, dolorosa e tátil), alopecia e anidrose. • Nervo comprometido.	• Lesões de bordas mal definidas em placa, nódulos, tubérculos, infiltrados acompanhadas de madarose com alteração de sensibilidade (térmica, dolorosa e tátil). • Nervo comprometido.	• Lesões com aspecto foveolar com contornos internos bem delimitados e externos mal definidos e centro deprimido, sendo eritematosas, ferruginosas ou pardacentas, apresentando alteração de sensibilidade (térmica, dolorosa e tátil). • Nervo comprometido.
Baciloscopia	Negativa	Negativa	Positiva	Positiva ou Negativa
Classificação bacilar	Paucibacilar (PB)	Paucibacilar (PB)	Multibacilar (MB)	Multibacilar (MB)

Fonte: Brasil. Ministério da Saúde. Secretaria de Vigilância em Saúde. Departamento de Vigilância das Doenças Transmissíveis. Guia prático sobre a hanseníase [recurso eletrônico]/Ministério da Saúde, Secretaria de Vigilância em Saúde, Departamento de Vigilância das Doenças Transmissíveis. Brasília: Ministério da Saúde (2017).

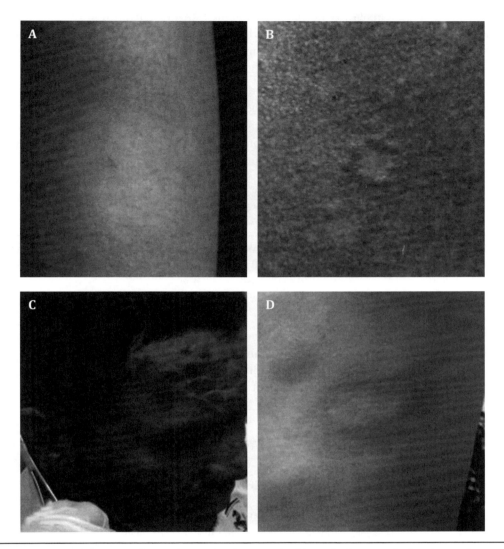

FIGURA 43.1 – (A) Hanseníase Indeterminada: mancha hipocrômica com limites imprecisos com xerose e perda de pelos. (B) Hanseníase Tuberculoide: placa eritematosa de aspecto tricofitoide, bem delimitada com micropápulas na periferia. (C) Hanseníase Virchowiana: lesões infiltradas difusas em face e pavilhão auricular. (D) Hanseníase Dimorfa: Lesões em placa eritematoinfiltradas com áreas centrais de aspecto são e limites externos indefinidos
Fonte: Acervo do ambulatório do Núcleo de Medicina Tropical – Universidade Federal do Pará.

Existem dois tipos de reação: Reação Reversa (RR ou Tipo 1) e Eritema Nodoso Hansênico (ENH ou Tipo 2). Geralmente, não é difícil distinguir entre os dois tipos de reação. Na reação reversa, as lesões cutâneas hansênicas já existentes ficam inflamadas, hiperemiadas e edemaciadas. Já na reação de ENH, novos nódulos vermelhos e inflamados (de 1 a 2 cm de largura) aparecem sob a pele dos membros ou tronco, enquanto as lesões originais da hanseníase permanecem como estavam. Além disso, as reações de ENH causam febre e mal-estar generalizado, enquanto as reações reversas causam menos mal-estar sistêmico (Figura 43.2).

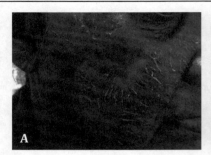
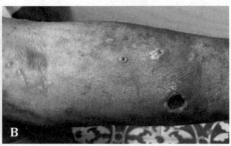

FIGURA 43.2 – (A) Lesão Reacional Tipo 1, Reação Reversa: lesão em placa eritematoviolácea edemaciada que regride com descamação. (B) Reação Tipo 2, Eritema Nodoso Hansênico: lesões nodulares, eritematosas, dolorosas que podem ulcerar
Fonte: Acervo do ambulatório do Núcleo de Medicina Tropical – Universidade Federal do Pará.

Abordagem diagnóstica

O diagnóstico da hanseníase é principalmente clínico, associado à evolução epidemiológica, e deve ser realizado em todos os níveis de atenção do sistema de saúde, especialmente na Atenção Primária, que é a porta de entrada desse sistema (Quadro 43.2).

QUADRO 43.2 – Definição de caso de hanseníase

Considera-se caso de hanseníase a pessoa que apresenta um ou mais dos seguintes sinais cardinais, a qual necessita de tratamento com poliquimioterapia:
a) lesão(ões) e/ou área(s) da pele com alteração da sensibilidade térmica e/ou dolorosa e/ou tátil; ou
b) espessamento de nervo periférico, associado a alterações sensitivas e/ou motoras e/ou autonômicas; ou
c) presença de bacilos *M. leprae,* confirmada na baciloscopia de esfregaço intradérmico ou na biopsia de pele.

Fonte: Brasil. Ministério da Saúde. Secretaria de Vigilância em Saúde. Departamento de Vigilância das Doenças Transmissíveis. Guia prático sobre a hanseníase [recurso eletrônico]/Ministério da Saúde, Secretaria de Vigilância em Saúde, Departamento de Vigilância das Doenças Transmissíveis. Brasília: Ministério da Saúde (2017).

Compreende as seguintes etapas:

- **Anamnese:**
  - Valorizar as queixas: lesões de pele (máculas, placas, nódulos, tubérculos com ou sem perda de pelo no local e alteração da sudorese) com alteração de sensibilidade, áreas do corpo com parestesia, hiperestesia, hipoestesia.
  - Descrever a história da evolução dessas queixas e observar o tempo prolongado e a evolução desses sinais e sintomas.
  - Avaliar antecedentes pessoais e familiares e identificar possíveis fontes de contágio.

- Investigar os hábitos e condições de moradia.
- **Exame físico:**
  - Identificar a fácies leonina (com infiltrados).
  - Identificar lesões dermatológicas.
  - Identificar áreas de rarefação ou perda de pelos, por exemplo, a madarose.
  - Realizar o teste de sensibilidade térmica, dolorosa e tátil (Figura 43.3).
  - Estesiometria com monofilamentos.
  - Realizar o exame neurológico (Quadro 43.3).
  - Investigação complementar (após a avaliação clínica, caso haja dúvida no diagnóstico).
  - Baciloscopia.
  - Teste da histamina e pilocarpina.
  - Exame histopatológico.
  - Eletroneuromiografia.
  - PCR.

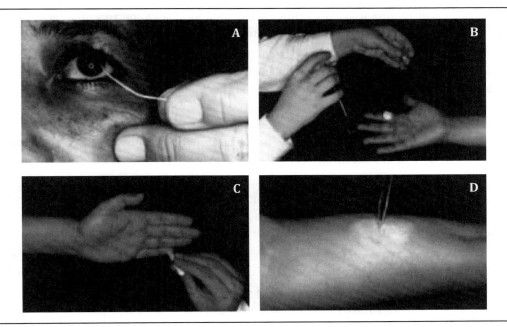

FIGURA 43.3 – Técnicas semiológicas para avaliação da sensibilidade: (A) Pesquisa de sensibilidade da córnea com uso de fio dental (teste nervo trigêmeo). (B) Pesquisa da sensibilidade térmica com tubo de ensaio. (C) Pesquisa da sensibilidade tátil com algodão seco. (D) Pesquisa de sensibilidade protetora dolorosa com uso de caneta esferográfica
Fonte: Brasil. Ministério da Saúde. Secretaria de Políticas de Saúde. Departamento de Atenção Básica. Guia para o Controle da hanseníase. Brasília: Ministério da Saúde (2002).

QUADRO 43.3 – Exame de nervos periféricos na hanseníase

Sugere-se realizar o exame neurológico em etapas:
1) Comece pelos nervos da face observando a simetria dos movimentos palpebrais e de sobrancelhas (nervo facial).
2) Em seguida, veja se há espessamento visível ou palpável dos nervos do pescoço (auricular), do punho (ramo dorsal dos nervos radial e ulnar), e dos pés (fibular superficial e sural).
3) Depois, palpe os nervos do cotovelo (ulnar), do joelho (fibular comum) e do tornozelo (tibial). Observe se eles estão visíveis, assimétricos, endurecidos, dolorosos ou com sensação de choque.
4) Caso você identifique qualquer alteração nos nervos, confirme a anormalidade com o teste da sensibilidade no território inervado.
5) Se não houver perda de sensibilidade, mas persistir a dúvida, encaminhe o paciente para a referência e faça o acompanhamento do caso.

Fonte: Brasil. Ministério da Saúde. Secretaria de Vigilância em Saúde. Departamento de Vigilância das Doenças Transmissíveis. Guia prático sobre a hanseníase [recurso eletrônico]/Ministério da Saúde, Secretaria de Vigilância em Saúde, Departamento de Vigilância das Doenças Transmissíveis. Brasília: Ministério da Saúde (2017).

Abordagem terapêutica

O tratamento atual baseia-se na Poliquimioterapia (PQT) programada com Rifampicina, Clofazimina e Dapsona e tem o objetivo de curar a doença, evitar sua propagação e prevenir incapacidades. O tratamento não é contraindicado em gestantes ou durante a amamentação e sugere-se que as mulheres em idade fértil em anticoncepção hormonal utilizem preservativo devido à interação com a rifampicina diminuir a ação contraceptiva. O esquema terapêutico depende da classificação e está descrito nos Quadros 43.4 e 43.5.

Para os estados reacionais, as principais drogas utilizadas são a prednisona para a reação tipo 1, indicada na dose de 1 mg/kg/dia. Deve ser reduzida em intervalos e quantidades fixas, em geral, 5 a 10 mg a cada uma a duas semanas. Na reação tipo 2, a Talidomida na dose de 100 a 400 mg/dia é a droga de escolha. No entanto, devido aos seus efeitos teratogênicos, não deve ser usada em mulheres no período fértil. Nesses casos, os corticosteroides são alternativas possíveis, apesar de controlarem com maior dificuldade os episódios reacionais e os índices de recorrência.

Vale destacar o papel do Médico de Família e Comunidade no acompanhamento longitudinal para trabalhar a questão nuclear do tratamento, que é a adesão ou observância, bem como na coordenação do cuidado de forma multidimensional. Nesse sentido, a criação de vínculo aumenta muito as chances de sucesso na busca da cura da doença.

Para uma abordagem terapêutica integral da pessoa com hanseníase, é fundamental a realização de medidas gerais pela equipe multiprofissional e transdisciplinar, associada à terapia medicamentosa. Estas medidas incluem:

- Alimentação equilibrada em intervalos regulares.
- Atividade física regular e balanceada com exercícios aeróbios, como caminhada, corrida e pedalada; exercícios de força resistida, como musculação e de flexibilidade.
- Apoio psicológico nas abordagens: gestalt, cognitivo-comportamental e centrada na pessoa.
- Fisioterapia para prevenir e melhorar as possíveis sequelas.

- Terapia ocupacional para reabilitar a capacidade funcional nas atividades da vida diária;
- Fonoaudiologia para melhorar a comunicação.

QUADRO 43.4 – Esquema terapêutico

Esquema terapêutico para paucibacilares: 6 cartelas em até 9 meses	
Adulto e criança > 50 kg	• Rifampicina (RFM): dose mensal de 600 mg (2 cápsulas de 300 mg) com administração supervisionada. • Dapsona (DDS): dose mensal de 100 mg supervisionada e dose diária de 100 mg autoadministrada.
Criança (30-50 kg)	• Rifampicina (RFM): dose mensal de 450 mg (1 cápsula de 150 mg e 1 cápsula de 300 mg) com administração supervisionada. • Dapsona (DDS): dose mensal de 50 mg supervisionada e dose diária de 50 mg autoadministrada.
Esquema terapêutico para multibacilares: 12 cartelas em até 18 meses	
Adulto e criança > 50 kg	• Rifampicina (RFM): dose mensal de 600 mg (2 cápsulas de 300 mg) com administração supervisionada. • Dapsona (DDS): dose mensal de 100 mg supervisionada e dose diária de 100 mg autoadministrada. • Clofazimina (CFZ): dose mensal de 300 mg (3 cápsulas de 100 mg) com administração supervisionada e 1 dose diária de 50 mg autoadministrada.
Criança (30-50 kg)	• Rifampicina (RFM): dose mensal de 450 mg (1 cápsula de 150 mg e 1 cápsula de 300 mg) com administração supervisionada. • Dapsona (DDS): dose mensal de 50 mg supervisionada e dose diária de 50 mg autoadministrada. • Clofazimina (CFZ): dose mensal de 150 mg (3 cápsulas de 50 mg) com administração supervisionada e uma dose de 50 mg autoadministrada em dias alternados.

Fonte: Brasil. Ministério da Saúde. Secretaria de Vigilância em Saúde. Departamento de Vigilância das Doenças Transmissíveis. Diretrizes para vigilância, atenção e eliminação da Hanseníase como problema de saúde pública: manual técnico-operacional [recurso eletrônico]/Ministério da Saúde, Secretaria de Vigilância em Saúde, Departamento de Vigilância das Doenças Transmissíveis. Brasília: Ministério da Saúde (2016).

QUADRO 43.5 – Esquema terapêutico em criança com peso inferior a 30 kg

Droga	Dose PQT	Dose mg/kg
Rifampicina (RFM) em suspensão	Mensal	10-20
Dapsona (DDS)*	Mensal	1-2
	Diária	1-2
Clofazimina (CFZ)	Mensal	5,0
	Diária	1,0

*A dose total máxima não deve ultrapassar 5 0mg/dia.

Fonte: Brasil. Ministério da Saúde. Secretaria de Vigilância em Saúde. Departamento de Vigilância das Doenças Transmissíveis. Diretrizes para vigilância, atenção e eliminação da Hanseníase como problema de saúde pública: manual técnico-operacional [recurso eletrônico]/Ministério da Saúde, Secretaria de Vigilância em Saúde, Departamento de Vigilância das Doenças Transmissíveis. Brasília: Ministério da Saúde (2016).

Seguimento

Na tomada mensal de medicamentos, é feita uma avaliação do paciente para acompanhar a evolução de suas lesões de pele, do seu comprometimento neural, verificando se há presença de neurites ou de estados reacionais. Quando necessário, são orientadas técnicas de prevenção de incapacidades e deformidades. São dadas orientações sobre ações práticas do autocuidado a serem realizadas diariamente para evitar as complicações da doença, com supervisão periódica para a correta realização.

Considera-se uma pessoa de alta, por cura, aquela que completa o esquema de tratamento PQT, nos seguintes prazos:

- **Esquema paucibacilar**

    (PB) – 6 doses mensais supervisionadas de rifampicina, em até 9 meses, mais a sulfona autoadministrada.

- **Esquema multibacilar**

    (MB) – 12 doses mensais supervisionadas de rifampicina, em até 18 meses, mais a sulfona autoadministrada e a clofazimina autoadministrada e supervisionada.

Quando encaminhar e para quem

A hanseníase deve ser tratada pela equipe na Unidade de Saúde da Família. As situações que devem ser encaminhadas a outros serviços da rede de atenção (centro de especialidades, NASF, CAPS, centro de referência municipal, regional, estadual ou nacional e de pesquisa) são:

- Dificuldade no diagnóstico ou na conduta terapêutica.
- Área(s) com alteração sensitiva e/ou autonômica duvidosa e sem lesão cutânea evidente.
- Comprometimento neural sem lesão cutânea.
- Complicações das reações hansênicas.
- Indicação de esquema ROM (rifampicina, ofloxacina e minociclina em dose única).
- Indicação de apoio de outros profissionais, como psicólogo, fisioterapeuta e terapeuta ocupacional, nutricionista, fonoaudiólogo etc.

Observação: Recomenda-se que nas unidades de referência os casos sejam submetidos novamente ao exame dermatoneurológico, à avaliação neurológica, à coleta de material (baciloscopia ou histopatologia cutânea ou de nervo periférico sensitivo) e, sempre que possível, a exames eletrofisiológicos e/ou outros mais complexos, para identificar comprometimento cutâneo ou neural discreto, além de avaliação de outros especialistas, como dermatologista, ortopedista, neurologista e outros para diagnóstico diferencial.

Papel da enfermagem da Equipe de Saúde da Família

O enfermeiro tem um papel fundamental na abordagem da hanseníase na Atenção Primária. No seu campo de atuação, realiza, em conjunto com a equipe de saúde da família, o planejamento das ações de vigilância epidemiológica com notificação dos casos, mapeamento das áreas de risco, monitoramento do ciclo de transmissão, realização de campanhas educativas e de busca ativa e coordenação de cuidado e acompanhamento familiar e individual das pessoas diagnosticadas com a doença para o diagnóstico e tratamento precoces dos contactantes e prevenção de incapacidades.

Sinais de alerta e erros comuns

- O diagnóstico da hanseníase é clinicoepidemiológico, baseado no exame dermatoneurológico.
- Como as lesões dermatológicas da hanseníase podem se manifestar de diversas formas e a ocorrência ainda é relativamente alta, é fundamental sempre considerar o diagnóstico diferencial desta doença.
- A baciloscopia positiva classifica o caso como multibacilar, independentemente do número de lesões.
- A baciloscopia negativa não exclui o diagnóstico de hanseníase.
- As reações hansênicas podem se manifestar antes, durante ou após o tratamento com poliquimioterapia e são a principal causa de evolução para incapacidades.
- Em casos de diagnóstico de estado reacional, o tratamento específico deve ser mantido.
- Considera-se recidiva o caso que, após finalizar o tratamento preconizado, voltar a manifestar os sinais e sintomas da doença. Nesta situação, o tratamento deve ser reiniciado de acordo com a classificação clínica em paucibacilar ou multibacilar.
- É considerado curado o paciente que finalizar o tratamento proposto de acordo com o esquema.

Referências

1. Brasil. Ministério da Saúde. Secretaria de Vigilância em Saúde. Departamento de Vigilância Epidemiológica. Guia de vigilância epidemiológica. 7ª ed. Brasília: Ministério da Saúde; 2009.
2. Brasil. Ministério da Saúde. Portaria nº 3.125, de 07/10/2010: Aprova as Diretrizes para Vigilância, Atenção e Controle da Hanseníase, anexos I a VII. Brasília: Ministério da Saúde; 2010.
3. Brasil. Ministério da Saúde. Secretaria de Atenção à Saúde. Departamento de Ações Programáticas Estratégicas. Política nacional de atenção integral à saúde do homem. Brasília; 2009 (acesso em: 24 janeiro, 2015). Disponível em: <http://bvsms.saude.gov.br/bvs/saudelegis/gm/2009/prt1944_27_08_2009>.
4. Brasil. Ministério da Saúde. Secretaria de Vigilância em Saúde. Boletim Epidemiológico 2016;47(21).
5. Chaptini C, Marshman G. Hanseníase: uma revisão sobre eliminação, redução do ônus da doença e pesquisas futuras. Leprosy: a review on elimination, reducing the disease burden, and future research. Lepr Rev 2015;86(4):307-15.
6. Duncan BB. Medicina ambulatorial. Artmed; 2013.
7. Gusso G, Lopes JMC. Tratado de Medicina de Família e Comunidade. Artmed; 2012.
8. Leao RNQ. Medicina tropical e infectologia na Amazônia. Samauma Editorial; 2013.
9. Lyon S, de Grossi MAF. Hanseníase. Rio de Janeiro: MedBook; 2013.
10. Martins RJ, Carlone MEOG, Moimaz SAS, Garbon CAS, Garbin AJI. Sociodemographic and epidemiological profile of leprosy patients in an endemic region in Brazil. Rev. Soc. Bras. Med. Tropical (Brasília) 2016 nov.-dez.;49(6):777-780.

11. Pelarigo JGT, Prado RBR, Nardi SMT, Quaggio CMP, Camargo LHS, Marciano LHSC. Declínio cognitivo, independência funcional e sintomas depressivos em idosos com hanseníase. Hansen Int 2014;39(1):30-39.
12. Ridley DS, Jopling WH. Classification of leprosy according to immunity: five group system. Int J Leprosy 1966 jul.-set.;34(3):255-273.
13. Santos DCM, Nascimento RD, Gregório VRN do, Silva MRF. A hanseníase e seu processo diagnóstico. Hansenologia Internationalis (Ribeirão Preto) 2007;32(1):19-26.
14. Scheelbeek PFD. A Retrospective Study of the Epidemiology of Leprosy in Cebu: An Eleven-Year Profile. PLOS Neglected Trop Dis 2013;7.
15. WHO. World Health Organization. WHO/CDS/CPE/CEE/2000.14 (acesso em: 24 de junho, 2018). Guide to eliminate leprosy as a public health problem. Disponível em: <http://apps.who.int/iris/bitstream/handle/10665/66612/WHO_CDS_CPE_CEE_2000.14_por_br.pdf?sequence=26&isAllowed=y>.
16. WHO. World Health Organization. Estratégia Global para Hanseníase 2016-2020: Aceleração rumo a um mundo sem hanseníase (acesso em: 25 junho, 2018). Disponível em: http://apps.who.int/iris/bitstream/10665/208824/8/9789290225201-Portuguese.pdf?ua=1.
17. WHO. World Health Organization. Leprosy: fatos importantes, breve história da doença e tratamento, resposta da OMS (acesso em: 25 de junho, 2018). Disponível em: http://www.who.int/mediacentre/factsheets/fs101/en/.

CAPÍTULO 44

Dengue, Chikungunya e Zika

- *Marcello Dala Bernardina Dalla* • *Marcelo Santana Vetis*
- *José Benedito Ramos Valladão Júnior*

O que é importante saber

- Capacitar-se continuamente com toda a equipe.
- Discutir casos para compartilhar conhecimento.
- O diagnóstico preciso é relevante, mas não mais que as medidas de manutenção da vida.
- Atenção extrema para manter hidratação adequada, especialmente na dengue, é medida vital e pode ser a diferença entre a vida e a morte.
- A abordagem adequada das gestantes é essencial no manejo da Zika.
- O manejo da dor é fundamental no controle dos sintomas da Chikungunya.
- Garantir acesso – Revisões e retornos constantes quantas vezes for preciso.
- Criar estratégias para romper com barreiras de acesso.
- Abordagem de gestantes (individual, familiar e comunitária).
- Casos incomuns são muitos, pois Chikungunya e Zika são condições relativamente novas no nosso meio.
- Vacina da dengue está em desenvolvimento e em testes em humanos.
- Mesmo que ações populacionais sejam necessárias, lembrar que o coletivo vale até o momento que há uma pessoa na sua frente.

Considerações gerais

O que as três doenças apresentam em comum, ressalvadas variações que desenvolveremos ao longo do capítulo:

- As três doenças são transmitidas pelos mesmos mosquitos do gênero Aedes, especialmente pelo mosquito *Aedes aegypti*.
- As três doenças cursam com febre, dores articulares, manchas na pele e coceira (prurido).
- O tratamento envolve boa hidratação e controle da febre, dores osteomusculares e prurido com sintomáticos.
- O combate ao mosquito vale para evitar as três doenças.

À parte as características comuns, cada uma das doenças apresenta especificidades quanto à etiologia, transmissão e incubação (Quadro 44.1)[1].

QUADRO 44.1 – Características distintivas de dengue, chikungunya e zika

	Dengue	Zika	Chikungunya
Agente etiológico	Vírus RNA. Arbovírus do gênero Flavivírus, pertencente à família *Flaviviridae*. São conhecidos quatro sorotipos: DENV 1, DENV 2, DENV 3 e DENV 4.	O Zika vírus (ZIKAV) é um RNA vírus, do gênero Flavivírus, família *Flaviviridae*. São conhecidas e descritas duas linhagens do vírus, uma africana e outra asiática.	A febre de chikungunya é uma arbovirose causada pelo vírus Chikungunya (CHIKV), da família *Togaviridae* e do gênero Alphavírus.
Modo de transmissão	A transmissão se faz pela picada dos mosquitos *A. aegypti*, no ciclo ser humano – *A. aegypti* – ser humano. Foram registrados casos de transmissão vertical (gestante – bebê) e por transfusão sanguínea.	Além do Mosquito como na dengue, está descrita a ocorrência de transmissão ocupacional em laboratório de pesquisa, perinatal e sexual, além da possibilidade de transmissão transfusional.	Casos de transmissão vertical podem ocorrer, durante o período intraparto em gestantes virêmicas e, muitas vezes, provoca infecção neonatal grave. Raramente por via transfusional.
Período de incubação	Varia de 4 a 10 dias, sendo em média de 5 a 6 dias.	Estima-se em torno de 10 dias.	Em média de 3 a 7 dias (podendo variar de 1 a 12 dias).

Fonte: Brasil (2016).

Abordagem diagnóstica

As manifestações clínicas de dengue, zika e chikungunya se assemelham em muitos aspectos; dessa forma, o diagnóstico diferencial pode ser de difícil realização. Todavia, existem algumas particularidades clínicas que podem nos guiar para uma maior probabilidade de uma condição perante as demais (Quadro 44.2)[2].

QUADRO 44.2 – Comparativo entre sintomas da dengue, zika e chikungunya

Sinais/sintomas	Dengue	Zika	Chikungunya
Febre (duração)	Acima de 38° C (4-7 dias)	Sem febre ou subfebril 38° C (1-2 dias subfebril)	Febre alta > 38° C (2-3 dias)
Manchas na pele (frequência)	A partir do 4º dia (30-50% dos casos)	Surge no 1º ou 2º dia (90-100% dos casos)	Surge 2-5 dias (50% dos casos)
Dor nos músculos (frequência)	+++/+++	++/+++	+/+++
Dor nas articulações (frequência)	+/+++	++/+++	+++/+++
Intensidade da dor articular	Leve	Leve/moderada	Moderada/intensa
Edema da articulação	Raro	Frequente e leve intensidade	Frequente e moderado a intenso
Conjuntivite	Raro	50-90%	30%
Dor de cabeça (frequência e intensidade)	+++	++	++
Coceira	Leve	Moderada	Leve
Hipertrofia ganglionar (frequência)	Leve	Intensa	Moderada
Discrasia hemorrágica (frequência)	Moderada	Ausente	Leve
Acometimento neurológico	Raro	Mais frequente que Dengue e Chikungunya	Raro (predominante em neonatos)

Fonte: Carlos Brito, Professor da Universidade Federal de Pernambuco.

O diagnóstico laboratorial por meio de testes sorológicos ou de identificação do vírus nem sempre está disponível e não deve ser limitante para estabelecer condutas que mantenham a vida e controlem os sintomas.

Dessa forma, recomenda-se a utilização do conceito de caso suspeito para definição de um plano de cuidados, investigação, suporte e monitoramento dos pacientes (Quadro 44.3).

QUADRO 44.3 – Definição de caso suspeito

Casos suspeitos	Dengue	Zika	Chikungunya
Pessoas que vivam ou tenham viajado nos últimos 14 dias para área com transmissão da doença ou com presença de *Aedes aegypti*.	Febre de 2 a 7 dias com dois ou mais dos seguintes sintomas: náusea/vômito, exantema, mialgia, artralgia, cefaleia ou dor retro-orbital, petéquias ou prova do laço positiva, leucopenia.	Pessoas com exantema maculopapular pruriginoso com dois ou mais dos seguintes sintomas: febre, hiperemia conjuntival sem secreção e sem prurido, artralgia, edema periarticular.	Pessoas com febre > 38,5° C e artralgia intensa ou artrite aguda não explicadas por outras condições.

Fonte: Adaptado de Governo do Estado de São Paulo (2017).

Realizada a hipótese de uma dessas três condições, deve ser feita uma avaliação clínica de todos os pacientes perante a gravidade: presença de sangramento, alterações neurológicas, grupos de risco (gestantes, crianças menores de 2 anos, idosos, imunossupressão), avaliação de parâmetros clínicos (estado geral, peso, hidratação, perfusão, temperatura, frequência cardíaca e respiratória, pressão arterial deitado e sentado ou em pé), exame da pele.

Além disso, todos os casos definidos como suspeitos (dengue, zika e chikungunya) devem ser notificados!

Abordagem terapêutica

O manejo, tratamento e seguimento dessas arboviroses são variáveis conforme a gravidade e etapa da doença (Quadro 44.4)[2-5].

QUADRO 44.4 – Abordagem perante a gravidade/estágio de cada condição

Condição	Manejo	Tratamento	Seguimento
Dengue não grave sem complicações (Grupo A) • Prova do laço negativa. • Sem sinais de alarme.	• Baixa prioridade de atendimento médico. • Seguimento ambulatorial.	• Hidratação oral*. • Sintomáticos**.	• Retorno para reavaliação no primeiro dia sem febre ou no 5º dia da doença se houver persistência da febre.
Dengue não grave que pode evoluir com complicações (Grupo B) • Grupo de risco*** e/ou prova do laço positiva. • Sem sinais de alarme.	• Hemograma (HMG) obrigatório. • Observação até resultado do hemograma.	**HMG normal:** • Hidratação oral*. • Sintomáticos**. **HMG alterado****:** • Hidratação EV com SF0,9% ou RL: 40 ml/kg em 4 horas.	• Retorno em 24 horas, com reavaliação clínica e laboratorial diária até 48 horas após o 1º dia sem febre.

(Continua)

(Continuação)

QUADRO 44.4 – Abordagem perante a gravidade/estágio de cada condição

Condição	Manejo	Tratamento	Seguimento
Dengue grave (Grupo C) • Presença de algum sinal de alarme.	• Situação de urgência: encaminhar ao pronto-socorro. • Hemograma, dosagem de albumina e de transaminases são obrigatórios para todos os pacientes.	• Expansão volêmica imediata EV com acesso venoso calibroso e transferir para uma unidade de referência, mesmo na ausência de exames complementares. • Sempre oferecer O_2 suplementar.	• Leito de internação por um período mínimo de 48 horas. • Após alta hospitalar, a reavaliação clínica e laboratorial na UBS deve seguir orientação do Grupo B.
Dengue grave (Grupo D) • Com sinais de choque: desconforto respiratório, hemorragia grave ou disfunção grave de órgãos.	• Situação de emergência: encaminhar ao pronto-socorro. • Hemograma, dosagem de albumina e de transaminases são obrigatórios para todos os pacientes. • Recomenda-se RX do tórax (PA, perfil e Laurell) e USG de abdome.	• Expansão volêmica imediata EV com SF0,9% 20 ml/kg aberto em acesso venoso calibroso e transferir para uma unidade de referência, mesmo na ausência de exames complementares. • Sempre oferecer O_2 suplementar.	• Leito de internação em Unidade de Terapia Intensiva até estabilização (mínimo 48 horas). • Após estabilização, permanecer em leito de internação em enfermaria. • Após alta hospitalar, a reavaliação clínica e laboratorial na UBS deve seguir orientação do Grupo B.
Chikungunya (fase aguda ou febril): • Duração média de 7 dias. • Intensa poliartralgia.	• Solicitação de hemograma em caso de paciente de grupo de risco***. **Se sinais de alarme:** • Encaminhar para pronto-socorro. • Hemograma, albumina, ureia, creatinina, eletrólitos e transaminases são obrigatórios.	• Hidratação oral*. • Sintomáticos**. • Compressas frias nas articulações acometidas de 4/4 horas por 20 minutos. **Se sinais de alarme:** • Hidratação EV.	• Retorno para reavaliação no 5º dia da doença se persistência da febre ou dos danos articulares. **Se grupo de risco***:** • Retorno diário até cessar febre. **Se sinais de alarme:** • Leito de internação e, após alta, seguimento habitual em UBS.
Chikungunya (fase subaguda) • Duração até 3 meses após o início da doença. • Febre pouco comum. • Persistência ou agravamento da artralgia.	• Diagnóstico diferencial com outras causas de acometimento articular. • Recomendado exame sorológico para diagnóstico laboratorial confirmatório (se ainda não feito).	• Exercícios (5 vezes ao longo do dia e antes de dormir). • Alongamentos diários. • Compressas frias nas articulações acometidas de 4 em 4 horas por 20 minutos. • Analgésicos, AINEs e corticoides podem ser usados.	• Acompanhamento ambulatorial preferencialmente nas unidades de Atenção Básica por equipes multidisciplinares e em referências secundárias de acordo com a necessidade.

(Continua)

(Continuação)

QUADRO 44.4 – Abordagem perante a gravidade/estágio de cada condição

Condição	Manejo	Tratamento	Seguimento
Chikungunya (fase crônica) • Duração dos sintomas maior que 3 meses após o início da doença. • Acometimento articular persistente ou recidivante.	• Diagnóstico diferencial com outras causas de acometimento articular. • Recomendado exame sorológico para diagnóstico laboratorial confirmatório (se ainda não feito).	• Exercícios (5 vezes ao longo do dia e antes de dormir). • Alongamentos diários. • Compressas frias nas articulações acometidas de 4 em 4 horas por 20 minutos. • Analgésicos, AINEs e corticoides podem ser usados.	• Acompanhamento ambulatorial preferencialmente nas unidades de Atenção Básica por equipes multidisciplinares e em referências secundárias de acordo com a necessidade.
Zika • Somente 18% dos pacientes serão sintomáticos.	Em casos de suspeita em gestantes: • Realizar sorologia: sífilis, toxoplasmose, rubéola, herpes, citomegalovírus. • Investigar Zika: soro (até o 5º dia do início dos sintomas), urina (até o 10º dia).	• Hidratação oral*. • Sintomáticos**. • Dar suporte e tranquilizar casos confirmados de infecção durante a gestação: não quer dizer que haverá microcefalia ou alterações no feto.	Gestantes suspeitas com exantema: • 3 exames ultrassonográficos: 12ª, 22ª e 32ª semanas de gestação. • Alteração USG: encaminhar ao pré-natal alto risco.

* Adultos = 60-80 ml/kg/dia, Crianças: até 10 kg = 130 ml/kg/dia, de 10 a 20 kg = 100 ml/kg/dia, acima de 20 kg = 80 ml/kg/dia.
** Sintomáticos: analgésicos e antitérmicos, antieméticos e antipruriginosos.
*** Grupo de risco: gestantes, crianças menores de 2 anos, idosos, imunossupressão.
**** Hemograma alterado: hematócrito aumentado (aumento de 10% ou crianças > 38%, mulheres > 44%, homens > 50%) ou plaquetas abaixo de 100 mil.
Fonte: Adaptado de Governo do Estado de São Paulo (2017).

Em todas as situações agudas são contraindicados: anti-inflamatórios não esteroidais e salicilatos. Ademais, na fase aguda da chikungunya também se contraindicam os corticosteroides. Nas fases subaguda e crônica da chikungunya, não há contraindicação ao uso de anti-inflamatórios não esteroidais ou corticosteroides.

Também é essencial que o médico de família e toda a equipe estejam conscientes sobre as medidas de prevenção e cuidados sobre a transmissão das arboviroses para orientarem seus pacientes adequadamente (Quadro 44.5).

QUADRO 44.5 – Medidas preventivas relacionadas à dengue, chikungunya e zika

Medidas gerais	Repelentes*	Vida sexual e reprodutiva
• Usar roupa comprida tentando não deixar áreas do corpo expostas. • Usar telas de proteção em portas e janelas, em camas e berços, sendo possível aplicar repelente em *spray* (permetrina). • Usar ventiladores ou ar condicionado. • Eliminar criadouros do mosquito.	• **< 6 meses:** não usar. • **6 meses a 2 anos:** IR3535 (1 vez ao dia). • **2 a 7 anos:** até duas aplicações por dia de IR3535, Icaridina 20-25% ou DEET 6-9%. • **A partir de 7 anos, gestantes e idosos:** até três aplicações por dia de IR3535, Icaridina 20-25% ou DEET 6-9%.	• **Mulher teve Zika:** aguardar oito semanas para engravidar. • **Homem teve Zika:** aguardar seis meses para engravidar. • **Gestante em região com casos de Zika:** usar método de barreira durante toda a gestação.

* Duração: IR3535 = até 4 horas, DEET 6-9% = de 4-6 horas, Icaridina 20-25% = até 10 horas.
Fonte: Governo do Estado de São Paulo (2017).

Papel da enfermagem da Equipe de Saúde da Família

A equipe de enfermagem tem papel fundamental no cuidado de pacientes com dengue, zika e chikungunya, desempenhando atividades assistenciais, de gestão do cuidado e de monitoramento epidemiológico[6]:

- Acolhimento.
- Notificações.
- Solicitação e acompanhamento de resultado de exames.
- Acompanhar hidratação.
- Estimular que todos os profissionais se capacitem.
- Manter contato e suporte à equipe de vigilância epidemiológica.
- Garantir acompanhamento de casos.

Quando encaminhar e para quem

Os seguintes sinais de alarme devem despertar ao médico de família a possibilidade de complicações para realizar manejo inicial e encaminhamento para pronto-socorro hospitalar:

- Dor abdominal intensa e contínua.
- Vômito persistente.
- Hipotensão postural e/ou lipotimia.
- Hepatomegalia dolorosa.
- Sangramento de mucosas (gengivorragia e/ou epistaxe).

- Hemorragias importantes (hematêmese e/ou melena).
- Sonolência, letargia ou irritabilidade.
- Diminuição da diurese.
- Hipotermia.
- Aumento progressivo do hematócrito.
- Queda abrupta de plaquetas.
- Presença de derrame cavitário (ascite, derrame pleural, derrame pericárdico).

Erros comuns

- Considerar todos os casos dengue, desconsiderando os demais diagnósticos e não realizando uma avaliação mais detalhada do paciente e suas queixas.
- Não explicar detalhadamente os sinais de alerta.
- Não escrever detalhadamente a prescrição da hidratação.
- Não realizar notificação dos casos suspeitos.
- Esquecer que estão contraindicados: anti-inflamatórios não esteroidais e salicilatos.
- Não disponibilizar exames para acompanhamento, especialmente por meio de coleta de hemograma com plaquetas.
- Esquecer ou não orientar adequadamente sobre medidas preventivas (especificidades do uso de repelentes na infância ou sobre a saúde reprodutiva e sexual em casos de Zika).

Referências

1. Brasil. Ministério da Saúde. Secretaria de Vigilância em Saúde. Protocolo de investigação de óbitos por arbovírus urbanos no brasil – dengue, chikungunya e zika. Brasília: Ministério da Saúde; 2016. Disponível em: http://portalarquivos2.saude.gov.br/images/pdf/2016/agosto/30/Protocolo-de-investiga----o-de---bitos-de-dengue-chikv--Zika.13.06.2016.pdf
2. Governo do Estado de São Paulo. Secretaria de Estado da Saúde. Coordenadoria de Controle de Doenças. Centro de Vigilância Epidemiológica "Prof. Alexandre Vranjac". Orientação de atendimento para casos suspeitos de dengue, chikungunya e zika. São Paulo; 2017. Disponível em: http://www.saude.sp.gov.br/resources/ccd/materiais-de-comunicacao/dengue/grafica_-orientacao_de_atendimento_para_casos_suspeitos_de_dengue_chikungunya_e_zika.pdf
3. Brasil. Ministério da Saúde. Secretaria de Vigilância em Saúde. Departamento de Vigilância das Doenças Transmissíveis. Dengue: diagnóstico e manejo clínico: adulto e criança [recurso eletrônico]/Ministério da Saúde, Secretaria de Vigilância em Saúde, Departamento de Vigilância das Doenças Transmissíveis. 5. ed. Brasília: Ministério da Saúde; 2016.
4. Brasil. Ministério da Saúde. Secretaria de Vigilância em Saúde. Departamento de Vigilância das Doenças Transmissíveis. Febre de chikungunya: manejo clínico/Ministério da Saúde, Secretaria de Vigilância em Saúde, Secretaria de Atenção Básica. Brasília: Ministério da Saúde; 2015. 28 p.: il.
5. Prefeitura do Município de São Paulo. Secretaria Municipal da Saúde. Coordenação de Vigilância em Saúde – COVISA. Protocolo para vigilância e assistência de casos suspeitos ou confirmados de doença aguda pelo vírus zika e suas complicações: na população geral, em gestantes, puérperas e recém-nascidos. São Paulo; 2016.
6. Brasil. Ministério da Saúde. Dengue: manual de enfermagem/Ministério da Saúde, Secretaria de Vigilância em Saúde, Secretaria de Atenção à Saúde. 2. ed. Brasília: Ministério da Saúde; 2013. 64 p.: il.

SEÇÃO 8

Situações Frequentes na APS

Coordenadores
- *Demian de Oliveira e Alves* • *Gustavo Kang Hong Liu*

CAPÍTULO 45

Procedimentos Administrativos na Unidade de Saúde

- *Demian de Oliveira e Alves*
- *Gustavo Kang Hong Liu*

O que é importante saber

- Algumas ações não podem ser dissociadas de consulta médica, como prescrição de medicamentos e solicitação de exames, e todas as consultas necessitam ser registradas adequadamente em prontuário.
- Laudos e atestados são direitos dos pacientes e partes integrantes da consulta médica.
- A maior parte do trabalho médico deve ser feita na presença da pessoa atendida.

Considerações gerais

Neste capítulo, abordaremos atividades realizadas sem a presença do paciente, em horários fora de consulta e nem sempre com horários protegidos para tais atividades. Entendemos que, numa situação de alta pressão assistencial, populações por vezes muito vulneráveis e de restrição de acesso com territórios com poucos recursos, algumas decisões administrativas são tomadas para gerir a demanda em saúde visando sempre tentar prover da melhor forma possível o cuidado em saúde para uma população.

Abordaremos questões éticas e legais desses procedimentos administrativos realizados por profissionais da Estratégia Saúde da Família (ESF), trazendo as ponderações para que os profissionais possam exercer sua prática de maneira mais esclarecida e para que as opções e decisões tomadas num contexto por vezes subótimo sejam em prol das melhores práticas em saúde.

Nos casos de situações regulamentadas, lembramos que, em caso de dúvida, sempre convém checar se porventura a norma ou legislação aplicável sofreu alguma atualização.

Tipos de procedimentos e tarefas administrativas na Unidade de Saúde

As atividades clínicas dos profissionais de saúde atuantes em Atenção Primária estão integradas a alguns procedimentos e tarefas administrativos importantes para atingir o maior grau de respostas às necessidades de saúde de seus pacientes. Dentre esses compromissos administrativos, que não são apenas legais, mas clínicos, destacam-se: preenchimento de prontuário, atestados, licenças (gestação, maternidade, amamentação), laudos e relatórios, grupos operativos, renovação de receitas.

A seguir, agrupamos esses diversos procedimentos e tarefas em tópicos específicos com os seus aspectos éticos e legais relevantes:

Preenchimento de prontuário

Mesmo não sendo um procedimento administrativo por si, brevemente abordaremos anotações em prontuários. Por vezes o registro da consulta pode ficar em segundo plano, e, em uma agenda com muitos pacientes, o registro pode ser postergado para ser realizado ao final do período ou do dia, o que pode trazer vieses de memória ou até de confusão entre anotações de casos distintos.

Convém lembrar que é pertinente registrar todos os procedimentos realizados e eventos dignos de nota no processo de cuidado – inclusive os administrativos – no prontuário do paciente. Exemplos são: discussões sobre o caso entre profissionais, contatos realizados via telefone, renovação de prescrições, fornecimento de laudos, de atestados, ou de outros documentos, registro de faltas em consultas, encaminhamentos, referências e contrarreferências.

A resolução do Conselho Federal de Medicina (CFM) n. 1.638/2002, no artigo 5º, define as seguintes informações como obrigatórias no registro[1]:

> "a. Identificação do paciente – nome completo, data de nascimento (dia, mês e ano com quatro dígitos), sexo, nome da mãe, naturalidade (indicando o município e o estado de nascimento), endereço completo (nome da via pública, número, complemento, bairro/distrito, município, estado e CEP);
> b. Registro de anamnese, exame físico, exames complementares solicitados e seus respectivos resultados, hipóteses diagnósticas, diagnóstico definitivo e tratamento efetuado;
> c. Evolução diária do paciente, com data e hora, discriminação de todos os procedimentos aos quais o mesmo foi submetido e identificação dos profissionais que os realizaram, assinados eletronicamente quando elaborados e/ou armazenados em meio eletrônico;

d. Nos prontuários em suporte de papel é obrigatória a legibilidade da letra do profissional que atendeu o paciente, bem como a identificação dos profissionais prestadores do atendimento. São também obrigatórias a assinatura e o respectivo número do CRM;
e. Nos casos emergenciais, nos quais seja impossível a colheita de história clínica do paciente, deverá constar relato médico completo de todos os procedimentos realizados e que tenham possibilitado o diagnóstico e/ou a remoção para outra unidade".

A mesma resolução, no artigo 3º, determina como obrigatória a criação das Comissões de Revisão de Prontuários nos estabelecimentos e/ou instituições de saúde onde se presta assistência médica[1]. Esta Comissão deve observar os itens que têm, obrigatoriamente, de constar no prontuário, já citados, e assegurar a responsabilidade do preenchimento, guarda e manuseio dos prontuários. A portaria determina, ainda, que esta comissão seja coordenada por profissional médico.

Atestado médico

Sobre atestado médico, o Conselho Federal de Medicina, em sua Resolução n. 1.658/2002, diz[2]:

"Art. 1º O atestado médico é parte integrante do ato médico, sendo seu fornecimento direito inalienável do paciente, não podendo importar em qualquer majoração de honorários.
Art. 2º Ao fornecer o atestado, deverá o médico registrar em ficha própria e/ou prontuário médico os dados dos exames e tratamentos realizados, de maneira que possa atender às pesquisas de informações dos médicos peritos das empresas ou dos órgãos públicos da Previdência Social e da Justiça.
Art. 3º Na elaboração do atestado médico, o médico assistente observará os seguintes procedimentos:
I – especificar o tempo concedido de dispensa à atividade, necessário para a recuperação do paciente;
II – estabelecer o diagnóstico, quando expressamente autorizado pelo paciente;
III – registrar os dados de maneira legível;
IV – identificar-se como emissor, mediante assinatura e carimbo ou número de registro no Conselho Regional de Medicina.
Parágrafo único. Quando o atestado for solicitado pelo paciente ou seu representante legal para fins de perícia médica deverá observar:
I – o diagnóstico;
II – os resultados dos exames complementares;
III – a conduta terapêutica;
IV – o prognóstico;
V – as consequências à saúde do paciente;
VI – o provável tempo de repouso estimado necessário para a sua recuperação, que complementará o parecer fundamentado do médico perito, a quem cabe legalmente a decisão do benefício previdenciário, tais como: aposentadoria, invalidez definitiva, readaptação;
VII – registrar os dados de maneira legível;

VIII – identificar-se como emissor, mediante assinatura e carimbo ou número de registro no Conselho Regional de Medicina. (*Redação dada pela Resolução CFM n. 1.851, de 18.08.2008.*)

Art. 4º É obrigatória, aos médicos, a exigência de prova de identidade aos interessados na obtenção de atestados de qualquer natureza envolvendo assuntos de saúde ou doença.

§ 1º Em caso de menor ou interdito, a prova de identidade deverá ser exigida de seu responsável legal.

§ 2º Os principais dados da prova de identidade deverão obrigatoriamente constar dos referidos atestados.

Art. 5º Os médicos somente podem fornecer atestados com o diagnóstico codificado ou não quando por justa causa, exercício de dever legal, solicitação do próprio paciente ou de seu representante legal.

Parágrafo único: No caso da solicitação de colocação de diagnóstico, codificado ou não, ser feita pelo próprio paciente ou seu representante legal, esta concordância deverá estar expressa no atestado".

Uma questão comum é a respeito do tempo de afastamento por motivo de cuidado com saúde até o qual a pessoa que trabalha sob regime da Consolidação das Leis do Trabalho (CLT)[3] recebe remuneração pela empresa contratante, enquanto afastada, e a partir do qual passa a necessitar de perícia médica para pleitear auxílio-doença. A Lei n. 8.213, de 1991, em seu artigo 60, determina que a empresa deve pagar o salário do empregado afastado durante os primeiros quinze dias do período de afastamento, e que, a partir do 16º dia de afastamento, é possível pleitear o auxílio-doença, devendo, nesse caso, a pessoa afastada procurar a perícia médica específica da Previdência Social com esta finalidade[4]. Não é infrequente que pessoas afastadas por período superior a 15 dias agendem perícia médica com o intuito de obter o auxílio-doença, e, na avaliação, tenham o benefício negado, nesse caso, ficando sem receber no período a partir do 16º dia de afastamento em que não estavam trabalhando.

"Art. 60. O auxílio-doença será devido ao segurado empregado a contar do décimo sexto dia do afastamento da atividade, e, no caso dos demais segurados, a contar da data do início da incapacidade e enquanto ele permanecer incapaz. (*Redação dada pela Lei n. 9.876, de 26.11.99.*)[5]

§ 1º Quando requerido por segurado afastado da atividade por mais de 30 (trinta) dias, o auxílio-doença será devido a contar da data da entrada do requerimento.

§ 3º Durante os primeiros quinze dias consecutivos ao do afastamento da atividade por motivo de doença, incumbirá à empresa pagar ao segurado empregado o seu salário integral. (*Redação Dada pela Lei n. 9.876, de 26.11.99.*)

§ 4º A empresa que dispuser de serviço médico, próprio ou em convênio, terá a seu cargo o exame médico e o abono das faltas correspondentes ao período referido no § 3º, somente devendo encaminhar o segurado à perícia médica da Previdência Social quando a incapacidade ultrapassar 15 (quinze) dias."

Em caso de afastamentos de períodos menores do que 15 dias que, somados, totalizam este tempo, o Decreto n. 3.048, de 1999, no artigo 75, determina que devem ser considerados os afastamentos ocorridos durante um período de 60 dias a partir do retorno às atividades laborais[6].

> "Art. 75. [...]
> § 3º Se concedido novo benefício decorrente da mesma doença dentro de sessenta dias contados da cessação do benefício anterior, a empresa fica desobrigada do pagamento relativo aos quinze primeiros dias de afastamento, prorrogando-se o benefício anterior e descontando-se os dias trabalhados, se for o caso.
> § 4º Se o segurado empregado, por motivo de doença, afastar-se do trabalho durante quinze dias, retornando à atividade no décimo sexto dia, e se dela voltar a se afastar dentro de sessenta dias desse retorno, em decorrência da mesma doença, fará jus ao auxílio doença a partir da data do novo afastamento. (*Redação dada pelo Decreto n. 5.545, de 2005.*)[7]
> § 5º Na hipótese do § 4º, se o retorno à atividade tiver ocorrido antes de quinze dias do afastamento, o segurado fará jus ao auxílio-doença a partir do dia seguinte ao que completar aquele período." (*Incluído pelo Decreto n. 4.729, de 2003.*)[8]

Ratificado pela instrução normativa da Previdência Social n. 45/2010, em seu artigo 276, que estabelece[9]:

> "Art. 276. A DIB (Data de Início do Benefício) será fixada:
> § 3º Se o segurado empregado, por motivo de doença, afastar-se do trabalho durante quinze dias, retornando à atividade no décimo sexto dia, e se dela voltar a se afastar dentro de sessenta dias desse retorno, em decorrência da mesma doença, fará jus ao auxílio doença a partir da data do novo afastamento.
> § 4º Na hipótese do § 3º deste artigo, se o retorno à atividade tiver ocorrido antes de quinze dias do afastamento, o segurado fará jus ao auxílio-doença a partir do dia seguinte ao que completar os quinze dias de afastamento, somados os períodos de afastamento intercalados".

Conforme consta no Código de Ética Médica[10], não é obrigatório que conste no atestado médico o CID da condição que motiva o afastamento. É comum, no entanto, que as empresas não aceitem o atestado na ausência de tal código. Sabe-se que o CID é utilizado, em casos de afastamentos com menos de 60 dias de intervalo, para procurar estabelecer se o motivo dos afastamentos é o mesmo e determinar se é o caso de encaminhar à previdência social para perícia, ou se a remuneração deve ser paga pela empresa durante o período do afastamento, conforme discutido anteriormente. É aconselhável, quando existe necessidade de confeccionar atestado, discutir com a pessoa atendida a realidade em que ela se encontra, orientá-la com relação à legislação, e pactuar se deseja que seja registrado ou não o CID referente à sua condição, realizando o registro devido no prontuário.

Sugere-se que seja registrado no prontuário o período do afastamento prescrito, assim como um eventual CID constante no atestado, para adequado registro de ato médico, e para que essa informação possa ser encontrada com facilidade em caso de dúvida posterior. Por exemplo: quando o atestado é perdido e é necessária a confecção de um novo, ou quando existe dúvida com relação à veracidade de um atestado e se faz necessário averiguar.

Gestação, licença-maternidade e amamentação

A respeito dos direitos da profissional gestante e da licença-maternidade, o Decreto-lei n. 5.452, de 1943, que aprova a Consolidação das Leis do Trabalho, determina[3]:

> "Art. 392. A empregada gestante tem direito à licença-maternidade de 120 (cento e vinte) dias, sem prejuízo do emprego e do salário. (*Redação dada pela Lei n. 10.421, 15.4.2002.*)
> § 1º A empregada deve, mediante atestado médico, notificar o seu empregador da data do início do afastamento do emprego, que poderá ocorrer entre o 28º (vigésimo oitavo) dia antes do parto e ocorrência deste. (*Redação dada pela Lei n. 10.421, 15.4.2002.*)
> § 2º Os períodos de repouso, antes e depois do parto, poderão ser aumentados de 2 (duas) semanas cada um, mediante atestado médico. (*Redação dada pela Lei n. 10.421, 15.4.2002.*)
> § 3º Em caso de parto antecipado, a mulher terá direito aos 120 (cento e vinte) dias previstos neste artigo. (*Redação dada pela Lei n. 10.421, 15.4.2002.*)
> § 4º É garantido à empregada, durante a gravidez, sem prejuízo do salário e demais direitos: (*Redação dada pela Lei n. 9.799, de 26.5.1999.*)
> I – transferência de função, quando as condições de saúde o exigirem, assegurada a retomada da função anteriormente exercida, logo após o retorno ao trabalho; (*Incluído pela Lei n. 9.799, de 26.5.1999.*)
> II – dispensa do horário de trabalho pelo tempo necessário para a realização de, no mínimo, seis consultas médicas e demais exames complementares". (*Incluído pela Lei n. 9.799, de 26.5.1999.*)

A respeito de períodos de tempo protegidos para amamentação durante o trabalho, o artigo 396 do mesmo documento determina:

> "Art. 396. Para amamentar seu filho, inclusive se advindo de adoção, até que este complete 6 (seis) meses de idade, a mulher terá direito, durante a jornada de trabalho, a 2 (dois) descansos especiais de meia hora cada um. (*Redação dada pela Lei n. 13.509, de 2017.*)
> § 1º Quando o exigir a saúde do filho, o período de 6 (seis) meses poderá ser dilatado, a critério da autoridade competente. (*Redação dada pela Lei n. 13.467, de 2017.*)
> § 2º Os horários dos descansos previstos no *caput* deste artigo deverão ser definidos em acordo individual entre a mulher e o empregador". (*Incluído pela Lei n. 13.467, de 2017.*)

Laudos e relatórios

Muitos dos procedimentos enxergados como administrativos incluem o preenchimento de laudos e relatórios para programas de provento de materiais e insumos para as pessoas com algum tipo de patologia ou deficiência e variam de acordo com municipalidades, sendo alguns transversais de determinados estados ou até programas federais.

Quaisquer formulários que dependam de informações clínicas com diagnósticos médicos e prescrições de medicamentos fora de protocolos de outras profissões (como protocolos de enfermagem) são de preenchimento médico e não podem ou devem ser preenchidos por outros profissionais.

Tais laudos devem ser preenchidos prioritariamente pelo médico assistente da pessoa, embora também possam ser preenchidos por outros colegas que a tenham atendido, e podem ser preenchidos a partir de informações atualizadas de prontuário ou em um contato pessoal. Para muitos destes relatórios, é necessário descrever o estado atual da doença e das possíveis limitações e deficiências associadas. Embora algumas patologias e sequelas sejam muito estáveis ao longo do tempo, outras podem ter um curso evolutivo ou regredir, sobretudo se a pessoa estiver em um processo de reabilitação. Então, é importante sempre atentar quando anotações e diagnósticos foram feitos no prontuário e se esses dados não precisam de revisão.

Dentre exemplos possíveis, agrupamos laudos para benefícios e isenções de secretarias de transportes, departamentos de trânsito, programas de fornecimento de materiais e insumos como fraldas, oxigenoterapia domiciliar, insumos para diabéticos, entre outros, laudos para medicamentos e exames de alto custo ou de dispensação especial.

Sobre laudos, o código de ética médica relata[10]:

> "É vedado ao médico:
> Art. 11 – Receitar, atestar ou emitir laudos de forma secreta ou ilegível, sem a devida identificação de seu número de registro no Conselho Regional de Medicina da sua jurisdição, bem como assinar em branco: folhas de receituários, atestados, laudos ou quaisquer outros documentos médicos.
> Art. 86 – Deixar de fornecer laudo médico ao paciente ou a seu representante legal quando aquele for encaminhado ou transferido para continuação do tratamento ou em caso de solicitação de alta.
> Art. 92 – Assinar laudos periciais, auditoriais ou de verificação médico-legal quando não tenha realizado pessoalmente o exame".

Laudos e relatórios, assim como atestado médico, fazem parte da consulta médica e são de direito do paciente. Ao tratar de laudo para procedimentos periciais, como perícia do INSS, o Conselho Federal de Medicina, em sua resolução n. 1.488/1998, relata[11]:

> "Art. 1º Aos médicos que prestam assistência médica ao trabalhador, independentemente de sua especialidade ou local em que atuem, cabe:
> I – assistir ao trabalhador, elaborar seu prontuário médico e fazer todos os encaminhamentos devidos;
> II – fornecer atestados e pareceres para o afastamento do trabalho sempre que necessário, CONSIDERANDO que o repouso, o acesso a terapias ou o afastamento de determinados agentes agressivos faz parte do tratamento;
> III – fornecer laudos, pareceres e relatórios de exame médico e dar encaminhamento, sempre que necessário, para benefício do paciente e dentro dos preceitos éticos, quanto aos dados de diagnóstico, prognóstico e tempo previsto de tratamento. Quando

requerido pelo paciente, deve o médico pôr à sua disposição tudo o que se refira ao seu atendimento, em especial cópia dos exames e prontuário médico".

Grupos operativos

A fim de organizar e dar conta de uma demanda que por vezes transborda a capacidade produtiva da equipe, são organizados grupos que consistem eventualmente de consultas rápidas e de procedimentos entendidos como administrativos como "troca de receitas", "troca de exames", grupos de marcação de consultas/agendamentos. Estes grupos são chamados de diferentes formas, como grupo resolutivo, grupo de pequenas queixas, grupo de troca de receita, entre outros, e a ideia central de realizar uma série de procedimentos entendidos como administrativos pode também aparecer em outros grupos realizados na unidade, como grupos baseados em doenças (hipertensão, diabetes).

Quaisquer atividades que incluam a avaliação de uma pessoa por um profissional de saúde durante o trabalho podem configurar uma consulta, e, portanto, as ações decorrentes dessa avaliação devem constar em prontuário.

Renovação de receitas

A prescrição de medicamentos e solicitação de exames devem ser entendidos como parte integrante de uma consulta, e realizar esses atos sem o contato com o paciente é considerado infração ética, como prevê o artigo 37 do Código de Ética Médica[10,12].

> "Art. 37. Prescrever tratamento ou outros procedimentos sem exame direto do paciente, salvo em casos de urgência ou emergência e impossibilidade comprovada de realizá-lo, devendo, nesse caso, fazê-lo imediatamente após cessar o impedimento."

Sinais de alerta e erros comuns

Os erros mais comumente cometidos são realizar ações que deveriam ser feitas somente em consulta e com o paciente presente, na ausência do paciente ou apenas a partir do prontuário, como prescrição de medicamentos (mesmo que com outros nomes, como troca ou renovação de receita) e solicitação de exames (troca de guia de exames); elaborar relatórios, laudos ou atestados sem ter examinado o paciente ou a partir de informações desatualizadas ou não checadas; ou não registrar adequadamente avaliações de pacientes, como consultas (que podem ser chamadas de outra forma, como "escuta" ou "acolhimento", caso sejam realizadas em um curto espaço de tempo).

Referências

1. Conselho Federal de Medicina (CFM). Resolução nº 1.638/2002. Disponível em: https://sistemas.cfm.org.br/normas/visualizar/resolucoes/BR/2002/1638.
2. Conselho Federal de Medicina (CFM). Resolução nº 1.658/2002. Disponível em: https://sistemas.cfm.org.br/normas/visualizar/resolucoes/BR/2002/1658.
3. Consolidação das Leis do Trabalho – CLT. Decreto-lei nº 5.452, de 1º de maio de 1943. Disponível em: http://www.camara.gov.br/sileg/integras/118742.pdf.
4. Presidência da República, Congresso Nacional. Lei nº 8.213, de 1991. Disponível em: http://www.camara.gov.br/sileg/integras/771286.pdf.

5. Presidência da República, Congresso Nacional. Lei nº 9.876, de 26/11/99. Disponível em: http://www.ipsm.mg.gov.br/arquivos/legislacoes/legislacao/leis/lei_9876.pdf.
6. Presidência da República, Casa Civil. Decreto nº 3.048 de 6 de maio de 1999. Disponível em: http://www.planalto.gov.br/ccivil_03/decreto/d3048.htm.
7. Presidência da República. Decreto Nº 5.545, de 22 de setembro de 2005. Disponível em: http://www2.camara.leg.br/legin/fed/decret/2005/decreto-5545-22-setembro-2005-538591-publicacaooriginal-34571-pe.html.
8. Presidência da República. Decreto Nº 4.729, de 9 de junho de 2003. Disponível em: http://www2.camara.leg.br/legin/fed/decret/2003/decreto-4729-9-junho-2003-496877-publicacaooriginal-1-pe.html.
9. Previdência Social. Instrução Normativa INSS/PRES nº 45/2010. Disponível em: http://www.mpf.mp.br/atuacao-tematica/pfdc/institucional/legislacao2/previdencia-e-assistencia-social/docs/instrucao-normativa-inss-pres-no-45-2010/view.
10. Conselho Federal de Medicina (CFM). Resolução CFM Nº1931/2009 – Código de Ética Médica. Publicada no D.O.U. de 24 de setembro de 2009, Seção I, p. 90. Disponível em: http://www.portalmedico.org.br/novocodigo/integra.asp.
11. Conselho Federal de Medicina (CFM). Resolução CFM nº 1.488/1998. Disponível em: http://www.portalmedico.org.br/resolucoes/cfm/1998/1488_1998.htm.
12. Madruga CMD, Souza ESM. Manual de orientações básicas para prescrição médica. 2ª ed. rev. e atual. Conselho Regional de Medicina da Paraíba, CRM-PB/CFM; 2011. Disponível em: https://portal.cfm.org.br/images/stories/biblioteca/cartilhaprescrimed2012.pdf.

CAPÍTULO 46

Pessoas que Consultam Frequentemente

- *Beatriz Lobo Macedo* • *Renata Alves da Silva Paluello*
- *Vivian Helena Arminda Estevinho*

O que é importante saber

- Consultar demais tem maior relação com a percepção do serviço de saúde do que com o número de consulta.
- A maneira mais recomendada de identificar hiperfrequentador não é apenas mediante o número de consultas, mas também por sua relação com o serviço de saúde.
- Investigar mais a história do indivíduo é importante e útil.

Caso ilustrativo

Diego procura a UBS com fasciculações nas pálpebras há um mês. É a terceira visita a UBS no período, em demanda livre. Nas outras visitas, foi dispensado com orientações de observação, analgésico, cuidados locais conforme necessidade. Ao ver o paciente pela terceira vez em menos de um mês, Dr. Paulo resolve procurar entendê-lo melhor. Perguntando sobre o seu contexto, descobre que Diego estuda, trabalha e que sua mãe internou há um mês devido a um infarto. Ele tem medo que a fasciculação seja um sintoma inicial que também o leve a sofrer um infarto. Pela primeira vez, o médico explica que o sintoma não é relacionado a alguma condição grave e que, na verdade, apesar de não ser possível definir e explicar ao certo a sua origem, ele pode estar associado à fadiga e ansiedade. O médico tranquiliza Diego, verbalizando diretamente que o sintoma não sinaliza e nem se relaciona de forma alguma com um infarto. Diego sai tranquilo e só retorna meses depois em consulta, com outro problema.

Considerações gerais

O conceito de pessoas que consultam frequentemente é muito variado na literatura, podendo, por exemplo, ser considerado a partir de quatro consultas ao ano[1] ou até mesmo a partir de uma frequentação de pelo menos uma vez ou mais por mês[2]. Também se considera que é possível identificar esses pacientes de duas maneiras: por meio de uma análise quantitativa de consultas ou perguntando aos médicos o nome dos pacientes que eles consideram vir mais frequentemente que os demais. Em outras palavras, podemos também considerar o hiperfrequentador como aquela pessoa que frequenta mais do que seu médico esperaria. Há até mesmo referência de que possa ser mais fácil reconhecer estas pessoas a partir dos sentimentos evocados nos profissionais de saúde, sendo possível identificar o hiperfrequentador a partir dos "sentimentos sentidos na boca do estômago quando os nomes dos pacientes são vistos na lista pela manhã"[3].

O termo hiperfrequentador também não é o único, existindo na literatura científica diversas formas para nomear as pessoas que se consultam frequentemente: *heartsink patient*[4], *hateful patient*[5], *unpopular patient*[6] ou simplesmente "pacientes problemáticos".

O tema causa muito desconforto entre os médicos e demais profissionais da assistência, por ser composto por um grupo bastante heterogêneo de pessoas que exigem mais consultas para seguimento, algumas com sintomas medicamente inexplicados e outras com diagnósticos complexos[7].

O perfil destes pacientes geralmente é o seguinte:
- Mais mulheres do que homens.
- Idade acima de 40 anos.
- Solteiros, divorciados ou viúvos.
- Geralmente com problemas pessoais e isolamento social.
- Podem ter depressão e/ou ansiedade associada.

É também importante destacar que a definição e rotulação destes pacientes que consultam frequentemente é feita a partir do viés do profissional e equipe que o atende, havendo uma parcela de pacientes que na verdade são taxados desta forma mais por uma questão pessoal do profissional do que por eles representarem de fato tal papel para o serviço de saúde. Caracteristicamente, os médicos que mais rotulam os pacientes como *heartsink* são aqueles com menor satisfação com o emprego, maior carga horária de trabalho, dificuldades na habilidade de comunicação, sem residência ou especialização em medicina de família e comunidade[8].

Abordagem

O paciente precisa de uma abordagem integral, e o uso do método clínico centrado na pessoa é essencial nestes casos. Um conjunto de ações podem também ser disparadas: atividades educativas, envolver a rede de apoio, família, amigos, grupos religiosos, entre outros[9].

O profissional de saúde também deve se atentar às demandas ocultas, pois geralmente pacientes hiperfrequentadores apresentam uma combinação de sintomas, mentais, sociais e físicos[10], com maior probabilidade de apresentar problemas vagos e inespecíficos (sintomas medicamente inexplicáveis)[11].

Durante o encontro clínico, podem ser aplicadas algumas ferramentas, tais como:
- familiograma;
- mapa de rede social;
- anamnese de história de vida;
- medicina narrativa;
- método clínico centrado na pessoa;
- explorar SIFE (sentimento, ideia, função, expectativa).

É importante deixar os limites claros aos pacientes, como horários de atendimento, clareza na hora de passar informações, incentivar o autoconhecimento e autocuidado.

Mostrar empatia também ajuda, principalmente com aqueles que têm dificuldade em explicar seus sentimentos.

Ao término da consulta, é recomendado tentar realizar um *feedback* com o paciente de como foi o encontro e se suas necessidades foram atendidas.

Quando pensamos que a hiperfrequentação está relacionada a questões do próprio médico, por exemplo, retornos frequentes para reavaliação de exames ou investigação diagnóstica, devemos pensar em formas de capacitação e educação continuada para esse profissional.

Seguimento

O seguimento do hiperfrequentador depende do reconhecimento adequado deste e da sua capacidade de traçar com ele um plano de cuidados bem definido.

É esperado que o médico tenha como competências necessárias uma comunicação assertiva, relação médico-pessoa de confiança, que pressuponha reconhecimento da situação e capacidade de respostas adequadas às necessidades e expectativas da pessoa.

Segundo Carls Rogers[12], estas competências constroem fortalecimento da relação médico-paciente e têm por base pilares que devem estar presentes em todos os encontros. São eles:
- **Congruência:** entre pensamentos, atitudes, linguagem e decisões.

- **Aceitação:** compreensão do doente, como ele é e verbalizando isso.
- **Compreensão:** capacidade de demonstrar interesse pelo sofrimento do paciente.

Desse modo, é importante ter consciência da existência e da heterogeneidade destes tipos de pessoas e comportamentos e buscar uma atitude crítica e autorreflexiva para uma abordagem mais eficaz e assertiva.

Quando encaminhar e para quem

Não existe um limite bem definido de quando encaminhar esses pacientes; frequentemente são encaminhados a especialistas a devido suas queixas inespecíficas e dificuldade de diagnóstico. Na verdade, deve-se tomar cuidado com encaminhamentos excessivos, realizando uma prevenção quaternária bem próxima a estes casos por sua tendência importante a solicitarem e serem vítimas de intervenções desnecessárias.

Equipe de enfermagem de Saúde da Família pode ajudar como?

O papel do enfermeiro e de uma equipe multiprofissional é fundamental na condução desse paciente, aproveitando da diversidade de saberes para uma abordagem holística e mais efetiva.

Quando o paciente procura o serviço, não necessariamente deve passar com o médico. Consultas compartilhadas com diferentes atores da equipe de saúde são um importante recurso e beneficiam o paciente e profissionais.

Sinais de alerta e erros comuns

A dificuldade que temos de identificar esses pacientes pode nos levar a alguns sobre-diagnósticos e intervenções e encaminhamentos desnecessários.

Atentar para a possibilidade da existência de contratransferência como fator dificultador na abordagem do paciente.

Referências

1. Capilheira MF, Santos IS. Individual factors associated with medical consultation by adults. Rev. Saúde Pública. 2006 Jun;40(3):436-43.
2. Jiwa M. Frequent attenders in general practice: an attempt to reduce attendance. Fam Pract. 2000;17(3):248-251.
3. Ellis CG. Chronic unhappiness. Investigating the phenomenon in family practice. Can Fam Physician. 1996 Apr;42:645-651.
4. O'Dowd TC. Five years of heartsink patients in general practice. BMJ 1988;297:528.
5. Groves JE. Taking Care of the Hateful Patient. N Engl J Med 1978;298:883-887.
6. Stockwell F. The Unpopular Patient. London: RCN Publications; 1972.
7. Moscrop A. 'Heartsink' patients in general practice: a defining paper, its impact, and psychodynamic potential. Br J Gen Pract. 2011 May;61(586):346-8. doi: 10.3399/bjgp11X572490. PubMed PMID: 21619766; PubMed Central PMCID: PMC3080217.
8. Mathers N, Jones N, Hannay D. Heartsink patients: a study of their general practitioners. Br J Gen Pract. 1995 Jun;45(395):293-296.

9. Morriss R, Kai J, Atha C, Avery A, Bayes S, Franklin M, George T, James M, Malins S, McDonald R, Patel S, Stubley M, Yang M. Persistent frequent attenders in primary care: costs, reasons for attendance, organization of care and potential for cognitive behavioral therapeutic intervention. BMC Fam Pract. 2012 Jul 6;13:39. doi: 10.1186/1471-2296-13-39. PubMed PMID: 22607525; PubMed Central PMCID: PMC3390898.
10. Reho TTM, Atkins SA, Talola N, Viljamaa M, Sumanen MPT, Uitti J. Frequent attenders in occupational health primary care: A cross-sectional study. Scand J Public Health. 2018 May 1:1403494818777436. doi: 10.1177/1403494818777436. [Epub ahead of print] PubMed PMID: 29806549.
11. Salmon P. Conflict, collusion or collaboration in consultations about medically unexplained symptoms: the need for a curriculum of medical explanation. Patient Educ Couns. 2007 Aug;67(3):246-54. Epub 2007 Apr 10. Review. PubMed PMID: 17428634.
12. Rogers CR. Client-centered therapy. Its current practice, implications and theory. Boston: Houghton Mifflin; 1951.

CAPÍTULO 47

Atuação da Enfermagem Quando a Equipe Está sem Médico

- *Isis Arcanjo Colucci da Silva*
- *Denise Gigli Khoury*

Entendemos que o cenário ideal seria contar com todos os profissionais numa equipe de saúde da família. Entretanto, diante da eventualidade de ausência do profissional médico em algumas equipes da Estratégia de Saúde da Família (ESF), há uma necessidade de se pensar como podemos manter os atendimentos à população dentro da especificidade dos demais membros da equipe e do gerenciamento dela.

A organização de uma equipe da ESF sem o médico deve ser pensada de modo que a população não fique desassistida, porém respeitando os limites das especificidades dos demais profissionais.

O trabalho pode e deve continuar a ser desenvolvido; para isso, alguns desafios e conceitos previamente formados precisam ser superados. A colaboração de todos os membros da equipe é vital neste processo.

Não é incomum a coordenação dos casos ser realizada pelo enfermeiro, porém quando ele é o único profissional habilitado a realizar o atendimento clínico da população, acreditamos ser essencial dedicar o seu tempo a esses atendimentos, sendo necessário então dividir com os outros membros da equipe as demais tarefas.

Identificar o potencial de resolutividade de cada membro da equipe e os recursos disponíveis na unidade e no território é importante para colaborar no gerenciamento da equipe e acesso da população.

A inserção dos pacientes em atividades coletivas, como recurso terapêutico, é um facilitador, que pode ser usado para ampliar o atendimento e acesso à equipe.

Os Agentes Comunitários de Saúde (ACSs) têm um papel fundamental no acompanhamento e desenvolvimento de atividades de promoção da saúde, de prevenção das doenças e agravos e de vigilância à saúde, por meio de visitas domiciliares e de ações educativas individuais e coletivas nos domicílios e na comunidade, possibilitando manter a equipe informada, principalmente nas situações de risco e que requerem intervenção precoce da equipe[1].

Portanto, a equipe da ESF necessita ter um planejamento de trabalho bem estabelecido quanto às consultas, formas de agendamento e grupos de atividades disponíveis. É essencial que os ACSs e demais membros da equipe dominem a estratégia que a equipe estiver usando, facilitando, assim, o diálogo e compreensão junto à população. Os auxiliares de enfermagem podem colaborar com a coordenação de casos e com o apoio às questões administrativas da equipe.

A interação com o Núcleo de Apoio à Saúde da Família (Nasf) potencializa os atendimentos tanto para a sua resolutividade quanto para a organização da demanda. Os casos das Equipes de Saúde da Família são analisados em discussões multiprofissionais e as decisões compartilhadas, constituindo-se como apoio especializado na própria Atenção Básica[2].

Os atendimentos individuais dos profissionais não médicos, embora com algumas limitações, podem ser desenvolvidos de forma resolutiva, sendo ideal a construção de critérios e fluxos acordados com a equipe e com a gestão da unidade de saúde para adequado manejo dos casos.

A gestão da equipe, na maioria das vezes, é de responsabilidade do enfermeiro, cabendo a ele identificar e reforçar qual o melhor plano de ação.

O enfermeiro atua na Estratégia de Saúde da Família, visando atendimento integral nas unidades, nas casas dos pacientes ou em espaços da comunidade, podendo realizar consultas de enfermagem, solicitar exames complementares, realizar diagnósticos individuais e comunitários, além de prescrever medicações. Associado a seu papel assistencial, também planeja e supervisiona sua equipe[3].

O desempenho do seu papel clínico é de grande importância nos serviços de Atenção Primária à Saúde (APS), tanto na assistência individual quanto na coletiva, e, para isso, utiliza, entre outros recursos, a consulta de enfermagem como ferramenta importante para sua atuação[4].

As consultas de enfermagem são consideradas práticas autônomas e estratégias importantes para o cuidado dos pacientes, portanto, podem ser desenvolvidas mesmo na ausência do médico.

A consulta de enfermagem viabiliza que o enfermeiro se torne, naquele momento, o responsável pelo atendimento das necessidades dos usuários, com o intuito de tornar o atendimento uma ferramenta para colocar em prática o saber da enfermagem, por meio de um enfoque biopsicossocial[5].

A clínica ampliada oportuniza que tenhamos um olhar voltado ao cuidado centrado nos usuários, possibilitando entender além da doença, o sujeito em seu contexto e o âmbito coletivo, o que pode colaborar para o plano terapêutico, ajudando as pessoas de forma a entender e lidar com suas questões, criando enfrentamentos para lidarem com suas condições de vida, por meio do uso predominante de tecnologias leves e da comunicação[6].

O atendimento realizado pelo enfermeiro generalista com formação em saúde da família tem qualidade de cuidado que se integra e complementa apropriadamente as atividades do médico de família e comunidade. O serviço de atenção primária requer do enfermeiro as seguintes características: possibilidade de ser o primeiro contato dos usuários no sistema de saúde, fazer a avaliação inicial e possuir autonomia para determinadas condutas[7].

Para a realização desta prática, há o respaldo da Lei do Exercício Profissional 7.498/86[8] e da Portaria Ministerial 648/2006[9], responsável pela aprovação da Política Nacional da Atenção Básica (PNAB)[1] e dos protocolos e/ou normativas técnicas nos termos da própria portaria, que são de responsabilidade do gestor de saúde. Em âmbito nacional, há também os protocolos assistenciais definidos pelos Cadernos de Atenção Básica do Ministério da Saúde[10]. Com este respaldo, é possível manter os atendimentos de condições prioritárias segundo o Ministério da Saúde (grupos programáticos) sem prejuízos.

Durante a consulta de enfermagem, busca-se compreender o motivo da procura pelo atendimento e realizar o plano de cuidado, entretanto sabemos que algumas necessidades de saúde atendidas implicam uma decisão de outro profissional.

Diante de um modelo de acesso avançado em que se proporciona a procura por uma ampla possibilidade de diagnósticos (não apenas os grupos programáticos) nem sempre contemplados nos protocolos, torna-se ainda mais frequente a necessidade de ação conjunta a outros profissionais por meio de interconsultas.

Em uma equipe sem médico, a impossibilidade de interconsulta com o médico da própria equipe prejudica o cuidado à população adscrita, porém existe a possibilidade de se manter esse atendimento com o apoio dos médicos das outras equipes e da equipe multiprofissional da unidade de saúde.

Referências

1. Brasil. Ministério da Saúde. Secretaria de Atenção à Saúde. Departamento de Atenção Básica. Política Nacional de Atenção Básica. Brasília-DF: Ministério da Saúde; 2012.
2. Brasil. Ministério da Saúde. Secretaria de Atenção à Saúde. Departamento de Atenção Básica. Núcleo de Apoio à Saúde da Família (Cadernos de Atenção Básica, n. 39)/Ministério da Saúde, Secretaria de Atenção à Saúde, Departamento de Atenção Básica. Brasília: Ministério da Saúde; 2014. 116 p.: il.
3. Brasil. Ministério da Saúde (MS). Secretaria de Vigilância em Saúde. Política Nacional de Promoção da Saúde. Portaria nº 687 MS/GM, de 30 de março de 2006. Aprova a Política de Promoção da Saúde. Diário Oficial da União 31 mar. 2006.
4. Fortuna CM et al. O enfermeiro e as práticas de cuidados coletivos na estratégia saúde da família. Rev. Latino-Am. Enfermagem (São Paulo) 2011 maio-jun.;19(3).
5. Brasil. Casa Civil. Lei nº 7.498, de 25 de junho de 1986. Dispõe sobre a regulamentação do exercício da enfermagem, e dá outras providências. Brasília; 1986.
6. Matumoto S, Fortuna CM, Kawata LSK, Mishima SM, Pereira MJB. A prática clínica do enfermeiro na atenção básica: um processo em construção. Rev. Latino-Am. Enfermagem 2011 jan.-fev.

7. Horrocks S, Anderson E, Salisbury C. Systematic review of whether nurse practitioners working in primary care can provide equivalent care to doctors. BMJ. 2002 Apr 6;324(7341):819-23.
8. Presidência da República. Lei Nº 7.498, de 25 de junho de 1986. Disponível em: http://www.camara.gov.br/sileg/integras/377633.pdf.
9. Brasil. Ministério da Saúde. Portaria Ministerial 648/2006. Disponível em: http://bvsms.saude.gov.br/bvs/publicacoes/prtGM648_20060328.pdf.
10. Brasil. Ministério da Saúde. Cadernos de Atenção Básica. Disponível em: http://dab.saude.gov.br/portaldab/biblioteca.php.

CAPÍTULO 48

Diagnósticos Frequentes na APS

- *José Benedito Ramos Valladão Júnior*
- *Zeliete Linhares Leite Zambom*

O que é importante saber

- A abordagem diagnóstica na atenção primária à saúde é eminentemente clínica. Em regime de baixa probabilidade pré-teste para doenças raras e graves, deve-se primar pela parcimônia e cautela ao lidar com queixas frequentes, sempre atuando com foco na prevenção quaternária.
- Ao mesmo tempo, é essencial atentar para os *red flags* de cada condição para reconhecimento de situações em que é necessária a investigação complementar, avaliação de gravidade, critérios de urgência e de encaminhamento.

Considerações gerais

O médico de família lida em seu cotidiano com uma multiplicidade de queixas relacionadas a diferentes partes ou aparelhos do corpo humano. Destacam-se como exemplos de motivos mais frequentes de consulta na Atenção Primária à Saúde (APS): lombalgia, cefaleia, dispepsia, doença do refluxo gastroesofágico, diarreia, constipação.

A abordagem de condições frequentes na APS deve considerar: melhores evidências científicas da atualidade referentes ao manejo do caso, epidemiologia clínica aplicada ao cenário de APS, contextos, experiências de doença, singularidades, preferências e valores de cada pessoa.

LOMBALGIA

Além de ser uma das principais queixas de procura por atendimento, a lombalgia é a responsável pela maior causa de anos vividos com incapacidade, conforme dados do Global Burden of Disease de 2013[1]. A sua identificação e seu correto manejo são essenciais para promover o bem-estar e funcionalidade dos indivíduos em suas atividades diárias.

A lombalgia é classificada em aguda (< 3 meses) e crônica (> 3 meses). Dentre suas causas, a lombalgia de origem mecânica responde por mais de 90% dos casos, sendo em mais de 70% das vezes decorrente de distúrbio muscular. Estima-se que as lombalgias não mecânicas que estão associadas a distúrbios de maior gravidade (neoplasias, artrites, infecções da coluna vertebral) podem corresponder a até 1% dos casos, devendo-se atentar para essas causas especialmente em situações de lombalgia crônica.

Dessa forma, o exame físico é importantíssimo para avaliação do aparelho osteomuscular (inspeção, palpação, testes de Schober, Beatty, FABER, FAIR, PACE) e neurológico (avaliação sensitiva, motora, de força, reflexos, Lasègue), além de observar alterações sistêmicas que sugiram maior gravidade.

Abordagem diagnóstica

Exames complementares

A avaliação mediante anamnese e exame físico adequados permitirá a resolução da quase totalidade dos casos sem a necessidade de realização de exames complementares. Assim, não são recomendados exames de imagem de rotina na avaliação inicial de lombalgias[2].

Devem ser indicados exames de imagem em pacientes que apresentem alterações neurológicas, sinais sistêmicos ou de alarme e como medida de avaliação de indicação cirúrgica[3].

Sinais de alarme da lombalgia

A maioria dos sinais de alarme vermelhos (*red flags*) descritos para lombalgia não comprovaram possuir altas capacidades preditoras no diagnóstico de alguma condição grave causadora de dor lombar em análises científicas mais aprofundadas. A maior parte é determinada a partir da experiência com populações específicas por especialistas focais[4]. Dessa forma, o uso de *red flags* para determinar a avaliação da lombalgia gera um excesso de exames e intervenções desnecessárias aos pacientes de uma população geral, que possuem uma probabilidade pré-teste muito baixa de alguma condição mais grave.

É necessária uma avaliação criteriosa de quais são os reais marcadores de alarme úteis para orientar a prática do especialista em medicina de família ao cuidar de uma população geral. As principais evidências científicas mostram, assim, que os seguintes sinais de alarme são os mais adequados para definição sobre a realização de exames complementares na prática da APS (Quadro 48.1)[5].

QUADRO 48.1 – *Red flags* para lombalgia na APS

- Idade > 64 anos
- Uso crônico de corticoide
- Trauma severo
- História de câncer
- Presença de contusão ou ferimento local

Fonte: Lopes Junior A et al. (2017).

Apenas esses atributos mostraram possuir razão de verossimilhança positiva (LR+) alta o bastante para indicar exames de imagem na presença de apenas um deles. Demais características, como emagrecimento, febre, dor severa, dor noturna e outros, devem ser avaliadas em conjunto para terem um peso maior na probabilidade real de alguma enfermidade mais grave, e, assim, ser indicada a realização de exames e intervenções adicionais.

Deve-se lembrar que sinais que apontem para síndrome da cauda equina (situação de pior prognóstico na lombalgia), constituem-se em situação de emergência com risco iminente de vida, devendo ser encaminhados prontamente a pronto-socorro (Quadro 48.2):

QUADRO 48.2 – Sinais de alarme para síndrome da cauda equina (emergência)

- Déficit neurológico rapidamente progressivo
- Anestesia em sela
- Disfunção esfincteriana

Fonte: Adaptado de Tandon PN et al. (1967).

A lombalgia, como já explicitado, é um problema comum e sem qualquer gravidade na quase totalidade dos casos, o que torna a comunicação do médico de família uma ferramenta essencial de prevenção quaternária nesses casos.

Além dos sinais de alarme para detecção de enfermidades graves, o reconhecimento de sinais que possam apontar maiores riscos para prejuízos funcionais também deve ser buscado. Os alertas amarelos (*yellow flags*) representam características úteis na avaliação do risco de prejuízos em atividades diárias, ocupacionais, psicossociais[6] (Quadro 48.3). Perante a identificação de tais riscos, o médico de família poderá agregar o auxílio de equipe multiprofissional para suporte com medidas de readequação postural e física com fisioterapeuta e educador físico, além de medidas direcionadas à adaptação laboral com terapeuta ocupacional e psicoterapia com psicólogo.

QUADRO 48.3 – Alertas amarelos da lombalgia

- Humor deprimido ou negativo (principal fator de risco para cronicidade).
- Crença de que a dor e a manutenção de suas atividades são danosas.
- "Comportar-se como doente" (insistir em ficar em repouso por longo período).
- Tratamento prévio que não se adéqua às melhores práticas.
- Exageros na queixa e esperança de recompensa.
- História de abuso de atestado médico.
- Problemas no trabalho, insatisfação com o emprego.
- Trabalho pesado, com poucas horas de lazer.
- Superproteção familiar ou pouco suporte familiar.

Fonte: Kendall NAS et al. (1997).

Abordagem terapêutica

O que garantirá a recuperação mais efetiva e rápida, além de diminuir as chances de cronicidade e recorrência da dor lombar, é o tratamento não farmacológico centrado em terapias físicas que envolvam manter o paciente ativo, uso de calor/gelo local, alongamento, exercícios de força, equilíbrio e mobilidade. Adicionalmente, realização de terapias de agulhamento, acupuntura, massagem, hidroginástica e práticas corporais (yoga, pilates).

As medidas farmacológicas (analgésicos, anti-inflamatórios) são usadas complementarmente como forma de alívio de sintomas ou, especificamente, em casos de dor crônica. Pode existir benefício do uso de antidepressivos como terapia adjuvante.

A cirurgia tem indicação limitada no tratamento da lombalgia (< 1% dos casos), devendo-se ter especial cuidado nessa avaliação, pois a cirurgia de hérnia de disco é uma das cirurgias mais realizadas no mundo todo sem existir indicações precisas na maioria dos casos.

Fluxos assistenciais

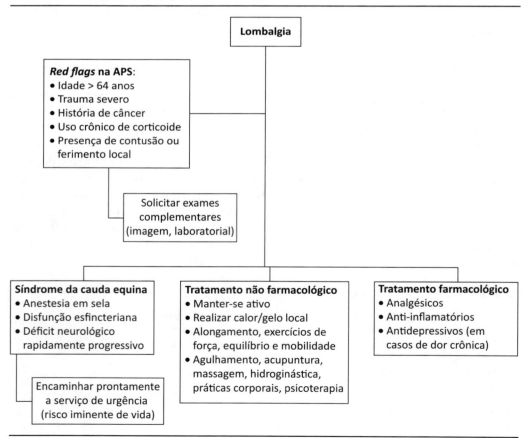

Fonte: Elaborado pelos autores.

CEFALEIA

Cefaleia é uma das causas mais comuns de procura por atendimento na APS, e a grande maioria dos casos decorre de cefaleia tensional ou enxaqueca[7].

A cefaleia tensional é bilateral na maioria dos casos, com duração das crises entre 30 minutos a 7 dias, em intensidade leve a moderada, que pode gerar limitação pequena das atividades diárias e dificilmente acarretar incapacidade. O fator precipitante preponderante é o estresse e sobrecarga psíquicos.

A enxaqueca é unilateral na maioria dos casos, porém, em até um terço dos casos é referida como bilateral ou global. Na enxaqueca, é comum existir sintomas associados a cefaleia: náusea, vômito, fotofobia, fonofobia, osmofobia, aura (sintomas visuais, déficits transitórios de fala ou motores em face ou membros com duração de cerca de 5 a 60 minutos). As crises de enxaqueca são mais intensas (comumente acarretando incapacidade funcional) e têm geralmente duração menor (entre 4 a 72 horas). Vários fatores precipitantes estão associados, além do estresse psíquico: alterações no hábito de sono, alimentos (cafeína, chocolates, queijos, cítricos), álcool, tabaco, menstruação. Além disso, cerca de dois terços dos casos possuem presença de histórico familiar de enxaqueca.

A existência de incapacidade é a característica de maior distinção entre os dois tipos de cefaleia, pois é extremamente comum na enxaqueca, que é a responsável pela sexta causa de anos vividos com incapacidade no mundo conforme dados do Global Burden of Disease de 2013[1].

Abordagem diagnóstica

As características clínicas apontadas serviram como guia para o diagnóstico da cefaleia. Adicionalmente, o exame clínico deverá compreender a avaliação de sinais que possam corroborar a suspeita diagnóstica ou sugerir outras causas para a dor de cabeça.

Assim, é fundamental a realização de: avaliação do estado geral, aferição de pulso e pressão arterial, palpação de musculatura de cabeça e pescoço à procura de bandas de tensão e pontos gatilho que sugiram características tensionais, exame neurológico[5].

Na presença de sinais de alarme (Quadro 48.4) para causas mais graves de cefaleia na APS, deve ser considerada a possibilidade de encaminhamento para pronto-socorro com intuito de realização de exames complementares (laboratoriais, neuroimagem) com caráter de urgência.

QUADRO 48.4 – Sinais de alarme na avaliação da queixa de cefaleia[8]

- Primeira cefaleia em paciente acima de 50 anos.
- Cefaleia súbita de forte intensidade.
- Aumento importante de frequência ou intensidade da dor.
- Portadores de HIV ou câncer.
- Sintomas sistêmicos (febre, emagrecimento).
- Trauma cranioencefálico.
- Alteração neurológica.

Fonte: Dodick D (1997).

Abordagem terapêutica

Tratamento da cefaleia tensional

Devem ser instituídas medidas não farmacológicas por meio de agulhamento para desativação de pontos gatilhos, calor local, alongamento, atividade física regular, massagem, fisioterapia, acupuntura, medidas para controle do estresse e ansiedade (psicoterapia, higiene do sono, relaxamento, yoga, meditação).

Como arsenal medicamentoso a ser utilizado, destacam-se: analgésicos comuns e anti-inflamatórios não hormonais, responsáveis pela resolução do quadro álgico na maior parte dos casos. Em casos graves ou refratários, podem ser considerados relaxantes musculares e infiltração de anestésico em pontos gatilhos.

Nas situações de cefaleia tensional que gera incapacidade funcional ou cefaleia tensional crônica (com frequência ≥ 15 dias/mês), sugere-se o uso de terapia medicamentosa profilática, sendo a amitriptilina a medicação de escolha. Deve ser introduzida em dose baixa (12,5 a 25 mg à noite) e ser aumentada de forma gradual até atingir sucesso terapêutico. Recomenda-se manutenção por 4 a 6 meses após obtenção da dose ideal de controle e, posteriormente, realizar retirada gradual da medicação.

Alternativamente, podem ser utilizados: outros tricíclicos (nortriptilina, imipramina, clomipramina) ou anticonvulsivantes (como topiramato e gabapentina).

Não se recomenda o uso de inibidores seletivos da receptação de serotonina (ISRS) ou inibidores da receptação de serotonina e noradrenalina (IRSN) para tal finalidade por não terem se mostrado mais efetivos do que o placebo até o momento[9].

Tratamento da enxaqueca

Devem ser instituídas medidas não farmacológicas por meio de métodos para controle do estresse e ansiedade (psicoterapia, higiene do sono, relaxamento, yoga, meditação) e orientações para evitar agentes precipitantes (alimentares, jejum prolongado, álcool, tabagismo, exposição a cheiros fortes, ruídos ou luz excessiva).

Como arsenal medicamentoso a ser utilizado, destacam-se: analgésicos comuns e anti-inflamatórios não hormonais. Os triptanos ou derivados do ergot podem ser associados em casos de dor severa ou refratária.

Deve-se orientar o uso da medicação o mais precocemente possível diante da crise de enxaqueca e dar preferência para o uso de medicação única em alta dose ao invés de várias medicações em baixa ou média dose, pois o sucesso na resolução mais rápida da crise está relacionado com tais recomendações.

As crises de enxaqueca que se apresentam no serviço de saúde deverão receber adicionalmente dose única de dexametasona endovenosa devido a mostrar benefício em reduzir a recorrência delas (importante: não há evidência de tal benefício com o uso de corticoide oral)[10]. Na existência de náusea e vômitos, também deve ser preferida a terapia analgésica e antiemética por via não oral (metoclopramida e clorpromazina por via endovenosa mostram benefícios no controle emético e álgico da enxaqueca)[11,12].

Os opioides devem ser usados apenas como último recurso no manejo da dor, pois acarretam maiores efeitos colaterais e risco de dependência, além de estarem associados com maior número de retornos precoces ao serviço de saúde e maior risco de ocasionar uma enxaqueca crônica ou uma cefaleia por uso excessivo de medicação.

Nas situações de enxaqueca que acarretam incapacidade importante ou de enxaqueca crônica (com frequência ≥ 15 dias/mês), sugere-se o uso de terapia medicamentosa profilática. As possibilidades de tratamento profilático da enxaqueca são: betabloqueadores, antidepressivos (amitriptilina, venlafaxina), anticonvulsivantes (topiramato, valproato), bloqueadores de canal de cálcio (verapamil, flunarizina).

Fluxos assistenciais

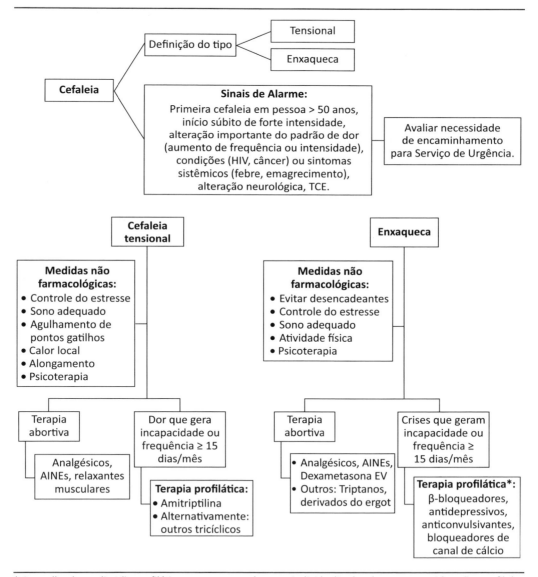

* A escolha da medicação profilática na enxaqueca deve ser individualizada e levar em consideração: perfil dos efeitos colaterais da medicação conjuntamente a características, comorbidades e preferências do paciente.
Fonte: Elaborado pelos autores.

CONSTIPAÇÃO

A queixa de constipação é muito comum na atenção primária e ocorre mais comumente entre mulheres e idosos[13]. No entanto, a maioria das pessoas que procuram atendimento com tal queixa não possuem realmente constipação, e sim dificuldade transitória para evacuar. Isso acontece devido a grande maioria das pessoas acreditar que devem evacuar todo dia. Na verdade, é esperado que um indivíduo com hábitos alimentares e de vida normais apresente intervalos normais de evacuação que podem variar entre 6 e 72 horas.

A constipação é definida pela presença de dois ou mais dos seguintes sintomas por pelo menos três meses[14]:

- Esforço para evacuar ≥ 25% das vezes.
- Sensação de esvaziamento incompleto ≥ 25% das vezes.
- ≤ 2 evacuações por semana.

Abordagem diagnóstica

Avaliação clínica

A avaliação da constipação deve englobar anamnese, exame geral e abdominal para avaliar sua causa. Na maior parte das vezes, ela resulta de hábitos alimentares inadequados (poucas fibras e alto consumo de gorduras) que são disseminados em nossa sociedade e de hábitos de vida que favorecem o sedentarismo e a protelar as evacuações. No entanto, em alguns casos pode ser resultante de condições clínicas que merecem atenção para o seu devido reconhecimento: hipotireoidismo, diabetes, hipercalcemia, uremia, desordens anorretais (fecaloma, fissuras, prolapsos, hemorroidas, abscessos), doenças gastrintestinais (neoplasias, doenças inflamatórias intestinais, doença diverticular, megacólon, volvo), neuropatias, condições ginecológicas (neoplasias, endometriose, gestação), condições psicogênicas, medicamentos (antidepressivos tricíclicos, anticonvulsivantes, antiácidos de alumínio ou cálcio, suplementos de ferro ou cálcio, opioides, anti-histamínicos, antagonistas de cálcio)[15].

Exames complementares

Não há indicação de exame complementar (laboratorial ou de imagem) como rotina na avaliação diante da queixa de constipação isolada na atenção primária em paciente sem dados de anamnese ou exame clínico de alarme. Mesmo em pacientes com mais de 50 anos, a recomendação é que na primeira avaliação realizem-se as medidas habituais de manejo clínico da constipação e se opte pelo *Watchful Waiting* como medida de prevenção quaternária.

Para casos selecionados em que exista suspeita real de alguma condição clínica, exames pertinentes para investigação devem ser considerados (exames laboratoriais para investigar doença metabólica; exame retal, pesquisa de sangue oculto e colonoscopia podem ser usados para avaliar a suspeita de doenças do trato gastrintestinal; em mulheres, pode ser necessária a realização de βHCG sérico ou ultrassonografia transvaginal na suspeita de causa ginecológica) e o tratamento deve ser direcionado à causa. Além disso, existem alguns sintomas e sinais de alarme em que a investigação é mandatória[16] (Quadro 48.5):

QUADRO 48.5 – Constipação: sinais de alarme na APS

Anemia
Melena ou hematoquezia
Hematêmese
Emagrecimento sem outros motivos

Fonte: Hamilton W et al. (2015).

Abordagem terapêutica

A constipação é uma condição comum que geralmente responde à dieta laxativa e, quando necessário, ao uso de agentes laxativos[17].

- **Dieta laxativa:** orientar o aumento de ingesta de alimentos que têm muita fibra (frutas, legumes, verduras, sucos e cereais), beber bastante água (pelo menos 2 litros por dia). A ingesta de ameixas secas é considerada como primeira linha no tratamento de constipação leve a moderada[18].
- **Atividade física:** manter-se ativo é determinante para favorecer o trânsito intestinal, pois estimula o peristaltismo.
- **Fármacos laxativos:**
  - **Formadores de bolo fecal:** metilcelulose (1 colher 3 vezes ao dia), psyllium (1 colher 3 vezes ao dia). Se usados, sempre associar com um laxativo de ação estimulante. Estão contraindicados em acamados.
  - **Surfactantes:** docusato de sódio (1 a 2 comprimidos ao dia), docusato de cálcio (240 mg ao dia).
  - **Agentes osmóticos**[19]**:** polietileno glicol (1 a 2 sachês ao dia), sorbitol (30 g ao dia ou via retal), lactulose (15 a 30 ml ao dia), glicerina (via retal), citrato de magnésio, sulfato de magnésio.
  - **Estimulantes laxativos:** bisacodil (10 a 20 mg ao dia ou via retal), senna (1 a 2 comprimidos ao dia), picossulfato de sódio (10 a 20 gotas ao dia), tamarine (fitoterápico).

Importante: laxativos à base de magnésio devem ser evitados a longo prazo devido ao seu potencial de toxicidade.

Em casos de constipação severa e refratariedade aos tratamentos orais, há opção de realizar:

- **Supositórios:** glicerina, bisacodil.
- **Enemas:** soro fisiológico morno, fosfato de sódio, glicerina.
- **Desimpactação:** manual, com auxílio de instrumental.

Fluxos assistenciais

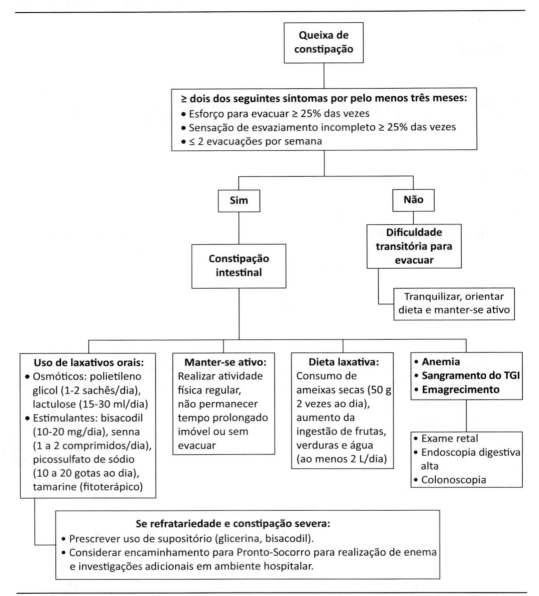

Fonte: Elaborado pelos autores.

DIARREIA

A diarreia é um dos motivos mais comuns de procura por atendimento médico e se caracteriza por aumento do número de evacuações com diminuição da consistência das fezes. Na grande maioria das vezes, decorre de distúrbios alimentares ou infecção viral, ambos de curta duração e autolimitados. No entanto, existem outras causas possíveis que o médico de família deve estar preparado para o seu reconhecimento e manejo.

Abordagem diagnóstica

Para avaliar as possíveis causas de diarreia, é importante primeiramente classificarmos a diarreia em aguda (≤ 4 semanas) ou crônica (> 4 semanas).

- **Causas de diarreia aguda:** intoxicação alimentar, infecção viral ou bacteriana, dieta inadequada, efeito colateral de medicamentos (antibióticos, AINEs, metformina, inibidor da bomba de prótons, laxativos), álcool, doenças inflamatórias intestinais.
- **Causas de diarreia crônica:** síndrome do intestino irritável, síndromes de má absorção, neoplasias, doenças inflamatórias intestinais, doença celíaca, deficiência de lactase, infecções intestinais em imunossuprimidos, doenças metabólicas (neuropatia autonômica diabética, hipertireoidismo, pancreatite crônica), álcool, medicamentos.

O segundo passo é avaliar o conjunto de sintomas associados à diarreia. Mais comumente estão presentes: náusea, vômito, dor abdominal, dor no corpo, astenia, mal-estar, febre. Porém, algumas situações merecem cuidado adicional quando encontradas, especialmente no caso de diarreia crônica: presença de sangue nas fezes, emagrecimento não intencional, sintomas noturnos, diarreia crônica em > 50 anos, histórico familiar de neoplasia colorretal[20].

O exame clínico deve ser composto por avaliação do estado geral, hidratação (PA, FC, turgor da pele, umidade de mucosas, tempo de enchimento capilar) e abdome. Na diarreia crônica, o exame físico também deve observar se existem sinais de doença sistêmica. É importante avaliar erupções de pele, lesões orais, massa abdominal ou sangue ao exame retal (se história sugestiva de sangramento do trato gastrintestinal).

Exames complementares são desnecessários na avaliação da diarreia aguda (exceto em situações específicas em que se identifique maior gravidade). Já nos casos de diarreia crônica, é necessária investigação inicial de acordo com possíveis causas e existência de déficit nutricional pela perda crônica, sendo sugeridos os seguintes exames: hemograma, VHS, PCR, Ca^{2+}, ureia, creatinina, vitamina B_{12}, folato, perfil de ferro, TSH, função hepática, proteínas totais e frações, sorologia para HIV, anticorpo antiendomísio, exames de fezes (parasitológico, coprocultura). Eventualmente, poderá ser útil como próximo passo investigativo uma análise fecal expandida com pesquisa de leucócitos, eletrólitos, sangue oculto, gordura quantitativa e qualitativa[21].

A colonoscopia não deve ser usada como exame de rotina para avaliação da diarreia aguda ou crônica devido a ser de pouco auxílio diagnóstico e trazer grandes riscos. Deve ser utilizada especificamente em casos selecionados de suspeita de neoplasia[5].

Abordagem terapêutica

Como exposto anteriormente, a maioria dos casos é autolimitada e sem gravidade. O tratamento central da diarreia consiste em medidas de suporte clínico, especialmente voltadas à garantia da hidratação do indivíduo.

A terapia de reposição oral com Soro de Reidratação Oral é recomendada nos pacientes sem sinais de desidratação ao exame clínico.

Na existência de algum grau de desidratação, recomenda-se hidratação EV na unidade de saúde, seja ambulatorial ou hospitalar, seguida de reavaliação para análise de prosseguimento de terapia de hidratação domiciliar.

Fluxos assistenciais

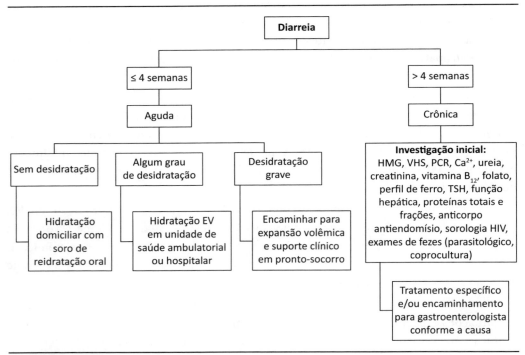

Fonte: Elaborado pelos autores.

Importante: devem ser encaminhados ao serviço de urgência para estabilização e observação clínica cuidadosa os pacientes com sinais de desidratação grave, sepse ou sinais de alarme (tais como dor abdominal intensa, presença de sangramento gastrintestinal).

Podem ser acrescidos ao tratamento para alívio sintomático da diarreia: analgésicos comuns, antitérmicos, antieméticos.

Agentes antidiarreicos devem ser evitados, pois na maioria das vezes as diarreias são autolimitadas e seu uso aumenta a chance de dilatação colônica tóxica.

Nos casos de diarreias crônicas, além de medidas de suporte clínico já relatadas, deve-se realizar o tratamento específico, e, nos casos em que houver necessidade, como doenças inflamatórias intestinais, doença celíaca, pancreatites, neoplasias, deve-se proceder ao encaminhamento para seguimento conjunto por gastroenterologista.

É importante citar que a Síndrome do Intestino Irritável corresponde a uma das causas mais comuns de diarreia crônica, e o manejo integral e contextual pelo médico de família terá grande benefício. Ele poderá agregar o auxílio de equipe multiprofissional para suporte com medidas de readequação alimentar com nutricionista e psicoterapia com psicólogo, além de avaliar o uso de antidepressivos, que têm se mostrado efetivos nesses casos[22].

DISPEPSIA

Dispepsia é uma das queixas mais comuns em saúde, não obstante os inibidores da bomba de prótons são uma das classes de medicações mais utilizadas no mundo. Dessa forma, uma correta avaliação da queixa dispéptica deve ser feita para avaliar os critérios de indicação da terapia farmacológica a fim de evitar o seu uso indiscriminado e, com isso, os efeitos colaterais da medicação, como vem ocorrendo com o uso do omeprazol.

A dispepsia é caracterizada por qualquer sintoma relacionado ao trato digestivo alto com duração acima de quatro semanas, sendo classificada em[23]:

- **Funcional:** não possui uma etiologia específica, mas decorre da ação de múltiplos fatores, com especial atuação de fatores psíquicos. Responde a maioria dos casos de dispepsia.
- **Orgânica:** resulta de condições orgânicas bem estabelecidas. As duas situações clínicas mais comuns são: a Doença do Refluxo Gastroesofágico (15 a 25%) e a Úlcera Péptica (15 a 25%). Causas malignas de dispepsia, como Câncer Gástrico ou Esofágico, felizmente, respondem a um pequeno número de casos (< 2%).

Abordagem diagnóstica

Avaliação clínica

A dispepsia pode se apresentar por meio de um grande número de sintomas: dor retroesternal ou epigástrica, empachamento, saciedade precoce, pirose, azia, regurgitação, náusea, vômitos, sensação de distensão, gases em excesso. Assim, a avaliação clínica da dispepsia deverá abranger o conjunto de informações clínicas referidos pelo paciente por associação com alguma das possíveis causas de dispepsia e descartar condições mais graves.

O uso de anti-inflamatórios é um dos principais desencadeadores de quadros dispépticos e sempre deve ser investigado. Além de favorecer a ocorrência e piora de refluxo gastroesofágico e úlcera péptica, a sua retirada é uma fácil intervenção que pode gerar a resolução completa do quadro dispéptico.

Mulheres com caraterísticas como: idade acima de 40 anos, obesidade, multiparidade ("*4Fs*": *Female, Forty, Fatty and Fertile*) devem ser avaliadas quanto à possibilidade de colecistopatia calculosa.

Idosos com comorbidades cardiovasculares devem ser avaliados cuidadosamente perante a possibilidade de equivalente anginosa, especialmente em situações de dor epigástrica e irradiação para membros superiores ou pescoço.

O exame clínico deve avaliar características gerais, como avaliação de peso e sinais de anemia, além de exame específico do abdome à procura de sinais de gravidade, como presença de massas ou palpação dolorosa com sinais de irritação peritoneal, colecistite. O exame de ânus e reto deve ser realizado diante da queixa de sangramento baixo do trato gastrintestinal.

Exames complementares

Como vimos anteriormente, há baixo risco entre pacientes da atenção primária para causas graves de dispepsia; no entanto, a presença de qualquer um dos seguintes sinais de alarme[24] (Quadro 48.6) deve orientar a solicitação de Endoscopia Digestiva Alta na Atenção Primária[5]:

QUADRO 48.6 – Sinais de alarme da dispepsia na APS

- Sangramento gastrintestinal
- Emagrecimento sem motivo aparente
- Disfagia progressiva
- Massas abdominais
- Vômitos persistentes
- Anemia

Fonte: Meineche-Schmidt V, Jorgensen T (2002).

Demais informações clínicas, como idade acima de 55 anos, outros sintomas sistêmicos, tabagismo e histórico familiar, devem ser avaliadas em conjunto para o médico decidir pelo prosseguimento investigativo conforme sua suspeita clínica.

Conforme a suspeita clínica, também deve ser avaliada a realização de hemograma e colonoscopia.

Abordagem terapêutica

Todos os pacientes devem ser orientados a realizar tratamento não farmacológico da dispepsia[5]:

- **Dieta:** a alimentação deve ser realizada em pequenas quantidades fracionadas ao longo do dia, evitando-se ingestão de ácidos, chocolate, café, álcool, refrigerante e outras bebidas gaseificadas, gorduras, frituras.
- **Controle do estresse e ansiedade:** deve ser reforçada a relação psíquica com a manifestação dos sintomas dispépticos e estimulada a prática de exercícios físicos, terapias de relaxamento, atividades de lazer, higiene do sono. Em casos de difícil controle, deve ser recomendado suporte psicoterápico.

- **Cessação do tabagismo:** realizar suporte comportamental voltado ao abandono do hábito, oferecendo terapia medicamentosa para a cessação do tabagismo.
- *Não* **usar anti-inflamatórios:** pacientes com dispepsia devem ser orientados a suspender e não utilizar anti-inflamatórios até a recuperação completa dos sintomas. Outras medicações que devem ser evitadas são: bifosfonados, antagonistas de cálcio, digitálicos, tetraciclinas, suplementos de ferro, corticoides.

Sem a realização de tais medidas, dificilmente será possível a resolução completa dos sintomas, mesmo na vigência de tratamento farmacológico.

- **Medidas farmacológicas (Quadro 48.7):** a terapia de escolha é o uso de Inibidor da Bomba de Prótons (IBP) em dose plena por 4 a 6 semanas. Outras possibilidades são: uso de antagonistas H2 (alternativa aos IBP), pró-cinéticos (úteis quando sintomas pós-prandiais predominam). Além disso, analgésicos comuns e antiácidos podem ser associados para auxílio no alívio os sintomas.

QUADRO 48.7 – Terapia farmacológica da dispepsia

Inibidores da bomba de prótons (dose plena)	Antagonistas H2
Omeprazol 20 mg/dia	Ranitidina 150 mg/dia de 12 em 12 horas
Lansoprazol 30 mg/dia	Famotidina 20 mg/dia de 12 em 12 horas
Pantoprazol 40 mg/dia	Cimetidina 400 mg/dia de 12 em 12 horas
Pró-cinéticos	**Antiácidos**
Metoclopramida 10 mg de 8 em 8 horas	Bicarbonato de sódio
Domperidona 10 mg de 8 em 8 horas	Carbonato de cálcio
Bromoprida 10 mg de 8 em 8 horas	Sais de magnésio/alumínio

Fonte: Adaptado de Lopes Júnior A et al. (2017).

Importante: os medicamentos atuarão especialmente no alívio dos sintomas e no sentido de evitar progressão e complicações da dispepsia. Porém, não garantem a resolução da dispepsia se não houver a realização da retirada ou correção de seus fatores desencadeadores. Os médicos devem informar e esclarecer claramente aos pacientes sobre isso, pois o uso de medicamentos pode atuar reforçando comportamentos inadequados e maus hábitos alimentares que persistirão, agindo na manutenção e não resolução da dispepsia.

Os pacientes que obtiverem melhora ao tratamento implementado deverão descontinuar a medicação e ser orientados a manter as medidas não farmacológicas para evitar recorrências.

Em caso de refratariedade ao tratamento proposto, deve-se optar pela erradicação empírica do *H. pylori*, devido a sua alta prevalência no Brasil (cerca de 60 a 80%)[25]. Não se recomenda realizar testagem da bactéria ou endoscopia por existirem falsos negativos e riscos superiores ao tratamento empírico de erradicação.

Os esquemas farmacológicos mais aceitos para erradicação do *H. pylori* são[26]:

- **Primeira escolha:** Claritromicina (500 mg) + Amoxicilina (1 g) + Omeprazol (20 mg) de 12 em 12 horas por 10 a 14 dias.
- **Alternativa:** Claritromicina (500 mg) + Furazolidona (200 mg) + Omeprazol (20 mg) de 12 em 12 horas por 10 a 14 dias.

Importante: sugere-se a realização de Endoscopia Digestiva Alta na ausência de melhora após erradicação do *H. pylori.*

Fluxos assistenciais

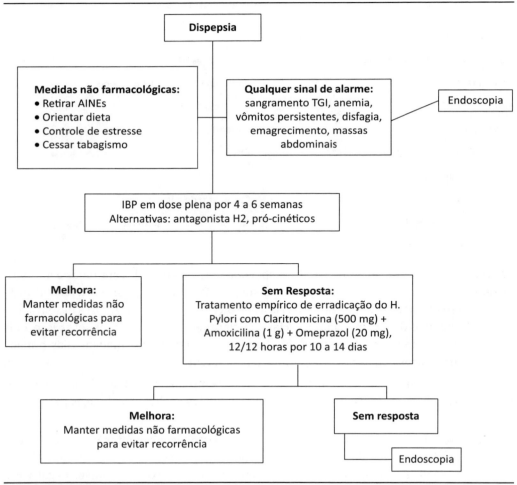

Fonte: Adaptado de Lopes Junior A et al. (2017).

Doença do refluxo gastroesofágico

A Doença do Refluxo Gastroesofágico corresponde a mais comum das causas de dispepsia orgânica, sendo situação de frequente procura na atenção primária em saúde.

Abordagem diagnóstica

A presença de pirose retroesternal, regurgitação ou azia confere ao quadro a distinção como Doença de Refluxo Gastroesofágico entre as demais causas de dispepsia, sendo importante essa identificação para o seu manejo específico. Além disso, o tabagismo e a obesidade também sugerem maior chance de doença do refluxo gastroesofágico.

A avaliação clínica deverá buscar algum sinal de alarme que pode ser utilizado na prática clínica da atenção primária para guiar a realização precoce de endoscopia digestiva alta (Quadro 48.6).

Demais informações que constituam fator de risco para úlcera péptica, neoplasia e outras causas específicas (idade > 55 anos, sintomas sistêmicos, tabagismo, histórico familiar) devem ser levadas em consideração de forma agrupada para o médico decidir pelo prosseguimento investigativo conforme sua suspeita clínica a partir do conjunto das informações clínicas.

Não existindo sinal de alarme ou suspeita clínica de alguma condição específica, exames complementares são desnecessários em um primeiro momento.

O diagnóstico de doença do refluxo gastroesofágico é clínico e a recomendação diante do quadro é iniciar a terapia específica visando o seu controle e prevenção de complicações.

Abordagem terapêutica

Para o adequado tratamento específico, as seguintes medidas não farmacológicas devem ser recomendadas e seguidas com afinco[5]:

- **Medidas antirrefluxo ao deitar:** elevar a cabeceira da cama (15 cm).
- **Dieta:** orientar mastigação adequada, alimentação fracionada e o não consumo de alimentos irritativos gástricos (ácidos, chocolate, café, álcool, refrigerante e outras bebidas gaseificadas, gorduras, frituras), evitar deitar-se 2 horas após as refeições.
- **Emagrecer:** a redução do peso corpóreo é essencial para o controle do refluxo.
- ***Não* usar anti-inflamatórios:** além disso, alguns outros fármacos também devem ser evitados (bifosfonados, antagonistas de Ca2+, tetraciclinas, suplementos de ferro ou potássio, corticosteroides, digitálicos, teofilina).
- **Controle do estresse e ansiedade:** utilizar de medidas de relaxamento, lazer, atividade física, higiene do sono. Suporte psicológico também pode ser recomendado.
- **Cessação do tabagismo:** trabalhar a motivação e fornecer auxílio com suporte comportamental e medicamentoso para a cessação do tabagismo.

O tratamento farmacológico consiste no uso de IBP por 8 a 12 semanas em dose plena (omeprazol 20 mg/dia, lansoprazol 30 mg/dia, pantoprazol 40 mg/dia), sendo recomendada a realização de endoscopia digestiva alta (EDA) se o tratamento não tiver sucesso.

Alternativamente, podem ser usados: antagonistas H2 (cimetidina 800 mg/d, ranitidina 300 mg/dia, famotidina 40 mg/dia) ou pró-cinéticos (metoclopramida 10 mg de 8 em 8 horas, bromoprida 10 mg de 8 em 8 horas, domperidona 10 mg de 8 em 8 horas).

O uso de antiácidos pode ser feito como adjuvante para controle sintomático.

Caso o paciente não tenha resposta ao tratamento realizado, o próximo passo no manejo da doença do refluxo gastroesofágico será determinado pelo resultado da endoscopia[5] (Quadro 48.8):

QUADRO 48.8 – Manejo da DRGE refratária

EDA normal:
- Manter mudanças comportamentais.
- IBP (ou antagonista H2 ou pró-cinético) por 8 a 12 semanas.

EDA com esofagite leve (Los Angeles A):
- Mudanças comportamentais.
- IBP por 12 a 20 semanas (conforme melhora, manter com dose mínima eficaz).

EDA com esofagite moderada (Los Angeles B):
- Mudanças comportamentais.
- IBP em dose dupla (p. ex.: omeprazol 40 mg/dia) por 12 a 20 semanas.
- Realizar nova EDA após 6 a 12 meses de tratamento para vigilância de evolução da esofagite e ajuste do esquema terapêutico.

EDA com esofagite grave (Los Angeles C e D):
- Mudanças comportamentais.
- IBP em dose dupla (p. ex.: omeprazol 80 mg/dia).
- Realizar nova EDA após 6 meses de tratamento para vigilância de evolução da esofagite e ajuste do esquema terapêutico.
- Encaminhamento para seguimento conjunto com gastrocirurgião.

Fonte: Lopes Júnior A et al. (2017).

Erradicação do H. pylori na DRGE

A relação do *H. pylori* com a doença do refluxo gastroesofágico não é bem definida na literatura médica científica. Não se recomenda o seu tratamento empírico, como nos casos de dispepsia. No entanto, sugere-se como possibilidade a sua erradicação perante o achado da bactéria em exame de endoscopia[27].

Cirurgia

Algumas situações específicas mostram benefícios quanto a possibilidade de intervenção cirúrgica (hérnia de hiato, esôfago de Barrett, esofagite grave, sintomas pulmonares). Tais casos devem ser encaminhados ao gastrocirurgião para avaliação específica.

Fluxos assistenciais

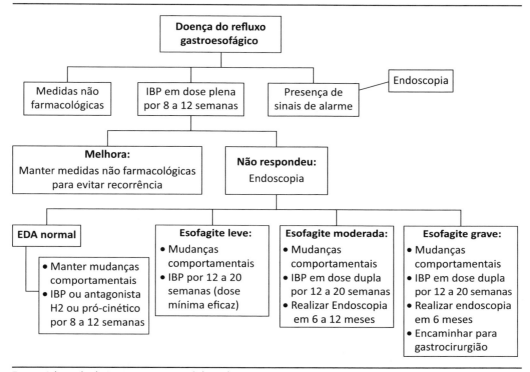

Fonte: Adaptado de Lopes Junior A et al. (2017).

Referências

1. Collaborators GBoDS. Global, regional, and national incidence, prevalence, and years lived with disability for 301 acute and chronic diseases and injuries in 188 countries, 1990-2013: a systematic analysis for the Global Burden of Disease Study 2013. Lancet 2015.
2. Jarvik JG, Gold LS, Comstock BA, Heagerty PJ, Rundell SD, Turner JA et al. Association of Early Imaging for Back Pain With Clinical Outcomes in Older Adults. JAMA. 2015;313(11):1143-1153.
3. Chou R, Qaseem A, Owens DK, Shekelle P. Diagnostic Imaging for Low Back Pain: Advice for High-Value Health Care From the American College of Physicians. Ann Intern Med. 2011;154:181-189.
4. Downie A, Williams CM, Henschke N, Hancock MJ, Ostelo R, De Vet HCW et al. Red flags to screen for malignancy and fracture in patients with low back pain: systematic review. BMJ 2013;347:f7095. doi: 10.1136/bmj.f7095.
5. Lopes Júnior A, Amorim APA, Valladão Júnior JBR, Silva KV, Cadioli LM. Capítulo 4: Roberto e Vanessa. In: Valladão Júnior JBR, Gusso G, Olmos RD. Medicina de Família e Comunidade – Série Manual do Médico Residente do Hospital das Clínicas da Faculdade de Medicina wda Universidade de São Paulo (USP). Atheneu; 2017.
6. Kendall NAS, Linton SJ, Main CJ. Guide to assessing psychosocial yellow flags in acute low back pain: Risk factors for long-term disability and work loss. Accident Rehabilitation & Compensation Insurance Corporation of New Zealand and the National Health Committee 1997. Wellington, NZ.
7. Rasmussen BK, Jensen R, Schroll M, Olesen J. Epidemiology of headache in a general population – a prevalence study. J Clin Epidemiol 1991;44:1147-57.
8. Dodick D. Headache as a symptom of ominous disease. What are the warning signals? Postgrad Med. 1997 May;101(5):46-50, 55-6, 62-4.

9. Banzi R, Cusi C, Randazzo C, Sterzi R, Tedesco D, Moja L. Selective serotonin reuptake inhibitors (SSRIs) and serotonin-norepinephrine reuptake inhibitors (SNRIs) for the prevention of tension-type headache in adults. Cochrane Database Syst Rev. 2015.
10. Colman I, Friedman BW, Brown MD, Innes GD, Grafstein E, Roberts TE, Rowe BH. Parenteral dexamethasone for acute severe migraine headache: meta-analysis of randomised controlled trials for preventing recurrence. BMJ. 2008;336(7657):1359.
11. Colman I, Brown MD, Innes GD, Grafstein E, Roberts TE, Rowe BH. Parenteral metoclopramide for acute migraine: meta-analysis of randomised controlled trials. BMJ. 2004;329(7479):1369.
12. Bigal ME, Bordini CA, Speciali JG. Intravenous chlorpromazine in the emergency department treatment of migraines: a randomized controlled trial. J Emerg Med. 2002;23(2):141.
13. Silva CCB, Sá C, Pereira LMF, Pontes MVCG, Meiga RM. Capítulo 8: Maria de Lourdes. In: Valladão Júnior JBR, Gusso G, Olmos RD. Medicina de Família e Comunidade – Série Manual do Médico Residente do Hospital das Clínicas da Faculdade de Medicina da Universidade de São Paulo (USP). Atheneu; 2017.
14. van Dorp SE. Manual de Clínica Geral de Oxford. 3ª ed. 2013.
15. Bruning GE, Filho LAR. Constipação, problemas gastrointestinais. In: Gusso G, Lopes JM. Tratado de Medicina de Família e Comunidade: princípios, formação e prática. Porto Alegre: ArtMed; 2012.
16. Hamilton W, Round A, Sharp D, Peters TJ. Clinical features of colorectal cancer before diagnosis: a population--based case-control study. Br J Cancer. 2005 Aug 22;93(4):399-405.
17. Anne M, Meghan R, Anthony W. Management of Constipation in Older Adults. Am Fam Physician. 2015 Sep 15;92(6):500-504.
18. Attaluri A, Donahoe R, Valestin J, Brown K, Rao SS. Randomised clinical trial: dried plums (prunes) vs. psyllium for constipation. Alimentary Pharmacol Ther 2011 Apr;33(7):822-8.
19. Lee-Robichaud H, Thomas K, Morgan J, Nelson RL. Lactulose versus Polyethylene Glycol for Chronic Constipation. Cochrane Database Systematic Reviews. The Cochrane Library 9(CD007570).
20. Gunnarsson J, Simrén M. Efficient diagnosis of suspected functional bowel disorders. Nat Clin Pract Gastroenterol Hepatol 2008;5:498-507. DOI: 10.1038/ncpgasthep1203.
21. Thomas PD, Forbes A, Green J, Howdle P, Long R, Playford R et al. Guidelines for the investigation of chronic diarrhea. 2nd edition. Gut. 2003 Jul;52(Suppl5):v1-15.
22. Ford AC, Quigley EMM, Lacy BE, Lembo AL, Saito YA, Schiller LR et al. Efficacy of prebiotics, probiotics, and synbiotics in irritable bowel syndrome and chronic idiopathic constipation: systematic review and meta--analysis. Am J Gastroenterol 2014;109:1350-1365. doi: 10.1038/ajg.2014.
23. Talley NJ, Vakil N. Guidelines on the management of dyspepsia. Am J Gastroenterol 2005;100(10):2324-37.
24. Meineche-Schmidt V, Jorgensen T. Alarm symptoms in patients with dyspepsia: a three-year prospective study from general practice. Scand J Gastroenterol 2002;37:999-1007.
25. Oliveira AM, Rocha GA, Queiroz DM, Moura SB, Rabello AL. Seroconversion for Helicobacter pylori in adults from Brazil. Trans R Soc Trop Med Hyg 1999;93:261-3.
26. Harzheim E, Stein AT, Castro Filho ED. Dispepsia não-investigada: diagnóstico e tratamento na atenção primária em saúde. Sociedade Brasileira de Medicina de Família e Comunidade. Projeto Diretrizes. Volume 8. 2009.
27. National Institute for Health and Care Excellence 2014. Gastro-oesophageal reflux disease and dyspepsia in adults: investigation and management. NICE guidelines [CG184]. Published date: September 2014, Last updated: November 2014.
28. Tandon PN, Sankaran B. Cauda equina syndrome due to lumbar disc prolapse. Indian J Orthop. 1967;1:112–119.

CAPÍTULO 49

Prevenção Quaternária

• *Ricardo Cypreste* • *José Carlos Arrojo Júnior*
• *Carlos Alberto dos Santos Gomes*

O que é importante saber

- A prevenção quaternária é ferramenta da maleta de instrumentos do médico de família e comunidade tanto quanto o estetoscópio ou o esfigmomanômetro.
- A postura crítica perante o estudo científico e o exercício da medicina são características necessárias para o exercício da prevenção quaternária.
- O desenvolvimento de competências em medicina baseado em evidências é essencial para o reconhecimento e manejo de casos visando à prevenção quaternária.
- O médico de família deve ter um radar para detecção de situações iatrogênicas potenciais e frequentes (*disease mongering, check-up, overdiagnosis, overtreatment,* polifarmácia).

Considerações gerais

Por muito tempo, a prática médica esteve baseada em um contrato social entre médico e paciente/comunidade, que vem de um aforismo creditado a Hipócrates (460-377 a.C.): "curar quando possível, aliviar quando necessário e consolar sempre", sendo acrescido, do século anterior para cá, o conceito de prevenção de enfermidades.

À luz da visão científica tradicional que coloca como foco a doença, ou a ausência desta, observamos classicamente três níveis de prevenção[1]:

- **Prevenção primária:** ação realizada para evitar um problema de saúde.
- **Prevenção secundária:** ação realizada para detectar um problema de saúde em estágio inicial.
- **Prevenção terciária:** ação realizada para diminuir os efeitos crônicos de uma doença.

Em nenhuma das intervenções citadas são considerados fatores do indivíduo, suas impressões, dúvidas, angústias, peculiaridades etc. Indubitavelmente, a proposta clássica destes níveis de prevenção tem grande importância no dia a dia do médico, em especial àqueles que são a porta de entrada de um sistema de saúde, mas não contemplam sua necessidade de forma plena.

Com o avanço da tecnologia dura (exames, equipamentos), sua maior facilidade de acesso e o distanciamento cada vez maior entre médico-indivíduo, a prática médica acaba por basear-se nos conceitos de Doença e Normalidade[2].

O conceito de normalidade é, muitas vezes, definido por pesquisadores, que, por meio de estudos, chegam à indicação de pontos de corte arbitrários que definem um maior risco à saúde, não levam em conta aspectos do paciente. Mediante essa análise, os indivíduos são classificados como normais ou doentes.

Tendo o conhecimento integral da pessoa, onde mora, como vive, família, trabalho, história pregressa, conseguimos identificar facilmente lacunas não preenchidas pelo conceito apresentado. Por conseguinte, identificamos a diferença entre doença e enfermidade, que nos permite intervir na quebra de procedimentos e tratamentos desnecessários e, em muitos casos, danosos[3].

Pela observação destas "lacunas", Marc Jamoulle, Médico de Família belga, em 1986 criou o conceito de Prevenção Quaternária: "ação tomada para identificar os pacientes em risco de sobretratamento, para protegê-los de uma nova intervenção médica, e sugerir-lhes intervenções eticamente aceitáveis"[4].

A classificação clássica dos níveis de prevenção, obviamente, não mencionava o conceito da Prevenção Quaternária, e, por este motivo, foi elaborada uma tabela para melhor visualização e entendimento do novo conceito e suas interações (Figura 49.1)[5].

Medicina Baseada em Evidências: sua importância na prevenção quaternária

A Medicina Baseada em Evidências (MBE) pode ser definida como o elo entre a Ciência e a Prática, ou seja, a interação entre uma pesquisa apurada, bem realizada, que levante as melhores práticas conhecidas, com o lado humano da Medicina que se traduz na prática clínica, exame físico de excelência e a experiência profissional aliada ao conhecimento do indivíduo de forma integral[6].

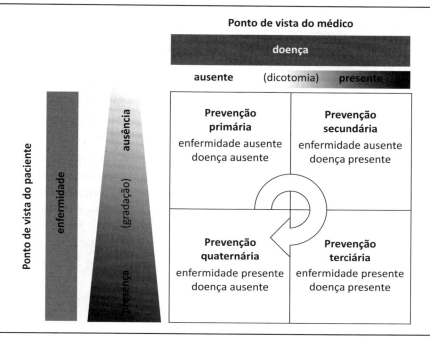

FIGURA 49.1 – Modelo de tabela de duas entradas das diferentes formas de prevenção
Fonte: Kuehlein T et al. (2010).

Quando nos referimos à busca das melhores evidências, precisamos ter em mente quatro conceitos para análise do estudo: **efetividade, eficiência, eficácia e segurança**[7]:

- **Efetividade:** procedimento responde ou não ao critério avaliado, em condições reais.
- **Eficiência:** procedimento barato e acessível para usufruto do paciente.
- **Eficácia:** procedimento responde ou não ao critério avaliado, em condições ideais.
- **Segurança:** procedimento é confiável, tornando improvável a ocorrência de algum efeito indesejável ou inesperado ao indivíduo.

Para utilizar os conceitos da MBE, o médico deve partir de uma necessidade da pessoa atendida por meio de uma questão clínica relevante. O processo da MBE pode ser desencadeado seguindo etapas básicas para a manutenção de um raciocínio lógico.

A questão mais importante na MBE é extrair as melhores evidências de intervenções em populações de estudos e aplicá-las de forma consciente, ética e personalizada para o paciente.

Disease Mongering: *a indústria do medo*

Disease Mongering é o termo utilizado para a promoção de uma pseudodoença, realizada pela indústria farmacêutica, objetivando lucros financeiros por meio de grandes investimentos em *marketing*, uso da mídia e propagação de conceitos, muitas vezes, errôneos ou incompletos[8]. Situações da vida normal colocadas como doenças (reposição hormonal para menopausa), leves distúrbios encarados como patologias graves, colesterol elevado tratado como doença, entre outros.

A ideia de que tudo é prevenível, aliado à cultura da medicalização dos indivíduos, coloca a população em elevado risco de intervenções desnecessárias e seus efeitos.

Muitos dos grandes estudos científicos mundiais foram e ainda são patrocinados pela indústria, e a obrigação de um olhar ainda mais crítico é primordial.

Podemos dizer que *Disease Mongering* é a exploração oportunista de uma ansiedade generalizada em busca de saúde aliada à crença no avanço científico e tecnológico, fatores econômicos, políticos e sociais, diante de uma relação médico-paciente fragilizada. A "indústria do medo", como são denominados os praticantes desta modalidade de geração de lucro proveniente do excesso de intervenções, deve ser combalida por meio do fortalecimento do vínculo com o paciente, melhorando nossas habilidades de comunicação, entendendo o indivíduo como um todo, empoderando-os nas tomadas de decisão, trazendo-os para o comando de suas vidas e do seu bem-estar[9].

Sobrediagnóstico: fabricando doentes

O sobrediagnóstico é definido como o diagnóstico de uma doença assintomática ou indolente, comumente referida por pseudodoença, que não causaria prejuízo à saúde do paciente e seu tratamento não teria benefícios conhecidos.

A maior consequência do sobrediagnóstico é o sobretratamento. Quando pensamos em saúde pública, o sobrediagnóstico e o sobretratamento são nocivos tanto para o paciente quanto para o sistema. Sabemos que o tratamento de uma condição indolente não traz benefício ao paciente, podendo até causar-lhe prejuízo, consequentemente, gerando custos desnecessários para o sistema. Esse conceito une o sobrediagnóstico ao rastreamento de doenças com ausência de ganho na longevidade. Isso significa que, para cada paciente rastreado para algum tipo de câncer que eventualmente evolui ao óbito por outro motivo que não o câncer, será considerado como sobrediagnosticado. Porém, o sobrediagnóstico pode ser considerado apenas se o óbito ocorrer antes de qualquer manifestação clínica do câncer. O sobrediagnóstico não está limitado apenas ao câncer como veremos adiante, mas seu conceito segue em todas as linhas de cuidado ao paciente[10].

Esse assunto é bem discutido e difundido no mundo em programas como o *Less is More* (Menos é Mais) do *Archives of Internal Medicine*[11], que questiona a base de evidências científicas; grupos de líderes políticos e intelectuais mundo afora que discutem sobre o excesso de diagnóstico e de tratamento e seu impacto na saúde pública; a campanha *Choosing Wisely* (Escolhendo com Sabedoria)[12], que agrupa advertências sobre exames desnecessários em mais de nove especialidades, e o *Too Much Medicine* (Medicina Demais) do *British Medical Journal* (BMJ)[13], que é uma iniciativa com o objetivo de mostrar os perigos a respeito do sobrediagnóstico e utilização desnecessária de recursos. Todas essas iniciativas têm como objetivo comum estudar, esclarecer e dar pareceres acerca de sobrediagnóstico e sobretratamento.

Fatores e exemplos que contribuem para sobrediagnóstico e, consequentemente, para o sobretratamento:

- **Avanço tecnológico:** este tem sido considerado uma das principais causas de sobrediagnóstico. O chamado sobrediagnóstico acidental (incidentaloma) é um dos efeitos mais comuns do avanço tecnológico, além, é claro, dos casos em que o diagnóstico é feito a partir da solicitação de um exame para um sintoma não relacionado, no qual a sensibilidade do exame laboratorial e/ou por imagem acaba detectando uma anormalidade que não acarretaria prejuízo à saúde do paciente, mas que, por quase uma obrigatoriedade, levaria o profissional da saúde a elaborar ainda mais os próximos passos do manejo desse paciente, gerando, assim, uma cascata de solicitações desnecessárias de exames ou mesmo classificando o paciente como doente, o que pode levar à utilização subótima de medicamentos[14]. No caso da embolia pulmonar, por exemplo, a definição de seu diagnóstico e tratamento mudaram muito nos últimos anos, e o avanço tecnológico da angiografia por tomografia computadorizada dobrou a incidência desta doença sem uma concordância na redução da mortalidade[15].
- **Programas de rastreamento:** esses têm detectado casos de câncer que não evoluiriam como causadores de sintomas e/ou morte. A utilização do risco relativo em vez do risco absoluto é um grande fator que aumenta o sobrediagnóstico junto aos programas de rastreamento. Detecção de doenças em pessoas sem sintomas, as famosas pseudodoenças, nas quais elas nunca causariam sintomas e/ou morte. Esta afirmação é suportada por estudos randomizados que mostram que importante proporção dos casos de câncer detectados por meio de alguns programas populares de rastreamento podem ser pseudodoenças[16]. Cânceres de mama, pulmão, próstata e tireoide – até um terço dos casos, ou mais, no câncer de próstata, que chega a 60% – detectados por rastreamento podem ser sobrediagnosticados[17,18]. Um estudo recentemente publicado estima que mais de 470.000 mulheres e 90.000 homens foram sobrediagnosticados com câncer de tireoide. Constatou-se que estes números cresceram consideravelmente após a introdução da ultrassonografia da glândula nos anos 1980 e, mais recentemente, com a tomografia computadorizada e a ressonância magnética[19]. Muitos dos casos de câncer de tireoide diagnosticados são as formas menos agressivas, nas quais o tratamento não seria indicado, colocando em risco o paciente por potenciais lesões aos nervos e utilização de medicamentos por longo prazo.
- **Intenção:** seja ela boa ou ruim, muitas vezes leva o profissional a pecar por excesso. Dentre elas, também encontramos as definições de doenças expandidas. Por medo de processos, imperícia, falta de habilidade de comunicação e engajamento com o paciente e indevida utilização de evidências, muitas vezes nos deparamos com a necessidade de solicitarmos exames complementares e/ou tratarmos sem um real benefício ao paciente. A incapacidade do profissional de estabelecer um relacionamento fidedigno com o paciente e sua família, a falta de conhecimento técnico e a subutilização de evidências científicas para um respaldo a sua conduta muitas vezes leva o profissional a ampliar as fronteiras e definições da doença e da redução

dos limiares de tratamento a um ponto em que um diagnóstico e a medicalização podem causar mais danos do que trazer benefícios[20]. O *check-up* médico anual causa um excesso desnecessário de rastreamentos e um prejuízo na casa dos bilhões aos Estados Unidos[21].

- Outros fatores que contribuem:
  - mudança de médico e/ou visitas desnecessárias a especialistas.
  - interesses comerciais e profissionais velados.
  - grupos com conflitos de interesse que produzem definições expandidas de doenças e redigem diretrizes.
  - incentivos legais que punem o subdiagnóstico, mas não o sobrediagnóstico.
  - incentivos do sistema de saúde que favoreçam mais exames e tratamentos.
  - crenças culturais de que mais é melhor; fé na detecção precoce não modificada pelos seus riscos.

Cascata iatrogênica: para todo sintoma, uma doença, um medicamento

O termo "cascata iatrogênica" se refere à observação do início do uso sucessivo e crescente de medicamentos para tratar problemas de saúde originados de outros medicamentos utilizados pelo paciente[22]. Ela ocorre não apenas pelo excesso de medicamentos, mas pode ser observada também por excesso de intervenções (Figura 49.2).

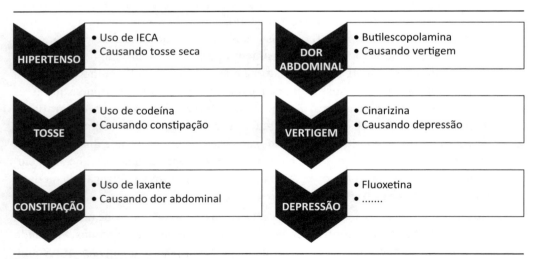

FIGURA 49.2 – Exemplo de cascata iatrogênica
Fonte: Elaborada pelos autores.

A banalização da medicalização de todos os sintomas é a rotina dos serviços nos dias atuais. Nossos pacientes vivem nessa lógica, então é dever do profissional que o atende, tendo claros os conceitos de Prevenção Quaternária e Medicina Baseada em Evidências, interromper a sequência de "maus cuidados" e impedir que a cascata iatrogênica se perpetue[23].

Polifarmácia: um importante alvo da prevenção quaternária

Referimo-nos à polifarmácia quando há utilização de várias medicações, definida como o uso de mais de cinco medicações para o manejo de múltiplas condições. A polifarmácia pode trazer consequências com desfechos negativos. Um exemplo de potencial desfecho negativo é quando um paciente é manejado por vários médicos, independentes um do outro, com uma atenção ao paciente descoordenada e não centrada em suas reais necessidades. Outro ponto é que muitas vezes não levamos em consideração o uso de medicamentos vendidos sem a necessidade de prescrição e nem as consequências de interações medicamentosas. Geralmente, quanto mais medicamentos um paciente usa, maior o risco de interações medicamentosas com efeitos adversos negativos, principalmente em pacientes idosos.

Alguns dos medicamentos mais comuns que causam efeitos colaterais e interações medicamentosas negativas[24]:

- agentes cardiovasculares;
- antibióticos;
- diuréticos;
- anticoagulantes;
- hipoglicêmicos;
- esteroides;
- anticolinérgicos;
- benzodiazepínicos;
- anti-inflamatórios não esteroidais.

Existem várias outras causas de polifarmácia, por exemplo, a aderência a terapias pelo paciente e a falta de conhecimento sobre um remédio, sua eficácia, posologia e efeitos colaterais – esta última sendo importante lembrar, pois pode levar o paciente ou sua família a utilizar o remédio de forma indesejada e muitas vezes parar de utilizá-lo, ou utilizá-lo com subdoses, o que pode acarretar em um desfecho desfavorável ao tratamento, ocasionando a prescrição de novos medicamentos. Portanto, devemos sempre observar as condições gerais do paciente e sua família quanto à situação socioeconômica, sua religião, etnia e nível educacional, utilizando nossas melhores habilidades de comunicação com o paciente e sua família. Exemplos clássicos que devemos nos atentar: aqueles pacientes com condições socioeconômicas desfavoráveis que tendem a usar subdoses de remédios na tentativa de economizar, pacientes ignorantes que não conseguem ler as instruções e indicações da prescrição, pacientes que utilizam suplementos e preparações naturais, como ervas, que podem causar sérias interações medicamentosas, e idosos que podem esquecer de tomar suas doses.

Qual é o limite para tentarmos um melhor desfecho em evitar uma doença com um medicamento, impossibilitando, assim, a morte diante de um risco baixo em detrimento de outras doenças relacionadas à idade avançada? Este é o caso da utilização de estatinas ou diuréticos em pacientes idosos dementes e acamados, com risco de úlcera de pressão. A polifarmácia e a segurança do paciente devem ser uma preocupação do médico. Quando e como devemos orientar um paciente e sua família quanto à utilização de um medicamento preventivo que pode ser interrompido? Ou seja, realizar a prevenção quaternária da prevenção desnecessária. O uso da Medicina Baseada em Evidências é um método no qual o médico pode nortear suas escolhas, respaldando, assim, suas orientações e decisões clínicas na comunicação com o paciente e sua família, usando respaldo científico, demonstrando seu conhecimento técnico, utilizando de comunicação e abordagem humanizada para estabelecer uma confiança com eles.

O conhecimento dos valores preditivos de exames de diagnóstico e as probabilidades do tamanho dos efeitos benéficos Number Needed to Treat (NNT) e nocivos Number Needed to Harm (NNH) da terapia e medidas preventivas nos dão a oportunidade de deixar de lado muitos procedimentos inúteis e a superutilização de medicamentos[25].

Estratégias de divulgação e comunicação de probabilidades

As teorias da Prevenção Quaternária, do sobrediagnóstico, da polifarmácia, do próprio *Disease Mongering* são compreensíveis para nós, profissionais da Atenção Primária à Saúde (APS), por vezes depois de muito estudo na área para desconstruir paradigmas errôneos ou reforçados na formação médica "tradicional", mas e para as pessoas que cuidamos?[26]

A forma descrita na abordagem centrada na pessoa nos garante que consigamos nos aproximar de quem assistimos, de suas necessidades, da pactuação e do entendimento do que compreende a Prevenção Quaternária, porém, em muitos casos, isso não significa que haja compreensão suficiente, muitas vezes reproduzindo a lógica do pedestal de conhecimento, no qual o médico sabe mais e o "paciente" sabe menos.

Assim, precisamos focar em elementos que demonstrem a concretude do tema, ainda que a ciência envolvida em toda a conceituação não se demonstre tão palpável.

Elementos importantes para tornar a prática à realidade e até mesmo para divulgar de maneira mais efetiva os conceitos abordados nesse capítulo são os Pictogramas e os Gráficos de Diagnóstico *versus* Mortalidade.

Pictogramas

Os pictogramas são símbolos (ou conjunto de símbolos) que representam um objeto ou um conceito por meio de objetos figurativos; pode ser encarado ainda como a forma escrita pela qual ideias e objetos são transmitidos por meio de desenhos.

Os mais utilizados são os pictogramas que mostram, por exemplo, o quanto se traduz um risco de uma determinada ação, intervenção ou medicação. Ainda dentre esses, existem formas de representação por gráficos de ícones, de barras etc.

Os gráficos de ícones são particularmente mais interessantes na prática da APS, pois remetem na inserção de uma figura (sorrindo, triste ou de coloração diferente) os desfechos do que se está propondo como intervenção.

Assim, podemos mostrar em uma série de figuras agrupadas, por meio de algo visual, lúdico e de fácil entendimento um conceito de difícil compreensão se apenas falado ou demonstrado em números (Figura 49.3).

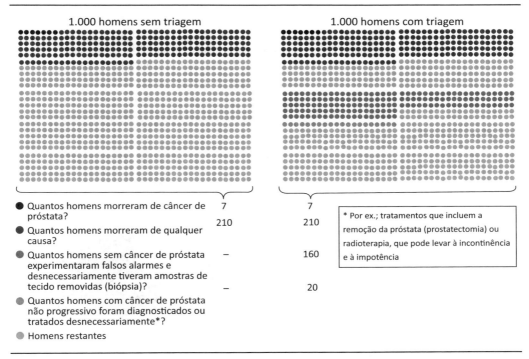

FIGURA 49.3 – Pictograma sobre os desfechos da realização de PSA associado ao toque retal como medida de rastreamento do câncer de próstata em homens acima de 50 anos
Fonte: Ilic et al. Cochrane Database Syst Rev 2013(1). Última atualização: nov. 2017. Disponível em: <www.harding-center.mpg.de/en/fact-boxes>.

Nesse pictograma é possível ilustrar quais os possíveis desfechos de se pedir o PSA e realizar exame de toque da glândula e, utilizando a forma de comunicação centrada na pessoa, principalmente a pactuação de maneira mais global, também se pode explicar o quanto as ações bilaterais podem conter de certeza ou incerteza. É possível quantificar de maneira indireta riscos e benefícios e ambos os envolvidos tomarem a decisão mais conveniente naquele momento[27].

É importante lembrar que a base de todo o processo de comunicação é o Método Clínico Centrado na Pessoa (MCCP)[28] e que o Pictograma funciona como mais uma ferramenta que traz concretude e que nos permite pactuar a escolha pautada no empoderamento e na avaliação mais horizontal possível de risco e benefícios da intervenção e da não intervenção.

Gráfico de diagnóstico versus mortalidade

O Gráfico de Diagnóstico *versus* Mortalidade é outro dos recursos existentes para mostrar a quem assistimos uma nova visão sobre a Prevenção Quaternária. Esse método é menos intuitivo que o pictograma, mas também pode ser útil, principalmente para aqueles cujos números, quando falados, parecem menos consistentes que uma imagem, ainda que mais abstrata que o Pictograma.

Ainda utilizando o exemplo da próstata, é possível demonstrar, por exemplo, o quanto o rastreamento com PSA não tem impacto na diminuição de mortes (Figura 49.4). Com o gráfico, podemos mostrar de uma maneira mais direta que o aumento no diagnóstico precoce do câncer de próstata pelo rastreamento não demonstrou impacto efetivo na diminuição de mortes. Na prática, pelo contrário, gerou sobrediagnóstico, ocasionando impacto na qualidade de vida dos pacientes submetidos a procedimentos invasivos e tratamentos desnecessários. Além disso, a pequena queda da mortalidade ocorrida ao final do século XX e início do século XXI foi resultado de avanços no tratamento do câncer e não ao rastreamento.

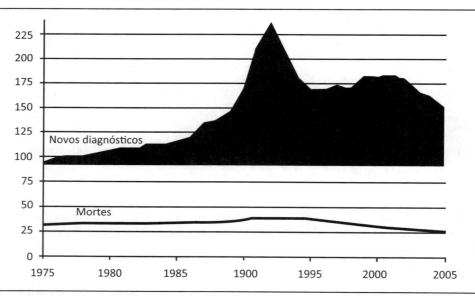

FIGURA 49.4 – Novos diagnósticos de câncer de próstata e mortes por 100 mil homens (1975-2005)[29]
Fonte: Welch HG et al. (2011).

Fortalecendo a prevenção quaternária na equipe da APS: formação profissional continuada e trabalho em rede

A abordagem da Prevenção Quaternária passa por desconstruir paradigmas e, novamente, focar o cuidado na pessoa de quem cuidamos. Apresentar a ideia de que nem sempre o mais caro, mais utilizado, mais moderno ou mais divulgado é o melhor a se fazer, ou mesmo desmistificar algumas verdades incontestáveis que são aprendidas na lógica de vieses ou mesmo na lógica de opiniões de especialistas (nível D de evidência), é algo que suplanta a disseminação do conceito apenas perante os profissionais médicos.

O Médico de Família e Comunidade (MFC) vê sua atuação permeada e conjunta com a multiprofissionalidade, exercendo seu papel lado a lado com outras categorias profissionais responsáveis tanto quanto pelo cuidado. Assim, de nada adianta o MFC estar seguro de que a Prevenção Quaternária deve estar em sua prática se os demais profissionais também não estiverem seguros e aplicando-a no dia a dia.

Enfermeiros, fisioterapeutas, educadores físicos, farmacêuticos, agentes comunitários de saúde, auxiliares administrativos, todos devem estar imbuídos do mesmo ideal e, obviamente, com estofo científico mínimo para não só seguir uma "ditadura da prevenção quaternária", mas entender, questionar, expor suas visões sobre o tema.

Utilizando-se de reuniões de equipe, de estudos científicos ou dos mesmos recursos visuais apresentados anteriormente, é possível formar a equipe e fazer com que o conceito seja compreendido e disseminado.

Não é raro que se mude toda uma cultura organizacional no local de trabalho a ponto de novos projetos de assistência farmacêutica serem desenvolvidos ou otimizados, grupos terapêuticos multiprofissionais (MFC e demais profissionais) serem criados na lógica de desprescrição de medicamentos ou mesmo que o fluxo de acolhimento e seguimento de rotina de profissionais médicos e não médicos tenha que ser redesenhado para contemplar os conceitos de prevenção quaternária.

Exemplos verídicos que podemos citar e cuja mudança impacta diretamente na rotina de trabalho da equipe são:

- **Agente comunitário:** deixa de atrair a população masculina pela "necessidade de realização de análise de PSA a partir dos 50 anos inadvertida em relação ao risco" e passa a investir do cuidado integral do homem, mudando a visão que tem sobre o próprio corpo e sobre o autocuidado.
- **Enfermeiro:** deixa de solicitar exames de *check-up* para os pacientes que passam em consulta inicial de demanda espontânea e passam a correlacionar sintomatologia com diagnósticos de enfermagem.
- **Nutricionista:** deixa de lutar de maneira obcecada pela redução numérica de taxas de colesterol LDL limítrofe para preocupar-se com a qualidade de vida do ponto de vista dos danos clínicos à saúde orgânica e mental da pessoa que o procurou.
- **Médico:** deixa de medicalizar tristeza, insônia por estresse leve e passa a ouvir as causas e utilizar outras vias de tratamento (ainda assim, se medicalizável, evitando tratar sintomatologia associada isoladamente – queimação epigástrica com inibidor de bomba de prótons por tempo indefinido – ou quadro geral com benzodiazepínicos como primeira opção e sem perspectiva de retirada gradual).

Da mesma forma que trabalhamos com a multiprofissionalidade dentro de uma mesma clínica ou unidade básica de saúde, devemos estar cientes de que também trabalhamos em rede, ou seja, conectados a outros serviços de saúde que estão atrelados a outras culturas organizacionais e a outro tipo de entendimento sobre prevenção quaternária.

Tendo em vista a ordenação do Sistema pela APS, seja na lógica do SUS ou dos Sistema Suplementar, devemos exercer (principalmente) os atributos essenciais descritos por Bárbara Starfield[30] em sua plenitude quando tratamos da prevenção quaternária na rede por onde quem cuidamos percorrerá.

O acesso (tanto no sentido de primeiro contato quanto no sentido de estar acessível à resolução de dúvidas e angústias naturais de quem cuidamos) deve ser garantido a qualquer momento, assim como a integralidade para a tomada de decisão tem que ser priorizada. A coordenação do cuidado e a longitudinalidade, no entanto, merecem especial atenção, uma vez que permitem o seguimento do paciente na rede por meio da referência e contrarreferência e também ao longo do tempo. Esses dois últimos atributos essenciais nos dão embasamento para acompanhar o paciente e realizar o chamado "Advocacy", traduzido como o ato de priorizar o melhor para a pessoa que cuidamos[31].

Mais do que nunca, em um mundo em que estar na "rede" significa lidar com uma infindável sorte de interesses, é muito importante que saibamos, enquanto MFCs e profissionais da APS de maneira geral, apoiar de maneira ética e livre de conflitos de interesse quem estamos assistindo em seu percurso sinuoso (e muitas vezes necessário) por outros serviços de saúde, colocando no centro de todo o processo o próprio ser humano cuidado.

Por fim, podemos notar que advogar por quem cuidamos, quebrar paradigmas e construir um pensamento baseado em evidências, na decisão compartilhada, não deve e nem pode ser pautado no regime médico-centrado, mas que, pelo contrário, se capilarizado e concebido o devido empoderamento dos demais profissionais parceiros nos projetos terapêuticos, alcança adesão, potência e abrangência superiores.

Construir a prevenção quaternária na nossa realidade como MFCs passa, certamente, por uma construção da noção de trabalho qualificado em equipe.

Referências

1. Leavell HR, Clark EG. Preventive medicine for the doctor in his community: an epidemiologic approach. 2 ed. New York: McGraw-Hill; 1958. p. 68.
2. Canguilhem G. O normal e o patológico. 5. ed. rev. aum. Rio de Janeiro: Forense Universitária; 2002.
3. Valladão Júnior JBR, Machado LBM. Capítulo 9: Marco Antonio. In: Valladão Júnior JBR, Gusso G, Olmos RD. Medicina de Família e Comunidade – Série Manual do Médico Residente do Hospital das Clínicas da Faculdade de Medicina da Universidade de São Paulo (USP). Atheneu; 2017.
4. Jamoulle M. Information et informatisation en médecine générale. [Computer and computerisation in general practice] in: Les informa-g-iciens. Presses Universitaires de Namur; 1986. p. 193-209.
5. Kuehlein T, Sghedoni D, Visentin G, Gérvas J, Jamoulle M. Quaternary prevention: a task of the general practitioner. Prim Care [Internet] 2010.
6. Valladão Júnior JBR, Olmos RD. Epidemiologia e raciocínio clínico. In: Valladão Júnior JBR, Gusso G, Olmos RD. Medicina de Família e Comunidade – Série Manual do Médico Residente do Hospital das Clínicas da Faculdade de Medicina da Universidade de São Paulo (USP). Atheneu; 2017.
7. Sackett DL. Evidence-based medicine. Semin Perinatol. 1997 Feb;21(1):3-5.
8. Payer L. Disease-mongers: how doctors, drug companies, and insurers are making you feel sick. New York: J. Wiley; 1992.

9. Heath I. Role of fear in overdiagnosis and overtreatment – an essay by Iona Heath. 2014.
10. Gérvas J, Fernández MP. Sano y Salvo y libre de intervenciones médicas innecessarias. Barcelona: Los Libros del Lince; 2013.
11. Redberg RF. Less Is More. Arch Int Medicine 2010;170(7):583-4.
12. ABIM Foundation. Choosing Wisely. Disponível em: http://www.choosingwisely.org.
13. British Medical Journal. Too much medicine. Disponível em: https://www.bmj.com/too-much-medicine.
14. Orme NM, Fletcher JG, Siddiki HA, Harmsen WS, O'Byrne MM, Port JD et al. Incidental findings in imaging research: evaluating incidence, benefit, and burden. Arch Intern Med 2010;170:1525-32.
15. Prasad V, Rho J, Cifu A. The diagnosis and treatment of pulmonary embolism. Arch Intern Med 2012 Apr [Epub ahead of print].
16. Welch G, Black W. Overdiagnosis in cancer. JNCI 2010;102:605-13.
17. Jørgensen K, Gøtzsche P. Overdiagnosis in publicly organized mammography screening programmes: systematic review of incidence trends. BMJ 2009;339:b2587.
18. Black W. Advances in radiology and the real versus apparent effects of early diagnosis. Eur J Radiol 1998;27:116-22.
19. Vaccarella S, Franceschi S, Bray F, Wild CP, Plummer M, Dal Maso L. Worldwide thyroid cancer epidemic? The increasing impact of overdiagnosis. N Engl J Med. 2016. Available from: http://dx.doi.org/10.1056/NEJMp1604412.
20. Moynihan R, Doust J, Henry D. Preventing overdiagnosis: how to stop harming the healthy. BMJ 2012;344:e3502.
21. Prochazka AV, Caverly T. General Health Checks in Adults for Reducing Morbidity and Mortality From Disease Summary Review of Primary Findings and Conclusions. JAMA Intern Med. 2013;173(5):371-372. doi: 10.1001/jamainternmed.2013.3187.
22. Rothschild JM, Bates DW, Leape LL. Preventable medical injuries in older patients. Arch Int Medicine 2000 Oct;160:2717-2728.
23. Jamoulle M. Quaternary prevention: first, do not harm. 2015.
24. Woodruff K. Preventing polypharmacy in older adults. Am Nurs Today. 2010;5(10).
25. Schneider A, Dinant G-J, Szecsenyi J. Stepwise diagnostic work-up in general practice as a consequence of the Bayesian reasoning. German Journal for Evidence and Quality in Health Care 2006;100:121-27.
26. Gigerenzer G, Wegwarth O, Feufel M. Misleading communication of risk. 2010.
27. Watanabe BT, Campos CFC. Habilidades de comunicação. In: Valladão Júnior JBR, Gusso G, Olmos RD. Medicina de Família e Comunidade – Série Manual do Médico Residente do Hospital das Clínicas da Faculdade de Medicina da Universidade de São Paulo (USP). Atheneu; 2017.
28. Stewart M, Brown JB, Weston WW, McWhinney IR, McWilliam CL, Freeman T. Medicina centrada na pessoa: transformando o método clínico. 3 ed. Porto Alegre: Artmed; 2017.
29. Welch HG, Schwartz LM, Woloshin S. Overdiagnosis. Making people sick in the pursuit of health. Beacon Press 2011.
30. Starfield B. Atenção primária: equilíbrio entre necessidades de saúde, serviços e tecnologia. Brasília: Unesco, Ministério da Saúde; 2002. 726 p.
31. Starfield B. Promoting equity in health through research and understanding. Dev. World Bioeth. 2004;4:76-95.

SEÇÃO 9

MEDICAMENTOS

Coordenadoras
- *Fernanda Plessmann de Carvalho* • *Juliana Vasconcellos Galvão da Silveira*

CAPÍTULO 50

Bulário das Principais Medicações da Relação Nacional de Medicamentos Essenciais (Rename)

- *Fernanda Plessmann de Carvalho*
- *Juliana Vasconcellos Galvão da Silveira*

A prescrição de uma conduta médica é o resultado de um ato médico. É vedado a este profissional prescrever tratamento ou outros procedimentos sem exame direto do paciente, salvo em casos de urgência ou emergência e impossibilidade comprovada de realizá-lo, devendo, nessas circunstâncias, fazê-lo imediatamente após cessar o impedimento[1]. Assim, sempre após uma consulta, o médico deverá indicar um tratamento mais adequado para o problema trazido pelo paciente.

Podemos sistematizar as etapas para uma terapêutica específica da seguinte maneira[2]:

- Definição do problema.
- Especificação dos objetivos terapêuticos.
- Seleção do tratamento mais eficaz e seguro para um paciente específico.
- Prescrição, incluindo medidas medicamentosas e não medicamentosas.
- Informação sobre a terapêutica para o paciente.
- Monitoramento do tratamento proposto.

Tomando-se a decisão da prescrição medicamentosa, devemos ter clareza dos dados essenciais na confecção da receita, descritos no Quadro 50.1.

QUADRO 50.1 – Dados essenciais da prescrição médica

- **Cabeçalho:** impresso que inclui nome e endereço do profissional ou da instituição onde trabalha (unidade básica de saúde, clínica ou hospital); registro profissional e número de cadastro de pessoa física ou jurídica, podendo conter, ainda, a especialidade do profissional.

- **Superinscrição:** constituída por nome e endereço do paciente, idade, quando pertinente, e sem obrigatoriedade do símbolo RX, que significa: "receba"; por vezes, esse último é omitido, e, em seu lugar, se escreve: "uso interno" ou "uso externo", correspondentes ao emprego de medicamentos por vias enterais ou parenterais, respectivamente.

- **Inscrição:** compreende o nome do fármaco, a forma farmacêutica e sua concentração.

- **Subscrição:** designa a quantidade total a ser fornecida; para fármacos de uso controlado, essa quantidade deve ser expressa em algarismos arábicos, escritos por extenso, entre parênteses.

- **Adscrição:** é composta pelas orientações do profissional para o paciente.

- Data e assinatura.

Fonte: Manual de orientações básicas para a prescrição médica[3].

Sabemos que um dos entraves para a aderência à prescrição é a falta de condições financeiras de arcar com os custos da medicação. Uma importante ferramenta da qual o médico pode lançar mão é o conhecimento dos medicamentos disponíveis gratuitamente em seu município, fornecendo como alternativa para a aquisição destes.

A Rename e Remume

O Brasil elabora listas oficiais de medicamentos desde 1964, antes mesmo da recomendação e da publicação da lista-modelo de medicamentos feita pela Organização Mundial da Saúde (OMS) em 1978. Inicialmente, as atualizações foram realizadas pela Central de Medicamentos (Ceme), que, a partir da versão elaborada em 1975, passa a receber a denominação Relação Nacional de Medicamentos Essenciais (Rename)[4].

A Política Nacional de Medicamentos (PNM), regulamentada pela Portaria n. 3.916, de 30 de outubro de 1998, primeiro documento norteador para a Assistência Farmacêutica e política de medicamentos publicado pós-criação do Sistema Único de Saúde (SUS), estabeleceu, entre suas diretrizes e prioridades, a adoção e a revisão permanente da Rename, considerando-a ferramenta imprescindível para a promoção do uso racional de medicamentos[4].

A Política Nacional de Assistência Farmacêutica (PNAF), publicada pela Resolução n. 338 do Conselho Nacional de Saúde em 6 de maio de 2004, em consonância com as deliberações da 12ª Conferência Nacional de Saúde e da 1ª Conferência Nacional de Medicamentos e de Assistência Farmacêutica, amplia conceitualmente o escopo de sua atuação para ações de promoção, proteção e recuperação da saúde desenvolvidas no SUS, tendo o medicamento como insumo essencial que deverá ter acesso assegurado, com uso racional. A PNAF ressalta o uso da Rename em um de seus eixos estratégicos, enfatizando a necessidade de sua atualização periódica, para servir como instrumento racionalizador das ações no âmbito da Assistência Farmacêutica[4]. Após um período de descontinuidade na atualização da Rename, o processo foi retomado de forma sistemática pelo Ministério da Saúde em 2005, com a criação da Comissão Técnica e Multidisciplinar de atualização da Rename (Comare), a qual, sob a coordenação do Departamento de Assistência Farmacêutica e Insumos Estratégicos (DAF), passa a revisar e publicar a Rename a partir de sua quinta edição, em 2006[4].

No contexto do acesso a medicamentos no SUS, é importante mencionar os avanços trazidos pela Lei n. 12.401, de 28 de abril de 2011, que altera a Lei n. 8.080, de 19 de setembro de 1990, estabelecendo a assistência terapêutica integral, que consiste na dispensação de medicamentos e produtos de interesse para a saúde, cuja prescrição esteja em conformidade com as diretrizes terapêuticas definidas em protocolo clínico para a doença ou o agravo à saúde a ser tratado, ou, no caso de eles não estarem disponíveis, com base nas relações de medicamentos instituídas pelo gestor federal do SUS. Acerca da incorporação, exclusão ou alteração, pelo SUS, de medicamentos, produtos e procedimentos, bem como a constituição ou a alteração de Protocolos Clínicos e Diretrizes Terapêuticas, a referida Lei estabelece que o Ministério da Saúde seja assessorado pela Comissão Nacional de Incorporação de Tecnologias no SUS (Conitec)[4].

A criação da Conitec, com participação de representantes de distintos setores, além das Secretarias do Ministério da Saúde, do DAF, do Conselho Nacional de Secretários de Saúde (Conass) e do Conselho Nacional de Secretarias Municipais de Saúde (Conasems), constitui-se um avanço ao regulamentar a utilização de critérios transparentes e cientificamente respaldados, ao considerar nas suas avaliações e recomendações sobre medicamentos as evidências científicas sobre a eficácia, a acurácia e a efetividade. A Rename é utilizada como base para a elaboração das listas de medicamentos estaduais e municipais (Remume – Relação Municipal de Medicamentos) e trata-se de uma base fundamental para a orientação da prescrição e armazenamento no SUS[4].

Aos municípios cabe, dentre outras atribuições definidas na PNM, elaborar a Relação Municipal de Medicamentos Essenciais (Remume), com base na Rename, a partir das necessidades decorrentes do perfil nosológico da população, assegurando suprimento dos medicamentos destinados à atenção básica à saúde de sua população, integrando sua programação à do estado, visando garantir o abastecimento de forma permanente e oportuna, bem como adquirir, além dos produtos destinados à atenção básica, outros medicamentos essenciais que estejam definidos no Plano Municipal de Saúde[5].

Seguem abaixo informações sobre apresentação, indicação e alertas (cuidados gerais, riscos na lactação e gravidez) das principais medicações encontradas na Remume das principais capitais do Brasil (Quadro 50.2).

QUADRO 50.2 – Informações sobre medicações

Medicação	Apresentações	Indicações	Alertas
Albendazol	• Comprimidos mastigáveis de 400 mg • Suspensão oral 40 mg/ml	• Atua contra *Ascaris lumbricoides, Enterobius vermiculares, Necator americanus*, larva *migrans* cutânea, larva *migrans* visceral, *Ancylostoma caninum, Ancylostoma duodenale, Trichuris trichiura, Strongyloides stercoralis, Taennia sp, Hymenolepis nana, Mansonella perstans, Chlonorchis sinensis, Opisthorchis viverrini, Giardia lamblia, Gongylonema sp, Cystircercus cellulosae*. Usado no tratamento da neurocisticercose, parenquimatosa causada pela *Taenia solium* e o dos cistos hidáticos hepáticos, pulmonar e peritoneal causados pelo *Echinococcus granulous*.	• Risco na gravidez: C. • Lactação: excreção no leite materno desconhecida. • Recomenda-se o monitoramento da presença de ovos na amostra de fezes por 3 semanas após o tratamento. • Não se recomenda o uso em crianças menores de 2 anos.
Alendronato de sódio	• Comprimidos de 10 e 70 mg	• Prevenção e/ou tratamento da osteoporose em mulheres após a menopausa; tratamento da osteoporose em homens; doença de Paget em pacientes sintomáticos com risco de futuras complicações ou com fosfatase alcalina elevada; tratamento de osteoporose induzida por glicocorticoide em homens e mulheres com baixa densidade óssea.	• Risco na gravidez: C. • Lactação: excretado no leite materno. • Recomenda-se monitorar a fosfatase alcalina, cálcio, fósforo sérico e condições hormonais antes da terapia, monitorizar a taxa de fratura e densidade mineral óssea (no início e após 6 a 12 meses de tratamento combinado de glicocorticoide e alendronato).
Alopurinol	• Comprimidos de 100 e 300 mg	• Prevenção de crise de artrite e nefropatias gotosas; tratamento e hiperuricemia secundária que pode ocorrer durante o tratamento de tumores ou leucemia; prevenção da recorrência de cálculos de oxalato de cálcio.	• Risco na gravidez: C. • Lactação: excretado no leite materno. Usar com cautela. • Recomenda-se monitorizar: hemograma completo, níveis séricos de ácido úrico, função hepática e renal.

(Continua)

(Continuação)

QUADRO 50.2 – Informações sobre medicações

Medicação	Apresentações	Indicações	Alertas
Amiodarona	• Comprimidos de 200 mg	• Tratamento da fibrilação ventricular recorrente potencialmente letal ou taquicardia supraventricular refratária a outros agentes antiarrítmicos ou em pacientes intolerantes e outros agentes utilizados nessas condições.	• Risco na gravidez: D. • Lactação: excretado no leite materno. Uso não recomendado. • Recomenda-se monitorizar pressão arterial, frequência cardíaca, função hepática, eletrólitos. • Observar sinais de letargia, edema de mão e pés, perda de peso, toxicidade pulmonar. • Recomenda-se ajuste de dose se houver comprometimento hepático.
Amitriptilina	• Comprimidos com 10, 25 e 75 mg	• Tratamento dos sintomas da depressão, enurese noturna, analgesia em condições patológicas, como dores neuropáticas e enxaqueca.	• Risco na gravidez: C. • Lactação: excretado no leite. Uso não recomendado. • Recomenda-se monitorar a pressão arterial e frequência cardíaca antes e durante a terapia inicial.
Amoxicilina	• Cápsulas ou comprimidos de 500 mg • Suspensão de 250 mg/ml	• Tratamento de infecção causada por microrganismo suscetível, otite média, sinusite, infecções do trato respiratório, pele e trato urinário. • Profilaxia de endocardite infecciosa em pacientes submetidos a procedimentos cirúrgicos ou odontológicos. • Parte de esquema combinado para erradicação do *H. pylori*.	• Risco na gravidez: B. • Lactação: excretado no leite. Uso compatível. • Observar sinais de anafilaxia na primeira dose.
Anlodipino	• Comprimidos de 2,5, 5 e 10 mg	• Tratamento da hipertensão arterial, insuficiência cardíaca, angina crônica estável e angina vasoespástica.	• Risco na gravidez: C. • Lactação: excreção no leite materno não conhecida. Uso não recomendado. • Recomenda-se monitorar a frequência cardíaca, pressão arterial e edema periférico. • Recomenda-se ajustar a dose quando há comprometimento hepático.

(Continua)

(Continuação)

QUADRO 50.2 – Informações sobre medicações

Medicação	Apresentações	Indicações	Alertas
Atenolol	• Comprimidos de 50 e 100 mg	• Tratamento da hipertensão arterial, *angina pectoris*, arritmias cardíacas e tratamento após infarto agudo do miocárdio.	• Risco na gravidez: D. • Lactação: excretado no leite materno. Uso com cautela. • Recomenda-se monitorar a frequência cardíaca e pressão arterial. • Ocasionalmente pode gerar aumento nos níveis de glicemia e diminuição de HDL.
Azitromicina	• Comprimidos de 500 e 1.000 mg • Cápsulas de 250 mg • Suspensão de 40 mg/ml	• Tratamento de infecções no trato respiratório inferior, infecção de pele e tecidos moles, otite média, infecção do trato respiratório superior, infecções sexualmente transmissíveis, infecções genitais não complicadas.	• Risco na gravidez: B. • Lactação: excretado no leite materno. • Recomenda-se monitorar função hepática e hemograma. • Recomendam-se ajustes de doses em pacientes com comprometimento renal e hepático.
Beclometasona oral	• *Spray* 50 e 250 µg/jato	• Tratamento e manutenção profilática da asma (inclui os pacientes que necessitam de corticosteroide e aqueles que podem se beneficiar da redução da dose ou da eliminação de corticosteroide administrado por via sistêmica).	• Risco na gravidez: C. • Lactação: excreção no leite materno. Usar com cautela.
Benzilpenicilina Benzatina	• Frasco-ampola com 600.000 UI e 1.200.000 UI	• Tratamento de infecções leves a moderadamente graves causadas por organismos sensíveis a baixas concentrações de penicilina G, profilaxia de infecções causadas por organismos sensíveis a baixas concentrações de penicilina G, tratamento de sífilis, combate de alguns organismos gram-positivos e gram-negativos, alguns anaeróbios e espiroquetas.	• Risco na gravidez: B. • Lactação: excretada no leite materno. Uso compatível. • Recomenda-se observar sinais e sintomas de anafilaxia durante a primeira dose.

(Continua)

SEÇÃO 9 | MEDICAMENTOS

(Continuação)

QUADRO 50.2 – Informações sobre medicações

Medicação	Apresentações	Indicações	Alertas
Benzoilmetronidazol	• Suspensão oral de 40 mg/ml	• Tratamento de giardíase e amebíase.	• Risco na gravidez: B. • Lactação: excretado no leite materno. Uso não recomendado.
Biperideno	• Comprimidos de 2 e 4 mg	• Adjuvante no tratamento da doença de Parkinson, controle dos sintomas extrapiramidais secundários e antipsicótico.	• Risco na gravidez: C. • Lactação: excreção no leite materno. Uso não recomendado. • Monitorar possíveis efeitos anticolinérgicos.
Bupropiona	• Comprimidos de 150 mg	• Tratamento de depressão, incluindo distúrbio afetivo sazonal, adjuvante no tratamento da dependência do tabagismo.	• Risco na gravidez: C. • Lactação: excretado no leite materno. Uso não recomendado.
Captopril	• Comprimidos de 25 e 50 mg	• Tratamento da hipertensão arterial, insuficiência cardíaca congestiva, disfunção ventricular esquerda após infarto do miocárdio, nefropatia diabética.	• Riscos na gravidez: C (primeiro trimestre); D (segundo e terceiro trimestre). • Lactação: excretado no leite materno. Uso não recomendado. • Recomenda-se monitorar a creatina e proteinúria.
Carbamazepina	• Comprimidos de 200 e 400 mg • Suspensão de 20 mg/ml	• Tratamento de crises convulsivas parciais com sintomatologia complexa, crises convulsivas generalizadas clônico-tônicas, crises convulsivas de padrão misto, neuralgia do trigêmeo, episódios agudos de mania e mistos associados ao distúrbio bipolar.	• Risco na gravidez: D. • Lactação: excretado no leite materno. Uso não recomendado. • Recomenda-se monitorar hemograma com contagem plaquetária, ferro sérico, perfil lipídico e função hepática.
Carbonato de cálcio	• Comprimidos de 500 mg • Comprimidos efervescentes de 250, 600 e 800 mg	• Tratamento e prevenção da osteoporose, usado para aumento da necessidade de cálcio durante a gravidez e lactação. • Em crianças e adolescentes: usar nos períodos de crescimento rápido, quando há ingestão inadequada de cálcio na dieta, em má nutrição ou subnutrição, suplemento com vitamina D no tratamento de raquitismo e na osteomalácia.	• Risco na gravidez: C. • Lactação: excretado no leite materno. Uso seguro. • Recomenda-se ajuste de dose quando há comprometimento renal.

(Continua)

(Continuação)

QUADRO 50.2 – Informações sobre medicações

Medicação	Apresentações	Indicações	Alertas
Carbonato de lítio	• Comprimidos de 300 e 450 mg	• Indicado de transtornos afetivos bipolares, tratamento de mania em indivíduos com transtorno bipolar (o tratamento de manutenção previne ou diminui a intensidade dos episódios subsequentes). • Profilaxia na enxaqueca histamínica, auxiliar no tratamento de depressão unipolar, usando em associação com antidepressivos tricíclicos.	• Risco na gravidez: D. • Lactação: excretado no leite. Uso contraindicado. • Recomenda-se monitorar os níveis séricos de lítio a cada 4 ou 5 dias na terapia inicial. • Recomenda-se monitorizar funções hepática, tireoidiana e cardiovascular, eletrólitos, hemograma, urinálise, condição hídrica e sinais de toxicidade. • Recomenda-se solicitar Beta-HCG para todas as mulheres em idade fértil.
Carvedilol	• Comprimidos de 3,25, 6,25, 12,5 e 25 mg	• Tratamento da insuficiência cardíaca leve a grave causada por isquemia ou miocardiopatia, disfunção ventricular esquerda após infarto do miocárdio, controle da hipertensão arterial.	• Risco na gravidez: C. • Lactação: excreção no leite materno desconhecida. Uso não recomendado. • Recomenda-se monitorar frequência cardíaca, pressão arterial, prova de função renal e função hepática.
Cefalexina	• Comprimidos de 375, 500, 750 e 1.000 mg • Suspensão 50 mg/ml e 100 mg/ml	• Tratamento de infecções de vias aéreas respiratórias, otite média, infecções de pele, ósseas, e trato geniturinário (prostatite aguda), terapia alternativa para profilaxia de endocardite infecciosa aguda.	• Risco na gravidez: B. • Lactação: excreta pequena quantidade no leite materno. Usar com cautela. • Recomenda-se monitorar funções renal, hepática, hematológica (na terapia prolongada). • Recomenda-se ajuste de dose quando há comprometimento renal.
Ceftriaxona	• Frasco-ampola de 250, 500 e 1.000 mg	• Tratamento de infecções de vias áreas inferiores, otite média bacteriana aguda, infecções de pele e de estruturas cutâneas, infecções ósseas e articulares, infecções intra-abdominais e do trato urinário, doença inflamatória pélvica, blenorragia não complicada, septicemia bacteriana e meningite. • Pode ser usada na profilaxia cirúrgica.	• Risco na gravidez: B. • Lactação: excretada no leite materno. Usar com cautela. • Recomenda-se observar reações de anafilaxia. • Recomenda-se alterar dose em pacientes com comprometimento renal grave. • Essa medicação pode formar complexo de cálcio e acarretar uma possível precipitação, causando danos fatais pulmonares e renais em pacientes neonatos a termo e prematuros.

(Continua)

(Continuação)

QUADRO 50.2 – Informações sobre medicações

Medicação	Apresentações	Indicações	Alertas
Cetoconazol	• *Shampoo* e creme dermatológico de 20 mg/ml • Comprimido de 200 mg	• Tratamento dermatológico para *Tinea corporis*, *Tinea cruris*, *Tinea versicolor*, candidíase cutânea e dermatite seborreica. • VO: Tratamento de infecções fúngicas suscetíveis (candidíase, monolíase oral, blastomicose, histoplasmose, coccidioidomicose, coccidioidomicose cromossômica, candiúria, candidíase mucocutânea crônica, dermatofitoses recalcitrantes).	• Risco na gravidez: C. • Lactação: excretado no leite materno. Uso não recomendado.
Ciprofloxacina	• Solução oftalmológica 0,3% • Comprimidos de 250, 500 e 750 mg	• Tratamento de infecções oculares superficiais (úlcera de córnea, conjuntivite) causadas por cepas suscetíveis. • VO: Tratamento de infecções do trato urinário, cistite aguda não complicada, prostatite bacteriana crônica, infecção de vias aéreas inferiores, sinusite aguda, infecções cutâneas, ósseas e articulares, infecções intra-abdominais complicadas, diarreia infecciosa, febre tifoide causada pela *Salmonella typhi*, blenorragia cervical e uretral não complicada, pneumonia nosocomial, bacteremia e septicemia.	• Risco na gravidez: C. • Lactação: excretada no leite materno. Uso não recomendado. • Recomenda-se monitorar hemograma, funções hepática e renal. • Recomenda-se ajuste de dose quando há comprometimento renal.
Claritromicina	• Comprimidos de 250 a 500 mg. • Suspensão 25 mg/ml e 50 mg/ml	• Tratamento de infecções de vias áreas superiores e inferiores, infecções de pele e tecidos moles causadas por microrganismos sensíveis a Claritromicina, úlcera duodenal causada por *H. Pylori* em esquema com outros medicamentos.	• Risco na gravidez: C. • Lactação: excretada no leite materno. Usar com cautela. • Recomenda-se monitorar funções hematológicas, hepática e renal. • Recomenda-se ajuste de dose quando há comprometimento hepático e renal.

(Continua)

(Continuação)

QUADRO 50.2 – Informações sobre medicações

Medicação	Apresentações	Indicações	Alertas
Clomipramina	• Comprimidos de 10 e 25 mg	• Tratamento de transtorno obsessivo compulsivo, fobia e transtorno de pânico, depressão maior, transtorno dimórfico corporal, ejaculação precoce, dores crônicas e enurese noturna.	• Risco na gravidez: C. • Lactação: excretada no leite materno. Uso não recomendado. • Recomenda-se monitorar a frequência cardíaca em pacientes com risco cardiovascular, função hepática em pacientes com comprometimento hepático, ideação suicida no começo da terapia. • Recomenda-se evitar a monoterapia em pacientes com distúrbio bipolar.
Clonazepam	• Comprimidos de 0,5 e 2 mg • Solução com 2,5 mg/ml	• Tratamento do distúrbio do pânico com ou sem agorafobia, pode ser usado isoladamente ou como adjuvante no tratamento de crises convulsivas tipo variante do petit mal (síndrome de Lennox-Gastaut), acinéticas e mioclônicas, crises do tipo Petit mal não responsivas a succimidas, estado de mal epiléptico, tratamento de transtorno afetivo bipolar, depressão maior, tratamento de acatisia, síndrome das pernas inquietas, síndrome da boca ardente.	• Risco na gravidez: D. • Lactação: excretado no leite materno. Uso não recomendado. • Recomenda-se monitorar hemograma, prova de função hepática e observar a sedação excessiva.
Clorpromazina	• Comprimidos de 25 a 100 mg • Gotas de 40 mg/ml	• Tratamento para controle de mania, esquizofrenia, alívio da agitação e apreensão antes da cirurgia, controle do tratamento de porfiria aguda intermitente, controle de náuseas e vômitos, adjuvante no tratamento de tétano, soluços intratáveis, beligerância e/ou comportamento explosivo hiperexcitável em crianças de 1 a 12 anos de idade e no tratamento de curto prazo de crianças hiperativas.	• Risco na gravidez: C. • Lactação: excretada no leite materno. Uso não recomendado. • Recomenda-se monitorar a glicemia, hemoglobina glicada, índice de massa corpórea, perfil lipídico e observar estado mental, escala de movimentos involuntários e sintomas extrapiramidais.

(Continua)

(Continuação)

QUADRO 50.2 – Informações sobre medicações

Medicação	Apresentações	Indicações	Alertas
Dexametasona	• Creme 1 mg/ml • Comprimidos de 4 mg • Elixir 0,1 mg/ml	• Creme: Tratamento de dermatoses, prurido anogenital inespecífico, dermatoses alérgicas como dermatites de contato, dermatite atópica (eczema alérgico), neurodermatite, prurido com liquenificações, dermatite eczematoide, eczema alimentar, eczema infantil e dermatite actínica, tratamento sintomático de dermatite seborreica, miliária, impetigo, queimadura de sol, picada de inseto e otite externa (desde que não haja perfuração da membrana do tímpano). • VO: tratamento de doenças de origem alérgica, dermatológica, endócrina, hematológica, inflamatória, renal, respiratória, reumática autoimune, neoplásica ou no sistema nervoso.	• Risco na gravidez: C (tem sido utilizada para maturação pulmonar de feto em pacientes com trabalho de parto prematuro). • Lactação: excreção no leite materno. Usar com cautela. • Recomenda-se monitorar estado mental, hemoglobina, perda oculta de sangue, potássio e glicose séricos. • Se a terapia for prolongada, recomenda-se fazer exames oftalmológicos.
Diazepam	• Comprimidos de 5 e 10 mg	• Tratamento dos distúrbios de ansiedade, indutor do sono, sintomas de abstinência do álcool, relaxante da musculatura esquelética, tratamento de distúrbios comiciais e anticonvulsivante.	• Risco na gravidez: D. • Lactação: excretado no leite materno. Uso contraindicado. • Recomenda-se monitorar condições respiratória, cardiovascular e mental. • Recomenda-se observar possível hipotensão ortostática. • Recomenda-se ajustar a dose em casos de cirrose e evitar uso na hepatopatia grave e/ou aguda. • Utilizar com cautela em pacientes debilitados, idosos, com comprometimento renal e depressão.

(Continua)

(Continuação)

QUADRO 50.2 – Informações sobre medicações

Medicação	Apresentações	Indicações	Alertas
Diclofenaco	• Comprimidos de 50, 75 e 100 mg • Supositórios de 50 mg	• Tratamento agudo e crônico da artrite reumatoide, osteoartrite, espondilite anquilosante, artralgias, dismenorreia primária e outros processos inflamatórios.	• Riscos na gravidez: C e D (a partir do 3º trimestre). • Lactação: excreção no leite materno desconhecida. Uso não recomendado. • Recomenda-se monitorar hemograma completo, enzimas hepáticas, débito urinário, creatinina sérica, verificar se existe perda de sangue oculto, hemoglobina e hematócrito. • Não se recomenda o uso dessa medicação em pacientes com nefropatia ou comprometimento renal.
Digoxina	• Comprimido de 0,25 mg • Elixir pediátrico de 50 mg/ml	• Tratamento de insuficiência cardíaca congestiva, redução da frequência ventricular em taquiarritmias como fibrilação arterial, *flutter* atrial e taquicardia supraventricular (taquicardia atrial paroxística) e choque cardiogênico.	• Risco na gravidez: C. • Lactação: excretada no leite materno. • Recomenda-se monitorar função renal, frequência e ritmos cardíacos por meio de eletrocardiograma periódico (para avaliar os efeitos desejados e possível toxicidade da medicação). • Acompanhar a possível diminuição de potássio e magnésio e aumento de cálcio.
Dimenidrinato + Piridoxina	• Gotas 1 mg/gota	• Tratamento antiemético, antivertigem por cinetose, distúrbios labirínticos ou do sistema nervoso central, enjoo gravídico, vômito pós-operatório.	• Risco na gravidez: pode ser usado em gestantes com enjoo principalmente no primeiro trimestre. • Lactação: excreção no leite desconhecida. Usar com cautela.
Dipirona	• Comprimidos de 500 e 1.000 mg • Gotas 50 mg/ml • Supositórios de 300 e 1.000 mg	• Analgésico e antipirético.	• Risco na gravidez: C (não usar no 1º e 3º trimestre). • Lactação: excretada no leite. Uso contraindicado. • Pode aumentar a nefrotoxicidade.

(Continua)

(Continuação)

QUADRO 50.2 – Informações sobre medicações

Medicação	Apresentações	Indicações	Alertas
Doxazosina	• Comprimidos de 2 e 4 mg	• Tratamento da hipertensão arterial e da hiperplasia prostática benigna (obstrução do fluxo urinário e/ou sintomas irritativos e obstrutivos), causa alívio sintomático rápido. Pode ser utilizado em combinação com a finasterida.	• Risco na gravidez: C. • Lactação: excreção no leite materno desconhecida. Uso não recomendado. • Recomenda-se monitorar pressão arterial na posição sentado/deitado e em pé. • Pode ocorrer síncope em até 90 minutos após a dose inicial. • Antes de administrar a medicação, deve-se descartar a possibilidade de câncer de próstata.
Enalapril	• Comprimidos de 2,5, 5, 10 e 20 mg	• Tratamento da hipertensão arterial moderada a grave, tratamento da insuficiência cardíaca congestiva e disfunção ventricular esquerda após infarto no miocárdio.	• Riscos na gravidez: C e D (a partir do 2º trimestre). • Lactação: excreção no leite materno desconhecida. Uso não recomendado. • Recomenda-se monitorar exames laboratoriais, creatinina, eletrólitos e funções hematológicas.
Enoxaparina	• Seringas de 20, 40, 60, 80 e 100 mg	• Tratamento e prevenção da trombose pulmonar e trombose venosa profunda aguda.	• Risco na gravidez: B. • Lactação: excreção no leite materno desconhecida. • Recomenda-se monitorar plaquetas, sangue oculto e atividade antifator Xa quando possível, TP e TPTA.
Escopolamina	• Solução de 10 mg/ml	• Adjuvante no tratamento da síndrome do cólon irritável, profilaxia e tratamento de cinetose, tratamento de espasmo, tratamento de espasmo de musculatura lisa e trato geniturinário e trato gastrintestinal. • Medicação pré-anestésica, como entissialogogo e antiarrítmico. • Indicado também na midríase pós-operatória, uveíte anterior e alguns glaucomas secundários.	• Risco na gravidez: C. • Lactação: não há segurança estabelecida do uso da medicação em lactação. • Atentar para risco de superdosagem em idosos e em crianças, podem ocorrer reações psicóticas agudas.

(Continua)

(Continuação)

QUADRO 50.2 – Informações sobre medicações

Medicação	Apresentações	Indicações	Alertas
Espiramicina	• Cápsula de 500 mg	• Tratamento de infecções do trato respiratório, da cavidade bucal, da pele e de tecidos moles causados por organismos suscetíveis, toxoplasmose. *N. gonorrhoeae*: alternativa de tratamento de blenorragia em pacientes alérgicos à penicilina.	• Risco na gravidez: não especificado. • Lactação: excreção no leite materno. Compatível.
Espironolactona	• Comprimidos de 25, 50 e 100 mg	• Tratamento da hipertensão arterial, insuficiência cardíaca congestiva, edema associado à excreção excessiva de aldosterona, hiperaldosteronismo primário, hipocalemia, cirrose hepática acompanhada por edema ou ascite.	• Riscos na gravidez: C/D para a hipertensão arterial induzida pela gestação, geralmente é evitada durante a gestação devido ao risco teórico de que a diminuição do volume plasmático pode causar insuficiência placentária. • Lactação: excretada no leite materno. Uso não recomendado. • Recomenda-se monitorar pressão arterial, eletrólitos séricos, função renal, controle diário de peso. • O efeito diurético pode demorar de 2 a 3 dias e o efeito anti-hipertensivo de 2 a 3 semanas para ser observado.
Estriol	• Creme vaginal 1%	• Atrofia do trato geniturinário relacionado à deficiência estrogênica, tratamento de queixas como dispareunia, ressecamento e prurido genital. • Terapia pré e pós-operatória em mulheres pós-menopausa submetidas à cirurgia vaginal. • Auxiliar no diagnóstico em caso de esfregaço cervical atrófico duvidoso.	• Risco na gravidez: contraindicado na gestação. • Lactação: excretada no leite materno e pode diminuir a produção de leite. • Recomenda-se observar náuseas, vômitos e sangramento vaginal.

(Continua)

(Continuação)

QUADRO 50.2 – Informações sobre medicações

Medicação	Apresentações	Indicações	Alertas
Estrogênios conjugados	• Creme vaginal 0,625 mg • Comprimidos 0,625 e 0,3 mg	• Tratamento de sintomas vasomotores relacionados à menopausa, prevenção e controle da osteoporose na pós-menopausa, hipoestrogenismo devido a hipogonadismo ou insuficiência ovariana primária, tratamento da atrofia vulvar e vaginal.	• Risco na gravidez: contraindicado na gestação. • Lactação: excretada no leite materno. Uso contraindicado. • Há aumento do risco de doenças da vesícula e anormalidades visuais em usuárias de estrogênio, portanto é importante monitorar. • Recomenda-se muita cautela com pacientes de hipertrigliceridemia preexistente, pois casos raros de aumento excessivo de triglicerídeos evoluíram para pancreatite. • Recomenda-se descontinuar o tratamento caso haja recorrência de icterícia colestática em pacientes com história anterior da doença.
Etionamida	• Comprimidos de 250 mg	• Tratamento da tuberculose (em associação com outros quimioterápicos, após a falência com quimioterápicos primários), tratamento da hanseníase (em associações com outros quimioterápicos) e tratamento da meningite tuberculosa e infecções micobacterianas atípicas.	• Risco na gravidez: C. • Lactação: excreção no leite materno desconhecida. Usar com cuidado. • Recomenda-se que os pacientes em uso deste esquema contendo etionamida sejam submetidos a exames regulares da função hepática e oftalmológicos. • Se houver sintomas de neuropatia periférica, administrar piridoxina 50 a 100 mg/dia VO.
Fenitoína	• Comprimidos de 100 mg • Suspensão oral de 20 mg/ml	• Tratamento de crise convulsivas generalizadas clônico-tônicas (grande mal) e de crises convulsivas parciais complexas. Previne as crises convulsivas após traumatismo cranioencefálico/neurocirurgia.	• Risco na gravidez: D (foram relatadas malformações congênitas e casos de processos malignos e defeitos na coagulação do neonato). • Lactação: excretada no leite materno. Compatível. • Recomenda-se monitorar pressão arterial, hemograma, níveis plasmáticos de fenitoína e função hepática.

(Continua)

(Continuação)

QUADRO 50.2 – Informações sobre medicações

Medicação	Apresentações	Indicações	Alertas
Fenobarbital	• Comprimido de 100 mg • Solução de 40 mg/ml	• Tratamento de crises convulsivas generalizadas tônico-clônicas e crises convulsivas parciais. • Age também como sedativo.	• Risco na gravidez: D. • Lactação: excretado no leite materno. Uso com cuidado. • Recomenda-se monitorar as concentrações séricas do fenobarbital, hemograma, função hepática, estado mental e atividade comicial.
Fenoterol	• Comprimido de 2,5 mg • Aerossol 0,1 mg/dose • Gotas de 5 mg/ml • Xarope de 0,25 e 0,5 mg/ml	• Tratamento e prevenção de sintomas de doenças pulmonares obstrutivas reversíveis (asma e broncospasmo agudo), bronquite crônica e enfisema.	• Risco na gravidez: C (seu uso pode interferir na contratilidade uterina). • Lactação: excretada no leite materno. Uso não recomendado.
Fluconazol	• Cápsulas de 50, 100 e 150 mg	• Tratamento de candidíase (vaginal, orofaríngea, esofágica, infecção do trato urinário, peritonite, pneumonia e infecções sistêmicas), meningite criptocócica, profilaxia antifúngica em receptores de transplante de medula óssea alogênico.	• Risco na gravidez: C (uso de altas doses pode ser teratogênico). • Lactação: excreção no leite materno. Uso não recomendado. • Recomenda-se o controle periódico de prova de função hepática (TGO, TGP, fosfatase alcalina) e das provas de função renal, potássico sérico. • Medicamento pouco eficaz em neutropênicos, imunodeprimidos e na aids, neste caso dar preferência ao uso de anfotericina.
Fluoxetina	• Comprimidos revestidos • Cápsulas de 10, 20 e 30 mg	• Tratamento do distúrbio depressivo maior, tratamento da compulsão alimentar e do vômito em pacientes com bulimia nervosa moderada e grave, tratamento do transtorno obsessivo compulsivo, tratamento do distúrbio do pânico com ou sem agorafobia.	• Risco na gravidez: C. • Lactação: excretada no leite materno. Uso não recomendado. • Recomenda-se monitorar pressão arterial e frequência cardíaca antes e durante a terapia inicial. • Deve-se avaliar estado mental, ideação suicida. • Recomenda-se monitorar o peso e eletrocardiograma.

(Continua)

(Continuação)

QUADRO 50.2 – Informações sobre medicações

Medicação	Apresentações	Indicações	Alertas
Furosemida	• Comprimidos de 40 mg • Solução de 100 mg/ml	• Tratamento do edema associado à insuficiência cardíaca congestiva, à hepatopatia ou à nefropatia. • Pode ser utilizado no tratamento da hipertensão arterial isoladamente ou em combinação com outros anti-hipertensivos.	• Risco na gravidez: C. • Lactação: excreção no leite materno. • Recomenda-se monitorar a pressão arterial, hipotensão ortostática, eletrólitos séricos, função renal e peso. • Em doses altas, recomenda-se monitorar a audição.
Glibenclamida	• Comprimidos de 5 mg	• Tratamento de diabetes *mellitus* 2.	• Riscos na gravidez: B/C. • Lactação: não excretado no leite materno, informar o pediatra do uso. • Sugere-se monitorar os sinais e sintomas de hipoglicemia, glicemia de jejum e hemoglobina glicada. • Deve-se evitar o uso em hepatopatia grave.
Glicazina	• Comprimidos de 30, 60 e 80 mg	• Tratamento de diabetes *mellitus* 2.	• Risco na gravidez: não estipulado, outros agentes similares são categorizados como C. • Lactação: excreção no leite materno desconhecida. Usar com cautela. • Sugere-se monitorar os sinais e sintomas de hipoglicemia, glicemia de jejum e hemoglobina glicada. • Deve-se evitar o uso em hepatopatia grave.
Haloperidol	• Comprimidos de 1 e 5 mg • Gotas de 2 mg/ml	• Tratamento da esquizofrenia e sintomas psicóticos, controle de tiques motores e sonoros da síndrome de Tourette em crianças e adultos, tratamento de criança com problemas comportamentais.	• Risco na gravidez: C. • Lactação: excretado no leite materno. Uso não recomendado. • Recomenda-se monitorar funções hematológicas e hepática.

(Continua)

(Continuação)

QUADRO 50.2 – Informações sobre medicações

Medicação	Apresentações	Indicações	Alertas
Haldol Decanoato	• Solução injetável com 70, 52 mg/ml (equivalente a 50 mg de haloperidol	• Tratamento de esquizofrenia, controle de tiques motores e sonoros da síndrome de Tourette em crianças e adultos com problemas comportamentais.	• Risco na gravidez: C. • Lactação: excretado no leite materno. Uso não recomendado. • Recomenda-se monitorar perfil lipídico, estado mental, sintomas extrapiramidais, glicemia de jejum, hemoglobina glicada, peso, escala de movimentos involuntários.
Hidroclorotiazida	• Comprimidos de 250 e 500 mg	• Infecções do trato respiratório superior e inferior, incluindo sinusite, exacerbação aguda de bronquite e pneumonia; infecções de pele e tecido subcutâneo (impetigo, abscessos, furunculose, celulite e erisipela), infecções do trato urinário, incluindo pielonefrite, osteomielite.	• Risco na gravidez: C. • Lactação: excreção no leite materno desconhecida. Uso não recomendado. • Recomenda-se avaliar relação risco/benefício em casos de reação de fotossensibilidade ou fototoxicidade, desordens do SNC ou predisposição a convulsões, histórico de doença gastrintestinal, diminuição da função renal e diabetes *mellitus*. • Ajustar a dose na insuficiência renal.
Levodopa + Benserazida	• Levodopa 100 mg + Cloridrato de Benserazida 25 mg em comprimidos, cápsulas ou drágeas • Levodopa 200 mg + Cloridrato de Benserazida 50 mg em comprimidos, cápsulas ou drágeas	• Tratamento da doença de Parkinson (com exceção do parkinsonismo induzido por drogas).	• Risco na gravidez: X. • Lactação: pode inibir a lactação. Excreção no leite materno desconhecida. Usar com cautela. • Recomenda-se monitorizar hemograma, funções renal e hepática, função cardiovascular. • Nos pacientes diabéticos recomenda-se monitorar a glicemia, pois o paciente pode necessitar de ajustes na dose dos hipoglicemiantes. • A medicação deve ser interrompida pelo menos 8 horas antes de anestesias com narcóticos.

(Continua)

(Continuação)

QUADRO 50.2 – Informações sobre medicações

Medicação	Apresentações	Indicações	Alertas
Levofloxacina	• Comprimidos de 250 e 500 mg	• Infecções do trato respiratório superior e inferior, incluindo sinusite, exacerbação aguda de bronquite e pneumonia; infecções de pele e tecido subcutâneo (impetigo, abscessos, furunculose, celulite e erisipela); infecções do trato urinário, incluindo pielonefrite; osteomielite.	• Risco na gravidez: C. • Lactação: excreção no leite materno desconhecida. Uso não recomendado. • Recomenda-se avaliar relação risco/benefício em casos de reação de fotossensibilidade ou fototoxicidade, desordens do SNC ou predisposição a convulsões, histórico de doença gastrintestinal, diminuição da função renal e diabetes *mellitus*. • Recomenda-se ajustar a dose na insuficiência renal.
Levonorgestrel	• Comprimidos de 1,5 mg	• Prevenção de gravidez em relações desprotegidas ou estupro.	• Risco na gravidez: X. • Lactação: excretado no leite materno, compatível. • Observar sangramento menstrual prolongado e amenorreia.
Levonorgestrel + Etinilestradiol	• Comprimidos de 0,15 mg de levonorgestrel e 0,03 mg de etinilestradiol	• Prevenção de gravidez.	• Risco na gravidez: X. • Lactação: excretado no leite materno. • Deve-se descartar a possibilidade de gravidez antes de iniciar o uso. • Recomenda-se monitorar sinais e sintomas de distúrbios tromboembólicos. • Não iniciar no pós-parto por 4 a 6 semanas, pelo risco de tromboembolia.
Levotiroxina sódica	• Comprimidos de 25 mcg, 50 mcg, 75 mcg, 100 mcg, 125 mcg, 150 mcg, 175 mcg	• Terapia de reposição ou de suplementação no hipotireoidismo, supressão hipofisária de TSH.	• Risco na gravidez: A (o hipotireoidismo não tratado pode produzir efeitos adversos sobre o crescimento e desenvolvimento fetal e está associado às complicações [abortamento, pré-eclâmpsia, natimortalidade, parto prematuro]).

(Continua)

(Continuação)

QUADRO 50.2 – Informações sobre medicações

Medicação	Apresentações	Indicações	Alertas
			• Lactação: excreção no leite materno. Compatível. • Recomenda-se monitorar provas de função tireoideana e sinais clínicos de hipo e hipertireoidismo. • Usar com cautela e reduzir a dosagem em pacientes com angina ou outras doenças cardiovasculares.
Loratadina	• Comprimidos de 10 mg • Solução pediátrica/ xarope de 5 mg/ml	• Alívio de sintomas nasais e não nasais da rinite alérgica sazonal, tratamento da urticária idiopática crônica.	• Risco na gravidez: B. • Lactação: excreção no leite materno, compatível. • Recomenda-se modificar a dose em pacientes com comprometimento renal e hepático. • A segurança e eficácia não foram estabelecidas em crianças abaixo de 2 anos.
Losartana	• Comprimidos de 12,5 mg, 25 mg, 50 mg e 100 mg	• Tratamento de hipertensão arterial, tratamento da nefropatia diabética em pacientes com diabetes *mellitus* tipo 2 e com história de hipertensão arterial, redução do risco de AVC em pacientes com hipertensão arterial e hipertrofia ventricular esquerda.	• Risco na gravidez: X. • Lactação: eliminação no leite materno desconhecida, mas pelo potencial de efeitos adversos nas crianças, recomenda-se não amamentar. • Recomenda-se monitorar hemograma, eletrólitos, creatinina sérica, urinálise, hipotensão arterial sintomática, taquicardia.
Mebendazol	• Suspensão de 100 mg/5 ml • Comprimido de 100 mg	• Tratamento de infestação de *Enterobius vermicularis, Trichuris trichiura, Ascaris lumbricoides* e *Ancylostoma duodenale*. • Tratamento de escolha também para estrongiloidíase e necatoríase e secundário na triquiose. • Tratamento de teníase.	• Risco na gravidez: C. • Lactação: excreção do leite materno desconhecida. Usar com cautela. • Recomenda-se repetir o protoparasitológico de fezes 3 ou 4 semanas do início da terapia.

(Continua)

(Continuação)

QUADRO 50.2 – Informações sobre medicações

Medicação	Apresentações	Indicações	Alertas
Medroxiprogesterona	Oral: • Comprimidos de 2,5 e 10 mg Injetável: • Ampolas de 50 mg e 150 mg (1 ml)	• Contracepção, amenorreia secundária ou sangramento uterino anormal por desequilíbrio hormonal, redução da hiperplasia endometrial em mulheres na pós-menopausa não histerectomizadas que fazem uso de estrogênios conjugados, tratamento da dor associado à endometriose.	• Risco na gravidez: X. • Lactação: excretado no leite materno. • Antes do uso deve-se descartar a hipótese de gravidez.
Metformina	• Comprimidos de 500 mg, 850 mg, 1g • Comprimido de ação prolongada de 150 mg e 500 mg	• Tratamento do diabetes tipo 2, quando a hiperglicemia não conseguir ser controlada apenas com dieta. Pode ser utilizada com outros agentes hipoglicemiantes para melhorar a glicemia.	• Risco na gravidez: B (insulina é o medicamento de escolha para o controle do diabetes *mellitus* durante a gravidez). • Lactação: excreção no leite materno. Uso não recomendado. • A dose deve ser aumentada pouco a pouco para evitar anorexia, diarreia, flatulência, náuseas.
Metildopa	• Comprimidos de 250 mg e 500 mg	• Tratamento de hipertensão arterial moderada a grave. Tratamento de hipertensão crônica durante a gravidez.	• Risco na gravidez: B. • Lactação: excretado no leite materno, não provoca efeitos adversos significativos no feto ou no recém-nascido. • Recomenda-se controlar a função hepática nos primeiros meses, hemograma e reticulócitos periodicamente pelo risco de hemólise autoimune induzida pelo fármaco.
Metoclopramida	Oral: • Comprimidos de 10 mg • Solução de 5 mg/5 ml • Gotas pediátricas 4 de mg/ml • Xarope de 5 mg/ml Injetável: • Ampola de 10 mg (5 mg/ml) – 2 ml	• Tratamento da estase gástrica diabética e do refluxo gastroesofágico, para aumentar a secreção do leite materno; tratamento de enxaqueca e alívio de sintomas de náuseas e vômitos em geral.	• Risco na gravidez: B. • Lactação: excretado no leite materno. Usar com cautela. • O uso desta medicação pode aumentar os sintomas extrapiramidais quando utilizada concomitantemente com agentes

(Continua)

(Continuação)

QUADRO 50.2 – Informações sobre medicações

Medicação	Apresentações	Indicações	Alertas
			antipsicóticos e pode aumentar os níveis de ciclosporina. • Os agentes anticolinérgicos antagonizam as ações desta medicação.
Metronidazol	Oral: • Comprimidos de 250 mg e 400 mg • Suspensão de 200 mg/5 ml (40 mg/ml) Tópico: • Bisnagas com 100 mg/g de metronidazol gel	• VO: tratamento de infecções bacterianas e protozoários anaeróbicos, infecções cutâneas e de estruturas cutâneas, infecções do SNC, infecções intra-abdominais, infecções anaeróbicas sistêmicas, tratamento de colite pseudomembranosa associada à antibiótico e vaginose bacteriana, como parte do tratamento combinado para a erradicação do *H. Pylori*, tratamento para giardíase, profilaxia de pós-operatório de cirurgia colorretal efetiva classificada como contaminada ou potencialmente contaminada. • Tópico: tratamento de vaginose bacteriana e tricomoníase sintomática e assintomática.	• Risco na gravidez: B (contraindicado no primeiro trimestre). • Lactação: excretado no leite materno. Uso não recomendável. • Recomenda-se evitar o uso nos casos de hepatopatia grave (oral). • Orientar a manter abstinência sexual durante o tratamento (tópico vaginal). • A medicação tópica pode alterar a coloração da urina.
Miconazol	• Tubos de 2% de miconazol creme • Loção 2% • Gel oral 2% • Pó 2%.	• Tratamento de candidíase vulvovaginal, infecções fúngicas tópicas, candidíase cutânea, paroníquea e tíneas.	• Risco na gravidez: C. • Lactação: excretado no leite materno. • Orientar a paciente a manter abstinência sexual durante o tratamento.
Nicotina	• Adesivo transdérmico de 7 mg, 14 mg e 21 mg • Goma de mascar com 2 mg	• Tratamento na dependência da nicotina, como auxiliar no abandono do tabagismo.	• Risco na gravidez: D. • Lactação: excretada no leite materno. Usar com cautela. • Considerar a relação risco/benefício quando existirem as seguintes patologias:

(Continua)

(Continuação)

QUADRO 50.2 – Informações sobre medicações

Medicação	Apresentações	Indicações	Alertas
	• Pastilha com 4 mg		angina *pectoris*, arritmias cardíacas, diabetes *mellitus* insulinodependente, doenças de pele, doenças vasoespásticas, feocromocitoma, hipertensão, hipertireoidismo, infarto do miocárdio e úlcera péptica. • Não descontinuar abruptamente o uso, realizar de forma gradual. • O tratamento com goma de mascar não deve ultrapassar 6 meses, para não causar dependência.
Nifedipina	• Cápsulas gelatinosas de liberação rápida de 10 mg • Comprimidos de liberação controlada de 10 mg, 20 mg e 40 mg	• Tratamento de angina, hipertensão arterial, hipertensão arterial pulmonar. • Tratamento sintomático do fenômeno de Raynaud.	• Risco na gravidez: C. • Lactação: excretado no leite materno. Compatível. • Aumenta o nível sérico de digoxina. • Recomenda-se o uso com cautela caso paciente apresente ICC e edema pulmonar.
Nistatina	Oral: • Suspensão com 100.000 UI/ml Tópica: • Creme com 25.000 UI/g	• VO: tratamento e profilaxia de candidíase orofaríngea. • Tópica: tratamento de candidíase vaginal, assaduras infantis, intertrigos e paroníqueas por fungos do gênero Cândida.	• Risco na gravidez: C. • Lactação: não é excretada no leite materno. • Geralmente a resistência à nistatina não se desenvolve durante o tratamento. • Enquanto persistir a infecção, existe a possibilidade de propagação a outras pessoas.
Noretisterona	• Comprimidos de 0,35 mg	• Tratamento de amenorreia, sangramento uterino anormal, endometriose, prevenção de gravidez.	• Risco na gravidez: X. • Lactação: excretado no leite materno. Usar com cautela. • As pacientes devem se submeter a exame físico a cada 6 ou 12 meses.

(Continua)

(Continuação)

QUADRO 50.2 – Informações sobre medicações

Medicação	Apresentações	Indicações	Alertas
Noretisterona + Estradiol Valerato	• Ampolas com 50 mg de enantato de noretisterona e 5 mg de valerato de estradiol	• Prevenção de gravidez.	• Risco na gravidez: X. • Lactação: o uso durante a amamentação não é recomendado. • Intervalos de injeção superiores aos 33 dias entre uma aplicação e outra não garante o grau de segurança contraceptiva necessário. • Decorridos 60 dias após a última aplicação, recupera-se a capacidade normal de concepção.
Nortriptilina	• Cápsulas com 10 mg, 25 mg, 50 mg e 75 mg • Solução oral com 2 mg/ml (frasco com 100 ml)	• Tratamento dos sintomas de depressão, dor neuropática.	• Risco na gravidez: D. • Lactação: excretado o leite materno. Uso contraindicado. • Recomenda-se evitar monoterapia para a depressão bipolar (este medicamento não foi aprovado pelo FDA para o tratamento de depressão bipolar). • Pode alterar a regulação de glicemia, portanto acompanhar pacientes diabéticos.
Omeprazol	• Cápsulas de 10 mg, 20 mg e 40 mg	• Tratamento de úlcera duodenal ativa ou de úlcera gástrica benigna ativa (4 a 8 semanas), tratamento de gastrite ou outros sintomas associados com refluxo gastroesofágico, tratamento de esofagite erosiva (4 a 8 semanas), manutenção da esofagite erosiva cicatrizada, faz parte do esquema de tratamento da erradicação do *H. pylori* para diminuir o risco de recorrência da úlcera duodenal, síndrome de Zollinger-Ellison.	• Risco na gravidez: C. • Lactação: excretado no leite materno. Uso não recomendado. • Crianças que tenham dificuldade de engolir as cápsulas, pode-se abri-las, e o seu conteúdo pode ser misturado com líquido e ingerido imediatamente.

(Continua)

(Continuação)

QUADRO 50.2 – Informações sobre medicações

Medicação	Apresentações	Indicações	Alertas
Paracetamol	• Comprimidos de 500, 650 e 750 mg • Comprimido efervescente de 500 mg • Suspensão oral de 160/5 ml • Gotas com 100 mg/ml, 200 mg/ml • Sachê de 500 mg/5 g	• Alívio da febre e da dor (cefaleia, dismenorreia, mialgia leve a moderada, dores pós-operatórias, dengue).	• Risco na gravidez: C. • Lactação: excretado no leite materno. Usar com cautela. • Recomenda-se monitorar o alívio da dor e febre. • Recomenda-se evitar uso crônico nos casos de comprometimento hepático.
Permetrina	• Loção cremosa a 5% (60 ml) • Sabonete a 5% • Xampu a 1%	• Tratamento de infestações pelo *Sarcoptes scabiei* (concentração a 5%) e *Pediculus humanus* (concentração a 1 %).	• Risco na gravidez: B. • Lactação: excreção no leite materno desconhecida. Avaliar risco/benefício. • Eficácia e segurança não foram estabelecidas para crianças menores de 2 meses. • Pode agravar temporariamente o prurido, edema e eritema (que são comuns em pacientes com escabiose).
Pirimetamina	• Comprimido de 25 mg	• Profilaxia e tratamento de malária e toxoplasmose	• Risco na gravidez: C. • Lactação: excretado no leite materno. Uso compatível. • Recomenda-se monitorar as provas de função hepática. • Avaliar sinais de diminuição de ácido fólico.
Prednisona	• Comprimidos de 5 mg e 20 mg	• Age como agente anti-inflamatório ou imunossupressor. • Tratamento de doenças de origem alérgica, dermatológica, endócrina, hematológica, inflamatória, renal, respiratória, autoimune, neoplásica ou no sistema nervoso.	• Risco na gravidez: C. • Lactação: presente leite materno. • Se terapia prolongada, fazer exame oftalmológico e ensaio de supressão do eixo hipotálamo-hipófise. • Após terapia prolongada, reduzir gradativamente, pois há possibilidade de insuficiência adrenal.

(Continua)

(Continuação)

QUADRO 50.2 – Informações sobre medicações

Medicação	Apresentações	Indicações	Alertas
Prometazina	• Comprimidos de 25 mg	• Tratamento sintomático de várias condições alérgicas, antitérmico, sedativo. • É usado na terapia adjuvante de dor no pós-operatório, em reações anafiláticas e como anestésico.	• Risco na gravidez: C. (há possibilidade de depressão respiratória quando administrado próximo ao parto). • Lactação: excreção no leite materno desconhecida. Usar com cautela. • Recomenda-se avaliar o alívio dos sintomas e o estado mental do paciente. • Pode ocorrer o aumento da glicemia, causar resultados falso positivos e falso negativos para gravidez, pode alterar a resposta inflamatória em testes alérgicos intradérmicos.
Propranolol	• Comprimidos de 40 mg	• Hipertensão, *angina pectoris*, feocromocitoma, tremores essenciais, arritmias supraventriculares (fibrilação, *flutter* atrial, taquicardias atrioventriculares nodais reentrantes), taquicardias ventriculares (intoxicação digitálica, arritmias induzidas por catecolaminas), prevenção do infarto do miocárdio, profilaxia da enxaqueca, tratamento sintomático da estenose subaórtica hipertrófica.	• Riscos na gravidez: C/D (segundo e terceiro trimestres). • Lactação: é excretado no leite materno. Deve ser usado com cautela. • Preferir os B1 seletivos. • Recomenda-se monitorar a frequência cardíaca e a pressão arterial.
Propiltiouracila	• Comprimido de 100 mg	• Tratamento clínico de hipertireoidismo. • Pode também ser usado para melhorar o hipertireoidismo na preparação para a tireoidectomia ou terapia com iodo radioativo.	• Risco na gravidez: D. • Lactação: excretada no leite materno. Utilizar com cautela. • Recomenda-se acompanhar com hemograma com contagem diferencial, provas de função hepática, provas de função tireoideana.

(Continua)

(Continuação)

QUADRO 50.2 – Informações sobre medicações

Medicação	Apresentações	Indicações	Alertas
Retinol	• Cápsula com 50.000 UI, 10.000UI e 200.000 UI • Gotas com 150.000 UI/ml (30 gotas)	• Profilaxia e tratamento de deficiência de vitamina A.	• Risco na gravidez: X. • Lactação: compatível com a amamentação. • Verificar a possibilidade de gravidez antes de prescrever o medicamento.
Rifabutina	• Cápsula com 150 mg • Solução oral de 10 mg/ml e 20 mg/ml	• Prevenção de *Mycobacterium avium*, disseminado em pacientes com infecção avançada pelo HIV.	• Risco na gravidez: B. • Lactação: excreção no leite materno desconhecida. Uso contraindicado. • Recomenda-se monitorar o *status* hematológico, provas periódicas da função hepática, hemograma completo com contagem de diferencial e plaquetas. • Dor nos olhos, vermelhidão, perda de visão podem indicar doença ocular inflamatória.
Rifampicina	• Cápsulas de 300 mg • Suspensão oral 20 mg/ml – frasco.	• Tratamento inicial e retratamento de tuberculose pulmonar (em associação com outros tuberculostáticos), tratamento de portadores meningocócicos assintomáticos, tratamento de hanseníase (em associação com outros hansenostáticos), tratamento da meningite tuberculosa, infecções micobacterianas atípicas (em associação com outros quimioterápicos), infecções graves causadas por espécie de *Staphilococcus* (em associação com vancomicina EV).	• Risco na gravidez: C. • Lactação: excretado no leite materno. Uso compatível. • Recomenda-se monitorar as funções hepática, hematopoiéticas e o ácido fólico. • Avaliar sinal de disfunção hepática.
Risperidona	• Comprimidos com 0,25 mg, 0,5 mg, 1 mg, 2 mg e 3 mg • Solução oral com 1 mg/ml.	• Tratamento da esquizofrenia, tratamento de curto prazo para mania aguda ou episódios mistos associados com transtorno bipolar (em	• Risco na gravidez: C. • Lactação: excreção no leite materno desconhecida. • Devido ao risco potencial de efeitos adversos na criança, não amamentar.

(Continua)

QUADRO 50.2 – Informações sobre medicações

(Continuação)

Medicação	Apresentações	Indicações	Alertas
		monoterapia ou associado ao lítio ou ao valproato); tratamento da irritabilidade ou agressividade associada ao autismo.	• Devem ser adaptadas gradualmente e reduzidas em pacientes com hipotensão. • Recomenda-se reduzir a dose pela metade em pacientes com insuficiência renal ou hepática. • Utilizar com cautela em pacientes com doença cardiovascular.
Salbutamol	• Frascos contendo *spray* para instilação 100 mcg/dose – frascos com 200 doses • Solução inalante 6 mg/ml (equivalente 5 mg/ml de salbutamol)	• Broncodilatador na reversão de obstruções das vias aéreas reversível, devido à asma ou DPOC, prevenção do broncospasmo induzido pelo exercício.	• Risco na gravidez: C. • Lactação: excreção no leite materno desconhecida. Ter cautela. • Recomenda-se monitorar VF1, fluxo máximo, e/ou outras provas de função pulmonar, pressão arterial, frequência cardíaca, estimulação do SNC, glicemia, potássio sérico, sintomas de asma, gasometria arterial ou capilar (quando a condição do paciente justificar).
Sinvastatina	• Comprimidos de 5, 10, 20, 40 e 80 mg	• Auxiliar na terapia de controle da hipercolesterolemia primária e das dislipidemias mistas, profilaxia de risco de infarto do miocárdio e AVC, diminuição de lipídios e colesterol.	• Risco na gravidez: X. • Lactação: excreção no leite materno desconhecida. Uso contraindicado. • Recomenda-se monitorar colesterol total e frações, níveis de creatinina fosfoquinase (devido à possibilidade de miopatia). • Deve-se suspender a terapia em casos de cirurgia (para evitar rabdomiólise). • Recomenda-se utilizar com cuidado em pacientes com insuficiência renal, idade avançada, em pacientes com predisposição à miopatia, em pacientes com histórico de ingesta excessiva de bebida alcoólica e hepatopatias.

(Continua)

(Continuação)

QUADRO 50.2 – Informações sobre medicações

Medicação	Apresentações	Indicações	Alertas
Sulfadiazina	• Comprimidos de 500 mg	• Tratamento de infecções do trato urinário, tratamento adjuvante para toxoplasmose e malária (não complicado).	• Risco na gravidez: C. • Lactação: excretado no leite materno. Uso contraindicado. • Recomenda-se monitorar pH urinário e cultura de urina. • Durante tratamento para toxoplasmose, utilizar ácido fólico para evitar depressão no sistema hematopoiético ou anemia associada a pirimetamina e sulfadiazina. • O uso prolongado pode causar superinfecção fúngica ou bacteriana, incluindo diarreia associada a *C. difficile* e colite pseudomembranosa.
Sulfametoxazol + Trimetoprima	• Ampolas com 400 mg de sulfametoxazol + 80 mg de trimetoprima/5 ml • Comprimidos com 400 mg de sulfametoxazol + 80 mg de trimetoprima, 800 de sulfametoxazol + 160 mg de trimetoprima • Suspensão oral de 400 mg de sulfametoxazol + 80 mg de trimetoprima/5 ml e 200 mg de sulfametoxazol + 40 mg de trimetoprima/5 ml	• Tratamento de ITUs causadas por *E. coli*, *Klebisiela* e *Enterobacter sp*, *M. morganii*, *P. mirabilis* e *P. vulgaris*; otite média aguda em crianças, exacerbações agudas de bronquite crônica em adultos causadas por *H. influenzae* ou *S. pneumoniae*, tratamento e profilaxia de pneumonite causada por *Pneumocystis jiroveci*, diarreia do viajante causada por *E. coli enterotóxica*, tratamento de enterite causada por *Shigella flexneri* ou *Shigella sonnei*.	• Riscos na gravidez B/D. • Lactação: excretado no leite. Usar com cautela. • Recomenda-se avaliar reações adversas durante o tratamento. • Recomenda-se monitorar as funções hematológicas e renais, dor de garganta, febre e púrpura.

(Continua)

(Continuação)

QUADRO 50.2 – Informações sobre medicações

Medicação	Apresentações	Indicações	Alertas
Sulfato ferroso	• Gotas: 1 mg ferro/gota = 25 mg/ml ou 125 mg do sulfato/ml • Xarope: 30 mg de ferro/5 ml • Drágeas: 50 a 60 mg de ferro • Xarope: 25 mg ferro/5 ml • Solução oral: 35 mg de ferro • Comprimidos revestidos: 40 mg de ferro elementar	• Profilaxia e tratamento de anemia.	• Risco na gravidez: A. • Lactação: Compatível. • Recomenda-se monitorar durante a terapia: hemograma, hematócrito, ferritina e ferro. • Ajustar dose em idosos (requerem doses maiores para corrigir anemia). • Atentar ao prescrever a medicação para crianças, pois a sobredosagem de ferro em crianças é maior que em adultos.
Timolol	• Colírio a 0,25% e a 0,5%	• Tratamento de glaucoma de ângulo aberto, glaucoma atáquico e hipertensão ocular associada à uveíte.	• Risco na gravidez: C. • Lactação: detectado no leite materno após administração oftálmica. Deve-se, portanto, decidir entre suspender a amamentação ou o produto de acordo com o risco/benefício para a paciente. • Se houver qualquer sintoma de insuficiência cardíaca no paciente, descontinuar o uso do colírio. • Em pacientes com doenças obstrutivas pulmonares, evitar o uso de colírio betabloqueador. • Pacientes alérgicos em uso de colírios betabloqueadores podem não responder às doses usuais de adrenalina no tratamento de reações anafiláticas.
Tobramicina	• Colírio 0,3%	• Antibiótico tópico indicado para o tratamento de infecções externas dos olhos e seus anexos, causadas por bactérias sensíveis à tobramicina.	• Risco na gravidez: B. • Lactação: não se sabe se a administração tópica de tobramicina pode resultar em absorção sistêmica

(Continua)

(Continuação)

QUADRO 50.2 – Informações sobre medicações

Medicação	Apresentações	Indicações	Alertas
			• suficiente para produzir quantidades detectáveis no leite humano. • Utilizar com cautela. • O uso de lentes de contato não é recomendado durante o tratamento de uma infecção ocular. • A tobramicina solução oftálmica contém cloreto de benzalcônio, que pode causar irritação ocular e é conhecido por alterar a coloração lentes de contato gelatinosas. • Evitar o contato com as lentes de contato gelatinosas. • Caso o paciente esteja autorizado a usar lentes de contato, deve ser instruído a retirar as lentes de contato antes da aplicação deste produto e aguardar por pelo menos 15 minutos antes da reinserção.
Valproato de sódio	• Xarope 250 mg/5 ml • Comprimido de 300 e 500 mg	• Utilizado no tratamento de pacientes com crises parciais complexas, que ocorrem tanto de forma isolada ou em associação com outros tipos de crises, assim como quadros de ausência simples e complexa para adultos e crianças acima de 10 anos.	• Riscos na gravidez: não deve ser tomado por mulheres grávidas. • Lactação: não indicado para mulheres que estejam amamentando. • Recomenda-se a contagem de plaquetas e realização de testes de coagulação antes de iniciar o tratamento e depois, periodicamente.
Varfarina	• Comprimido de 1 mg, 2,5 mg e 5 mg	• Profilaxia e tratamento de distúrbios tromboembólicos e complicações embólicas surgidas de fibrilação atrial ou substituição de válvula cardíaca, adjuvante para reduzir o risco de embolia	• Riscos na gravidez: X. • Lactação: não excretado no leite materno (somente metabólitos são excretados). Uso compatível. • Recomenda-se monitorar hematócrito, TP, INR.

(Continua)

(Continuação)

QUADRO 50.2 – Informações sobre medicações

Medicação	Apresentações	Indicações	Alertas
		sistêmica (IAM, recente, AVC) após infarto do miocárdio.	• A varfarina não deve ser administrada em pacientes que apresentem sangramento ativo. • Em geral, não deve ser prescrita a pacientes com risco de hemorragia, embora possa ser usada com extrema precaução. • Os idosos e pacientes com deficiência de vitamina K requerem cuidado especial, assim como aqueles com hipertireoidismo. • Se houver interação medicamentosa com outro fármaco e risco de hemorragia grave, um deles deve ser suspenso.

Fonte: Bulário explicativo[6].

Referências

1. Cremesp. Código de Ética Médica: Código de Processo Ético Profissional, Conselhos de Medicina, Direitos dos Pacientes. São Paulo: Conselho Regional de Medicina do Estado de São Paulo; 2013. 96p.
2. OMS. Guia para a boa prescrição médica. Programa de Ação sobre Medicamentos Essenciais. Porto Alegre: Artmed; 1998.
3. Madruga CMD, Mendonça de Souza ES. Manual de orientações básicas para prescrição médica. |João Pessoa: CRMPH; 2009.
4. Brasil. Ministério da Saúde. Secretaria de Ciência, Tecnologia e Insumos Estratégicos. Departamento de Assistência Farmacêutica e Insumos Estratégicos. Relação Nacional de Medicamentos Essenciais: RENAME 2017/Ministério da Saúde, Secretaria de Ciência, Tecnologia e Insumos Estratégicos, Departamento de Assistência Farmacêutica e Insumos Estratégicos. Brasília: Ministério da Saúde; 2017.
5. Ministério da Saúde. Secretaria de Políticas de Saúde. Departamento de Atenção Básica. Política Nacional de Medicamentos 2001. Brasília: Ministério da Saúde; 2001.
6. Ferreira RC, Yoshimtsu GS, Duarte LF, Sato LV, Gonçalves RFF. Bulário explicativo. São Paulo: Rideel; 2013.

Índice Remissivo

A

Abortamento espontâneo ou induzido, 266
Abstinência
    alcoólica, 423
    sexual, 247
Acatisia, 407
Aceitação, 552
Acidente vascular
    cerebral
        de pequeno calibre, 92
        hemorrágico
            hemorragia subaracnóidea (HSA), 98
            intraparenquimatoso, 95
        hipertensão arterial sistêmica e, 89
    isquêmico, 91
Acne, 254
Acolhimento com avaliação de risco, 399
Acometimento do quadril, 118
Adenovirose, 326
Adenovírus, 321
Adolescência, 266, 337
    consulta, 361
    experimentação precoce de álcool, tabaco e outras drogas, 356
    transtornos mentais da, 330
Agente
    antiplaquetário, 95
    comunitário, 589
Agentes Comunitários de Saúde (ACSs), 556
AINE, 78
Albendazol, 598
Albuminúria de 24 horas, 173
Álcool, 419, 423
Alcoolismo, 483
Aleitamento materno, 298
    em livre demanda, 299
Alendronato de sódio, 598
Alopurinol, 598
Alterações no Desenvolvimento Neuropsicomotor (DNPM), 352
Amamentação, 544
Amenorreia, 212
    durante a lactação, 248
Amigdalite, 319
Amiodarona, 599
Amitriptilina, 599
Amoxicilina, 599
Anel vaginal, 258
Anemia, 177
Angiotensina, 82
Anlodipino, 599
Anormalidades
    tiroideanas, 238
    uterinas, cervicais e peritoniais, 285
Ansiedade, 349, 394
Antagonista(s)
    de aldosterona, 68, 83
    do SRAA, 78
Anti-hipertensivo, 41, 166
Antiagregantes plaquetários, 80, 166
Anticoncepção feminina e masculina, 245
Antifúngicos, 79
Antipsicóticos, 406
Arcabose, 148
Arritmia cardíaca, hipertensão arterial sistêmica e, 125

Asma na infância, 369
Aspectos subjetivos da medicina, 10
Ataque
   de pânico, 395
   isquêmico transitório, 89
Atenção primária à saúde, 3, 4, 5
   diagnósticos frequentes, 559
   HIV na, 487
   papel da na abordagem da violência
      doméstica, 451
   princípios da, 5
   transtornos mentais
      comuns, 391
      graves, 403
Atenolol, 600
Atestado médico, 541
Atividade(s)
   clínicas, 540
   física, 110, 165
Atributos derivados, 9
Atrofia endometrial, 263
Atuação da enfermagem quando a equipe está
   sem médico, 555
Autocuidado com os pés, 168
Auxílio-doença, 542
Avanço tecnológico, 583
Azitromicina, 600

B

Bebidas alcoólicas, 421
Beclometasona, 112, 600
Benzatina, 600
Benzilpenicilina, 600
Benzoilmetronidazol, 601
Betabloqueadores, 67, 107
Betabloqueantes, 78
Biguanidas, 183, 196
Biperideno, 601
Bloqueadores
   adrenérgicos de tipo β, 83
   de canais de cálcio, 68, 82, 128
   do sistema renina-angiotensina, 108
Brincar, 348
Brometo de ipratrópio, 112
Budesonida, 112
Bullying, 353
Bupropiona, 601

C

Camisinha
   feminina, 248
   masculina, 248

Candidíase, 222
   vulvovaginal, 223
Captopril, 601
Capuz cervical, 249
Carbamazepina, 601
Carbonato
   de cálcio, 601
   de lítio, 602
Carvedilol, 602
Cascata iatrogênica, 584
Casos difíceis, 25
Catapora, 316
Cefaleia, 254, 563
   tensional, 563, 564
Cefalexina, 602
Ceftriaxona, 602
Cervicite, 225, 226
Cessação do tabagismo, 109, 427
Cetoconazol, 603
Chikungunya, 530, 531
Ciprofloxacina, 603
Cisto de Baker, 118
Citomegalovírus, 503
Citrato de clomifeno, 241
Claritromicina, 603
Classificação de Fontaine e Rutherford, 119
Claudicação, 116
   venosa, 118
Clindamicina, 222
Cloasma, 254
Clomipramina, 604
Clonazepam, 604
Clorpromazina, 604
Cocaína, 426
Coito interrompido, 247
Colesterol LDL-alvo, 80
Competência cultural, 9
Complexo *Mycobacterium avium*, 503
Comportamento(s)
   escolar, 351
   impróprios, 364
Compreensão, 552
Comprometimento com as pessoas, 10
Congruência, 551
Constipação, 566, 567
Consulta de adolescente, 361
Contexto
   da experiência do paciente com a doença, 10
   familiar, 10

Contracepção, métodos, 247
    adesivo, 257
    baseados em
        calendário, 247
        sinais e sintomas, 247
    de barreira, 248
    de emergência, 267, 268
    hormonal, 250
        combinada (estrogênio e progestogênio), 250
    injetável, 256
    sintotérmico, 248
Coordenação, 8
Corticosteroides no diabetes *mellitus*, 187
Crack, 426
Creatinina, dosagem sérica de, 173
Cryptococcus sp. *Histoplasma capsulatum*, 503
Cuidado
    abrangente, 7
    centrado na pessoa, 399
    contínuo, 6
    coordenado, 8

D

Delirium, 463
Demência, 462, 463
Dengue, 530, 531
Dependência de substâncias, 423
Depressão, 349, 392, 393, 463
    bipolar, 411
Dermatite irritativa de contato, 226
Desempenho escolar, 351
Desenhos, 348
Desintoxicação alcoólica, 424, 425
Dexametasona, 188, 605
Diabetes *mellitus*, 140, 482
    corticosteroides no, 187
    definição, 144
    doença aterosclerótica manifesta e, 161
    em idosos, 193
    hipertensão arterial sistêmica e, 155
    insuficiência
        cardíaca e, 181
        renal crônica e, 171
    introdução geral da, 143
    na gestação, 201
Diafragma, 249
Diarreia, 568
    aguda, 569
    crônica, 569

Diazepam, 605
Diclofenaco, 606
Dificuldades
    de aprendizagem, 351
    relacionais, 351
Digitálicos, 68
Digoxina, 78, 606
Diltiazem, 68
Dimenidrinato + piridoxina, 606
Diminuição da libido, 254
Dipirona, 606
Discinesia tardia, 407
Disease Mongering, 581, 582
Disfunção(ões)
    do eixo hipotálamo-pituitária-ovariano, 285
    erétil, 273
    hipotalâmica, 285
    ovulatórias, 285
Dislipidemia, 176
Dismenorreia, 232
    primária, 232, 233
    secundária, 232
Dispepsia, 571
    funcional, 571
    orgânica, 571
Dispositivo(s)
    intratubário, 266
    intrauterinos (DIU), 262
        de cobre, 262
        de liberação de levonorgestrel, 262
Dissulfiram, 425
Distimia, 349
Diuréticos, 68, 82, 108
Doença(s)
    arterial coronariana (DAC), 162
        hipertensão arterial sistêmica e, 47
    aterosclerótica manifesta (DAM), diabetes e 161
    de Alzheimer, 462
    de Kawasaki, 320, 326
    do refluxo gastroesofágico, 575
        refratária, 576
    exantemáticas, 313
    ginecológicas
        infecciosas, 219
        não infecciosas, 231
    mental, 391
    periférica, 116, 163
        em pacientes com hipertensão arterial sistêmica, 115

pulmonar obstrutiva crônica, 108, 109
    exacerbado, 112
    hipertensão arterial sistêmica e, 103
renal crônica (DRC), 74
    hipertensão arterial sistêmica e, 73
Donepezila, 465
Dor torácica, 49
Doxazosina, 607

E

Ecocardiograma, 67
Edema periorbitário, 319
Efeitos colaterais, 585
Efetividade, 581
Eficácia, 581
Eficiência, 581
Eletrocardiograma (ECG), 49, 64
Embolia, 92
Enalapril, 607
Encoprese, 350
Endometriose, 232, 233
Enfermeiro, 589
Enoxaparina, 607
Enteroviroses, 328
Enurese, 350
Enxaqueca, 563, 564
Eritema infeccioso, 317, 326
Escala de Dispneia do Medical Research Council modificada, 110
Escarlatina, 319, 324
Escopolamina, 607
Escuta, 364
Esgotamento profissional, 436
Espermicida, 249
Espermograma, 284
Espiramicina, 608
Espironolactona, 68, 608
Esponja vaginal, 249
Esquema de alimentação da criança, 300
Esquizofrenia, 404, 409
Estatinas, 95, 166
Estenose espinhal, 118
Estratégia de Saúde da Família, 11
Estresse, 349, 438
Estriol, 608
Estrogênios, 250, 609
Etilismo, 483
Etionamida, 609
Exame de nervos periféricos na hanseníase, 524
Exantema, 324, 326, 328

maculopapular, 314, 326
    puntiforme, 316
nodular, 314
papulovesicular, 314, 326
petequial, 314, 328
purpúrico, 314, 328
súbito, 318, 326
ulcerativo, 314
urticariforme, 328
Exercício físico, 80

F

Falência ovariana, 285
Fenitoína, 609
Fenobarbital, 610
Fenoterol, 610
Ferramentas de educação e estimulação, 348
Fibrilação atrial
    paroxística, 126
    permanente, 126
    persistente, 126
Fichas e papeladas administrativas, 28
Fluconazol, 223, 610
Fluoroquinolonas, 79
Fluoxetina, 610
Fobia
    específica, 394
    social, 394
Formoterol, 112
    + budesonida, 112
Formulações multifásicas, 255
Furosemida, 611

G

Galantamina, 465
Gerenciar recursos, 11
Gestação, 544
    diabetes *mellitus* na, 201
    sífilis na, 512
Glibenclamida, 205, 611
Glicazina, 611
Glicemia, controle da, 175
Glicocorticoides, 188
Glitazonas, 240
Gráfico de Diagnóstico *versus* Mortalidade, 588
Gravidez, 481
Grupos operativos, 546

H

Haldol decanoato, 612
Haloperidol, 611

Hanseníase, 517, 520, 522
    exame de nervos periféricos na, 524
Heparina de baixo peso molecular, 79
Hepatite A, 302
Hérnia de disco, 118
Herpes simplex, 503
Hidroclorotiazida, 612
Hiperfrequentador, 550
Hiperplasia adrenal congênita, 238
Hiperprolactinemia, 238
Hipertensão
    arterial crônica com pré-eclâmpsia superajuntada, 135
    arterial sistêmica, 37
        abordagem diagnóstica, 38
        acidente vascular cerebral e, 89
        arritmia cardíaca e, 125
        classificação, 39
        crônica, 134
        diabetes e, 155
        diagnóstico, 38
        doença
            arterial coronariana e, 47
            arterial periférica em pacientes com, 115
            pulmonar obstrutiva crônica e, 103
            renal crônica e, 73
        insuficiência
            cardíaca e, 61
            renal e, 482
        manejo, 39
    gestacional, 134
Hipertensão arterial na gestação, 133
Hipoperfusão sistêmica, 92
Hipouricemiantes, 80
Hirsutismo, 254
HIV na Atenção Primária à Saúde, 487
HPV, 302

I

Idoso(s)
    diabetes *mellitus* em, 193
    saúde mental do, 461
Imagem corporal, 338
Implante subcutâneo, 261
Imunização, 302
Infância
    obesidade na, 307, 308
    puericultura e criança saudável, 291
    transtornos
        comportamentais em, 345
        mentais da, 330
    tuberculose em, 479

Infecção dermatológica, 168
Infertilidade do casal, 281
Inibidor(es)
    da colinesterase, 465
    da enzima conversora de angiotensina (iECA), 67, 108
    da α-glicosidase, 148
    do eixo renina-angiotensina-aldosterona, 82
Instrumentos legais sobre violência doméstica, 449
Insuficiência
    cardíaca
        causas mais comuns de, 62
        diabetes *mellitus* e, 181
        fisiopatologia, 62
        hipertensão arterial sistêmica e, 61
    renal, 74
        crônica, diabetes *mellitus* e, 171
        hipertensão arterial sistêmica e, 482
Insulinas, 148, 150, 178, 190, 197, 204
Integralidade, 7
Intenção, 583
Interesse real, 364
Introdução alimentar, 300

J

Job Stress Scale, 438

L

Laqueadura tubária, 265
Laudos, 544
Legislação para o enfrentamento à violência doméstica, 448
Lesão renal aguda (LRA), 74
Leucorreia, 223
Levodopa + benserazida, 612
Levofloxacina, 613
Levonorgestrel, 613
    + etinilestradiol, 613
Levotiroxina sódica, 613
Licença-maternidade, 544
Linguagem, 364
Lombalgia, 560, 561
Longitudinalidade, 6
Loratadina, 614
Losartana, 614
Luto, 338

M

Maconha, 419, 426
Macrólidos, 79

Manchas de Koplik, 325
Mania, 410
Maslach Burnout Inventory, 440
Mastalgia, 254
Mebendazol, 614
Medicina Baseada em Evidências (MBE), 580
Medicina de Família e Comunidade, 4, 9
Médico de Família e Comunidade (MFC), 589
Medroxiprogesterona, 615
Melasma, 254
Memantina, 465
Meningococcemia P, 328
Meningocócica C, 303
Metformina, 177, 183, 190, 205, 240, 241, 615
Metiglinida, 148
Metildopa, 615
Metilprednisolona, 188
Metoclopramida, 615
Método Clínico Centrado na Pessoa (MCCP), 587
Método(s) contraceptivo(s), 247
    adesivo, 257
    baseados em
        calendário, 247
        sinais e sintomas, 247
    de barreira, 248
    de emergência, 267, 268
    hormonal, 250
        combinada (estrogênio e progestogênio), 250
    injetável, 256
    sintotérmico, 248
Metronidazol, 222, 616
Miconazol, 616
Monitorização do crescimento, 296
Mononucleose infecciosa, 319, 324
Morbiliforme, 324
Muco cervical, 248
Mudanças de humor, 254
Mycobacterium
    leprae, 519
    tuberculosis, 503

N

Naltrexona, 425
Nefropatia diabética, 175
Nicotina, 426, 616
Nifedipina, 617
Nistatina, 617
Noretisterona, 617
    + estradiol valerato, 618

Nortriptilina, 618
Núcleo de Apoio à Saúde da Família (NASF), 398, 556
Nutricionista, 589

O

Obesidade na infância, 307, 308
Obstrução tubária, 285
Omeprazol, 618
Opioides, 78
Organização
    de agenda, 16
    do consultório, 19
Orientação
    comunitária, 9
    familiar, 9
Ovulação, alterações na, 285
Oxigênio suplementar, 110

P

Paracetamol, 619
Parkinsonismo, 407
Participação dos familiares, 364
Pé diabético, 163
Penicilina, 511
Peptídeos natriuréticos tipo-B, 65
Permetrina, 619
Peso, 80
    aumento de, 254
Pessoas que consultam frequentemente, 549
Pictogramas, 586
Pílulas
    combinadas, 254
    de progestágenos, 260
    monofásicas, 255
Pioglitazona, 148, 177, 183
Pirimetamina, 619
Planejamento familiar, 502
Pneumocystis jirovecci, 503
Polifarmácia, 585
População de risco, 10
Prática(s)
    clínica, 21
    grupais, 399
Práticas Integrativas e Complementares (PIC), 398
Pré-eclâmpsia, 134
    grave, 135
Pré-natal de baixo risco, 211
Prednisolona, 112

Prednisona, 112, 188, 619
Preenchimento de prontuário, 540
Prescrição médica, 595, 596
Pressão arterial, 176
    aumento de, 254
Prevenção à saúde, 10
    primária, 580
    quaternária, 579
    secundária, 580
    terciária, 580
Procedimentos administrativos na unidade de saúde, 539
Progestagênio(s), 251
    isolado, 258
Programas de rastreamento, 583
Prometazina, 620
Promoção à saúde, 10
Prontuário clínico, 6
Propafenona, 128
Propiltiouracila, 620
Propranolol, 107, 620
Prova tuberculínica, 474
Psicoeducação, 400
Puericultura e criança saudável, 291

R

Radiografia de tórax, 65
Reabilitação pulmonar, 109
Reações
    distônicas agudas, 407
    medicamentosas, 328
Rede de Apoio Psicossocial (RAPS), 398
Rede de atenção à saúde, 10
Registro Clínico Orientado por Problemas (RCOP), 7
Relação Municipal de Medicamentos Essenciais (Remume), 597
Relação Nacional de Medicamentos Essenciais (Rename), 596
Relatórios, 545
Remodelamento cardíaco, 62
Renovação de receitas, 546
Repaglinida, 148
Resiliência, 339
Responsabilização do problema, 399
Restrição proteica, 80
Retinol, 621
Reunião de equipe, 15
Rifabufina, 621
Rifampicina, 621

Rinite alérgica, 381
Risperidona, 621
Rivastigmina, 465
Roseola infantum, 318
Rosiglitazona, 177, 183
Rotina no desenvolvimento infantil, 348
Rubéola, 315, 324
Rubeoliforme, 324

S

Sal, 80
Salbutamol, 112, 622
Salmeterol, 112
Sangramento excessivo ou frequente, 254
Sarampo, 315, 324
Saúde mental do idoso, 461
Secreção fisiológica abundante ou mucorreias, 226
Segurança, 581
Sífilis, 507
    congênita, 512, 514
    na gestação, 512
Sildenafila, 277
Sinal de Hoagland, 319
Síndrome
    compartimental crônica, 118
    da imunodeficiência adquirida, 490
    da infecção aguda pelo HIV, 489
    de abstinência, 424
    de Burnout, 435, 436
    dos ovários policísticos, 237
        e síndrome metabólica, 239
    mão-pé-boca, 321, 322, 326
Sintomas
    de externalização, 349
    de internalização, 349
Sinvastatina, 622
Sobrediagnóstico, 582
    acidental, 583
Sulfadiazina, 623
Sulfametoxazol + trimetoprima, 623
Sulfato ferroso, 624
Sulfonilureias, 178, 196

T

Tabaco, 419
Tabagismo, 165
Tadalafila, 277
Tarefas administrativos, 540
TARV, 495, 496
Taxa de filtração glomerular (TFG), 74, 76

Temperatura basal, 248
Terapêutica de substituição renal, 84
Território
    das pessoas que atende, 10
    e visitas domiciliares, 30
Teste ergométrico, 49
Tetraciclinas, 79
Tiazídicos, 83
Tiazolidinediona, 148, 177, 183
Timolol, 624
Tobramicina, 624
Toxoplasma gondii, 503
Transtorno(s)
    afetivo bipolar, 349, 405, 408
    ansiosos, 394
    comportamentais em crianças, 345
    de ansiedade generalizada, 395
    de pânico, 395
    de personalidade *borderline*, 410
    delirante
        induzido por substâncias, 405
        persistente, 405
    depressivo unipolar, 409
    esquizoafetivo, 405, 409
    mentais
        da infância e adolescência, 330
        na atenção primária à saúde, 391
        graves, 403
    mental, 484
Treponema pallidum, 507
Trichomonas vaginalis, 224
Tricomoníase, 224, 225
Triglicerídeos, 167
Trimetoprim, 79
Trombose, 91
    venosa, 95
Tuberculose, 471
    em situações especiais, 479
    extrapulmonar, 475
    pulmonar, 472
        bacilífera, 474
Tumor virilizante, 238

U

Ureia, dosagem sérica de, 174
Uso
    abusivo de eletrônicos, 355
    indevido de álcool, tabaco e outras drogas, 356
    nocivo de substâncias, 422

V

Vacinação, 109
Vacinas, 302
Vaginite atrófica, 226
Vaginose bacteriana, 221, 222
Valproato de sódio, 625
Vardenafila, 277
Varfarina, 79, 625
Varicela, 302, 316, 317, 326
Vasectomia, 265
Ventilação não invasiva, 110
Verapamil, 68
Vício, 421
Vidagliptina, 148
Violência, 354
    de gênero, 354
    doméstica, 354, 445
        como negação de direitos humanos, 446
        instrumentos legais sobre, 449
        legislação para o enfrentamento à, 448
    econômica ou financeira, 447
    familiar, 354
    física, 354, 446
    institucional, 354, 447
    psicológica, 354, 446
    sexual, 354, 446
Vírus Epstein-Barr, 319
Vitamina D, 80
Vulnerabilidades sociais, 351
Vulvovaginite, causas não infecciosas de, 226

Z

Zika, 530, 531